糖络杂病论

第3版

仝小林 著

科学出版社
北京

内 容 简 介

本书系统归纳了糖尿病的临床证治，是仝小林院士临证多年的诊疗心得。本版以第1版、第2版为基础，在上篇理论研究部分，针对糖尿病中医理论体系，紧密结合糖尿病领域最前沿研究进展，更新了相应中医糖尿病理论认识，从现代医学角度进一步阐释糖尿病中医理论，增加科学性；中篇临床验案部分，对一些章节病案进行合并，或增加了新的典型病案，以及对原有病案的跟踪随访,旨在为糖尿病及内科疑难杂病治疗提供临床指导。同时，本版还增加了近年来仝小林院士团队在临床及基础研究方面的最新进展。

本书适用于初涉临床及长期从事临床一线的中医工作者阅读参考，对致力于糖尿病研究领域的临床工作者尤其具有启示意义。

图书在版编目（CIP）数据

糖络杂病论 / 仝小林著. —3版. —北京：科学出版社，2020.6

ISBN 978-7-03-065417-5

Ⅰ.①糖… Ⅱ.①仝… Ⅲ.①糖尿病-中医治疗法 Ⅳ.①R259.871

中国版本图书馆CIP数据核字（2020）第094526号

责任编辑：刘 亚/ 责任校对：王晓茜

责任印制：赵 博 / 封面设计：北京蓝正广告设计有限公司

科学出版社 出版

北京东黄城根北街16号

邮政编码：100717

http://www.sciencep.com

三河市春园印刷有限公司印刷

科学出版社发行 各地新华书店经销

*

2020年6月第 一 版 开本：787×1092 1/16

2025年4月第六次印刷 印张：28

字数：639 000

定价：158.00元

（如有印装质量问题，我社负责调换）

序　一

糖尿病是一种常见的慢性全身性内分泌代谢性疾病，可发生于任何年龄。不但发病率高，死亡率也一直高居肿瘤与心脑血管病之后，对人类的健康构成严重的威胁。有关调查显示，人群中 50%的失明、60%的心脑血管疾病、60%的慢性肾功能衰竭、50%的截肢都是糖尿病引起的。甚至有人称糖尿病是人类有史以来面临的最大的健康挑战。

中国中医科学院广安门医院副院长仝小林教授勤于实践，勇于探索，知难而进，数十年矢志糖尿病的中医研究，术有专攻，学有所成。他从生态大系统、个体化、治未病三大医学思想出发，历经二十余年，二十多万人次糖尿病患者的临床实践，将糖尿病的中医治疗概括为：治糖，即控制血糖；治络，即防治大小血管并发症；治杂，即治糖尿病合并症。并将这一临床数十年的心血结晶，汇集为《糖络杂病论》，终成一家之言。

该书分上、中、下三篇。上篇侧重于糖尿病中医理论的创新，中篇侧重于糖尿病临床经验的归纳，下篇侧重于糖尿病的现代研究思路。三篇皆以三大医学思想为指导，以治糖、治络、治杂为主线，分合有序，浑然一体。全书从数千年中医理论积淀的消瘅、脾瘅入手，再分述糖尿病郁、热、虚、损四大阶段和络病贯穿始末的全新病机认识，同时提出苦酸制甜、开郁清热、消膏降浊等糖尿病中医论治系列新法，并辅以具体验案及相关方药，集糖尿病理论、临床及方药之大成，发皇古义，融汇新知，为当代中医临床研究不可多得的点金之作！

小林君早在20世纪80年代曾跟随我攻读博士学位，是我早年最得意的弟子之一。时过境迁，斗转星移，他本人早已成为博士生导师、博士后合作导师，还荣膺国家中医药管理局内分泌重点学科带头人、中华中医药学会糖尿病专业委员会主任委员等要职，在繁忙的工作之余，嗜学不厌，勤于临床，善于思考，对中医临床，特别是糖尿病的研究迭现新论，屡有建树。欣逢其《糖络杂病论》大作问世，问序于余，不胜欣慰！展读之下，对其研识之广，参悟之深，立意之新，不由不发后生可畏之叹！故乐为之序。

周仲瑛

2009年7月

序　二

子以四教，文行忠信。这是仝小林做人治学始终奉行的信条，也是他在中医事业上取得成功的秘诀。早在一九八二年，仝小林以优异的成绩考取了我的硕士研究生。他刻苦研读内经及相关典籍，夜以继日，不避寒暑。他家乡在吉林，夏暑时节，天气凉爽，原本假期可以回家避暑，但他决意留居火炉芜湖，在皖医深研苦读。夜间蚊虫咬腿，就穿上长胶靴，仍灯下用功做题。这种勤奋好学、持之以恒的精神颇似先贤之头悬梁、锥刺股，令人感佩！由于仝小林对中医药的锲而不舍，潜心尽力，精勤不倦，如今在中医药研究领域取得累累硕果，自是理所当然。

颜氏家训曰：古之学者为人，行道以利世也。仝小林教授正缘于此，多年来，立足临床，依据经典，继承创新，成就了其自身的学术理论与临床经验，在诊治疑难病方面独出心裁，疗效显著。在非典肆虐危急关头，他挺身而出，以其非凡之睿智与胆识，发扬中医理论，对非典的病因病机做出正确辨治，拟方遣药，挽救众多病患于危急之际，其功至伟！

仝小林教授致力于糖尿病理论与临床研究。以二十余年之心力，从二十余万糖尿病患者诊治中悟出一套新的理法方药辨治体系，撰成《糖络杂病论》一书。是书详察糖尿病传统认识与现代临床研究进展，剖析经典及各家学说并付诸临床验证，答解当代中西医诊治难点与疑惑，并从糖尿病郁热虚损四大阶段，病理基础、中心环节、治则治法多个方面，为糖尿病的诊治辟一新的蹊径。书中更重视经方类方在治疗该病过程中的显著作用，条分缕析，有理有据，读后省思，令人叹服。

尤其值得称道的是，仝小林教授从长期的理论研究和临床大样本病例的治疗中，创造性地发现中医络病理论适用于糖尿病的全过程。仝小林教授为此系统地总结了“糖络杂病”相关的络脉概念、生理特点、临床表征、辨证要义、治则治法、络病药物分类等。不仅创“糖络杂病”之新说，还对其进行深入细致的阐释，更以大量的临床验案作为实证，行证相印，不作虚言。这一新说不仅开糖尿病诊治之先河，而且其思路与方法获得了显著的临床疗效，值得大力推广。

对中医药学的继承、创新已成为当代中医界的共识与主题。仝小林教授长期的理论研究与临床实践，实现了诊治非典与糖尿病的两大突破。这一事实充分表明，只要潜心探究经典与各家学说，衷中参西，在临床实践中融会中西理论，就一定会达到提高疗效、更上层楼之目的。

《糖络杂病论》立足点高，思路新颖，视野宽阔，纵横古今，博采新知，诚为当代糖尿病诊疗开疆辟宇之作。有言道，一花一世界，一叶一菩提。仝小林教授正是以其远瞩高鉴，独具慧眼，求知当今诊治糖尿病的真谛与奥妙，为当今严重危害人类健康的顽敌找到了制胜之道，造福苍生，嘉惠患者，功莫大焉！

大著写成，余先睹为快，喜上心头，乐为之序。

新安李济仁

2009年7月

序　三

在过去的几千年历史中，中医学为保障我国古代人民的生命健康做出了巨大贡献，然而，由于近百余年西学东渐，加之当今市场经济价值取向的影响，许多中医医师诊疗疾病往往以西医为主，中医为辅，一些医师甚至完全照搬现代西方医学模式，全无中医特色，古老的中医学已逐渐受到冷落，令人深感忧虑。

中医究竟如何在科技、人文、经济迅速进步，尤其是西方医学技术日新月异的现代社会继续保持旺盛的生命力？中医的发展之路究竟在何方？

今受仝小林医师诚邀，为其《糖络杂病论》做序，细赏全书后，感触颇深：中医的未来发展之路或许已昭然揭示于书中。

众所周知，在现代糖尿病的诊疗中，单纯中药降糖疗效不理想，中医药降糖一直处于辅助地位。仝小林教授熟读经典，勤于临证，于临床中积极发现问题，思考问题，通过将《内经》“脾瘅”、“消瘅”理论引入临床，重新认识了现代糖尿病的病机、证候、治法等，历经理论—临床—实验反复锤炼，终将二十余载临证心得升华为一套系统、完整的现代糖尿病中医学术新论，填补了古代消渴理论认识方面的不足，提高了中医治疗糖尿病的临床疗效，从而解决了现代临床单纯中医药降糖的难题。

《糖络杂病论》的成稿不仅对于现代糖尿病学的中医临床意义重大，对于整个中医学的发展也有重要的启示意义。古老的中医学不能故步自封，必须发展创新才能在瞬息万变的现代社会继续保持旺盛的生命力，而中医实现发展的真正可行之路就是不断适应临床需求，提高临床疗效，在现代临床中，积极作为，做出应有的贡献。仝小林教授的治学经历再次证实，从临床发现问题到努力探索医源医理，再将理论运用于临床，经过临床检验与提炼，升华为系统、完善的学术理论，最终指导临床实践是中医发展创新的最佳模式，任何理论与临床相脱节的发展注定是昙花一现。

《糖络杂病论》的形成不仅仅推动了糖尿病学科的发展，同时也证明了在当今临床重大疾病的主流治疗上，中医可以大有作为！这对于忧患中医前途的杏林大家，将是何等的欣慰；对于初涉医林的迷茫学子，将是何等的鼓舞；而对于广大桑梓民众，又是何等的幸事！古老的中医学完全可以作为一门独立的学科在现代社会蓬勃发展，希望各位杏林学子树立对中医的信心，在岐黄之路上不断探索、创新，也希望越来越多的中医专家能将自己多年心得体悟提炼升华，指导临床，为中医药事业屡开奇葩贡献一份力量。至此，再次感谢仝小林教授不辞辛苦，编纂《糖络杂病论》，感谢他对中医药事业所做出的贡献。

石学敏

2009年8月

序 三

[illegible]

2009年8月

自　序

中医是一门实践医学，它的所有理论均来源于临床，最终又回归于临床，临床的进步是中医发展的原动力，古老的中医学正是在不断发现问题、解决问题的临床实践中得到沉积与升华。现代中医面临着几千年来从未遇到的诸多新问题，如随着时代变迁带来的人类疾病谱的改变，随着平均寿命的延长带来的老年病增多，随着经济的迅猛发展带来的日渐普遍的代谢病，随着交通信息的发达带来的全球性瘟疫……，面对这些随时代应运而生的新问题，中医必须积极探索，努力寻求解决问题的新方法。

作为现代中医，首先应认识到古今临床的巨大差异。现代临床较古代发生了很大变化，许多古代病证很难与现代疾病一一对应。我从事糖尿病研究二十余年，对古代消渴与现代 2 型糖尿病曾做了全方位比较和思考。如古代消渴病以症状诊断，“三多一少”为常见，甚或必见，发现已晚，糖尿病则以血糖诊断，发现较早，加之降糖西药的早期应用，“三多一少”可短见，甚或不见；消渴病以阴虚为本，燥热为标，多见虚证，糖尿病早期以中满内热为核心病机，多见实证；消渴以滋阴清热为治疗大法，糖尿病则以开郁清热为治疗大法，方法迥异。这些与时代相应的临床变化，要求我们必须在继承的基础上积极创新。

以现代糖尿病的治疗为例，降糖始终是一个不可回避而尖锐的核心问题。半个多世纪以来对中医降糖研究的基本共识是：中医降糖疗效不显著，只能辅助降糖。这其中的关键问题在于现代中医尽管已经认识到糖尿病与消渴存在巨大差异，但是治疗上仍以古代理法方药体系指导现代治疗，以古方执今病，这种治疗上的错位导致了降糖效果不理想。我在研究糖尿病的前十年，也曾为降糖而困惑，但通过读经典，做临床，历经实践—理论—再实践，长达二十余年的反复锤炼后，最终取得了突破。针对糖尿病中满内热的核心病机，主要从苦寒清热入手，首先清除病之本源——热，并根据自然界规律，取类比象，以苦酸制甜，在此指导下，还原经方本源剂量，运用经方治疗糖尿病。在我的门诊，可以不夸张地说，对没有用过西药降糖的初诊病人，无论血糖多高，甚至酮症，仍然首选纯中药降糖。这一突破在经过二十余年，二十多万人次的诊疗实践后形成了较为完整的理法方药体系，并获得国家科技进步二等奖。由于我善用苦寒降糖，一般黄连必用，通常剂量为每日 30g，而治疗糖尿病酮症，一日量最多达 120g，降糖迅速，故有称我为仝黄连者。继承以利创新，源于实践，古方以治今病，重在变通，现代临床凸显的种种特征要求中医既要勇于创新，又要灵活变通。

说到运用经方治疗糖尿病，的确是一个艰苦的探索过程。我们按照苦酸制甜的理论，按着郁热虚损的不同阶段，找到了一系列既降糖又改善相关症状、证候的经方。如小陷胸汤、大黄黄连泻心汤、白虎汤、半夏泻心汤、栀子干姜汤、百合知母汤、乌梅丸、肾气丸等等。在应用经方中，我们抓住一个核心问题——剂量。自古有言，中医不传之秘在于药量，经方的特点是药少而精，药专力宏，剂量尤其成为经方取效的关键。然而在传承过程中，剂量出现严重失误，导致经方疗效不理想，失去了她的魅力。我们经多年考证与实测，证实经方的实际剂量是现代教科书的4~5倍！二十年来我们坚持实践经方本源剂量，临床上取得了很好的疗效。关于经方的量效关系已引起国家的高度重视，今年的国家重点基础研究发展计划（973计划）就列了这一重大研究项目。我作为这一项目的首席科学家，深感责任之重大，二十多年使用经方，研究经方，使我深深地感到经方的无穷魅力，更是感受到经方的博大与深奥，古为今用，既要溯本求源，阐幽探赜，又要圆机活法，通古达变。

当今时代是一个经济、科技、人文高速发展的时代，也是一个充满挑战和机遇的时代，一些人认为中医学已经落伍了，在不久的将来或许会成为永久的历史。我却以为中医学非但不会被淘汰，反而面临着更大的机遇和发展空间。现代医学检测手段的进步为我们提供了诊病的利器，现代药理学研究成果的不断创新为我们提供了靶点治疗的利器，而现代医学治疗手段的进步则为中医药多途径作用提供了更大的发挥空间。在经历了与西方医学近百年的碰撞摩擦后，在经历了长达几十年的各种自身不断探索后，中医大发展的机遇到来了，中医在这个时代的创造和积累将不亚于以往任何时代！

恩师周仲瑛教授常说，“古为今用，根深则叶茂；西为中用，老干发新芽。知常达变，法外求法臻化境；学以致用，实践创新绽奇葩”，新时代下中医的发展之路不正如周老所言!

糖尿病是以血糖升高为特征的疾病，由于它的并发症及合并症极其复杂，糖尿病又可看作一个大内科病，同时也是一个小全科病，余将多年临证心得汇成一书，将糖尿病及并发症、合并症的治疗概括为治糖、治络、治杂，合而曰《糖络杂病论》，不求显赫于杏林，但求抛砖引玉，对临床有所裨益。此书既是本人治疗糖尿病的二十多年临床实践的总结，也是对糖尿病中医理论的不断思考。书中提出了诸多新概念、新理论、新思路，多为一己之见，如有不妥之处，诚望同道批评指正。

我特别感谢我的母亲，她对病人的高度责任心和忘我无私的奉献精神，影响了我一生。我要特别感谢我的博士生导师——国医大师周仲瑛，我的硕士生导师——国医大师李济仁，和我的大学启蒙老师陈玉峰教授、内科学老师——国医大师任继学教授，是他们给了我为医和治学的境界。同时，我要感谢中日友好医院、广安门医院，给了我业务成长、精进的良好学术氛围和宽松的环境。

本书自2010年出版后已修订至今第3版，我们采纳了很多临床医师的反馈建议，并在实践中不断更新完善对疾病的认知和诊疗思维。感谢我的学生刘文科在整理书稿过程中付出的巨大劳动和心血，感谢林轶群、杨映映、李修洋、吴浩然等我的团队的全体成员在协助整理本书时付出的精力，感谢科学出版社在本书出版过程中付出的艰辛与汗水。

2020年5月

目　录

上篇　理论研究

中篇　临床验案

下篇　糖尿病研究思路

附篇　临床及基础研究

上　篇

理论研究

第一章　三大医学思想对糖尿病研究的启示

三大医学思想，是指生态大系统医学思想、个体化医学思想和未病医学思想。三大医学思想是中医学独具特色，集中代表东方思维和智慧的医学思想。它对于未来医学的发展具有重要的启迪，对于糖尿病的治疗具有十分重要的指导意义。

一、生态大系统医学思想

生态大系统医学思想，是指看待疾病的整体观和时空观。具体来说，就是把患在同一个人身上的若干种疾病联系起来看待，把疾病和所患疾病之人联系起来看待，把病人与其所处的环境（指自然环境、人文环境、生活环境等）联系起来看待。

具体到糖尿病，首先，应从时间上看，糖尿病有其自身的演变规律，从糖尿病的前期到糖尿病的早期、中期、晚期，处于不同阶段的糖尿病患者，他们的临床表现、中医辨证治疗可能会有很大的差异。因此，我们需要对糖尿病进行分期、分证论治。其次，从空间上看，要考虑到：①发病类型不同，有胖型糖尿病和瘦型糖尿病。对于胖型者，不仅要控糖，更重要的是治肥，控制体重是基础治疗，而对于瘦型者，有可能还需要增加体重，并且，胖型者和瘦型者的发展和预后也不同。所以，在治疗糖尿病时，要首先区分胖型和瘦型。②糖尿病合并的代谢性疾病不同，有的是“糖脂病（糖尿病合并高脂血症）”，有的是“糖压病（糖尿病合并高血压）”，有的是“糖酸病（糖尿病合并高尿酸血症）”，有的是“肥糖脂压病”等不同的组合，其对于动脉硬化及由动脉硬化所导致的心、脑、足等大血管疾病的贡献度不一样。③糖尿病合并的其他疾病不同。合并心力衰竭、肾病综合征、高血压、病毒性肝炎、胰腺炎、肠梗阻等疾病，也常会影响血糖控制。对于继发性糖尿病，要把糖尿病看成整个疾病发展过程的一种表现，在治疗方针上，要充分关注原发性疾病的治疗，如肝源性、胰源性、类固醇性糖尿病等。临床上还有一部分病人，即使降糖药的种类和剂量不断增加，血糖仍居高不下，除药物因素（如继发性磺脲类失效）、饮食因素（如饮食控制不严格或结构不合理）、运动因素（如由于疾病等原因运动不足）外，常可找到严重干扰降糖的因素，如失眠、便秘、情绪波动、抑郁、焦虑、慢性感染、月经不调、疼痛、带下等。这些因素往往通过促进胰岛素对抗激素的分泌来加重胰岛素抵抗，我们称之为血糖难控因素。若只注重药物降糖而忽视血糖难控因素，则即使降糖力度再大，也常常疗效不佳。因此，当血糖用药物控制不佳时，若能寻找出血糖难控因素并加以有效控制，往往事半功倍。糖尿病的治疗不是单纯的、孤立的，应回放到疾病、病人和环境的综合背景中去分析和考虑，才能准确把握，统筹兼顾。

二、个体化医学思想

个体化医学思想，是指分析和治疗疾病的“求异观”，强调的是辨证施治的个性化。虽然同为糖尿病，但往往有较大的个体差异。在类型上，是遗传因素为主还是环境因素为主；是原发性糖尿病，还是继发性糖尿病；是 1 型，还是 2 型；是体型肥胖，体型偏瘦，还是体型中等。在发展上，有的糖尿病视网膜病变很早出现，有的则出现得很晚，甚至不出现；有的糖尿病肾病很重，而没有视网膜病变，有的糖尿病肾病和视网膜病变均较严重；有的一开始就合并大血管病变，有的始终不出现大血管病变。在治疗上，个体对于不同种类降糖药物的反应差异很大，有的继发性磺脲类药物失效很早出现，有的甚至直接出现原发性失效；有的应用双胍类药物出现严重腹胀，有的甚至对胰岛素过敏；在用药剂量方面，更需要注重个体化。西医抢救心力衰竭有洋地黄化，救治休克有阿托品化，中医同样有“化”，清气有石膏化，凉营有生地化，救脱有参附化，糖尿病酮症有黄连化，不全肠梗阻有大黄化，这个“化”不是固定的、唯一的，而是与体质、性别、年龄、糖尿病发展的不同阶段、证候的不同类型等相关的，如果治疗上不充分考虑个体的差异，则很难得心应手。个体化是医学的最高境界，尤其救治急危重症，非“化”不足以救危急，非做到“化”的地步，难以挽倾颓于一刻，毕其功于一役。

三、未病医学思想

未病医学思想，是指治疗上的预见性和前瞻性，糖尿病防治必须“前移”和“旁扩”。所谓“前移”，是指对于潜证和可预见证的提前干预，在治疗疾病的全过程中重视预防，从提倡饮食文明、健康生活方式开始预防肥胖；从肥胖阶段开始预防糖尿病前期的发生；从糖尿病前期开始进行干预，防止 2 型糖尿病发病；从发现糖尿病起开始着手并发症的预防。治未病是中医的优势和特色，以糖尿病前期为例，现代医学尚未有针对糖尿病前期的药物，对于这部分人群推荐以生活方式干预治疗为主[1]。然而，强化生活方式治疗，患者的依从性差[2-3]，因此，糖尿病前期人群仍然是一个庞大的高危后备军。研究显示，与安慰剂相比，中药干预糖尿病前期糖耐量减低患者 12 个月后，中药能在一般生活方式干预基础上使糖尿病发生的危险度下降 32.1%[4]，随访 1 年后显示，中药对糖耐量减低人群仍具有保护作用。该项研究被评为中华医学会糖尿病学分会 2014 年度“中国糖尿病十大研究”之一，也是中华医学会糖尿病学分会设奖以来首个获奖的中医药研究。此外，未病医学思想对于糖尿病并发症的预防尤为重要。糖尿病并发症是糖尿病患者致残、致死的主要原因，在众多并发症中，大血管并发症往往出现在代谢综合征的背景下，该患者一般同时伴有高血压、血脂紊乱、肥胖等；微血管并发症主要由高血糖的糖毒性引起，是糖尿病的特异性损害，主要表现为眼底和肾脏的损伤。基于对叶天士“久病入络”理论的传统认识，许多临床医生往往在糖尿病中期显现微血管并发症征兆甚至后期出现明显并发症时才着手治疗，此时即使应用大量活血化瘀药，也无法阻止病情持续恶化。国内外一些研究表明[5-9]，单纯性肥胖患者已存在血管内皮功能异常。而我们的一些实验结果也显示，在不控制血糖的情况下早期单纯应用活血化瘀通络药物，可以显著减轻糖尿病大鼠肾脏和视网膜微血管病变程度，推迟并发症出现时间。临床中也发现，早期使用活血通络药的患者其并发症的进展程度比中、后期应用的患者明显减慢。“久病入络”是指络病的显证阶段，而“初病入络”是指络病的隐证阶段。“久病”方治，为时已晚，只能“亡羊补牢”，而以“初病入络”来指导并发症的预防，意义重大。因此，应从糖尿病发现的那一天起，即着手糖尿病并发症的治疗。在这一点上，转变观念，至为重要。所以，也建议糖尿病的中医病名可以称为“糖络病”，“糖”代表这个疾病是以血糖升高为特点，不仅包括了血糖高伴有临床症状者，也包括了血糖高而无典型症状者，“络”则代表了这个疾病的最终结局，“糖络病”体现了一个疾病的完整性。

所谓“旁扩”是指“全方位观照”。看到某一显证一定要想到可能出现的其他潜证，“见一叶而知秋”。比如看到了眼底病变，要立即想到其他微血管病变，如肾脏、神经、皮肤、肌肉甚至心肌可能存在损害或潜在损害的可能性；看到了肥胖，就要想到代谢综合征；看到了糖尿病出现，就要想到未来高血压、高血脂、高尿酸等的相继出现。

三大医学思想指导糖尿病的治疗，就是要在时空中动态地认识和把握现代糖尿病的基本发病特点和演变规律，在复杂多变之中找到共性，对疾病进行分类、分期、分证；同时，又要在共性中把握个性。以三大医学思想为指导，历经二十多年、二十多万人次的糖尿病临证实践，可把糖尿病的治疗概括为治糖、治络、治杂三个方面。治糖即控制血糖，治络即防治大小血管并发症，治杂即治疗糖尿病的合并症，书中多为“一家之言”，故而称为《糖络杂病论》。

参考文献

[1] 中华医学会糖尿病学分会. 中国2型糖尿病防治指南（2013版）［J］. 中华糖尿病杂志，2014，6（7）：447-498.

[2] Linmans JJ，Spigt MG，Deneer L，et al. Effect of lifestyle intervention for people with diabetes or prediabetes in real-world primary care：propensity score analysis［J］. BMC Family Practice，2011，12：95.

[3] Portero McLellan KC，Wyne K，Villagomez E T，et al. Therapeutic interventions to reduce the risk of progression from prediabetes to type 2 diabetes mellitus［J］. Ther Clin Risk Manag，2014，10：173-188.

[4] Lian FM，Li GW，Chen XY，et al. Chinese herbal medicine Tianqi reduces progression from impaired glucose tolerance to diabetes：a double-blind，randomized，placebo-controlled，multicenter trial［J］. J Clin Endocrinol Metab，2014，99（2）：648-655.

[5] 马丽，史冉庚，刘永. 正常血压高值者颈动脉内膜中层厚度与肥胖指标的相关性［J］. 临床误诊误治，2015，28（9）：78-81.

[6] 王娟，庄严，巩会平，等. 山东济南地区35～75岁人群肥胖类型与动脉僵硬度关系［J］. 中国公共卫生，2017，33（3）：444-447.

[7]王珊琳，许君，邵启民，等. 肥胖儿童早期血管病变机制及其高危因素分析[J]. 中华全科医学，2017，15(7)：1185-1187.
[8]Nernpermpisooth N，Qiu SQ，Mintz JD，et al. Obesity alters the peripheral circadian clock in the aorta and microcirculation [J] . Microcirculation，2015，22（4）：257-266.
[9] Bagi Z，Feher A，Cassuto J. Microvascular responsiveness in obesity：implications for therapeutic intervention [J] . Br J Pharmacol，2012，165（3）：544-560.

第二章　现代糖尿病中医概述

自《黄帝内经》提出“消渴”以来，经历代医家不断补充与发挥，至今对消渴的论述已较完备。古代消渴以“三多一少”（多食、多饮、多尿、消瘦）为基本特征，以“阴虚燥热”为主要病机，治法不离益气滋阴润燥。自西医糖尿病概念引进至今，绝大多数中医临床医生将糖尿病归属于中医学“消渴”范畴，命其为“消渴病”，按消渴理论辨治糖尿病。现代医学对糖尿病的认识则是一个不断更新的过程，以诊断标准为例，世界卫生组织最早于 1965 年公布糖尿病诊断标准，在其首次颁布的糖尿病报告中提出依据临床特点进行分类，但并未提及诊断的血糖水平临界值，至 1980 年，世界卫生组织正式制定了糖尿病诊断标准，即空腹血糖≥7.8mmol/L，或随机血糖≥11.1mmol/L，同时具有糖尿病典型症状，或 75g 无水葡萄糖糖负荷后 2h 血糖≥11.1mmol/L；随着各类循证证据的丰富，空腹血糖诊断切点为 7.8mmol/L 的诊断灵敏度低，已不能适应疾病的发展和防治并发症的需要，至 1999 年世界卫生组织将空腹血糖诊断切点降至 7.0mmol/L，并且定义了糖尿病前期的诊断[1]。随着糖尿病诊断值的前移，筛查出的人群也越来越宽泛，很多患者被诊断为糖尿病时完全没有临床症状。不得不思考，糖尿病是否等同于消渴，完全按照消渴理论辨治糖尿病是否正确，现代医学发展变化了，相应的中医辨治理论是否也应当有所创新。因此，我们需要重新认识现代糖尿病。

第一节　现代 2 型糖尿病不等同于古代消渴病

中医关于糖尿病的认识与研究，尤其是对于糖尿病的主体——2 型糖尿病的研究，无论是临床还是实验方面，都已硕果累累并且逐步深入。但是，在疾病的归属上，绝大多数临床医生始终把糖尿病等同于古代消渴病，始终按照消渴病理论辨治糖尿病。新药研发的近半个世纪，基本上是以传统消渴理论为指导，开发了近百种治疗消渴的中成药。然而绝大多数并没有明确的独立降糖疗效，以至于中医界自身也普遍认为中医不能独立降糖，只能辅助降糖。事实上，在经过了一个多世纪后，现代临床中所见糖尿病较过去人们所认识的消渴病已经发生了很大变化，有典型多食、多饮、多尿、消瘦（简称“三多一少”）特征的糖尿病患者已较少见，相反，以肥胖为特征、症状不典型的糖尿病患者成为 2 型糖尿病的主要人群，这与古代消渴病有很大不同，二者在临床特征、诊断方法、病程阶段、病机治法等方面均存在较大差异，不能简单地画等号。

一、现代 2 型糖尿病与古代消渴病主要临床表现不同

古代由于缺乏理化检测手段，症状辨别成为惟一的诊断方法。古人观察到消渴病患

者会出现多食、多饮、多尿、消瘦症状，因此命名为消渴，并且只有当患者出现典型的“三多一少”症状时，才被诊断为消渴。现代糖尿病的诊断则是依据血糖检测结果，症状诊断并不是主要依据，当血糖达到一定值时，没有临床症状，也可诊断为糖尿病。事实上，随着诊断值的不断前移，达到诊断标准时的血糖水平往往不会引起典型的三多症状，研究亦指出，糖尿病特征性症状（依据美国糖尿病协会制定的标准：多尿、口渴、饥饿、消瘦）主要见于血糖控制差的患者，血糖控制良好及糖尿病初期患者基本不会出现美国糖尿病协会定义的特征性症状[2]。可以说，诊疗手段的进步使现代糖尿病的发现较古代消渴病大大提前了。古人观察到的消渴仅是血糖升高到一定程度引起相应临床症状的病程阶段，而现代临床所见糖尿病不仅发现早，并且由于多种降糖西药的干预，使升高的血糖被迅速有效地抑制，阻断了病情的进一步发展，因此，不仅少见或不见三多一少症状，甚至多数糖尿病患者表现为肥胖。我们曾对5465例社区人群进行流行病学调查，共筛查出1060例糖尿病患者，其中仅12.7%具有典型“三多一少”症状，无典型症状者多达925例，占87.3%[3]。对5930例2型糖尿病患者进行舌象分析显示，与阴虚燥热相关的少苔、无苔者所占比例仅为8.41%，舌瘦者仅为1.14%，而反映痰湿痰浊的厚腻类舌苔者共占83.43%，苔色黄者为53.93%且舌质红、暗红者占70.02%，2型糖尿病的舌象以厚腻、苔黄、舌胖、底瘀者多，充分表明现代糖尿病较古代消渴已发生了很大变化[4]。

二、肥胖2型糖尿病者是现代2型糖尿病的主体人群

肥胖是2型糖尿病的独立高危因素，Meta分析显示，欧美国家男性肥胖者2型糖尿病的发病风险是体重正常者的7倍，女性肥胖者的发病风险则是体重正常者的12倍；东方人群中肥胖者2型糖尿病的发病风险约是体重正常者的4倍[5-6]。近年来物质生活水平不断改善的结果之一是肥胖人群显著增多，《中国居民营养与慢性病状况报告（2015年）》显示，全国18岁及以上成人超重率为30.1%，肥胖率为11.9%，较2002年分别上升了7.3%和4.8%，6～17岁儿童青少年超重率为9.6%，肥胖率为6.4%，较2002年分别上升了5.1%和4.3%[7]，糖尿病的高危人群较过去明显增加。这部分人群疾病发展为糖尿病后，若得到及时诊断和早期干预，可在较长一段时间内不出现“三多一少”症状，而仍然保持肥胖或超重状态。我们在5465例社区人群中筛查出1060例2型糖尿病患者，其中肥胖（含超重）患者771例，占72.7%，而非肥胖者仅占27.3%；筛查出610例糖尿病前期患者，其中肥胖（含超重）者占72.79%，非肥胖者占27.21%[3]。国外调查研究也显示约80%的2型糖尿病患者超重或肥胖[8]。可以说，现代诊疗手段的进步在一定程度上延长了“三多一少”之前的肥胖阶段，并相应扩大了这个阶段的病理人群，肥胖2型糖尿病患者已成为2型糖尿病的主体，而“三多一少”症状亦不再是2型糖尿病的特征表现。

三、消渴病只是2型糖尿病的一个自然病理阶段

任何疾病的自然发展都是一个完整的时空过程。对于慢性疾病，在没有干预的情况

下，由于正邪的斗争，正气的耗损，疾病的发展必然经历由实到虚的演变过程。糖尿病是一个长期的慢性疾病，其发展过程分为早期、中期及晚期并发症期，其病理演变过程是从早期以胰岛素抵抗为主逐渐发展为胰岛素抵抗与胰岛细胞损伤并存至最终胰岛细胞衰竭。因此，早期应以实证为主，逐渐发展为虚实相兼，至晚期则演变为以虚证为主。而古之消渴多从虚论，或阴虚，或气虚，或阳虚论述，并不符合一个完整疾病的自然发展过程。尽管古人已认识到消渴起于过食肥甘，如《景岳全书》云："消渴者，其为病之肇端，则皆膏粱肥甘之变，酒色劳伤之过，皆富贵人病之，而贫贱者鲜有也。"但过食肥甘如何导致消渴发病的过程古人未能详尽描述。显然，"富贵人"从肥胖发为消渴不是骤然发生的，由"胖"变"瘦"需要一个过程，其肥胖阶段可能已经开始经历血糖的逐渐升高，至血糖升高至一定程度并长期得不到控制时即逐渐出现临床症状。古代因无血糖检测方法，故而无从认知由"胖"至"瘦"这个缺乏典型特征的阶段，所能观察到的消渴仅是血糖升高到一定程度引起临床症状的病程阶段；而消渴之后的并发症阶段，因症状表现类同水肿、关格、雀盲、痈疽、胸痹、中风等其他疾病，又往往将其归于其他疾病范畴。因此古代所论"消渴"是对糖尿病特定时间和特定空间内症状、体征、病机、病理特点等的综合描述，并不能完全涵盖糖尿病发展、变化之全过程。

四、肥胖 2 型糖尿病归属脾瘅，与消渴病核心病机不同

《素问·奇病论》中"脾瘅……此肥美之所发也，此人必数食甘美而多肥也。肥者令人内热，甘者令人中满，故其气上溢，转为消渴"的论述描述了由肥胖发展为脾瘅，最终转变为消渴的过程，脾瘅是肥胖转为消渴的中间阶段。肥胖 2 型糖尿病起病于肥胖，归属于"脾瘅"范畴，若不加干预，将逐渐出现"三多一少"等消渴症状，发展为消渴病。脾瘅阶段是以中满内热为核心病机。我们曾对 1028 例社区糖尿病人群及 2518 例肥胖 2 型糖尿病患者进行中医证型分布调查研究[9]，证实中满内热是肥胖 2 型糖尿病的核心病机，肝胃郁热证、胃肠实热证是其主要表现形式，不同于消渴阶段的阴虚燥热病机及阴虚热盛、气阴两虚的主要证候表现。

五、肥胖 2 型糖尿病脾瘅阶段与消渴病主要治法不同

肥胖 2 型糖尿病与消渴的核心病机及主要证候表现不同决定了二者的主要治法不同。古代消渴病以阴虚燥热为基本病机，滋阴清热是其主要治法；而对于以中满内热为核心，以肥胖为特征的肥胖 2 型糖尿病，脾瘅阶段开郁清热是其主要治法。我们针对中满内热的主要证候表现——肝胃郁热证、胃肠实热证、肠道湿热证分别开展了单纯中药与安慰剂、一线降糖西药对照的前瞻性、多中心、随机对照临床试验，证实单纯中药降糖疗效优于安慰剂，与二甲双胍疗效相当，肯定了开郁清热法治疗肥胖 2 型糖尿病的临床疗效[10-12]。因此说，肥胖 2 型糖尿病与消渴病的主要治法不同，开郁清热法更切合现代肥胖 2 型糖尿病患者的治疗。

通过以上比较，可以明确，2 型糖尿病与消渴病是不完全等同的。糖尿病是一个完

整的、独立的疾病，其发展过程是动态的，而消渴病实际上仅是这个发展过程中一个相对静止的阶段，是疾病的一个横断面，在没有治疗措施干预的情况下，2 型糖尿病可能会逐渐发展至消渴病阶段。就消渴病而言，古人已积累了丰富的诊治经验，消渴理论体系用于指导糖尿病消渴阶段的临床治疗依然行之有效，但对于消渴之前的阶段，古人因无从认知，故对其论治亦相对较少。由于对消渴病与 2 型糖尿病的认知存在偏差与混淆，绝大多数临床医师始终以消渴理论指导 2 型糖尿病的全程治疗，而这种治疗上的错位与偏差必然难收佳效。因此，对于 2 型糖尿病的中医治疗，我们应纠正认识误区，在尊重临床客观事实的基础上，在现代疾病认识的框架下，重新对疾病进行分类、分期、分证，建立完整的疾病诊疗体系，从而为临床提供指导。

第二节　现代糖尿病两大类型——肥胖型糖尿病和消瘦型糖尿病

糖尿病应首先区分胖与瘦。现代糖尿病主要表现为两大类型，即肥胖型和消瘦型。类型不同，发病的原因、病理特征、进程和预后都有很大差别。

肥胖型糖尿病是以肥胖为主要特征的一类糖尿病，患者血糖升高的同时常伴有血脂异常、血压升高、血尿酸升高等多代谢紊乱，多因长期过食肥甘厚味，醇酒炙煿，加之久坐少动，致饮食水谷堆积壅滞，日久化热而成，一般为按现代医学标准分类的 2 型糖尿病，是临床糖尿病的主体人群。根据《素问·奇病论》中“帝曰：‘有病口甘者，病名为何？何以得之？’岐伯曰：‘此五气之溢也，名曰脾瘅。夫五味入口，藏于胃，脾为之行其精气，津液在脾，故令人口甘也。此肥美之所发也，此人必数食甘美而多肥也。肥者令人内热，甘者令人中满，故其气上溢，转为消渴”的论述及肥胖型糖尿病的特点，可将以过食肥甘为始动因素，以肥胖为根源的肥胖型糖尿病归属于“脾瘅”范畴。脾瘅阶段若不能得到有效控制，可发展为古代所论之“消渴”。若消渴日久，变证百出，则进入后期并发症阶段。肥胖（或超重）—脾瘅—消渴—消渴并发症是肥胖型糖尿病的自然发展进程。

消瘦型糖尿病是以消瘦为主要特征的一类糖尿病，患者往往体弱偏虚，并且病程始末均不出现肥胖，其发病多与遗传、体质、情志等因素相关，包括按现代医学标准分类的 1 型糖尿病和部分 2 型糖尿病。笔者认为起病即瘦的消瘦型糖尿病应归属于“消瘅”范畴。《灵枢·五变》曰：“人之善病消瘅者，何以候之？少俞答曰：五脏皆柔弱者，善病消瘅……此人薄皮肤而目坚固以深者，长冲直扬，其心刚，刚则多怒，怒则气上逆，胸中蓄积，血气逆留，髋皮充肌，血脉不行，转而为热，热则消肌肤，故为消瘅。”王冰注：“瘅，谓热也。”杨上善《黄帝内经太素》注：“瘅，热也，内热消瘦，故曰消瘅。”张志聪《灵枢集注》注曰：“盖五脏主藏精者也，五脏皆柔弱，则津液竭而善病消瘅矣。”结合《黄帝内经》论述及各家注释可知，先天禀赋薄弱是消瘅发病的先决条件，情志郁怒是促使其发病的重要因素，化“热”是其主要病机，消瘦是其基本特征，消瘦型糖尿病临床特征与消瘅类似，故可将消瘦型糖尿病归属于“消瘅”范畴。若消瘅日久，内热持续耗灼阴液，则可发展为消渴。如《灵枢·本脏》曰："肝脆脾脆，则善病消渴易伤。"此处提示了先天不足者发为消渴的情况。消渴日久，亦将归属于后期并发症阶段，故消瘅—消渴—消渴并发症是消瘦型糖尿病的自然发展进程。

肥胖型糖尿病和消瘦型糖尿病即脾瘅和消瘅，是临床两大主要类型，由于病因不同，二者起病时归属不同，在发展为消渴前的核心病机、主要证候表现也不同。古人因检测手段局限，所见多限于消渴阶段，缺少了对消渴之前即脾瘅或消瘅的认识及论治，因而有必要在《黄帝内经》理论基础上系统梳理消瘅、脾瘅理法方药辨治体系。

第三节　消瘦型糖尿病（消瘅）

一、消瘅释名

消瘅病名，《黄帝内经》中共出现14次，散见于5篇之中。溯古至今，医家对消瘅的认识不尽相同，有的将"消渴"与"消瘅"混同视之[13]，有的认为消瘅就是糖尿病并发症阶段[14-15]，亦有人认为消瘅可能是甲状腺功能亢进[16]。但考经文，这些认识都颇值商榷。

"消"的含义有以下几种：①指多食善饥，王冰注"善消水谷"，马莳注"胃中热盛……水谷即消"。②指形体消瘦，如《灵枢·五变》曰"消肌肤"及杨上善注"内热消瘦"。③指消耗，《景岳全书·消渴》谓："消，消烁也，亦消耗也，凡阴阳气血日见消败者，皆谓之消。"④指火，《儒门事亲·三消当从火断》谓："消者，烧也，如火烹烧，物之理也。"以上①、②是指症状上多食善饥或形体消瘦，③、④是对病机上多为火热耗伤气血的特性而言，分别从不同角度解析了本病的病理特点。

"瘅"字含义也很广，与疾病有关的含义有四：第一，指病。《后汉书·李通传》注云："瘅，病也。"《后汉书·李固传》所说"下民率瘅"中"瘅"也是病的意思。第二，瘅通疸字，指黄疸病。《山海经·西山经》曰"服之已瘅"。注"黄病也"。《素问·玉机真脏论》曰："肝传之于脾，病名肝风，发瘅，腹中热，烦心出黄。"发瘅出黄，即为身目小便黄的黄疸病。第三，"瘅"在《黄帝内经》中有"热""热病"之意。如《素问·疟论》曰："瘅疟者，肺素有热气盛于身，厥逆上冲……令人消烁脱肉，故命曰瘅疟。"王冰注曰："瘅，热也，极热为之也。"本句，丹波元简注曰："瘅，即温热之病。"第四，劳苦义。朱骏声《说文通训定声》载："瘅，劳病也。"但此意不见于《黄帝内经》，经中"惮"似有"劳病"之义，如《灵枢·本神》曰："喜乐者，神惮散而不藏。"《内经词典》曰："惮，劳苦不闲，动荡不已。"可见，在《黄帝内经》中"瘅"的"劳病"之意已经非常模糊了。

1. 消瘅的内涵

（1）基础病机主要是脏腑柔弱。诸脏虚弱，调适能力较差，若饮食起居不慎，或七情变化，易伤脏腑而生诸病。脾失养不能为胃行其津液；肝失养而疏泄失常，或致相火妄动，耗铄津液；肾失养而精血亏少，封藏失职，一不能蒸腾津液上承，二不能蒸腾卫气上运，温肺固表，而使饮入于胃后不经布散而直趋于下，流失于外。或因郁怒致肝气上逆，气血上壅而积于胸中，气血郁滞，郁久化热，耗铄津液，津伤血液不畅而瘀。如此种种，均可导致水谷津液不归正化，吸收散布异常，引起消瘅发生。

（2）临床症状可见性情急躁（其心刚，刚则多怒），内热（血脉不行，转而为热），肌肉消瘦痿弱；胸中不舒，皮肤色红充血；目坚硬（坚）活动不灵活（固）而深陷（深），横眉直视（长冲直扬）。

消瘅除了肌肤消瘦外，先天禀赋不足也是消瘅的主要特点，这与现代1型糖尿病十分相似。1型（成人隐匿性自身免疫）糖尿病患者常常形体消瘦，目前认为是T细胞介导的自身免疫性疾病，遗传易感性是其发病的先决条件，很多患者在确诊前已经存在胰岛细胞抗体阳性或谷氨酸脱羧酶抗体阳性等免疫学异常，并且常常在病毒感染、饮食不当等环境因素诱导下发病，出现胰岛自身免疫破坏[17-19]，即类似消瘅先天禀赋异常，复因后天调摄不慎而起病。因此说，1型糖尿病可归属于“消瘅”范畴。另外，临床也可见一些2型糖尿病患者其形体较为消瘦，体质偏弱，而胰岛细胞、谷氨酸脱羧酶等抗体阴性。这部分2型糖尿病的发生可能与其基础体质及遗传环境相关，有研究证实了遗传因素对胰岛功能的影响，遗传缺陷影响脂肪组织的发育和功能可导致糖尿病发生[20]。这部分2型糖尿病患者，其发病也受禀赋异常的基础因素影响，因此，我们亦将其归属于“消瘅”范畴。

2. 消瘅与其他名词的区别

（1）消瘅与消渴：消渴之名，最早见于《素问·奇病论》，其论述了消渴逐渐形成的病理过程。《诸病源候论》将消渴的临床表现归纳为八候，明确指出“夫消渴者，渴不止，小便多是也”。唐代王焘《外台秘要》引隋代甄立言《古今录验方》云：“消渴病有三。一渴而饮水多，小便数，无脂似麸片甜者，皆是消渴病也；二吃食多，不甚渴，小便少，似有油而数者，此是消中病也；三渴饮水不能多，但腿肿，脚先瘦小，阴痿弱，数小便者，此是肾消病也。”故“消渴”一词，既指口渴欲饮水，水自内而消的症状，又指症状为口干、口渴欲饮水、小便频数的病证名称。消渴之“消”当为消耗之义，是说明其阴虚火旺、消灼津液的病机，“渴”指烦渴，因消耗而渴。

而消瘅中的“消”指消瘦，“瘅”指病，消瘅是以消瘦为主要表现的一类疾病。临床表现上消渴重在渴，消瘅重在消瘦。“消瘅”是以肌肤消瘦，热蕴于内为特征；而消渴则是由于热盛进一步伤阴，津液亏少造成的，表现为消灼、消耗的症状特点。由此可见，消渴与消瘅之间并不能画等号。

（2）消瘅与糖尿病并发症：有人认为消瘅属于糖尿病并发症期。《素问·通评虚实论》云：“凡治消瘅、仆击、偏枯、痿厥、气满发逆，甘肥贵人，则膏梁之疾也；隔塞闭绝，上下不通，则暴忧之病也；暴厥而聋，偏塞闭不通，内气暴薄也；不从内，外中风之病，故瘦留著也。”由于古籍的文字之间并无句读隔开，从而造成人们对文意理解的差异，这种认识是将消瘅和仆击、偏枯之间看作并列关系，认为消瘅是消渴病的进一步发展，即为糖尿病并发症期阶段[14]。然而考究原文可以看出，仆击、偏枯、痿厥均因气血亏虚、虚风内动引起，显然与消瘅不属一类，消瘅与仆击、偏枯之间应为递进关系，后者是消瘅的进一步发展。

二、脾虚胃热是消瘅形成的核心病机，其病理中心在脾肾

消瘅的发生与先天禀赋相关，《灵枢·五变》曰："五脏皆柔弱者，善病消瘅。"而五脏之中，肾为先天之本，脾为后天之本，故脏腑虚弱最关乎脾肾，如《灵枢·邪气脏腑病形》云："肾脉微小为消瘅。"肾虚则脏腑先天不足，功能低下，脾虚则运化无力，若饮食不慎或情志抑郁肝木克土，则更伤脾胃，令谷食难运，日久化热，可致阳土（胃土）有热，阴土（脾土）愈虚。《脾胃论》云："脾胃气虚，则下流于肾，阴火得以乘其土位。"因而脾肾更虚，邪火伏胃。肝脉挟胃，若胃中邪火波及肝木，可成肝热；"既脾胃气衰，元气不足，而心火独盛"，故心火易生。化热是消瘅形成的关键，内热既成，消瘅易发，正如《灵枢·五变》所述"其心刚，刚则多怒，怒则气上逆，胸中蓄积，血气逆留，髋皮充肌，血脉不行，转而为热，热则消肌肤，故为消瘅"。然消瘅之热非由实热而来，乃缘于脾肾之虚，如《脾胃论》云："脾胃虚则火邪乘之，而生大热。"其火邪为脾胃气虚下流于肾形成的阴火，虽见"大热"，实为虚火，脾肾两虚是其根本。因此说，脾虚胃热是消瘅形成的核心病机，脾肾两脏是消瘅的病理中心。

体内大热，易消灼阴津，耗伤正气，以致气阴两伤，肝肾阴亏，脾肾愈虚，则消瘅发为消渴，若继续发展则变为消渴并病，其病机演变规律大致为脾虚胃热—阴虚火旺—肝肾阴虚、气阴两虚—阴阳两虚—脾肾阳虚，由此知，在消瘅发展过程中，脾肾是病理中心。另外，外感诱发或情绪抑郁是消瘅发病的重要诱因，故发病初期，可短暂出现肺胃热盛（气分热盛）或肝郁气滞的病理表现，之后很快进入消瘅的发展进程。

三、脾虚胃热与消瘅阶段主症的关系

（1）消瘦：素体五脏柔弱，先天不足，致供养不足，复因内热耗灼阴分，血热灼伤津液，致阴津更亏，脏腑失养，机体失充，故愈见消瘦。诚如张介宾注曰："消瘅者……谓内热消中而肌肤消瘦也。"

（2）焦虑易怒：肝脉挟胃，胃中伏火易循经波及肝，肝为刚脏，喜条达恶抑郁，在志为怒，肝郁化热化火，肝火偏旺，则性情急躁易怒；"既脾胃气衰，元气不足，而心火独盛"。心主神志，主血脉，心火偏盛，故见焦虑不安甚或不寐。研究表明，1型糖尿病患儿在最初诊断为糖尿病的6个月内，精神情感障碍疾病（包括焦虑、抑郁、自闭等）患病率是普通人群的3倍，而在10年的观察周期中，1型糖尿病患者精神疾病患病率是普通人群的2倍，其自杀倾向概率则是普通人群的1.7倍[21]。可见，情志郁怒是消瘅的重要临床表现。

（3）多饮：胃伏火邪于气分，加之肝脉连肺，火热上灼肺津，中消胃液，加之血中有热，煎灼血中津液，以致津液亏损而见口渴多饮。

（4）多食：胃中伏火，中土灼热，经曰："热能消谷"，故见多食。

四、消瘅的主要证候表现

（1）肝郁气滞证：主要见于消瘅早期，因情志诱发起病者。情志抑郁，或焦虑不安，寐不安，胸胁胀闷，喜叹息，舌红，苔薄白，脉弦等。

（2）肺胃热盛证（气分热盛）：主要见于消瘅早期，因外感诱发起病者。口渴甚，多饮，小便频多，多食善饥，舌鲜红，苔少，或薄白苔，脉滑数等。

（3）脾虚胃热证：口渴，多饮，小便频，消瘦明显，大便干，或干稀不调，舌红，苔薄黄，脉弦滑数等。

五、消瘅的主要证候演变

热伤血络——血管并发症

《金匮要略》首篇言“极热伤络”。大热内蕴，则热伤血络，络损血溢，留而为瘀，或火热灼津，津亏血瘀，或因久病入络，血瘀络损，终致瘀血阻滞，络脉损伤。眼络损伤，可见出血、昏盲、雀目等；肾络损伤，则可见水肿、多尿、精微泄漏等。由于热是消瘅形成的核心病机，其引起的络脉病变多是因热而伤，因瘀而损，少见痰、浊、脂、膏等病理产物胶结蓄积、壅聚血脉，故临床以络脉病变即微血管并发症常见。DCCT/EDIC研究显示，在患者诊断为1型糖尿病的30年间，其眼底、肾脏等微血管并发症发生率明显高于心血管并发症发病率，在DCCT常规治疗组中，50%的患者出现了增生型视网膜病变，25%出现了肾脏病变，14%的1型糖尿病患者发生了心血管疾病；而另一项EDIC队列研究也显示了相似的发病率[22]。

六、消瘅的治疗

《灵枢·师传》曰：“便病人奈何？岐伯曰：夫中热消瘅则便寒，寒中之属则便热。胃中热则消谷，令人悬心善饥，脐以上皮热；肠中热则出黄如糜，脐以下皮寒。胃中寒，则腹胀；肠中寒，则肠鸣飧泄。胃中寒、肠中热，则胀而且泄；胃中热、肠中寒则疾饥，小腹痛胀。”

杨上善云：“中，肠胃中也，肠胃中热，多消饮食，即消瘅病也。热中宜以寒调，寒中宜以热调，解其便也。自此以下，广言热中、寒中之状。”张介宾云：“此下皆言治病之所便也，中热者，中有热也，消瘅者，内热为瘅，善饥渴而日消瘦也，凡热在中，则治便于寒，寒在中则治便于热，是皆所以顺病情也。”此两段文字提示，消瘅多由内热所致，故治疗时当以清热为主。

同时，因先天禀赋不足是消瘅发病的先决条件，尤其以脾肾两脏为主，故治疗时应顾及脏腑柔弱的一面，清热的同时兼顾补益脾肾，临床常以干姜黄连黄芩人参汤加减，既以黄连、黄芩清内热，又以参类补益脾肾，内热甚者，多用西洋参，气虚较重者，多用党参，另加干姜辛热护中；而素体阴虚者更易发为消渴，尤当注重滋阴，常用知母、生地一类。

第四节 肥胖型糖尿病（脾瘅）

一、脾瘅源流考[23-24]

“脾瘅”最早见于《素问·奇病论》，“帝曰：‘有病口甘者，病名为何？何以得之？’岐伯曰：‘此五气之溢也，名曰脾瘅。夫五味入口，藏于胃，脾为之行其精气，津液在脾，故令人口甘也；此肥美之所发也。此人必数食甘美而多肥也，肥者令人内热，甘者令人中满，故其气上溢，转为消渴”。根据此段对脾瘅过食甘美的病因及中满内热的病机论述，此处脾瘅之“瘅”应取“热”之意，即脾热。脾瘅属瘅病的一种，在脏为脾，病机为热。

“脾瘅”的沿革

1. 汉代前

现存文献中“脾瘅”一词最早出现于《素问·奇病论》，且仅此一处记载了脾瘅，其余对“瘅”的论述包括“消瘅”“瘅疟”“瘅热”“瘅病”等。

在汉代及以前的其他文献中，如《难经》《伤寒杂病论》《中藏经》等，并没有出现“脾瘅”的概念。《中藏经》《伤寒论》《金匮要略》却有对消渴的论述。

2. 晋唐时期

此时期的文献多是对《素问·奇病论》的注释或引用。对于脾瘅的病机，隋代杨上善于《黄帝内经太素》中进一步解释道：“五气，五谷之气。液在脾者，五谷液也。肥爨令人热中，故脾行涎液，出廉泉，入口中。”此句表明内热蒸迫五谷之气夹五谷之液上溢口中而见口甘；其他文献，包括病因病机学专著、方书等，对“脾瘅”的论述亦多为引用《黄帝内经》原文。首部病因病机学专著《诸病源候论·消渴病诸候》在阐述脾瘅时引用了《黄帝内经》原文，“有病口甘者，病名为何，何以得之。此五气之溢也，名曰脾瘅。夫五味入于口，藏于胃，脾为之行其精气。溢在脾，令人口甘，此肥美之所发也。此人必数食甘美而多肥也，肥者令人内热，甘者令人中满，故其气上溢，转为消渴”；孙思邈在《外台秘要》中也援引了这段文字。唐代王焘《外台秘要》引《古今录验方》提出了新的治疗药物瓜蒌，“脾瘅，溺赤出少，心惕惕若恐，栝楼主之”。但需注意此处脾瘅为黄疸之脾瘅，而非口甘之脾瘅。

3. 宋金元时期

《圣济总录》发展了脾瘅的概念，设专篇论述脾瘅，扩展论述了脾瘅的临床表现和治疗方法。其处方不限于“治之以兰”，而是根据不同的临床表现总结出11首方剂对证治疗，如“治脾瘅口甘中满，兰草汤方”“治脾瘅面黄口甘，烦渴不止，葛根汤方”“治脾瘅烦懊口甘，咽干烦渴，竹叶汤方”“治脾瘅发黄，口干烦渴，麦门冬汤方”“治脾瘅身热口甘，咽干烦渴，知母汤方”“治脾瘅内热烦渴，麦门冬煎方”等。这11首方，多为通腑泻浊、清热凉血之方，除口甘外兼治另一重要症状——口干烦渴，如竹叶汤（淡竹叶、柴胡、水牛角、芍药、黄芩、大黄、栀子、朴硝）中大黄、朴硝通腑泻浊，水牛角、芍药、栀子、淡竹叶凉营透热，治疗“脾瘅烦懊口甘，咽干烦渴”。此外，还有辛散透表的葛根汤（葛根、麻黄、桂枝、石膏、芍药、甘草）及辛以润之的三和饮子（生姜汁、糯米、蜂蜜），其理与下文滑寿的“以辛能发散”而“除陈久甘肥不化之气”正合。在病机认识上，“夫食入于阴，长气于阳，肥甘之过……则阳气盛矣”，强调过食肥甘而致阳盛内热，并认为其热在中焦，如《普济方》言：“仲景曰热在中焦，则为坚，故其气实，则闭塞不通，上下隔绝，热则身重目黄口甘脾瘅之证生焉。”近代日本医学家丹波元简在《素问识》中论述脾瘅便引用了《圣济总录》的文字。

宋代的病因病机学专著《三因极一病证方论》中没有对脾瘅的直接论述，但也认为“消中属脾，瘅热成，则为消中”。

金元四大家中，刘完素在《三消论》中注释《素问・奇病论》时言：“先因脾热，故曰脾瘅。”同样把热作为脾瘅的主要病机；其在《黄帝素问宣明论方》中虽没有对脾瘅进行论述，但多次把热、瘅和消渴联系起来。张从正在《儒门事亲》中论述脾瘅时也借鉴了《黄帝内经》原文：“此五气之所溢也，病名脾瘅。瘅为热也，脾热则四脏不禀，故五气上溢也。先因脾热，故曰脾瘅。”其解释了气独上溢而四脏不禀的原因，其中之理与《素问・太阴阳明论》中“脾病而四支不用”甚同。另用人参白术散治疗“胃膈瘅热，烦满不欲食；或瘅成为消中，善食而瘦”。朱丹溪在《脉因证治》中有“脾热则甘”的论述，类似于脾瘅。元代滑寿《读素问钞》又对肥甘致内热中满做了解释，“肥，腠理密，阳气不得外泄，故内热；甘者，性气和缓而发散迟，故中满”，并认为“兰除陈久甘肥不化之气者，以辛能发散故也”。用药方面，元代徐彦纯《本草发挥》引《主治秘诀》“治脾瘅，非升麻梢不能除”，提出了以升麻梢治脾瘅。

4. 明清时期

总结前人经验是该时期文献的主要特点之一，除注释外，各医家对脾瘅的论述多来自《黄帝内经》原文，其常把脾瘅内容归入论述“消渴”或“口甘”的章节。注释《黄帝内经》的文献：①《类经》，“瘅，热病也。五气，五味之所化也”，对于口甘之脾瘅则做出了“肥者，味厚助阳，故能生热”的解释，并认为“兰草性味甘寒……可除陈积蓄热之气”；②《黄帝内经素问集注》，“五气者，土气也。土位中央，在数为五，在味为甘，在臭为香，在脏为脾，在窍为口。多食甘美，则臭味留于脾中，脾气溢而证见于外窍也。瘅、热也……如此人数食甘美，而致口甘消渴者，乃不内外因之病也”；③《冯氏锦囊秘录》，“瘅，热也。脾热则四脏同禀，故五脏上溢也，甘因脾热，故曰脾瘅”。部分文献把《内经》“脾瘅”原文归入不同章节，如《医学纲目》将其归入“脾胃部”之“消瘅门”；《景岳全书》同时归入了“杂证谟”之“三焦干渴”和“杂证谟”之“口舌”。明代徐用诚在《玉机微义》中曰：“消中属脾瘅……多食数溺为消中。”其认为多食、小便数的消中属于脾瘅。《普济方》在口甘之脾瘅论述下有“此人饮不欲食，甚者则欲吐下”之语，认为脾瘅还有喜饮、不欲食、欲吐下之症。

清代脾瘅理论又有进一步发展，把湿作为脾瘅的另一个病机，尤其温病类文献，增加了对脾瘅舌象的描述。如钱敏捷《医方絜度》载兰草汤“主脾瘅口甘，湿浊上蒙，胸闷泛恶”。程文囿《医述》亦有“口甘一证，《内经》谓之脾瘅……胸脘必痞，口舌必腻，不饥不食之由，从此至矣”的论述。章虚谷在《灵素节注类编》则认为“厚味浊阴，遏其清阳，变成湿热，津液不得输布而壅于脾，乃上溢而口甘”。在舌象上，叶天士《温热论》认为苔白腻带浊厚涎沫为脾瘅之象，“又有舌上白苔黏腻，吐出浊浓涎沫者，其口必甜，此为脾瘅”。在王孟英《温热经纬》中进一步描述，“脾瘅而浊泛口甜者，更当视其舌本，如红赤者为热，当辛通苦降以泄浊；如色淡不红，由脾虚不能摄涎而上泛，当健脾以降浊也。苔如硷者，浊结甚，故当急急开泄，恐内闭也”，强调在观察舌苔的基础上不同舌质所体现的不同病机。可见，自清代开始，对脾瘅的认识转向了以胸脘痞闷、泛恶苔腻为主的痰湿内蕴证。

在方药上，清代张璐《张氏医通》较为完整地论述了不同证型脾瘅的不同用方：脾瘅口甘用兰香饮子；属痰火者用滚痰丸；属湿热者用三黄汤加兰花叶、白芍、生地；属肾虚者用加减八味丸；属脾胃虚热者用补中益气汤去升麻、柴胡加兰香、煨葛根。其后沈金鳌除热用泻黄散、清胃汤，俞根初祛湿热用加减正气散加省头草、神曲，日本浅田宗伯治脾虚用钱氏白术散。

5. 近现代

近现代主要的内科学著作和教科书并未设独立的篇章对脾瘅进行论述，多在消渴病篇论述消渴病源流时引用《素问·奇病论》原文。

对“脾瘅”含义的理解，一般认为其与消渴的关系最为密切，可将脾瘅视为消渴的前期，即糖尿病前期，糖调节受损阶段[25-29]。在证候方面，脾瘅有虚实之分，实者多为邪热蕴积脾胃、湿热中阻；虚者多为脾气虚弱、阴液受损；亦可见虚实夹杂之证。治疗时除化湿醒脾外，还应根据脾瘅的临床表现，采用不同的治法[30, 31]。

综上所述，脾瘅来源于瘅病，“瘅”最准确的解释为“热”。“脾瘅”一词最早出现于《素问·奇病论》，该篇概括了脾瘅的病因病机、临床表现、转归和治疗。脾瘅源流演变过程有三个特点。

（1）“脾瘅”概念基本统一：历代对脾瘅的认识与《内经》理论基本一致，均认为脾瘅是过食肥甘，积于中焦，影响脾胃运化功能，从而化生内热的病理过程；口甘为其临床表现之一；进一步可发展为消渴。

（2）“脾瘅”理论有所发展：《内经》以后，脾瘅理论在病机、证候、临床表现、治疗等各方面都有所发展：湿被认为是脾瘅的另一个病机，热有内热和外感之别；证候有虚实之分；临床表现得到补充；治疗不再局限于“治之以兰”，而是根据不同临床表现采用不同的治法方药。

（3）重“消渴”轻“脾瘅”：值得注意的是，脾瘅的沿革虽与消渴密不可分，然历代文献论述消渴的内容远比脾瘅丰富，多在“消渴”或“口渴”篇章中论述脾瘅。究其原因，脾瘅作为肥胖向其相关疾病转化的过渡阶段，缺乏典型的临床表现，并且古代的诊断方法局限于望闻问切四诊，很难诊断出诸如现代的糖耐量减低、空腹血糖调节受损等可以归属于脾瘅的疾病，故古代医家对脾瘅缺乏足够的认识，对其重视程度也远不及消渴等疾病。

就《内经》理论而言，脾瘅是消渴的前一阶段，“甘肥贵人”由肥胖转变为消渴之前将经历脾瘅阶段，因而近现代不少学者将糖尿病前期归属于“脾瘅”范畴，在这个阶段血糖已发生异常，并且随着病程发展，血糖逐渐升高。随着现代糖尿病诊断值的不断前移及糖尿病的早期干预，如前所述，很大一部分2型糖尿病患者被诊断时仍然表现为形体肥胖并且维持较长一段时间，因此，脾瘅不仅涵盖了糖尿病前期的糖耐量减低及空腹血糖调节受损，也包括了已发展为糖尿病而患者仍然肥胖的阶段。研究脾瘅的重要意义在于为肥胖2型糖尿病患者的临床治疗提供思路，若能在脾瘅阶段就发现疾病并积极干预，可及早预防肥胖2型糖尿病向心脑血管并发症发展，实现对糖尿病的二级预防，达到治未病目的。

二、中满内热是脾瘅形成的核心病机，其病理中心在胃肠

《素问・奇病论》云：“此五气之溢也，名曰脾瘅……此肥美之所发也，此人必数食甘美而多肥也。肥者令人内热，甘者令人中满，故其气上溢，转为消渴。”此段经文不仅揭示了肥胖型糖尿病患者由肥胖经脾瘅发为消渴的自然发展过程，也提示了中满内热是脾瘅阶段的核心病机。盖肥者腻，甘者滞，长期过食肥甘，胃纳太过，脾运不及，谷食壅滞中焦，形成中满；土壅则木郁，影响肝之疏泄，木不疏土，加剧中满，致积久化火，形成内热，波及脏腑则表现为肝热、胃热、肺热、肠热，或肝胃俱热、胃肠俱热等，从而发为脾瘅。

中满内热既有“中满”的表现——脘（胸）腹胀满，形体肥胖（腹型肥胖为主）；又有肝、胆、胃、肠等脏腑内热之象。我们课题组曾调查研究2518例肥胖2型糖尿病患者的中医证型分布[9]，结果显示，肝胃郁热证（表现为脘腹胀满、心烦易怒、脉弦数等）1332例，占52.9%；胃肠实热证（表现为脘腹胀满、大便干结、口干渴等）368例，占14.6%；气滞痰阻证（表现为脘腹胀满、苔腻等）171例，占6.8%；其他证型647例，占25.7%；调查结果显示，病机属“中满内热”者占74.3%，非中满内热者占25.7%，证实中满内热是肥胖型糖尿病脾瘅阶段的核心病机，肝胃郁热是其主要表现形式。

中满内热形成的根源是过食膏粱厚味，《素问・痹论》云：“饮食自倍，肠胃乃伤。”过食肥甘，滞脾伤胃损肠，脾胃肠腑纳运传导失职，水谷积聚，因而导致中焦壅满，化生内热等一系列变化，胃肠是病理形成的关键脏腑。多项研究已表明高脂饮食可导致胰岛素抵抗，明显增加2型糖尿病发生风险[32-34]；有学者研究证实，对肥胖2型糖尿病患者实行胃肠手术，可极大地缓解糖尿病，并且接受胃旁路手术的肥胖2型糖尿病患者在手术后的平均6年内，在无药物干预的情况下，血糖、血脂、体重代谢危险因素等仍维持在正常水平[35-37]；亦有学者研究证实，2型糖尿病患者的肠道菌群结构较正常人群

发生明显改变，肠道菌群失调可导致2型糖尿病发病，因此提出肠道菌群可作为2型糖尿病治疗的新靶点。研究显示，葛根芩连汤能够调整2型糖尿病患者的肠道菌群结构，使 Faecalibacterium、Bifidobacterium 等有益菌群数量显著增加，并减少 Alistipes、Odoribacter 等有害菌群数量[12, 38-41]。此外，近年来多项研究证实，由肠道细胞分泌的肠激素——胰高血糖素样肽-1具有葡萄糖依赖性促胰岛素分泌、刺激胰岛细胞增殖、抑制胃排空等综合调控作用，因此胃肠激素及其类似物成为糖尿病临床治疗研究的新方向，并且有多项研究已证实其有效性与安全性[42-45]。这些现代研究均在一定程度上提示了胃肠病理改变在2型糖尿病发病中的重要作用。因此，肥胖型糖尿病即“脾瘅”，其病理中心在胃肠，脾胃肠腑的功能紊乱导致了一系列病理变化。

另外，临床中一部分脾瘅患者在尚未转化为消渴的较长时间内，已出现明显虚象，部分患者甚至不经历消渴而直接进入并发症阶段。对于这部分患者来说，先天脾胃虚弱或过食伤脾所致的脾虚是病机由实转虚的关键病理环节。饮食无节，嗜食肥甘厚味，致胃纳太过，脾之运化亦相对亢盛，初期尚能维持饮食水谷之正常纳运，不致堆积壅滞。长期过食，脾之负荷过重，运化不及，食滞于中，反伤脾气，致脾气渐亏，脾土虚弱。脾虚无力升清，精微不得布散，可见乏力、头昏、倦怠等；无力运化水液，水津不归正化，反聚湿生痰，痰、湿与膏、浊、瘀等蓄积日久，可损伤脏腑经脉，致变证百出；或因脾阳虚极，累及肾阳，终致脾肾阳虚，病至终末。故脾瘅阶段即出现虚象者，脾虚是其虚实机转的关键。

三、中满内热与脾瘅阶段主症关系

《素问·五常政大论》称太过之火，即壮火为赫曦，“赫曦之纪，是谓蕃茂……其化长，其气高，其政动，其令鸣显，其动炎灼妄扰，其德暄暑郁蒸，其变炎烈沸腾”。火热燔灼，肆虐体内，机体各项功能活动亢进，因而代谢亢盛。

1. 多食

胃为戊土，脾为己土，戊阳己阴。火燔戊土，肆在胃则消谷善饥，如《灵枢·师传》所说“胃中热则消谷，令人心悬善饥”，热铄己土，灼脾阴则多食不饱，明代《慎斋遗书》曰：“善多食不饱，饮多不解渴，脾阴不足也。”然此时“脾不足”，是相对胃火中烧而言，乃阳热亢盛所致化源不及而相对不足。

2. 多饮

《素问·经脉别论》曰：“饮入于胃，游溢精气，上输于脾，脾气散精，上归于肺，通调水道，下输膀胱，水精四布，五经并行。”脾阴相对不足，则散精归肺之能不及；加之肝木通过经脉与肺金相连，火热鸱张，气火上炎，木火刑金，上灼肺金则渴饮不止。

3. 多尿

《金匮要略》曰：“趺阳脉浮而数，浮即为气，数即消谷而大坚，气盛则溲数，溲数则坚，坚数相搏，即为消渴。”趺阳脉以候胃，脉浮而数，为胃气热盛，气有余便是火，水为火逼，故小便频数；脾相对不足，行津散精之力相对较弱，运化水液不及，水津直趋膀胱，以致多尿；或因肺火灼烧，消铄津液，不能行其通调水道之职，水液径走膀胱而致多尿。张锡纯有言：“脾气不能散精达肺则津液少，不能通调水道则小便无节，是以渴而多饮多溲也。”《侣山堂类辩》亦曰：“有脾不能为胃行其津液，肺不能通调水道而为消渴者。”

4. 大便坚

火燔中宫，肆虐在肠，肠中津液相对亏少，则大便坚干，即如《金匮要略》所说“趺阳脉浮而数，浮即为气，数即消谷而大坚”。或因肺津受灼，相对匮乏，不能下润大肠，肠道失于濡润而致大便坚干。

5. 肥胖

由于过食膏粱厚味，肥甘油腻，胃纳太过，脾气相对虚弱，运化不及，饮食水谷壅滞中焦，不化精微反生膏生浊，不归正化反聚湿生痰，“膏者，神之油也……脂即膏也”。《医学正传》认为“津液稠黏，血为之浊”，膏浊痰湿脂堆聚于中，充溢肌肤而生肥胖，且多为向心性肥胖即腹型肥胖。

四、脾瘅主要证候表现

（1）中土（脾胃）壅滞证：脾瘅早期，因长期饮食不节，过食肥甘，致脾胃运化不及，饮食壅滞中焦。腹部肥胖，脘腹胀满，嗳气、矢气频频，大便量多，舌质淡红，舌体胖大，苔白厚，脉滑等。

（2）肝胃郁热证：面色红赤，形体偏胖，腹部胀大，心烦易怒，口干口苦，大便干，小便色黄，舌质红，苔黄，脉弦数等。

（3）肺胃热盛证：口大渴，喜冷饮，饮水量多，易饥多食，汗出多，小便多，舌红，苔薄黄，脉洪大等。

（4）胃肠实热证：腹部肥胖，脘腹胀满，大便干结难下，口干口苦，或有口臭，口渴喜冷饮，饮水量多，多食易饥，舌红，苔黄，脉数有力，右关明显等。

（5）痰热互结证：形体肥胖，大腹便便，胸闷脘痞，口干口渴，喜冷饮，饮水量多，口苦，大便干，小便色黄，舌红，舌体胖，苔黄腻，脉弦滑等。

（6）肠道湿热证：大便黏腻不爽，甚或臭秽难闻，小便黄，口干不渴，或有口臭，舌红，舌体胖大，或边有齿痕，苔黄腻，脉滑数等。

（7）脾虚胃滞证：胃脘痞满，纳呆，水谷不消，便溏，或肠鸣，呃逆，舌淡胖苔腻或厚，舌下络瘀，脉弦滑无力等。

由于体质、环境及生活习惯等差异，中满内热的主要表现形式有胃肠实热及肝胃郁热之不同，偏于中满者主要表现为胃肠实热；因土壅致木郁化火而偏于内热者主要表现为肝胃郁热，二者病理演变过程略有差异：偏于中满者，以食郁为中心，中土壅滞—胃肠实热、痰热互结、肠道湿热—脾虚胃滞、气阴两虚—脾胃虚寒—脾肾阳虚；偏于内热者，土壅而木郁—肝胃郁热、肺胃热盛—热盛伤津、阴虚火旺、肝肾阴虚—气阴两虚—阴阳两虚—脾肾阳虚。脾瘅若不予干预，日久则发展为消渴及消渴并发症，即如《内经》所述；很大一部分脾瘅患者由于早期的发现和干预，则不经历消渴阶段，直接由脾瘅发展为脾瘅并发症，病程中始终未出现明显的消瘦，却因痰瘀膏浊积聚蓄留，导致心脉、肾络、眼络等损伤出现胸痹、中风、失明、水肿等病症，属脾瘅变证。

五、脾瘅主要证候演变

中满内热是脾瘅的核心病机，中焦壅满，膏、脂、痰、浊蓄积体内，可积聚脏腑，亦可随血脉循行；内热蒸灼，膏、浊、痰、湿等可与热结，循经上行，或流注于下。若膏聚脏腑，可并发为脂肪肝；浊入血脉，可并发血脂异常；湿热下注，可并发高尿酸血症；湿热熏蒸肝胆，可并发高血压等，这些变证均继发于肥胖基础上。研究表明，肥胖是糖尿病、高血脂、高血压、心血管疾病的独立危险因素，以高血压为例，65%～75%的原发性高血压的发生与肥胖相关，减重能显著降低血压[46-51]；在 Look AHEAD 临床研究所随机招募的 5145 例肥胖及超重（体重指数≥25kg/m^2）2 型糖尿病人群中，94%的患者同时合并代谢综合征（根据美国心脏协会 2005 年诊断标准）[52]。因此，以过食肥甘为始因，以膏脂痰浊蓄积充溢为病理特点，以肥胖为根基之脾瘅可并发多种证候演变。

（一）肝胆湿热——代谢性高血压

湿热熏蒸肝胆，肝胆受灼，火热循经上扰，致热壅于上，加之脾土壅滞，中焦升降失常，肝胆之气升发受阻而郁，气郁亦可化火，致肝火上炎，肝阳上亢，上扰清空，引起血压异常。此类高血压常与肥胖、高血糖等其他代谢异常同时存在，与代谢异常有明确因果关系，故属代谢性高血压[53]。

（二）浊入血脉、膏聚脏腑——血脂异常、脂肪肝

中焦壅滞，脾胃功能异常，清阳不升、浊阴不降、清浊不分，病理产物（浊）不能从正常途径排出体外，一部分随血的化生进入血脉，另一部分受热煎熬转化为膏，积聚于肝、肠等脏腑，引起血脂异常、脂肪肝等疾病。

（三）湿热下注——高尿酸血症

湿浊重浊下趋，易挟热流注于下，湿热蕴滞经络血脉，不能正常排泄，可引起血中尿酸增高，若流注关节，阻碍气血运行，不通则痛，可表现为肢体关节肿胀，局部红肿热痛、屈伸不利，或沉重酸痛，痛有定处，与嘌呤代谢紊乱引起的痛风表现类似。

（四）血管并发症

脾瘅进一步发展，膏脂痰湿瘀等蓄积日久，可损伤脏腑经络，导致功能障碍，出现复杂的并发症，其中以大血管病变和微血管病变为主。

1. 痰瘀积脉——脉络并发症

膏、脂、痰、浊为水谷精微异生之物，其性重厚，壅积体内，易沉积脉络，阻碍血行，致瘀血内生；同时瘀血又可与膏、浊、痰等裹挟胶着，进一步沉积脉络，阻塞血运；如此循环反复，以致痰浊瘀痼结，损伤脉络。若痰瘀等阻塞心脉，致胸阳痹阻，气机不畅，心脉挛急或闭塞不通，则发为胸痹、心痛、心悸、怔忡等，轻者胸闷如窒，呼吸不畅；重者突发胸痛，疼痛剧烈，面色苍白，大汗淋漓（类似于急性心肌梗死、急性冠脉综合征）。若痰瘀等阻塞脑部脉络，蒙蔽清窍，则发为中风，可见口舌㖞斜，言语不利，甚或突然昏仆，不省人事，半身不遂等（类似脑梗死）。若阻塞下肢血脉，经脉不通及失荣，可致下肢疼痛、麻木，行走不利或跛行，甚或下肢溃烂、坏疽。因此，痰瘀积脉是导致诸多脉络（大血管）并发症的关键环节。

2. 瘀毒损络——络脉并发症

络脉细小，易留着病邪，如《素问·缪刺论》载“今邪客于皮毛，入舍于孙络，留而不去，闭塞不通，不得入于经，流溢大络而生奇病也”，病邪积久，可损伤络脉，败坏形体。脾瘅病久，湿浊痰瘀等病理产物蓄积成毒，易损伤络脉，加之热伤血络，以致络脉形损，功能障碍，瘀毒又生。若眼络损伤，可致视瞻昏渺、目盲、出血等（糖尿病视网膜病变）；若肾络损伤，可致精微泄漏（蛋白尿）、多尿、尿频等（糖尿病肾脏病变）；若皮络损伤，可致皮肤甲错等（糖尿病皮肤病变）。故瘀毒所致络脉损伤是导致络脉并发症的关键。

六、脾瘅的治疗

（一）脾瘅本病——以清为主

脾瘅的形成，乃因中满而生内热，中满是病理基础，内热是病理转变枢机，故治疗当以大剂消导，以清中满；重用苦寒，以清内热，包括清泄、清化、清利、清降等。例如，针对肝胃郁热者，以黄连清泻胃热，黄芩清泻肝热，枳实、清半夏清消中满；针对胃肠实热者，以大黄清肠热，泻实满，黄连清胃热；针对痰瘀互结者，以清半夏、瓜蒌清化痰热，丹参清消瘀结；针对肠道湿热者，以葛根清利湿热，黄连、黄芩清燥湿热。若湿热熏蒸肝胆，则以龙胆草、夏枯草等清降湿热；若湿热下注经络，则以秦皮、威灵仙、防己等清湿热、利湿浊；若发生膏聚脏腑，浊入血脉，则以红曲、五谷虫、红花等清消膏脂，清化浊邪。总之，脾瘅的治疗，非“清”不能消中满、清内热，攻其本、治其标，即使脾瘅阶段出现虚的演变，仍可清补并用，虚实同治。

（二）血管并发症——活血通络

脾瘅合并血管并发症往往病情复杂，痰毒、湿毒、瘀毒等标实之邪既存，同时存在正气亏损。故当根据标本虚实之轻重缓急，或先祛邪，中病即止，或标本同治，扶正祛邪兼顾。血管并发症阶段，瘀阻脉络、脉络受损是共同病理基础，故当以活血化瘀通络为基本治则。

若瘀血较轻，可用桃仁、丹参、鸡血藤等辛香疏络、养血通络；若瘀血较重则可选用水蛭、土鳖虫、䗪虫等破瘀通络；若络损血瘀，虚实并重，可用鳖甲、龟板等填补络道。补益时注重补脾肾之阳，药用附子、干姜，以附子补肾阳，以干姜补脾阳。《景岳全书》将人参、熟地、附子、大黄喻为药中四维，其中人参、熟地为良相，附子、大黄为良将。单用人参配熟地，未免滋腻太过；而附子、大黄合用为温下法的代表，以附子回其阳、以大黄导其滞，二药相反相成，避免了人参、熟地的滋腻。

另外需要指出的是，受疾病进展、药物治疗等因素影响，肥胖型糖尿病患者可发生从肥胖到非肥胖的变化，而消瘦型糖尿病患者也可因胰岛素的应用导致体重增加，故体重正常的非肥胖型糖尿病患者在临床中亦常见到。有学者曾调查分析了219例非肥胖型糖尿病患者，结果显示，引起体重减轻的因素有因疾病而瘦，因用药而瘦（如二甲双胍）、因节食而瘦、因运动而瘦等[54]。无论何种因素，皆因膏脂消耗、充溢减少所致，故由肥胖型糖尿病发展而来的非肥胖者，仍属脾瘅范畴，但核心病机与肥胖者略有不同，病机以内热为主；而由消瘦型糖尿病发展来的非肥胖型糖尿病，仍属消瘅范畴，病机本质与消瘅基本一致。

以上是对现代糖尿病的分类、病因、病机、证候及治疗等的个人认识。以胖瘦作为主要标准区分现代糖尿病，尽管上述认识无法全面涵盖现代临床的所有类型，但相对简洁，便于理解掌握，对于其临床主体有一定指导意义。

第五节　糖尿病发展的四个阶段——郁、热、虚、损

糖尿病的自然演变过程可分为郁、热、虚、损四个阶段。

（1）郁：代表疾病的早期，多数肥胖型糖尿病患者在前期肥胖阶段，因过食和少动形成以食郁为先导的气、血、痰、火、湿、食六郁。过食则谷气壅滞中焦，胃纳太过，脾运不及，土壅进而导致木郁，肝气郁滞不行，加之少动，全身气机涩滞不畅，肝之疏泄不能，脾胃升降受阻，土壅木郁更甚。临床表现为肥胖、多食、不耐疲劳。消瘦型糖尿病患者因脏腑柔弱，机体调节能力较差，于内则食入易积，遇事易郁，于外则易受风寒湿等邪气，故机体处于郁滞状态。临床表现为消瘦、情绪波动、精神焦虑、易外感。糖尿病前期多属于郁的阶段，此期的主要证候表现为中土壅滞证、肝郁气滞证。

（2）热：代表疾病的发生，肥胖者在中满的基础上化生内热，此阶段表现出一派火热之象，如痰热、湿热、胃热、肠热、肝热等，临床可见易怒口苦（肝）、消谷善饥（胃）、便秘（肠）、大渴引饮（肺）等。

或脾虚运化无力，郁滞化热，致邪火伏胃，形成脾虚胃热；肝脉挟胃，若胃中伏火之邪波及肝木，可成肝热；外邪引诱，火及气分，还可烧灼肺金，临床可见情绪急躁易怒，心烦甚，口渴多饮，饥饿多食，舌红面赤等。糖尿病早、中期多处于热的阶段，肥

胖型糖尿病患者以实热为主，消瘦型糖尿病患者实热兼有本虚。此期的主要证候表现为肝胃郁热证、胃肠实热证、肠道湿热证、痰热互结证、肺胃热盛证、脾虚胃热证等。

（3）虚：代表疾病的发展，前一阶段火热未除，脏腑功能持续亢进，耗散脏腑元气，则脏腑经络等组织器官功能活动减退，气血津液生成及代谢障碍，加之火热灼津，燥热伤阴，故伤津耗气，气阴两伤，进而阴损及阳，阴阳两虚，同时痰浊瘀血等病理产物积聚脏腑脉络。如《证治要诀》曰："三消得之气之实，血之虚，久久不殆，气尽虚。"此阶段以虚为主，兼有标实，既有气虚、阴虚甚或阳虚，又常有火热未清，还可夹瘀、夹湿、夹痰等。肺胃肝肾阴虚多与肺燥胃热俱现；由脾运不健渐致脾气亏虚，水谷精微不归正化，注于脉中成痰成浊，痰热湿瘀既是病理产物，也是促使疾病进一步发展的重要原因。古代所论消渴即属虚的阶段，消渴病核心病机"阴虚燥热"与此阶段基本病机一致。此前的主要证候表现为热盛津伤证、阴虚火旺证、气阴两虚证、脾虚胃滞证、肝肾阴虚证等。

（4）损：代表疾病的终末，糖尿病后期，诸虚渐重，或因虚极而脏腑受损，或因痰浊瘀毒损伤脉络，此期的主要病理改变是络损（微血管）和脉损（大血管）。《证治要诀》云："三消久之，精血既亏，或目无视，或手足偏废无风疾，非风也。"《圣济总录》曰："消渴病久，肾气受伤，肾主水，肾气虚衰，开阖不利，能为水肿。"此期火热之势已渐消退，虚损之象进一步加重，多以气血精津亏损，脏腑功能衰败立论。此期多见阴阳两虚、脾肾阳虚，各种并发症相继而生。

郁、热、虚、损概括了糖尿病在时间上的动态演变过程，代表了疾病发展的早、中、后期及末期，无论是肥胖型糖尿病（脾瘅）还是消瘦型糖尿病（消瘅），其自然发展过程均会经历郁、热、虚、损不同阶段的病理演变。在疾病分类的基础上，把握糖尿病的整体发展脉络，对于认识疾病，判断预后，针对不同时期的证候进行辨治有重要指导意义。

附一 肥胖新论

1. 肥胖是多种代谢相关性疾病的根源

《素问·通评虚实论》曰："凡治消瘅、仆击、偏枯、痿厥、气满发逆，甘肥贵人，则膏粱之疾也。"《景岳全书》曰："消渴者，其为病之肇端，皆膏粱肥甘之气，酒食劳伤之过，皆肥贵人之病也，而贫贱者少有也。"长期过食肥甘，脾胃辎重太过，超过其运化能力，致肥甘厚味蓄积中焦，不归正化反聚湿生痰，不化精微反生膏生浊，膏脂痰浊湿堆聚，充溢体肤而生肥胖。而膏脂痰浊等病理产物又是高尿酸血症、脂肪肝、糖尿病、血脂紊乱、痛风等代谢相关疾病及心脑血管疾病的病理基础，若膏脂聚于脏腑，可发生脂肪肝，若积留脉管，可出现硬化斑块；若膏浊入血，可发生血脂异常；若湿浊下注，可发生高尿酸血症等，故肥胖 2 型糖尿病、代谢性高血压、高尿酸血症、血脂紊乱等，均可视为肥胖的"并发症"。肥胖就像海面上一座巨大的冰山，糖尿病、高血压、血脂紊乱、高尿酸血症等仅仅是露出海平面的冰山一角，肥胖才是隐藏在海平面之下的巨大冰坨，是诸多相关疾病的根源。研究表明，肥胖，尤其是向心性肥胖是代谢综合征发生、发展的关键因素和核心环节，因此，在 1999 年的 WHO

定义、2001 年的 NCEP-ATPⅢ定义及 2005 年的 IDF 工作定义中，均将向心性肥胖作为代谢综合征诊断的主要组分[55-56]。若只消除肥胖引发的 2 型糖尿病、高血脂、脂肪肝等肥胖相关“并发症”，仅为治标，只有消除了肥胖方为治本。国外学者甚至呼吁从国家政策层面干预肥胖，足见治疗及消除肥胖的必要性和紧迫性[57]。

2. 肥胖的基本类型——膏人、脂人、肉人

依据体重指数诊断为肥胖的患者又可分为不同的类型，现代医学根据脂肪积聚分布的部位，将肥胖分为腹型肥胖和均一性肥胖两种。腹型肥胖又称内脏脂肪积蓄性肥胖，以脂肪向腹部集中为主；均一性肥胖又称皮下性脂肪积蓄性肥胖，以脂肪均匀分布全身为主。相比均一性肥胖，腹型肥胖与糖尿病、高血压、代谢综合征等关系极为密切，日后发生心血管事件的风险性更高[58-60]。这种分类方法将危险性较高的腹型肥胖区分出来，对判断疾病的预后有重要意义。然而，此分类却忽略了因肌肉过于发达，而非脂肪含量超标导致的体重指数超出正常的情况，此情况可见于体格强壮的运动员、体力劳动者等，与脂肪过多的腹型肥胖和均一性肥胖并不相同。

中医对肥胖的论述最早见于《内经》，《灵枢·卫气失常》载：“黄帝曰：何以度知其肥瘦?伯高曰：人有脂，有膏，有肉。黄帝曰：别此奈何?伯高曰：䐃肉坚，皮满者，肥。䐃肉不坚，皮缓者，膏。皮肉不相离者，肉。黄帝曰：身之寒热何如？伯高曰：膏者其肉淖，而粗理者身寒，细理者身热。脂者其肉坚，细理者热，粗理者寒。黄帝曰：其肥瘦大小奈何？伯高曰：膏者，多气而皮纵缓，故能纵腹垂腴。肉者，身体容大。脂者，其身收小。”这是中医对肥胖的最早分型，即“膏人”“脂人”和“肉人”。后世医家宗《内经》之旨，以经文为据进一步发挥。例如，晋代皇甫谧在《针灸甲乙经》曰：“膏者多气，多气者热，热者耐寒也。肉者多血，多血者则形充，形充者则平也。脂者，其血清，气滑少，故不能大。”明代张介宾在《类经》中比较了膏人、脂人、肉人三者的形体差异，“脂者紧而满，故……肉紧身小。膏者泽而大，故……肉淖垂腴。皮肉连实，而上下相应者曰肉，故……身体容大”。其区分了膏、脂、肉的特点，“理中之白膜曰脂肉；外连皮之肥肉曰肥；膏者即肥之脂膏，谓如豕肉之红白相间，而有数层者为膏。凝者曰脂，泽者曰膏……是膏肥于脂也。肉为皮肉连实，自与脂膏者有间”。清代张志聪的《黄帝内经灵枢集注》及周学海的《形色外诊简摩》从肥胖的形体、寒热、肥瘦大小及气血多少等角度全面总结了《黄帝内经》中肥胖三型的分型特点和病机内容。

依上述文献进行分析，从中医角度将肥胖者分为膏人、脂人、肉人三种类型。

膏人特点是“纵腹垂腴”“皮缓”“䐃肉不坚”“多气，多气者热，热者耐寒”“泽而大”。其主要临床表现为形体肥胖，脂肪主要分布于腹部，常出现腹肌宽纵肉肥下垂的形态；且皮肤松缓，䐃肉不坚，肌肤质地绵软，多有气虚表现。膏人肥胖当属脂肪之肥，“膏者纵腹垂腴，脂者其身收小，是膏肥于脂也”。可见，“膏人”的身小腹大，脂膏集中于腹部，其腹部外形远远大于“脂人”，类似于现代分类的腹型肥胖。

脂人的特点是“虽脂不能大者”“䐃肉坚，皮满”“其身收小”“紧而满”“其血清，气滑少”。可见，其人虽形体肥胖，但形体匀称，体形协调，没有某一部位的比例过大；皮肤饱满，质地中等。“脂者之气血，似不及乎膏肉也”，不难发现，脂人介于膏人与肉人之间；且脂人总体肥胖度较膏人为大，类似于现代分类的均一性肥胖。

肉人的特点是“皮肉不相离”“身体容大”“肉者多血，多血者则形充，形充者则平也”“上下容大”

“皮肉连实，而上下相应”。可见，肉人肥胖并不是脂肪之肥，而是以肌肉致密、饱满为主。其主要表现为体形硕大，肌肉壮盛，皮肉结实，属于壮实体格，一般多见于运动员，以及长期体力锻炼或体力劳动者，可以大骨架、虎背熊腰、肩宽背厚等词形容。严格来讲，“肉人”与肥脂过剩的“膏人”“脂人”不同，但又不等同于“众人”，“众人者，其皮肉脂骨血气，各有品格，故不能相加，亦不能相多，而形体大小，皆相称而已，不能相加者，谓血气和平。则皮肉脂膏不能相加于肥大也。血气之浮沉浅深，各有常所，不能相多于肥肉间也。皮肉筋骨，各自称其身，故其形不大不小也”，故众人是一种体重、脂肪、肌肉均达标的健康状态，而肉人则是一种体重超标、肌肉超标的状态，可能是健康状态，亦可能是非健康状态。

课题组通过对2008年5～10月于北京出入境检验检疫局、北京国际旅行卫生保健中心体检及中国中医科学院广安门医院就诊的1267例肥胖成人进行腰围、臀围、上臂围、皮脂厚度等人体测量学调查，结果显示，1267例肥胖人群中，膏人576例，数量最多，占45.5%，其次为脂人351例（27.7%）和肉人340例（26.8%）。三类人群中症状频率出现最高的均是嗜食肥甘醇酒者，其中膏人在糖尿病、脂肪肝、血脂紊乱、痛风、高血压、冠心病、脑血管病等大多数代谢相关性疾病方面的患病率均比脂人、肉人高近10%及以上，而脂人的糖尿病及糖尿病前期、血脂紊乱、脑血管病的患病率又高于肉人[61]。这与现代医学所论述的腹型肥胖的危险性高于均一性肥胖基本一致。

《内经》对肥胖的分型与现代医学分型类似，但《内经》更明确划分出了“肉人”这一非脂肪型肥胖人群，弥补了现代医学对“肌肉型肥胖”（肌肉含量超标导致体重超出正常，我们称为肌肉型肥胖）认识的不足，有助于将其与脂肪过剩的均一性肥胖进行鉴别，以判断疾病预后。我们通过对1267例肥胖人群的人体测量学结果进行统计分析，应用Logistic逐步回归及ROC曲线选取切点等方法，筛选出肥胖三型的判别标准和最佳切点，创建了肥胖三型的数学模型。其中，对膏人影响显著的指标有腰围、腰臀比、腰围身高比、腰围大腿围比、腰围小腿围比和上臂围腰围比（$P<0.01$），对这些指标做ROC曲线，选择阳性似然比最大者为最佳切点，各切点分别为腰围110cm，腰臀比1.0，腰围身高比0.6，腰围大腿围比2.0，腰围小腿围比3.0，上臂围腰围比44.0；对于前5个指标，膏人取各切点以上值为判别标准，对于上臂围腰围比，膏人取各切点以上值为判别标准。同法，对脂人、肉人影响显著的指标有手长身高比、手宽手长比、肩宽臀宽比（$P<0.01$），各切点分别为手长身高比12.7，手宽手长比52.5和肩宽臀宽比1.4。对于手宽手长比，脂人取切点以下值为判别标准，肉人取切点以上值为判别标准；对于手长身高比、肩宽臀宽比，脂人取切点以上值为判别标准，肉人则取切点以下值为判别标准[61]。

另外，需要指出的是，膏人与脂人的划分不是绝对的，一些肥胖人群既可划分为膏人，又可归属于脂人类型，这种合并出现的情况在临床中并不少见，我们称之为“脂膏人”。而在膏人中，其实仍可继续区分亚型：一种是腹壁脂肪型，即腹部虽然突出，但皮下脂肪充实，形态饱满，类似苹果状，这种人腹壁脂肪和内脏周围脂肪都较厚，我们称其为“大馅厚皮”型；另一种是腹内脂肪型，即腹部皮下脂肪较薄，腹部以脐下突出为要，形态虚软，类似梨状，这种人腹壁摸起来较松软、不是很厚，但内脏周围的脂肪特别多，我们称其为“大馅薄皮”型；在膏人中，又以这种“大馅薄皮”型最为危险。

3. 肥胖分虚实

自《内经》起，古人已认识到肥胖有虚实之分。如《素问·示从容论》所说“肝虚、肾虚、脾虚皆令人体重烦冤”即指虚胖，《素问·异法方宜论》所说“西方者，金玉之域……其民华食而脂肥”，则指实胖。此后医家更注重对肥胖的虚实辨别，如《脾胃论》云：“脾中元气盛，则能食而不伤，过时而不饥。脾胃俱旺，能食而肥；脾胃俱虚，则不能食而瘦，或少食而肥，虽肥而四肢不举。”清代沂澹庵《四诊秘录》谓：“形有强弱，肉有脆坚。凡五形之人，得其纯者，皆谓之强；得其驳者，皆谓之弱……能食形肥者，强也；若食少而肥者，非强也，乃痰也。”《医学正传》《医门棒喝》等则强调了气虚夹痰或阳虚痰湿等虚实夹杂的情况。课题组曾对266例单纯性肥胖患者进行问卷调查，以47项临床症状为指标，通过聚类分析、t检验等方法对各项指标进行比较分析，结果显示，肥胖大致可分为虚实两类，属实证者主要表现为痰浊、痰湿等，属虚证者主要表现为脾虚、气虚、脾肾阳虚[62]。对上述1267例肥胖者进行流行病学调查显示，膏人人群（576例）中，脾虚痰湿证279例，占48.4%，气滞痰阻证90例，占15.6%，脾肾气虚证165例，占28.6%，其他证型占7.4%；脂人人群（351例）中，脾虚痰湿证116例，占33%，气滞痰阻证87例，占24.8%，脾肾气虚证80例，占22.8%，其他证型占19.4%。

除先天禀赋外，脾胃功能强健与否是导致肥胖虚实的主要因素，膏脂痰浊是形成肥胖的主要病理基础。脾胃功能强健者，其运化功能正常，所需之饮食精微仍可布散周身，而所食之过剩精微则变生痰湿以油脂形式贮于皮下，充溢体肤，如《脾胃论》云：“油腻厚味，滋生痰涎。”故其肥胖多实，体质较好常表现为均一性肥胖，多为喜食油腻甜食的年轻人；脾胃功能衰弱者，即使食入不多，但因其运化能力低下，饮食水谷不能正常化生精微为机体利用，堆积日久而生膏浊痰瘀，又因脾胃布散功能低下，不能正常升清降浊，以致清浊不分，或聚于脏腑，或流入血脉，或充溢体肤而成肥胖，即《脾胃论》所说“脾胃俱虚，则不能食而瘦，或少食而肥”。其肥胖多属虚，因虚而生痰，因虚而生膏，因虚而化浊，病理产物生成的基础是虚，多见于老年人或女性，平素不甚喜食甜食或肥甘厚味，食量亦正常，体质偏虚。

虚者，可由实证发展而来，抑或先天脾胃虚弱，肾气不足者，多成虚性肥胖，如《临证指南医案》指出“凡论病，先论体质……夫肌肤柔白属气虚，外似丰溢，里真大怯，盖阳虚之体，惟多痰多湿……所谓肥人之病，虑虚其阳”，论述了阳虚之体形成肥胖者；实者，因长期脾胃负荷过重，亦可损伤脾胃运化，以致脾胃虚弱，由实转虚，“湿从内生者，必其人膏粱厚味酒醴过度，或饮汤茶太多，或食生冷瓜果及甜腻之物。其人色白而肥，肌肉柔软”，即论述了后天饮食不当导致肥胖者。总之，肥胖应区分虚实，脾胃功能强盛与否是虚实转化的关键。

4. 肥胖的治则

（1）消膏降浊：“膏者，神之油也……脂即膏也”。《医学正传》曰：“津液稠黏，血为之浊。”膏脂痰浊积聚是肥胖的病理基础，消膏降浊既是治标之法，又是澄源之治。消膏，即消除膏脂；降浊，其治法有两层含义：转浊和化浊。转浊即切断化生浊的路径，从根本上阻止浊的生成；化浊即促进浊邪的转化和分解，加速代谢，以减少浊在体内的积聚。临证时常用山楂、红曲、大黄等即是消膏降浊的体现。

（2）消积导滞：肥胖者因长期过食肥甘或因脾胃虚弱，运化乏力，常有饮食积滞，日久形成食郁，食郁于中，阻碍升降，又可导致气郁、血郁、痰郁、湿郁、火郁等，形成以食郁为核心的六郁。因此治疗食郁是治肥的关键。越鞠丸、六郁汤等均是消积导滞之良方。

（3）化痰通腑：实胖者，脾胃肠腑俱实，痰湿潴留，积滞较甚，故治疗应以化痰祛湿为主，酌情配合清胃、通腑、活血、利水等法，加强排泄。小陷胸汤、二陈汤、承气汤、双解散等则是治痰通腑的代表方，紫苏子、莱菔子、白芥子等均是消痰之良药。

（4）健运脾胃：虚胖者，或因先天禀赋不足，或因长期过食，损伤脾胃，以致脾胃虚弱，治疗当以健益脾胃，运脾助脾为本，以促进机体的运化功能为主。然运化作用之强弱，不仅依赖于后天脾土，其根本还在于先天肾之元气。因此，治疗应在健运脾胃的基础上加温阳化气之品，如香砂六君子汤合金匮肾气丸。

附二　膏浊致病论

膏、浊之名始见于《内经》。生理状态下，膏、浊参与人体正常生命活动；病理状态下，膏浊致病广泛，变证丛生，尤其与多种代谢紊乱性疾病及心脑血管病发病密切相关，所涵内容广泛，挖掘《内经》理论，探讨膏浊病成因、发展、转归等内容，可为代谢相关性疾病的临床治疗提供有益思路，因此，我们就膏浊病内容进行了一系列相关研究。

（一）膏浊理论探析

1. 膏粱厚味是导致膏浊病的关键因素

膏浊，来源于饮食，生理状态下为维持人体正常生命活动所必需。如《灵枢·五癃津液别》所说“五谷之津液，和合而为膏者，内渗于骨空，补益脑髓而下流阴股”；《素问·经脉别论》曰：“食气入胃，散精于肝，淫气于筋。食气入胃，浊气归心，淫精于脉，脉气流经，经气归于肺，肺朝百脉，输精于皮毛，毛脉合精，行气于府，府精神明，留于四藏，气归于权衡。”膏、浊属饮食中精微稠厚部分，各类饮食中，高脂肪、高热量、高糖分等饮食所含能量及营养成分相对较多，属膏粱厚味之品。

但若长期过量摄入高脂饮食，会造成营养精微过剩，这部分精微物质无法正常利用，堆积体内，所生膏浊则成为病理膏浊，可导致各种病变。此时，膏为体脂，多余之脂肪；浊，表现为糖浊、脂浊、尿酸浊等。如《素问·生气通天论》曰：“膏粱之变，足生大疔。”《素问·通评虚实论》曰：“凡治消瘅，仆击、偏枯、痿厥、气满发逆，甘肥贵人，则膏粱之疾也。”《素问·奇病论》曰：“此肥美之所发也，此人必数食甘美而多肥也。肥者令人内热，甘者令人中满，故其气上溢，转为消渴。”以及《景岳全书》所说“消渴者，其为病之肇端，皆膏粱肥甘之气，酒食劳伤之过，皆肥贵人之病也，而贫贱者少有也”，均突出强调了膏粱厚味致病的始动因素作用。国外多项研究亦表明，摄取高热量、高脂肪、高糖及缺乏纤维素膳食可促使糖尿病、代谢综合征等疾病的发生[63-66]，因此，膏浊病实为精微过剩所致，尤以高脂饮食为其关键始动因素。

2. 多代谢紊乱是膏浊病的主要特征，脏络受损是其最终转归

膏，即体脂，浊，包括糖浊、脂浊、尿酸浊等。膏脂充溢，聚于腹部，则形成腹型肥胖；堆积脏腑，形成脂肪肝、脂肪肠等；糖浊、脂浊、尿酸浊等聚积血脉，随血脉循行，而致血糖异常、血脂异常、高尿酸血症等。中土壅滞，影响肝木疏泄，可致土壅木郁，导致血压异常。土壅日久，易化生内热，以糖浊为主，波及肝胃者，可发展至糖尿病；以脂浊为主，清浊不分者，可发展为高脂血症、高

凝血症等；土壅木郁，热及肝胆者，可发展为代谢性高血压。因此，腹型肥胖、血糖异常、血脂异常、血压异常等情况同时存在的多代谢紊乱是膏浊病的主要特征。

若膏浊病进一步发展，将损害脏腑、脉络和络脉，导致脏络受损。因浊性黏滞，入于血脉，与血相裹，易沉积或留滞，如《灵枢·阴阳清浊》所说“浊者其气涩”，以致血行不畅，血脉不利，形成瘀滞状态；“血不利则为水”，痰湿由生，即《症因脉治》所说“津液凝浊，生痰不生血”，《景岳全书》亦言：“气血浊逆，津液不清，熏蒸成聚而变为痰。”痰浊阻络，血行涩滞，日久则变生瘀血。而痰湿瘀等病理产物可积于体内，损伤脏腑，亦可随血脉流行，阻塞血行，损害络脉、脉络。如尿酸湿浊，损伤肾脏，则成痛风肾，若痰瘀浊毒阻塞心脉，则发为胸痹，可见胸痛胸闷；若入于神明之府，蒙蔽脑窍，脑脉受损，则成中风偏枯；若阻塞损伤下肢血脉，不通则痛或不荣而痛，则肢体偏凉、麻木疼痛，颜色紫暗，或见肢肿而重；若湿浊瘀毒损伤肾络，肾失开阖，可见水肿、蛋白尿等变证；瘀损目络，轻者目视昏花，重则目视不明。因此膏浊病进一步发展，损伤脏腑脉络，可致变证百生[67-69]。

膏浊犹如河水中泥沙，淤积至一定程度，阻碍河水正常流行，形成瘀滞状态，致河流缓慢；河中淤泥相当于痰浊等病理产物，若淤泥不清，继续沉积，则进一步沉积河床，严重阻塞河流运行，可致部分河道阻塞不通；与此同时，瘀血形成，若进一步发展则化生毒邪，最终严重损害河流，致其完全阻塞不通，无法发挥功能。故脏腑脉络受损为膏浊病的最终结局。

3. 调理胃肠是膏浊病的治疗重心

《中医汇通医经精文》曰：“凡膏油皆脾所生物……脾气足则内生膏油，透于外则生肥肉。”膏浊的生成与脾胃关系最为密切，脾胃功能正常，则饮食精微完全被输布利用，所生之膏浊为生理之膏浊；若食入过量，尤其过食肥甘厚味，则易伤脾胃，所谓：“饮食自倍，肠胃乃伤。”长期过食肥甘，脾胃辎重太过，难以将过剩之饮食完全运化输布，且肥者腻，甘者滞，肥甘之品最易影响脾胃正常运化，致脾胃壅滞，不化精微，精微堆积，从而产生病理之膏浊。若中土壅滞日久，由滞而虚，可进一步影响脾胃肠腑运化功能，加重病理膏浊的产生，故“饮食自倍”之“倍”主要为脂肪“倍”，导致“肠胃伤”。因胃肠为饮食运化之枢纽，膏浊病以过食肥甘为始动因素，其发生与否与胃肠功能密切相关，其发展经历由脾滞到脾虚的过程，因此，膏浊病病理中心在胃肠，膏浊的治疗应着重于调理胃肠[70]。

4. 消膏降浊是膏浊病的基本治疗大法

膏脂充溢、浊邪内生是膏浊病的病理基础，因此消膏降浊是治疗膏浊病的基本大法，其含义包括消除膏脂、泻浊和化浊，前文已论，此处不再赘述。大黄黄连泻心汤是治疗膏浊病的基础方，以黄连清胃热，消膏油，大黄清肠热，泻浊邪，胃肠并治，清泻中焦，消膏降浊。而针对某一代谢紊乱为主，其他代谢异常并存的情况，经常配合以下治法。

（1）清胃降浊法：针对高血糖为主，主要表现胃热的情况，应用清胃降浊法，重用黄连，并可加生石膏、知母等。

（2）升清降浊法：针对血脂紊乱为主，主要表现为中焦清浊升降失调的情况，应用升清降浊法，可合用半夏泻心汤，并加生山楂、红曲等，升清阳，泻浊邪。

（3）清利降浊法：针对高尿酸血症为主，主要表现为湿热下注的情况，应用清利降浊法，可重用大黄，并加威灵仙、秦皮、生薏苡仁等，清利降浊消膏。

（4）清肝降浊法：针对高血压为主，主要表现为肝胆湿热、肝热上扰的情况，应用清肝降浊法，在大黄黄连泻心汤基础上加用黄芩、白芍、柴胡、钩藤等，清肝泄热降浊。

脏络受损者，一般病情较为复杂，存在脏腑、脉络及络脉的损害，因此在贯穿活血化瘀法的同时，还应针对不同脏络损害分而治之。

（二）膏浊致病理论的临床应用与研究

以腹型肥胖为核心的代谢综合征与膏浊病多代谢紊乱并存的基本特征极为类似，其发展转归亦类似膏浊病发展过程，因此，我们以膏浊病理论指导代谢综合征临床治疗，确立了以消膏降浊为基本治法、以大黄黄连泻心汤为基础方的代谢综合征系列治法，开展了关于中药干预代谢综合征的系列临床及实验研究。

通过对4572例代谢综合征患者流行病学调查发现，肝胃郁热证（1609例，占35.2%）、脾滞（虚）痰浊证（1303例，占28.5%）、肝胆湿热证（1348例，占29.5%）是代谢综合征主要证型，土壅（占85.6%）是其基本病机；以大黄黄连泻心汤为基础组成系列方，分别以新鞠消膏方（加化橘红等）治疗单纯性肥胖症，清肝降浊方（加黄芩、夏枯草等）治疗含高血压组分代谢综合征，清胃降浊方（降糖调脂方）治疗肥胖2型糖尿病合并高脂血症（以高血糖、血脂异常为主要组分的代谢综合征），结果表明，单纯中药复方治疗不同组分代谢综合征患者，能够显著减轻体重，缩小腰围，降低血压、血糖、血脂（以高三酰甘油为主），改善胰岛素抵抗，具有整体治疗作用。

例如，新鞠消膏方治疗单纯性肥胖症的临床研究[71]，采用多中心、随机、双盲、平行对照（10%低剂量）的研究方法，将140例单纯性肥胖患者随机分为2组，每组70例，疗程24周。结果显示，新鞠消膏方平均减轻体重（3.58±0.48）kg，降低体重指数（1.26±0.17）kg/m^2，缩小腰围（4.7±0.56）cm，降低胰岛素抵抗指数2.65±1.04；而10%低剂量组平均减轻体重（1.91±0.38）kg，降低体重指数（0.69±0.14）kg/m^2，缩小腰围（1.47±0.66）cm，升高胰岛素抵抗指数1.58±1.3；在减轻体重、降低体重指数、缩小腰围、改善胰岛素抵抗方面，中药组与治疗前及对照组比较有显著差异（$P<0.01$）。证实膏浊理论指导下的新鞠消膏方可降低单纯性肥胖症患者的体重、体重指数，缩小腰围，减轻胰岛素抵抗。

清肝降浊方治疗含高血压组分的代谢综合征临床研究[72]，采用多中心、随机、厄贝沙坦平行对照的研究方法，将240例代谢综合征（含高血压组分）患者随机分为2组，每组120例，疗程4周。结果显示，清肝降浊方平均降低收缩压（16.01±13.57）mmHg、舒张压（9.29±9.00）mmHg，与治疗前比较差异有统计学意义（$P<0.01$），与厄贝沙坦比较差异无统计学意义，二者降低收缩压和舒张压的幅度相当（$P>0.05$）；中药组血压控制达标（＜130/80mmHg）率为36.8%，西药组达标率为43.4%，二者之间无统计学差异（$P>0.05$）；24h动态血压监测结果显示，清肝降浊方平均降低全部动脉压4.24mmHg（其中降低白昼动脉压4.09mmHg，夜间动脉压4.82mmHg），厄贝沙坦降低全部动脉压1.38mmHg（其中降低白昼动脉压1.65mmHg，夜间动脉压3.03mmHg），二者比较无统计学差异（$P>0.05$），但清肝降浊方降低动脉压（全部、白昼、夜间）幅度均大于厄贝沙坦。清肝降浊方平均缩小患者腰围1.51cm，厄贝沙坦缩小腰围0.42cm，两组比较差异有统计学意义（$P<0.01$）。此外，清肝降浊方还可降低患者的血糖、改善血脂紊乱。研究证明，膏浊理论指导下的清肝降浊方可有效降低代谢综合征（含高血压组分）患者的血压及腰围，其降低血压的疗效与厄贝沙坦一致，降低腰围疗效优于厄贝沙坦。

清胃降浊方治疗肥胖2型糖尿病合并高脂血症的临床研究，采用多中心、随机、二甲双胍平行对照的研究方法，将450例初发肥胖2型糖尿病合并高三酰甘油血症患者随机分为2组，进行为期12个月的干预研究，结果证实，降糖调脂方与二甲双胍相比，不但降糖幅度相当，并且在减肥、降脂方面明显优于二甲双胍。基础研究证实，中药降糖、减肥、降脂作用与锌脂蛋白（zinc finger protein）的调控密切相关；对肠道菌群的研究表明，清胃降浊方较二甲双胍能更显著地调节2型糖尿病患者的肠道菌群结构，可显著降低潜在有害菌 Alistipes spp.的含量，增加有益菌 Blautia spp.的含量，这些菌群含量的变化与血糖、血脂的改善显著相关。

同时，我们将 OLETF 大鼠模型应用于代谢综合征研究中，以改善胰岛素抵抗为主线，从干预炎症因子网络、关键代谢因子、TNF-α-NF-κB-PTP1B 通路等不同途径，阐释了膏浊理论指导下的消膏降浊系列方药对代谢综合征整体治疗的科学内涵[73-74]。

综上所述，基于《内经》膏浊理论确立的代谢综合征理法方药体系，弥补了中医对代谢综合征系统认识及治疗的不足，通过中医“多靶点”治疗优势实现了对代谢综合征“肥、糖、脂、压”的整体调控，达到了“一石多鸟”之效。

（三）小结

膏浊致病以多代谢紊乱为特征，以心脑血管疾病为最终结局，涵盖了腹型肥胖、2型糖尿病（肥胖型）、血脂异常、代谢性高血压、高尿酸血症、脂肪肝等多种代谢异常疾病，类似现代医学的代谢综合征，但范围比代谢综合征更加广泛。对于膏浊病的防治可以总结为预防重心在减脂（减少脂肪摄入），治疗重心在胃肠（燮理中焦，消膏降浊），防治重心在脏络（保护重要脏器和血管）。膏浊病的提出为整体调控诸如代谢综合征一类多代谢紊乱疾病提供了思路和方法，有利于发挥中医多靶点治疗优势，实现对多系统疾病的深入研究。

第六节　糖尿病主要治则治法

一、苦 酸 制 甜

《素问·至真要大论》结合六气淫胜理论论述了气味的配伍，其中对火、热淫内的气味配伍论述为，“热淫于内，治以咸寒，佐以甘苦，以酸收之，以苦发之……火淫所胜，平以酸冷，佐以苦甘，以酸收之，以苦发之，以酸复之，热淫同”。《素问·阴阳应象大论》则曰：“气味辛甘发散为阳，酸苦涌泄为阴。”苦酸属阴，苦酸能平火热。又因苦为甜之对立，酸为甜之中和，道法自然，苦酸结合可中和体内过剩之糖分，因此说，苦酸可以制甜，具体原因如下。

（一）苦可调胃

经曰：“壮火之气衰，少火之气壮，壮火食气，气食少火，壮火散气，少火生气。”长期过食肥甘而生胃热的肥胖2型糖尿病患者，由于胃热熏蒸而消谷善饥，治疗应矫枉过亢的胃气，苦味药可调治偏亢的胃气以达阴阳平衡。现代研究表明，苦寒药能够调节胃肠运动、调节胃肠激素分泌，以及调整肠道菌群结构，这些可能是苦寒药治疗代谢性疾病的基础[75-76]。

（二）苦能泄热

苦可通过两种方式泄热，一从汗排，一从便排。经曰："味厚则泄，薄则通。"味薄者属阴中之阳，如麻黄虽味苦，但升上而发汗，汗出热散。味厚者为阴中之阳，如大黄味苦，泻下而通便，便通热泻。苦味药因其气不同，而有寒热温凉之不同，泻热亦有所偏宜。如苦寒泻湿热，苦甘寒泻血热。

（三）苦可坚阴

苦通过泻热使阴液免于灼铄，如大承气汤中苦寒之大黄配咸寒之芒硝即是急下存阴之法，以防阳明燥热伤阴。此外，苦燥湿热，亦是通过泻热，使湿无所附而湿热消除。

正因苦味药能调胃、泻热、坚阴、燥湿，使热消、津存、气坚、湿祛，所以甜得以制，血糖得以调整，是治疗糖尿病的核心药[77-78]。

（四）酸能收敛

内热是糖尿病的基本病机，表现为肝热、肠热、胆热、胃热等一派火热之象，虽苦寒可以泻热存阴，但热者耗气散气，即"壮火之气衰"，而酸能收敛，敛气敛阴，既助苦以坚阴，又防气之耗散太过。即使至后期虚证阶段，应用酸味之品可使受损气阴得以恢复，而人之气阴可以利用酸平微温之剂生长升发平衡。

（五）酸以生津

热邪伤阴灼津，酸能敛阴，亦能生津。如暑邪入少阴、厥阴者，均以连梅汤主之，取乌梅之酸以生津，合黄连酸苦为阴。

苦酸合用，清热泻火，敛气坚阴。苦酸制甜主要包括两个方面：清气敛阴和清火坚阴。

1. 清气敛阴

重在苦寒清火降糖，多用于火热盛极、嚣张肆虐阶段，重用苦寒清热泻火，兼用酸涩敛气敛阴，防火毒耗伤。

代表方剂：连梅汤加减。黄连、乌梅、黄芩、黄柏等。

运用要点：火毒内炽，有伤阴之势。口干大渴，烦躁易怒，面赤舌红，甚则口舌生疮，苔略干。

2. 清火坚阴

重在收敛，多用于火热内盛、耗伤正气阶段，酸以收敛生津，苦以清火。

代表方剂：知柏地黄丸加减。知母、黄柏、山萸肉等。山萸肉酸涩益阴，是方中起收敛作用的主药，具有敛尿、敛汗、敛气等功用，《医学衷中参西录》言："山茱萸，大能收敛元气，振作精神，固涩滑脱。”临床可根据火热耗伤正气的不同表现随证用药。如失眠，加酸枣仁敛神；多尿，合水陆二仙丹缩泉；多汗，加煅龙牡敛汗。

运用要点：火热耗伤证。烘热、燥热，口干口渴，乏力，或多汗，失眠，夜尿频，舌红，舌苔干，脉弦细数。

总之，苦酸合用，苦以制约，酸以中和，无论病程阶段如何，均可直接制糖，血糖下降，病之标得治，再论治病之本。但临证时仍须根据病情及病程斟酌苦酸配伍之比，或以苦为主，或以酸为主，配伍合宜，可用于糖尿病不同类型的各个发展阶段，为贯穿全程之法则。

二、开郁清热

中满内热是肥胖型糖尿病脾瘅阶段的核心病机，故应重用苦寒以清内热，佐以消导以泻中满，开郁清热法为肥胖型糖尿病脾瘅阶段的基本治法，具体治法包括开郁清胃法、清泻郁火法、清热化浊法。

（一）开郁清胃法

长期过食甘美厚味，胃中积滞，蕴久化热，土壅则木郁，木不疏土，壅热更甚。而胃热炽盛者，消谷善饥，控制饮食十分困难，饮食过量，势必进一步加重胃热积滞，只有消除“胃热壅滞”这一病理环节，才能打破土壅木郁—木郁土壅的恶性循环。开郁清胃法重在清胃热，同时疏泄肝热，消除中满。

代表方剂：大柴胡汤。柴胡、黄芩、枳实、黄连、生大黄等。

运用要点：肝胃郁热证。面色红赤，形体偏胖，腹部胀大，心烦易怒，口干口苦，大便干，小便色黄，舌质红，苔黄，脉弦数等。

（二）清泻郁火法

肺胃经脉相连，胃热壅盛，必波及肺，肺胃同病，肝木亦通过经脉与肺金相连，火热鸱张，气火上炎，木火刑金，肺热炽盛。郁热壅盛为主要病理特点，故治疗当清泻郁火。

代表方剂：白虎汤。生石膏、知母、黄连等。

运用要点：肺胃热盛证。口大渴，喜冷饮，饮水量多，易饥多食，汗出多，小便多，舌红，苔薄黄，脉洪大等。

（三）清热化浊法

中焦壅滞，膏脂蓄积，化生痰浊湿瘀等病理产物，与热胶结，形成痰热、浊热等病理基础。故治疗既要清泻内热，同时应化浊消痰，消除痰浊等病理产物。

代表方剂：小陷胸汤加减。黄连、清半夏、瓜蒌仁、生山楂、红曲等。

运用要点：痰热互结证。形体肥胖，腹部肥大，胸闷脘痞，心烦口苦，口干渴喜冷饮，大便干结，小便黄，舌红，苔黄腻，脉滑数等。

三、调理肠胃

长期过食是肥胖型糖尿病发病的始动因素，“饮食自倍，肠胃乃伤”，过食肥甘最伤肠胃，脾胃纳运功能减弱，致肥甘厚味积聚中焦，不化精微反生膏生浊，不归正化反聚湿生痰，膏浊痰湿堆聚，中焦壅滞，气机不畅，则血行涩滞，或因痰浊、膏浊壅聚脉中，阻塞脉道，血行不利，因而致瘀；而膏脂痰浊湿瘀可进一步影响气机运行，中焦大气不转，脾胃升降逆乱，“清气在下，则生飧泄”“浊气在上，则生䐜胀”，临床可见脘腹胀满、呃逆、便秘等胃肠功能紊乱的症状。因此，起病于过食肥甘的肥胖型糖尿病，胃肠是主要病理中心，故调理肠胃是基本治则，具体包括泻热通腑法、清利肠道法、辛开苦降法。

（一）泻热通腑法

内热炽盛，肆在胃则消谷善饥，虐在肠则大便坚。中满内热波及肠胃，则致胃肠实热，中焦热结。内热腑实，最易伤阴，故应泻热通腑。

代表方剂：大黄黄连泻心汤加减。大黄、黄连、黄芩、玄明粉等。

运用要点：中焦热结，胃肠实热证。腹部肥满，大便干结难下，口干口苦，或有口臭，口渴喜冷饮，饮水量多，多食易饥，舌红，苔黄，脉数有力，右关明显等。

（二）清利肠道法

中焦饮食积滞，影响脾胃肠腑正常运化传导，小肠不能正常受盛化物、泌别清浊，大肠不能正常传导，饮食水谷积滞肠腑，郁久化生湿热，以致肠腑湿热，大便黏滞不爽，故治疗应以清利肠道湿热为主。

代表方剂：葛根芩连汤加减。葛根、黄连、黄芩等。

运用要点：肠道湿热证。大便黏腻不爽，甚或臭秽难闻，小便黄，口干不渴，或有口臭，舌红，舌体胖大，或边有齿痕，苔黄腻，脉滑数等。

（三）辛开苦降法

辛开苦降法，是在中医四气五味药性理论指导下，运用辛温和苦寒两种不同性味的药物配伍治疗疾病的一种独特方法。《素问·阴阳应象大论》首先提出了“辛甘发散为阳，酸苦涌泄为阴”。其说明辛与苦代表着两种截然不同的阴阳属性，辛善于升发宣散，属阳；苦能降逆泻下，属阴。《素问·至真要大论》云：“阳明之复，治以辛温，佐以苦甘，以苦泻之，以苦下之。”其指出辛苦两类不同性质的药物可以合理配伍治疗疾病。张仲景宗《内经》之说，开创了辛开苦降法运用于临床之先河，以辛温之半夏、干姜与苦寒之黄连、黄芩为主组成半夏泻心汤及类方，以及陷胸汤，是辛开苦降法的典范。辛开苦降法的明确提出，首推叶天士，其在《临证指南医案》中指出“微苦以清降，微辛以宣通”“苦寒能清热除湿”“辛通能开气泄浊”“辛以开之，苦以降之”“以苦降其逆，辛通其痹”，并化裁出多个治疗脾胃及湿热诸痰的“泻心汤”类方。朱丹溪的左金丸、《韩氏医通》的交泰丸、王孟英的连朴饮等，均是对辛开苦降法的补充和发挥。运用辛开苦降法治疗肥胖2型糖尿病的主要机制如下：

1. 寒热清温并用，化湿泻热

肥胖型糖尿病患者长期饮食不节导致脾胃功能失调，表现为脾虚胃强，脾虚生湿，胃强生热，脾虚而胃热。《灵枢·师传》有“寒温中适”的治疗原则，认为调理脾胃以苦泻、辛补、甘缓为法度。辛开苦降法，温脾清胃，两相结合，补虚泻实，阴阳并调，温而不耗胃阴，寒而不伤脾阳，互制互济。“太阴湿土，得阳始运，阳明燥土，得阴自安”，辛则运脾化湿，消痞散结，苦则清胃中郁火，辛开苦降泻郁火、化瘀滞，并可针对因脾虚胃热引起的气郁、湿浊、痰浊、瘀血。

2. 升清降浊，斡旋气机，解郁化滞

脾胃气机升降失调也是糖尿病及其并发症的重要病机，辛开苦降原则可用于治疗中焦脾胃升降失常、气机阻滞者。辛则升清，苦则降浊，辛开苦降调畅中焦之气，宣泄三焦气机，使气机升降正常。

代表方剂：泻心汤类方，包括半夏泻心汤、生姜泻心汤、栀子干姜汤等。

运用要点：脾虚胃滞证。胃肠功能紊乱，见胃脘痞满，纳呆，水谷不消，便溏，或肠鸣，呃逆，舌淡胖，苔腻或厚，舌下络瘀，脉弦滑无力等。

四、补 虚 泻 实

糖尿病郁、热、虚、损四个阶段并非截然分开的，而是一个连续的时间和空间过程，由热发展至虚的过程常常虚实并存，对于此过渡阶段的治疗，清热、泻火、化痰、消膏等泻实之治是一方面，同时应注意火热耗气、痰热伤阴等因实所致之虚，注重补虚之治。主要包括清热补脾法、清热生津法、泻火养阴法、清上温下法。

（一）清热补脾法

长期过食，损伤脾土，运化不及，积聚中焦，壅滞化热，或先天禀赋有亏，脾土虚弱，肝木疏泄无力，食则易积，日久化热，形成脾虚胃热，因此须清热以治标，健脾以治本。

代表方剂：干姜黄连黄芩人参汤。干姜、黄连、黄芩、红参或西洋参等。

运用要点：脾虚胃热证。口干苦，纳食一般，易疲乏，舌胖，可有齿痕，脉虚数或弱。

（二）清热生津法

火热燔灼，势必伤津耗气，致火热与津亏、气虚并存，气津亏虚皆因热耗，故应清热为主，以消病源，兼以生津益气，补虚治标。

代表方剂：白虎加人参汤。石膏、知母、党参或西洋参、炙甘草等。

运用要点：热盛津伤耗气证。口干口渴，汗出，舌红，脉数大无力。

（三）泻火养阴法

火热持续，伤及阴津，致火热阴伤，阴虚火旺，夜间卫气内合于阴，蒸迫津液，可致汗出烘热、口干渴等阴虚津伤之象。阴由热伤，故以泻火为治本，如若阴津持续亏耗，终致阴分损伤，故兼以养阴治标。

代表方剂：知柏地黄丸合当归六黄汤。黄芪、当归、生地、黄柏、知母、黄芩、黄连、生牡蛎等。

运用要点：火热阴伤证。阵发烘热，口干，夜间明显，盗汗量多，疲乏，舌红少津，脉虚细数等。

（四）清上温下法

“壮火食气，气食少火，壮火散气，少火生气”，邪火炽盛，耗散少火元气，加之先天脾肾不足，少火元气有亏，则更易亏损，往往胃中积热未散，下焦元气已亏，故治疗当清上温下，寒温并治。

代表方剂：乌梅丸。乌梅、黄连、黄柏、肉桂、干姜、当归等。

运用要点：上热下寒证。心烦口苦，胃脘灼热，或呕吐，下利，手足及下肢冷甚，舌红，苔根部腐腻，舌下络脉瘀闭。

五、调补虚损

糖尿病病久，热盛耗伤，初则气津亏损，阴伤津亏，久则阴损及阳，甚则命火不足，病程由郁热阶段进入虚损阶段，因此调补虚损是此阶段的重要治则。因有阴、阳、津、气损伤之轻重程度不同，故具体分为滋阴润燥法、益气养阴法、阴阳双补法及温补少火法。

（一）滋阴润燥法

火热炽盛，耗津伤阴，致阴虚燥热，燥热不除，则阴津愈亏，阴津愈伤，则燥热愈甚，如此形成恶性循环。因此当以滋阴润燥为法。

代表方剂：瓜蒌牡蛎散。天花粉、生牡蛎、南沙参、知母等。

运用要点：阴虚燥热证。口干口渴，饮水量多，心烦失眠，消谷善饥，大便干结，舌红少津，脉虚数。

（二）益气养阴法

阴伤及气，致气阴两虚，较阴虚燥热正气耗伤更重，虚象渐著，故应以益气养阴为法。

代表方剂：生脉饮加减。太子参、黄芪、五味子、麦冬等。

运用要点：气阴两虚证。口渴喜饮，体倦乏力，神疲失眠，尿量频多，多食善饥，手足心热，口干咽燥，大便正常或干结，舌红苔薄黄，脉虚细数。

（三）阴阳双补法

阴阳互根互用，阴伤日久势必累及阳气，致阴阳两伤，此时已是消渴阶段后期，火势已衰之七八，而虚象愈渐凸显，各种变证相继出现，病情错杂。故应补阴助阳，阴阳双补。

代表方剂：金匮肾气丸。肉桂、淡附片、生地、山萸肉、知母、天花粉等。

运用要点：阴阳两虚证。五心烦热，失眠盗汗，腰膝酸冷，小便清长，大便干结或溏泄，舌淡白或干红，脉沉细或细数。临证应用可根据偏阴偏阳之不同加减用药。

（四）温补少火法

正气持续耗损，累及命门元阳，命火衰微，化源不足，温煦失职，致气血精津亏损，脏腑功能衰败。此时邪火已消之殆尽，虚损之象进一步加重，病情更加错综复杂。治疗应抓住主要矛盾，故立温补少火法为主要治法。

代表方剂：右归丸。肉桂、淡附片、山萸肉、熟地、干姜等。

运用要点：少火不足证。畏寒怕冷，面色㿠白，腰膝酸冷，四末不温，性欲低下，舌淡白，脉沉细无力，尺部尤甚。

六、活血通络

肥胖型糖尿病患者早期即存在以食郁为先导的血郁，血行不畅，络脉郁滞，日久发展为络脉瘀阻，后期演变为络脉瘀闭及络脉损伤，同时累及脉络，即大血管。因此，早期即应注重活血通络，并且贯穿全程；消瘦型糖尿病患者尽管早期络脉损伤并不明显，但随着病程的进展，进入消渴阶段后络脉病变逐渐显现。因此活血通络是贯穿糖尿病全程的主要治则之一，具体包括辛香疏络法、化瘀通络法、破血通络法、温阳通络法等（详见第三章糖尿病络病主要治则治法章节）。

参考文献

[1] 赵明，王晓霞，朱小蔚. 从糖尿病诊断标准演变看对糖尿病的认识［J］. 诊断学理论与实践，2014，13（2）：226-228.

[2] Clark NG，Fox KM，Grandy S，et al. Symptoms of diabetes and their association with the risk and presence of diabetes［J］. Diabetes Care，2007，30（1）：2868-2873.

[3] 魏军平，刘芳，周丽波，等. 北京市糖耐量异常和糖尿病危险因素及中医证候流行病学调查［J］. 北京中医药，2010，29（10）：731-737.

[4] 贺宏波，闫韶晔，杨玲玲，等. 5930 例 2 型糖尿病患者舌象与实验室指标相关性分析［J］. 中医杂志，2013，54（23）：2031-2034.

[5] Wilding JPH. The importance of weight management in type 2 diabetes mellitus［J］. Int J Clin Pract，2014，68（6）：682-691.

[6] 刘俊，郭毅，刘晴，等. 超重、肥胖与 2 型糖尿病相关性的 Meta 分析［J］. 中国循证医学杂志，2013，13（2）：190-195.

[7] 国家卫生计生委疾病预防控制局. 中国居民营养与慢性病状况报告（2015年）[M]. 北京：人民卫生出版社，2016.
[8] Sluik D，Boeing H，Montonen J，et al. Associations between general and abdominal adiposity and mortality in individuals with diabetes mellitus [J]. Am J Epidemiol，2011，174（1）：22-34.
[9] 仝小林，毕桂芝，甄仲，等. 2518例肥胖2型糖尿病中医证型分类研究 [J]. 世界中西医结合杂志，2008，3（1）：26-28.
[10] Tong XL，Wu ST，Lian FM，et al. The safety and effectiveness of TM81，a Chinese herbal medicine，in the treatment of type 2 diabetes：a randomized double-blind placebo-controlled trial [J]. Diabetes Obes Metab，2013，15（5）：448-454.
[11] 连凤梅，仝小林，白煜，等. 中药降糖复方与二甲双胍对照治疗2型糖尿病的临床研究 [J]. 中国临床药理学杂志，2008，24（6）：501-504.
[12] Xu J，Lian FM，Zhao LH，et al. Structural modulation of gut microbiota during alleviation of type 2 diabetes with a Chinese herbal formula [J]. International Society for Microbial Ecology，2015，15：552-562.
[13] 熊继柏. 析《内经》消瘅的病因与证治 [J]. 吉林中医药，1997，1：3-4.
[14] 安莉. 吕仁和治疗糖尿病及其并发症常用的"三件宝" [J]. 北京中医，2004，23（2）：82-84.
[15] 赵进喜，王世东，张丽芬. 糖尿病相关中医病名考辨 [J]. 辽宁中医杂志，2005，32（9）：889-890.
[16] 夏城东.《内经》消渴论述的探讨 [J]. 四川中医，2001，19（8）：15-16.
[17] von Herrath M，Peakman M，Roep B. Progress in immune-based therapies for type 1 diabetes [J]. Clin Exp Immunol，2013，172（2）：186-202.
[18] 陶桂香，徐洋. 1型糖尿病发病机制及治疗研究 [J]. 中国免疫学杂志，2015，31（10）：1297-1303.
[19] 鲁郡，侯旭宏，贾伟平. 成人迟发型自身免疫性糖尿病发病机制研究进展 [J]. 上海交通大学学报（医学版），2014，34（4）：546-550.
[20] 钱明平，房林. 糖尿病遗传的研究进展 [J]. 同济大学学报（医学版），2010，31（4）：106-108.
[21] Butwicka A，Frisén L，Almqvist C，et al. Risks of psychiatric disorders and suicide attempts in children and adolescents with type 1 diabetes：a population-based cohort study [J]. Diabetes Care，2015，38（3）：453-459.
[22] Diane K，Wherrett，Jane L，et al. Defining pathways for development of disease-modifying therapies in children with type 1 diabetes：a consensus report [J]. Diabetes Care，2015，38（10）：1975-1985.
[23] 姬航宇，仝小林，刘文科. 脾瘅源流考 [J]. 江苏中医药，2009，41（1）：58-60.
[24] 林轶群，逄冰. 脾瘅源流考征 [J]. 北京中医药，2017，36（6）：535-536.
[25] 吕仁和，肖永华，刘滔波. 分期论治糖尿病 [J]. 药品评价，2008，5（1）：35-37.
[26] 罗艳，汤秀珍.《内经》脾瘅与糖调节受损 [J]. 中国中医基础医学杂志，2008，14（12）：892-893.
[27] 马金鹏，吴深涛，郭立平. 基于《内经》糖尿病前期的论述考辨其防治措施 [J]. 中华中医药学刊，2009，27（6）：1211-1212.
[28] 高志生，王旭. 从脾瘅论治糖耐量低减 [J]. 中国中医基础医学杂志，2012，18（1）：76-77.
[29] 柳燕，方朝晖. 从脾论治糖耐量减低的临床意义 [J]. 中医杂志，2013，54（12）：1007-1009.
[30] 陈何红，张永涛，王停. "脾瘅"证治探微 [J]. 河南中医，2001，21（2）：9-10.
[31] 周博文. 论脾瘅有余不足与当泻当补之理 [J]. 中国中医基础医学杂志，2017，23（4）：449-450.
[32] Mayer-Davis EJ. Low-fat diets for diabetes prevention [J]. Diabetes Care，2001，24（4）：613-614.
[33] Omar B，Pacini G，Ahren B. Differential development of glucose intolerance and pancreatic islet adaptation in multiple diet induced obesity models [J]. Nutrients，2012，4（10）：1367-1381.

［34］Alejandro EU，Gregg B，Blandino-Rosano M，et al. Natural history of β-cell adaptation and failure in type 2 diabetes［J］. Mol Aspects Med，2015，42：19-41.

［35］Joshua P. Thaler，David E. Cummings minireview：hormonal and metabolic mechanisms of diabetes remission after gastrointestinal surgery［J］. Endocrinology，2009，150（6）：2518-2525.

［36］Brethauer SA，Aminian A，Romero-Talamas H，et al. Can diabetes be surgically cured Long-Term metabolic effects of bariatric surgery in obese patients with type 2 diabetes mellitus［J］. Ann Surg，2013，258（4）：628-637.

［37］Ribaric G，Buchwald JN，McGlennon TW. Diabetes and weight in comparative studies of bariatric surgery vs conventional medical therapy：a systematic review and meta-analysis［J］. Obes Surg，2014，24（3）：437-455.

［38］Li M，Wang BH，Zhang MH，et al. Symbiotic gut microbes modulate human metabolic phenotypes［J］. PNAS，2008，5（6）：2117-2122.

［39］Karlsson F，Tremaroli V，Nielsen J，et al. Assessing the human gut microbiota in metabolic diseases［J］. Diabetes，2013，62（10）：3341-3349.

［40］Yassour M，Lim MY，Yun HS，et al. Sub-clinical detection of gut microbial biomarkers of obesity and type 2 diabetes［J］. Genome Med，2016，8（1）：17.

［41］Brunkwall L，Orho-Melander M. The gut microbiome as a target for prevention and treatment of hyperglycaemia in type 2 diabetes：from current human evidence to future possibilities［J］. Diabetologia，2017，60（6）：943-951.

［42］Manandhar B，Ahn JM. Glucagon-like peptide-1（GLP-1）analogs：recent advances，new possibilities，and therapeutic implications［J］. J Med Chem，2015，58（3）：1020-1037.

［43］de Graaf C，Donnelly D，Wootten D，et al. Glucagon-like peptide-1 and its class B G protein-coupled receptors：a long march to therapeutic successes［J］. Pharmacol Rev，2016，68（4）：954-1013.

［44］Nauck MA，Stewart MW，Perkins C，et al. Efficacy and safety of once-weekly GLP-1 receptor agonist albiglutide（HARMONY 2）：52 week primary endpoint results from a randomised，placebo-controlled trial in patients with type 2 diabetes mellitus inadequately controlled with diet and exercise［J］. Diabetologia，2016，59（2）：266-274.

［45］Htike ZZ，Zaccardi F，Papamargaritis D，et al. Efficacy and safety of glucagon-like peptide-1 receptor agonists in type 2 diabetes：a systematic review and mixed-treatment comparison analysis［J］. Diabetes Obes Metab，2017，19（4）：524-536.

［46］Wilson PW，D'Agostino RB，Sullivan L，et al. Overweight and obesity as determinants of cardiovascular risk：the framingham experience［J］. Arch Intern Med，2002，162（16）：1867-1872.

［47］Gutierrez DA，Puglisi MJ，Hasty AH. Impact of increased adipose tissue mass on inflammation，insulin resistance，and dyslipidemia［J］. Curr Diab Rep，2009，9（1）：26-32.

［48］Félix-Redondo FJ，Grau M，Baena-Díez JM，et al. Prevalence of obesity and associated cardiovascular risk：the DARIOS study［J］. BMC Public Health，2013，13：542.

［49］DeMarco VG，Aroor AR，Sowers JR. The pathophysiology of hypertension in patients with obesity［J］. Nat Rev Endocrinol，2014，10（6）：364-376.

［50］Hall JE，do Carmo JM，da Silva AA，et al. Obesity-induced hypertension：interaction of neurohumoral and renal mechanisms［J］. Circ Res，2015，116（6）：991-1006.

［51］Park S，Sadanala KC，Kim EK. A metabolomic approach to understanding the metabolic link between obesity and diabetes［J］. Mol Cells，2015，38（7）：587-596.

［52］Ribisl PM，Lang W，Jarc miool SA，et al. Exercise capacity and cardiovascular/metabolic characteristics of overweight and obese individuals with type 2 diabetes：the look AHE AD dinical trial［J］. Diabetes Care，2007，30（10）：2679-2684.

［53］祝之明. 代谢性高血压的概念、诊断和危险性评估［J］. 内科理论与实践，2009，4（6）：458-460.

［54］李建卿. 非肥胖型糖尿病中医证型分布与相关因素的临床研究［D］. 北京：中国中医科学院，2008.

［55］Eckel RH，Grundy SM，Zimmet PZ. The metabolic syndrome［J］. Lancet，2005，365（9468）：1415-1428.

［56］Martin KA，Mani MV，Mani A. New targets to treat obesity and the metabolic syndrome［J］. Eur J Pharmacol，2015，763（PtA）：64-74.

［57］Gortmaker SL，Swinburn BA，Levy D，et al. Changing the future of obesity：science，policy and action［J］. Lancet，2011，378（9793）：838-847.

［58］Fox KA，Despres JP，Richard AJ，et al. Does abdominal obesity have a similar impact on cardiovascular disease and diabetes? A study of 91246 ambulant patients in 27 European Countries［J］. Eur Heart J，2009，30：3055-3063.

［59］Hou XH，Lu JM，Weng JP，et al. Impact of waist circumference and body mass index on risk of cardiometabolic disorder and cardiovascular disease in chinese adults：a national diabetes and metabolic disorders survey［J］. PLOS ONE，2013，8（3）：e57319.

［60］Hwang YC，Fujimoto WY，Hayashi T，et al. Increased visceral adipose tissue is an independent predictor for future development of atherogenic dyslipidemia［J］. J Clin Endocrinol Metab，2016，101（2）：678-685.

［61］段娟.《内经》肥胖三型的测量方法及与中医证候相关性的研究［D］. 北京：中国中医科学院，2009.

［62］张志远，仝小林，段军，等. 成年人单纯性肥胖的中医虚实分型及治疗［C］. 第八次全国中医糖尿病学术大会论文汇编，2005，238-242.

［63］Misra A，Singhal N，Khurana L. Obesity，the metabolic syndrome，and type 2 diabetes in developing countries：role of dietary fats and oils［J］. Am Coll Nut，2010，29（3 suppl）：289S-301S.

［64］Almoosawi S，Prynne CJ，Hardy R，et al. Time-of-day and nutrient composition of eating occasions：prospective association with the metabolic syndrome in the 1946 British birth cohort［J］. Int J Obes（Lond），2013，37（5）：725-731.

［65］Lecomte V，Kaakoush NO，Maloney CA，et al. Changes in gut microbiota in rats fed a high fat diet correlate with obesity-associated metabolic parameters［J］. PLoS One，2015，10（5）：e0126931.

［66］Ma YI，Gao M，Liu D. Alternating diet as a preventive and therapeutic intervention for high fat diet-induced metabolic disorder［J］. Sci Rep，2016，6：26325.

［67］仝小林，李洪皎. 糖络并重治疗2型糖尿病［J］. 世界中西医结合杂志，2006，1（1）：6-7.

［68］刘喜明，仝小林，王朋倩. 试论“膏浊”致病论［J］. 世界中西医结合杂志，2009，4（12）：839-842.

［69］郭蕾，王永炎，何伟，等. 关于建立代谢综合征中医浊病学说意义的探讨［J］. 中国中医基础医学杂志，2010，16（8）：638-639，641.

［70］仝小林，张志远. 中医对代谢综合征的认识和治疗［J］. 中医杂志，2002，4（9）：708-709.

［71］Zhou Q，Chang B，Chen XY，et al. Chinese herbal medicine for obesity：a ran-domized，double-blinded，multicenter，prospective trial［J］. Am J Chin Med，2014，42（6）：1345-1356.

［72］Tong XL，Lian FM，Zhou Q，et al. A prospective multicenter clinical trial of Chinese herbal formula JZQG（Jiangzhuoqinggan）for hypertension［J］. Am J Chin Med，2013，1（41）：33-42.

［73］Li M，Chang B，Zhen Z，et al. Hepatic PTP1B expression involvement in the effects of Chinese medicine formula xiao-gao-jiang-zhuo using an obese rat model［J］. Am J Chin Med，2011，39（2）：301-313.

[74]Zhen Z，Chang B，Li M，et al. Anti-diabetic effects of a coptis chinensis containing new traditional chinese medicine formula in type 2 diabetic rats［J］. Am J Chin Med，2011，39（1）：53-63.
[75]许柳青，秦林，王加锋，等. 苦寒中药对胃肠功能的影响研究概况［J］. 山东中医药大学学报，2010，34（6）：554-555.
[76]曾治君，汪金蓉，张政杰，等. 苦寒药黄连黄芩对代谢性疾病研究［J］. 江西中医药大学学报，2016，28（5）：120-124.
[77]常柏，甄仲，陈良，等. 苦寒药在肥胖2型糖尿病中的应用［J］. 天津中医药，2009，26（1）：35-36.
[78]Chen H，Guo J，Pang B，et al. Application of herbal medicines with bitter flavor and cold property on treating diabetes mellitus［J］. Evid Based Complement Alternat Med，2015：ID 529491.

第三章　糖尿病络病理论概述

糖尿病血管并发症是糖尿病的主要慢性并发症，包括大血管并发症和微血管并发症。其中大血管并发症主要涉及心、脑、下肢大血管及糖尿病足的病变；微血管病变主要表现为视网膜、肾脏、神经组织及皮肤等的病变，是糖尿病的特异性损害。血管并发症是糖尿病患者致死、致残的主要原因，直接影响糖尿病的预后。以大血管病变为例，与非糖尿病人群相比，糖尿病患者发生心脑血管疾病的风险增加 2～4 倍，发生下肢动脉粥样硬化病变的危险性增加 2 倍，下肢截肢的相对风险是非糖尿病患者的 40 倍，我国三甲医院非创伤性截肢患者中约有三分之一为糖尿病所致[1]；一项 Meta 分析显示，糖化血红蛋白每上升 1%，2 型糖尿病患者全因死亡风险增加 15%，心血管疾病死亡风险增加 25%，脑卒中发生风险增加 11%[2]。以微血管并发症为例，糖尿病肾病是导致终末期肾病的主要原因，在发达国家，约 50%的终末期肾病由糖尿病肾病发展而来[3]。对 35 项研究中的 22 896 例糖尿病患者人群汇总分析显示，全球糖尿病视网膜病变的发病率为 34.6%，其中 10.2%的患者其视网膜病变威胁到视力[4]；对我国六个省市 13 473 例糖尿病患者进行流行病学调查显示，糖尿病视网膜病变的总发病率为 34.08%，威胁视力的视网膜病变比例达 13.13%[5]。因此，防治血管并发症，降低致死、致残率，是糖尿病治疗的重要内容和最终目标。这也是我们建议将糖尿病的中医病名改为“糖络病”的重要原因，“糖络病”概括了糖尿病的临床特征和病理发展结局，即以血糖升高为特点，最终进展为络病，核心在于强调糖尿病的发展结局和防治目标。

大血管在体内呈直行分布，主要作用是运行血液，与中医学“脉”的功能相似，可归为“脉”的范畴，微血管则纵横交错，功能相对复杂，不仅仅是血液循环的通路，更重要的是其物质交换功能，其分布特点、生理功能与“络脉”更为相似。中医学所讲的络脉包括别络、孙络、浮络、血络等，纵横交错，遍布全身，广泛分布于脏腑组织间，如《医门法律》云：“十二经生十二络，十二络生一百八十系络，系络生一百八十缠络，缠络生三万四千孙络。自内而生出者，愈多则愈少……亦以络脉缠绊之也。”这种遍布全身的网络式分布与微血管分布极为相似。并且，经脉之所以“行血气，营阴阳”“内灌脏腑，外濡腠理”，主要是通过络脉实现的，络脉具有贯通营卫、环流经气、渗灌血气、互化津血等生理功能，为气血津液输布交换的枢纽和要道。如《灵枢·痈疽》云：“中焦出气如雾，上注溪谷，而渗孙脉，变化而赤为血，血和则孙脉先满溢，乃注于络脉，皆盈乃注于经脉，阴阳已张，因息乃行。”《临证指南医案》曰：“凡经脉直行，络脉横行，经气注络，络气还经，是为常度。”这种运行气血、渗灌血脉及津血互渗的作用与体内微血管系统构成的微循环功能几乎一致，而且微循环内流动的血液和淋巴液包含大量的巨噬细胞及免疫物质，随血液渗透到组织间隙，能吞噬侵入体内的病原微生物及自身变性物质，起着类似络脉“溢奇邪”的作用。因此，大血管和微血管的病变可归属于“脉病”和“络病”范畴，统称“络脉病”（包括络病和脉病）。

基于络脉生理、病理等特点，我们以络病理论指导糖尿病肾病、视网膜病变、周围神经病变、下肢大血管病变等糖尿病并发症的防治[6]，疗效肯定。例如，基于活血通络法，我们将中药丹参滴丸扩展应用于糖尿病视网膜病变的治疗，在一项随机、双盲、多中心、安慰剂对照的临床研究中，将 223 例非增生性视网膜病变患者随机分为中药高（810mg）、中（540mg）、低（270mg）剂量组和安慰剂组，总疗程 24 周，结果显示，中药高、中剂量组眼底荧光造影后视网膜总循环时间、毛细血管缺血灌注及血管渗漏情况显著改善，治疗总有效率分别为 74.42%和 75.75%，显著优于安慰剂组的 28.27%及低剂量中药组的 37.5%（$P<0.01$）；眼底检查示微血管瘤和黄斑水肿治疗的有效率中药高、中剂量组分别为 42.0%和 59.18%，显著优于安慰剂组的 10.91%和低剂量中药组的 13.46%（$P<0.01$）[7]。对 21 例 69 诊次糖尿病肾病大量蛋白尿患者的回顾性疗效分析显示，应用具有活血疏通肾络作用的中药肾浊方治疗的 2 年内，患者 24h 尿蛋白定量较初诊时显著下降，其中疗程 1 年时，24h 尿蛋白定量较基线时平均下降 0.66g，疗程至 1.5 年时，较基线平均下降 1g，疗程至 2 年时，较基线平均下降 1.11g[8]。我们以温阳活血通络为法，以黄芪桂枝五物汤合乌头汤加减治疗糖尿病痛性周围神经病，能够显著改善患者的疼痛症状，提高患者生活质量，并且其安全性好[9]。同时，早期我们以抵当汤为基础组成络通粉，对糖尿病大鼠进行了微血管并发症防治作用的系列实验研究：络通粉对糖尿病大鼠视网膜病变干预作用的研究显示，在糖尿病大鼠成模时即予络通粉干预，可明显延缓大鼠视网膜病变的出现并显著减轻视网膜微血管形态学改变，出现视网膜病变后，予络通粉治疗 6 个月，亦能明显减轻病变程度，分子机制研究提示络通粉对大鼠视网膜微血管细胞外基质纤维粘连蛋白、层粘连蛋白的过度表达有强烈抑制作用，可减轻葡萄糖氧化过程中造成的氧自由基损伤等；络通粉对糖尿病大鼠肾脏保护作用的研究显示，在糖尿病成模时即予络通粉干预，至 3 个月时尿微量白蛋白与尿肌酐比值较模型组明显减少，至 6 个月模型组肾损伤明显时，络通组 24h 尿蛋白定量等肾功能指标显著优于模型组，络通粉可延缓大鼠蛋白尿的出现并有减轻作用；络通粉对糖尿病大鼠周围神经病变作用的研究显示，相比模型组部分神经原纤维变性、轴突肿胀、卵圆体形成，部分神经原纤维脱失，络通组大鼠血流变紊乱（高黏）、纤溶活性降低（高凝）均较明显改善，股深静脉神经原纤维基本保留[10-14]。更重要的是，络通粉对大鼠视网膜、肾脏等的保护作用是在不影响大鼠血糖的情况下所显现的独立于降糖之外的络脉保护作用，从而证明了络病理论指导并发症防治的可行性和科学性。

第一节　络脉、络病基本概念及历史沿革

一、络脉、络病基本概念

《内经》首次提出络及络脉概念，所论络的含义有三：一是泛指各类络脉，如网络状，无处不在，包括别络、络脉、浮络和孙络等几部分，即广义之络脉。如《灵枢・脉

度》云："经脉为里，支而横者为络，络之别者为孙。"二是指狭义之络脉，由十五别络分出而网络全身的分支。如《素问·调经论》云："风雨之伤人也，先客于皮肤，传入于孙脉，孙脉满则传入于络脉，络脉满则传入于经脉"。三是联络之意，如《灵枢·经脉》曰："肺手太阴脉，起于中焦，下络大肠。"《医学入门》曰："经者径也；经之支脉旁出者为络。"即经脉是主干，有路径之意；络脉为分支，有网络之意。

络病理论所指络脉为广义之络，包括十五别络、孙络、浮络和血络等广泛内容，如《灵枢·脉度》言："当数者为经，其不当数者为络。"《医门法律》曰："十二经生十二络，十二络生一百八十系络，系络生一百八十缠络，缠络生三万四千孙络。自内而生出者，愈多则愈少……亦以络脉缠绊之也。"将络脉逐层细化为络—系络—缠络—孙络，并指出孙络之间有相互络合气血交换的缠绊，更加丰富了络脉涵盖的内容。

络病则是指各种因素导致络中营卫气血津液运行、输布及渗化失常，最终出现络脉瘀滞、痹阻不通的一类病证，包括络脉气滞、络脉瘀阻、络脉绌急、络脉空虚、络脉损伤等气血虚实阴阳的病变，可表现为疼痛、麻木、发凉、痿废、精微渗泄、出血、水肿等症状。《内经》论及络病者不下数十百条，如《素问·调经论》所说"络之与孙脉俱输于经，血与气并，则为实焉"，指络脉实的病变；《灵枢·逆顺肥瘦论》所言"别络结则跗上不动，不动则厥，厥则寒矣"，指络脉阻结导致肌肉不温的寒厥病；《灵枢·百病始生》所说"卒然多饮食则肠满，起居不节，用力过度，则络脉伤，阳络伤则血外溢，血外溢则衄血，阴络伤则血内溢，血内溢则后血"，指络脉损伤导致的出血；《素问·举痛论》所言"脉寒则缩蜷，缩蜷则脉绌急，绌急则外引小络，故卒然而痛"，则指寒客络脉引起的疼痛。总之，外感六淫、内伤七情、饮食劳倦、跌仆损伤等原因皆可导致络病，而络病的本质即是络脉的运输、渗灌、环行功能障碍。

二、历代医家对络病认识

汉代医家张仲景开辟了《内经》以后药物治疗络病的新途径，虽未提及"络病"一词，但《金匮要略》中却论述了血痹、虚劳、积聚、疟母、阴狐疝病、腹痛、月经不利、中风、水肿等多种疾病，均存在着络脉瘀阻、络脉空虚等病理变化，并创立了多种络病治法和方药，如大黄䗪虫丸、鳖甲煎丸、下瘀血汤、抵当汤等诸多活血通络、补虚通络方剂。其创立的络病证治理、法、方、药体系，对络病理论的发展起到了承前启后的重要作用。隋唐时期，巢元方《诸病源候论》在分析疾病各种证候成因时引入络脉理论，论述了多种与络脉相关的证候，其主要内容如下：认识到舌的疾病如嗓黄候、重舌候、舌肿候等证候的发生与脾之络脉有关，若"心脾二脏有瘀热"，则出现"身面发黄，舌下大脉起青黑色，舌噤强，不能语"的嗓黄候；若心脾有热即血气俱盛，出现重舌"附舌下，近舌根，生形如舌而短"；若"心脾俱热，气发于口"则出现舌肿。对于"心痛候"病因证候的认识，《诸病源候论》认为伤于心之正经者，即发为"真心痛，朝发夕死，夕发朝死"，而"心有支别之络脉，其为风冷所乘，不伤于正经者，亦令心痛，则乍间乍甚，故成疹不死"；描述"恶脉候"的成因，"恶脉者……由春冬受恶风入络脉中，其血瘀结所生。久不瘥，缘脉结而成痰"；认识到"发痫瘥后六七岁不能语候"的原因是“其痫发虽止，风冷之气犹滞心之络脉，使心气不和，其声不发，故不能言也”。至金元时期，络脉理论发展虽无重大建树，但各大医家在临床实践中，却仍以活血化瘀通络法、化痰活血通络法及补益活血通络法等治疗各种奇难杂症，如中风、积聚、痹证及血证等。如《丹溪心法》云：“治风之法，初得之即当顺气，及日久即当活血，此万古不易之至理，惟可以四物汤吞活络丹。愈者正是此义。”

清代是络脉理论得到空前发展的时期。叶天士明确提出“络病”概念和“久病入络”理论，对络病的病理认识更加深入，由此揭示出多种疾病发展的共同规律。其认为邪气袭人后，“初为气结在经，久则血伤入络”，其传变途径是“由经脉继及络脉”“经年宿病，病必在络”，从而揭示出多种内伤杂病随着病程的发展，病邪由经入络，由气及血，由功能性病变发展为器质性病变的慢性病理过程。其阐明了络脉病证的病因病机，系由风、寒、湿、热之邪蕴结络脉，或情志、劳倦、跌仆等损伤脉络，或久病入络，导致络中气滞、血瘀、津凝、痰阻或络脉损伤所致。如《临证指南医案》中记载的“内风袭络”之偏瘫证、“经络为痰阻”之中风证、“湿热入络”之痹证、“久病入络”之痛证等，均有络中气滞血瘀或痰阻之病机。叶氏认为“络以辛为泄”，其通络每以辛味为主，利用辛味药的宣通行散作用疏通痹阻不通的络脉，配合甘、温、润之品，创立了“辛味通络之大法”，在用药中体现辛温通络、辛润通络、辛香通络等法则。吴鞠通继承叶氏所学，提出了许多行之有效的络脉治法，如“宣络法”“透络法”“通络法”“清络法”“和络法”“开阴络法”“通补络法”等，这些治法具有很高的学术价值与临床指导意义。在临床应用方面，喻嘉言主张对邪客络脉之病，应“取于砭射，以决出其络中之邪”，指出引经透络法的重要性。

清代随着西学东渐，遂有王清任、宝辉等医家对西医的血液循环、血管与中医的气血循环、血脉进行比较研究。如王清任结合尸体解剖和临床经验著《医林改错》一书，书中首次提出“血管”概念，王氏以气虚血瘀立论，认为“元气既虚，必不能达于血管，血管无气，必停留而瘀”，故创补气活血法，立补阳还五汤，用于半身不遂、口眼㖞斜及偏瘫等病证。宝辉的《医医小草》堪称中医络脉学说与西医血管理论中西汇通的先驱。他认为西医血液循环之“回血管者，络脉也”“微丝血管者，孙络也”；中医的营卫生成之理论与西医的血液形成理论相通；人体的微循环，与络脉渗濡灌注、营卫交换的功能相一致，他分析血液清浊及颜色与气血交换过程有关，“盖脉管之血色红，既出三焦气街，入孙络色即兼紫，挟阳明悍气之毒故也。入络脉其紫色较重，必待入心出肺，呼出此毒气，吸入生气，其血复变为赤，落心左房，而入脉管，是脉管中运行之血气，为营，清而无毒也。孙络络脉中之气血为卫，浊而有毒也”“血入回血管，则其色渐变为紫，中含毒气故也”；分析“经脉行速”“络脉行迟”的原因是“入孙络之气血，缠布周身，如日绕天之外，故其行迟。经脉阴阳逆顺偕行络脉中之气血，如月行地之中，故其行速”。《医医小草》对络脉的认识几乎等同于小血管和微血管。

近年来，关于络脉及络病的研究逐渐展开和深入，基于其分布、结构及生理功能等特点，学者们多将其与现代医学中的循环系统，尤其与微循环网络统一起来，并将络病理论用于指导临床各学科治疗。成果突出，具有代表性的主要是王永炎院士团队和吴以岭院士团队对络病理论的研究。如王永炎院士认为络脉是功能结构载体，络脉的生理功能可概括为流通、渗灌、反注，远远超出了西医的微循环系统。络病泛指发生于以络脉为主要病位、以络脉的功能和（或）结构失常为主要病机的一类疾病，络脉病变的实质是虚、瘀、毒互结，痹阻络脉，由此导致络病经久难愈、渐成痼疾。并针对络脉病理过程及与络脉非正常状态有关的病机首次提出“病络”的概念，即邪气侵袭络脉或正虚及络脉本身的病变，导致络脉的形质改变或功能异常，造成相应脏腑组织器官损伤，引起种种疾病或病证的一种基本病机。病络是络脉的病理过程、病理环节、病证产生的根源，包含着复杂的动态病位变化，表现为初病入络于纵浅和久病入络于纵深，标志着络脉结构或功能的改变，即络弛、络破和络结。络脉有常有变，常则通，变则病，病则必有“病络”产生，“病络”生则“络病”成，此时产生一种状态，可以是疾病状态，也可以是亚健康状态。络病可以限定为一类病，属于病的范畴；病络则不局限于一种病，属于中医学的病机范畴。其团队以络病理论为指导探讨血管性痴呆等脑血管病病理机制及临床治疗，取得显著疗效[15-17]。

吴以岭院士致力于络病理论研究 20 余年，他提出络病学理论框架——“三维立体网络系统”，从时间、空间和功能角度，对网络全身的络脉系统进行了高度概括，即络脉是从经脉支横别出、逐层细分、纵横交错、遍布全身，广泛分布于脏腑组织间的网络系统。其在体内的空间位置呈现外（体表—阳络）—中（肌肉之间—经脉）—内（脏腑之络—阴络）的分布规律；输布于络脉网络系统中的气血运行时速和常度与经脉气血运行不同，具有气血流缓、面性弥散、末端连通、津血互换、双向流动、功能调节的特点；络脉两大功能系统为“经气环流系统”的网络分支——气络和“心脉血液循环系统”的网络分支——脉络；气络与神经—内分泌—免疫网络（NEI 网络）具有高度相关性和内在一致性，由此提出“气络—NEI 网络”概念；脉络—血管系统具有同一性，因此提出“脉络—血管系统病”概念，并指出络气郁滞引起的络脉自稳状态功能异常与血管内皮功能障碍具有内在一致性，均为“脉络—血管系统病”的始动因素并贯穿病变全过程，由此演变的络脉瘀阻/动脉粥样硬化，络脉绌急/血管痉挛，络脉瘀塞/血管堵塞或闭塞，成为“脉络—血管系统病”发生发展的共同关键病理环节。络病证治体系广泛应用于内科疑难杂病和外感重症的治疗，以“脉络—血管系统病”为核心内容的脉络学说则主要用于指导心脑血管疾病的治疗。吴以岭院士及其团队在心脑血管病、心律失常、慢性心力衰竭等疾病的治疗研究方面取得显著进展，研制出治疗心脑血管病的通心络胶囊、抗心律失常的参松养心胶囊、治疗慢性心力衰竭的芪苈强心胶囊等系列药物，广泛应用于临床[18-22]。

第二节　络脉的生理特点

络脉虽为经脉的分支，但在生理上，具有明显的自身特点，主要表现在三个方面：一是生理分布的多层次性、广泛性、网络性；二是络脉具有双向流动和满溢灌注的特点；三是络有气血阴阳之分。

一、络脉的分布特点

络泛指各类络脉，即《灵枢·邪气脏腑病形》中“十二经脉，三百六十五络，其血气皆上于面而走空窍”所指之络。在生理分布上，无论是在体表还是在体内，络脉一经脉—络脉为经络系统普遍分布规律，即经为主干，通过别络实现其表里相连，通过络脉、孙络、浮络实现其与肌肤、脏腑的连属，从而形成一个整体的网络系统。

（一）多层次性

脉分经、络，而络大小不一，又有别络、络脉、浮络和孙络之分。别络是从经脉别出的支线，又名大络，共有十五别络。由十五别络分出的网络全身的分支称为络脉，即狭义之络脉。孙络为络脉中最小的分支，为遍及四肢百骸、五脏六腑之细小通道。浮络是指浮现于体表的络脉，《灵枢·经脉》云：“诸脉之浮而常见者，皆络脉也。”血络为显露于皮肤之浮络、孙络，即络刺之处，《灵枢·官针》云：“络刺者，刺小络之血脉也。”别络、络脉、浮络、孙络逐级分支、细化，从而构成了遍布周身的多层次网络体系。

（二）广泛性

络脉分布的多层次性，决定了络脉不仅循行于肌肤之间，还潜行于人体深部。《灵枢·脉度》言：“当数者为经，其不当数者为络。”此处说明络脉的分布极为广泛，机体内外、五脏六腑、五官九窍、四肢百骸，无处不在，可谓“数之可十，推之可百；数之可千，推之可万，万之不可胜数”，故叶天士云：“凡人脏腑之外，必有脉络拘拌，络中乃聚血之地。”

（三）网络性

《医门法律》曰：“十二经生十二络，十二络生一百八十系络，系络生一百八十缠络，缠络生三万四千孙络。自内而生出者，愈多则愈少……亦以络脉缠绊之也。”此处说明不同级别的络脉纵横交错，从大到小，呈树枝、网状广泛分布于脏腑组织之间，形成了一个遍布全身的网络系统，弥补了经脉分布的不足。

二、络脉的生理特点

（一）络脉有气血阴阳之分

《素问·阴阳别论》云：“脉有阴阳，知阳者知阴，知阴者知阳。”《灵枢·百病始生》云：“阳络伤则血外溢，血外溢则衄血；阴络伤则血内溢，血内溢则后血。”《血证论》云：“阴络者，谓躯壳之内，脏腑、油膜之脉络”“阳络者，谓躯壳之外，肌肉、皮肤之络脉”。以上内容说明络脉有阴阳表里之分，在里在脏谓之阴络，在表在腑谓之阳络。并且，由于络脉是形态与功能的载体，既为有形之体，内含津血，同时又发挥渗灌、气化等功能，气属阳主功能，血属阴主形质，因此，络中又可划分气血，所谓："阳化气，阴成形""血之与其，异名同类"，络气主乎功能，贯通营卫，循行气血；络血则主乎形质，乃营卫气化之有形场所。另外须指出，络病病位之深浅，又不能完全以今人之皮肤、肌肉、内脏器官的解剖位置之深浅来划分，部位深浅是相对可再分的，在里在脏之络脉亦可再分阴阳表里。

（二）络脉贯通营卫，为营卫气化之场所

《灵枢・经脉》云："饮酒者，卫气先行于皮肤，先充络脉，络脉先盛，故卫气已平，营气乃满，而经脉大盛。"同时，络脉通过营卫气化而渗灌气血津液，如《灵枢・邪客》云："营气者，泌其津液，注之于脉，化赤为血，以荣四末，内注五脏六腑。"而络脉渗灌气血津液具有满溢灌注和双向流动的特性，可以使经脉中的气血流溢于络脉，并通过络脉散布于脏腑肌腠中，又可将散布于脏腑肌腠的气血渗入络脉而灌注于经脉，如《灵枢・气穴论》曰："三百六十五脉并注于络，传于十二经脉。"

第三节 糖尿病络病的病理特点及主要病理改变

络脉生理分布的多层次性、广泛性、网络性及络脉双向流动和满溢灌注的功能特点，决定了其病位的多层性、病因的复杂性及病理上的易于瘀滞，痹阻不通。

一、糖尿病络病的病理特点

（一）络病分气血

络脉为有形之体，内含津血，同时又发挥渗灌、气化等功能，是形态与功能的载体，因此络中分气血，气属阳，主功能；血属阴，主形质。络气贯通营卫，循行气血；络血为营卫气化运行之有形场所。《素问・阴阳应象大论》云："寒伤形，热伤气，气伤痛，形伤肿，故先痛而后肿者，气伤形也，先肿而后痛者，形伤气也。"其提示疾病的发展，首先是功能的紊乱，继而转入形质的病变。络脉初病，气的渗灌、气化、循行功能紊乱、障碍，多为络之气病，病情尚轻浅，主要表现为微血管功能障碍；病久不愈，血行涩滞，停而为瘀，痰瘀互结，渐成瘤结，甚见血管闭塞，或见新生血管，此时病在血络，由气及血。因此可见，络病气分先病，继而气血同病，最终以血病为主。从临床表现来看，气病阶段可见血液流变学改变，如血黏度增加，或血糖升高，血脂异常，或肾络受累致肾小球高滤过状态，或眼络受累引发视网膜黄斑水肿等。血病阶段多表现为微血管管壁增厚、毛细血管结构破坏甚至出现新生血管。肾络损伤出现大量蛋白尿，眼络损伤眼底血管出现血管瘤、新生血管或出血。在血管超声的检查中，气病及血病早期一般不会见到异常器质性改变，血病阶段则可见血管硬化或斑块形成等异常改变。

（二）络病分寒热

《临证指南医案》云："络中气血，虚实寒热，稍有留邪，皆能致痛。"《素问·阴阳应象大论》曰："寒伤形，热伤气，气伤痛，形伤肿，故先痛而后肿者，气伤形也，先肿而后痛者，形伤气也。"其提示络病有寒热之别。络寒与络热的形成主要由病邪性质、病程长短及患者体质不同导致。糖尿病郁、热阶段，火热炽盛，耗灼气津，气络渗灌、循行功能紊乱、障碍，津血循行不畅，流行迟缓，《金匮要略》认为"极热伤络"，故首伤气络，临床多表现为面红、掌红、舌红，舌下络脉色红或绛红，甚或粗张，恶热、口干多饮，小便黄赤，大便干等脏腑络脉一派热象；疾病发展至虚损阶段，热象渐退，气损及阳，燥热阴亏逐渐转为阴阳两虚为主，络脉失于温养，又因气络更亏，津血凝滞渐成瘀血痼结，损伤血络，阳气运行失其载体，以致寒邪内生，形成络寒，临床多见畏寒、舌暗、舌下络脉色青或色黑，脉络塌陷，脉形细而短，或见有细分支，或呈条索，或呈团块，常见瘀点或瘀斑。一般来说，初病多络热，久病多络寒。临床中亦常见到脏腑热络脉寒的情况，即口干口渴、小便赤黄、大便干等脏腑内热，与四肢（下肢多见）不温、怕冷、疼痛麻木等络脉虚寒并见，该情况或是寒客经络所致，或是患者经络亏虚所致，治疗当清脏腑热与温络脉寒并行，脏腑药与经络药亦各行其道，各司其职。

（三）病位多层次性

《灵枢·百病始生》曰："是故虚邪之中人也，始于皮肤……留而不去，则传舍于络脉，在络之时，痛于肌肉，其痛之时息，大经乃代，留而不去，传舍于经……稽留而不去，息而成积，或著孙络，或著络脉。"其说明络病有深浅不同的病理层次性，病之初起，外感六淫、疫疠、外伤之邪，从毛发入传而舍于络脉，与络中气血相并，郁滞不通，则"初病入络"，即疾病的初始阶段，病在人体浅表的络脉，病位浅，病程短，病情多较轻。若病不愈，进一步可传至经脉，即《内经》所强调的邪由络传经，《伤寒论》六经传变多属于此，《医门法律》明言："外邪从卫而入，不遽入于营，亦以络脉缠绊之也。至络中邪盛，则入于营矣。故曰：络盛则入于经。"而经脉邪不去，进一步可再传络脉，即叶桂所云"邪传由经入络""初病气结在经，久病入络为血"。从络脉的层次性而言，这是络病深层次的病理改变，病在人体深层的络脉，病位深，病程长，病情较重，缠绵难愈。由此可见，"新病入络""久病入络"，只是络脉在不同层次的病理改变，虽有病气病血的差异，但络脉瘀滞是其共同病理基础，叶氏"久病入络""久痛入络"理论重在论述深层次病理改变，其"久病入络"医案中，多见"肺络""肝络""脾络""肾络""胃络""心包络""少阳之络"等脏腑深部络脉病变，病变至此必然经历了由络传经再由经入络、由浅入深的传变过程，故二者并无矛盾。由"新"至"久"，反映的是病变由浅入深、由皮部络脉至经脏络脉、由络实至络虚、由局部累及整体的过程与机转[23]，揭示了疾病的一般演变规律，也是多种疾病"异病同治"的病理基础。

（四）病因复杂性

由于络脉广泛分布于机体内外，是沟通表里内外、贯通营卫、汇聚气血之处，故病理上也是邪气侵入、流转、舍居、外出的道路和门户，这就决定了络脉易病，且病因复杂。外感六淫，疫疠、外伤之邪，以及情志、饮食内伤杂病或初病不愈，病情迁延或反复发作等皆可使络脉受病。一般而言，“初病入络”多是外感六淫、疫疠、外伤之邪，从皮肤肌腠入传于络所致；“久病入络”多为情志、饮食所致内伤杂病或初病不愈，病情迁移、反复发作所致，痰、瘀、毒等互结，阻滞络脉，渐成痼结，并最终损伤络脉。

二、糖尿病络病的主要病理改变

（一）营卫不和

络脉贯通营卫，通过营卫气化而渗灌气血津液。《素问·气穴论》曰：“孙络三百六十五穴会，以应一岁，以溢奇邪，以通荣卫。”《灵枢·卫气失常》云：“血气之输，输于诸络。”若邪客络脉，营卫气化失常，络之气血津液代谢必将紊乱，导致不同程度的络中气滞、血瘀或痰阻。日久不愈，痰瘀凝结，则他病由生。因此，营卫功能失常是络病的基本病理环节。故《灵枢·痈疽》云：“营卫稽留于经脉之中，则血涩而不行，不行则卫气从之而不通”“营气不通则血归之”。

（二）络脉失养

邪气入络，营卫功能失调，气血津液生化不足，气不足则血行迟缓，血不足则络脉失养。络虚邪滞，小疾积大，大病沉疴，缠绵不愈，则虚者更虚，故叶氏有云：“最虚之处，便是容邪之处”。《灵枢·刺节真邪》所言“虚邪偏客于身半，其入深，内居营卫，营卫稍衰，则真气去，邪气独留，发为偏枯”及《素问·逆调论》所说“营气虚则不仁，卫气虚则不用，营卫俱虚，则不仁不用”，皆论述了络虚邪客、营卫失调、络脉失养所致的不仁不用等病症。可见，络脉失养既是络病的早期改变，又贯穿于络病始终。

（三）血行不畅

邪客络脉，影响其正常输布、循行、渗灌功能，营卫气血津液流通不畅，属络脉功能的障碍，病在气，而非其形态的改变。血行不畅多见于初病入络，疾病早期阶段，尚未形成痰、瘀、湿、毒等有形病理产物。若病情缠绵，络道失养，气虚无力鼓动血运，或气机逆乱，血滞留于络脉，则血行不畅，变生瘀血，百病丛生。如《素问·痹论》曰：“痹在于脉则血凝而不流。”叶天士云：“大凡经主气，络主血，久病血瘀。”血行不畅进一步发展形成气滞血瘀，有形病理之物始生。

（四）痰瘀凝结

久病失治、误治，或病情缠绵，日久不愈，经气之伤日渐入血络，络脉不利，血不利为水，滞而为瘀，则生痰生瘀。《素问·举痛论》曰：“寒气客于小肠膜原之间，络血之中，血涩不得注于大经，血气稽留不得行，故宿昔成积也。”《灵枢·刺节真邪》曰：“有所结，气归之，卫气留之，不得返，津液久留，合而为肠溜。”或因饮食失节，水谷精微异生为膏、脂、痰、浊，其性重厚，壅积体内，易沉积脉络，阻碍血行，致瘀血内生；同时瘀血又可与膏、浊、痰等裹挟胶着，进一步沉积脉络，阻塞血运；如此循环反复，以致痰浊瘀痼结，损伤脉络。

（五）阳虚络损

血属阴，遇寒则凝，得温则行。血管脉络，属有形之体，体阴而用阳。病程日久，阴损及阳，致阴阳两虚，脾肾阳虚，阳气亏虚，无力推动血行，温煦脉络，血停留成瘀，《医林改错》云："元气既虚，必不能达于血管，血管无气，必停留而瘀。"此处强调了元阳亏虚致血瘀脉损。络脉细小，易受邪扰，受邪后易滞易损，尤其远端络脉，属气血循环之末，更易失于温养，往往先于脏腑虚损，故临床常可见脏腑内热未清，而络脉虚寒已成。阳虚络损是糖尿病络病的主要病理改变及最终转归。

综上，糖尿病络病的发展将经历络滞、络瘀、络闭络损三个阶段。络滞阶段：舌下络脉色红、主干微粗或迂曲，或有分支。临床上可仅有血流动力学异常表现而无并发症出现，或出现轻微并发症。络瘀阶段：舌下络脉色紫暗，脉形粗张迂曲，可见络脉细小分支，色绛红。此阶段多种并发症出现，并发症或处于早期，或进展至中后期，症状表现不一。络闭络损阶段：患者乏力瘦弱，肌肤甲错，舌下络脉色深紫绛，可见络脉粗短闭阻，呈条索或团块，周围可见瘀点瘀斑；或见舌下络脉塌陷或依稀可见，色黑，网格状满布舌下。此阶段为糖尿病络病终末期，如糖尿病肾病终末期、糖尿病视网膜病变增生期属于络闭络损阶段。以上所论络病的几种状态，往往交互存在。一般而言，络热多为病在气络，气络之病又多处于络滞阶段；络寒多见于血络，血络之病多处于络瘀、络闭络损阶段。络滞为血液流动不畅，重在行气活血；络瘀为血液瘀滞，重在化瘀通络；络闭经损为瘀血有形之邪固定，络脉闭阻，络脉损伤，重在温养通络。

第四节 舌下络脉诊法在糖尿病诊治中的应用

一、舌下络脉诊法的意义及诊察要点

（一）舌下络脉诊法的意义

舌下络脉诊法是根据舌腹面络脉或细脉的变化来判别人体气血之瘀畅的诊病方法。《灵枢·经脉》云："诸脉之浮而常见者，皆络脉也。"舌为心之苗，舌下络脉与心肝脾肾均有经络相连。心之脉系舌根，脾之络系舌旁，肝之脉挟于舌本，肾之津液出于舌端。五脏六腑都直接或间接通过经络与舌相连，脏腑精气上荣于舌，故脏腑病变也必然反映于舌。如《肘后备急方》用观察舌下络脉之法辨别肤黄病病情浅深，其中"应看其舌下两边，有白脉弥弥处"，即指辨别舌下络脉。《妇人大全良方》曰："身重体热寒又频，舌下之脉黑又青，反舌上冷子当死，腹中须遣母归冥，面赤舌青细寻看，母活子死定应难。"参合面诊、舌诊、舌下络脉诊，判断难产母与子之死活。因此，舌下络脉诊法与

传统舌诊相辅相成，可为辨病辨证提供丰富的诊断信息。

（二）舌下络脉的诊察要点

舌下络诊法主要观察的是舌腹面的舌下络脉和细络。从解剖所见，舌下络脉实际是见于舌系带两侧舌下神经伴行静脉管径较粗的一段，是舌静脉回流的主要静脉，也是舌下络脉诊所见到的较为恒定的静脉。舌下细络则是舌腹面和舌侧黏膜固有层乃至下层的毛细血管、微小静脉[24-25]。正常情况下，舌下络脉隐现舌下，呈浅蓝色而活润，直而无分支，无瘀点，宽度一般不超过3mm[26]，长度不超过舌尖与舌下肉阜连线的3/5。

舌下脉络的观察，包括两个方面：其一为脉络之形；其二为脉络之色。脉络若充盈，或迂曲，甚则成片，常见于实证，为痰瘀内阻。若脉络塌陷，细短，则为虚证，多为气血阴阳不足。舌下脉络颜色变化则可反映病之寒热与轻重。舌下络脉色红，提示病情轻或为寒证，若脉色发紫，提示病情较重或热重，若出现瘀点或瘀斑，则病情甚重。舌色、舌下络脉瘀滞与患者年龄有密切关系，随着年龄的增长，会出现络脉的闭塞，在舌则表现为瘀点或瘀斑。眼底检查作为糖尿病血管病变检查的一部分，可直观地显现眼络的生理病理变化，舌下络脉诊法在判断病期中还应与眼底互参。

二、舌下络脉在糖尿病不同发展阶段的表现

郁、热、虚、损是糖尿病的四个发展阶段，随着病程进展，络脉的病变也经历了络滞、络瘀、络闭、络损，由轻至重的四个阶段，各阶段络脉的病变均可清晰地反映于舌下络脉，通过舌下络脉的表现判断全身络脉的病变程度。

（1）郁的阶段：舌下络脉红，或出现细小络脉，主干微粗或迂曲，或有分支，络脉病变多属滞。此阶段宜加行气通络药物如旋覆花、降香、桂枝、当归、桃仁等辛香之类。

（2）热的阶段：舌下络脉青紫或紫绛，或见紫黑小疱，小络脉绛红，脉形粗张或瘀曲如卧蚕，或两侧分支浮现、团积成片，络脉病变多发展至瘀甚则闭的阶段。此时宜用清热活血之品，如生大黄、赤芍、地龙、水蛭等。

（3）虚、损阶段：脉络塌陷，或依稀可见，脉形细而短，或见络脉有细分支，或周围见细小络脉，或舌下络脉迂曲变形，呈条索或团块，或呈网络状满布于舌下，色黑，常见瘀点或瘀斑。至此，络病亦发展至终末期，进入闭、损阶段，宜通补络脉，兼活血通络。在益气、温阳、滋阴、养血基础上，酌加血肉有情之品如龟甲胶、鹿角胶、阿胶等以填补络道；选用藤类如鸡血藤、夜交藤等以养血活血通络；虫类如水蛭、全蝎、僵蚕、蜈蚣等搜剔通络、祛痼结痰瘀。

第五节　临床络药分类

一、辛香宣透，引经通络

《素问·阴阳应象大论》云：“气味辛甘发散为阳，酸苦涌泄为阴”“味厚则泻，薄

则通”。辛香者宣，横贯穿透，使壅塞不通者宣而散之，故非此无以入络。辛香者，如桂枝、降香、细辛、丁香、郁金、葱韭之属。如《本草正义》言细辛“味辛性温……而芳香最烈，其气直升，故善开结气，宣泄郁滞，而能上达巅顶，通利耳目，又根亥盈百，极细且长，则旁达百骸，无微不至，内之宣经络而疏通百节，外之行孔窍而直透肌肤”。辛香之品不但本身可以直走通络，还兼备引经作用，可引诸药达于病所。张仲景即擅用桂枝、薤白、葱韭及酒类辛香宣透之属治疗络脉壅塞者，如治疗胸痹心痛，若胸痹因胸阳不振，阴寒乘虚居阳位，致胸络痹阻，痞塞不通，见“喘息咳唾，胸背痛，短气，寸口脉沉而迟，关上小紧数”，则以瓜蒌薤白白酒汤主之；若因于痰气阻滞，气机不畅，致“胸痹不得卧，心痛彻背者”，则以瓜蒌薤白半夏汤主之；若因寒饮上逆，结聚胸胁，致“胸痹心中痞气，气结在胸，胸满，胁下逆抢心”，以枳实薤白桂枝汤主之。又如治疗妇人经后或产后，风邪袭腹中，与气血相搏，气滞血瘀者，以红蓝花酒主之。因红蓝花辛温活血通络，酒能行血，气血条畅，则腹痛自止。后世医家叶天士在此基础上，创辛味通络大法，并强调“络以辛为泄”“久病在络，气血皆窒，当辛香缓通”“酸苦甘腻不能入络”。吴鞠通进一步指出本病最忌壅补，壅补“使邪无出路，络道比经道最细，诸疮痛痒，皆属于心，既不得外出，其势必返而归之于心”。陈士铎《本草新编》言麝香“借其香窜之气，以引入经络，开其所闭之关也”。香附、川芎、沉香等芳香行气之品，偏走气络，属气络药。

二、取类比象，藤类入络

《本草便读》云：“凡藤类之属，皆可通经入络。”盖藤类缠绕蔓延，犹如网络，纵横交错，无所不至，其形如络脉。因此，根据取类比象原则，对于久病不愈，邪气入络，络脉瘀阻者，可加藤类药物以理气活血，散结通络，常用的有鸡血藤、大血藤、络石藤、海风藤、忍冬藤等。古代本草对藤类药通络活血功用论述颇多，如《药性切用》言忍冬藤为“清经活络良药，痹症兼热者宜之”。《本草汇言》言络石藤“凡服此，能使血脉流畅，经络调达，筋骨强利”，张山雷《本草正义》也指出其“功能通经络……善走经脉，通达肢节”。《本草正义》言鸡血藤能“统治百病，能生血，和血，补血，破血，又能通七孔，走五脏，宣筋络”，《广西本草汇编》称其“活血补血，通经活络”。《草木便方》云：“大血藤温入血分，疗跌仆损伤积血病，破瘀生新止痰血。”《福建药物志》言雷公藤“祛风活络，破瘀镇痛”，《医林纂要》则认为其“凉血渗血，通经络”。

三、虫类走窜，剔邪搜络

络病之初，多属气机失调，尚可用草木类药物加以调理，而病久则血伤入络，阳动之气无以旋动，凝痰败瘀，混处络中，非表非里，痼结难解，非草木类药物之攻逐可以获效，亦非一般汗、吐、下之攻法可以奏效。故张仲景首创了虫类搜剔通络法，借虫类蠕动之力和啖血之性，走窜攻冲，搜剔络中痼结之痰瘀，旋转阳动之气，如鳖甲、水蛭、䗪虫、虻虫、蜣螂、蛴螬之属是也。盖虫蚁之类，无血者走气，有血者走血，飞者升，走者降，灵动迅速，使血无凝著，气可宣通，从而根松透邪，追拔沉混气血之邪。故吴鞠通有言："以食血之虫，飞者走络中气血，走者走络中血分，可谓无微不入，无坚不破。"《临证指南医案》则云："拷仲景于劳伤血痹诸法，其通络方法，每取虫蚁迅速飞走之诸灵，俾飞者升、走者降，血无凝著，气可宣通，与攻积除坚，徒入脏腑者有间。"因此，虫类药物虽为血肉之质，但多有动跃攻冲之性，体阴而用阳，深入隧络，攻剔痼结之瘀痰，功效独特，故水蛭、虻虫、地龙、蜣螂、全蝎、穿山甲、土鳖虫、蜈蚣、僵蚕之品在络病中常用。

四、血肉有情，填补络道

络脉为气血汇聚之处，具有贯通营卫、渗化气血津液、濡灌脏腑组织等生理功能。《灵枢·卫气失常》云："血气之输，输于诸络。"若络病日久，营卫失调，气血津液渗化失常，加之痰瘀阻结，气血不能达于络脉，则致络道失养，甚则络脉破损、空虚，故治疗当填补络道。《素问·阴阳应象大论》云："形不足者，温之以气；精不足者，补之以味。"而血肉有情之物，皆通灵含秀，善于培植人身之生气，如鹿茸、龟甲、紫河车、猪脊髓、羊肾之属，可以髓填髓、以脏补脏，以阳气生发之物以壮阳气、以至阴聚秀之物以补阴精。如鹿茸壮督脉之阳，龟甲能通任脉，紫河车擅补元海。故叶天士有云："余以柔济阳药，通奇经不滞，且血肉有情，栽培身内之精血，但王道无近功，多用自有益。"

第六节　糖尿病络病的主要治则治法

络脉以流通为要，络脉瘀滞为络病的共同病理基础，故其治贵在通畅。

一、糖尿病络病基本治则

（一）早期治络，全程通络

肥胖型糖尿病患者早期"郁"的阶段即存在以食郁为先导的血郁，消瘦型糖尿病患者因火热内蕴，早期即存在"极热伤络"的危险。随着病程进展，血行瘀滞渐重，络脉逐渐受损，经历了由络传经，由经入络，由络滞到络瘀再至络闭、络损，由浅入深，由轻至重的病变过程。"新病入络""久病入络"，只是络脉在不同层次的病理改变，虽有病气病血的差异，但络脉瘀滞是其共同病理基础，可以说，"瘀"的病变贯穿全程，因此，早期治络，全程通络尤为重要。

（二）随其所得，分部处之

络有气血阴阳之分，病有表里虚实之异，在脏在腑之别，故通络之法，又非止一端。当视病情需要，随其所得，因势利导，分部处之，以荡涤络邪、调畅气血为要。

《金匮要略·脏腑经络先后病脉证》曰："夫诸病在脏，欲攻之，当随其所得而攻之。"《金匮要略·五脏风寒积聚病脉证并治》云："诸积大法……各以其部处之。"如积证，气结血瘀者，可用大黄䗪虫丸、鳖甲煎丸及桂枝茯苓丸等；痰积者，可用十枣汤、木防己汤及葶苈大枣泻肺汤等。又如肝着初期，病在气分，仅以热饮，气机通利，则感轻快；而病久入络，深入血分，虽与热饮，亦无济于事，当旋覆花汤下气散结，活血通络。

（三）病分气血，治有区分

络脉有气血之分，络气主乎功能，贯通营卫，络血主乎形质，为营卫气化之场所，故络病有病气和病血之分。早期，病气为主，络中气滞，气行不畅，故以行气为主，多用逍遥散之类；气滞则血行不畅，血分郁滞，因此时血液瘀阻较轻，仅处于流动迟缓不畅状态，故行气兼以活血，以求气行血行，如丹参饮之类；日久气病及血，血涩难行，则停留为瘀，滞于络中，故应化瘀为主，同时加大活血之力，如桃红四物汤之类；瘀阻络中影响津液运行及代谢，血不利则为水，致痰湿浊邪内生，与瘀互结，闭塞络脉，日久化毒，损伤及络，以致络闭、络损，故此时应以通络为主兼以补益，如抵当汤、黄芪桂枝五物汤。

（四）宿邪缓攻，通补兼施

顽症痼疾，结于络脉，非攻伐之品，邪不能去。然攻伐通利之剂，易伐伤人体正气，且久病多虚，难以胜攻，故宿邪当缓攻，攻补兼施，勿伐伤正气。要讲究"络病功夫"，使邪去络通而正不伤，则络病向愈。如《金匮要略·血痹虚劳病脉证并治》曰："五劳虚极……经络营卫气伤，内有干血，肌肤甲错，两目黯黑，缓中补虚，大黄䗪虫丸主之。"方中大黄、桃仁活血化瘀；水蛭、䗪虫咸寒，虻虫苦寒，蛴螬甘温，为虫类吸血之品，协甘温之牛膝以破干血；黄芩、杏仁祛湿清热，以利肺气；芍药、地黄滋阴行血；甘草调和诸药，以缓急和中。诸药合用，峻药丸剂，以冀缓图，祛瘀生新，扶正而不留瘀，祛瘀而不伤正。再如鳖甲煎丸、桂枝茯苓丸等，均佐以补剂，以蜜和丸，也是意在缓攻，邪去而正不伤。后世医家叶天士深得其奥，在《临证指南医案》中明确提出"大凡络虚，通补最宜""新邪宜急散，宿邪宜缓攻""攻法必用丸以缓之，非比骤攻暴邪之治，当用缓法"。石寿棠《医原》引吴瑭语，"若不知络病宜缓通治法，或妄用急攻，必犯瘫痪为蛊之戒"。因此，久病沉积，当通补兼施，缓缓而治。

二、糖尿病络病主要治法

（一）辛香疏络法

《素问·阴阳应象大论》云："气味辛甘发散为阳，酸苦涌泄为阴""味厚则泄，薄则通"。辛香者宣，横贯穿透，对于早期血行不畅，络脉郁滞者，辛能宣泄，芳香走窜，辛香合用，理气行滞，疏通络脉。

代表方剂：丹参饮。降香、丹参、檀香等。

运用要点：络脉郁滞。心胸憋闷，甚者胸痛，舌暗红，舌下络脉滞，较正常增粗。

（二）化瘀通络法

血行涩滞不畅，久则滞而为瘀，瘀血阻塞络脉，致络脉不通。此时辛香疏络恐力不能及，唯活血化瘀通络，方能使瘀者行，塞者通。

代表方剂：血府逐瘀汤、桃红四物汤。桃仁、红花、当归、川芎、赤芍等。

运用要点：瘀血络阻。心胸疼痛，憋闷，唇紫暗，舌暗，或有瘀斑，舌底脉络迂曲，明显增粗，甚者呈串珠样改变，脉涩。

（三）破血通络法

瘀血络阻，血行愈加瘀滞不畅，久则凝滞不行，痼结于络脉某部，非以虫类蠕动之力和啖血之性走窜攻冲，不能搜剔络中痼结之痰瘀。吴鞠通有言："以食血之虫，飞者走络中气血，走者走络中血分，可谓无微不入，无坚不破。"故对于瘀血痼结，络脉闭塞者，当以虫类药为主破瘀通络。

代表方剂：抵当汤或抵当丸。水蛭、虻虫、生大黄、桃仁、䗪虫等。

运用要点：瘀结络闭。肌肤甲错，肢体麻木，或有动脉硬化斑块形成，舌底络脉紫黑粗大，甚者呈伞状改变。

（四）凉血通络法

"入血就恐耗血动血，直须凉血散血"。耗血实际是消耗血中之阴分，热灼阴，热动血，热伤血络则出血，然"离经之血便为瘀"，瘀血停留，易阻塞络脉，故治疗应凉血散血通络，此为治疗眼底病变的主要法则。尤其对于消瘦型糖尿病患者，主要是热伤血络导致络脉病变，直须凉血散血。而肥胖型糖尿病患者不仅有热伤血脉，更有痰浊瘀毒积聚，因而治疗时不仅要凉血通络，更须考虑清化痰浊瘀毒等。

代表方剂：清营汤或犀角地黄汤加减。水牛角、赤芍、丹皮、生地、地龙（凉血通络）等。

运用要点：热伤血络。身热面赤，口干口渴，伴见各种出血证，眼底出血或鼻或齿或尿中带血，舌红，脉数。

（五）止血宁络法

瘀阻脉络或热灼脉络，致络脉损伤，失于固摄，血不循经而出血，出血可令络脉损伤更甚，终成络损血溢，脉动不宁之恶性循环状态。急则治其标，故此时应以止血宁络为先，打破络损血溢的恶性循环状态。

代表方剂：云南白药。

运用要点：慢性出血证。眼底出血，或皮肤瘀点、瘀斑，舌暗紫有瘀斑，舌底络闭或损。

（六）补虚通络法

《内经》云："年过四十而阴气自半""年六十，阴痿，气大衰"。年老者，气自亏，加之病久耗伤正气，致体内元气亏虚，"元气既虚，必不能达于血管，血管无气，必停留而瘀"，既是因虚致瘀，故应补虚通络，补气以治其本，活血以治其标，而达"通开血道""气通血活，何患疾病不除"之目的。

代表方剂：补阳还五汤。黄芪、地龙、红花、当归、川芎等。

运用要点：气虚血瘀。中风后遗症，见偏身不用，肢体偏废，或口眼㖞斜，口角流涎不收，言语不利，舌淡红，苔薄白，脉虚而无力。

（七）温阳通络法

病至虚损阶段，热象渐退，气损及阳，燥热阴亏逐渐转为阴阳两虚、脾肾阳虚为主，络脉失于温养，又因气络更亏，津血凝滞渐成瘀血痼结，损伤血络，阳气运行失其载体，以致寒邪内生；加之络脉细小，易受邪扰，受邪后易滞易损，尤其远端络脉，属气血循环之末，更易失于温养，形成络寒。

代表方剂：黄芪桂枝五物汤。黄芪、桂枝、白芍、鸡血藤、炙甘草等。

运用要点：畏寒怕冷，肢体麻木或疼痛，肌肉无力和萎缩，腱反射减弱或消失等。舌暗、舌下络脉色青或色黑，脉络塌陷，脉形细而短，或见有细分支，或呈条索，或呈团块，常见瘀点或瘀斑。

结　语

上述章节主要论述了络脉的生理病理及临床特点、辨治要点等。尽管络脉和脉络在形态、分布及功能上有所区别，络脉与微循环系统高度一致，而脉络则与大血管体系相似，但是脉病即大血管病变的病理基础却同为血行瘀阻，很多研究已证明糖尿病心血管病变、脑血管病变、下肢大血管病变等存在血液流变学异常，有明显"瘀血"征象[27-30]。因此，"瘀"的病变是糖尿病大血管并发症的显著特点，其病变过程也将经历由早期瘀血阻脉发展至最终血瘀脉损，因此活血化瘀通脉是大血管并发症的基本治则，而络病的某些辨治要点及治则治法、临床用药，同样也适用于脉病，临证可以络病理论指导施治。

另外，肥胖型糖尿病患者，因体内多痰、浊、膏、脂等病理产物堆积，易随血行而沉积于脉中，如《医门法律》所说"若营气自内所生诸病，为血为气，为痰饮，为积聚，种种有形，势不能出于络外，故经盛入络，络盛返经，留连不已"，故脾瘅较消瘅更易发生大血管病变，而治疗时除参照以上治则外，还应注重消膏降浊、化痰解脂等，以消除膏、脂等引起脉病的病理因素。对于久病痰瘀膏浊凝于脉络，结成斑块癥瘕者，单以虫类药剔邪搜络，恐药难胜病，唯有着重化斑消癥或可事半功倍，此时往往长期应用大剂量莪术、海藻、三七之类以消除癥瘕斑块。

基于糖尿病并发症的危害及防治并发症的重要性，我们建议将消渴病改称为“糖络病”，其定义为由血糖升高等因素引起的络脉损伤，治疗时既要强调治糖，又要重视治络，及早防治糖尿病并发症的发生；并建议广大医务工作者从发现糖尿病那一天起就关注治络的问题，早期治络，全程通络，积极干预，以延缓和减少并发症的发生，提高糖尿病患者生活质量。

参考文献

[1] 中华医学会糖尿病学分会. 中国 2 型糖尿病防治指南（2013 版）[J]. 中华糖尿病杂志，2014，6（7）：447-498.

[2] Zhang Y，Hu G，Yuan Z，et al. Glycosylated hemoglobin in relationship to cardiovascular outcomes and death in patients with type 2 diabetes：a systematic review and meta-analysis [J]. PLoS One，2012，7（8）：e42551.

[3] Tuttle KR，Bakris GL，Bilous RW，et al. Diabetic kidney disease：a report from an ADA Consensus Conference [J]. Diabetes Care，2014，37（10）：2864-2883.

[4] Yau JW，Rogers SL，Kawasaki R，et al. Global prevalence and major risk factors of diabetic retinopathy [J]. Diabetes Care，2012，35（3）：556-564.

[5] Liu Y，Song Y，Tao L，et al. Prevalence of diabetic retinopathy among 13473 patients with diabetes mellitus in China：a cross-sectional epidemiological survey in six provinces [J]. BMJ Open，2017，7（1）：e013199.

[6] 仝小林，赵昱，毕桂芝，等. 试论中医“治未病”及“络病”理论在糖尿病微血管并发症治疗中的应用 [J]. 中医杂志，2007，48（6）：485-486，494.

[7] Lian F，Wu L，Tian J，et al. The effectiveness and safety of a danshen-containing Chinese herbal medicine for diabetic retinopathy：a randomized，double-blind，placebo-controlled multicenter clinical trial [J]. J Ethnopharmacol，2015，164：71-77.

[8] Chen H，Guo J，Zhao X，et al. Retrospective analysis of the overt proteinuria diabetic kidney disease in the treatment of modified Shenzhuo formula for 2 years [J]. Medicine（Baztimore），2017，96（12）：e6349.

[9] Feng L，Liu WK，Deng L，et al. Clinicaleffi cacy of aconitum-containing traditional chinese medicine for diabetic peripheral neuropathic pain [J]. Am J Chin Med，2014，42（1）：109-117.

[10] 周水平，仝小林，朴信映，等. 络通对糖尿病大鼠视网膜病变的作用及机理探讨 [J]. 中日友好医院学报，2000，14（6）：314-316.

[11] 周水平，仝小林，朴信映，等. 络通对糖尿病大鼠视网膜超微结构的影响 [J]. 中医药学报，2001，29（2）：53-55.

[12] 周水平，仝小林，潘琳，等. 络通对不同病程糖尿病大鼠视网膜微血管形态学改变的影响 [J]. 中国中医药信息杂志，2006，13（3）：25-27.

[13] 仝小林，周水平，朴信映，等. 络通对糖尿病大鼠肾脏的保护作用及机理研究 [J]. 中国中医基础医学杂志，2001，7（12）：35-37.

[14] 华传金，仝小林，潘琳. 络通方对糖尿病大鼠周围神经病变的影响 [J]. 中日友好医院学报，2007，21（3）：162-164，128.

[15] 王永炎，杨宝琴，黄启福. 络脉络病与病络 [J]. 北京中医药大学学报，2003，26（4）：1-2.

[16] 雷燕，王永炎，黄启福. 络病理论探微 [J]. 北京中医药大学学报，1998，21（2）：18-23.

[17] 王永炎. 关于提高脑血管疾病疗效难点的思考 [J]. 中国中西医结合杂志，1997，17（2）：195-196.

[18] 吴以岭. 络病理论体系构建及其科学价值 [J]. 前沿科学，2007，2（2）：40-46.

[19] 吴以岭. 络病学［M］. 北京：中国科学技术出版社，2004：35-60.
[20] 吴以岭，袁国强，贾振华，等. 脉络学说的学术地位及其应用价值［J］. 中医杂志，2012，53（1）：3-7.
[21] Junfang Z，Cong W，Hongtao W，et al. Protective effect of Qiliqiangxin capsule on energy metabolism and myocardial mitochondria in pressure overload heart failure rats［J］. Evid Based Complement Alternat Med，2013：e378298.
[22] Jie W，Jun L，Bo F. Shen Song Yang Xin capsule combined with antiarrhythmic drugs，a new integrative medicine therapy，for the treatment of frequent premature ventricular contractions（FPVC）：a meta-analysis of randomized controlled trials［J］. Evid Based Complement Alternat Med，2014：e976713.
[23] 李梢，杨宝琴，王永炎. 新病入络及其证治［J］. 北京中医药大学学报，2004，27（1）：7-10.
[24] 王启华，伍思琪，靳士英，等. 舌血管构筑及计量学研究［J］. 中国临床解剖学杂志，1997，15（2）：44-47.
[25] 靳士英. 舌下络脉诊法的基础与临床研究［M］. 广州：广东科技出版社，1998：1.
[26] 靳士英，何尚宽，司兆学，等. 舌下络脉显现类型及其实质的研究［J］. 广州中医药大学学报，1998，15（1）：2-6.
[27] 谢毅强，王华，吴月平，等. 2 型糖尿病大血管并发症中医证候演变规律探讨［J］. 海南医学院学报，2011，17（1）：61-63.
[28] 黄坤丹. 60 例 2 型糖尿病合并冠心病患者中医证候分析［D］. 北京：北京中医药大学，2010.
[29] 王景尚，殷惠军，陈可冀. 活血化瘀法防治糖尿病血管病变作用机制的研究进展［J］. 中国中西医结合杂志，2014，34（11）：1397-1400.
[30] 范青云，方朝晖. 糖尿病大血管病变的病因病机及中医药治疗进展［J］. 中医药临床杂志，2014，26（4）：425-428.

第四章　糖尿病杂病

这里所讲的杂病是指除糖尿病络病以外的其他并发症及与糖尿病密切相关但又难以归类的各种病证，包括皮肤温度异常、胃肠功能紊乱等糖尿病自主神经病变，失眠、便秘、月经不调、带下、疖肿、疼痛等血糖难控因素，肝源性、胰源性、类固醇性糖尿病等特殊类型糖尿病，以及心力衰竭合并糖尿病、慢性肾炎合并糖尿病、高血压合并糖尿病、脂肪肝合并糖尿病、糖尿病合并高热等多种全身性疾病。糖尿病杂病内容广泛，涉及多脏腑多系统的病证，临床治疗不能单单考虑血糖一个方面，而应统筹兼顾，既着眼于控制血糖，又不局限于降糖。

第一节　血糖难控因素

血糖难控因素是指除了饮食、运动、药物外，引起血糖升高或持续不降的原因。主要包括失眠、便秘、情绪波动、急慢性感染、过劳、月经不调、疼痛等。血糖难控因素通过神经、内分泌的反馈调节，使体内升高血糖的胰高血糖素、皮质醇等拮抗胰岛素作用的激素分泌增多，而使降低血糖的激素——胰岛素分泌相对减少。如情绪波动，在外则见脾气乖戾，在内则脏气易郁，日久则由实转虚，耗伤气血阴阳。《丹溪心法》曰：“气血冲和，万病不生，一有怫郁诸病生焉。故人生诸病，多生于郁。”近十年来，中外学者公认了精神因素在糖尿病发生发展中的作用，认为精神紧张、情绪激动及各种应激状态，使交感神经兴奋，升高血糖的激素大量分泌，生长激素、肾上腺皮质激素、胰高血糖素分泌增多，导致血糖升高[1-3]。

血糖难控因素的治疗原则是首先找出导致血糖居高不下的最主要因素，或为失眠，或为感染，或为便秘等。临床上，部分患者出现血糖难控因素的原因可能与糖尿病病机本质并不一致，如肥胖型糖尿病患者，观其舌、脉及其他症状，以及实验室检查指标，可辨为痰热互结证，以小陷胸汤加减无疑，然其最苦于失眠之困扰，同时心烦甚，血糖亦居高不下。失眠、心烦甚是脑部阴虚火旺之象，当务之急是以黄连阿胶汤治疗脑部阴虚火旺，以消除失眠之困扰，而非清热化痰，因改善其痰热体质非朝夕之事，失眠已成为干扰降糖的重要因素，失眠不解，仅凭清化痰热之治，恐事倍功半。因此，针对这些难控因素应遵循急则治标之则，首先消除失眠、便秘等因素的干扰，则血糖也会随之控制。

第二节　继发性糖尿病

除1型糖尿病、2型糖尿病、妊娠糖尿病外，还有一些特殊类型糖尿病，如线粒体

DNA 突变等胰岛 B 细胞功能遗传性缺陷疾病，脂肪萎缩性糖尿病等胰岛素作用遗传性缺陷疾病，胰腺炎、胰腺肿瘤、胰腺创伤等胰腺外分泌疾病，甲状腺功能亢进症、皮质醇增多症、肢端肥大症等其他内分泌疾病，以及糖皮质激素等药物或化学物质所致的血糖异常升高[4]。其中，由已知原发疾病所导致的慢性高血糖状态，统称为继发性糖尿病，是这些原发疾病的一种并发症[5]。由于继发性糖尿病在病因上与原发性糖尿病有很大不同，证候表现也较前者复杂多变，因此在治疗上应以治病求本为原则，在积极治疗原发病的基础上，根据病证的不同特点，详审病机，辨证论治。

以胰源性糖尿病为例，治疗重在调理脾胃。胰腺属脾，与肝胆共主中焦脾胃的升降运化，胰腺与脾在生理上有密切的联系，在病理上则相互影响。胰腺疾病，必然会影响脾胃的正常运化功能，导致脾失升清，胃失和降，最终成糖尿病。张锡纯在《医学衷中参西录》中言："盖膵为脾之副脏……膵尾衔接于脾门，其余体之动脉又自脾脉分支而来，故与脾有密切之关系……迨至膵病累及于脾，至脾气不能散精达肺则津液少，不能通调水道则小便无节，是以渴而多饮多溲也。"胰源性糖尿病最常见的是由急慢性胰腺炎引发，临床上以肝胃郁热、气滞血瘀为主要证候特点，患者多表现为心烦口苦，胸胁或脘腹胀满，口干口渴，大便干燥，舌红苔黄，脉弦数或滑实有力等症，可以大柴胡汤加减。肝胃郁热日久，必耗气，如慢性患者兼有倦怠乏力、纳呆食少、腹胀便溏等脾虚的表现，可以半夏泻心汤、小柴胡汤攻补兼施。由于气滞、热郁的存在，必然导致血行瘀阻，因此急慢性胰腺炎尤其是胰腺术后的患者，均有瘀血内停的病理基础存在，活血化瘀法被证实是佐治急性胰腺炎的有效方法[6-8]，故活血化瘀法同样要贯穿于胰源性糖尿病的始终。

再如肝源性糖尿病，木郁土壅、气滞血瘀是其病理基础，瘀血阻络是导致肝纤维化及肝源性糖尿病胰岛素抵抗的重要原因，治疗肝源性糖尿病，活血化瘀通络是关键，同时还要注意固护脾胃。肝属木，脾胃属土；肝主疏泄，胃主受纳与和降。脾胃的升降功能正常与否，与肝的疏泄功能有密切的联系，正如《血证论》所云："木之行主于疏泄，食之入胃，全赖肝木之气以疏泄之而水谷乃化。"肝失疏泄，木郁土壅，会进一步影响脾胃的运化功能。临床上，慢性肝病患者多有纳呆食少，脘腹胀满，倦怠乏力，大便或溏或干等脾失健运，胃失和降的表现。总之，对于肝源性糖尿病，肝是核心病变脏腑，肺胃肾之燥热系肝之疏泄失常所致，肝病亦是瘀血产生之源，因此辨证总以治肝为要，肝病好转才是关键，临床治疗不能一味清热、滋阴、降火，而应与疏肝、化肝、泻肝、补肝等法结合，方能见效。

第三节 糖尿病合并其他疾病

临床上常见一部分患者，尽管以糖尿病就诊，但查其病史往往可合并高血压、脂肪肝、肠梗阻、子宫下垂、直肠前突、脑梗死、心肌梗死等多种疾病，甚至是以心力衰竭、肾衰竭、酮症酸中毒、高渗性昏迷等急危重症求诊。对于这部分患者，治疗的基本原则是急则治其标，缓则治其本。如合并心力衰竭时，首先回阳救逆；合并肾衰竭时首先温阳利水，排毒祛瘀；合并酸中毒时，重用大剂苦寒；昏迷者，首先抢救昏迷，待险情缓解，症情平稳，病入坦途，再缓缓治本。对于有脂肪肝、高血压、子宫下垂、脑梗死病史等慢性病者，以治疗糖尿病为核心，兼顾合并症，因合并症的存在也会影响血糖的控制。总之，临证时应根据疾病的标本缓急灵活施治，不可拘泥于一法一方。

参考文献

［1］Kontoangelos K，Papageorgiou CC，Raptis AE，et al. Homocysteine，cortisol，diabetes mellitus，and psychopathology［J］. J Diabetes Res，2015：354923.

［2］Hilliard ME，Yi-Frazier JP，Hessler D，et al. Stress and A1c among people with diabetes across the lifespan［J］. Curr Diab Rep，2016，16（8）：67.

［3］de Jonge P，Alonso J，Stein DJ，et al. Associations between DSM-Ⅳ men-tal disorders and diabetes mellitus：a role for impulse control disorders and depre-ssion［J］. Diabetologia，2014，57（4）：699-709.

［4］中华医学会糖尿病学分会. 中国2型糖尿病防治指南（2013年版）［J］. 中华糖尿病杂志，2014，6（7）：447-498.

［5］廖二元. 内分泌代谢病学. 第3版（下册）［M］. 北京：人民卫生出版社，2012：1217.

［6］王媛媛，康利民，舒敏. 丹参对重症急性胰腺炎微循环紊乱干预的临床研究［J］. 中华全科医学，2010，8（5）：552-553.

［7］邹林涛，胡运莲. 活血化瘀药佐治重症急性胰腺炎的 Meta 分析［J］. 中国中西医结合消化杂志，2013，21（5）：260-263.

［8］中国中西医结合学会普通外科专业委员会. 重症急性胰腺炎中西医结合诊治指南（2014，天津）［J］. 中国中西医结合外科杂志，2014，20（4）：460-464.

附 糖尿病中医研究的过去、现在及展望

最新报告显示[1-2]，1994 年中国人群糖尿病患病率仅 2.5%，截至 2008 年，中国人群糖尿病患病率已高达 9.7%，糖尿病前期患病率为 15.5%；如果按照美国糖尿病协会的诊断，将糖化血红蛋白作为诊断标准之一，至 2010 年，中国人群糖尿病发病率可高达 11.6%，糖尿病前期发病率高达 50.1%。积极有效地防控糖尿病已成为当前乃至今后较长一段时间内卫生工作的重点之一。在这方面，中医药研究历经数十载，由过去散在的、相对滞后的研究发展至今，已逐渐系统化、规范化、前沿化，取得了重大进步。然而，与国内外现代医学研究相比，中医药研究中仍然存在诸多不足，我们需要在现有工作基础上，以提高临床疗效和糖尿病中医研究整体水平为目的，对未来工作进行长远规划。以下将就糖尿病中医药研究的过去和现在进行梳理，并在此基础上对未来研究的方向和重点提出几点建议，以期对糖尿病的中医药防治工作有一定启发。

1. 糖尿病中医药研究的过去——囿于传统理论，降糖始终处于辅助地位

古代中医文献中只有“消渴病”而无“糖尿病”之名，并且针对消渴病已形成完整的“三消”理论。近现代医家根据消渴病描述的“三多一少”（多食、多饮、多尿、消瘦）特征，将糖尿病归属于“消渴”范畴，提出“阴虚论”“津亏燥热论”“气阴两虚论”“肾虚为本论”“脾虚论”等，辨证分型以气阴两虚、阴虚燥热、阴阳两虚、脾肾两虚为主[3-8]，病机以“虚”立论，治疗以“补”为法，基本未脱离三消理论，对于三消症状典型者，疗效较好。20 世纪 90 年代中期之前，中医对于糖尿病的治疗与研究，多以改善症状为疗效追求目标，对于血糖的控制并不重视，亦难以有满意疗效，中医药无法有效降糖已成为中西医学界的共识，其降糖始终处于辅助地位。我们以“消渴”为主题词，检索到中国知网 1950～1990 年期间发表的糖尿病中医文献共计 500 篇，可以看到此阶段临床研究多为个案经验报道、小样本自身前后对照研究或建立在降糖西药治疗基础上的对照研究，缺乏设计严格、规范的大样本、确证性临床研究，实验机制研究开展较少并且相关研究进行不够深入，实验方法及实验技术、指标落后于国内现代医学发展水平。在流行病学调查方面，中医药研究尚属空白。在 20 世纪 90 年代之前，中医药仍然遵循传统理论与模式，无论是临床还是机制研究方面，不仅落后于国内医学水平，更远远滞后于国际前沿研究，未能在糖尿病领域取得重大突破。

2. 糖尿病中医药研究的现在——创新中医理论，降糖取得突破，与国际研究接轨

进入 20 世纪 90 年代后期，国民物质生活水平普遍提高，肥胖人群逐渐增多；医疗卫生条件大大改善，健康体检逐渐开始普及，同时糖尿病的血糖诊断标准较前下降。糖尿病人群特征较过去发生了很大改变，由以“三多一少”的消瘦人群为主体变为以肥胖人群为主体。临床医师逐渐认识到，典型三消症状一般发展到糖尿病中后期才可能出现，多数糖尿病并无三消表现，以传统的阴虚燥热理论指导现代糖尿病的治疗越来越难以取得满意疗效。而患者亦不再满足于单纯症状改善，对中药降糖的需求越来越明显。基于此，越来越多临床医师开始反思传统理论的局限，逐渐提出一些新的理论学说，

如“湿热致消论”[9]“浊毒致病论”[10]“痰湿致病论”[11]“脾瘅论”[12-13]“肝郁血瘀致病”[14]“气化异常致病”[15]“伏毒痰瘀论”[16-17]等。在治法上，提出了“清热燥湿法”[9, 19]“化浊解毒法”[10]“开郁清热法”[13, 18]“疏肝化瘀法”[14]“宣畅气化”[15]“解毒扶阳”[16]等不同于传统滋阴清热法的创新治法。对糖尿病的认识，逐渐从过去以虚立论、以补为法转变为以实立论、以清为主，突破了三消理论的局限。在流行病学研究方面，则实现了零突破，开展了“北京市糖耐量异常和糖尿病危险因素及中医证候流行病学调查”[20]“肥胖2型糖尿病中医证型分类研究”[21]“糖尿病中医证候规律研究”[22]“2型糖尿病患者中医证候分布规律研究”[23]“新诊断2型糖尿病患者证候分析”[24]“糖尿病前期患者中医体质与证型研究”[25]等，并且基层医院也开展起相应研究，如“河北省献县农村糖尿病流行病学调查”[26]“社区糖尿病患者中医辨证分型流行病学研究”[27]，从而对糖尿病发病率、中医证候、病机进行了科学、规范的大规模循证研究。

进入21世纪，中医药在糖尿病临床治疗方面取得了重大突破，解决了单纯中药降糖的难题；并且这一成果获得国家科学技术进步奖二等奖。在临床研究方面，由过去的个案研究逐渐转向大样本研究，由自身对照研究逐渐转向前瞻性随机对照研究，并开展了多项单纯中药降糖的临床循证研究，确证了中药降糖的有效性[28-32]，是中药降糖研究的重要突破。而在中西药联合治疗方面，中药降糖也获得肯定疗效。一项纳入800例2型糖尿病患者的大型临床试验，以格列本脲作为对照，使用中西合剂消渴丸治疗48周，结果显示，消渴丸能显著降低患者的低血糖发生风险，并且能得到与格列本脲相当的血糖控制效果[33]，该研究成果也已正式写入《中国2型糖尿病防治指南》[34]；中药津力达颗粒联合二甲双胍的临床研究证实，在单独应用二甲双胍疗效不佳的基础上，联合应用津力达，可明显改善患者的血糖水平和胰岛功能[35]。上述证据的获得为2型糖尿病药物联用治疗提供了新的选择。

在并发症研究方面，相比过去，无论是理论还是临床，均开展了丰富研究，并取得重要成就。如针对糖尿病肾病，南氏提出”毒损肾络说”，指出解毒通络保肾是根本治法[36]；吕氏提出“微型癥瘕”说，研制了止消通脉宁、止消温肾宁、止消保肾宁等系列方，并开展了多中心临床研究观察中医辨证治疗方案对糖尿病肾病患者生活质量及终点事件的影响，结果显示，建立在饮食、降糖、对症治疗基础上的中医综合治疗方案可显著提高糖尿病肾病患者的生活质量，降低终点事件发生率[37-39]；倪氏等开展的糖尿病肾病多中心临床研究证实，芪药消渴胶囊能够逆转患者尿白蛋白与尿肌酐的比值，保护肾功能[40]；李平等开展了一项多中心、随机双盲、安慰剂对照临床研究，在传统的血管紧张素转换酶抑制剂或血管紧张素受体阻滞剂类药物治疗基础上，将2型糖尿病肾病患者随机分为中药组和安慰剂组，中药糖肾方治疗24周后，结果显示，中药糖肾方能够明显降低大量蛋白尿患者的24h尿蛋白水平，并能改善2型糖尿病肾病患者的估算肾小球滤过率[41-42]。一项前瞻性队列研究显示，常规西医治疗联合中医辨证论治，能降低患者部分时点空腹血糖、糖化血红蛋白及血肌酐水平，并具有良好的安全性[43]。奚氏提出对糖尿病足进行分类的奚氏分类法，拓展了诊疗糖尿病足的思路与方法[44]；其开展了一项多中心随机对照研究，将糖尿病足溃疡期Ⅱ～Ⅳ级患者随机分为中医综合外治组和西医外治组，结果显示，治疗组和对照组疗效等级比较有明显差异，中医固本箍毒、祛腐生新综合外治方案治疗糖尿病足溃疡期疗效确切[45]。段氏采用双盲双模拟、随机对照、多中心临床试验研究方法，以中药芪明颗粒与西药导升明胶囊对照，结果表明，中药与西药疗效相当，中药芪明颗粒不良反应发生率低于导升明胶囊，证实中药复方芪明颗粒治疗糖尿病视网膜病变非增生期安全有效[46]；于氏提出瘀血损络是糖尿病周围神经病变发病的关键病机，活血化瘀通络法是治疗糖尿病周围神经病变的根本法则。以此理论指导的木丹颗粒联合甲钴胺治疗痛性糖尿病周围神经病变的临床研究显示，该治疗方案可对神经传导速度及疼痛具有良好的改善作用[47]。对于糖尿病胃肠病变，在西药治疗不佳的情况下，采用中药治疗可改善极重度胃轻瘫患者的恶心呕吐症状[48]。

在学术规范与推广方面，在全国知名中医糖尿病专家共同努力下，制定了行业第一部专病指南——《糖尿病中医防治指南》[49]，并在此基础上发布了《糖尿病中医防治标准（草案）》[50]，广泛应用于全国各专科及基层医院。基于近年来中医药治疗糖尿病所取得的循证证据，国家中医临床研究基地中医药防治糖尿病临床研究联盟组织制定了《糖尿病中医药临床循证实践指南（2016版）》[51]，该指南采用“证据、共识、临床验证”相结合的方法，突出中医特色，展示了中医药在糖尿病领域的最新研究成果。循证指南的制定，标志着中医由过去零散的、不规范的研究开始走上规范化道路，对于提高中医药防治糖尿病整体水平、规范行业发展、加速与国际接轨等起到极大的推动作用。

在机制研究方面，关于中药降糖机制的研究普遍开展起来，不仅在实验动物模型方面突破了传统局限，参照国际研究进展，建立了更加符合临床实际情况的实验模型，并从整体、器官、细胞、分子不同水平，各个层面阐释了中药改善糖脂代谢、改善胰岛素抵抗及保护胰岛细胞功能等多靶点、多途径机制[52-55]。除了在经典降糖机制研究方面取得重要成果外，近年来，中医药研究结合现代系统生物学研究模式，获得了更全面、系统的新证据及未来研究方向。如应用元基因组学方法，证实葛根芩连汤降糖机制与改善肠道菌群相关[31]；采用网络药理学的研究模式，对降糖效方葛根芩连汤有效成分进行了分析，明确其降糖效应[56]。在中成药天芪降糖胶囊干预糖尿病前期研究中，结合药物基因组学的探索证实巯嘌呤甲基转移酶上的基因表达与药物发挥改善胰岛功能、降低血糖作用相关，从而可能影响糖尿病发展进程[57]。此外通过运用代谢组学对终端代谢产物进行“整体”分析，揭示糖尿病机体系统的病理状态[58]；摸索采用基因组学高通量平行筛选技术，深化证候的内在本质研究及复方作用的机制探寻[59]。糖尿病防控的未来发展必将与现代科学技术相结合，利用“系统—系统”的研究模式，揭示中医“态”的本质和调“态”机制，提高中医治疗的靶向性，为诠释中药复方作用机制提供新的证据链[60]。

综上，近十余年中医药在糖尿病领域取得了重大进步，不仅在病机理论上有所创新，在治法方药上也突破了传统局限，由过去以“补虚”为主，逐渐转为以“清泄、治实”为主，解决了单纯中药降糖难题。借助循证医学研究方法和现代分子生物学、系统生物学研究手段，为中医药提供了客观、科学的证据，临床及实验研究成果已逐渐接近国内医学先进水平，越来越多成果已开始被国际接受和认可，并逐渐系统化、规范化。

3. 糖尿病中医药研究的未来——抓两头，带中间，力争在糖尿病前期和并发症上取得突破

尽管现代医学在控制血糖方面成绩斐然，但在并发症防治及糖尿病预防方面仍然缺乏有效的针对性治疗药物，这也是糖尿病研究的热点和难点之一。

治未病是中医的特色，我们应当发挥这个优势，做好糖尿病两个阶段的预防，即从糖尿病前期到糖尿病的预防及从糖尿病到并发症的预防。糖尿病前期的预防是一级预防，此阶段是有效逆转糖尿病发生的关键阶段。中医在药物干预方面已显示出一定疗效。“十一五”国家科技支撑计划项目“2型糖尿病前期（IGT）中医综合治疗方案研究”，是国内首个中药干预2型糖尿病前期的大型临床循证试验，历时三年，观察420例，在生活方式干预基础上，联合服用中药天芪降糖胶囊或安慰

剂 12 个月，结果表明，治疗组可降低糖尿病发生风险 32.1%[61]。该成果已正式写入《中国 2 型糖尿病防治指南》，并被评为中华医学会糖尿病学分会 2014 年度“中国糖尿病十大研究”，成为该奖项设立以来首个获奖的中医药研究。未来工作中，我们应继续挖掘这种优势，结合临床实践，设计大样本、长周期的临床试验，确证中药预防和延缓糖尿病发生的确切疗效，研发治疗 2 型糖尿病前期的有效中药，并结合中医自身特点，设计具有中医特色的饮食、运动等生活方式干预方案。同时，将预防理念和干预措施推广至基层。初始阶段，可通过建立示范社区，培训社区医师，摸索在社区基层推行一级预防的有效模式，其后，借鉴示范社区成果，将其成果模式逐渐推广至全国基层，从而将糖尿病有效地阻截于源头。

从糖尿病期开始预防并发症是糖尿病的二级预防。我们需要改变观念，要从糖尿病诊断时即开始预防并发症，而不是等到并发症出现时才开始治疗。目前，国际上一些大型临床研究多基于血糖控制，观测其对并发症的长期影响，如 UKPDS 研究证实强化血糖控制能够减少并发症的发生率及重点事件[62]，然而，VADT 研究结果却显示强化血糖控制并不能够减少心血管事件[62]。我们不得不反思，除降糖外，是否有早期干预并发症的有效药物？实验证实，早期采用活血通络中药能够推迟并减轻糖尿病动物模型并发症的发生进展[63-64]，这就为我们提供了治疗思路，将糖尿病并发症归属于中医糖尿病络病范畴，以活血通络为原则，早期治络可能是并发症预防的有效途径。以此为基础开展多中心随机对照双盲临床试验，采用活血通络药物复方丹参滴丸治疗糖尿病早期视网膜病变患者，结果显示，复方丹参滴丸可显著改善患者的眼底荧光血管造影结果和眼底改变，延缓糖尿病视网膜病程的进展[65]。未来研究中，我们可以活血通络为早期治疗切入点，设计大规模、规范化、长期观察的临床研究，不仅寻找预防、延缓并发症的有效治疗手段，也要寻找预防并发症的最佳干预时点，从而为临床有效预防并发症发病和减轻并发症症状提供临床证据及治疗指导。

在未来研究工作中，我们应集成基础研究和中西医临床等多学科优势，发展基于中医药、涵盖三级预防全程的中国糖尿病防治策略，重点发展尚属空白的二级预防策略；进一步甄选预警糖尿病及并发症的生物标志物群；确立糖尿病有效药物，深入揭示中医药干预方案的生物靶标；探索中药对胰岛功能的修复保护功效。通过中医药综合防治体系的系统应用，最终全面提升糖尿病的防控水平。

4. 结语

近十年来，中医药在糖尿病领域的发展取得了巨大进步，多方面的研究水平已接近国内领先水平，并逐渐向国际靠拢。然而，我国糖尿病研究的进展还远不能应对日益严重的糖尿病威胁。引领国际用药趋势的成果极少，缺乏原始创新；相关研究投入仍然不足，缺少防控重大疾病所需的举国体制及与国际团队的紧密合作，甚至行业内部也未形成规范化共识。这与中医既往的思维模式有一定关系，也成为中医药发展的制约因素之一。今后工作中，我们需要摒弃封闭自守的陈旧思想，准确把握国际前沿研究，结合中医自身优势与特色，对难点、热点问题进行规范的、科学的研究；并应当及时地将研究成果转化推广，形成成果的科学化、科学的专利化、专利的标准化、标准的国际化模式，打造具有世界影响力和我国独立知识产权的中华文化品牌及民族产业品牌，最终将中医药推向国际研究前列，使其成为糖尿病领域的主流医学之一。

参 考 文 献

[1] Yang W，Lu J，Weng J，et al. Prevalence of diabetes among men and women in China［J］. The New England Journal of Medicine，2010，362（12）：1090-1101.
[2] Xu Y，Wang L，He J，et al. Prevalence and control of diabetes in chinese adults［J］. JAMA，2013，310（9）：948-958.
[3] 范冠杰. 专科专病名医临证经验丛书·糖尿病［M］. 北京：人民卫生出版社，2002：1-197.
[4] 董振华. 祝谌予治疗糖尿病经验举要［J］. 中国医药学报，1993，8（1）：43-36.
[5] 祝谌予，郭赛珊，梁晓春. 对糖尿病中医辨证标准及施治方药的探讨［J］. 上海中医药杂志，1982，（6）：5.
[6] 林兰. 糖尿病的中西医结合论治［M］. 北京：北京科学技术出版社，1992：143-151.
[7] 吕仁和. 糖尿病及其并发症中西医诊断学［M］. 北京：人民卫生出版社，1997：238-243.
[8] 张鸿恩. 糖尿病中医病机探讨［J］. 吉林中医药，1989，（1）：11-12.
[9] 雷根平，王钺，孙立优. 论湿热在糖尿病中的作用［J］. 陕西中医学院学报，2003，26（6）：7-8.
[10] 吴深涛. 糖尿病中医病机新识［J］. 中国中医基础医学杂志，2005，11（11）：808-811.
[11] 程汉桥，马启明. 糖尿病从痰湿论治的理论探讨［J］. 中国中医基础医学杂志，1999，5（4）：49-50.
[12] 仝小林. 消渴六论［J］. 中医杂志，2001，42（2）：252-253.
[13] 仝小林，胡洁，李洪皎，等. 糖尿病中医新论［J］. 中华中医药杂志，2006，21（6）：349-352.
[14] 陈洋，李双蕾，翟琳娜，等. 浅谈肝郁血瘀在糖尿病病因病机的重要地位［J］. 四川中医，2007，25（10）：20-21.
[15] 张丹，李敬林. 从中医气化角度探讨糖尿病病因病机［J］. 辽宁中医杂志，2010，37（6）：1033-1034.
[16] 陆付耳. 中医治疗糖尿病从强调“益气养阴”到兼顾“解毒扶阳”［J］. 中国中西医结合杂志，2009，29（4）：293-295.
[17] 李俊贤，谢春光. 基于伏毒理论研究糖尿病代谢记忆效应的中医机制［J］. 时珍国医国药，2014，25（5）：1177-1179.
[18] 仝小林，姬航宇，李敏，等. 脾瘅新论［J］. 中华中医药杂志，2009，24（8）：988-990.
[19] 蒋华. 清热燥湿法治疗 2 型糖尿病及改善 IR 的临床研究［D］. 南京：南京中医药大学，2009.
[20] 魏军平，刘芳，周丽波，等. 北京市糖耐量异常和糖尿病危险因素及中医证候流行病学调查［J］. 北京中医药，2010，29（10）：731-736.
[21] 仝小林，毕桂芝，甄仲，等. 2518 例肥胖 2 型糖尿病中医证型分类研究［J］. 世界中西医结合杂志，2008，3（1）：26-28.
[22] 郭仁真，都占陶，江海身，等. 糖尿病中医证候规律研究［J］. 中国中医基础医学杂志，2008，14（12）：921-922.
[23] 余学庆，李建生. 2 型糖尿病患者中医证候分布规律研究［J］. 上海中医药大学学报，2004，18（3）：9-13.
[24] 李明哲，高天舒，石艳刚，等. 新诊断 2 型糖尿病患者证候分析［J］. 辽宁中医杂志，2012，39（2）：295-297.
[25] 张阳阳，徐丽梅，马建伟，等. 糖尿病前期患者中医体质与证型研究［J］. 上海中医药杂志，2012，46（9）：11-13.
[26] 王永峰，彭红领. 河北献县农村糖尿病流行病学调查［J］. 现代中西医结合杂志，2009，18（15）：1831-1832.
[27] 杨水清，叶红，章霖. 社区糖尿病患者中医辨证分型流行病学研究［J］. 新中医，2009，41（12）：21-22.
[28] 仝小林，倪青，连凤梅，等. 糖敏灵丸治疗 2 型糖尿病随机双盲平行对照多中心临床试验［J］. 中国临床药理学杂志，2009，25（2）：104-108.
[29] 连凤梅，仝小林，白煜，等. 中药降糖复方与二甲双胍对照治疗 2 型糖尿病临床研究［J］. 中国临床药理学杂志，2008，24（6）：501-504.
[30] Tong XL，Wu ST，Lian FM，et al. The safety and effectiveness of TM81，a Chinese herbal medicine，in the treatment of type 2 diabetes：a randomized double-blind placebo-controlled trial［J］. Diabetes Obesity and Metabolism，2013，15（5）：448-454.

[31] Xu J，Lian F，Zhao L，et al. Structural modulation of gut microbiota during alleviation of type 2 diabetes with a Chinese herbal formula [J]. International Society for Microbial Ecology，2015，15：552-562.

[32] 高思华，龚燕冰，倪青，等. 肝脾肾同治法辨证治疗 2 型糖尿病的临床研究 [J]. 中华中医药杂志，2009，24（8）：1007-1010.

[33] Ji L，Tong X，Wang H，et al. Efficacy and safety of traditional chinese medicine for diabetes：a double-blind，randomised，controlled trial [J]. PLoS One，2013，8（2）：e56703.

[34] 中华医学会糖尿病学分会. 中国 2 型糖尿病防治指南（2013 年版）[J]. 中国糖尿病杂志，2014，22（8）：2-42.

[35] Lian F，Tian J，Chen X，et al. The efficacy and safety of Chinese herbal medicine Jinlida as add-on medication in type 2 diabetes patients ineffectively managed by metformin monotherapy：a double-blind，randomized，placebo-controlled，multicenter trial [J]. PLoS One，2015，10（6）：e0130550.

[36] 南征. 毒损肾络所致消渴肾病机理浅说 [J]. 吉林中医药，2007，27（1）：8-10.

[37] 丁英钧，肖永华，傅强，等. 糖尿病肾病“微型癥瘕”病理假说解析 [J]. 中华中医药杂志，2009，24（1）：27-30.

[38] 张丽芬，吕仁和，赵进喜，等. 中医辨证治疗方案对糖尿病肾病肾功能不全患者生存质量的影响：多中心临床研究 [J]. 中医杂志，2008，49（2）：119-122.

[39] 李景，赵进喜，王世东，等. 中医药综合治疗方案全程干预对糖尿病肾病终点事件的影响 [J]. 中医杂志，2012，53（7）：568-571，580.

[40] 倪青，姜山，肖月星，等. 芪药消渴胶囊逆转 2 型糖尿病慢性肾脏疾病白蛋白尿的临床观察 [J]. 中国糖尿病杂志，2014，22（9）：808-810.

[41] Li P，Chen Y，Liu P，et al. Efficacy and safety of Tangshen formula on patients with type 2 diabetic kidney disease：a multicenter double-blinded randomized placebo-controlled trial [J]. PLoS One，2015，10（5）：e0126027.

[42] Yan M，Wen Y，Yang L，et al. Chinese herbal medicine Tangshen formula treatment of patients with type 2 diabetic kidney disease with macroalbuminuria：study protocol for a randomized controlled trial [J]. Trials，2016，17（1）：259.

[43] 李青，张惠敏，费宇彤，等. 中西医结合治疗糖尿病肾病多中心前瞻性队列研究 [J]. 中国中西医结合杂志，2012，32（3）：317-321.

[44] 谷涌泉. 糖尿病足病诊疗新进展 [M]. 北京：人民卫生出版社，2006：248-265.

[45] 王军，张庚扬，侯玉芬，等. 中医综合外治方案治疗糖尿病足溃疡期疗效观察 [J]. 北京中医药大学学报（中医临床版），2013，20（2）：15-18.

[46] Luo XX，Duan JG，Liao PZ，et al. Effect of qiming granule on retinal blood circulation of diabetic retinopathy：a multicenter clinical trial [J]. Chin J Integr Med，2009，15（5）：384-388.

[47] 齐月，于世家. 木丹颗粒联合甲钴胺治疗痛性糖尿病周围神经病变的临床观察 [J]. 世界中医药，2015，10（3）：356-358.

[48] Li JL，Li M，Pang B，et al. Combination of symptoms，syndrome and disease：tr-eatment of refractory diabetic gastroparesis [J]. World J Gastroenterol，2014，20（26）：8674-8680.

[49] 中华中医药学会. 糖尿病中医防治指南 [M]. 北京：中国中医药出版社，2007.

[50] 仝小林. 糖尿病中医防治标准（草案）[M]. 北京：科学出版社，2014.

[51] 仝小林. 糖尿病中医药临床循证实践指南（2016 版）[M]. 北京：科学出版社，2016.

[52] 甄仲，常柏，李敏，等. 开郁清热方对自发肥胖型 2 型糖尿病大鼠糖脂代谢的影响 [J]. 中华中医药杂志，2009，24（8）：1056-1058.

[53] 柳红芳，仝小林，刘红星. 开郁清胃颗粒改善OLETF大鼠胰岛素抵抗机理的研究［J］. 北京中医药大学学报，2009，32（2）：104-107.

[54]Zhen Z, Chang B, Li M, et al. Anti-Diabetic effects of a coptis chinen-sis containing new traditional chinese medicine formula in type 2 diabetic rats［J］. Am J Chin Med，2011，39（1）：53-63.

[55] Tong XL，Song J，Zhao LH，et al. Kaiyuqingre formula improves insul-in secretion via regulating uncoupling protein-2 and KATP channel［J］. Chin Med J（Engl），2011，124（17）：2746-2750.

[56] Li H，Zhao L，Zhang B，et al. A network pharmacology approach to determine a-ctive compounds and action mechanisms of ge-gen-qin-lian decoction for treatment of type 2 diabetes［J］. Evid Based Complement Alternat Med，2014（4）：e495840.

[57] Li X，Lian FM，Guo D，et al. The rs1142345 in TPMT affects the the-rapeutic effect of traditional hypoglycemic herbs in prediabetes［J］. Evidence-Based Complementary and Alternative Medicine，2013：e327629.

[58] 徐文娟，黄宇虹，王龙星，等. 血浆游离脂肪酸代谢轮廓柱前衍生定量方法在糖尿病患者中医虚证分型中的应用［J］. 色谱，2010，28（6）：547-550.

[59] 荆志伟，王忠，高思华，等. 基因芯片技术与中药研究：中药基因组学［J］. 中国中药杂志，2007，32（4）：289-292.

[60] 仝小林，何莉莎，赵林华. 论“态靶因果”中医临床辨治方略［J］. 中医杂志，2015，56（17）：1441-1444.

[61] Stratton IM，Adler AI，Neil HA，et al. Association of glycaemia with macrovascular and microvascular complications of type 2 diabetes（UKPDS 35）：prospective observational study［J］. British Medical Journal，2000，321（7258）：412-419.

[62] Saremi A，Moritz TE，Anderson RJ，et al. Rates and determinants of coronary and abdominal aortic artery calcium progression in the Veterans Affairs Diabetes Trial（VADT）［J］. Diabetes Care，2010，33（12）：2642-2647.

[63] Lian F，Wu L，Tian J，et al. The effectiveness and safety of a danshen-containing Chinese herbal medicine for diabetic retinopathy：a randomized，double-blind，placebo-controlled multicenter clinical trial［J］. Journal of Ethnopharmacology，2015，164：71-77.

[64] 仝小林，周水平，朴信映，等. 络通对糖尿病大鼠肾脏的保护作用及机理研究［J］. 中国中医基础医学杂志，2001，7（12）：35-36.

[65] 周水平，仝小林，潘林，等. 水蛭对糖尿病大鼠视网膜微血管形态的影响［J］. 中国中医眼科杂志，2002，12（2）：79-82.

中篇

临床验案

第五章　治糖验案

第一节　肥胖型糖尿病

一、肥胖型糖尿病验案

1. 大柴胡汤加减治疗脾瘅肝胃郁热证

（1）于某，男，34岁，2006年12月20日初诊。发现糖尿病3年余。患者于2004年体检时查空腹血糖（FBG）16mmol/L，患者未予以重视，一直未系统治疗，未服任何西药，亦未使用胰岛素。近日出现身体不适，适才就诊。刻下症：头晕，口苦，全身乏力，汗出少，双足发胀，双足浮肿，小便色黄、质黏、有泡沫，舌质暗红，舌苔薄黄腻，脉弦略数。平素血压（BP）140～150/90～100mmHg。2006年12月10日查FBG 17mmol/L，餐后血糖（PBG）28.25mmol/L，糖化血红蛋白（HbA1c）12.3%，谷丙转氨酶（ALT）43U/L，三酰甘油（TG）6.58mmol/L，总胆固醇（CHO）6.22mmol/L，低密度脂蛋白胆固醇（LDL）3.72mmol/L，尿糖5.6mg/dl，酮体25mg/dl。胰岛功能：胰岛素（INS）示0h 3.45μU/ml，1h 15.3μU/ml，2h 14.8μU/ml；C肽（C-P）示0h 1.33ng/ml，1h 3.32ng/ml，2h 3.88ng/ml。2003年体检时诊为重度脂肪肝，现转为中度脂肪肝。嗜好饮酒，有糖尿病家族史，身高180cm，体重88kg，体重指数（BMI）27kg/m^2。

西医诊断：2型糖尿病，高脂血症，脂肪肝，高血压。

中医诊断：脾瘅。

中医辨证：肝胃郁热证。

治法：开郁清热。

处方：大柴胡汤加减。

柴胡15g　黄芩30g　清半夏9g　枳实15g　白芍30g　生大黄6g　黄连30g　乌梅9g　干姜9g　地龙15g　牛膝30g　五谷虫30g

2个月后患者复诊，仅服药36剂，其间饮食和运动方式及量未变，口苦消失，全身乏力改善约80%，下肢浮肿消失，发胀减轻90%，小便色深黄，泡沫减少约70%，仅在情绪紧张时头晕。复诊前一周FBG 4.8mmol/L，PBG 5.6mmol/L，HbA1c 8.9%，TG 2.58mmol/L，CHO 4.01mmol/L，LDL 1.8mmol/L，尿常规检查未见异常。胰岛功能：INS 0h 8.31μU/ml，1h 21.5μU/ml，2h 35.2μU/ml；C-P 0h 2.4ng/ml，1h 5.02ng/ml，2h＞7ng/ml。血压较前下降，控制于120～130/70～90mmHg。上方去乌梅，五谷虫减为15g，继服。

患者服药2个月后，复查FBG 5.6mmol/L，PBG 6.2mmol/L，HbA1c 6.1%，TG

1.21mmol/L，CHO 3.14mmol/L，LDL 1.1mmol/L，尿常规检查未见异常。胰岛功能：INS 0h 20.2μU/ml，1h 63.6μU/ml，2h 89.3μU/ml；C-P 0h 3.5ng/ml，1h 5.31ng/ml，2h＞7ng/ml。患者症情平稳，改以丸剂长期调理。

其后患者每3个月复诊一次，血糖控制基本平稳。

分析：素好饮酒，中焦蕴热，影响肝之疏泄，致肝胃郁热，中土不运，病属脾瘅，膏脂痰浊堆积充溢则生肥胖，膏浊入血则见血糖、血脂增高，蓄积肝脏则成脂肪肝，肝失疏泄火热上扰则血压升高。“热”为此时之状态，核心病位在肝、胃、中焦，热邪持续，有耗伤气阴之势。故以柴胡、黄芩、生大黄清泄肝胃郁热；黄芩、黄连、干姜、清半夏辛开苦降，恢复中焦大气运转，亦是调理肠胃，此几味为治“热态”；白芍、乌梅，酸以制甜，兼敛气阴，防止热邪耗伤，合黄芩、黄连为苦酸制甜，此二味是防阴伤之“过”；怀牛膝、地龙平肝降压；五谷虫降脂化浊；同时黄连、黄芩兼能降糖，是针对血压、血脂、血糖之靶标药。此案为肥（肥胖）、糖（糖尿病）、脂（脂肪肝、高脂血症）、压（高血压）综合之治。

（2）潘某，男，38岁，2016年8月30日初诊。发现血糖升高2年。患者两年前体检发现血糖升高，当时查FBG 7.8mmol/L，PBG 17mmol/L左右，未应用药物治疗。近半年血糖控制不稳定，给予盐酸二甲双胍片500mg，每日2次，口服治疗，血糖控制差。2016年8月25日查血生化：葡萄糖（GLU）9.21mmol/L，LDL 2.11mmol/L。HbA1c 9.5%。测BP 120/90mmHg。刻下症见口干口渴口苦，咽干，烦躁易怒，偶有手指麻，余无不适，纳可，眠可，大便黏，不臭，日3～4行，小便有泡沫，无夜尿。舌胖，齿痕，脉偏硬弦，滑数，尺肤潮。身高182cm，体重83kg，BMI=25.1kg/m^2。既往曾行痔疮手术。

西医诊断：2型糖尿病，高血压。

中医诊断：脾瘅。

中医辨证：肝胃郁热证。

治法：清泄肝胃郁热。

处方：大柴胡汤加减。

柴胡9g　黄芩30g　夏枯草30g　赤芍30g　生地黄30g　知母30g　黄连15g　茯苓30g　生姜15g

嘱停用盐酸二甲双胍片。

2016年11月7日二诊。患者服上方2月余，体重无明显变化。口干口渴、咽干减轻30%，偶有手指发麻，无疼痛、发凉，纳眠可，大便日5～6次，时有便意，有大便不尽感，大便黏，不臭，小便调。舌暗红，舌底瘀，苔黄白相间，厚腻，脉沉弦数。辅助检查：FBG 10～13mmol/L，BP 130/90mmHg，肌电图：运动传导速度正常，双侧腓肠神经波幅降低。8月25日一诊方加茺蔚子30g，天花粉30g。

2017年1月10日三诊。服上方2月余，患者口干、口渴咽干明显减轻，偶有手指发麻（双手中指、无名指），偶胀，无感觉异常，无发凉。纳眠可，大便日2～3次，基本成形，质黏，仍有便不尽感，小便黄，有泡沫，无夜尿。舌边齿痕、胖大，苔厚腻，舌底瘀，脉弦硬。辅助检查：HbA1c 8.9%（2017年12月30日）；自测FBG 8mmol/L左右。测BP 140/100mmHg。11月7日二诊方基础上茯苓增至45g，夏枯草增至45g。

2017年3月25日四诊。服上方2月余。自述口干、口渴消失，自春季来，下肢及后背皮肤瘙痒，无丘疹脱屑，余无明显不适，纳眠可，大便成形，无黏腻，便不尽感减轻，小便黄，有泡沫，无夜尿。舌质暗，舌底瘀，舌苔厚腻，脉弦硬略数。辅助检查：HbA1c 6.4%（2017年3月10日），血生化：GLU 7.18mmol/L，总胆红素（TBIL）26.92μmol/L，BP 148/96mmHg。三诊方基础上加绵茵陈30g，生山楂15g，天麻30g。

2017年5月25日五诊。服上方2个月。下肢及后背皮肤瘙痒减轻，纳眠可，服药期间大便日1～2次，质可，小便可。舌质偏暗，舌苔厚腻，脉弦滑。辅助检查：HbA1c 4.7%（2017年5月23日），血生化：GLU 6.03mmol/L，TBIL 18.22μmol/L；BP 120/70mmHg。目前体重79kg。可改为水丸长期服用。

分析：患者诊断明确，病属脾瘅，口干口苦、烦躁易怒等表现为肝胃郁热之象，属郁热之态，并有伤阴之势，其次，针对患者口干口苦、烦躁易怒等主诉可确立主症靶向；针对患者高血糖等化验指标，可确定指标靶向。故一诊处方以大柴胡汤加减开郁清热，以柴胡、黄芩开解郁热之态，黄连、赤芍、生地黄、知母，清肝胃之热兼养阴之功，又兼降糖之效，为标靶之药，此外患者口干，口苦，烦躁易怒，脉偏弦硬，伴血压升高，为肝火上炎之象，故以柴胡引经，用黄芩、夏枯草、赤芍清泄肝热，同时黄芩、夏枯草亦是针对血压之靶标药。诸药在调态基础上，同时针对症靶态靶。二诊症状改善，血糖平稳下降，继续上诊治疗，因口干、口渴不减，加天花粉30g以养阴，加茺蔚子30g，利水除湿，解大便黏之症状，并兼顾降压[1]。三诊，诸症改善，血糖下降明显，守三方治疗，因血压下降不明显，故在二诊方基础上茯苓增至45g，夏枯草增至45g，增强利水、清肝、降压之效。四诊，自述口干、口渴消失，自春季来下肢及后背皮肤瘙痒，属肝风内动，且血生化示总胆红素升高，故加绵茵陈30g，生山楂15g。并加天麻30g以增强平肝祛风降压之效。至五诊，病情持续好转，血糖平稳，血压控制达标。

（3）大柴胡汤加减治疗肝胃郁热隐证

王某，男，31岁，2011年11月21日初诊。发现血糖升高1年余。1年前体检查FBG 9mmol/L，未予治疗。就诊1周前查FBG 12.4mmol/L，予胰岛素注射和口服阿卡波糖。因注射胰岛素后易饥饿，心慌，自行停用胰岛素。现用药：阿卡波糖片50mg，每日3次，口服。刻下症：无不适症状。纳眠可。大便1～2次/日，夜尿0～1次。舌细颤，苔黄微腻，脉滑数。既往：2007年诊断为轻-中度脂肪肝，伴肝功能异常。身高174cm，体重75kg，BMI=24.8kg/m^2。

辅助检查异常指标：（2011年11月13日）B超示轻-中度脂肪肝。生化：ALT 117.9U/L，AST 46.4U/L，TBIL 39.8μmol/L，直接胆红素（DBIL）8μmol/L，FBG 12.64mmol/L，HbA1c 9.3%。尿常规：尿糖（++++），尿酮体（++）。当日BP 140/90mmHg。

西医诊断：2型糖尿病，高血压，脂肪肝，肝功能异常。

中医诊断：脾瘅。

中医辨证：肝胃郁热，湿瘀蕴结证。

治法：清泄郁热，活血利湿。

处方：大柴胡汤加减。

柴胡12g　黄芩30g　赤芍30g　五味子30g　黄连30g　知母30g　红花30g

酒军 6g 生姜 5 片

2011 年 12 月 24 日二诊。服药 28 剂，无明显不适。纳眠可，二便正常，大便 1 次/日，先干后稀。2011 年 12 月 15 日查 FBG 8.6mmol/L，HbA1c 8.5%，ALT 89U/L，AST 31U/L，TBIL 28.3μmol/L，DBIL 5.9μmol/L。胰岛细胞抗体（-），谷氨酸脱羧酶抗体（-）。处方：初诊方加茵陈 15g（先煎 1h），天花粉 30g，苍术 15g。

2012 年 2 月 15 日三诊。无明显不适，大便可，2 日 1 次。体重已降至 70kg。

2012 年 2 月 11 日查 FBG 6.9mmol/L，HbA1c 7.2%，ALT 61U/L，AST 39U/L，TBIL 24.9μmol/L，DBIL 4.4μmol/L。处方：二诊方基础上，五味子减为 15g。

2012 年 3 月 12 日四诊。患者无明显不适，二便正常，纳眠可。2012 年 3 月 9 日查 ALT 48U/L，AST 26U/L，TBIL 19.3μmol/L，DBIL 3.8μmol/L，FBG 6.2mmol/L，HbA1c 6.3%。处方：初诊方去五味子、红花。并停用阿卡波糖。

2012 年 4 月 23 日五诊。服药 28 剂，无不适症状。2012 年 4 月 20 日查 FBG 5.7mmol/L，ALT 23U/L，AST 24U/L，TBIL 15.6μmol/L，DBIL 3.0μmol/L，HbA1c 5.9%。并已停阿卡波糖片。处方：四诊方不变，改为 2 天服一剂。

2012 年 5 月 28 日六诊。服药 17 剂。查 HbA1c 5.9%，FBG 6.2mmol/L，ALT 29U/L，AST 17U/L，TBIL 14.1μmol/L，DBIL 2.7μmol/L。调整处方：干姜 90g，黄连 540g，知母 540g，三七 540g，西洋参 540g。制水丸，9g，每日 2 次，服用半年。

分析：患者虽未表现面红、急躁易怒、口干渴等明显的肝胃郁热症状，却表现为转氨酶、总胆红素、直接胆红素升高等肝胆系统理化指标异常，同时患者既往有脂肪肝病史，从而提示本案属大柴胡汤证治范畴，故以大柴胡汤为基础清泄肝胃郁热，同时以赤芍、红花清肝凉血；加黄连、知母增强清胃热之力，并配生姜防苦寒伤胃；又加一味五味子护肝降酶。二诊时，加茵陈增强清热利胆之功，现代研究证实，茵陈能加速胆汁排泄，增加胆汁分泌的同时增加胆汁中固体物、胆酸和胆红素的排出量，因而能降低胆红素[2]。加花粉、苍术增加降糖之力，因此诊出现大便先干后稀，提示有湿邪存在，故用降糖兼燥湿之苍术。三诊，转氨酶已显著下降，故将五味子减为 15g。至四诊，肝胆系统指标已接近正常，血糖较初诊时明显下降，故治疗开始以减撤西药为主。继续治疗 2 个月后，患者各项指标已正常，因此改制为水丸长期调治。本案提示，大柴胡汤证不仅可表现为显性症状（面赤、急躁、口干渴等），也可仅仅表现隐性症状，即肝胆系统理化指标异常，并主要表现为胆红素指标异常升高，是大柴胡汤的重要应用指征。

2. 小陷胸汤加减治疗脾瘅痰热互结证

（1）杨某，男，68 岁，2008 年 3 月 31 日初诊。发现血糖升高 2 个月。患者 2008 年 1 月因体重下降查血糖升高，诊断为 2 型糖尿病，至今未服任何西药。2008 年 2 月 22 日查生化：CHO 5.4mmol/L，血尿酸（UA）467μmol/L，GLU 9.19mmol/L。2008 年 3 月 20 日查 FBG 9.23mmol/L，PBG 15.78mmol/L。现症见：口渴，时有头晕，眠差多梦，左下腹隐痛半月。舌红，苔黄腻，舌底瘀，脉弦滑。既往高血压史 33 年，血压最高 160/110mmHg，现服赖诺普利 10mg，每日 1 次，非洛地平缓释片 5mg，每日 2 次，氢氯噻嗪片 10mg，每日 1 次，阿司匹林 100mg，每日 1 次，血压控制于 140～145/90～

95mmHg。偏头痛 2 年。脂肪肝 1 个月（未服药），高血脂、高尿酸血症 1 个月。身高 172cm，体重 80kg，BMI=27kg/m^2。

西医诊断：2 型糖尿病，高血压，高脂血症，高尿酸血症，脂肪肝。

中医诊断：脾瘅。

中医辨证：痰热互结，湿浊内蕴证。

治法：清化痰热，清利湿浊。

处方：小陷胸汤合三妙散加减。

黄连 45g 清半夏 15g 瓜蒌仁 30g 生大黄 3g 葛根 30g 苍术 15g 怀牛膝 30g 鸡血藤 30g 五谷虫 30g 红曲 6g 威灵仙 15g 生姜 5 片

2008 年 4 月 28 日二诊。患者服药 21 剂，口渴、头晕、腹部隐痛症状减轻 70%，仍睡眠欠佳。2008 年 4 月 23 日查 FBG 7.79mmol/L，PBG 13.92mmol/L，HbA1c 12.84%，UA 429μmol/L。当日 BP 150/100mmHg。于首方中加黄芩 45g，知母 45g，干姜 15g，威灵仙增至 30g，去生姜。

2008 年 6 月 2 日三诊。服上药 30 剂，头晕、偏头痛消失，自觉体力大胜从前，眠可，二诊后停服西药降压药，血压控制于 140/90mmHg。2008 年 5 月 28 日查血生化：UA 339μmol/L，GLU 6.3mmol/L。遂二诊方中黄芩、知母均减为 30g，威灵仙减至 15g，干姜减至 9g，加钩藤 30g。

2008 年 7 月 7 日四诊。服上方 30 剂，2008 年 6 月 28 日查 HbA1c 7.0%，FBG 6.1mmol/L，PBG 9.3mmol/L，CHO 3.6mmol/L，UA 324μmol/L。自二诊后始终未服降压西药，血压控制于 130～140/90mmHg。自初诊至今，3 个月内体重下降 10kg。可改用丸剂长期调理。

后患者每三月复诊一次，血糖基本控制于正常范围。

分析：患者素体偏胖，痰脂膏浊蓄积，病属脾瘅，膏浊蓄积日久化热，易伤津液，故见口渴；痰浊上蒙，则时有头晕，膏脂湿浊下注，则尿酸增高，入血入肝则见高脂血症、脂肪肝。病属脾瘅，属痰热膏浊蕴结之态。故以黄连、清半夏、瓜蒌仁清热化痰散结，清除痰热之态；苍术、怀牛膝清利湿浊，牛膝兼可降压[3]；红曲，五谷虫降脂化浊；威灵仙祛湿通络，降低血尿酸[4]；葛根生津止渴；生大黄通腑活血泻热；用鸡血藤，因舌下络脉改变较轻，提示络脉病变尚浅，故以藤类疏通郁滞。此处方中，黄连、清半夏、瓜蒌仁、苍术等是清除痰热瘀热之态，加鸡血藤是预防瘀热伤络之果，黄连、威灵仙、红曲又是治疗血糖、血尿酸、血脂之靶标药。二诊，症状改善，唯血糖、尿酸、糖化血红蛋白等指标仍偏高，故加黄芩苦寒制甜、知母咸寒清热，威灵仙增量加强降尿酸之力，去生姜，加干姜，因苦寒药增加，恐生姜护胃之力不足，故代之以干姜。三诊，血尿酸已降至正常，血糖已明显降低，停用降血压西药，仅中药控制血压仍较高，故减少黄芩、知母、威灵仙用量，加钩藤增加降压之力。故四诊时，患者糖化血红蛋白、血糖、血压等指标改善突出。

（2）李某，男，42 岁。2008 年 11 月 3 日初诊。发现血糖升高 2 个月。2008 年 9 月患者于某医院行肛瘘手术时发现血糖升高，FBG 8.16mmol/L，PBG 15.71mmol/L，未服用任何降糖西药。刻下症：自觉上火，口唇干燥，易生口疮，面部多发痤疮，痤疮色深红或紫红，右侧胁肋胀闷。耳后高骨疼痛，牵扯颈后锁骨处疼痛，双眼时有视物模糊，大便偏稀，不成形，1～2 次/日。寐不实，困倦乏力。舌红，苔黄厚腻，舌底瘀，脉沉滑，尺肤潮。身高 172cm，体重 79.5kg，BMI=26.9kg/m^2。腰围 105cm。

既往史：高脂血症 5 年；中度脂肪肝 5 年；3 年前曾发作痛风。家族史：其姐姐及母亲均患有糖尿病，其母患高血压。

2008 年 9 月 29 日查 ALT 117U/L，AST 61U/L，谷氨酰转肽酶（GGT）151U/L，尿素氮（BUN）2.18mmol/L，肌酐（Cr）79.7μmol/L，UA 484μmol/L，CHO 5.46mmol/L，TG 4.43mmol/L，GLU 10.96mmol/L，高密度脂蛋白（HDL）0.81mmol/L，LDL 2.69mmol/L。HbA1c 9.0%。尿常规：胆红素（+++），酮体（+），潜血（+++），尿蛋白（+++），尿胆原 33μmol/L，白细胞（+++）。尿微量白蛋白 22.72mg/L。当日 BP 120/80mmHg。

西医诊断：2 型糖尿病，高脂血症，脂肪肝，高尿酸血症，肝功能异常。

中医诊断：脾瘅。

中医辨证：膏浊蓄积，痰热互结。

处方：小陷胸汤加减。

黄连 30g 清半夏 15g 瓜蒌仁 30g 知母 30g 生山楂 30g 红曲 12g 威灵仙 30g 秦皮 15g 五味子 30g 藏红花 0.5g 分冲 酒军 6g 单包 生姜 5 片

2008 年 12 月 8 日二诊。服药 1 个月，体重下降 2kg，精神状态好转。睡眠改善明显，每晚可睡 7～8h（原只能睡 5h 左右），易上火情况改善 50%，口疮痊愈。口干改善 70%，右肋闷感减轻 80%，纳可，大便不成形，日 1 次，小便调。2008 年 12 月 6 日查 ALT 50U/L，AST 27U/L，UA 472μmol/L，GGT 72U/L，CHO 3.44mmol/L，TG 1.96mmol/L，HDL 1.02mmol/L，FBG 6.63mmol/L。BP 105/70mmHg。尿常规无异常。处方：初诊方加苍术 30g，秦皮改为 30g，藏红花改为 1g。

2009 年 2 月 23 日四诊。胁肋胀闷消失，口干消失，面部痤疮消退 80%，体重下降 5kg。腰围缩至 101cm。余无不适。2009 年 2 月 14 日查 UA 442μmol/L，GGT 57U/L，TG 1.64mmol/L，GLU 6.5mmol/L，HDL 1.16mmol/L，CHO 3.26mmol/L，HbA1c 6.0%。腹部 B 超示轻中度脂肪肝（原为中重度脂肪肝）。处方：初诊方去秦皮、苍术；威灵仙减为 15g，五味子改为 15g，红曲改为 6g。

初诊方加减服用 8 个月。2009 年 11 月 16 日复诊。无不适症状，体重降至 70kg，腰围缩减至 90cm。2009 年 11 月 14 日查：HbA1c 5.6%，ALT 50U/L，AST 18U/L，UA 429μmol/L，CHO 4.21mmol/L，TG 1.49mmol/L，GLU 6.42mmol/L，HDL 1.19mmol/L。

分析：本案为典型的“膏浊蓄积，痰热结聚”，膏脂痰浊蓄积充溢体肤，故见形体肥胖，膏浊聚积脏腑，则成脂肪肝；痰热痰浊蕴结，阻碍气机，致清阳不升，气机不畅，以致胁肋胀闷、困倦乏力；痰热扰神，心神不宁，则夜寐不安。痰热交蒸，发于面部，则生痤疮；邪热蒸灼，则口干、易上火。治疗以小陷胸汤清化痰热，加生山楂、红曲、五味子、藏红花、酒军消膏降浊，加威灵仙、秦皮利湿降浊，降低血尿酸。其中，生山楂、藏红花是消膏浊、减肥脂，治疗脂肪肝的常用经验药对。二诊，血尿酸仍高，故将秦皮增量，并加苍术增加利湿泻浊之力，将藏红花增至 1g，增加消膏化浊之力。四诊时，血糖、血脂、尿酸等均明显下降，故去秦皮、苍术，并将五味子、红曲减量。继续加减治疗 8 个月后，血糖、血脂控制基本达标，体重、腰围等显著下降。此案抓住膏浊痰热核心，以消膏降浊、减肥消脂、清化痰热为基础，兼顾降糖、降脂、降尿酸，从而实现肥、糖、脂、酸同调。

3. 葛根芩连汤加减治疗脾瘅胃肠湿热证

易某，男，74岁，2010年3月17日初诊。间断乏力、口干渴3个月。患者3个月前无明显诱因出现间断乏力、口干渴，伴体重下降6kg，2010年3月16日至医院检查FBG 14.3mmol/L。至今未应用降糖药物。刻下症：乏力、口干渴、多饮、多尿，消瘦，急躁易怒，寐不实，偶有头晕，纳可，大便偏干，日1次。舌暗红，舌苔腐，舌底瘀闭，脉沉。既往高血压病史10余年，未用降压药；有高脂血症、心房颤动、慢性前列腺炎病史。身高172cm，体重75kg，BMI=25.4kg/m^2。

辅助检查：2010年3月16日查FBG 14.3mmol/L，2h PG 21.1mmol/L，HbA1c 14%。尿常规示GLU 100ng/dl。

西医诊断：糖尿病。

中医诊断：消渴。

中医辨证：热伤气阴证。

处方：干姜黄连黄芩人参汤加减。

干姜15g　黄连30g　黄芩30g　西洋参6g　肉桂15g　山萸肉15g　葛根30g　酒军6g　怀山药30g　五味子30g

2010年3月24日二诊。服药7剂。口干渴好转30%，仍乏力，多尿，偶有头晕，纳可，眠差，醒后不能再睡。大便干，每天需用开塞露，排下后大便偏黏。苔黄腻，脉沉弦。2010年3月22日查尿常规：尿糖（+++）；生化：FBG 15.1mmol/L，PBG 22.1mmol/L，LDL 4.36mmol/L，HbA1c 13.8%。BP 145/90mmHg。调换处方：葛根120g，黄芩45g，黄连45g，炙甘草30g，干姜7.5g，酒军9g，水蛭粉3g。

2010年4月7三诊。精神好转，时有胸闷不适，仍有口干，纳眠可，视物模糊，体重无明显变化。苔黄厚，舌底瘀，脉结代。FBG 7.4mmol/L，PBG 14mmol/L，尿糖（-），BP 140/85mmHg。3月24日二诊方加生牡蛎120g，石斛60g，三七6g，西洋参6g。

2010年5月5日四诊。服上方1个月。胸闷、视物模糊好转，眠差易醒，白天疲乏易困，夜尿减少，每晚1次。大便1天两次。舌红，苔薄白，脉弦硬。2010年5月4日查FBG 6.3mmol/L；PBG 14.4mmol/L，HbA1c 9.8%。未用降糖西药。处方：3月24日二诊方加西洋参9g，生牡蛎120g。

2010年6月9日五诊。服药1个月，口干好转，胸闷好转，纳眠可，二便调，夜尿1次。双目仍干涩。舌红少津，少苔，舌底瘀，脉结代。2010年5月31日查GLU 5.37mmol/L，PBG 7.97mmol/L。HbA1c 7.6%。处方：天花粉45g，生牡蛎60g 先煎，黄连30g，知母45g，西洋参9g，三七9g。

2010年8月4日六诊。双目干涩好转30%。纳眠可，大便日1次，夜尿1次，小便少。2010年8月3日查FBG 5.3mmol/L，PBG 9.8mmol/L，HbA1c 6.6%。处方：天花粉30g，黄连30g，知母30g，西洋参9g，三七9g。制水丸，9g，每日3次，服药3个月。

2010年12月1日七诊。服水丸4个月，仍有双目干涩，伴视物模糊，右膝疼痛，纳眠可，精神可。2010 年 11 月 23 日查 FBG 5.5mmol/L，PBG 10.3mmol/L，HbA1c 6.5%。调整处方：六诊方，天花粉改为 45g，知母改为 45g，西洋参改为 15g，继续制水丸，9g，每日 3 次，口服 3 个月。

此后该患者以水丸为主长期调治，血糖水平维持稳定，自初诊至末次就诊（2012 年 10 月 16 日），随诊两年半间，患者未曾服用西药。

分析：本案初诊时表现为口干渴、乏力、消瘦等气阴两虚症状，结合患者年龄偏大，故初诊辨证为热伤气阴证，以干姜黄连黄芩人参汤为主益气养阴，兼顾清热；然二诊时患者仍然血糖偏高不降，且口干多饮、多尿等症状未见明显好转，因此，考虑患者虽年迈，但此时“热”却为疾病当前的主要矛盾，口渴、乏力等皆因热未清所致，病性属实多虚少，治疗当先清除余热，故二诊时调换处方，结合其苔黄腻、便黏等症状，改以葛根芩连汤清热泻火祛湿，同时加酒军导热下行，年长者，血行易瘀滞，加之热灼血脉，故又加水蛭粉活血通络。三诊时，仍有口干，恐是火热日久耗津伤阴太过，故加大剂量生牡蛎、石斛滋阴生津，加西洋参益气养阴；因出现胸闷不适，故加三七增强活血通络之功。四诊，症状缓解，血糖下降，继续上诊的治疗。五诊时，血糖水平显著下降，诸症好转，火热作祟之主要矛盾已解决，阴津亏伤转为主要问题，故此诊调整处方，改以瓜蒌牡蛎散加西洋参、知母滋阴生津为主，加黄连兼顾清热。至六诊，病情持续好转，血糖水平已控制达标，火热阴伤之主要问题已解决，故此诊开始改以制水丸，以益气滋阴兼顾清热活血为基本治方，长期小剂量调理，以维持稳定。此后，患者虽偶有血糖波动情况，但从总体看，血糖指标稳中有降；血糖偏高时，改丸剂为汤剂短期治疗，而血糖控制达标后，再改为丸剂。两年期间，患者未曾服用西药，病情一直较为稳定，目前尚未出现并发症（血糖监测情况见图 5-1，糖化血红蛋白监测情况见图 5-2）。

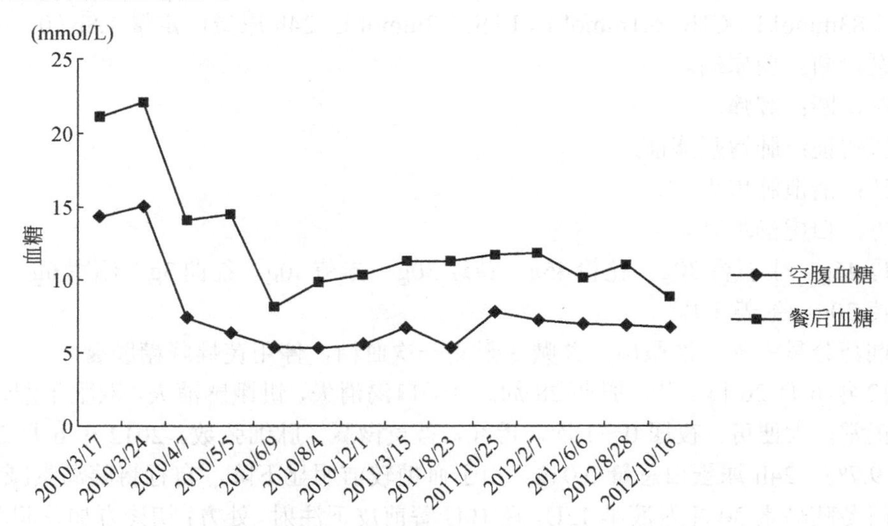

图 5-1　患者治疗 2 年来空腹血糖及餐后血糖监测情况

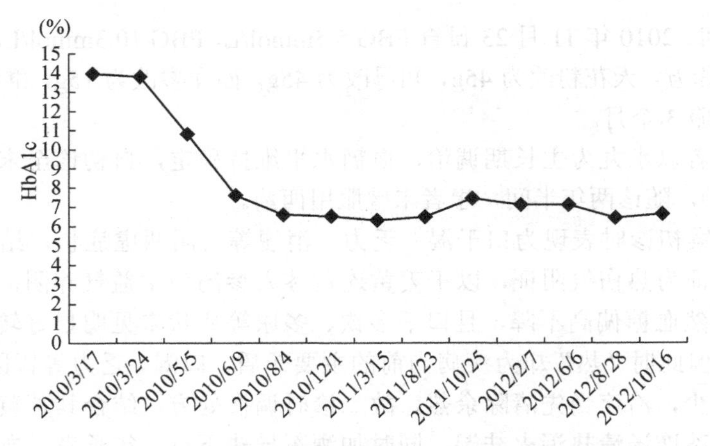

图 5-2 患者治疗 2 年来糖化血红蛋白监测情况

4. 白虎汤加减治疗脾瘅阶段肺胃热盛证

韩某，男，35 岁，2012 年 5 月 29 日初诊。发现血糖升高 1 周。体检发现血糖升高，当时 FBG 17.8mmol/L，再次复查后确诊为糖尿病。5 天前开始胰岛素治疗，血糖控制差。现用药：芪蛭降糖胶囊 1g，每日 3 次，口服，门冬胰岛素 30 注射液早 12U，晚 14U 餐前皮下注射。刻下症：口干口渴，饮水多，易饥饿，心烦，嗜睡，夜间易醒，多梦，视力减退，小便多，有泡沫，夜尿 2 次。舌暗红，苔薄腻，脉弦滑数。平素饮酒较多，每日饮白酒半斤，啤酒 2.5～3L。既往史：否认。身高 177cm，体重 88kg，BMI=28.1kg/m^2。

辅助检查：2012 年 5 月 25 日查 HbA1c 12.5%，FBG 17.58mmol/L，2h PG ＞33mmol/L（血糖仪测不出具体值）。2012 年 5 月 27 日查尿常规：尿酮体（+），尿糖（++++）。生化：TG 1.83mmol/L，CHO 6.1mmol/L，LDL 3.3mmol/L。24h 尿蛋白定量 1.8g（0～0.12g）。

西医诊断：糖尿病。

中医诊断：脾瘅。

中医辨证：肺胃热盛证。

治法：清泄肺胃火热。

处方：白虎汤加减。

知母 45g 生石膏 30g 花粉 45g 黄连 30g 赤芍 30g 红曲 3g 酒军 6g 水蛭粉 3g 黄芪 30g 生姜 3 片

一剂药分早中晚三次服用。并嘱 3 天测一次血糖，停用芪蛭降糖胶囊。

2012 年 6 月 26 日二诊。服药 28 剂。口干口渴消失，饥饿感消失。双眼干涩，心烦。睡眠已正常，大便可。夜尿 0～1 次。舌红，苔黄微腻。脉细弦数。2012 年 6 月 23 日查 HbA1c 9.7%。24h 尿蛋白总量 0.04g。由于血糖较前明显下降，自行将胰岛素减量，现用药为门冬胰岛素 30 注射液早 12U，晚 10U 餐前皮下注射。处方：初诊方加龙胆草 15g，三七 6g，去水蛭粉。

2012 年 9 月 17 日三诊。服药 28 剂。右手觉麻木、无力，大便可，日一次，夜尿 1 次。2012 年 9 月 16 日查 GLU 7.2mmol/L，尿常规：尿酮体（-），尿糖（-）。HbA1c 5.7%。

24h 尿蛋白总量 0.06g。舌苔黄厚腻，舌底瘀，舌细颤，脉略弦细。处方：初诊方，黄连改为 15g，加晚蚕沙 30g，鸡血藤 30g。

2012 年 10 月 15 日四诊。右手麻木、无力减轻，眼干涩缓解，足底干，饮水多。舌红，苔黄厚，脉弦略数。胰岛素用量已减至 16U/d。2012 年 9 月 24 日查 HbA1c 5.8%，GLU 0h 7.2mmol/L，1h 8.4mmol/L，2h 12.0mmol/L；C-P 0h 1.14ng/ml，1h 1.29ng/ml，2h 1.61ng/ml。调整处方：干姜 180g，黄连 540g，黄芩 540g，知母 540g，西洋参 540g，三七 540g，葛根 540g，生大黄 180g，水蛭粉 540g。制水丸，9g，每日 2 次，服半年。并根据血糖监测情况减停胰岛素，避免低血糖。

分析：患者素好饮酒，积蕴生热，肺胃热极，大热消灼，津亏液耗，以致口干口渴、饮水多、易饥饿；热扰心神，则心烦、多梦、夜寐不安；热伤血络，肾络损伤，开阖失司，致多尿、夜尿、尿中精微泄漏。热为病之本，病属脾瘅，此时热势正盛，热态显著，热不清则血糖难降，诸症不消。故本案治疗以白虎汤为主方清肺胃之火热，加花粉滋阴生津，补已亏之津液，应用此方时，我们常以花粉代替粳米，取其滋阴清热功用；并加黄连增加清胃热、降血糖之力，加赤芍清血热，红曲降脂，因出现大量蛋白尿，故同时合用抵当汤（酒军、水蛭粉）加黄芪以疏通肾络、益气固精。至二诊，口干口渴等症消失，肺胃极热已缓，但眼干涩、心烦、脉弦数等肝热肝火症状突出，故加龙胆草，因尿蛋白已消，故去水蛭粉，而加性温和之三七活血祛瘀行血。三诊，血糖继续下降，故将黄连用量减半，因舌苔厚腻，湿浊较重，故加晚蚕沙清化湿浊，因有手麻木，故加鸡血藤养血活血通络。四诊，血糖控制较平稳，胰岛素减量，诸症基本消失，肺胃之大热已清，故调换处方，以干姜黄连黄芩人参汤为主方，清余热，补气阴，同时方中黄连、黄芩、知母、西洋参、葛根兼顾降糖，并加水蛭粉、三七、生大黄活血化瘀，预防并发症，是态靶同治，并预防并发症之结果。全方改制为水丸，黄连、黄芩、知母、西洋参、三七、葛根、水蛭粉每日实际服用量仅为各 3g，在致病因素消除后，是以小剂量长期维持性治疗。

以上几则验案，均可视为以治疗肥胖为中心，降糖、降脂、降压、降尿酸的综合之治。肥胖就像海面上一座巨大的冰山，糖尿病、高血压、血脂紊乱、高尿酸血症等仅仅是露出海平面的冰山一角，肥胖则是隐藏在海平面之下的巨大冰坨。消除了冰山的一角，仅为治标，消除冰坨本身方为治本。因此，肥胖型糖尿病脾瘅阶段的治疗重在消除痰热、膏热、浊热等基础病理因素，着重降糖的同时兼顾降脂、降压等，形成肥糖脂压酸的综合治疗。根据标本缓急之则，当血糖、血压等偏高时，可急则治标，待病势缓解再标本兼治。按照郁热虚损理论，脾瘅属于热的阶段，表现为“壮火”炽盛，故清热泻火为核心之治。

5. 大黄黄连泻心汤加减治疗脾瘅阶段中焦邪热结聚证

刘某，男，47 岁，2016 年 9 月 22 日初诊。发现血糖升高 2 年。患者 2 年前因口干、口渴、多饮于当地医院查 FBG 13mmol/L，诊断为 2 型糖尿病。现用药：阿卡波糖 50mg，每日 3 次；格列美脲 2mg，每日 1 次；参芪降糖颗粒 3g，每日 3 次，口服。刻下症：口干口苦，口臭，时有口舌生疮，汗多，头部前胸严重，头昏沉，前胸后背皮肤瘙痒，发红疹，全身乏力，头痛，时有心慌，无恶心、呕吐，腰膝酸软，性功能减退，视力下降，纳可，眠佳，大便日 1 行，大便黏腻不爽，尿频，时有尿痛，小便黄，小便混浊，夜尿 2 次。舌红胖，边齿痕，苔黄干，脉沉偏弦，滑数，尺肤潮。既往高血压病史 5 年，血压最高 150/100mmHg，服用苯磺酸左旋氨氯地平片 2.5mg，每日 1 次；高脂血症病史 5 年，未用药。身高 170cm，体重 80kg，BMI=27.7kg/m^2。

辅助检查：2016 年 9 月 21 日查血生化示 GLU 13.52mmol/L，CHO 7.64mmol/L，TG 4.57mmol/L，LDL 3.6mmol/L；HbA1c 11.18%。

西医诊断：2 型糖尿病，高血压，高脂血症。

中医诊断：脾瘅。

中医辨证：中焦邪热蕴结证。

处方：大黄黄连泻心汤加减。

生大黄 9g　黄连 30g　知母 60g　赤芍 30g　生地黄 30g　天花粉 30g　绵茵陈 30g　红曲 9g　陈皮 15g　大腹皮 15g　茺蔚子 30g　生姜 15g

2016 年月 11 月 22 日二诊。服上方 2 个月，乏力同前，汗出较前减轻 70%，口干口苦较前减轻 50%，皮肤瘙痒、红疹消失，心慌心悸消失，运动后偶有心前区疼痛，视物模糊同前，腰膝酸软，性功能障碍同前，纳可，眠不实，大便日 2 行，不成形，排便无力，有不尽感，小便黄，混浊较前减轻 50%，泡沫减少，夜尿 2 次。舌红胖大齿痕，苔薄黄干，舌底瘀滞，脉弦偏数，尺肤潮。2016 年 11 月 20 日查 HbA1c 9.5%；生化：GLU 7.7mmol/L，CHO 5.37mmol/L，TG 2.03mmol/L，LDL 4.33mmol/L。当日测 BP 160/100mmHg。自服中药起停用降糖西药。处方：9 月 22 日一诊方加天麻 30g，钩藤 30g。

2017 年 1 月 17 日三诊。服上方 2 个月。偶有口干口苦，口中异味，头昏沉同前，右下肢出现皮疹，瘙痒，最近心慌频率增加，视物模糊，性功能稍改善，纳可，眠差，不易入睡，大便干，便秘，日 1 次，大便不畅时下腹部疼痛，小便黄，有少量泡沫，夜尿 1～2 次。舌红胖大，齿痕，苔淡黄腻，脉沉弦，尺肤潮。未用降糖药。2017 年 1 月 10 日查 HbA1c 6.3%；生化：GLU 7.2mmol/L，CHO 5.21mmol/L，TG 3.18mmol/L，LDL 3.86mmol/L，ALT 63.5mmol/L，BP 154/92mmHg。处方：11 月 22 日二诊方加牛膝 60g。

2017 年 2 月 27 日四诊。服上方 40 剂，口苦、口中异味消失，自汗出，仍觉乏力，心悸，心率 80 次/分，服药前半个月，服 9g 大黄，便溏，日行 3～4 次，后半月服 9g 大黄，仍大便溏，不易排出，大便不成形，黏稠，大便不畅时腹痛。右下肢皮疹消失，口干，纳可，眠差，白天困倦，夜间入睡难，大便每日 1 次，小便有泡沫，夜尿 1～2 次。舌红胖大，边齿痕，尺肤潮，掌红，脉沉弦，略滑。2017 年 2 月 21 日查 HbA1c 6.8%，GLU 7.2mmol/L，CHO 6.22mmol/L，TG 3.22mmol/L，LDL 4.66mmol/L，极低密度脂蛋白（VLDL）1.46mmol/L。BP 172/100mmHg。调整处方：柴胡 9g，炒枳实 15g，黄芩 15g，清半夏 9g，生大黄 6g，炒枣仁 15g，夏枯草 45g，赤芍 30g，绵茵陈 30g，红曲 9g，牛膝 60g，生姜 15g。

2017 年 4 月 24 日五诊。服上方 2 个月。自汗减轻 80%，口干，喜冷饮，入睡难改善 50%，困倦，神疲，纳可，大便质偏软偏溏，臭秽，排便时无腹痛，时有水样便，小便有泡沫减少，夜尿 3 次，右侧下牙痛。性功能明显改善，自觉咽中有痰，咯不出。舌红胖大齿痕，舌底暗红瘀，脉沉弦。2017 年 4 月 17 日查 HbA1c 7.3%；GLU 8.2mmol/L，CHO 6.12mmol/L，TG 3.01mmol/L，LDL 4.76mmol/L，VLDL 1.37mmol/L，BP 170/100mmHg。调整处方：生大黄 6g，黄连 30g，知母 30g，赤芍 30g，生地黄 15g，天花粉 30g，桑叶 30g，绵茵陈 30g，红曲 12g，陈皮 15g，大腹皮 15g，茺蔚子 30g，泽泻 30g，夏枯草 45g，天麻 30g，牛膝 60g。

2017 年 6 月 27 日六诊。服上方 2 个月。咽不利、咽中有痰基本消失，体力好转 50%，口干喜凉饮减轻 50%，血压高时头晕，伴轻微胀，以前额为主，口苦，口气重，纳佳，眠差，多梦，大便日 1 次，质偏软，臭秽减轻，排便时无腹痛，夜尿 2～3 次，性功能可。未服用降糖药。2017 年 6 月 19 日查 HbA1c 6.5%；GLU 7.1mmol/L，CHO 5.42mmol/L，TG 2.84mmol/L，LDL-C 3.67mmol/L，ApoB 1.72mmol/L，BP 150/80mmHg。黄连减为 15g，红曲减为 9g，牛膝减为 30g，夏枯草减为 15g，泽泻减为 15g。

2017 年 9 月 21 日七诊。服药 2 月余，头晕头胀较前明显好转，口干苦消失，体力可，自觉精神较前明显好转，纳眠可。2017 年 6 月 19 日查 HbA1c 5.5%；GLU 6.1mmol/L，CHO 4.72mmol/L，TG 1.64mmol/L，LDL-C 2.79mmol/L。平素自测 BP 130/70mmHg 左右，并已停用降压药。体重较前下降 4kg。

分析：患者素体肥胖，膏脂痰浊蓄积，中焦壅满，日久化热，发为脾瘅。口干口苦、口臭、小便黄等表现为火热炽盛之态，缘起热在中焦，波及肠道、血分、下焦，故见皮肤瘙痒、大便黏腻、小便混浊等。复因热盛致耗气伤阴之态，故见汗出多、乏力。以大黄黄连泻心汤为主方，黄连清中焦之火，燥湿热，大黄泻中下焦之壅满，给邪热积滞以出路，二者合用一清热，一泻满，正合中焦壅滞之病机。处方中知母、赤芍、生地黄、天花粉，既有清热养阴之功，又有降糖之效，四药合用态靶同调。患者皮肤瘙痒，小便混浊，大便不爽，为湿热之象，故以绵茵陈利湿热，令湿热从小便出；以陈皮、大腹皮、茺蔚子健脾化痰利水的同时兼降压之效，为症靶之药，诸药合用态靶结合。二诊症状改善明显，血糖、血脂下降，继续上诊治疗，因血压较高故在上诊基础上加天麻 30g，钩藤 30g。三诊，血糖、血脂指标改善，守原方治疗，因血压仍偏高，右下肢出现皮疹，瘙痒，故加川牛膝 60g，加强引热下行之功，并可降血压。四诊，患者以大便溏稀、排便不畅、腹痛为主。考虑为中下焦气机不畅所致，故调整处方，以大柴胡汤为基础，柴胡、黄芩、枳实、清半夏，调理枢机，少量大黄排泄浊邪。因血压较高，加夏枯草，合黄芩以清肝降压，并较炒枣仁养血安神。五诊，便溏、排便腹痛等症状改善，气机枢转，但血糖、血压较前波动，故调整处方，继续以大黄黄连泻心汤为主，清泄中焦邪热壅满，并加赤芍清热凉血，陈皮、大腹皮、泽泻等祛湿利湿。加降糖靶药知母、桑叶[5-6]，加茺蔚子、泽泻加强利水降压平肝之功，合夏枯草、天麻清肝平肝降压，红曲增至 12g，加强降脂[7]的疗效。六诊，症状改善，血糖、血压、血脂下降，故黄连、牛膝等诸药减量。至七诊，病情持续好转，血糖已控制，火热阴伤之主要问题已解决，故此诊开始改制以水丸，长期小剂量调理，以维持稳定。虽偶有血糖波动情况，但从总体看，血糖、血压、血脂指标稳中有降；治疗期间，停用西药，病情一直较为稳定。

大黄黄连泻心汤为现代富贵病第一名方，二十世纪二三十年代，上海有位名医，给富贵人看病善用大黄，远近闻名。道理为何？过食肥甘，肠胃负担太重！现代2型糖尿病、代谢综合征也是如此。所以，笔者治富贵病，大黄黄连泻心汤为第一名方。大黄清肠热，黄连清胃热，肠胃同清。当然，病发展至中后期，就治当别论。

应用大黄黄连泻心汤，有三点体会：一是药物苦寒，常会引起胃不舒服，须加生姜以暖胃，并宜饭后服；二是大黄、黄连的比例要找好。因黄连止泻，大黄通下，门诊糖尿病患者50%有不同程度便秘；三是年龄偏大或体质虚胖之人，可加补脾肾之药，因“年过四十而阴气自半”也。肥胖2型糖尿病患者，早期多为脾滞，中后期常见脾虚。故治当分脾滞和脾虚。健脾如云苓、白术，运脾如陈皮、厚朴，醒脾如佩兰、苍术，补脾如人参、黄芪。滞而化热，可加泻脾之药，如泻黄散（又名泻脾散）（《小儿药证直诀》）。

6. 知柏地黄丸加减治疗脾瘅阶段火热伤阴证

翟某，女，59岁，2007年8月9日初诊。血糖升高7年。2000年患者因“口干，体重下降，乏力”至当地医院检查FBG 7.4mmol/L，诊为2型糖尿病。曾服二甲双胍、消渴丸，血糖控制不稳。现服二甲双胍片500mg，每日3次。2007年8月7日查HbA1c 10.2%，胰岛功能检查：GLU 0h 11.08mmol/L；1h 20.12mmol/L；2h 24.35mmol/L；INS 0h 26.6μU/ml；1h 97μU/ml；2h 89.3μU/ml；C-P 0h 0.17ng/ml；1h 0.38ng/ml；2h 0.22ng/ml。当日FBG 9.3mmol/L，PBG 14.3mmol/L。刻下症：怕热多汗，时有烘热感，夜间手足心发热，视物模糊，心悸，气短乏力，食欲减退，偶有头晕头痛，大便时干，夜尿2～3次。舌质偏红，少苔，脉沉弦细涩。未病时体重65kg左右。身高160cm，体重59kg，BMI=23.0kg/m^2。

西医诊断：2型糖尿病。

中医诊断：脾瘅。

中医辨证：热及血分，气阴两伤证。

治法：清热泻火，滋阴凉血。

处方：知柏地黄丸加减。

知母45g　黄柏30g　丹皮30g　赤芍30g　黄连30g　干姜6g　煅龙牡各60g^先煎^，桑叶30g　天花粉30g　生大黄3g　地龙30g

2007年9月27日二诊。患者服药48剂，汗多及夜间手足心热症状消失，烘热、心悸好转80%，乏力改善70%，大便正常，夜尿减至1～2次。自觉除心悸外，心中空空然，眠差多梦，晨起口干，腰部酸疼，纳呆改善不著。9月25日查FBG 6.7mmol/L，PBG 12.1mmol/L；9月26日查FBG 7.7mmol/L，PBG 10.6mmol/L。调整处方：黄柏15g，知母45g，黄连30g，肉桂5g，黄芩30g，干姜6g，红参6g，天花粉30g，生牡蛎30g^先煎^，焦三仙各30g，炒杜仲30g。

2007年10月25日三诊。患者服药25剂，心下空症状消失，腰部酸疼缓解约70%，口干减轻80%，仍眠差。2007年10月19日查HbA1c 9.4%。二诊方加炒枣仁30g，去红参。

2007年12月6日四诊。患者服药中间因感冒停药一周余，仅服药30剂。自上次就诊，诸症均明显好转。2007年12月3日查胰岛功能：GLU 0h 7.6mmol/L，1h 8.34mmol/L，2h 18.31mmol/L；INS 0h 35.9μU/ml，1h 40.8μU/ml，2h 197μU/ml；C-P 0h 0.3ng/ml，1h

0.31ng/ml，2h 0.91ng/ml。12 月 4 日查 HbA1c 7.2%。二诊方去焦三仙、炒杜仲，肉桂减为 3g，继服。

患者服药 2 个月后复诊，查 FBG 5.8mmol/L，PBG 7.9mmol/L，HbA1c 6.4%，胰岛功能检查：GLU 0h 6.78mmol/L，1h 11.2mmol/L；2h 9.5mmol/L；INS 0h 39.6μU/ml，1h 154μU/ml，2h 132μU/ml；C-P 0h 0.52ng/ml，1h 0.86ng/ml，2h 0.4ng/ml。症情已平稳，可改用丸剂长期调理。

其后患者多次复诊，血糖控制基本平稳，二甲双胍用量不变。

分析：患者发现疾病之时恐已罹病日久，加之治疗不当，欲将其截断于脾瘅阶段已失之东隅，故在其转为消渴阶段之前直击其本以求收之桑榆。此案以热盛及血、耗气伤阴为主要病机，故应清热凉血，益气滋阴。初诊时以黄柏、知母清热泻火滋阴，赤芍、丹皮清热凉血，黄连苦寒清热，煅龙牡敛汗，天花粉、知母滋阴生津，故二诊时症状改善明显。下焦虚火已清之八九，因而减黄柏用量；眠差多梦因于心肾不交，故加肉桂，合黄连为交泰丸以交通心肾；心中空然因于心气亏虚，故加红参；加炒杜仲益肾强腰，焦三仙健脾消食，生牡蛎咸寒益阴生津。三诊时，血糖进一步下降，诸症好转，唯失眠不效，故二诊方中去红参，加炒枣仁养心安神。虽仅服药 30 剂，然四诊时继收佳效，糖化血红蛋白、胰岛功能等指标较初诊明显改善。

7. 干姜黄连黄芩人参汤加减治疗脾瘅阶段热伤气阴，虚实错杂证

（1）冯某，女，79 岁，2007 年 5 月 21 日初诊。血糖升高 16 年。患者 16 年前因脑梗死发现血糖升高，诊为 2 型糖尿病，开始口服降糖药。现服“五黄散”及格列本脲片 2.5mg，每日 1 次，自测 FBG 7～9mmol/L。刻下症：口干多饮，口苦，乏力甚，双下肢酸软，视物模糊，时有胸闷短气，腹胀，大便干，双手及前臂麻木，自汗出，言语欠流畅，寐安。舌淡红，苔干，黄白相间，脉沉细。近期血糖控制差，2007 年 5 月 21 日 FBG 9mmol/L，PBG 12.8mmol/L。2007 年 5 月 15 日查生化：TG 8.1mmol/L，CHO 8.24mmol/L，HDL 1.0mmol/L，VLDL 4.84mmol/L，GLU 9.02mmol/L。HbA1c 8.09%。既往脑梗死史 15 年，遗留右下肢活动不利，脂肪肝史 15 年。身高 156cm，体重 65.5kg，BMI=26.9kg/m^2。

西医诊断：2 型糖尿病，陈旧性脑梗死，高脂血症，脂肪肝。

中医诊断：脾瘅。

中医辨证：热伤气阴，膏浊蓄积，络脉瘀阻证。

治法：清热降浊，益气养阴通络。

处方：干姜黄连黄芩人参汤加减。

干姜 6g　黄连 30g　黄芩 30g　太子参 30g　桑叶 30g　桑枝 30g　鸡血藤 30g　首乌藤 30g　五谷虫 30g　红曲 15g

停“五黄散”及格列本脲片。

2007 年 6 月 23 日二诊。患者服药 30 剂，乏力减轻 50%～60%，双下肢酸软减轻 50%，口苦基本消失，口干多饮减轻不明显，仍视物模糊，偶有胸闷短气，腹胀消失，大便干缓解，汗出减轻。2007 年 6 月 21 日查 FBG 7.5mmol/L，PBG 10.6mmol/L，2007 年 6 月 22 日查 FBG 7.3mmol/L，PBG 9.9mmol/L。初诊方中加葛根 15g，花粉 30g。

2007 年 7 月 3 日三诊。患者服药后，口干多饮基本消失，乏力减轻 80%，下肢酸软减轻 80%，汗出正常，仍有手臂麻木，考虑为脑梗死后遗症。2007 年 6 月 30 日查 FBG 6mmol/L，PBG 8.3mmol/L。2007 年 7 月 1 日查 HbA1c 7.0%，生化：TG 3.1mmol/L，CHO 4.64mmol/L，HDL 1.03mmol/L，VLDL 1.84mmol/L，GLU 7.02mmol/L。处方：二诊方去五谷虫，红曲减为 9g，黄连、黄芩均减为 15g，加三七 3g。

患者继服药 2 个月，复诊前查 FBG 6.2mmol/L，PBG 7.7mmol/L，HbA1c 6.3%，TG 1.88mmol/L，CHO 4.21mmol/L，VLDL1.02mmol/L，GLU 6.62mmol/L。症情平稳，可改以丸剂。

分析：患者基础体质为痰热、浊热、膏热等蓄积，久则耗伤正气，加之年事已高，气阴自亏，致痰浊瘀等阻塞脉络，故此案既有痰浊膏瘀等蓄久化热之实，又有气阴亏伤之虚，虚实错杂是其特点，治应虚实并治。太子参性平和，益气生津，或可用西洋参益气养阴，黄连、黄芩苦寒清热，桑叶明目润燥，桑枝通行经络，鸡血藤、首乌藤养血通络，五谷虫、红曲消膏降脂化浊，干姜护胃。不用党参或红参，因其性偏温燥，恐于痰热体质不利。二诊，因口干多饮未改善，知其津亏甚，故加葛根、花粉生津润燥，至三诊，症情已明显好转，血糖等亦平稳下降，故去五谷虫，红曲、黄连、黄芩减量，加三七化瘀通络。至四诊，症情平稳，可改为水丸长期调服。

（2）范某，男，48 岁，2010 年 4 月 12 日初诊。口干，多饮，多食，多尿，消瘦 3 个月。现病史：患者 3 个月前无诱因出现口干、多饮、多尿、多食、消瘦，2010 年 2 月 25 日至北京世纪坛医院查 FPG 16.5mmol/L，PBG 25.5mmol/L，诊为 2 型糖尿病，并收院治疗。患者住院期间应用胰岛素治疗后症状缓解，血糖下降，出院后改服二甲双胍。刻下症：口干，多饮，消瘦，自发病至今体重下降 4kg，体力差，活动后极易疲劳，右臂麻木，偶发低血糖，纳眠可，二便调。苔白，舌淡红，脉偏弦缓。现服药：二甲双胍 250mg，每日 3 次，拜阿司匹林 100mg，每日 1 次，口服。既往史：否认。身高 173cm，体重 70kg，BMI=23.4kg/m^2。

辅助检查：2010 年 3 月 4 日查 HbA1c 13.3%；生化：CHO 5.09mmol/L，TG 1.20mmol/L，LDL 3.83mmol/L。自测 FPG 6.0mmol/L，PBG 7～8mmol/L。

西医诊断：2 型糖尿病

中医诊断：脾瘅。

中医辨证：热伤气阴证。

治法：清热养阴。

处方：干姜黄连黄芩人参汤加减。

干姜 9g 黄连 30g 黄芩 30g 西洋参 6g 知母 30g 葛根 30g 天花粉 30g 三七 6g

并嘱停二甲双胍片。

2010 年 5 月 17 日二诊。已停用二甲双胍 1 个月。口干、多饮消失，乏力减轻，体力较前恢复，右臂麻木减轻 30%，二便调。自测：FPG 5.8～6.9mmol/L，PBG 7.0～8.0mmol/L。5 月 14 日查生化：CHO 5.27mmol/L，HDL 1.24mmol/L，HbA1c 7.1%，尿微量白蛋白 10.8mg/dl，眼底未见异常。BP 120/80mmHg。处方：初诊方去天花粉，加怀山药 30g，葛根改为 45g。

2010年7月12日三诊。服药2个月。体重未继续下降，体力基本恢复，活动后不觉疲惫。右臂麻木消失。其间未发生低血糖。纳眠可，二便调。2010年6月28日查HbA1c 6.2%，FPG 6.5mmol/L，PBG 6.9～8.0mmol/L。处方：初诊方加山萸肉30g，黄连改为60g。全方改制为水丸，根据血糖情况每日服2～3次，每次9g。

2010年10月16日四诊。服水丸3个月。无不适症状，精神好，体力恢复。查HbA1c 6.1%，FPG 6.0～6.6mmol/L，PBG 6.3～7.8mmol/L。

分析：阴津亏损，则口干多饮，气阴不足，形体失养，则消瘦、乏力。然气阴亏损缘于邪热消耗，故益气养阴当与清泄余热并治。黄连、黄芩清内热，西洋参清热益气养阴，知母滋阴清热，天花粉、葛根生津止渴，葛根兼能舒解筋脉，阴虚津亏，血行郁滞，则见上臂麻木，故加三七活血行血。二诊，口干渴消失，故去天花粉，又加怀山药增加健脾补气之力，同时增加葛根用量降糖兼顾舒筋。三诊，停用西药二甲双胍后，血糖控制平稳，故可改制为水丸，同时方中加补肝肾之山萸肉，增加补益之力，以长期调治。本案属初治2型糖尿病，初起患者形体偏胖，然发现血糖升高时可能病程已久，病性开始由实转虚，虽仍属脾瘅，但治应清余热与益气阴并行，干姜黄连黄芩人参汤为清胃热益气阴之代表方。经治3个月，病情得以控制，可改为维持性调治。

（3）郭某，男，47岁，2011年5月3日初诊。血糖升高10年余。现病史：患者2001年体检时发现血糖升高，FBG 9.8mmol/L，患者未予重视及治疗，3年前患者觉口干明显，查FBG 16.5mmol/L，遂于北京某医院住院治疗，出院后予胰岛素皮下注射联合二甲双胍、阿卡波糖片口服。现用药：诺和灵30R早20U，晚22U，餐前皮下注射，二甲双胍片500mg，每日3次，口服，阿卡波糖片50mg，每日3次，口服。近日患者口渴多饮乏力明显，遂来就诊。刻下症：口渴，多饮，乏力，小便频数，大便干，盗汗，脱发，纳眠可，舌红干，苔薄白，脉沉细。既往史：1985年患肺结核，已治愈。2006年发现胆囊息肉，未治疗。平素健康状况一般，吸烟史10年，每天20支左右，嗜好饮酒。辅助检查：2011年4月26日查HbA1c 8.9%；生化：GLU 9.32mmol/L，VLDL 0.47mmol/L，LDL 2.45mmol/L，高密度脂蛋白胆固醇（HDL-C）1.39mmol/L，TG 1.03mmol/L，CHO 4.06mmol/L，TBIL 29.6μmol/L，血清间接胆红素（IBIL）23.2μmol/L，DBIL 6.4μmol/L。身高180cm，体重80kg，BMI=24.7kg/m^2。

西医诊断：2型糖尿病。

中医诊断：脾瘅。

中医辨证：热伤气阴证。

治法：清热益气。

处方：干姜黄芩黄连人参汤加减。

干姜 15g　黄连 15g　黄芩 30g　知母 30g　天花粉 30g　西洋参 9g　山萸肉 15g　肉桂 15g　三七 6g　生大黄 6g　煅龙骨 30g　煅牡蛎 30g　炒枣仁 30g　茵陈 30g

嘱停二甲双胍片及阿卡波糖片，并根据血糖监测情况减少胰岛素剂量。

2011年5月31日二诊。服上方药28剂。口渴、多饮、小便频数、大便干症状均好转，盗汗消失，脱发减少，纳眠可，大便偏稀，肛门有灼热不适感。舌红，苔薄腻，舌底瘀，脉细弦尺弱。2011年5月28日查生化：GLU 7.5mmol/L，CHO 3.84mmol/L，

TG 1.16mmol/L，UA 306μmol/L，TBIL 29.9μmol/L，IBIL 23.1μmol/L，DBIL 6.8μmol/L。24h 尿白蛋白定量 55mg。已停用二甲双胍及阿卡波糖片 1 个月，胰岛素剂量减为诺和灵 30R 早 18U，晚 16U，餐前皮下注射。自测 FBG 7～8mmol/L，PBG 8～10mmol/L。处方：5 月 3 日初诊方加水蛭粉 3g。

2011 年 7 月 19 日三诊。口渴多饮减轻，体力较前恢复 50%，盗汗缓解 80%，已无明显脱发。大便亦较前好转，每日 1 次，肛门仍有灼热感，纳眠可。患者诉难以忍受水蛭粉气味。舌红，舌苔薄腻，脉沉细弦。当日血压 110/70mmHg。2011 年 7 月 10 日查 HbA1c 7.2%；生化：TG 0.92mmol/L，CHO 3.78mmol/L，LDL 1.89mmol/L，HDL 1.27mmol/L，TBIL 25.9μmol/L，IBIL 20.1μmol/L，DBIL 5.8μmol/L。自测血糖 FBG 6.7～7.2mmol/L，PBG 6.8～8.5mmol/L。目前胰岛素用量为诺和灵 30R 早 14U，晚 14U，餐前皮下注射。处方：5 月 31 日二诊方去水蛭粉，加赤芍 30g。

2011 年 9 月 16 日四诊，诸症状均好转，纳眠可，肛门灼热感消失，二便调，舌质红，舌苔薄黄，脉细弦。当日 BP 100/60mmHg，2011 年 9 月 14 日查 HbA1c 4.8%，生化：TBIL 18.6μmol/L，IBIL 13.1μmol/L，DBIL 5.5μmol/L。自测血糖 FBG 6.2～7.3mmol/L，PBG 6.7～8.1mmol/L。胰岛素用量为诺和灵 30R 早 12U，晚 8U，餐前皮下注射。调整处方：干姜 6g，黄连 15g，黄芩 30g，西洋参 6g，茵陈 30g，山萸肉 15g，赤芍 15g，肉桂 3g。

其后患者持续服用上方，胰岛素逐渐减停，随访血糖基本平稳，中药改为打粉服用。

分析：本案患者其病程长达 10 年之久，既有口渴、小便频数、大便干等实热之象，又有盗汗、乏力、脉沉细等虚象，是脾瘅日久、热盛耗伤所致，此时是虚实转机的最后阶段，加之西药的应用，截断病势，故而只见“三多”，尚未见“一少”。初诊辨证为热伤气阴，脾虚胃热之证，以干姜黄芩黄连人参汤为主方，治宜清胃热，益气养阴。其中黄芩、黄连清泄胃热，且又为降糖之靶药，改人参为西洋参，是减少参类燥热之性，取西洋参之凉性，以增强清热生津、益气养阴之力。配以知母、天花粉养阴清热、生津液，二者亦是常用降糖之靶药。山萸肉、肉桂一补肾阴，一补肾阳，养先天以资后天，同时兼能降糖。久病入络，故加三七活血化瘀通络，用大黄给邪热以出路，煅龙牡敛阴治盗汗，酸枣仁安神敛阴。茵陈清利中焦湿热，如仅有胆红素指标异常，而无明显症状者属隐性黄疸，茵陈可为其靶药。二诊加水蛭粉增加活血通络作用，以预防并发症，是治疗病之“果”。但因患者无法忍受水蛭粉之气味，故三诊时去水蛭，肛门灼热是下焦湿热，故加赤芍增加凉血活血之力。及至四诊，患者诸症继续好转，舌红苔薄黄，热象明显，故干姜减至 6g，肉桂减至 3g，西洋参减至 6g，口渴消失，故去知母、天花粉，盗汗消失，去煅龙牡。血糖维持稳定后，改为打粉小剂量服用。

以上验案，患者体质本为肥胖，因治不及时或治疗失当，火热鸱张，耗气伤阴，逐渐消瘦，兼见虚象，属于脾瘅持续，因实致虚，虚实并见阶段，若仍持续不治，则渐向消渴阶段转化，甚则可发展为并发症。按郁热虚损理论，此阶段属由热转虚的过渡阶段，火热燔灼而虚象显露，火热实为阴伤气耗之源，因“壮火食气”而致虚，故治疗重在清泄火热，可兼顾益气养阴。

附 单纯中药治疗脾瘅长疗程案例

舒某，男，64岁，2007年11月1日初诊。血糖升高2个月。患者2个月前因多饮、多尿，体重减轻，查FBG 14.7mmol/L，尿常规示GLU（+），KET（±）。3天前于北京某三甲医院确诊为2型糖尿病，予阿卡波糖片50mg，每日3次，格列美脲片1mg，每日3次，口服，患者服药一天半后自行停药。10月31日查FBG 15.1mmol/L，11月1日查FBG 12.1mmol/L。刻下症：口干、口黏，视物模糊，纳眠可，二便调。舌暗红，苔黄干厚，舌底瘀，脉沉弦滑。既往饮酒较多，现已戒。身高170cm，体重79kg，BMI=27.3kg/m^2。

西医诊断：2型糖尿病。

中医诊断：脾瘅。

中医辨证：肝胃郁热证。

治法：开郁清热。

处方：大柴胡汤加减。

柴胡15g　黄芩30g　清半夏15g　枳实15g　生大黄3g　黄连45g　干姜9g　知母30g

并嘱继续停用阿卡波糖片及格列美脲片，两周后复诊。

2007年11月15日二诊。患者服药14剂，口黏，不欲饮水，舌面干，易早醒，仍视物模糊。舌暗红，苔黄干厚，舌底瘀，脉沉弦滑。2007年11月7日查HbA1c 14.2%，尿白蛋白排泄率32.9μg/min。胰岛功能：GLU 0h 8.37mmol/L，0.5h 9.78mmol/L，2h 14.74mmol/L；INS 0h 104.7μU/ml，0.5h 163.6μU/ml，2h 272.8μU/ml；C-P 0h 0.71ng/ml，0.5h 0.8ng/ml，2h 1.13ng/ml。处方：初诊方加水蛭6g，苍术30g，天花粉30g，鸡血藤30g，首乌藤30g，每日煎煮1剂，早晚分服。就诊前血糖监测情况见表5-1。

表5-1　就诊前血糖监测情况

时间	FBG（mmol/L）	PBG（mmol/L）
2007.11.2	13.1	11.3
2007.11.4	8.9	13.3
2007.11.7	8.9	9.3
2007.11.8	8.0	8.6
2007.11.9	7.6	5.1
2007.11.10	7.3	6.4
2007.11.13	6.7	8.7
2007.11.14	7.9	5.9

2007年12月6日三诊。舌干，不欲饮水，早醒，醒后不易入睡，舌暗红，苔薄黄，脉滑数。2007年11月26日查HbA1c 11.0%，尿白蛋白排泄率31.53μg/min。二诊方加炒枣仁30g，赤芍30g，续服。近期血糖监测情况见表5-2。

表5-2　近期血糖监测情况

日期	FBG（mmol/L）	PBG（mmol/L）
2007.11.23	6.7	4.9

续表

日期	FBG（mmol/L）	PBG（mmol/L）
2007.11.24	7.0	9.4
2007.11.25	7.0	9.2
2007.11.27	6.9	5.2
2007.11.28	6.6	6.0
2007.11.29	6.2	7.7

2008 年 1 月 17 日四诊。大便干燥，舌面干燥，睡眠改善不显，时有心悸。舌红，苔黄干，舌底瘀，脉沉略弦滑，尺肤潮。2008 年 1 月 1 日测 FBG 6.4mmol/L，2h PG 7.5mmol/L。2008 年 1 月 2 日测 FBG 6.4mmol/L，2h PG 6.1mmol/L。2008 年 1 月 3 日测 FBG 6.6mmol/L。2008 年 1 月 4 日复查 HbA1c 7.1%; 胰岛功能: GLU 0h 6.05mmol/L，1h 8.55mmol/L，2h 5.68mmol/L; INS 0h 27.4μU/ml，1h 205μU/ml，2h 199.7μU/ml；C-P 0h 0.31ng/ml，1h 0.33ng/ml，2h 0.87ng/ml。调整处方：知母 30g，黄柏 15g，黄连 30g，肉桂 15g，生地 60g，水蛭 9g，炒枣仁 30g，五味子 9g。每日煎煮 1 剂，早晚分服。

2008 年 2 月 14 日五诊。服药后，大便正常，不干，矢气较多，无臭味，睡眠改善，无明显心悸，体重较初诊时下降 8kg 左右（初诊时 79kg）。舌暗红，苔薄黄干，舌底瘀，脉沉略弦滑，尺肤微潮。昨日 FBG 5.3mmol/L，2h PG 7.7mmol/L，睡前 8.2mmol/L。处方：知母 30g，黄柏 15g，黄连 30g，肉桂 15g，水蛭 9g，生大黄 6g，生山楂 30g，黄芩 30g。4 剂，打粉，9g，每日 2 次，早晚分服。

2008 年 3 月 30 日六诊。患者偶有眠差，余无明显不适，舌暗红，苔薄黄，舌底瘀，脉沉略弦滑。2008 年 3 月 10 日查 HbA1c 4.9%。3 月 12 日查 FBG 5.8mmol/L，PBG 6.3mmol/L。知母 30g，黄柏 15g，黄连 60g，肉桂 15g，水蛭 9g，生大黄 30g，炒枣仁 30g，黄芩 30g。8 剂，打粉，9g，每日 2 次，早晚分服，3 个月后复诊。

2008 年 7 月 28 日七诊。患者无明显不适。7 月 27 日查 FBG 5.8mmol/L，2h PG 6.3mmol/L。7 月 21 日查 HbA1c 6.2%。4 月 22 日查胰岛功能：GLU 0h 6.04mmol/L，1h 7.87mmol/L，2h 6.91mmol/L；INS 0h 22.6μU/ml，1h 253μU/ml，2h 243.4μU/ml；C-P 0h 0.30ng/ml，1h 1.02ng/ml，2h 1.47ng/ml。处方：知母 45g，黄柏 15g，黄连 30g，肉桂 30g，山萸肉 30g，水蛭 15g，生大黄 9g。7 剂，制水丸，9g，每日 2 次。

2008 年 10 月至 2011 年 2 月，均于门诊随诊，共复诊 10 次。血糖平稳，HbA1c 波动在 5.2%～5.6%，FBG 4.9～5.6mmol/L，2h PG 6.7～7.5mmol/L。未服用任何降糖西药。一直服用丸剂 9g，每日 2 次，若血糖偏高，则改为 9g，每日 3 次，口服。

2011 年 3 月 7 日十七诊。睡眠可，二便正常，体重保持在 70kg 左右。舌红，苔薄干，脉弦细滑。监测血糖 FBG 5.8～6.1mmol/L，2h PG 7.1～7.9mmol/L。调整处方：干姜 90g，黄连 270g，黄芩 270g，知母 270g，西洋参 180g，三七 180g，葛根 270g，生大黄 90g，2 剂，嘱打粉冲服，9g，每日 2 次。服用半年。

2011 年 3 月至 2013 年 6 月，患者每半年于门诊复诊，监测 HbA1c 5.6%～5.9%，FBG 5.7～6.2mmol/L，2h PG 5.8～7.9mmol/L。

2013 年 6 月 3 日二十一诊。微调处方：干姜 180g，黄连 540g，知母 540g，赤芍 540g，山萸肉 540g，天花粉 540g，西洋参 540g，三七 270g，嘱打粉冲服，9g，每日 2 次，血糖偏高时可改为每日 3 次服用。

2014 年 2 月 24 日二十二诊至 2015 年 1 月 26 日末诊，均以上方加减，打粉服用，患者血糖控制平稳，HbA1C 波动在 6.2%～6.5%。尿微量白蛋白/尿肌酐 8.31mg/g，眼底检查未见明显视网膜病变。

分析：患者既往嗜好饮酒，初诊时症见口干口黏，舌暗红，苔黄厚，脉沉弦，是湿热痰热等热邪蕴积中焦、累及于肝的表现，以中焦壅满、内热炽盛为核心病机，辨病为脾瘅，辨证肝胃郁热证，治以开郁清热为主，方用大柴胡汤加减。柴胡行气疏肝解郁，黄芩清泻肝热；大黄、枳实通腑泄胃热；半夏清化痰浊；黄连苦寒泄胃火，配辛温干姜，有护胃防苦寒伤胃之用；诸药共奏清泄火热、辛开苦降、调畅中焦之效。初诊至三诊，在大柴胡汤基础上加水蛭、赤芍、鸡血藤、首乌藤等，是因热邪耗伤，瘀热互结，故增加活血化瘀通络之力，也是早期治络之体现。方证相应，患者服药 2 个月后降糖效果显著，HbA1c 在两个月内由 14.2%降至 7.1%。四诊时主症见易醒，大便偏干，舌红，脉尺肤微潮，属肾阴不足，水亏火旺，不能蒸动上济于心，心火偏亢，不能下交于肾，以致失眠心悸，大便干燥之症。毕竟年已六旬，“年过四十而阴气自半”，湿热痰火等实热邪火既已大部清除，则虚火渐显，故治以燮理阴阳、交通心肾，方用坎离既济汤加减，黄柏、知母降泻相火，心肾相交，坎离既济，水火合一，有助于调节阴阳；配少许肉桂，温养命门真阳；大剂生地，滋肾养阴；加用酸枣仁、五味子配伍，养心安神、敛汗除烦。五诊，眠差心悸诸症改善明显，故减少方药剂量，如黄连每日服量仅 4g，并改变中药剂型，变汤剂为散剂，减弱药力，以小剂量中药长期维持治疗。在此基础上，患者定期随诊，随症加减，血糖控制稳定，七诊时，继续改散剂为力量更缓之丸剂，以缓缓图之。随诊至十七诊，患者病情日久，年岁渐高，久病耗伤，虚实夹杂，病程渐至郁热虚损中虚的阶段，此时虽未见明显虚象，看似“无症可辨”，却可依据疾病的发展演变规律，结合舌、脉之象，以辨病为主治之。故以干姜黄连黄芩人参汤为基础，干姜为君，温中补虚；黄芩、黄连为臣，清泄胃热；佐以西洋参，以补中气之不足、健脾助运；配以知母、葛根清热生津；大黄、三七化瘀通络。此方清热兼顾补益，平补平泄，虚实并治，兼加治络之品，可长期服用，糖络并治。

该患者初诊血糖控制不佳，伴有并发症的趋势症状，治疗模式以汤剂为主，剂量偏大，黄连用至 45g，取其清火泄热之功，并佐干姜去性存用，减轻胃肠不良反应，保证用药安全性，患者病情迅速得到控制。病情缓解后即减量，趋于平稳期即改散、丸剂，每日小量，长期服用。考虑患者年岁已高，气血阴阳皆衰减，脏腑虚弱的生理特点，其证候相对固定在某一阶段，故守法守方，以期稳效防变。

预防和降低糖尿病并发症的发生是治疗糖尿病患者的首要目标，2013 年世界糖尿病大会上，国际糖尿病联盟（IDF）即公布了全球老年 2 型糖尿病患者管理指南，指南的核心内容是“预防”，即通过进行风险评估和筛查，使并发症风险降至最低[8]。在整个治疗过程中，注重早期治络、全程通络，将活血通络益气基本治法贯穿于整个诊疗之中。患者二诊时发现有微量蛋白尿，即启动治络之法。近代张锡纯在《医学衷中参西录》曾指出“总论破瘀血之药，当以水蛭为最”，结合现代药理研究，运用水蛭活血化瘀，能有效逆转糖尿病肾病的病势[9]。后期复诊，继续加减运用水蛭、三七、西洋参、大黄等活血益气药物，有效防治患者并发症，随访七年，眼底、尿微量白蛋白检查均未见异常。

该患者就诊依从性良好，此后随访期间未间断服药，并及时监测血糖指标，随诊七年血糖及相关指标变化如图 5-3 所示。

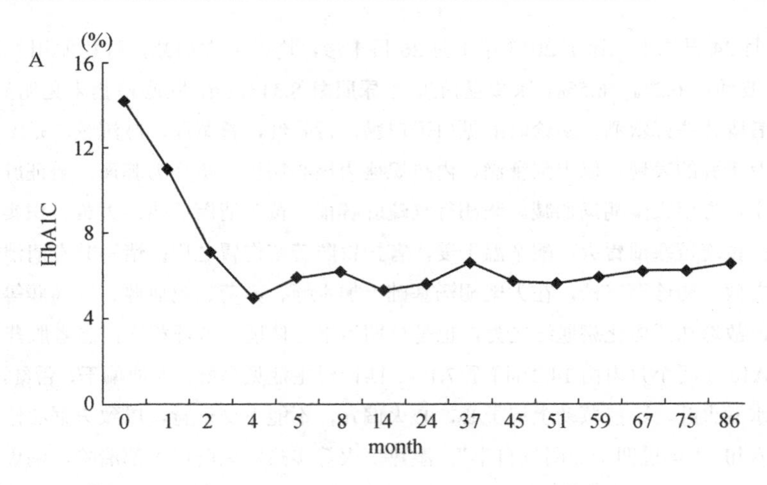

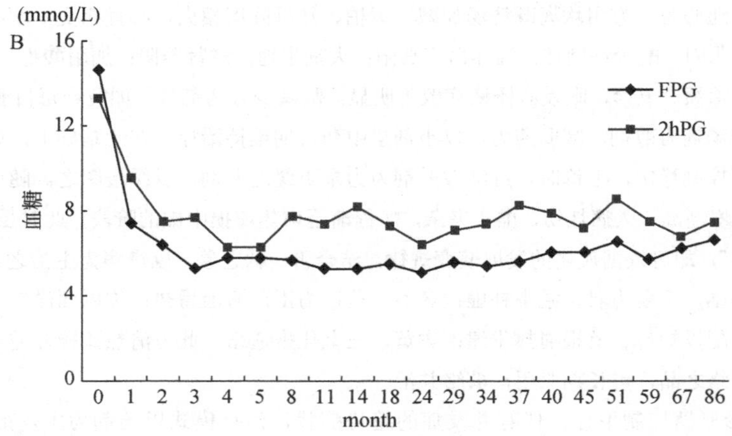

图 5-3 随诊期间血糖及相关指标变化情况

二、临证心得

肥胖型糖尿病患者多因长期过食或嗜酒过度，引起土壅木郁，日久化热，终致中满内热。饮食内积，易化生膏脂痰浊湿等，与热胶结。因此，肥胖型糖尿病患者多为痰湿、痰热体质，素有膏脂痰浊等病理因素蓄积，这些病理因素既是病理产物，也是基础病因，导致血糖、血压、血脂、血尿酸等指标异常，因此清热泻火、苦寒直折，着重降糖、降压、降脂、降尿酸等治疗的同时，亦应注重消膏降脂化浊以治肥，将治肥作为基础治疗。当肥胖型糖尿病患者逐渐由脾瘅阶段转入消渴阶段时，病机多虚实错杂，治疗应注重虚实并治。然热之未清，病性属热，故用药不可温燥，以防助长热势。无论脾瘅阶段或脾瘅转向消瘅、消渴的阶段，热势炽盛是其共同特点，非重用苦寒不能直折火热，即使润燥生津之品，亦须重用方能奏效，平和轻微，恐杯水车薪，无力阻截病势。待至症情平稳，可减少药量或以丸剂缓而治之。

（一）基本治则治法

1. 开郁清热

长期过食甘美厚味，致脾运化功能损伤，胃中积滞，蕴热化燥，燥热复必伤阴，阴津不足又能化生燥热，如此恶性循环使病情逐渐加重；而胃热炽盛的患者，消谷善饥，长期控制饮食十分困难，只有消除胃热的病理因素，饥饿感才能减轻或消除。开郁清热不仅可打破恶性循环中“燥热”这一环节，还可消除胃热的病理因素，也是《灵枢·寒热病》所云“泻阳补阴经也”之意，主要包括开郁清胃法和通腑泻热法。

2. 调理肠胃

长期过食是肥胖型糖尿病发病的始动因素，“饮食自倍，肠胃乃伤”，脾胃纳运功能减弱，致肥甘厚味积聚中焦，中焦大气不转，全身气机紊乱，因此肥胖型糖尿病其病理中心在胃肠，对于此种胃肠功能紊乱的状态，调理肠胃是基本治则，具体包括辛开苦降法、消膏降浊法及通腑活血法。

3. 活血通络

肥胖型糖尿病早期即存在以食郁为先导的血郁，血行不畅，络脉郁滞，日久发展为络脉瘀阻，后期演变为络脉瘀闭及络脉损伤，同时累及脉络，即大血管。因此，络脉的病变贯穿糖尿病始终，早期即应注重活血通络，并且全程通络。此阶段主要治法包括辛香疏络法、化瘀通络法及破血通络法。

4. 苦酸制甜

糖是甜味，甜之对立为苦，甜之中和为酸。《素问·阴阳应象大论》曰：“气味辛甘发散为阳，酸苦涌泄为阴。”苦酸属阴，苦酸能降糖。苦酸制甜是糖尿病的基本治则，包括清气敛阴法和清火坚阴法。

（二）常用方药

（1）大柴胡汤：开郁清胃之代表方，多用于肝胃郁热证。

（2）小陷胸汤：辛开苦降之代表方，多用于痰热互结证。

（3）白虎汤：石膏甘寒，寒胜热，甘入脾，备土中生金之体，具金能生水之用；知母气寒主降，苦以泻火，辛以润燥，合而清泄火热，多用于中上二焦热盛者。

（4）大黄黄连泻心汤：无形邪热聚结心下胃脘部位，阻滞中焦气机，则用大黄黄连泻心汤泻热消痞。

（5）葛根芩连汤：清利湿热，多用于肠道湿热证。

（6）半夏泻心汤：辛开苦降之代表方，多用于中焦壅滞、大气不转证。

（7）干姜黄连黄芩人参汤：含辛开苦降之意，方中人参益气补虚，故多用于热盛伤气，脾虚胃热之虚实错杂证，多以红参、西洋参或党参易换人参。

（8）抵当汤：水蛭乃吸血之物，活血通络之力尤强，大黄推陈出新，逐瘀下血，二者为治络之主药，体现活血通络之旨，可全程应用。

（9）生山楂、红曲、神曲、五谷虫、决明子：生山楂消膏解脂，红曲、五谷虫化浊降脂，神曲消积导滞，决明子通腑泻热，是降脂减肥之常用之品。

（10）秦皮、威灵仙：祛风除湿，现代药理学证实，二药能降低血尿酸，故肥胖型糖尿病伴高尿酸血症者常加秦皮、威灵仙。

（11）天麻、钩藤、地龙、怀牛膝：平肝潜阳，引火下行，可有效降低血压，多用于肥胖型糖尿病伴有高血压者。

（12）乌梅、石榴皮：酸涩收敛，敛气敛阴，合黄芩、黄连等苦酸制甜，是降糖之常用药。

（三）总结

脾瘅中满内热生，肥而糖尿兼代综。开郁清热是大法，启脾复枢治达成。调肝启枢大柴胡，脾滞生痰小陷胸。湿蕴肠道葛芩连，大黄黄连腑浊清。脾虚胃滞泻心类，脾寒胃瘫唤理中。脾瘅之前责肥胖，脾瘅不愈消渴迎。

注：脾瘅的核心病机是中满内热，开郁清热启脾为治疗之大法。脾瘅由肥胖发展而来，是肥胖转化为各种代谢性疾病的过渡阶段，涵盖了一系列代谢性疾病的前期、早期。脾瘅不愈便发展为消渴。肥胖、脾瘅、高尿酸血症、血脂异常等疾病之集合即为代谢综合征。脾瘅的治疗：若属肝胃郁热，治以大柴胡汤；脾滞痰热，治以小陷胸汤；大肠湿热，治以葛根芩连汤；胃肠实热，治以大黄黄连泻心汤；脾虚胃滞，治以泻心汤类；脾寒胃瘫（糖尿病胃轻瘫），治以理中丸合小半夏汤。

第二节　消瘦型糖尿病

消瘦型糖尿病包括了按现代医学标准分类的部分消瘦 2 型糖尿病、成人隐匿性自身免疫性糖尿病和 1 型糖尿病。

一、消瘦 2 型糖尿病

部分 2 型糖尿病因禀赋异常，素体薄弱，故起病即见消瘦，此时以阴分有热、气阴两虚为主要病机，或因长期情绪抑郁起病，木郁土壅，郁而化热，波及阴血，以肝热血热为主要病机。

1. 清营汤加减治疗消瘅阶段营阴热盛证

连某，女，37 岁，2007 年 12 月 6 日初诊。血糖升高 6 月余。患者于 2007 年 5 月体检时发现血糖升高，FBG 10.5mmol/L，开始口服阿卡波糖片（用量不详）。2007 年 8 月停服口服药，改用胰岛素至今。现用诺和灵 30R 早 10U，晚 12U，餐前皮下注射，血糖控制不稳定。刻下症：面色隐红，情绪急躁易怒，手足心灼热，夜间尤甚，影响睡眠，口渴，大便干，月经先期，量多，色深。平素情绪抑郁，遇事易紧张焦虑。舌红，苔少，脉细数。2007年12月1日查HbA1c 7.0%。12月4日查FBG 7.7mmol/L，PBG 10.1mmol/L，12月5日查FBG 7.5mmol/L，PBG 11mmol/L。既往高血压史4年。平日BP 140/90mmHg，未服用药物。身高165cm，体重48kg，BMI=17.6kg/m^2。

西医诊断：糖尿病。

中医诊断：消瘅。

中医辨证：肝郁化热，热灼营阴证。

治法：清热凉血滋阴。

处方：清营汤加减。

赤芍30g　生地30g　丹皮30g　栀子15g　干姜9g　知母30g　黄连30g　怀牛膝30g　生大黄3g单包

2007年12月20日二诊。患者服药14剂，自觉手足心发热明显减轻约60%，睡眠改善，情绪急躁缓解，遇事有时尚可忍耐。现头部抽痛阵作，双下肢自膝以下酸胀疼痛，大便每日3～4次，质偏稀，腹中肠鸣。腰酸痛。2007年12月18日：早FBG 6.4mmol/L；午FBG 5.7mmol/L，PBG 5.6mmol/L；晚FBG 5.9mmol/L，PBG 8.2mmol/L；12月19日：早 FBG 7.2mmol/L，PBG 7.5mmol/L。舌红，苔黄，舌底滞，脉偏弦细数。当日BP 125/75mmHg。调整处方：赤芍30g，丹皮30g，葛根30g，黄连30g，黄芩30g，炙甘草9g，白芍30g，全蝎6g，制川草乌各9g，鸡血藤30g，生姜5片。

2008年1月18日三诊。服上药28剂，手足心热消失，情绪已较稳定，腰酸痛减轻70%，头部及下肢疼痛缓解50%，但时有反复。大便日2次，基本成形。血糖控制较好。1月16日查FBG 6.1mmol/L，HbA1c 6.2%；1月17日查FBG 5.9mmol/L，PBG 7.0mmol/L。当日BP 120/75mmHg。胰岛素剂量减为诺和灵30R早10U，晚10U，餐前皮下注射。可调整处方，以治疗周围神经病变下肢疼痛症状为主。

分析：患者长期情绪抑郁，肝气不舒，郁久化热，波及营阴，发为消瘅。营阴有热，不能透达，以致手足心灼热难忍，营属阴，夜间阴气用事，热随阴盛，血随热涌，故其热以夜间尤甚；血热上涌，则见面色隐红，热迫经血，则月经量多色深，肝经郁热，则情绪急躁易怒。热灼营阴，可致营阴亏损，口渴则是阴分有亏之象。赤芍入肝经，清热凉血，丹皮泻血中伏火，生地凉血滋阴，知母清热益阴，栀子、黄连苦寒泻火，有透热转气之意，怀牛膝引火下行，平肝降压，生大黄通腑活血，干姜辛热，防苦寒伤胃。二诊，病机有变，营阴余热未清，同时出现经络不通，水湿随热下注，故仍以赤芍、丹皮清热凉血，合葛根芩连汤清热泻邪，芍药甘草汤缓急舒筋止痛，乌头汤加减以治下肢疼痛。三诊时，因营分之热已清，故可转为治疗周围神经病变症状。

2. 当归六黄汤加减治疗消瘅阶段火热炽盛，耗气伤阴证

李某，女，61岁，2008年6月17日初诊。血糖升高1年。患者1年前因发热至当地医院查FBG 15.2mmol/L，即住院治疗。出院后开始注射胰岛素，优泌林70/30早22U，晚15U。2008年2月因注射部位疼痛难忍，伴头晕，故停用胰岛素，仅饮食控制。1月

前因家中遇事，情绪紧张焦虑，自觉周身不适。刻下症：汗出多，半时许可湿透衣襟，头晕，眠差，入睡困难，性情急躁，周身乏力，易饥饿，口渴欲饮。舌红少苔，舌底瘀，脉沉弦细数。2008 年 6 月 15 日查 FBG 25mmol/L，PBG 28.8mmol/L；2008 年 6 月 17 日查 FBG 28.2mmol/L；尿常规示 PRO 25mg/dl，GLU＞1000mg/dl。患者平素形体偏瘦，身高 155cm，体重 40kg，BMI=16.6kg/m^2。

西医诊断：糖尿病。

中医诊断：消瘅。

中医辨证：肝郁化火，耗伤气阴证。

治法：清热泻火，益气养阴。

处方：当归六黄汤加减。

当归 30g　黄芪 30g　黄连 30g　黄芩 45g　知母 45g　天花粉 30g　赤芍 30g　丹皮 30g　肉桂 30g　山萸肉 30g　生姜 3 片

嘱患者试服药 4 剂，若血糖下降不显，可加用胰岛素。

2008 年 7 月 21 日二诊。服药 4 剂，未使用胰岛素及任何西药。汗出明显减少，周身乏力好转，口渴减轻。现头晕，周身发凉，仍易汗出，手足麻木，眠差，入睡难，情绪焦虑。舌暗红，苔少，脉沉弦细。2008 年 6 月 18 日查 HbA1c 17.1%，胰岛功能：INS 0h 48.2pmol/L，1h 54.3pmol/L，2h 49.4pmol/L；C-P 0h 0.27nmol/L，1h 0.56nmol/L，2h 0.26nmol/L；GLU 0h 23.07mmol/L，1h 34.09mmol/L，2h 30.46mmol/L。7 月 21 日 FBG 16.8mmol/L，PBG 17.1mmol/L。调整处方：乌梅 15g，太子参 30g，肉桂 15g，黄连 30g，知母 30g，赤芍 30g，丹皮 15g，天花粉 30g，生牡蛎 30g[先煎]，山萸肉 15g，生姜 3 片。

2008 年 8 月 13 日三诊。服药 20 剂。周身发凉减轻 50%，手足麻木减轻 70%，头晕减轻 80%，仅偶有头晕。睡眠转安，情绪较平稳。当日查 FBG 10.3mmol/L，PBG 14.4mmol/L。上方去赤芍、丹皮，生牡蛎易为煅龙牡各 30g，肉桂、山萸肉均增至 30g，知母增至 45g。

2008 年 9 月 10 日四诊。服药 21 剂。全身冷减轻 80%，汗出多好转，偶有头晕，双手麻木消失，仅足麻。视物昏花，腰酸痛。2008 年 8 月 20 日查 HbA1c 13.1%；胰岛功能：INS 0h 20.5pmol/l，1h 26.7pmol/l，2h 15.67pmol/l；C-P 0h 0.5nmol/L，1h 0.61nmol/l，2h 1.17nmol/l；GLU 0h 9.28mmol/L，1h 11.77mmol/L，2h 15.67mmol/L。上方加葛根 30g，鸡血藤 30g，天花粉增至 45g。

2008 年 10 月 8 日五诊。服药 24 剂。头晕消失，全身冷几近消失，汗出正常，腰酸疼及足麻好转。2008 年 9 月 12 日查 HbA1c 9.6%。10 月 7 日查 FBG 8.3mmol/L，PBG 9.9mmol/L。

继服药 2 个月，复诊前查 FBG 6.5mmol/L，PBG 8.2mmol/L，HbA1c 7.5%，胰岛功能：INS 0h 32.8pmol/L，1h 49.5pmol/L，2h 42.33pmol/L；C-P 0h 0.87nmol/L，1h 0.95nmol/L，2h 2.49nmol/L；GLU 0h 7.01mmol/L，1h 9.28mmol/L，2h 10.12mmol/L。

分析：患者禀赋素弱，复因情志不畅，肝郁化火，火热更伤气阴。气虚卫表不固，火热迫津外泄，致汗出甚；气阴耗伤，则见周身乏力，口渴欲饮；肝郁化火则情绪急躁；火热上炎则头晕，水火不济则失眠。黄芩、黄连苦寒泻火，赤芍、丹皮清肝凉血，当归养血益阴，黄芪益气护卫，花粉、知母滋阴生津，肉桂合黄连，交通水火，山萸肉酸涩敛阴，补益肝肾。方中黄芩、黄连、知母、花粉、肉桂、山萸肉均是降糖之良药。二诊，出现周身发凉，病机以热伤气阴为主，同时伴见寒热夹杂，阴阳失调，故加乌梅合黄连、肉桂，调理阴阳寒热；加生牡蛎合花粉为瓜蒌牡蛎散，清热生津，西洋参易为太子参平补气阴，益气生津。三诊，情绪平稳，睡眠已安，知肝火已平，故去赤芍、丹皮，此时当以清热益气养阴为治，同时一鼓作气，增加降糖力度，故山萸、肉桂、知母均加量，因汗出仍甚，故以煅龙牡易生牡蛎，收涩敛汗。四诊，诸症进一步好转，可延续上诊思路，守方继服，加葛根舒筋解肌，鸡血藤养血活血通络。故五诊时，头晕、汗出甚等症状消失，血糖较初诊时已明显下降。

3. 知柏地黄丸加减治疗消瘅阶段阴虚火旺证

温某，女，52 岁，2007 年 4 月 5 日初诊。血糖升高 6 年。6 年前患者因口渴、多饮、消瘦至医院检查 FBG 14mmol/L 左右，曾服格列喹酮片、中药汤剂，FBG 波动较大。现口服瑞格列奈片 1mg，每日 1 次（午餐前），门冬胰岛素 30 早 18U 晚 14U 早餐前皮下注射。现查 FBG 8～15mmol/L，PBG 9～18mmol/L。刻下症：阵发烘热，汗出甚，口干渴，手足指趾麻木，大便干，排便费力，2～3 日一行，眠差，寐浅易醒。2007 年 3 月 29 日查 HbA1c 9.2%，4 月 4 日查 FBG 9.9mmol/L，PBG 11mmol/L。舌嫩红少苔，脉沉细数。既往冠心病史 8 年。素体偏瘦，自患病至今体重下降 3kg。有糖尿病家族史。身高 156cm，体重 44kg，BMI=18.1kg/m^2。

西医诊断：糖尿病。

中医诊断：消瘅。

中医辨证：阴虚火旺证。

治法：滋阴降火。

处方：知柏地黄丸合当归六黄汤加减。

知母 30g　黄柏 30g　生地 30g　黄连 30g　肉桂 5g　生大黄 9g[单包]　生首乌 30g　鸡血藤 30g　降香 9g　当归 30g　黄芪 30g

2007 年 4 月 19 日二诊。服药 14 剂，烘热汗出减轻 40%，手指麻木消失，口渴消失，足趾麻木减轻 50%，大便仍干，但较前减轻，每日 1 行。仍眠差，不易入睡，夜间偶发心悸。4 月 19 日查 FBG 7.5mmol/L，PBG 8.8mmol/L。舌红干，苔黄厚，舌底瘀，脉沉细数。上方去黄芪，加首乌藤 30g，炒枣仁 30g，五味子 30g，降香增至 12g。

2007 年 5 月 10 日三诊。服药 30 剂，烘热汗出减轻 70%，足趾麻木减轻 70%，睡眠转安，寐实，大便干好转，现左侧腰部疼痛。4 月 26 日查 HbA1c 7.3%。5 月 10 日查 FBG 6.3mmol/L，PBG 9.5mmol/L（未服药，亦未注射胰岛素）。舌暗红，苔薄白，脉沉细。首方去肉桂，黄连减至 15g，加川桂枝 15g。

2007 年 6 月 11 日四诊。服药 30 剂，烘热汗出消失，大便基本正常，足趾麻木减轻 80%，腰痛缓解 60%。6 月 9 日查 HbA1c 6.4%，现胰岛素用量已减至早 14U，晚 12U。6 月 10 日查 FBG 6.2mmol/L，PBG 7.3mmol/L。可改服丸剂。处方：知母 45g，黄柏 30g，黄连 45g，天花粉 30g，生大黄 9g，水蛭粉 15g，西洋参 15g，干姜 6g，制水丸，9g，每日 3 次。

患者多次复诊，血糖控制基本平稳，已逐渐停用瑞格列奈，胰岛素减为早 8U，晚 8U。

分析：气阴两虚，阴虚火旺，消灼津液，故见烘热汗出、口渴、便干等症，阴虚血少，气虚推动无力，导致络脉瘀滞不畅，故见手足麻木。当以清热泻火为主，兼以益气养阴，活血通络。知母、黄柏、生地为知柏地黄丸浓缩方，芩、连、柏、地、归、芪为当归六黄汤，二方合用，清实火，泻虚火，益气养阴；黄连、肉桂为交泰丸，交通水火，擅治失眠；生首乌合当归、生大黄，润肠通便；鸡血藤养血活血通络，降香辛香疏络，针对络脉瘀滞不畅而设。二诊，诸症好转，因舌苔黄厚，故去黄芪以防滋腻，加炒枣仁、五味子养心安神，首乌藤活血通络，降香加量，以增强辛香宣透，引经通络。三诊，睡眠已安，故去肉桂；因腰部疼痛，加川桂枝解肌通经络。至四诊，症情已趋近平稳，故可改服水丸。

4. 重用肾气丸加减治疗消渴少火不足证

徐某，女，36 岁，2012 年 7 月 31 日初诊。主诉：血糖升高 10 年。现病史：患者 10 年前因多食多饮多尿，至当地医院查血糖升高，FBG 22mmol/L，尿中酮体，诊为 2 型糖尿病。胰岛素治疗半个月后，血糖反升高。于当地中医院服中药治疗 1 个月，血糖控制仍不佳，FBG 20mmol/L 左右。自服消渴丸 10 粒一天两次，服用 3 年，后改为格列本脲 5mg，每日 2 次，苯乙双胍 2 粒，每日 2 次，服用 2 年，血糖控制仍不理想，FBG 16～20mmol/L，PBG 20mmol/L 以上。现服二甲双胍 0.25g，每日 2 次，三七降糖胶囊 7 粒，每日 3 次，血糖仍控制不佳。刻下症：全身乏力，喜太息，口干，饮水多，自发病至今体重下降 2.5kg，视物模糊，双眼飞蚊症，小便多，夜尿 3～4 次，小便泡沫多，大便 2～3 日一次，排便难，大便偏干，多梦，噩梦多，醒后疲惫。舌淡，舌干，苔白，脉沉细弦，尺部弱。身高 163cm，体重 52.5kg，BMI=19.8kg/m^2。

辅助检查：HbA1c 15.1%，自测 FBG 18mmol/L，随机血糖 27.9mmol/L。

西医诊断：2 型糖尿病。

中医诊断：消渴。

中医辨证：少火虚衰，化源不足证。

处方：八味肾气丸加减。

黑顺片 30g 先煎2h　肉桂 15g　山萸肉 30g　怀山药 30g　葛根 30g　西洋参 9g　黄芪 45g　干姜 15g　黄连 15g　知母 45g　生大黄 6g　肉苁蓉 45g

嘱停用所有口服降糖药。

2012 年 8 月 28 日二诊。服药 28 剂。乏力好转 70%～80%，口干减轻 50%，多饮缓解，大便干减轻，睡眠好转，已无噩梦，喜太息减轻，视物模糊减轻，已无飞蚊症。刻下症：视物模糊，小便多，夜尿 3～4 次，大便 1～2 日一次。2012 年 8 月 24 日查 FBG 19.76mmol/L。尿微量白蛋白 7.4mg/L，HbA1c 12.1%。处方：初诊方加天花粉 45g。患者自开始服用中药起，即停用所有口服降糖药。

2012 年 9 月 25 日三诊。服药 28 剂。视物模糊改善，口干多饮消失。双下肢水肿，下午重，矢气频（极臭），小便多，夜尿减少至 2～3 次，大便正常。舌淡苔白，尺肤潮，脉细弦。尺部弱。2012年9月21日查GLU 16.6mmol/L，HbA1c 9.6%。调整处方：初诊方黄芪改为生黄芪45g，加泽泻30g，去生大黄。

2012年10月30日四诊。服药1个月。醒后疲劳感明显减轻，双小腿水肿较前消退90%，矢气减少。夜尿0～1次，左足发凉。大便日1次。舌暗淡，脉沉细弦。2012年10月23日查ALT 37U/L；AST 17U/L，Cr 44mmol/L；CHO 6.2mmol/L；TG 2.07mmol/L；LDL 3.79mmol/L。HbA1c 10.3%。眼底检查：眼底血管轻微渗出；眼部检查有轻微白内障。处方：三诊方去掉泽泻，并加消渴丸10粒，每日3次。

2012年12月12日五诊。双小腿无水肿。体力较前明显恢复。2012年12月10日查ALT 30U/L；AST 20U/L，Cr 53mmol/L；CHO 5.71mmol/L；TG 1.67mmol/L；LDL 3.19mmol/L，GLU 12.4mmol/L，PBG 14.3mmol/L。HbA1c 8.6%。

2013年6月末诊时，FBG 7.6mmol/L，PBG 9.9mmol/L。HbA1c 7.3%。

分析：患者就诊前已用各种降糖方药，血糖仍居高不降，难以控制，若再用清热泻火类法恐仍难以收效。其虽表现口渴、饮水多、小便多、乏力等类似火热耗灼症状，但其舌脉却见舌淡、苔白、脉沉细尺弱等虚寒不足之象，且患者病程已久，因此，所见其诸般类似火热症状实为下焦少火不足、化源无力所致。《素问·阴阳应象大论》云："壮火散气，少火生气。"肾中所藏少火为一身之源动力，气之生发、气化全赖少火之滋生。少火衰微，气之生成不足，气化、推动作用减弱，致水谷津液不能正常运化滋养，因而见口渴、小便多、消瘦、乏力等症，同时血糖居高不降。少火本已虚弱，再用清热类药，必使少火愈加虚衰，血糖不降反升。因此，本案治疗应温补少火，令少火生气，化源正常。《金匮要略》认为"男子消渴，小便反多，以饮一斗，小便一斗，肾气丸主之"，提示了少火不足致消的症状及治疗。故本案治疗以肾气丸为主方，附子、肉桂温补少火，山萸肉滋补肾阴，阴生则阳长，怀山药、黄芪补脾肾之气，西洋参益气养阴，葛根升发阳气兼顾降糖。方中用知母、黄连意在取其降糖之用而非苦寒清热之性，故配以干姜佐制其苦寒。患者大便偏干，是阳气不足、推动无力、津液不化、大肠失润所致，故以肉苁蓉、生大黄温润通便，肉苁蓉性温热，故此处用生大黄全取其推陈出新之力而去其苦寒之性。二诊，在停用所有口服降糖药情况下患者血糖下降，口干、多饮缓解，可见药已对证，因此按此思路守方不变，并加天花粉滋阴生津，缓解视物模糊。三诊，出现下肢水肿，是血水不利，故加泽泻活血利水，将蜜黄芪改为生黄芪补气兼顾利水，大便已正常，故去通腑之生大黄，但见矢气频频，臭味极大，是长期排便不畅形成的肠中秽腐向外排出之表现，故仍用肉苁蓉温润通便，给腐浊以出路。至四诊，患者血糖水平较初诊时显著下降，且水肿基本消退，夜尿多、矢气频等症状明显缓解。至此，单纯中药治疗过程已结束，开始以西药为主，中药辅助治疗。本案特点在于虽表现诸般消渴症状，却非阴虚火热所为，常规清火滋阴之治必然徒劳无益，唯温补少火，微微生气，方能药中病鹄。除以肾气丸温补少火，对症治疗外，同时针对血糖偏高的情况，又合用干姜黄连黄芩人参汤方（人参易为西洋参），只取其降糖之用而去其寒凉之性，是对病治疗，因此，本案为证病结合之治。

临床中有一部分糖尿病患者，即使降糖药的种类和剂量不断增加，血糖仍然难以控制，属难治性糖尿病。除有干扰血糖控制的因素如失眠、便秘、溃疡、情绪波动等外，机体对胰岛素的敏感性严重不足是导致血糖难以控制的重要原因。对于这类情况，在排除干扰降糖因素后，有时应用中药治疗可增加机体对胰岛素的敏感性，在一定程度上能够降低血糖，但难以实现单纯中药独立控制血糖作用，当治疗达到疗程时，仍须以降糖西药为主，中药对症治疗，辅助降糖。明确中药的作用，有助于制定正确的治疗策略和方案，防止延误治疗。

二、成人隐匿性自身免疫性糖尿病

1993年澳大利亚Tuomi等[8]首次提出成人隐匿性自身免疫性糖尿病（LADA），发病特征包括成年起病、病程进展缓慢和具有胰岛自身免疫破坏证据，其早期临床表现类似2型糖尿病，而自身免疫发病机制与1型糖尿病相同。1999年世界卫生组织将LADA归属于1型糖尿病的亚型（自身免疫性缓慢起病型）[10]。

胰岛自身抗体阳性对诊断起决定作用，具体包括胰岛细胞抗体（ICA）、谷氨酸脱羧酶抗体（GADA）、胰岛素自身抗体（IAA）和蛋白酪氨酸磷酸酶抗体（IA-2A）至少一种为阳性[11, 12]。我国的一项25个城市多中心横断面临床研究显示，GADA阳性是成人隐匿性自身免疫性糖尿病的重要特征[13-14]。在成人隐匿性自身免疫性糖尿病的治疗方面尚无一致的共识。Kobayashi等[15]首先提出了注射胰岛素治疗可延缓成人隐匿性自身免疫性糖尿病患者的胰岛功能破坏进程，并应避免使用磺脲类药物。国内学者目前认为，起病时代谢状态良好者，考虑使用除磺脲类外的口服降糖药至胰岛素依赖阶段；胰岛自身抗体滴度较高且代谢状况较差的患者可早期使用胰岛素治疗[12]。此外还有使用免疫调节抑制剂如GAD疫苗、雷公藤多苷等治疗本病的报道[15-16]。

成人隐匿性自身免疫性糖尿病作为糖尿病中较为常见的一种亚型，常因检查项目不足而容易被漏诊，值得引起广大内分泌医生的重视。因此，临床上如遇到初诊2型糖尿病的成人患者，宜将胰岛自身抗体作为常规检查项目，提高成人隐匿性自身免疫性糖尿病的早期诊断率，并积极给予相应的治疗。

免疫方合葛根芩连汤加减治疗成人隐匿性自身免疫性糖尿病肠道湿热证

赵某，男，48岁，2012年2月7日初诊。血糖升高3年余。2009年患者因口渴、多饮、易饥、消瘦就诊于307医院，查即刻血糖23.9mmol/L，诊为2型糖尿病。曾服二甲双胍、阿卡波糖、格列美脲，因胃部不适停药。后自服降糖保健品，现FBG控制在8～9mmol/L。刻下症：腰疼，乏力困倦，易饥，视物模糊，双侧小腿以下麻木，左腿为甚；小便偏黄，有泡沫，大便黏，纳眠可；舌胖大，有齿痕，苔薄黄微腻，脉沉滑数。身高169cm，体重75kg，BMI=26.3kg/m^2。

既往史：高血压史2年，未治疗，平素血压波动在130～140/90～100mmHg。

辅助检查：2012年2月6日查FBG 8.37mmol/L，HbA1c 7.7%，胰岛素自身抗体检查：胰岛细胞抗体（ICA）(+)，胰岛素自身抗体（IAA）(+)，谷氨酸脱羧酶抗体（GADA）(-)；生化示肝肾功、尿酸、血脂皆在正常范围内。当日BP 142/100mmHg。

西医诊断：成人隐匿性自身免疫性糖尿病，高血压。

中医诊断：脾瘅。

中医辨证：胃肠湿热证。

治法：清利湿热。

处方：葛根芩连汤合免抑方。

葛根 72g 黄芩 27g 黄连 27g 干姜 4.5g 鸡血藤 30g 炒杜仲 30g 雷公藤 15g 五味子 15g 生甘草 15g

服法为煮散。

2012 年 3 月 6 日二诊。服药 1 个月，腰疼乏力、下肢麻木、视物模糊较前好转。2012 年 3 月 3 日查 FBG 7.57mmol/L，HbA1c 6.7%，生化检查未见明显异常；胰岛素自身抗体检查：ICA（+），IAA（-），GADA（-）。处方：初诊方去炒杜仲，服法同前。

2012 年 4 月 10 日三诊。腰痛乏力等症状持续好转，现偶有口干口渴。4 月 4 日查 HbA1c 6.1%，胰岛素自身抗体检查：ICA（-），IAA（-），GADA（-）。调整处方：雷公藤 15g，五味子 15g，生甘草 15g，葛根 45g，黄芩 30g，黄连 30g，知母 30g，赤芍 30g，生姜 3 片，服法同前。

2012 年 5 月 15 日四诊。无明显不适。复查胰岛素自身抗体检查：ICA（-），IAA（-），GADA（-）。

分析：结合患者临床表现，当在清利胃肠湿热的同时兼顾抑制免疫，根据辨证，加减运用葛根芩连汤清利湿热，干姜制黄芩、黄连苦寒伤胃，炒杜仲补肾强腰膝；鸡血藤活血通络改善下肢麻木、视物模糊。抑制免疫则主要用雷公藤、五味子、生甘草。雷公藤祛风除湿、通络止痛，现代研究证实，可通过抑制 $CD4^+$和 $CD8^+$T 淋巴细胞纠正亚群失调，并抑制炎症介质表达来共同调节免疫应答[17-18]，临床上广泛应用于类风湿关节炎、系统性红斑狼疮等自身免疫性疾病的治疗[19-23]。近年国内多个研究显示，雷公藤多苷联合胰岛素或口服降糖药治疗成人隐匿性自身免疫性糖尿病患者[16, 24-25]，有缓解免疫损害、恢复胰岛 B 细胞功能的趋势，考虑与其对免疫的抑制作用相关。然雷公藤的毒副作用较多，包括肝损害、胃肠道反应、损害生殖系统等[26-29]，临床用量通常为 15g，最多不超过 30g；方中联合应用五味子护肝降酶，预防雷公藤可能所致的肝功能损害[30]；而甘草生用可“解百药毒”，研究表明，甘草通过改善体内抗氧化状态，抗凋亡和免疫损伤等起到减毒作用。此外还可调节 P450 酶系代谢、借助Ⅱ相代谢酶和Ⅲ转运体将毒物排至细胞外，从而起到促进毒物消除，辅助解毒，保护器官的作用[31-32]。全方调节免疫、护肝减毒，综合改善免疫失衡。二诊诸症减轻，守法守方，三诊因口干口渴，调整用药剂量，加知母、赤芍生津凉血，诸药合用，强化疗效。本案以葛根芩连汤辨证治疗，以免抑方（雷公藤、生甘草、五味子）针对病理指标辨病治疗，属证病结合之治，但须注意育龄期女性应避免使用雷公藤。

成人隐匿性自身免疫性糖尿病属中医所讲“禀赋不足”，是先天脾肾亏虚，脾虚胃中积热，情绪易抑郁，木郁不达日久化热，则易于发病。其主要临床特点有三：

（1）以虚为本，阴虚多见：成人隐匿性自身免疫性糖尿病起病即多见消瘦，其基础胰岛素分泌不足，胰岛功能相对衰竭较快，故发为消渴不久即进入郁热虚损之虚的阶段。因此虚的病理本质贯穿疾病全程，因其病理过程较肥胖型糖尿病经历的肥胖—脾瘅—消渴过程相对较短，且多是情志抑郁化火，致火热耗伤阴津，然日久可因阴伤及气，阴损及阳致气阴两伤，阴阳两虚。

（2）因热致病，热为病源：成人隐匿性自身免疫性糖尿病的辨证治疗首先应注意热的问题。因热伤阴，因热耗气，热郁而发为消渴，因此滋阴益气的同时更要警惕气阴两虚背后之“热”，所谓“扬汤止沸，不若釜底抽薪”，热为致病之源，清热为澄源之治，滋阴益气更应注重清热，故治法多宗白虎加人参汤之法。

（3）免疫乖戾，脏气易郁：成人隐匿性自身免疫性糖尿病存在自身免疫异常，属中医学“免疫乖戾”范畴，因此治疗中应注意兼顾调节免疫，抑制自身免疫乖戾。且成人隐匿性自身免疫性糖尿病发病多因禀赋不足，五脏柔弱，机体调节能力较差，致脏气易郁，稍遇事则抑郁难解，而多见抑郁、焦虑、失眠、烦躁不安等，故往往伴有情志异常，其神经系统较一般患者更为脆弱，治疗还应兼顾其心理、情志方面。

三、1型糖尿病

1型糖尿病又称为胰岛素依赖型糖尿病，是T细胞介导对胰岛B细胞造成特异性损伤而引起的一种自身免疫性疾病。由于胰岛B细胞大量破坏，导致胰岛素分泌绝对缺乏，1型糖尿病患者需要外源性胰岛素终身治疗。1型糖尿病患者约占糖尿病患者的5%，为儿童及青少年最常见的内分泌疾病[33-34]。该病起病急，症状明显，患者多见消瘦，酮症多见，多数甚至以酮症酸中毒起病[35]，同时易发生低血糖，多数有自身免疫性胰腺炎及胰岛细胞自身抗体[36]，眼、肾等微血管并发症发生早而多见[37]。由于长期依赖胰岛素治疗，给患儿生活带来不便，加之血糖脆弱，波动较大，1型糖尿病患者容易合并行为异常、抑郁焦虑等，约14%的1型糖尿病患者患有抑郁症，这大大增加了痴呆的发生风险[38]。目前除给予胰岛素治疗外，国内外也在探索和尝试对1型糖尿病患者进行免疫干预，如应用维生素D可以明显减少1型糖尿病的发病率[39-40]。中医临床治疗应注重先天不足的一面，注重增强体质，同时应注重早期、全程治络。

1. 干姜黄连黄芩人参汤加减治疗1型糖尿病

（1）高某，男，3岁半，2008年5月19日初诊。血糖升高半年余。患儿半年前无诱因出现口干，多饮，在当地医院检查发现血糖升高，后确诊为“1型糖尿病”。刻下症：口干，多饮，易出汗，盗汗甚，咳嗽，乏力，腿痛，下肢无力，纳可，眠安，大便偶干，小便可，尿量正常。舌红苔少。既往患有咳嗽变异型哮喘。出生时体重4.1kg，否认家族遗传史。

西医诊断：1型糖尿病。

中医诊断：消瘅。

中医辨证：热伤气阴证。

治法：清热益气养阴。

处方：干姜黄连黄芩人参汤加减。

干姜6g　黄连30g　黄芩30g　红参6g　山茱萸15g　肉桂15g　水蛭9g　生大黄9g

研粉服，2g，每日2次，服3个月。

3个月后复诊。汗出正常，盗汗消失，口干多饮明显好转，乏力缓解明显，患儿较前活泼好动，近日脾气急躁、易哭易怒，舌淡红、苔薄白。上方加苦瓜30g，知母30g，继续研粉服用，2g，每日2次。

后电话随访，患儿病情平稳，身体较前强壮，故未再复诊。

分析：此患者年龄幼小，禀赋不足而致病。口干、多饮、盗汗、大便偶干为阴虚之象；易出汗，乏力，咳嗽，既往有咳嗽变异型哮喘病史，为卫气不足，脾肺亏虚。其舌红苔少是胃中虚火，壮火食气，胃气不生，故苔少。下肢疼痛无力，为虚火久炙，阴液不足，其络不通。故其病在肺、胃、肾三脏，其根源在肾，肾阴不足，金水不生，导致肺卫虚损；虚火上炎，胃气不降。患者脾肾不足，中焦虚火，气机不调，故方用干姜黄连黄芩人参汤加减。因1型患者糖尿病病程长，并发症易较早出现，故应注重早期治络，全程通络，合抵当汤活血化瘀通络，是治疗疾病之“果”。干姜黄连黄芩人参汤本用于治疗胃气不降、脾气不升的“寒格”证，此时借其辛开苦降、温下清上之力通畅气机，温养下焦。干姜为主药辛温散寒、和胃降逆，黄芩、黄连苦寒清热、泻胃中虚火，红参入肺脾二经补肺卫、升脾气；水蛭、大黄为抵当汤之意，抵当汤亦出自《伤寒论》，本用于治疗太阳蓄血证，现用其活血行瘀之力以治疗患者血络不通而导致的下肢疼痛无力，并预防并发症。除两方外，加山茱萸、肉桂并补肾阴肾阳，有补益先天之功，又可治阴虚盗汗；与红参相须，对后天的补助相得益彰。从剂量上看，此次干姜黄芩黄连人参汤中芩连剂量相对较大，一为患者胃火较盛，二为幼儿体阳，虚火上炎后其热更盛，可针对病位适量增加清热药的分量；而抵当汤中大黄剂量较小，一为芩连清热之力已足，二为患者主为胃热，大黄仅为给邪以出路，故小量即可。二诊患者病情好转，唯急躁易怒，为内有郁热之故，故在原方基础上加知母入肺、胃、肾三经清泄郁热，加降糖药亦是药食同源之品苦瓜巩固之前疗效。因小儿脏腑柔弱，稚阴稚阳，不宜予汤剂峻急猛攻，故以丸散剂缓缓图之。

从此病例总结治疗幼儿1型糖尿病应注意以下几点：①幼儿脉象不能使医生准确获悉患儿身体状况，故诊治过程中应以问诊与舌象为主；②务必要留心巨大婴儿史及家族史。

（2）齐某，男，14岁，2007年10月22日初诊。发现血糖升高1月余。2007年9月，患者无明显诱因出现消瘦，于医院检查发现FBG 16mmol/L，查胰岛细胞抗体、胰岛素自身抗体及谷氨酸脱羧酶抗体均阳性，诊断为1型糖尿病。现用短效胰岛素R早11U，中8U，晚10U，短效胰岛素N睡前8U，血糖控制一般，FBG 9～10mmol/L，PBG 10～11mmol/L。现症：口干甚，夜间明显，周身乏力，不耐劳作，精神困顿，饭后嗜睡，消瘦明显。下肢轻度浮肿，纳呆。舌嫩红，边有齿痕，脉弦细略数。身高162cm，体重42kg，BMI=16kg/m^2。

西医诊断：1型糖尿病。

中医诊断：消瘅。

中医辨证：气阴两虚证。

治法：益气养阴清热。

处方：干姜黄连黄芩人参汤加减。

干姜9g　黄连30g　黄芩30g　红参6g单煎　葛根30g　天花粉30g　怀山药30g　云苓30g

2007年11月5日二诊。患者服药14剂，口干减轻约50%，乏力困倦减轻约60%，下肢浮肿基本消失，纳呆好转。现偶有心慌，大便偏干。舌红少苔，偏干，脉沉弦数。2007年11月1日查胰岛功能：GLU 0h 6.68mmol/L，1h 14.3mmol/L，2h 17.28mmol/L；C-P 0h 0.25ng/ml，1h 0.41ng/ml，2h 0.52ng/ml。11月3日查FBG 8.5mmol/L，PBG 9.7mmol/L。初诊方去云苓，加山萸肉、生地、知母、鸡血藤各30g。嘱可根据血糖情况酌减胰岛素用量。

2008年1月3日三诊。服药50余剂，口干、乏力症状进一步改善，血糖较前下降明显。舌淡红少苔，脉沉细弦。体重较前无明显变化。2008年1月1日查FBG 7.8mmol/L，PBG 8.9mmol/L。2007年12月29日查胰岛功能：GLU 0h 6.29 mmol/L，1h 17.78mmol/L，2h 12.29mmol/L；C-P 0h 0.76ng/ml，1h 1.37ng/ml，2h 1.78ng/ml。2007年12月19日查HbA1c 6.5%。现胰岛素用量已减至短效胰岛素R早9U，中6U，晚8U，中效胰岛素N睡前8U（已减量10日）。舌淡红，苔薄白，脉沉细弱。二诊方加黄芪20g，去生地、知母。

2008年1月31日四诊。服药28剂，血糖控制较好。2008年1月29日查FBG 5.9mmol/L，PBG 6.8mmol/L。自行调整胰岛素用量，现短效胰岛素R早4U，中4U，晚4U，中效胰岛素N睡前5U，血糖较稳定，未发生低血糖。体重较前增加4kg。上方去黄芪，研粉制水丸。

后随访，患者病情稳定，血糖控制良好。

分析：少儿发病，先天少火不足，脾肾两虚，兼有虚热，故见乏力、消瘦、口干，治以益气养阴清热，调补虚损。黄连、黄芩清泄郁热，小量红参温补少火，葛根、天花粉生津益阴，葛根兼能疏通筋络；脾虚水湿不运，湿浊困顿，故下肢浮肿，舌边齿痕，精神困倦，以怀山药、云苓健运脾胃，利水祛湿。二诊，下肢浮肿消退，舌苔偏干，故去云苓，加生地、知母、山萸肉益阴生津，兼以降糖，加鸡血藤养血活血通络。三诊收效明显，去生地、知母滋阴之品，加黄芪益气补中，生长肌肉，增加体重。至四诊，病情相对稳定，体重较前增加，故可以丸剂缓攻之，增强体质，预防并发症。

2. 麻黄附子细辛汤加减治疗1型糖尿病

吴某，男，8岁4个月，2015年7月20日初诊。发现血糖升高近1个月。1个月前患儿因消瘦、多饮、尿床，于当地医院查FBG 19.74mmol/L，HbA1c 15.4%，诊断为1型糖尿病。现予胰岛素治疗，全天总量13U，2015年6月29日查FBG 15.5mmol/L。刻下症：乏力，口干多饮，喜冷饮，进食冷饮则腹痛，咽部异物感，伴刺激性咳嗽，眠可，大便调，小便色黄。舌淡红，少苔，脉细弦。既往过敏性鼻炎、支气管哮喘病史。近半年体重由45kg下降至35kg。BMI=15.8kg/m^2。

西医诊断：1型糖尿病，过敏性鼻炎，支气管哮喘。

中医诊断：消瘅。

中医辨证：肺脾亏虚，寒热错杂证。

治法：培土生金，散寒通窍，兼清虚热。

处方：麻黄附子细辛汤加减。

生麻黄 6g　黑顺片 6g 先煎　细辛 3g　辛夷 6g 包煎　五味子 6g　知母 15g　赤芍 15g　干姜 15g　黄连 3g　炙黄芪 15g　炒白术 9g　怀山药 15g

2015 年 8 月 4 日二诊。胰岛素总量未变，服上方 14 剂，体重无下降，乏力消失，口干多饮缓解，近 3 日着凉感冒咳嗽，咳痰多，伴发热，自觉手足麻木，眨眼频繁，纳眠可，二便调。2015 年 7 月 29 日查 HbA1c 9.4%，FBG 7.03mmol/L，尿微量白蛋白（MA）48.86mg/L，血肌酐、尿酸、转氨酶、胆红素、血脂及尿常规未见异常；腹部超声、肌电图、眼底未见异常；糖尿病抗体阴性。处方：初诊方基础上加川贝母 3g，化橘红 9g，苏子 6g。

2015 年 9 月 5 日三诊。胰岛素总量未变（每日 13U），服上方 1 个月，手足麻木消失，自诉因吹空调感冒，鼻痒鼻塞，喷嚏，手足发凉，纳眠可，大便日 1～2 次，偶有不成形，小便偶有泡沫。监测血糖 7～8mmol/L。2015 年 9 月 4 日查 HbA1c 8.0%。二诊方去细辛、干姜，加入川桂枝 9g，鹅不食草 9g，防风 6g，生姜 3 片，大枣 3 枚。

2015 年 11 月 24 日四诊。胰岛素总量增加至每日 18U，服上方 2 个月，过敏性鼻炎自诉好转 80%，受冷风后无明显喷嚏、鼻痒，手足凉时有，余未见不适。2015 年 11 月 20 日查 HbA1c 6.2%，FBG 4.24mmol/L，MA＜5mg/L。三诊方不变，嘱患者 2 日 1 剂。后随访患者体重未见下降，监测 HbA1c 在 6.4%左右，FBG 7.7mmol/L，MA 在正常范围，2016 年 7 月 25 日查 HbA1c 5.56%。

分析：患者幼童起病，消瘦、口干喜饮、尿床，属于中医学“消瘅”范畴。患者年龄幼小、禀赋薄弱，少火不足，肺卫亏虚，不能御外，以致过敏性鼻炎、支气管哮喘，刺激性咳嗽；患儿口干喜冷饮，饮冷后腹痛不适是胃中有热，脾气虚寒。以麻黄附子细辛汤为主温阳散寒，麻黄温肺卫，散表寒，附子温肾阳，补少火，细辛则温通表里；炙黄芪、炒白术、怀山药健脾保肺，培土生金；五味子味酸敛肺止咳；辛夷辛散通窍；口干喜冷饮，是脾虚不运，胃中积热，属消瘅“热”兼“虚”的阶段，运用靶方黄赤方（黄连、赤芍、知母、干姜）清热兼降糖。二诊时糖化血红蛋白明显下降，口干多饮“热”态减轻，因就诊前感冒，咳嗽咳痰，故一诊方加川贝、化橘红、苏子降气化痰，清肃肺气。三诊时糖化血红蛋白继续下降，但肺卫表虚，易感仍在，调整处方，麻黄附子细辛汤助阳散寒，桂枝汤调和营卫，玉屏风散固护卫气，并加鹅不食草发散通窍，研究表明，鹅不食草能够显著降低组胺含量，减轻过敏性鼻炎模型的鼻黏膜组织病理损伤，抑制嗜酸粒细胞浸润，能降低过敏性鼻炎模型血清中血清卵清蛋白特异性 IgE（OVA-sIgE）的浓度。在临床中，对鼻炎包括急性鼻炎、慢性单纯性鼻炎、肥厚性鼻炎、过敏性鼻炎等具有较好的治疗作用[41]。四诊时糖化血红蛋白已降至目标值，将服药方法改为 2 日 1 剂，减缓药力，巩固调理。随访患者血糖控制佳，未见不适。

1 型糖尿病患儿发病除基因易感性外，还与环境因素尤其是病毒感染密切相关，如大量的流行病学、临床研究证据和体外实验的结果均支持肠病毒参与 1 型糖尿病发病过程[42]。这提示 1 型糖尿病患者体内可能存在伏邪，属“脏腑风湿”范畴[43]，尤其合并过敏性鼻炎、支气管哮喘等疾病患儿，因邪气伏留，易受外邪引动，内外相合，肺系表证流涕、咳嗽、喷嚏等反复发作。治疗在调补肺、脾、肾的同时，还应兼顾祛除伏邪。

四、临 证 心 得

消瘦型糖尿病病理中心在脾肾，火热耗伤是核心病机，因此，清泄热邪是基本之治，临证可视具体情况或清血热为主（赤芍、丹皮），或清虚火为主（知母、黄柏），或清伏火（大黄、黄连）等。因消瘦型糖尿病发病多与先天禀赋薄弱相关，因此起病往往即可伴见虚象，单纯实证较少，临床治疗注重清泄热邪之时，还应兼顾“虚”的一面，以培补脾肾，标本同治。部分消瘦型糖尿病因禀赋不足，水谷生化乏源，既病之后，体质愈虚，消瘦愈甚，因此与肥胖型糖尿病基本治疗原则相反，此部分患者治疗时应注重补益中气，使水谷生化有源，以补充精微，即“增加体重”。

其中1型糖尿病往往起病即存在脾肾亏损，少火不足，体内“虚”象较著，多属于热、虚的阶段，“热”“虚”并重，或“热”轻“虚”重，病情进展较快者甚至可迅速进入“损”的阶段。临证治疗除清虚热外，还须注重培补少火。对于年龄偏小的1型糖尿病患儿，因其稚阴稚阳的生理特点及易虚易实的病理特点，不宜予汤剂荡涤之，而应以丸剂或散剂缓治之，图长久之功。

（一）基本治则治法

1. 清热凉血

消瘅阶段，若肝郁化火，波及血分，即如“怒则气上逆，胸中蓄积，血气逆留，𦙶皮充肌，血脉不行，转而为热，热则消肌肤，故为消瘅”，故应清肝热泻血热，清热凉血为治，但因五脏柔弱是其发病的先决条件，临证时亦应顾及脏腑柔弱的一面，尤其素体阴虚更易发为消瘅，因此当着重滋阴。

2. 调补虚损

糖尿病病久，热盛耗伤，初则阴伤津亏，久则气阴两伤。消瘦型糖尿病患者由消瘅阶段进入消渴阶段，虚象渐显，因此调补虚损是此时的重要治则。由于禀赋差异，部分患者起病即见明显虚象，故清热之时亦应注重调补虚损，主要包括滋阴润燥法和益气养阴法。

3. 活血通络

消瘦型糖尿病患者尽管早期络脉损伤并不明显，但随着病程的进展，其转入消渴阶段过程中络脉病变逐渐显现，因此活血通络应作为糖尿病的基本治则。根据病程及络脉病变程度，此阶段治络之法主要包括辛香疏络法、化瘀通络法和凉血通络法。

4. 苦酸制甜

苦酸能降糖，苦酸合用，苦以制约，酸以中和，无论病程阶段如何，均可直接制糖，血糖下降，病之标得治，再论治病之本。

5. 祛除伏邪

对于合并过敏性鼻炎、哮喘等疾病的患者，要考虑伏邪的存在。祛邪务尽方能留出余地，培补脏腑，增强体质。

（二）常用方药

（1）清营汤：为清热凉血之代表方。赤芍清热凉血，生地凉血滋阴，丹皮泻血中伏火，栀子、黄连清气分郁热，透热转气，可加太子参或西洋参益气养阴生津，此方用于消瘅阶段病理中心在气营者，以清泻气分阴分之热。

（2）干姜黄连黄芩人参汤：多用于热伤气阴，脾虚胃热，寒热虚实错杂者。黄连、黄芩苦寒清热降糖，干姜辛热，人参多以红参或太子参代之，益气补虚。

（3）当归六黄汤：为清火益气养阴之代表方。黄芩、黄连、黄柏清热泻火，生地、当归滋阴养血，黄芪益气，多用于火盛而气阴两伤者。

（4）知柏地黄丸：为泻火滋阴之代表方。生地益阴血，知母清热滋阴，黄柏清虚火，三者为方中主药，只取三者为“知柏浓缩方”，多用于阴虚火旺者。

（5）抵当汤：水蛭乃吸血之物，灵动迅速，活血通络之力尤强，大黄推陈出新，逐瘀下血，二者为治络之主药，体现活血通络之旨，可全程应用。

（6）麻黄附子细辛汤：麻黄温肺表，散表寒，附子温肾阳，祛里寒，细辛则温通表里，内外通达，此方驱散表里内外之风寒，是祛除脏腑风寒伏邪之常用方。

第三节 糖耐量异常

糖耐量异常是指糖代谢介于正常与糖尿病之间的中间状态，在短期内进展为2型糖尿病的绝对危险比一般人群高3～10倍。且糖尿病前期患者血糖水平越高，进展为糖尿病和发生糖尿病并发症的危险性越大[44]，甚至少部分患者在糖耐量异常阶段就已经出现糖尿病的特征性微血管病变[45]。糖耐量异常不仅是糖尿病的高危因素，也是心血管疾病的独立危险因素，因此是糖尿病一级预防的重要内容。糖耐量减低一般无临床症状，多在健康体检或因其他疾病检查时发现。诊断糖耐量异常的标准：①空腹血糖＜7.0mmol/L；②口服75g葡萄糖后2h血糖≥7.8mmol/L但＜11.1mmol/L[46]。

糖尿病前期属于中医学“脾瘅”范畴。相关描述最早见于《素问・奇病论》，指出“脾瘅”是“消渴”的前期阶段，多由过食“肥美”所致。脾瘅既包括了糖尿病的早、中期，也涵盖了糖代谢异常的糖尿病前期阶段。患者往往形体肥胖，多痰多湿，多滞多浊。

另外，临床上也可见少数形体偏瘦的糖尿病前期患者，此类患者发病多与禀赋薄弱相关，《灵枢・五变》曰：“五脏皆柔弱者，善病消瘅。”先天禀赋不足，脏气易郁，若长期情志不遂，则肝气郁结，日久化热化火而发病，即《灵枢・五变》曰：“其心刚，刚则多怒，怒则气上逆……血脉不行，转而为热，热则消肌肤。”故形体偏瘦的糖尿病前期应归属于中医学“消瘅”范畴，消瘅是糖尿病前期的另一种证型，患者多表现为形体较瘦弱，多虚多郁。

一、糖耐量异常验案

1. 栀子干姜汤合大黄黄连泻心汤加减治疗脾瘅胸膈热郁，膏脂蓄积证

刘某，女，60岁，2007年5月14日初诊。糖耐量异常2年。2005年，患者外伤后至医院检查FBG 6.5mmol/L，PBG 8.7mmol/L，诊为糖耐量异常。曾间断口服金芪降糖片、阿卡波糖片，现仅饮食运动控制。刻下症：胸膈烦热，时觉胸闷，乏力，汗多，失眠，大便干结。舌紫暗，苔黄略厚，舌下经脉粗黑，脉沉。5月13日查FBG 5.6mmol/L，PBG 9.4mmol/L。5月10日查HbA1c 6.0%。糖耐量试验：GLU 0h 6.8mmol/L，1h 11.5mmol/L，2h 10.2mmol/L。体重62kg，身高157cm，BMI=25.2kg/m^2。

西医诊断：糖耐量异常。

中医诊断：脾瘅。

中医辨证：胸膈热郁，膏脂蓄积证。

治法：清泄郁热，消膏降浊。

处方：栀子干姜汤加减。

栀子30g　干姜6g　黄连30g　生大黄6g[单包]　决明子15g　红曲3g　生山楂30g

2007年5月21日二诊。服药7剂，烦热、汗多减轻，仍失眠、大便干、胸闷。5月15日查血生化：CHO 5.9mmol/L。上方加全瓜蒌15g，广郁金12g。

2007年6月4日三诊。服药14剂，睡眠改善，入睡较前容易，胸闷、大便干好转较明显。5月27日查FBG 5.5mmol/L，PBG 8.3mmol/L。二诊方去广郁金，加降香12g，丹参30g，炒枣仁30g。

2007年7月5日四诊。服药30剂，诸症明显好转，近期血糖稳定，查FBG 5～6mmol/L，PBG 7～8mmol/L。自初诊，体重下降4kg。可改为丸剂服药3个月。

3个月后复诊，诸症若失，体重较最初已下降8kg。2007年10月4日，糖耐量试验：GLU 0h 5.9mmol/L，1h 8.0mmol/L，2h 6.82mmol/L。可不必服药，仅饮食运动控制。

2010年随访，患者未服用任何药物，仅饮食运动控制，自测血糖餐后血糖6～7mmol/L。

分析：膏脂充溢，则形体偏于肥胖，胸膈热郁，则烦热、汗多、胸闷等。栀子、黄连、干姜辛开苦降，清泻胸膈郁热，生大黄、决明子通腑泻热，红曲、生山楂消膏降浊，此四者为治肥胖常用药。二诊，加全瓜蒌、广郁金开胸散结理气。三诊，胸闷好转，可去开胸散结之广郁金，因尚存心络瘀阻，故加辛香活血疏络之降香、丹参，并加炒枣仁养血安神。至四诊，血糖基本控制于正常范围，症情稳定，故可以丸药巩固治之。

2. 干姜黄连黄芩人参汤加减治疗消瘅脾虚胃热，虚实夹杂证

（1）袁某，男，60岁，2011年3月8日初诊。发现血糖升高2年。患者2009年体

检发现 FBG 6.14mmol/L，PBG 8.92mmol/L，诊断为糖耐量异常。予中药调理 3 个月，配合饮食控制，服中药期间体重下降 10kg。2011 年 2 月开始服用参芪降糖颗粒。刻下症：咽干口渴，怕冷，耳鸣，迎风流泪，消化不良，大便不成形，每日 1 次。舌暗舌底红，苔白根部厚，脉弦略滑。身高 175cm，体重 63kg，BMI=20.6kg/m^2。既往乙肝病史。现用参芪降糖颗粒 5g，每日 3 次。

辅助检查：2011 年 2 月 24 日查 OGTT 示 GLU 0h 5.82mmol/L，1h 9.19mmol/L，2h 6.87mmol/L，3h 4.8mmol/L。自测 FBG 5.9mmol/L，2h PG 5.8～7.5mmol/L。HbA1c 6.6%。

西医诊断：糖耐量异常。

中医诊断：消瘅。

中医辨证：脾虚胃滞证。

治法：健脾理滞，和胃利水。

处方：生姜泻心汤加减。

生姜 30g　黄连 9g　黄芩 15g　清半夏 9g　党参 15g　云苓 30g　炒白术 30g　炙甘草 15g

停用参芪降糖颗粒。

2011 年 3 月 29 日二诊。服药前两周有轻微的腹胀，矢气频，大便频，每日 2 次。时有肚脐右侧疼痛，大便较前略臭，咽干好转。现症：迎风流泪，怕冷，耳鸣，大便不成形，不臭。舌底瘀，舌苔根部黄厚，脉沉弦。2011 年 3 月 24 日查 HbA1c 5.5%。OGTT：GLU 0h 5.7mmol/L，1h 10.64mmol/L，2h 5.09mmol/L，3h 4.02mmol/L。处方：初诊方去炙甘草，加诃子 15g，焦三仙各 10g。

2011 年 4 月 26 日三诊。大便成形，日 1 次，腹胀减轻，纳食转佳。现症：咽干，怕冷，耳鸣，大便稍有臭味，体重较前增加。目前体重 65kg。自测血糖 FBG 5.9mmol/L，早餐后 5.6mmol/L，午饭后 5.9mmol/L，晚饭后 6.8mmol/L。调整处方：干姜 9g，黄连 30g，黄芩 30g，知母 30g，西洋参 9g，山萸肉 15g，肉桂 15g，三七 9g。制水丸，9g，每日 2 次，服半年。

2011 年 11 月 8 日四诊。服水丸半年。无不适。处方：三诊方三七改为 15g，西洋参改为 15g，制水丸，9g，每日 2 次。服 1 年。

2012 年 10 月 16 日五诊。服水丸 1 年。血糖控制佳。大便成形，体重增加至 68kg。2012 年 10 月 11 日查 OGTT：GLU 0h 6.98mmol/L，1h 10.27mmol/L，2h 5.72mmol/L。HbA1c 5.7%。

（2）李某，女，27 岁，2010 年 11 月 3 日初诊。发现血糖升高 1 年余。患者 2009 年怀孕 6 个月时查 PBG 升高（具体不详），仅饮食控制，妊娠后血糖正常，2010 年 8 月曾服那格列奈片 60mg，每日 3 次，口服治疗。刻下症：无明显不适，情绪偏于焦虑，纳可，二便调。舌偏红，脉偏沉弦，稍弱。形体偏瘦，身高 160cm，体重 44kg，BMI=17.2kg/m^2。患者因担心自身病情，饮食控制极为严格。家族史：父亲患糖尿病。

辅助检查：2010 年 9 月 5 日查胰岛功能示 GLU 0h 5.2mmol/L，0.5h 11.1mmol/L，1h 14.2mmol/L，2h 11.9mmol/L。INS 0h ＜2mU/L；0.5h 20.1mU/L，1h 32mU/L，2h 77.3mU/L。2010 年 8 月 12 日查 HbA1c 5.5%。血糖早餐后 5～6mmol/L，午餐后 7～

8mmol/L，晚餐后 7mmol/L 左右。

西医诊断：糖耐量低减。

中医诊断：消瘅。

中医辨证：脾虚胃热，气阴不足证。

处方：干姜黄连黄芩人参汤加减。

干姜 9g 黄连 30g 黄芩 30g 知母 30g 赤芍 30g 西洋参 6g 山萸肉 15g 肉桂 9g 三七 9g

制水丸，9g，每日 2 次。

2011 年 2 月 14 日二诊。服水丸 3 个月，因担心血糖升高，仍不敢多食，饮食控制严格，体重未增加。舌红，苔薄白，脉弦细弱。查胰岛功能：GLU 0h 6.46mmol/L，0.5h 12.6mmol/L，1h 13.84mmol/L，2h 9.87mmol/L。INS 0h 2mU/L，0.5h 21.6mU/L，1h 39.1mU/L，2h 64.2mU/L。处方：初诊方西洋参改为 15g，山萸肉改为 30g，肉桂改为 15g，加黄芪 30g。继续制水丸，9g，每日 2 次。

2011 年 8 月 30 日三诊。服水丸 9 个月。每日主食量不足一两，饮食控制严格，自觉乏力。消瘦明显，体重 40kg。舌尖红，苔薄，脉沉细弱。2011 年 7 月 19 日查 ALT 14U/L，AST 19U/L，GLU 5.33mmol/L。尿微量白蛋白 0.797mg/dl（0～1.89）。HbA1c 5.6%。2011 年 8 月 26 日查 HbA1c 5.4%，GLU 4.86mmol/L。胰岛功能：GLU 0h 5.65mmol/L，0.5h 10.32mmol/L，1h 12.79mmol/L，2h 11.66mmol/L。INS 0h 2mU/L，0.5h 11.7mU/L，1h 26mU/L，2h 58.6mU/L。处方：二诊方加龙胆草 15g，西洋参改为 30g，山萸肉改为 30g。制水丸，9g，每日 1 次。并嘱其不必严格控制饮食。

2012 年 7 月 3 日四诊。无不适症状，已开始放宽饮食限制，焦虑情绪缓解。体重增加 2kg，体力略有好转。查 FBG 5.3mmol/L，2h PG 6～7mmol/L。2012 年 6 月 30 日查胰岛功能：GLU 0h 4.96mmol/L，0.5h 9.26mmol/L，1h 11.82mmol/L，2h 10.25mmol/L。INS 0h 2mU/L，0.5h 12.4mU/L，1h 24.5mU/L，2h 32.3mU/L。HbA1c 5.3%。处方：初诊方西洋参改为 15g，加广郁金 30g。制水丸，9g，每日 2 次，服 1 年。

患者服药一年后复查糖耐量试验：GLU 0h 4.75mmol/L，0.5h 8.26mmol/L，1h 8.01mmol/L，2h 7.10mmol/L。患者已正常饮食，体重 46kg，故停用药物。2015 年患者顺利产下第二胎。

分析：上两案皆属消瘅，患者形体偏瘦，是脾肾不足，不能充养，同时脾虚胃热，因热而消耗所致，治应以健脾补肾、益气养阴、兼清内热为基本治则，以干姜黄连黄芩人参汤益气阴，清内热，并加山萸肉、肉桂等滋肾阴、助肾阳。案 1 初诊时表现消化不良、大便不成形、舌苔厚等脾虚胃滞之象，故初治以生姜泻心汤为主方，以健脾益气、利湿理滞为治。胃纳脾运，枢转正常，方能滋养后天。至三诊，大便成形，纳食转好，提示脾湿已祛，胃滞已消。故开始转以补益脾肾，兼清内热为治，同时加三七活血行血，预防并发症。治疗 1 年半，血糖仍控制较好，未进展为糖尿病，且体重增加 5kg。案 2 虽未诉不适症状，但其舌红、脉弦，加之青年女性形体偏瘦，情绪过度紧张焦虑，故其存在肝火血热之病理，因而在益气阴、补脾肾基础上加赤芍清肝凉血，加广郁金疏肝活血。除补益脾肾外，疏肝清肝是其重要之治。患者就诊近 2 年，血糖控制较好，精神状态亦较前明显好转，焦虑情绪已缓解。上两案患者形体均偏瘦，治疗重要目标之一是强壮身体，增加体重，故均以西洋参、山萸肉、肉桂、黄芪等补益先后天。因患者病情较轻，因而以水丸小剂量长期预防性调治即可，黄连、西洋参等每日服量仅为1～5g（表5-3）。

表5-3　患者李某胰岛功能及HbA1c检查变化情况

	2010年11月	2011年2月	2011年8月	2012年7月	2014年6月
0h GLU（mmol/L）	5.2	6.46	5.65	4.96	4.75
0.5h GLU（mmol/L）	11.1	12.6	10.32	9.26	8.26
1h GLU（mmol/L）	14.2	13.84	12.79	11.82	8.01
2h GLU（mmol/L）	11.9	9.87	11.66	10.25	7.10
0h INS（mU/L）	＜2	2	2	2	—
0.5h INS（mU/L）	20.1	21.6	11.7	12.4	—
1h INS（mU/L）	32	39.1	26	24.5	—
2h INS（mU/L）	77.3	64.2	58.6	32.3	—
HbA1c（%）	5.5	—	5.4	5.3	4.4

二、临证心得

糖耐量异常是糖尿病的前期，归属于中医学脾瘅或消瘅阶段，在治疗方面，首选强化生活方式干预，中国大庆研究及芬兰糖尿病预防研究均表明，生活方式干预可使2型糖尿病的发生风险下降43%[46]。

对生活方式干预效果不满意或难以坚持者，可考虑药物干预。随机双盲、多中心、安慰剂平行对照的REDUCES研究证实，在生活方式干预基础上，联合服用中药天芪降糖胶囊12个月，可降低糖尿病发生风险32.1%[47]。

糖耐量异常无论是脾瘅阶段或消瘅阶段，总以“郁”为病因，或为食郁，或为气郁等。因此临证应着重解郁化滞，条畅气机。其中，肥胖或超重者多病痰浊，缘于饮食过胜，治疗以消膏降浊为要；消瘦者多属阴虚，多与禀赋及情志相关，治疗以清火滋阴、补益脾肾为主。辛开苦降是治疗糖耐量异常的重要治法，针对此时热象不著而略兼虚象特点，尤其是形体偏瘦者，临床常用干姜黄连黄芩人参汤加减，通常因病情较缓，以丸散代汤剂治之。

第四节　反复发作性低血糖

低血糖症是糖尿病治疗过程中的常见合并症，多因降糖药物应用不合理或过量，或因进餐不及时，或运动过量等导致。一般1型糖尿病患者，或胰岛功能较差的2型糖尿病患者易发生低血糖，并呈反复发作特点，严重时可出现意识障碍、昏迷等表现，甚至危及生命，同时也是血糖达标的主要障碍。从中医角度讲，低血糖的发生多是脑窍失养所致，或因中气下陷，或因大气下陷，精微不升，不能奉养脑窍。反复发作性低血糖尤其与体质、年龄有关。素体虚弱，以及年老体衰，易致气虚下陷，无力升举。临床治疗当视病者具体情况，或补中益气，升举精微，或补敛元气，益气升陷。

一、反复发作性低血糖案例

1. 参附汤合补中益气汤加减治疗反复低血糖元气不足，中气下陷证[48]

申某，女，40岁，2010年7月12日初诊。血糖升高20年，反复发作低血糖2年。患者20年前因口干口渴伴咽痛就诊，发现血糖升高（具体数值不详），诊为2型糖尿病，先后口服格列本脲、阿卡波糖等治疗。2000年因血糖波动较大，当地医院诊断为脆性糖尿病，采用胰岛素泵治疗。胰岛素基础量19.8U，三餐前大剂量各5～7U。近2年来易发生低血糖反应，血糖波动大，一日内血糖最低2.0mmol/L，最高22mmol/L。平素自测血糖4～20mmol/L。平均一周发生4～5次低血糖。刻下症：易汗出，易心慌手抖，纳差食少，偶觉口渴，胃脘胀满，腹泻，每日3次以上。视物模糊，有重影。左侧髋关节麻木，左侧手足末梢疼痛甚。眠可。月经量偏少，色质正常，曾有闭经史。既往史：2003年左眼行白内障手术。平素血压偏低，一般80/50mmHg。近日查HbA1c 9.6%，FBG 8.7mmol/L。舌淡暗苔白厚，边有齿痕，脉沉细。身高158cm，体重48kg，BMI=19.3kg/m^2。

西医诊断：脆性糖尿病。

中医诊断：消渴。

中医辨证：元气不足，中气下陷证。

治法：补气升提，敛汗止泻。

处方：参附汤合补中益气汤。

黑顺片15g 先煎2h 红参12g 黄芪30g 炒白术30g 枳壳15g 干姜15g 炒诃子15g

水煎服，日2次。

2010年8月2日二诊。服上药21剂，诉胃胀好转，仍腹泻，便稀，量多，腹泻时大汗出，食欲好转，左侧髋部仍麻木，右足后跟刺痛，自测低血糖发生频次较前少，近一周仅发生2次。近日测空腹及餐前血糖4.8～6mmol/L。脉沉细偏弱，苔白舌边微有齿痕。上方加煅龙牡各30g 先煎，诃子增加至30g。

2010年9月6日三诊。上方服用1个月。低血糖发生较前减少，上月仅发生3次。心慌症状明显减轻。服药后前额出现红色丘疹。腹泻好转，大便仍不成形，汗出较多，右足后跟疼痛，晨起着地尤甚。眠差，凌晨2点易醒，醒后不易入睡。小便调。2010年3月2日胃镜示胃底贲门处巨大皱襞症，部分腺体低级别上皮内瘤变。2010年8月18日于黄河三门峡医院查HbA1c 8.2%。舌淡红，苔白底瘀，脉细数。调整处方：生姜30g，黄连30g，黄芩30g，清半夏15g，诃子30g，西洋参6g，黄芪30g，枳实15g，炒白术30g。

2010年10月11日四诊。服上方1个月，前额、面颊红色丘疹较前好转。胃脘部痞满，夜间明显，睡眠较前好转，腹泻较前好转，每日1～2次，汗出明显减少，右足跟仍疼痛，脚趾偶有针刺感，食欲好转，眠可，小便可。自诉近日血糖较稳定，仅发生一次低血糖。监测 FBG 4～6mmol/L，PBG 10～12mmol/L。体重较初诊增加 3kg。2010 年 3 月 16 日胃镜病理：黏膜慢性炎症急性活动伴糜烂，部分腺体低级别上皮内瘤变。脉弦细数，舌根厚腻，舌质偏暗。上方加知母 30g，并加六味地黄丸 10 粒，每日 3 次，含化。嘱患者半年后查胃镜看癌前病变。后随访患者血糖控制尚可。

分析：患者年仅 40 岁，已患病 20 年，且其曾有闭经史，形体偏瘦，诸多表现提示其禀赋不足，肾元亏虚，中气下陷，精微不能上达，故而频发低血糖，并伴汗出、心悸手抖。脾虚胃滞，故腹泻，胃脘胀满。初诊治疗当务之急是培补元气，升提中气，故以参附汤合补中益气汤为主方。红参、附子温补元阳；黄芪、炒白术、枳壳为补中益气浓缩方，炒白术补中健脾，黄芪补气升举，枳壳理气下行，二者一升一降，犹如打拳时先收拳再出击，令出拳更加有力，从而增加黄芪升提之力。浓缩方中，用枳实者更多，取其行气力胜之功，但此案患者素体偏弱，故用枳壳代之。方中另加干姜、诃子温肾收敛止泻。二诊患者低血糖发作明显减少，但腹泻未见好转，汗出明显，故诃子加量，并加煅龙牡收涩敛汗、敛便。三诊，患者前额出现红色丘疹，考虑是郁热外发，此诊患者主诉腹泻为主，伴胃脘胀满，夜间眠差，是脾虚胃滞较重，故调整处方为生姜泻心汤合补中益气汤加减。至四诊，患者血糖较前控制平稳，已基本无低血糖，因胃镜显示有胃黏膜腺体低级别上皮内瘤变，故同时嘱以六味地黄丸长期含化。六味地黄丸是笔者治疗癌前病变的经验方，尤其对于胃黏膜的肠上皮化生，予此成药含化服用 3 个月以上，能够逆转癌前病变。现代研究表明，六味地黄丸具有减少诱发癌症炎症因子的生成，抑制原癌基因表达，增强抗癌基因表达等多重防治肿瘤作用[49]，故可作为胃黏膜癌前病变之靶方。

按：黄芪为“中州之药”，能“补益中土，温养脾胃，凡中气不振，脾土虚弱，清气下陷者最宜”，实验研究表明，黄芪能增加低血糖时部分反向调节激素的分泌，如增加下丘脑旁室核促肾上腺皮质激素释放激素神经元活性，增加肾上腺素的释放，从而升高血糖[50-51]，故可作为治疗低血糖之靶药。

2. 补中益气汤加减治疗妊娠糖尿病合并频发低血糖中气下陷证

樊某，女，29 岁，2014 年 5 月 19 日初诊。血糖升高 6 年，伴夜间及餐前频发低血糖 5 个月，孕 12 周。患者 6 年前体检发现血糖偏高，即时空腹血糖 12mmol/L，于当地医院诊断为 2 型糖尿病，并开始服用降糖药物控制血糖，后因血糖控制不佳，于 1 年前停用口服降糖药物，开始注射短效胰岛素早 16U，午 12U，晚 16U，血糖控制效果一般。近 5 个月来，患者夜间常常出现 2～3 次低血糖，血糖最低 3.1mmol/L，血糖波动较大，监测血糖 4.4～20mmol/L。3 个月前患者检查发现怀孕，目前已孕 12 周，低血糖发作较前增多，每餐前均出现低血糖，自觉胃中空虚，测血糖 2.9～3.7mmol/L，严重时血糖值低至测不出。刻下症：孕 12 周（双胎）。餐前及夜间易发生低血糖，伴胃中空虚，偶有心慌，一周可发生 3～4 次，血糖波动较大，波动于 4.5～25mmol/L，腰部沉坠感，乏力，怕冷，多汗，纳呆，偶恶心呕吐，眠可，大便 3～5 日 1 次，略干，小便黄，无泡沫，夜尿 1 次。舌苔白、微腻，脉沉弦滑、略数，尺肤微潮。无既往病史，近日查 FBG

14.89mmol/L，2h PG 15.23mmol/L，HbA1c 7.8%，血压 100/70mmHg。

西医诊断：妊娠糖尿病，低血糖症。

中医诊断：中气下陷，元气不足证。

治法：补中益气安胎。

处方：补中益气汤加减。

黄芪 30g　炒白术 9g　茯苓 15g　当归 15g　肉苁蓉 15g　炒杜仲 15g　黄芩 9g

水煎服，每日 1 剂，同时嘱患者注意调整情绪，原胰岛素方案不变。

2014 年 6 月 23 日二诊：孕 16 周。患者服药 28 剂后，患者自述低血糖发作频次较上月已明显减少，仅发生 4 次。怕冷、多汗、纳呆、乏力基本消失，仍有腰部沉坠感，偶有恶心呕吐。纳眠可，大便 3～4 日 1 次，小便频，夜尿 2 次。查 FBG 7.8mmol/L，2h PG 14.4mmol/L。于前方加怀山药 15g，锁阳 15g，葛根 15g，继服 28 剂。

2014 年 7 月 21 日三诊：孕 20 周。上月未发生低血糖。腰部沉坠感减轻，大便 2～3 日 1 次，质可，眠欠安，小便频减轻，夜尿 1～2 次，胎盘稍低。FBG 7.87mmol/L，HbA1c 6.2%。仍守前方，加一味红参 6g。继服 28 剂，两日服 1 剂。

2014 年 9 月 22 日四诊：孕 29 周。近两月未发生低血糖，腰部沉坠感基本消失，纳眠可，大便 1 周 4 次，小便正常，胎位正常。近查 FBG 6.36mmol/L，PBG 12.11mmol/L，AST 11U/L，ALT 9U/L，Cr 41μmol/L。血糖波动较前减少，自测血糖 5.9～13.1mmol/L。调整处方：黄芪 30g，当归 15g，红参 6g，生白术 15g，茯苓 15g，怀山药 15g，葛根 15g，知母 30g，黄柏 30g，山萸肉 15g，桑寄生 15g，炒杜仲 15g，肉苁蓉 30g，锁阳 15g，黄连 9g，生姜 15g，炒栀子 15g，嘱做水丸，6g，每日 2 次，继服 2 个月以巩固疗效。后随访 6 个月，已产下健康婴儿，患者再未出现低血糖。

分析：患者平素体质偏弱，纳食少，脾胃功能较差，加之妊娠，一方面人体原来的阴阳平衡之态打破，阴血下聚，气血相对亏虚；另一方面加重脾胃生化后天气血之负担，脾气虚，无力升举，生化乏源，精微不能上达，故易发生低血糖，尤以餐前及夜间脾气虚弱时易发低血糖。气虚固摄失司，则见乏力、多汗、尺肤微潮。土不生金，肺气虚卫表不固，加之多汗，阳气受损，则怕冷。大便干，小便黄，是胃肠有热，阴血亏虚。患者妊娠，冲脉上逆，故有恶心呕吐，因阴血聚下，故有腰部沉坠感。患者初诊，以频发低血糖为主要矛盾，脾气亏虚、中气下陷是主要原因，故以补中益气汤为主方少佐固肾安胎之品。方中黄芪为君，升提中气，以炒白术、茯苓为臣，补中益气，健运脾气，并兼能安胎，此补中益气汤浓缩方去枳实不用，是因枳实下行之力可致胎动不安，现代研究表明，枳实对实验动物子宫有收缩作用[52-53]，故孕妇尽量避免应用。肉苁蓉、炒杜仲固肾强腰安胎；当归、炒白术、黄芩是取《金匮要略》当归散之意，清热祛湿，养血安胎。二诊时患者低血糖明显减少，乏力、怕冷、多汗及纳呆症状好转，但腰部沉坠感未见改善，大便仍偏少，小便频、夜尿 2 次，守法守方，在原方基础上加怀山药、锁阳温肾补脾，葛根补脾生津。三诊患者未再发作低血糖，腰沉坠感、夜尿频减轻，但胎盘稍低，故加红参增强补气升提之力。四诊时患者血糖控制尚可，未发生低血糖，上述症状减轻，此时以调补脾肾、固护胎元为主，兼顾清热调治血糖，以黄芪、当归、红参、怀山药、茯苓、白术、葛根补益中土，知母、黄柏、山萸肉滋补肾阴，肉苁蓉、锁阳温助肾阳，桑寄生、杜仲补肾安胎，黄连、栀子清郁热，兼顾降糖。以此方做水丸，意在长期缓慢调治，每日小剂量维持平稳。

3. 生脉饮加减治疗反复发作性低血糖反应大气下陷证

谭某，女，47岁，2007年12月6日初诊。血糖升高14年，频发低血糖半个月。患者14年前因消瘦明显于当地医院查空腹血糖升高（自诉已不清楚当时情况），自2000年开始注射胰岛素，至2007年10月停用，近两月仅服用中药汤剂（具体药物不详），亦未服任何西药，血糖较稳定。近半月来无明显诱因发生4次低血糖反应，发作时心悸胸闷，冷汗淋漓，汗出如洗，手抖，呼吸不相续接。伴饥饿感，口唇发麻，发生时间无特殊规律，每次持续5～10min，缓解后全身乏力甚。发作时自测血糖4.3～5.0mmol/L。平素心悸阵作，易汗，少气不足以息，大便偏干，一日一行，小便调，形体偏瘦，面色㿠白，舌质暗红，苔薄白，舌下静脉迂曲串珠样改变，脉数无力。既往高血压病史13年，腔隙性脑梗死病史7年，双眼眼底血管瘤病史4年，子宫切除术后6年，胆囊切除术后5年。身高156cm，体重42kg，BMI=17.3kg/m^2。

西医诊断：2型糖尿病合并低血糖反应。

中医诊断：消渴病。

中医辨证：元气不足，大气下陷证。

处方：生脉饮加减。

红参15g^单煎兑入 五味子30g 麦冬30g 煅龙牡各30g^先煎 山萸肉30g 白芍30g 乌梅30g 黄芪30g

服用30剂后诸症明显好转，一月内仅发生一次低血糖反应。

分析：患者平素即元气不足，发作时元气欲散，胸中大气下陷。心神不敛则心悸，气散不固，津液大泄则冷汗淋漓，气陷于下，则呼吸不相续接。津液生成不足，则大便偏干。红参，性甘温，长于培补元气；山萸肉，味酸性温，大能收敛元气，固涩滑脱。因得木气最厚，收涩之中兼有条畅之性，故又通利九窍，流通血脉，同时降糖之功著；五味子、乌梅、白芍，味酸收敛，煅龙牡长于收涩，同协山萸肉敛气、敛汗、敛神。麦冬，滋阴生津，其性凉润，防诸热药过燥。黄芪，既善补气又善升气，张锡纯之升陷汤即以黄芪为主药，谓其“与胸中大气有同气相求之妙用”。故而服药30剂，收效明显。

按：大气下陷病位在心（肺）肾，主要表现为心悸、气短，甚则喘憋，大汗淋漓，或脱汗，严重时出现呼吸衰竭，继而发生心力衰竭、肾衰竭。治疗重在收敛（敛气、敛阴、敛神，或可敛尿），多用人参、附子、山萸肉补气收敛固脱；中气下陷病位在脾肾，主要表现为小腹下坠，便溏，乏力，严重时出现胃下垂、肾下垂、肝下垂等脏器下垂，一般不涉及心肺。治疗重在补气升提，常用黄芪、枳实、炒白术，此三者有先降后升之妙，枳实主降，令黄芪、炒白术升提之功倍增。

4. 左归丸加减治疗消渴肾阴虚火旺证并黄芪桂枝五物汤加减治疗低血糖脾胃虚寒证[51]

闫某，男，76岁，2007年11月22日就诊。血糖升高27年，反复低血糖发作半年。1980年患者因口干、多饮于当地医院查空腹血糖升高（具体不详），入院完善检查，明确诊断为“2 型糖尿病”，予口服降糖西药治疗至今。近半年反复发生低血糖，西药减量则血糖升高，稍增加降糖药物则发生低血糖，且低血糖发作无规律，平均每月 3～4 次。2007 年 8 月至 9 月曾出现 3 次严重低血糖昏迷。现口服二甲双胍片 0.25g，每日 3 次，格列吡嗪片 7.5mg，每日 3 次，阿卡波糖片 50mg，每日 3 次，降糖通脉宁胶囊 2g，每日 3 次，糖微康胶囊 2g，每日 3 次。近期查 FBG 5.3～7.7mmol/L，PBG 9～10.5mmol/L。刻下症：夜间口干、口渴，潮热，双下肢乏力，大便干，2 日 1 行，夜尿 2 次，纳眠可。舌红瘦，少苔，脉沉细弦。既往有白内障、脂肪性肝炎（现肝功已正常）、结肠炎，平素易感冒。身高 176cm，体重 64.5kg，BMI=20.8kg/m^2。

西医诊断：2 型糖尿病合并低血糖。

中医诊断：消渴病。

中医辨证：真阴亏虚，虚火灼津证。

治法：滋阴补肾，清热生津。

处方：左归丸合瓜蒌牡蛎散。

干地黄 30g　山萸肉 30g　鹿角霜 10g　龟板 10g 烊化　阿胶珠 10g 烊化　肉苁蓉 30g　鸡血藤 30g　首乌藤 30g　知母 30g　黄芩 30g　天花粉 30g　生牡蛎 30g 先煎

嘱患者去目前服用的所有口服降糖药物（包括中成药），改用瑞格列奈片 1.0mg，每日 3 次，口服。

2008 年 7 月 23 日复诊。患者以上方为基础方服汤药 5 个月，后改服水丸 3 个月，血糖控制稳定，FBG 7～8mmol/L，PBG 10～12mmol/L，偶有餐前轻微低血糖反应（心慌、微汗），测血糖最低 3.8mmol/L，未再出现低血糖昏迷。二便调，手足有针扎样感，腹部怕凉，余无不适。舌淡苔白干有裂纹，舌底络滞，脉略弦滑数。肌电图示糖尿病周围神经病变。辨证为经络虚寒，阴虚有热。治以温经通络，兼清内热。调整处方为黄芪桂枝五物汤加减。黄芪 30g，川桂枝 15g，白芍 30g，鸡血藤 30g，黄连 30g，干姜 6g，山萸肉 15g，肉桂 15g。

2008 年 8 月 13 日复诊。前天晚餐前出现 1 次低血糖反应，测血糖 4.2mmol/L，服糖后缓解，大便略干，夜尿 2 次，苔厚腻，舌底瘀，脉弦硬数，眠安，HbA1c 6.3%。上方黄芪加至 45g，去山萸肉、肉桂，加陈皮 15g，苍术 30g，制水丸，口服每次 9g，每日 3 次。

2009 年 11 月 18 日复诊。患者半年内仅出现 2 次轻微低血糖反应，为饮食过少所致。自测血糖 FBG 6.6～7.2mmol/L，PBG 8～10mmol/L，HbA1c 5.3%。自觉体力较前好转。上方加减继续服用半年，后随访，服药期间无低血糖发生。

分析：患者年过七旬，真阴已亏，加之糖尿病病程已久，耗伤阴阳气血，故见口干口渴、乏力、大便干、消瘦、舌红少苔、脉沉细等真阴亏虚之症，其低血糖反应系年老体衰、阴阳无以为系所致。患者有减量降糖药物则血糖升高的经历，为减少低血糖发生风险，患者首诊先减少诸多口服降糖药和中成药，并予左归丸加减方为基础，地黄、山萸肉补益肝肾阴血，阿胶珠、龟甲胶、鹿角霜为血肉有情之品，峻补精血，调和阴阳，从而填补真阴，滋养肾水。加肉苁蓉补肾温阳，加首乌藤、鸡血藤活血通络，因消渴日久，必生瘀血，故同时予治络之治，加知母、黄芩、天花粉、生牡蛎清虚火滋阴津，并兼顾降糖。患者服用汤药 4 个月后血糖平稳，低血糖得以控制，后改服水丸小剂量维持。

2008年7月23日复诊时腹部怕凉，手足麻凉明显，服水丸后偶有轻度低血糖发生，此时主要矛盾集中在“手足刺痛”兼低血糖。病程既久，络脉损伤，无以为养，故见手足刺痛，是经络虚寒，络脉失养，不荣则痛的表现；但同时患者仍存在舌干、脉弦滑数等阴虚内热之象。此时治疗是温经络与滋阴清热并治，经络、脏腑之药各行其道，故以黄芪桂枝五物汤为基础，加鸡血藤温经养血通络，并加肉桂、山萸肉，一阴一阳，滋补元阴元阳；并加黄连，取其降糖之用，以干姜佐治其苦寒之行，从而配合西药控制血糖。后患者复诊，血糖控制达标，且未再发生低血糖症，故此后以黄芪桂枝五物汤加减长期治络。

二、临 证 心 得

1. 气虚下陷治以补中益气，升举精微，补中益气汤主之

患者素体虚弱，中气不足，无力升清，精微不能上承，致脑窍失养，易发低血糖。主要临床表现为形体偏瘦，小腹坠胀，或见脏器下垂，便溏，气短乏力，动则尤甚，怕风，易汗，或自觉胸中发热，纳呆，舌淡，脉虚。故治以补中益气汤，益气升提。

2. 大气下陷治以补敛元气，益气升陷，参附汤或生脉饮加山萸肉主之

患者元气亏损，胸中大气下陷，精微不升，致脑窍失养，易发生低血糖。主要临床表现为低血糖发作时心悸，胸闷怔忡，气短不足以息，甚则喘促，大汗淋漓，肢体颤抖，脉疾数无力或浮大而散。故治以生脉饮或参附汤加山萸肉，补敛元气。

参 考 文 献

[1] 张连珠，王会弟. 茺蔚子研究进展［J］. 长春中医药大学学报，2012，28（5）：920-921.

[2] 章林平，孙倩，王威，等. 茵陈有效成分的药理作用及其临床应用的研究进展［J］. 抗感染药学，2014，11（1）：28-31.

[3] 李萤. 中药川牛膝治疗高血压的研究进展［J］. 实用心脑肺血管病杂志，2013，21（5）：3-5.

[4] 罗奎元，强宇靖，高慧琴. 威灵仙化学成分及药理作用研究进展［J］. 甘肃中医学院学报，2015，32（5）：60-63.

[5] 翁丽丽，陈丽，宿莹，等. 知母化学成分和药理作用［J］. 吉林中医药，2018，38（1）：90-92.

[6] 赖玲林，彭小芳，冷恩念，等. 中药桑叶药理作用的研究进展［J］. 安徽医药，2016，20（12）：2210-2214.

[7] 王玲，吴军林，吴清平. 红曲降血脂功能的研究及应用概况［J］. 食品工业科技，2014，35（8）：387-393.

[8] Dunning T，Sinclair A，Colagiuri S. New IDF Guideline for managing type 2 diabetes in older people［J］. Diabetes Res Clin Pract，2014，103（3）：538-540.

[9] 潘雪，马端鑫，李燕，等. 水蛭药理作用的研究进展［J］. 中国民族民间医药，2015，24（14）：24-25.

[10] Tuomi T，Groop LC，Zimmet PZ，et al. Antibodies to glutamic acid decarboxylase reveal latent autoimmune diabetes mellitus in adults with a non-insulin-dependent onset of disease［J］. Diabetes，1993，42（2）：359-362.

[11] World Health Organization. Definition，diagnosis and classification of diabetes mellitus. 1999.

[12] Fourlanos S，Dotta F，Greenbaum CJ，et al. Latent autoimmune diabetes in adults（LADA）should be less latent［J］. Diabetologia，2005，48（11）：2206-2212.

[13] 周智广，杨琳. 成人隐匿性自身免疫糖尿病的诊断［J］. 国际内分泌代谢杂志，2006，（3）. 187-190.

[14] Zhou Z，Xiang Y，Ji L，et al. Frequency，immunogenetics，and clinical characteristics of latent autoimmune diabetes in China（LADA China Study）[J]. Diabetes，2013，62（2）：543-550.
[15] Kobayashi T，Nakanishi K，Murase T，et al. Small doses of subcutaneous insulin as a strategy for preventing slowly progressive beta-cell failure in islet cell antibody-positive patients with clinical features of NIDDM [J]. Diabetes，1996，45（5）：622-626.
[16] Turner R，Stratton I，Horton V，et al. UKPDS 25：autoantibodies to islet-cell cytoplasm and glutamic acid decarboxylase for prediction of insulin requirement in type 2 diabetes. UK Prospective Diabetes Study Group [J]. Lancet，1997，350（9087）：1288-1293.
[17] 欧阳玲莉，周智广，彭健，等. 雷公藤多甙治疗 LADA 的初步临床观察 [J]. 中国糖尿病杂志，2000，（1）：6-8.
[18] 沈逸，何东仪. 雷公藤免疫调节机制的研究进展 [J]. 上海中医药杂志，2012，46（5）：97-101.
[19] 刘玉凤，潘丽，南丽红，等. 雷公藤药理作用研究进展 [J]. 亚太传统医药，2014，10（9）：37-39.
[20] Han R，Rostami-Yazdi M，Gerdes S，et al. Triptolide in the treatment of psoriasis and other immune-mediated inflammatory diseases [J]. Br J Clin Pharmacol，2012，74（3）：424-436.
[21] Cascão R，Fonseca JE，Moita LF. Celastrol：A Spectrum of Treatment Opportunities in Chronic Diseases [J]. Front Med（Lausanne），2017，4：69.
[22] Peng WH，Chen GL，Zhou Y，et al. Study of expression of circulating inflammatory factors in ACS rats with low dose of Tripterygium Wilfordii [J]. Hellenic J Cardiol，2017，S1109-9666（16）30341-4.
[23] Fan D，Guo Q，Shen J，et al. The effect of triptolide in rheumatoid arthritis：from basic research towards clinical translation [J]. Int J Mol Sci，2018，19（2）：e376.
[24] 冯继明，余燕敏，安增梅，等. 雷公藤多甙对成人隐匿性自身免疫性糖尿病患者谷氨酸脱羧酶抗体和 B 细胞功能的影响 [J]. 中国医药，2006，（8）. 468-470.
[25] 雷涛，张秀珍，贺铭，等. 雷公藤多甙在迟发性自身免疫糖尿病早期治疗中的作用观察 [J]. 中国中西医结合杂志，2006，（6）. 511-513.
[26] 薛璟，贾晓斌，谭晓斌，等. 雷公藤化学成分及其毒性研究进展 [J]. 中华中医药杂志，2010，25（5）：726-733.
[27] 袁玉丽，周学平. 雷公藤生殖毒性研究进展 [J]. 中华中医药杂志，2013，28（10）：2997-3000.
[28] 吴霞，王忠震，林兵，等. 雷公藤毒性作用机制研究进展 [J]. 中国医院药学杂志，2015，35（16）：1519-1523.
[29] Xi C，Peng S，Wu Z，et al. Toxicity of triptolide and the molecular mechanisms involved [J]. Biomed Pharmacother，2017，90：531-541.
[30] 董振华，张育轩. 五味子和联苯双酯治疗肝炎的研究进展 [J]. 中西医结合肝病杂志，1991，（2）：51-53.
[31] 李涯松，童培建，马红珍，等. 甘草对雷公藤治疗类风湿关节炎的减毒增效作用 [J]. 中国中西医结合杂志，2006，（12）：1117-1119.
[32] 陶玲，管咏梅，陈丽华，等. 雷公藤配伍减毒研究进展 [J]. 中国实验方剂学，2018，24（4）：229-234.
[33] Jacobsen LM，Haller MJ，Schatz DA. Understanding Pre-Type 1 Diabetes：The Key to Prevention [J]. Front Endocrinol（Lausanne），2018，9：70.
[34] 陶桂香，徐洋. 1 型糖尿病发病机制及治疗研究 [J]. 中国免疫学杂志，2015，31（10）：1297-1303.
[35] Fortunato L，Salzano G. Diabetic ketoacidosis as the onset of type 1 diabetes in children [J]. Acta Biomed，2018，89（1）：5-6.

[36] Bravis V，Kaur A，Walkey HC，et al. Relationship between islet autoantibody status and the clinical characteristics of children and adults with incident type 1 diabetes in a UK cohort [J]. BMJ Open，2018，8（4）：e020904.
[37] Costacou T. Increased urinary albumin excretion in children with type 1 diabetes：is it a reason for concern? [J] J Diabetes Complications，2018，32（10）：887-888.
[38] Gilsanz P，Schnaider Beeri M，Karter AJ，et al. Depression in type 1 diabetes and risk of dementia [J]. Aging Ment Health，2018，4：1-7.
[39] 邵莹. 1 型糖尿病的免疫干预药物及方法研究进展 [J]. 中国医院指南，2015，13（10）：62-63.
[40] Nambam B，Haller MJ. Updates on immune therapies in type 1 diabetes [J]. Eur Endocrinol，2016，12（2）：89-95.
[41] 张舒娜，张亚玉. 鹅不食草的临床应用及药理研究进展 [J]. 吉林农业，2015，19：76-77.
[42] 齐宗利，张瑜庆，胡军. 病毒感染与 1 型糖尿病 [J]. 生命的化学，2016，36（1）：45-49.
[43] 仝小林，刘文科，田佳星. 论脏腑风湿 [J]. 中医杂志，2013，54（7）：547-550.
[44] 段苗，袁刚. 糖耐量异常的发病机制及临床策略 [J]. 实用糖尿病杂志，2014，10（1）：13-15.
[45] 王宇，曹中朝. 糖耐量异常患者早期肾损伤的相关研究进展 [J]. 转化医学电子杂志，2015，2（10）：129-133.
[46] 中华医学会糖尿病学分会. 中国 2 型糖尿病防治指南（2017 年版）[J]. 中华糖尿病杂志，2018，10（1）：4-67.
[47] Lian F，Li G，Chen X，et al. Chinese herbal medicine Tianqi reduces progression from impaired glucose tolerance to diabetes：a double-blind，randomized，placebo-controlled，multicenter trial [J]. J Clin Endocrinol Metab，2014，99（2）：648-655.
[48] 马艳红. 仝小林教授从气虚论治脆性糖尿病 [J]. 四川中医，2014，32（2）：1-2.
[49] 段锦龙，邓博，贾立群. 六味地黄丸防治肿瘤的研究进展 [J]. 中华中医药学刊，2017，35（9）：2329-2331.
[50] 毛丹丹，陈刚，陆聆韵，等. 黄芪有效组分改善低血糖所致模型大鼠内分泌反向调节受损的机制研究 [J]. 上海中医药杂志，2012，46（2）：64-66.
[51] 阚静娟. 浅谈黄芪对糖尿病的治疗作用 [J]. 临床医药文献杂志，2017，4（90）：17805-17807.
[52] 王红勋. 枳实与枳壳的现代药理与临床应用研究 [J]. 中国卫生标准管理，2014，5（16）：39-40.
[53] 庄煜玲，刘龙. 兴奋及抑制子宫中药研究进展 [J]. 光明中医，2018，33（2）：293-296.

第六章　治络验案

第一节　糖尿病肾病的治疗

糖尿病肾病（DKD）是由慢性高血糖所致的肾脏损害，病变可累及全肾，包括肾小球、肾小管、肾间质、肾血管等。临床上以持续性蛋白尿和（或）肾小球滤过率（GFR）进行性下降为主要特征[1]。糖尿病肾病是糖尿病特有的微血管并发症，我国20%～40%的糖尿病患者合并糖尿病肾病，糖尿病肾病现已成为慢性肾脏病（CKD）和终末期肾病（EASD）发病的主要原因。2015 年在我国三级医院住院登记的患者中，糖尿病引起的慢性肾脏病比例已高于肾小球肾炎[2-3]。糖尿病肾病不仅影响糖尿病患者的血糖控制，也显著增加了 2 型糖尿病患者卒中、心力衰竭等心血管事件发生风险[4-5]，大大增加低血糖发生率，使患者的生存率明显下降[6]。因此，着重防治糖尿病肾病对于提高糖尿病患者的生活质量，延长生存期意义重大。

2010 年美国糖尿病协会制定了《糖尿病标准化诊断治疗指南》[7]，建议糖尿病肾病治疗应优化降压、降糖，使用血管紧张素转化酶抑制剂（ACEI）或血管紧张素受体阻滞药（ARBs）治疗微量、大量蛋白尿，但慢性肾脏病患者病情进展严重时，药物应用受到限制。中医在治疗糖尿病慢性并发症时具有辨证论治、副作用小的特点，其疗效得到广泛肯定。

糖尿病肾病属于中医学“消渴”“肾消”“消肾”“下消”“水肿”等范畴。历代医家对糖尿病所致肾脏损伤早有阐述。如《外台秘要》云：“其久病变，或发痈疽，或为水病。”又云：“渴，饮水不能多，但腿肿，脚先瘦小，阴萎弱，数小便者，此为肾消病也。”《圣济总录》云：“消渴病久，肾气受伤，肾主水，肾气虚衰，开阖不利，能为水肿。”

本病之成因主要是糖尿病控制不利或迁延日久，久病入络，肾络受损，封藏不固，以致精微下泄；久病及肾，开阖失司，开多阖少，则夜尿频频，开少阖多，则尿少水肿。其核心病机是肾络瘀损。本病的预后因其发现早晚、治疗得当与否、有无其他合并症或其他疾病及患者能否很好配合治疗有很大不同。

一、糖尿病肾病蛋白尿

正常状态下白蛋白很难通过肾小球基底膜，只有极少量的白蛋白可以通过尿液排出到体外。微量白蛋白尿是糖尿病肾病早期的临床表现。评价指标为尿白蛋白排泄率

（UAER）和尿白蛋白肌酐比值（ACR）。微量白蛋白尿是指 UAER 30～300mg/24h，或 20～200μg/min，ACR 30～300mg/g；大量白蛋白尿是指 UAER＞300mg/24h，或＞200μg/min，ACR＞300mg/g[1]。

蛋白属于中医学“精气”“阴精”“精微”的组成部分，尿中出现大量蛋白则属于“尿浊”“精微渗漏”“精气妄泄”“阴精耗损”的范畴。历代医家早已认识到糖尿病可以导致肾脏受损。如《证治要诀》云：“三消久而小便不臭，反作甜气，在溺中滚涌，更有浮在溺面如猪脂，此精不禁，真元竭矣。”

脾瘅、消瘅日久，损伤肾络，开阖失司，精微渗漏，故治疗以疏通肾络、固涩精微为原则。

1. 知柏地黄丸合水陆二仙丹加减治疗糖尿病肾病蛋白尿阴虚火旺，肾虚不固证

吴某，男，67 岁，2007 年 4 月 2 日初诊。发现血糖升高 10 年。患者于 1997 年体检时发现血糖升高，具体数值不详，诊为 2 型糖尿病，当时未予治疗，仅运动控制，后口服药物二甲双胍片、糖微康胶囊、降糖通脉宁，血糖控制不佳，FBG 7mmol/L 左右，PBG 11～15mmol/L。刻下症：多汗，夜尿 3～5 次，小便泡沫多，味甜，大便 1～3 日 1 次。双足趾麻木，双膝关节以下皮肤瘙痒。舌暗红，舌体略颤，舌下脉络瘀滞，脉弦硬滑数。2007 年 4 月 1 日查 FBG 8.1mmol/L，PBG 13.1mmol/L，HbA1c 7.5%，UAER 250.54μg/min，糖蛋白（TH-α）26.6mg/24h，β_2 微球蛋白（β_2-MG）0.01μg/ml。既往高血压史 15 年，血压控制 140～150/90mmHg。

西医诊断：2 型糖尿病，糖尿病肾病，蛋白尿。

中医诊断：糖尿病络病，精气妄泄。

中医辨证：阴虚火旺，瘀损肾络，肾气不固证。

治法：养阴清热，疏通肾络，固涩缩泉。

处方：知柏地黄丸合水陆二仙丹加减。

黄柏 30g　知母 30g　芡实 30g　金樱子 30g　黄连 30g　干姜 6g　怀牛膝 30g　地龙 15g　首乌藤 30g　鸡血藤 30g　生大黄 2g　水蛭粉 6g 分冲

以本方加减治疗 3 月余，2007 年 7 月 20 日就诊时，FBG 6.5mmol/L，PBG 8.7mmol/L，HbA1c 6.8%，UAER 18.8μg/min，TH-α 25.9mg/24h，β_2-MG 0.26μg/ml。皮肤瘙痒消失，自汗、足趾麻木减轻，小便泡沫基本消失，诸症明显好转。血压控制较前达标，130/70mmHg 左右。

后患者多次复诊，尿微量蛋白基本于正常范围内波动。

分析：患者年老体衰，且病程迁延日久，伤及于肾，肾主水，司开阖，消渴病日久，肾阴亏损，阴损耗气，而致肾气虚损，固摄无权，开阖失司，尿频尿多，尿浊而甜。处方以知母、黄柏配伍应用，知母润肺滋肾而降火，黄柏泻虚火而坚肾阴，相须为用，为滋肾泻火之良剂。又加水陆二仙丹益肾滋阴、收敛固摄。“水陆”，指两药生长环境，芡实生长在水中，而金樱子则长于山上，一在水而一在陆。“仙”，谓本方之功效神奇。方中芡实甘涩，能固肾涩精；金樱子酸涩，能固精缩尿。两药配伍，能使肾气得补，精关自固。虽然本方药仅二味，但配伍合法有制，用于临床，其疗效一如仙方，故称之为

“水陆二仙丹”。以大黄、水蛭合用取抵当汤之意，同时配伍鸡血藤、首乌藤，养血活血，疏通肾络；黄连、干姜辛开苦降以降血糖；地龙、怀牛膝降压。此案肾络瘀损较重，以致精微漏泄过多，治疗非朝夕之事，既已对证，则需守方长服，故以首方加减治疗3月余，尿蛋白已然降至正常。

2. 抵当汤合黄芪桂枝五物汤加减治疗糖尿病肾病蛋白尿血瘀络损证

种某，女，52岁，2007年4月19日初诊。发现血糖升高1年余。患者于2005年7月体检时发现FBG 20mmol/L左右，诊为2型糖尿病，此后开始间断口服药物瑞格列奈片、阿卡波糖片、糖微康胶囊等，血糖控制较差，FBG 11～14mmol/L。刻下症：小便泡沫多，夜尿频，每晚3～4次。左手指尖、双足底麻木发凉，视物模糊，大便偏干。舌淡，苔薄黄而少，脉沉细数。2007年4月16日查FBG 9.9mmol/L，PBG 14.2mmol/L。尿常规：GLU 300mg/dl，Pro 25mg/dl。UAER 56.3μg/min。

西医诊断：2型糖尿病，糖尿病肾病。

中医诊断：糖尿病络病，精微渗漏。

中医辨证：肾络虚损，寒热并存证（经络寒，脏腑热）。

治法：活血养血通络，温经散寒，兼清内热。

处方：抵当汤合黄芪桂枝五物汤加减。

生大黄 3g　水蛭粉 6g（分冲）　黄芪 30g　桂枝 30g　鸡血藤 30g　首乌藤 30g　制川草乌各 15g（先煎）　黄连 30g　干姜 9g　知母 30g　黄柏 30g

2007年5月21日复诊。服上方7剂，夜尿频稍好转，双足麻木较前好转，视物模糊减轻，双足仍发凉，大便干结。5月21日查尿GLU 100mg/dl。上方加桑枝30g，肉苁蓉30g，锁阳15g，制川草乌增至各30g。

2007年7月2日三诊。小便泡沫明显减少，几近消失，夜尿正常，每晚0～1次。双下肢麻木减轻明显，视物模糊减轻。2007年6月30日查FBG 7.1mmol/L，PBG 9.6mmol/L，HbA1c 7.2%，UAER 12.8μg/min。

患者多次随诊，尿微量蛋白维持在正常范围内。

分析：瘀阻肾络，络损肾虚，失于固摄，精微泄漏，则尿中蛋白，血虚络损，寒凝经络，则指尖、足底麻木发凉，同时因内热未清，故可见苔薄黄、脉细数及血糖偏高，此案属脏腑热而经络寒。生大黄、水蛭粉、鸡血藤、首乌藤，活血养血通络；制川草乌温经散寒通络；黄连、干姜辛开苦降以降血糖；患者视物模糊是由于肾中阴精不足，不能上濡于目所致，故用知母、黄柏，以滋补肝肾，兼顾清热降糖。二诊时周围神经病变症状减轻，而足冷明显，故加重温经通络之力，重用制川草乌，加桑枝、肉苁蓉、锁阳，于黄柏、黄连等苦寒药中为去性取用，益肾以通便。三诊诸症皆有好转，尿蛋白降至正常，收效明显。

3. 抵当汤合雷公藤、穿山龙加减治疗糖尿病肾病合并IgA肾病

牛某，男，51岁，2017年9月19日初诊。发现血糖升高12年，蛋白尿、血尿3年。患者2005年体检诊断发现血糖升高，诊断为2型糖尿病，现使用胰岛素控制

血糖。2014 年因尿中泡沫较多，查尿常规示蛋白尿、血尿，当地医院肾穿刺诊断为 IgA 肾病合并糖尿病肾病。刻下症：腰酸，怕风，说话时觉气不足，小便大量泡沫，夜尿 2～3 次，双侧膝关节疼，双下肢无水肿，视物模糊，纳可，眠差，入睡困难，多梦，大便 2～3 日 1 次，质偏干。舌淡红，苔薄白，舌底暗瘀。2017 年 7 月实验室检查：HbA1c 6.3%。生化：GLU 8.06mmol/L，UA 487μmol/L，CHO 5.26mmol/L，TG 1.27mmol/L，LDL 3.72mmol/L。尿微量蛋白（MA）255.1mg/L，24h 尿蛋白定量 1077.80mg。尿常规：尿蛋白（++），尿潜血（+++）。当日 BP 130/92mmHg，BMI=27kg/m^2。

西医诊断：2 型糖尿病，糖尿病肾病，IgA 肾病，代谢综合征。

中医诊断：糖尿病络病，脾瘅。

中医辨证：肾络瘀损，中满内热证。

治法：疏通肾络，祛风湿止血。

处方：抵当汤加减。

生大黄 6g 水蛭粉 3g 黄芪 30g 金樱子 15g 雷公藤 15g 穿山龙 45g 蛇床子 15g 威灵仙 15g 蒲黄炭 9g 黄连 9g 红曲 6g 生姜 15g

患者每月就诊，治疗随症加减。

2018 年 2 月 5 日四诊。腰酸、膝关节症状基本消失，视物模糊症状消失，气短乏力好转 50%，纳可，入睡困难好转 80%，大便成形，日 1 次，小便可，夜尿 2～3 次。舌苔薄白，底瘀；脉弦硬。实验室检查：AST 32.4U/L，ALT 63.2U/L，停用雷公藤，加茵陈 30g，赤芍 15g。

2018 年 4 月 3 日五诊。患者腰酸、膝关节症状基本消失，气短乏力好转 80%，视物模糊症状消失，小便泡沫基本消失，纳可，眠欠安，二便调。舌苔微腻；脉沉弦，尺肤潮。实验室检查：HbA1c 6.6%，AST 30U/L，ALT 29U/L，24h 尿蛋白定量 716.1mg，尿潜血（+）。上方加仙鹤草 15g。

分析：IgA 肾病属于中医学“尿血”“水肿”“肾风”“腰痛”等范畴，属本虚标实或虚实夹杂之证[8]。以肾气亏虚、肾络瘀阻多见。此病起于感受风寒湿等外邪，内伤于肾，邪气不去，形成伏邪，损伤肾络，若再遇外感，内外合邪，更伤肾络，肾虚肾气不固，水液运化失司，肾络瘀损，伏邪阻滞，血不循经，故见蛋白尿、血尿等，此病属脏腑风湿病范畴。有临床研究证实，祛风湿组方治疗原发性 IgA 肾病能够改善蛋白尿等实验室指标及相关临床症状[9]，因此祛风湿除伏邪是 IgA 肾病的重要治则之一。此案为糖络病合并 IgA 肾病，治疗以疏通肾络、祛风湿止血为主。生大黄、水蛭粉疏通肾络，黄芪补益精微，金樱子固涩精微，蒲黄炭化瘀止血尿利尿；雷公藤、穿山龙、蛇床子三药均能祛风湿、通经络，如《神农本草经》谓蛇床子“除痹气，利关节”，现代药理学证实，三药均有免疫调节作用。雷公藤通过恢复 Th1/Th2 细胞平衡来调节细胞免疫，通过抑制 B 细胞增殖及免疫球蛋白的产生来调节体液免疫，从而发挥免疫调节作用；此外，雷公藤可稳定肾脏足细胞骨架结构、抑制足突融合、调节足细胞相关蛋白表达等，从而起到保护肾脏作用[10]。穿山龙具有免疫抑制作用，是治疗免疫系统疾病常用药，同时还兼有降血糖及促进尿酸排泄、降低血尿酸作用，朱良春老教授曾总结穿山龙能守能走，能补能通，有利于治疗肾病引起的蛋白尿及水肿[11-12]。穿山龙用于此案，可谓一举三得，同时针对蛋白尿、血糖、血尿酸三个指标靶点，并且研究证实，穿山龙毒副作用较小[12]，笔者体会穿山龙临床安全性好，一般不引起肝损害等不良反应。四诊时患者肝功能出现异常，考虑可能为雷公藤造成的肝损害，立即停用雷公藤，并加茵陈、赤芍保肝护肝。五诊时肝功能恢复，余各项指标均持续好转。穿山龙贯穿治疗始终，临床中可以长期安全使用，因患者尿中潜血未转阴，故在原方基础上加仙鹤草 15g 以止血化瘀利尿。此案肾络瘀损较重，加之邪伏肾络，以致精微漏泄过多，治疗非朝夕之事，既已对证，则需守方守法长期服用。

按：免疫乖戾属雷公，自身抗体是靶中。审因辨态立主方，抗免环节加此雄。久煎酌配茵草味，保肝护肾减毒灵。男女警惕生殖毒，或择二线穿山龙。从来大毒即大药，熟谙驾驭取神功。

雷公藤，治疗免疫乖戾，即自身免疫性疾病，可抑制免疫反应，降低自身抗体的滴度，如用其治疗桥本甲状腺炎抗体升高者有效。重症者若体壮实、肝功能好，每日 30g；轻症者体弱、肝功能好，每日 15g。可配伍茵陈、生甘草或五味子护肝减毒，需每月复查肝肾功能，以调整雷公藤剂量。未生育者慎用，或可选用二线药穿山龙。

4. 大黄附子汤加黄芪治疗糖尿病肾病慢性肾功能不全大量蛋白尿

谈某，男，63 岁，2009 年 10 月 26 日初诊。发现血糖升高 14 年，大量蛋白尿 1 年。1995 年患者劳累后出现口干、尿频、消瘦，经完善检查，当地医院诊断为“2 型糖尿病”，曾口服消渴丸、格列齐特及中成药（具体成分不详），血糖控制欠佳。2009 年 1 月开始用胰岛素优泌林 R 早 14U，午 17U，优泌林 70/30 晚 23U，日总量为 54U，现血糖控制尚可，最近一周出现 2 次低血糖。1 年前因尿中泡沫较多，就诊于当地医院，查尿常规：Pro（+++），诊断为糖尿病肾病。刻下症：双下肢乏力，双下肢重度凹陷性水肿，尿中大量泡沫，夜尿 2～3 次，饥饿感明显，时有腰酸，四肢末端麻木怕凉，眠尚可，大便调，舌质暗，苔腐，底滞，脉弦略滑。

就诊前查 FBG 9.6mmol/L，Cr 155μmmol/L，BUN 9.88mmol/L，UA 468μmol/L，K 5.41mmol/L，白蛋白（ALB）35g/L，ALT 9U/L，AST 17U/L，CHO 6.9mmol/L，eGFR 39.63ml/（min·1.73m^2）。24h 尿蛋白定量 5.09g。既往高血压病史，血压控制一般，130～140/90mmHg。既往有糖尿病家族史。

西医诊断：2 型糖尿病，糖尿病肾病，慢性肾功能不全 CKD 3 期，大量蛋白尿，高血压，高脂血症。

中医诊断：糖尿病络病，精微渗漏。

中医辨证：阳虚络损，浊毒内蕴，肾气不固证。

治法：温阳泻浊，活血通络，固涩缩泉。

处方：大黄附子汤加减。

酒军 9g　黑顺片 15g 先煎　细辛 3g　黄芪 30g　丹参 30g　芡实 30g　红曲 6g

以本方加减治疗 2 月余，2010 年 1 月 6 日就诊，患者双下肢乏力未见明显变化，双下肢水肿减轻 30%，中度凹陷性水肿；饥饿感、腰酸、四肢末端麻木怕凉基本消失。诸症明显好转。纳眠可，大便日行 1～2 次，夜尿每晚 2～3 次，泡沫较多。舌稍淡，苔白，底稍瘀，脉偏弦滑略数。2010 年 1 月查 HbA1c 7.0%，FBG 10.49mmol/L，Cr 132μmmol/L，BUN 12.99mmol/L，UA 503μmol/L，K 4.9mmol/L，CHO 7.27mmol/L。24h 尿蛋白定量 3.44g。初诊方酒军改为 15g，黄芪增加至 45g。

以上方加减治疗 2 月余，2010 年 3 月 8 日就诊，患者双下肢乏力好转 50%，双下肢水肿减轻 50%，右手指麻木，纳眠可，大便日行 1～2 次，质可，夜尿每晚 2 次，尿中泡沫较前减少。舌暗，舌有齿痕，苔白，底瘀，脉偏弦滑略数。2010 年 3 月 7 日查 HbA1c 6.9%，FBG 8.1mmol/L，Cr 145μmmol/L，BUN 10.76mmol/L，UA 469μmol/L，CHO 7.67mmol/L。24h 尿蛋白定量 2.337g。当日 BP 132/85mmHg。调整处方：酒军 9g，黑顺片 9g[先煎]，细辛 3g，黄芪 60g，丹参 30g，芡实 30g，红曲 9g，水蛭粉 3g[分冲]，地龙 30g，生山楂 30g。

以上方加减服用 4 月余，2010 年 8 月 1 日就诊时，HbA1c 8.4%，FBG 7.75mmol/L，Cr 148μmmol/L，BUN 13.9mmol/L，CHO 5.51mmol/L。24h 尿蛋白定量 0.704g。双下肢乏力好转 50%，双下肢水肿减轻 80%，轻度凹陷性水肿，右手指麻木基本消失，诸症明显好转。服中药期间每月监测 24h 尿蛋白定量逐渐减少，血肌酐波动于 140μmol/L 左右。

后患者多次复诊，仅双下肢轻度乏力、水肿，余未见不适，24h 尿蛋白定量维持在 0.50～0.56g，血肌酐、尿素氮未见显著变化。

分析：患者病程迁延日久，久病入络，伤及于肾，肾主水，司开阖，肾气亏损，由气及阳，温煦固摄无权，开阖失司，精微泄漏，则腰酸，夜尿多，尿中泡沫，尿中大量蛋白；阳虚无以化气行水，加之精微大量漏泄，肾络瘀损，血瘀水停，故见双下肢水肿、乏力；血虚络损，寒凝经络，则四肢麻木发凉。此时患者肾络瘀损较重，以致精微不固而浊毒内蕴，治疗应温通肾络，排泄浊毒，故以大黄附子汤为主，附子、细辛入肾经，温肾阳，令肾脏气化推动有力，促进浊毒排泄，酒军通肾络，给浊毒排泄之出路；处方靶方取水陆二仙丹中的芡实甘涩，固涩缩泉；以黄芪益气补脾，补养后天，令精微生化有源；加丹参活血化瘀通络，红曲降脂化浊。因担心服药后腹泻，故初诊酒军剂量不宜过大。服用初诊加减方药 2 月余后患者诸症状好转，但下肢乏力未见好转，蛋白尿减少不显，且舌体胖大，故增加酒军、黄芪剂量，加大补气利水泄浊之力。后复诊症状好转，尿蛋白逐渐减少，因而一鼓作气，继续增加黄芪剂量，并加水蛭、地龙虫类走窜通络之品加强疏通肾络作用，水蛭是肾病之要药，对减少蛋白尿、保护肾功能有不可替代的作用，研究表明，水蛭素能够减少肾小球内纤维蛋白相关抗原沉积，减轻肾小球系膜细胞增殖和肾小球硬化，减轻蛋白尿和低蛋白血症，改善肾功能的同时能够改善高凝状态[13]。由于水蛭主要活性成分水蛭素是一条单链多肽[13]，为防止长时间高温煎煮破坏其活性，因此常用水蛭粉 3～6g 冲服。此药长期服用，并未发现明显副作用，部分患者，不耐腥味，可装入胶囊服。同时地龙兼顾降血压，再加生山楂增强化脂泄浊。黄芪、酒军、丹参、水蛭是治疗大量蛋白尿的靶方，笔者称为肾浊方（芪军丹蛭汤），具有补气养血消蛋白、通络泻浊降肌酐之功用。通过对 2009～2011 年间应用肾浊方的 21 例 69 诊次糖尿病肾病门诊病例进行回顾性数据分析显示，肾浊方能够显著降低糖尿病肾病大量蛋白尿患者的 24h 尿蛋白排泄量[14]。

按：大黄，肾脏之引经药也，便秘则量大，无便秘则量小。水蛭粉，通肾络之要药也。叶桂云“久病入络”，笔者增加一条，谓“老病入络”也。老年之肾络，必有瘀滞，故用小量大黄和水蛭，目的是通肾络。欲较快见效，宜先用汤剂，见效后，为巩固疗效，可以此方十付做成水丸或研细粉，一次 6g，每日 3 次。

【小结】

1. *辨证要点*

本病辨证时，辨小便是一个很重要的内容，从小便的量、色、泡沫、气味辨别病情轻重及性质（寒、热、虚、实），如果小便后其上浮着一层细小泡沫，长时间不消失，可能是蛋白尿，如果泡沫较大或大小不一，边尿边消散，则蛋白尿的可能性较小，为气尿。通常来说，泡沫越多，蛋白越多，但是泡沫减少要根据病情仔细判断，因为在糖尿病肾病晚期，尿量短少，肾脏功能衰竭，蛋白已经漏不出去了，此时的蛋白减少为病情加重。另外，如果尿气味特别大，要考虑是否合并泌尿系感染，女性患者还要同时考虑是否有外阴感染。

2. *治疗要点*

治疗本病以活血通络为通则，应贯穿始终。糖尿病肾病的根本是微血管的损害，故本病虽离不开阴虚燥热、精血亏虚等病理基础，但其核心在于肾络瘀阻。活血、化瘀、通络三个层次的药要择而用之或合而用之。所谓择而用之，是因为糖尿病肾病的不同阶段，其络脉的损伤可能处于血滞、血瘀、络损的不同阶段，治疗上要有针对性地分别选择活血、化瘀、通络药物；所谓合而用之，是因为络脉的损伤是一个不断的、渐进的过程，血滞、血瘀、络损可以并存。

治疗时则应注意：①补肾与固肾，补肾是用具有补益作用的方药治疗肾虚，根据阴阳寒热常用六味、八味、左归、右归等，固肾是用具有固涩作用的方药治疗肾之封藏失司，如水陆二仙丹、桑螵蛸散、金锁固精丸等。这两类药在蛋白尿的治疗上可以相辅相成，标本同治，但应注意补而不腻，固而不滞，适当佐以陈皮、砂仁、山楂等消导之品。②通涩结合，慢性肾脏疾病伴有蛋白尿，多责之于脾虚、肾虚，常用固涩之法。但固涩药久用有壅滞碍胃之弊，在兼有瘀、热、湿、浊等标实证时更有闭门留寇之嫌，所以在治疗上应注意补而不涩，清补结合。③苦寒与清化，蛋白尿患者出现湿热之象后，若用苦寒之药如黄芩、黄连、黄柏、龙胆草等，往往越服舌苔越黄，越服食欲越差。这是由于长期蛋白尿而致的脾虚，又因过用苦寒，湿热未清，反致败胃伤阳，所以久病合并湿热者不宜苦寒，而应清化，视湿与热孰轻孰重及湿热之部位，分别采取化湿（芳香化湿、苦温燥湿、清化湿热）、利湿（淡渗利湿、通利小便）、逐水等法。

二、糖尿病肾病多尿症、夜尿多

多尿是指每日尿量超过 3L（亦有认为超过 2.5L），或每分钟超过 2ml。糖尿病肾病因肾小动脉硬化，肾小管重吸收功能减退，易出现尿量增多的病状。临床上多尿症应与夜尿多相鉴别：夜尿多患者夜间产尿量多，超过膀胱容量，进而引起夜间排尿次数多，但24h总尿量正常；而多尿患者摄入及产尿量均增多，其24h总尿量明显增多。糖尿病肾病患者出现多尿症时常伴有夜尿增多，故将二者合为一节讨论。

尿液的产生与正常排泄依赖于脾之运化散精、肺之通调水道、肾之主水司开阖及膀胱与三焦的气化功能。糖尿病肾病出现多尿症及夜尿增多主要与肾相关，因病久肾络损伤，肾虚不固，开阖失司，开多阖少则尿量增多；若阴损及阳，肾阳亏虚不能温化水液，夜间阴气用事，阳气更弱，水津直趋膀胱，则夜尿偏多。若肾损严重，无力气化，则可出现“饮一溲一”，甚至“饮一溲二”，类似尿崩症，津液流散，则进一步损伤肾脏。

治疗多尿症、夜尿多，应在疏通肾络的基础上，补肾收敛，温助肾气，调节开阖，令水液正常气化布散。

1. 水陆二仙丹合天麻钩藤饮加减治疗糖尿病肾病多尿，肾虚肝旺证

崔某，男，73岁，2007年1月4日初诊。发现血糖升高6年，多尿1年。患者6年前体检时发现血糖升高，开始服用瑞格列奈片1mg，每日3次，血糖波动于FBG 7～8mmol/L，PBG 10～11mmol/L。自1年前逐渐出现小便频多。刻下症：多尿，24h尿量一般在4400ml左右，夜尿多，每晚至少6次，影响夜间睡眠，时有情绪急躁，颈肩疼痛，余无不适，舌质淡，舌体微颤，舌苔薄黄，脉沉细弦。2006年12月25日查24h尿量，昼尿（6～18点）2500ml，共7次，夜尿（18点至次日6点）1900ml，共6次。既往高血压病史5年，未系统治疗，当日BP 170/105mmHg。

西医诊断：糖尿病，肾小管功能减退症，高血压。

中医诊断：糖尿病络病，多尿症。

中医辨证：肾虚肝旺证。

治法：补肾益气缩泉，平肝潜阳。

处方：水陆二仙丹合天麻钩藤饮加减。

金樱子30g　芡实30g　桑螵蛸9g　天麻15g　钩藤30g　怀牛膝30g　地龙15g　生黄芪30g　熟地30g　葛根15g　松节9g

患者服药14剂，2007年1月20日复诊，自诉昼尿次数已减少，2007年1月16日测24h尿量，日间尿量（6～18点）2500ml，共4次，夜尿（18点至次日6点）1700ml，共6次，总尿量4200ml。于上方中加生大黄3g，水蛭粉6g，疏通肾络，守方继服。

其后患者每隔1个月即复诊，至第四诊时，24h尿量已恢复正常，前后疗效对比见表6-1。

表6-1　患者治疗前后尿量变化情况表

	日期	6～18点尿量	18点至次日6点尿量	24h尿量
治疗前	2006年12月	2500ml，共7次	1900ml，共6次	4400ml
治疗后	2007年1月	2500ml，共4次	1700ml，共6次	4200ml
	2007年2月	1800ml，共4次	1800ml，共3次	3600ml
	2007年3月	1300ml，共4次	1350ml，共3次	2650ml

至第四诊时，血糖已基本稳定，FBG 6～7mmol/L，PBG 7～8mmol/L，血压由原170/105mmHg 已下降，稳定于 140/90mmHg 左右。后患者多次复诊，病情一直较平稳。

分析：患者因多尿、夜尿频，影响夜间睡眠，必然情绪急躁，进而影响血压控制，血压控制长期不佳，必然更伤肾脏，导致多尿进一步加重，甚至出现肾脏实质损害，因此缩泉敛尿、治疗多尿症是打破此恶性循环的关键。患者年老，肾气本已亏虚，患病日久，肾亏更甚，老病入络，久病入络，络脉瘀阻，血压升高，更伤肾络，致肾失开阖，阖少开多，故见多尿，夜尿频多；肾阴亏虚，不能涵养肝木，肝阳上亢，则血压升高。舌淡，舌体细颤，苔薄黄，脉沉细弦均是肾虚肝旺之象，故治应补肾益气缩泉，平肝潜阳。天麻、钩藤、怀牛膝、地龙，平肝潜阳，降低血压，减轻对肾络损伤；金樱子、芡实，合为水陆二仙丹，益肾秘精缩泉，《医方考》称“此主精浊之方也。金樱膏濡润而味涩，故能滋少阴而固其滑泄。芡实粉枯涩而味甘，故能固精浊而防其滑泄。金樱生于陆，芡实生于水，故曰水陆二仙”。桑螵蛸入肾经，补肾助阳，涩精缩尿，是治疗遗尿、尿频之靶药，生黄芪益脾肺之气，助肾之气化；熟地滋补肾阴；葛根、松节舒筋解肌，松缓筋骨，是治疗颈肩关节疼痛的常用药。二诊，加大黄、水蛭疏通肾络，合芡实、金樱子、桑螵蛸，补涩兼施，故而收效显著。

2. 抵当汤合水陆二仙丹加减治疗糖尿病多尿，肾络虚损，肾虚失摄证

（1）袁某，女，47 岁，2008 年 7 月 23 日初诊。多尿、尿频 6 月余，血糖升高 21 年余。患者 21 年余前因肥胖至协和医院做内分泌系列检查，发现 FBG 150mg/dl，诊断为 2 型糖尿病，患者一直未服任何西药。2 年前开始服阿卡波糖片 50mg，每日 3 次，二甲双胍 250mg，每日 3 次，1 年前开始注射诺和灵 50R 早 29U，晚 7U，血糖控制较好，前日测 FBG 6mmol/L，PBG 6.4mmol/L。近半年出现小便频，初为夜尿频，后逐渐白日尿量亦增多。刻下症：多尿，24h 尿量约为 4000ml，尿频，昼间 7～8 次，夜间 7 次左右。怕冷，双足麻木，乏力甚，活动后气短，眠差多梦。舌淡，苔薄白，舌底瘀，脉缓弱。

西医诊断：糖尿病，肾小管功能减退症。

中医诊断：糖尿病络病，多尿症。

辨证：肾络虚损，肾虚失摄证。

处方：抵当汤合水陆二仙丹加减。

水蛭粉 15g 分冲　生大黄 3g　芡实 30g　金樱子 30g　黄芪 45g　熟地 30g　山萸肉 30g　川桂枝 30g

患者服药 16 剂，2008 年 8 月 13 日复诊。自诉乏力明显好转，气短减轻 70%，小便量减少，夜尿减至 3～4 次。服药前 7 月 24 日测昼间 12h 尿量 2150ml，共 13 次；夜间 12h 尿量 2420ml，共 7 次；尿渗透压 103.00mOsm/（kg · H_2O）。服药后 8 月 10 日测昼间 12h 尿量 1780ml，共 7 次；夜间 12h 尿量 1730ml，共 3 次；尿渗透压 450.00mOsm/（kg · H_2O）。既已获效，因而一鼓作气，黄芪增至 60g，加五倍子 9g 增强敛尿之力，守方继服。患者继服 28 剂后，昼间尿量已降至 1500ml，夜间尿量降至 1240ml，夜尿次数 1～2 次。

后患者多次复诊，日尿量基本正常，夜尿0～1次。体力较前恢复。

分析：患病多年，肾络损伤，肾脏虚损，主水失职，开阖失司，不能温化固摄水液，水液直趋膀胱，故见尿频量多，难以控制。血虚络瘀，阳虚络损，络脉失于温养，故见双足麻木；怕冷、乏力、气短等均是血虚气弱、阳虚络损之象。黄芪补气生血，桂枝温经通络；芡实、金樱子益肾涩精缩泉；熟地、山萸肉滋补肾阴，同时山萸肉酸涩收敛，助芡实、金樱子缩敛尿液；生大黄、水蛭粉活血化瘀疏通肾络，尤其水蛭粉用至15g，因肾络瘀损较重，故冀其量大而力专。

（2）何某，男，55岁，2008年9月22日初诊。血糖升高8年。患者8年前因口渴、多食于医院检查FBG 9mmol/L，PBG 17mmol/L，诊为2型糖尿病。当时服用渴乐宁胶囊，后改用金芪降糖片，血糖控制一般。2007年12月开始饮食控制，FBG 7mmol/L，PBG 8.5～11mmol/L，现用金芪降糖片早6片，中、晚各9片。刻下症：尿频，1～2h 1次，尿量多，每次100～250ml，夜尿多于5次，每次550～600ml（自23点开始），尿中有泡沫，24h尿量2400ml。乏力，怕冷，舌淡胖，舌底络瘀，脉沉弱。既往隐匿性肾炎15年。2008年8月25日，查Cr 71μmol/L，24h尿蛋白定量250mg。当日BP 125/90mmHg。

西医诊断：糖尿病，肾小管功能减退症，隐匿性肾炎。

中医诊断：糖尿病络病，多尿症。

中医辨证：肾虚络瘀，肾精不固证。

治法：益气缩泉，疏通肾络。

处方：水陆二仙丹合抵当汤加减。

芡实30g　金樱子30g　黄芪60g　山萸肉30g　五味子9g　五倍子6g　生大黄3g　水蛭粉3g

2008年10月13日二诊。患者服药17剂。服药前，2008年9月25日查24h尿量，昼间（7～19点）共5次，总量1090ml，夜间（19～7点）共5次，总量1465ml。全天总量2550ml。

服药后，2008年10月12日查24h尿量，昼间（7～19点）共5次，总量790ml，夜间（19点至次日7点）共4次，总量770ml。全天总量1560ml。

效不更方，守方继服。

2008年11月3日三诊。患者继服药21剂。近期血糖控制较好，FBG 5～6mmol/L，PBG 5～6mmol/L，现用金芪降糖片6片，每日3次。2008年10月10日，尿渗透压328mOsm/（kg・H_2O）；10月16日，尿渗透压506mOsm/（kg・H_2O），尿比重1.018；10月29日，尿渗透压610mOsm/（kg・H_2O）。10月21日查HbA1c 4.9%，生化：Cr 60μmol/L，UA 194μmol/L，BUN 6.31mmol/L。当日BP 130/75mmHg。11月3日，尿比重1.022，尿隐血（ERY）10/μl。首方加熟地30g，白果15g，黄芪增至120g。

2008年12月8日四诊。服上方30剂。夜尿明显减少，每晚少于3次。2008年12月6日，昼间共4次，总量620ml，夜间3次，总量560ml，全天总量1180ml。24h尿蛋白定量80mg，尿常规无异常。近期血糖较稳定，FBG 4.8mmol/L，PBG<7mmol/L。上方加女贞子30g，守方服用。

后患者复诊，尿量已基本正常。

分析：肾病日久，肾络已伤，肾脏亏损，患糖尿病后，络脉病变累及于肾，加重肾损络伤。肾气亏损，肾络损伤，主水失职，开阖失司，只开不阖，则尿频、尿多，精微泄漏则见尿中泡沫。治疗首务当缩泉涩精，防止精微流失进一步损伤肾络。芡实、金樱子益肾缩尿，秘涩精气；山萸肉酸涩收敛，固精益肾；黄芪益气健脾，水谷生化有源则精微得以补充，是治疗蛋白尿之经验药；生大黄、水蛭，活血化瘀，疏通肾络；五味子，《本草经疏》言“专补肾，兼补五脏，肾藏精，精盛则阴强，收摄则真气归元，而丹田暖，腐熟水谷，蒸糟粕而化精微，则精自生，精生则阴长”，《本草汇言》亦称其“入肾有固精养髓之功”；五倍子酸涩收敛，长于敛尿。

仅服药17剂，尿量显著减少，故守方继服。三诊时尿频、尿多等标急之症既已缓解，则可兼顾治本，因而一鼓作气，黄芪增至120g，求健脾益气、补益精微之量大力专；加熟地滋补肾阴，加白果甘涩缩尿。故四诊时收效甚佳，稍加女贞子一味，补益肾阴而不滋腻。

此案隐匿性肾炎病在先，患糖尿病后，由于高血糖等因素影响，导致肾脏微血管病变加重，累及肾小管，引起重吸收功能障碍，故见多尿、尿频等。治疗应注重益肾缩尿，活血通络，因精微泄漏可致肾脏损伤加重，故同时应秘涩精气，补充精微，亦是兼顾其基础疾病。

按：无论是治疗蛋白尿或多尿症，收敛固涩是重要的治则，以防止精微的进一步流失，故需应用一些具有收敛功效的药物。然不同药物收敛作用不同，如敛精芡实，敛气萸肉，敛汗龙牡，敛尿白果，敛神枣仁，敛津乌梅，敛心五味，敛肺诃子，敛肝白芍，临床应用时当应有所区别和侧重。对这些药物特点，笔者总结：敛药收涩味多酸，精芡气萸龙牡汗。果尿枣神乌梅津，心五肺诃白芍肝。敛即扶正减渗漏，收涩太过反缠绵。

【小结】

1. 辨证要点

（1）辨生理和病理：《内经》云：“年过四十而阴气自半。”随着年龄的增长，一身之阴与气逐渐衰减，肾阴肾阳亦随之亏损，肾虚不固则尿量增多，此属自然衰老所致，重在补肾，多以山萸肉、肉桂补益肾之阴阳。病理性多尿及夜尿多则是糖尿病引起的肾脏病变所致，需在控制血糖基础上注重补肾缩泉。临床还可见部分夜尿多患者，其肾功能正常，亦无肾虚之征象，但因生活习惯（如睡前饮水多）、情绪紧张等因素影响，致夜尿较多，此种情况只需调整生活习惯，放松紧张情绪，症状多会不治而愈。

（2）辨在脾和在肾：夜尿多，多病在肾，以尿长量多色白、腰膝酸软乏力为主要表现，治应益肾涩精缩泉；昼尿多，多病在脾，以尿多色清、倦怠乏力为主要表现，治应健脾益气补肾；昼夜尿量均多者，则脾肾同病，应脾肾同治。

（3）辨尿频与多尿、夜尿多：尿频患者24h总尿量正常，是在正常尿量范围内排尿次数增多，多见于西医男性前列腺增生、女性慢性泌尿系统感染及尿道综合征。其病机及治法不同于糖尿病肾病多尿症及夜尿多。

2. 治疗要点

益肾涩精缩泉是糖尿病肾病多尿症及夜尿增多的基本治法，因持续多尿可加重肾脏损伤，故常用水陆二仙丹秘精缩尿，同时可加白果、五倍子、山萸肉等增强敛尿之力。症状较重时常提示肾小球动脉硬化较严重，应注重活血化瘀，疏通肾络，临床常用生大黄、水蛭粉，并且随着病程的延长及病情的加重，水蛭粉用量可逐渐增加，最大可至15g。同时，由于病程长久者往往肾虚较著，故应于涩精缩泉、活血通络基础上注重补益肾脏，常用熟地、山萸肉、肉桂等补益肾阴肾阳。

三、终末期糖尿病肾病

糖尿病肾病持续进展，将由早期糖尿病肾病进展为临床糖尿病肾病期，最终进展为肾衰竭期，肾小球滤过率＜15ml/（min・1.73m^2）。

中医学虽无“肾衰”之名，但是对水肿、癃闭、关格、肾劳、溺毒等的描述与终末期肾病的临床表现相近，如《景岳全书》曰：“小水不通，是为癃闭，此最危最急证也。水道不通上侵脾胃而为胀，外侵肌肤而为肿，泛及中焦而为呕，再及上焦而为喘，数日不通，则奔迫难堪必致危殆。”此描述与慢性肾衰出现少尿、无尿之时的多系统相关症状表现极为相似，又如《重订广温热论》云：“溺素入血，血毒上脑之候、头痛目晕、视物朦胧，耳鸣耳聋、恶心呕吐、呼吸带有溺毒，间或猝发癫痫状，甚或神昏惊厥、不省人事，循衣摸床撮空，舌苔腐、间有黑点。”此与尿毒症毒素潴留引起的神经系统器质或功能损害，以及水电解质与酸碱平衡紊乱等诱发的精神、神经症状极为相似。因此终末期肾病可按水肿、癃闭、关格等论治。临床中，以疏通肾络、排泄浊毒为基本治则，给浊毒以出路。

1. 大黄附子汤合黄芪桂枝五物汤、水陆二仙丹加减治疗糖尿病肾病浊毒内蕴，肾损络瘀证

王某，女，53岁，2008年5月19日初诊。血糖升高14年，血肌酐升高1年。患者于1994年因左眼视物不清至医院检查，发现左眼底出血，查FBG 23.5mmol/L。先后服用二甲双胍片、消渴丸等治疗。自2005年开始注射胰岛素，现用优泌林70/30，早晚各26U，血糖控制一般，查FBG 7～8mmol/L，PBG10～11mmol/L。1年前，患者因双下肢水肿至当地医院检查，发现血肌酐升高，诊断为慢性肾功能不全。刻下症：眼睑颜面浮肿，双下肢轻度浮肿，双目痒，分泌物较多，视物不清。夜尿2～3次，尿中泡沫较多。口唇干，不欲饮，纳眠可。苔白腻，边齿痕，舌底瘀，脉沉无力。2008年4月30日生化检查示BUN 12.92mmol/L，Cr 143μmol/L，β_2-MG 1.9mg/L。始用呋塞米片20mg，每日2次，金水宝3g，每日3次。2008年5月14日再次生化检查示BUN 7.2mmol/L，Cr 124.3μmol/L。估算eGFR 44.1ml/（min・1.73m^2）。尿常规：蛋白（+++）。既往高血压史7年，最高达200/120mmHg。

西医诊断：糖尿病肾病，慢性肾功能不全CKD 3期，高血压。

中医诊断：糖尿病络病，虚劳，视瞻昏渺，尿浊。

中医辨证：浊毒内蕴，肾络虚损证。

治法：通腑泄浊，活血通络，固涩精微。

处方：大黄附子汤合黄芪桂枝五物汤、水陆二仙丹加减。

酒军6g单包 淡附片6g 黄芪45g 川桂枝30g 白芍30g 鸡血藤30g 金樱子30g 芡实30g 怀牛膝30g 水蛭粉6g分冲

2008年6月19日二诊。患者服药30剂，下肢浮肿明显减轻，按之已无凹陷，眼睑颜面浮肿消退60%，自诉尿中泡沫明显减少，双眼干涩略好转，服药10余剂后因血压改善明显自行减西药用量，后因血压反弹恢复原用药。

药已对证，只需守方继服，故上方中加入怀山药30g，葛根30g，水蛭粉增至15g。患者继服药30剂，浮肿明显减轻，视物模糊及双目干涩好转，尿中泡沫减少，查Cr 95.2μmol/L，BUN 6mmol/L。病势已明显缓解。

后患者多次复诊，病情保持稳定。

分析：患者发现糖尿病时已见眼底出血，可知其病日久，绝非14年可概括，经年累月，痰、浊、湿、瘀等蓄积成毒，壅聚体内，损伤肾络，可致肌酐、尿素氮升高；肾络受损，固摄失职，开多阖少，则夜尿较多，精微泄漏，则尿中泡沫较多，检查示尿中蛋白；肾脏损伤，加之精微流失，致肾脏更亏，不能正常行其主水之职，水津不归正化，水湿泛溢，故见眼睑、颜面及下肢浮肿；离经之血为瘀血，左眼底曾有出血史，瘀血未散，眼部络脉损伤，加之肝肾亏虚，精血不能上濡眼目，致视物模糊、失明、目痒；肝肾阴亏，肝阳相对较亢，致血压升高。苔白腻，边齿痕，舌底瘀，脉沉无力，均是肾损络瘀、血水不利之象。治应首先排毒泄浊，以减轻毒邪对肾脏的损伤，同时固涩精微，减少流失，不致肾脏更亏，以补肾祛毒为先，合以活血通络之治。

酒军、淡附片为大黄附子汤中的两味药，可温下通腑泻毒，且酒军单包，视每日大便次数酌用之，防泻下太过耗伤正气；黄芪、川桂枝、白芍为黄芪桂枝五物汤中之三味药，血痹虚劳之专方，罹病既久，络脉瘀阻，血络空虚，加之糖尿病肾病后期往往合并贫血，因而呈现血虚络瘀之状，故以黄芪桂枝五物汤养血通络，加鸡血藤增强养血活血之力，加水蛭，其合酒军为抵当汤之意，活血通络，散离经之血。芡实、金樱子为水陆二仙丹，涩精秘气，《医方考》称“此主精浊之方也。金樱膏濡润而味涩，故能滋少阴而固其滑泄。芡实粉枯涩而味甘，故能固精浊而防其滑泄。金樱生于陆，芡实生于水，故曰水陆二仙丹”，且全方无利水之药，而是通过固涩精微，益肾助肾，复其主水之职，以求浮肿消退，意在“塞因塞用”；加怀牛膝补益肝肾，活血平肝，既擅补益，性又趋下，针对高血压而治。二诊时加怀山药健脾益肾，助水肿消退，加葛根一为降压，一为降糖，水蛭粉增量以加强活血通络之力，因而三诊时诸症改善明显。

2. 大黄附子汤合小半夏加茯苓汤、四君子汤加减治疗糖尿病肾病浊毒犯胃，脾肾阳衰证

王某，女，39岁，2008年1月21日初诊。发现血糖升高10年，血肌酐升高半年余。患者10年前于产后发现血糖升高，FBG 10mmol/L左右，未予系统治疗，先后不规

律服用二甲双胍、磺脲类降糖药，因症状表现不明显，未重视。2007年初因恶心、下肢水肿，至医院检查FBG 20mmol/L左右，即住院治疗。2007年10月于北京大学第一医院确诊为糖尿病肾病尿毒症期。刻下症：恶心，咽部不适，有异物感，四肢沉重，现服用利尿剂，无明显浮肿。头晕，腹胀，胃脘部振水声，气短，心下空虚感，视物模糊，怕冷明显，大便难，临厕努责。2007年12月20日，生化：Cr 460μmol/L，UA 520μmol/L。血常规：RBC 3.39×10^{12}/L，HGB 108g/L。eGFR 19.2ml/（min・1.73m²）。舌淡，苔中后部微腐，舌底瘀滞，脉弦细略滑。既往高血压史5～6年，现服硝苯地平控释片、盐酸特拉唑嗪片等。血压控制于150/80mmHg。糖尿病视网膜病变已进行3次激光手术。当日BP 150/80mmHg。

西医诊断：糖尿病肾病尿毒症期，肾性贫血，糖尿病性视网膜病变，高血压。

中医诊断：糖尿病络病，关格，视瞻昏渺。

中医辨证：浊毒犯胃，脾肾阳衰证。

治法：和胃降逆，泄浊通腑，温健脾肾。

处方：大黄附子汤合小半夏加茯苓汤、四君子汤。

清半夏15g　干姜30g　云苓60g　淡附片30g^先煎8h^　酒军15g^单包^　生炒白术各30g　白芍30g　炙甘草9g

2008年1月28日二诊。患者服药7剂，自觉恶心基本消失，药后大便通畅。但觉胸部憋闷，四肢仍觉沉重乏力，不欲食，腹胀，头晕，夜寐不安。2008年1月25日查生化：GLU 7.39mmol/L，Cr 434μmol/L，UA 520μmol/L，BUN 19.59mmol/L。上方去清半夏，加红参15g，生黄芪20g，水蛭9g。

2008年3月3日三诊。患者服药35剂，自诉胸部憋闷、气短明显好转，现仅偶发。四肢沉重明显好转，现仅略感发沉。面颊麻木，走路不稳。怕冷，易烦躁，二便调。2008年2月23日查血生化：Cr 329μmol/L，UA 477μmol/L，BUN 15.67mmol/L，GLU 6.82mmol/L。血常规：RBC 3.84×10^{12}/L，HGB 128g/L。当日BP 155/95mmHg。舌根部腐腻苔，舌底络瘀，脉沉弦缓。上方加怀牛膝30g，茺蔚子30g，苍术9g，佩兰9g，丹参30g，蝉蜕9g，苏叶12g。

2008年3月31日四诊。患者服药28剂，自诉颜面麻木好转，行走较前已稳，偶有胸闷气短。视物不清好转。2008年3月25日查血生化：Cr 302μmol/L，UA 433μmol/L，BUN 14.85mmol/L，GLU 6.74mmol/L。血常规：RBC 4.01×10^{12}/L，HGB 138g/L。

此后患者病情逐渐趋于稳定，肌酐、尿素氮等生化指标虽偶有反复，但总体趋势为平稳下降，患者本人亦觉自身较前轻快。建议患者及早进行血液透析治疗，以保护全身脏器，延长寿命。

分析：患者患病日久，又未规范治疗，诸毒蓄积，损伤肾脏，开阖失司，阖多开少，以致浮肿。浊毒犯胃，胃失和降，则恶心，咽部不适，有异物感。脾肾阳衰，不能温运水湿，水湿泛滥，波及胃则胃脘部振水声，累及四肢则四肢沉重。脾胃升降失和，中枢运转不利，气机逆乱，则腹胀，大便难。肾阳虚衰，不温心阳，加之水湿泛滥，上凌心肺，致心下空虚，气短。脾运失职，饮食停滞，有化腐之势，故见苔中后部微腐。因此治以排毒通腑，温肾健脾为本，兼以和胃降逆。

酒军、淡附片通腑排毒，且用量均较大，缘因病情较重，毒痼而阳衰，非大剂通下不能动摇其毒，非大剂温阳不能护阳扶正，然以安全用药为本，附片久煎以制约其毒，酒军单包以防泄之太过；清半夏、干姜、云苓，为小半夏加茯苓汤之意，治胃气虚寒，饮阻气逆。以干姜易生姜，一则因于脾肾阳衰，干姜者辛温守中之力更胜，二则干姜合清半夏，辛开苦降，复中焦枢纽之职，推动大气运转；云苓、白术、炙甘草，为四君子汤之意，健脾益气，云苓、炒白术健脾利湿，生白术健脾通便，且云苓用量较大，一因脾肾阳衰，水湿泛滥，大量云苓利水渗湿之功著，其性平而无壅滞碍胃之弊；二因饮停胃脘心下，见胃脘振水声，此属应用茯苓之指征，用量宜大，一般至少60g。白芍益脾，于土中泻木，和胃散水。二诊时，恶心消失，大便通畅，可见胃之逆气已平降，可去清半夏；虚象愈显，胸中大气不足，运转无力，因觉胸部憋闷，故加红参益元气；加生黄芪补经络之气，同时生者，其性动，偏于利水，加水蛭粉活血通络，合酒军活血祛瘀。三诊，症见血压偏高，脸颊麻木，走路不稳，恐病久肝肾之阴愈加耗损，肝阳偏亢所为。且血压持续偏高，于肾脏保护不利，故此诊应兼顾平肝降压，因而加怀牛膝、茺蔚子，茺蔚子又可活血利水，血水同治。舌根部苔腐腻，可见体内湿浊较重，故加苍术、佩兰化湿浊，长期络脉瘀滞，日久累及脉络，心脉瘀滞不畅，亦可加剧胸部憋闷，故加丹参，活血散瘀养血，所谓“一味丹参，功同四物”。同时加蝉蜕、苏叶，一可预防外感，以防肾病加剧；二可减轻蛋白渗漏。此为笔者多年临证经验，故患者四诊时病情进一步好转。然病已至此，不求病愈如初，但求日日进步。

按：反药的应用是此案的一个治疗特色，尽管“十八反”中明载半夏反乌头，但半夏与附片合用温阳降逆止呕之功尤著，对于脾肾阳衰所致呕吐可收立竿见影之效，通过多年临床实践，并认真随访，未发现二药同用引起的毒副作用。

3. 大黄附子汤合苏叶黄连汤加减治疗糖尿病肾病终末期湿热浊毒内蕴，上逆犯胃证

张某，女，62岁，2008年3月24日初诊。血糖升高20年。患者1998年因多食、多饮、多尿、消瘦于当地医院查血糖升高，FBG 23.4mmol/L，尿糖（++++）。诊为2型糖尿病。自2000年开始使用胰岛素，诺和灵30R早16U，晚6U。2003年5月出现眼底出血，现右眼失明。2003年发现尿蛋白（+++）。刻下症：手足麻木，颜面及下肢浮肿，排尿自觉发胀，小便泡沫多，如洗衣液。双目干涩发胀，右眼失明。大便干，2～3日一行，自服通便药，眠可。既往有高血压、高血压眼病史。2008年3月17日，生化：BUN 11.4mmol/L，Cr 248.4μmol/L，GLU 7.69mmol/L，白蛋白（ALB）32g/L，CHO 6.41mmol/L，TG 0.66mmol/L，LDL 4.35mmol/L。eGFR 17.93ml/（min・1.73m^2）。血常规：HGB 105g/L。舌淡，苔腐腻，舌底瘀。脉细弦，上鱼际脉明显。当日BP 180/80mmHg。

西医诊断：糖尿病肾病，慢性肾功能不全CKD 4期，肾性贫血，高血压。

中医诊断：糖尿病络病，虚劳，水肿，尿浊，视瞻昏渺。

中医辨证：脾肾虚损，络脉瘀滞，湿浊泛滥证。

治法：健脾益肾，活血通络，利湿化浊。

处方：参芪丹鸡地黄汤合抵当汤加减。

黄芪 30g 党参 15g 丹参 30g 鸡血藤 30g 云苓 60g 炒白术 30g 生大黄 6g 单包 水蛭 6g 佩兰 9g 苍术 15g

按：病久脾肾虚损，脾失健运，肾不主水，水湿泛滥，致睑面及下肢浮肿；湿浊上潮则见苔腐腻；前阴不利，则排尿不适，精微漏泄，则尿中泡沫量多；气血生化不足，以致贫血；眼络瘀滞，加之目失濡养，则目涩发胀；血瘀水停，血水不利，致血压升高。黄芪、党参、丹参、鸡血藤，益气补血、活血通络，为临证治疗肾功能不全、肾性贫血经验方；生大黄、水蛭活血通络，生大黄兼能通便排毒；云苓、炒白术健脾利湿；苍术、佩兰燥湿化浊。

2008 年 6 月 28 日复诊，自诉服药 2 个月后，诸症减轻，身觉清爽。然因未能及时复诊已停药一月余。现觉恶心，不欲进食饮水。呃逆频繁。口咽干，口淡无味。小便量少，灼热甚，大便干燥，3～4 日一行，呈球状。现已无水肿。胰岛素用量：诺和灵 30R 早 18U，晚 8U。服用苯磺酸氨氯地平片 5mg，每日 1 次，别嘌醇片 0.1g，每日 3 次，呋塞米片 20mg，每日 3 次，胰激肽原酶肠溶片 240U，每日 3 次，包醛氧淀粉胶囊 5g，每日 3 次。当日 BP 165/80mmHg。舌颤，伸舌偏右，舌红苔黄厚干，积粉苔。脉虚细数。

辨证：湿热浊毒内蕴，上逆犯胃证。

治法：清热化湿排毒，和胃降逆。

处方：苏叶黄连汤合大黄附子汤加减。

苏叶 15g 黄连 30g 黄芩 30g 清半夏 30g 生大黄 15g 单包 附子 9g 茺蔚子 30g 泽兰泻各 30g。

2008 年 7 月 28 日，患者服药 1 个月后复诊，自诉小便已正常，无灼热感，仍便秘，口干口苦，乏力甚。四肢麻木，手抖，视物不清，纳呆，畏寒畏热，热则心慌，寒则外感。当日 BP 130/65mmHg，积粉苔，脉沉弦略硬，寸部无力。加滑石 15g 包煎，荷叶 9g，丹参 15g，鸡血藤 30g。可将呋塞米片逐渐减量。

2008 年 10 月 8 日三诊。患者服药两月余，自诉纳呆好转，恶心基本消失，但不欲食荤腥，恶闻油腻。乏力缓解，小便泡沫减少，少气懒言，大便仍干。已逐渐停呋塞米片半月余。2008 年 10 月 3 日生化检查：BUN 9.1mmol/L，Cr 159.4μmol/L，GLU 5.6mmol/L，10 月 4 日，尿常规：蛋白（+），血常规：HGB 89g/L。近期血压控制较好，当日 140/80mmHg。积粉苔已去之七八，脉沉弦略硬，尺部较前有力。6 月 28 日方去茺蔚子、泽兰泻，加黄芪 20g，当归 15g，芡实 30g，生姜 5 片。

2008 年 11 月 28 日复诊，诸症好转，病情稳定，11 月 26 日查 BUN 8.2mmol/L，Cr 113.6μmol/L，GLU 6.79mmol/L，CHO 5.21mmol/L，TG 0.69mmol/L，LDL 2.04mmol/L，ALB 37g/L。血常规：HGB 125g/L。

后多次复诊，病情较稳定。

分析：患者因停药 1 月余，致体内毒邪积聚加重，浊毒犯胃，症见恶心，不欲进食饮水。浊毒化火，耗伤阴津，故见咽干、小便灼热、大便干如羊粪等火热伤津之象。此时体内湿热浊毒互结，故治疗重在清化排毒。虽有浊毒上逆犯胃，不用小半夏加茯苓汤，而用苏叶黄连汤，缘因患者体内热势较重，而无水停心下。黄连不但治湿热，其味苦又可降胃火之上冲。苏叶味甘辛而气芳香，通降顺气，两药相合寒温适调。二药组对，有清热化湿之功效。黄芩苦寒清热，清半夏清降，合用则有清化之功，黄芩、黄连、清半夏辛开苦降，恢复中焦大气运转，黄连、黄芩又均具降糖之功。茺蔚子、泽兰泻，活血利水，降低血压。二诊患者小便已正常，表明湿热已有化解之势，但仍需继续清化。加滑石，甘能和胃气，寒能解热气，坠能推壅滞，滑能利诸窍、化垢浊。恐因其纳呆致贫血加重，故加荷叶化浊气，升清气。加丹参、鸡血藤养血活血。三诊，积粉苔已化之七八，表明湿热浊邪大部分已祛，残留一二，以致纳呆，恶闻油腻，血压已稳定，且水肿早已消退，故可去茺蔚子、泽兰泻。加黄芪、当归，益气生血，芡实固涩精微，另加生姜5片以护胃，防药后胃脘不适。继服1月余，诸症明显好转，病情稳定。

4. 大黄附子汤加减，配合外洗法治疗糖尿病肾病终末期糖尿病浊毒内蕴，湿热瘀结证

宗某，男，55岁，2008年4月10日初诊。血糖升高10年，肾功能不全5个月。1997年患者因多饮、多尿、视物模糊于当地医院检查FBG 10.7mmol/L，2h PG 18mmol/L，诊为2型糖尿病。口服二甲双胍片、格列吡嗪、消渴丸等，血糖控制不佳。2005年发现血压升高，当时BP 170/100mmHg，自服降压零号、酒石酸美托洛尔，血压控制不稳，波动于180～140/110～80mmHg。2007年6月出现间断性双下肢浮肿，久坐为重。10月查尿常规示尿蛋白（+++），2007年11月查24h尿蛋白定量4.99g，Cr 3.12mg/dl（275μmol/L），HGB 106g/L，诊为糖尿病肾功能不全。刻下症：眼睑及下肢浮肿，面色萎黄，腰酸，夜尿2～3次，视物模糊，迎风流泪，盗汗，手足麻木，皮肤瘙痒，大便质黏，眠可。舌暗红，苔薄黄腻，脉沉弦略滑数。2008年3月12日查24h尿蛋白定量2.32g，尿渗透压463mOsm/（kg・H_2O）。生化检查：BUN 28.13mmol/L，Cr 382.8μmol/L，GLU 6.56mmol/l，UA 436μmol/L，TG 7.91mmol/L，CHO 6.32mmol/L，ALB 32g/L，总蛋白（TP）50g/L。eGFR 13.38ml/（min・1.73m^2），HbA1c 7.1%。血常规：HGB 100g/L。现口服硝苯地平控释片30mg，每日2次，缬沙坦胶囊160mg，每日2次，富马酸比奈洛尔片5mg，每日1次，单硝酸异山梨酯片40mg，每日2次，阿卡波糖50mg，每日3次，呋塞米片20mg，每日2次。

西医诊断：糖尿病肾病，慢性肾功能不全CKD 5期，肾病综合征，高血压，高脂血症。

中医诊断：糖尿病络病，虚劳，水肿，精微渗漏，视瞻昏渺。

中医辨证：浊毒潴留，湿热内蕴，肾脏虚损证。

治法：通腑泄浊，祛风除湿止痒。

处方：大黄附子汤加减。

生大黄15g单包　淡附片15先煎8h　生黄芪30g　云苓120g　苦参15g　土茯苓60g　荆芥9g　防风9g　怀牛膝30g　地龙30g　黄连30g　干姜6g

2008年5月12日二诊。患者服药30剂，眼睑及双下肢浮肿消退，自诉皮肤瘙痒已基本消失，夜尿减少，每晚1次（原2～3次），仍盗汗，迎风流泪，左手食指及双足跟麻木，腰痛，乏力，头痛，血压偏高，160/90mmHg左右，大便略稀，日行2～3次（未减大黄）。当日 BP 160/90mmHg（未服药）。2008 年 5 月 8 日，当地医院查 BUN 21.5mmol/L，Cr 367μmol/L，GLU 7.2mmol/L，UA 470μmol/L，TG 4.05mmol/L，CHO 4.49mmol/L，LDL 1.3mmol/L。舌胖，苔黄白相间微腻，脉沉细弦略数。上方加生薏米、茺蔚子、天麻、钩藤各 30g，蝉蜕 9g，云苓与土茯苓均减为 30g，去防风。

2008 年 6 月 18 日三诊。患者服药 34 剂，自诉乏力、盗汗消失，手足麻木好转 50%，迎风流泪好转 30%，腰痛好转 30%。头痛未见好转。夜间泛恶心，面色萎黄，血常规：HGB 103g/L。现未服降糖西药，注射诺和灵 30R：早 19U，晚 10U。舌淡胖大，苔腐腻，脉濡缓。此诊时，已出现浊毒犯胃，故改用小半夏汤合大黄附子汤加减。

清半夏 15g 生姜 15g 淡附片 15g 先煎8h 生大黄 15g 单包 云苓 60g 土茯苓 30g
蝉蜕 9g 荆芥 9g 熟地 30g 砂仁 6g 杵

令加药浴泡洗方：生麻黄 30g，川桂枝 30g，葛根 30g，透骨草 30g，川芎 30g。嘱每周药浴一次，边饮水边洗浴，汗出辄止。

2008 年 7 月 21 日，患者再次复诊，生化检查：BUN 13.6mmol/L，Cr 233μmol/L，GLU 5.9mmol/L，TG 3.23mmol/L，CHO 4.3mmol/L，HbA1c 5.1%。腰痛、头痛等症状减轻，血压控制较前稳定，但仍较高。上方中加泽兰泻各 30g。

2008 年 9 月 22 日，诸症好转，病情稳定，9 月 20 日查 BUN 8.3mmol/L，Cr 142μmol/L，GLU 6.62mmol/L，UA 345μmol/L，ALB 35g/L，TG 2.05mmol/L，CHO 3.68mmol/L，LDL 0.91mmol/L，HbA1c 5.4%。

分析：浊毒内蕴，损伤肾脏，开阖失司，开多阖少，水湿泛滥，则致水肿；浊毒蕴于皮肤，则致皮肤瘙痒，反入于血，可见肌酐、尿素氮等生化指标异常；肾虚腰府失养，则腰酸；病久络脉损伤，血络瘀阻，以致视物模糊，手足麻木；脾肾虚损，脾虚气血生化不足，肾虚精不化血，以致气血亏虚，而见面色萎黄。大便黏，苔薄黄腻，脉沉弦滑数则为湿热蕴内之象。体质虚弱，风邪犯上，则迎风流泪。

淡附片、生大黄排毒通腑；苦参、土茯苓清热燥湿解毒，为临床治皮肤瘙痒之佳药；生黄芪补气利水，云苓健脾利水，且大剂量应用一则利水之功著，二则培补后天之本而无腻滞之弊；荆芥、防风御表祛风，提高机体抵抗力，预防感冒；地龙清热平肝利尿，怀牛膝引火下行，活血利水兼具补益之功，二者相合，为降压之常用药；黄连清热燥湿，苦寒降糖，配干姜辛热以护胃。二诊，从患者症状改善及舌脉表现看，湿热浊邪已有化解之势，故可守方。加生薏米渗湿化浊；头痛可能因于血压不稳，故加茺蔚子、钩藤、天麻，平肝降压；水肿及皮肤瘙痒已消，故云苓与土茯苓均减量；去防风，加蝉蜕，明目祛风。

三诊，病机稍有变化，浊毒内蕴基础上，出现上逆犯胃，故增加清化和降之治。以清半夏、生姜降逆和胃，清半夏尤其长于清化湿浊腐腻，再配以砂仁，全方清化、清泄、清利并治，虽加熟地以增滋肾之力，亦无须虑其滋腻壅滞。同时，为促进代谢与循环，加强排泄毒邪之力，外用药浴泡洗方，内外配合而事半功倍。

5. 真武汤合大黄附子汤、抵当汤加减治疗终末期糖尿病肾病脾肾阳衰，水湿泛滥证

吴某，男，22 岁，2008 年 11 月 19 日初诊（代诉）。全身水肿 2 年，加重 1 个月，血糖升高13年。患者13年前因出现昏迷送至医院抢救，诊为糖尿病酮症酸中毒，1型糖尿病。出院后应用胰岛素治疗，血糖控制不佳。2年前无明显诱因出现全身浮肿，头面及下肢尤重。当地医院诊断为“糖尿病肾病，V期”。输液及口服利尿药治疗效果不佳。1个月前因感冒致水肿加重，现全身重度水肿，头面眼睑及下肢肿甚，行走困难，终日卧床。无尿，每日小便量不足200ml。怕冷明显，覆三层厚被仍无法缓解。腰酸乏力，腹胀，饭后尤甚。视物模糊，记忆力差。大便偏稀。血压偏高150/100～90mmHg。现用卡托普利片50mg，每日2次，氢氯噻嗪片20mg，每日2次，硝苯地平片20mg，每日2次。2008年11月3日查BUN 19.24mmol/L，Cr 317μmol/L，TP 57.2g/L，ALB 26.2g/L，TG 2.83mmol/L，CHO 15.04mmol/L，LDL 10.81mmol/L，ApoB 1.45mmol/L。eGFR 19.0ml/（min・1.73m^2）。血常规：WBC 15.5×10^9/L，HGB 106g/L。尿常规：Pro（+++），RBC 16/μl。尿病理管型（++）。

西医诊断：糖尿病肾病，慢性肾功能不全CKD 4期，贫血，高血压。

中医诊断：糖尿病络病，虚劳，水肿，关格。

中医辨证：阳虚水泛，肾络瘀损证。

治法：温阳利水，活血通络。

处方：真武汤合大黄附子汤、抵当汤加减。

附子60g^先煎8h^ 云苓120g 红参30g^单煎^ 泽泻60g 蝉蜕6g 苏叶9g 杏仁9g 芡实30g 怀山药30g 酒军15g^单包^ 水蛭粉3g^分冲^ 生姜3片

2008年11月26日二诊（代诉）。仅服药7剂，全身浮肿减轻约50%，已能离床进行轻微日常活动。自觉身轻，较前有力。仍怕冷明显，尿少，但排尿较前畅快。面部及下肢相对肿甚。胃胀，怕凉。时有心悸，活动后加重。大便稀。BP 150/100mmHg左右。上方中附子增至120g，云苓增至500g，加红曲15g。

2008年12月10日三诊。其间因感冒停药，仅服药9剂。全身水肿较初诊减轻70%左右，基本可自由活动，故来就诊。尿量较前明显增多，乏力好转明显。周身怕冷缓解，胃胀胃凉减轻。现已停用氢氯噻嗪，卡托普利减至25mg，每日2次。大便成形，已基本正常。舌淡苔薄白，脉弦细。当日BP 145/95mmHg。二诊方附子减至60g，红参减至15g，去蝉蜕、苏叶，加怀牛膝30g，地龙30g。

后患者复诊三次，病情一直较稳定。半年后，电话随访，患者病情突然变化后去世。

分析：脾肾阳衰，温运无力，水湿不化，泛滥周身，致全身水肿。寒湿缘因中下二焦阳衰而生，故下肢肿甚；因眼睑属脾，故双睑肿甚；加之感冒受风，风水相搏，以致头面浮肿。此例水肿病情复杂，本为脾肾阳衰所致阴水，温阳利水足矣，因风邪侵袭，与水相搏，导致风水泛溢，阳水与阴水错杂为患，因此治疗既应注重温阳利水，同时兼以宣肺利水。然病重势急，命悬一线，常规用药恐于事无补，故以超大剂量60g附子、30g红参急救衰微之阳气，培补元阳；120g云苓功专利水渗湿健脾，60g泽泻活血利水以降压；因肺为水之上源，加之风邪袭表，故以蝉蜕、苏叶、杏仁祛风宣肺，提壶揭盖助消肿，蝉蜕、苏叶也是临床治疗蛋白尿的经验药对；芡实、怀山药益肾涩精，减少精微渗漏，此属“塞因塞治”之法；酒军、水蛭粉为抵当汤之意，合附子排毒泄浊，逐瘀通络，以保护肾脏。二诊收效明显，病势扭转，因而一鼓作气，将附子增至120g，云苓增至 500g，重在温阳利水，并加红曲降低血脂；三诊，水肿明显消退，并渐露温暖之象，故去蝉蜕、苏叶，将附子、红参减量，加怀牛膝、地龙活血通络增加降压之力。因小便通利，水湿分利有道，故此诊大便已正常，此即“利小便所以实大便”。

按：阳气衰微，水毒内闭，遍及周身，此时治疗重在扭转病势。立法处方无误，但用药若墨守成规，恐杯水车薪，药不及病，故收功关键在于突破常规药量，以超大剂量附子、云苓、红参等专于温阳利水，冀量大功著以扭转病势，犹用劲兵，专走一路。

6. 中药长期治疗终末期肾病案例

（1）应用 30g 酒军两年余治疗终末期肾病

张某，女，66 岁，2010 年 4 月 14 日初诊。便秘 20 年，发现血糖升高 18 年。患者 1992 年因乏力至医院检查发现血糖升高，FBG 22mmol/L。曾服用阿卡波糖片，因腹胀难忍停用。长年便秘，长期服用芦荟通便胶囊、六味安消胶囊等。5 年前因小便泡沫多查血肌酐、尿素氮升高，诊断为糖尿病肾病。刻下症：大便干结难下，呈球状，2～3 日 1 次，神疲乏力明显，口苦、口臭，小便少，排便无力，时觉心慌憋气。面色晦暗青黄。舌苔厚，干燥，中间焦黑，脉弦涩硬。2010 年 4 月 10 日查尿常规：Pro（++）。血常规：WBC 3.59×10^9/L，HGB 104g/L，RBC 3.03×10^{12}/L。生化：Cr 260μmol/L，BUN 16.64mmol/L，CHO 3.82mmol/L，UA 381.7μmol/L，HDL 2.1mmol/L，LDL 3.31mmol/L，ALB 41g/L。eGFR 17.19ml/（min・1.73m^2）。BP 150/80mmHg。既往高血压病史 10 年。现用药：诺和灵 30R 早 24U，晚 20U。复方α酮酸片 2.52g，每日 3 次，金水宝胶囊 1.98g，每日 3 次，海昆肾喜胶囊 0.44g，每日 3 次，卡维地洛 10mg，每日 2 次，麻仁润肠丸 4 粒，每日 2 次；六味安消胶囊 3.0g，每日 3 次。

西医诊断：糖尿病，糖尿病肾病，慢性肾功能不全 CKD4 期，高血压，高脂血症。

中医诊断：糖尿病络病，虚劳，便秘。

中医辨证：肠燥津枯，肾络瘀损证。

治法：增液润肠，疏通肾络。

处方：增液承气汤、抵当汤合瓜蒌牡蛎散加减。

玄参 30g　生地 30g　麦冬 30g　酒军 30g 单包　水蛭粉 3g 分冲　天花粉 30g　生牡蛎 120g 先煎　生姜 5 片

停用金水宝胶囊、海昆肾喜胶囊。

2010 年 6 月 9 日二诊。大便干结无改善，胃胀不适，胸闷心悸，全身乏力，夜间口干，小便少，色黄，泡沫多，舌苔焦黑厚腐，脉涩。2010 年 6 月 2 日查 BUN 14.7mmol/L，Cr 217.2μmol/L。肾动脉 B 超：双肾动脉血流阻力升高。BP 145/90mmHg。处方：生大黄 30g 后下，水蛭粉 3g 分冲，桃仁 12g，生牡蛎 120g 先煎，天花粉 30g，滑石 30g 包煎，厚朴 30g，生地黄 30g，黄芪 30g。

2012 年 7 月 7 日三诊。服药后呃逆频，无食欲，见食物觉恶心。胸闷心悸减轻，小便无力，色黄，小便量少，全身乏力，双下肢酸沉，轻度水肿，夜间口干。服药时大便才能通下，不服药则大便不下，仍需配合服用麻仁润肠丸、六味安消胶囊。舌干红，舌苔焦黑，脉弦硬。2010 年 6 月 29 日查 BUN 17.8mmol/L，Cr 205.5μmol/L。HbA1c 6.1%。

血常规：WBC 3.62×10^9/L，HGB 92g/L，RBC 3.02×10^{12}/L，尿常规：Pro（++）。处方：生大黄 30g 后下，水蛭粉 3g 分冲，玄明粉 15g 分冲，桃仁 15g，清半夏 30g，生姜 30g，云苓 30g，西洋参 9g。若大便一天超过 3 次，则将玄明粉减量。

2010 年 8 月 11 日四诊。呃逆消失，食欲略好转，已能少量进食。眠差，小便无力，大便依赖药物，排便无力，全身乏力，双下肢无水肿，口干，目干涩。舌红，苔黄厚腐腻，中间干剥，脉弦硬。2010 年 8 月 8 日查 BUN 15.8mmol/L，Cr 188μmol/L，GLU 7.0mmol/L。血常规：RBC 3.19×10^{12}/L，HGB 94g/L。尿常规：Pro（+++）。BP 120/70mmHg。处方：三诊方加黄芪 45g，当归 15g。

2010 年 10 月 20 日五诊。小便困难，量少，服呋塞米片后每日 1000ml 左右，大便干较前缓解，仍排便困难，不服药 3～5 日一次，服药后可每日 1 次。无食欲，呃逆，周身乏力。舌淡红，苔黄厚燥，积粉苔，脉弦硬细。2010 年 10 月 15 日查 BUN 17.9mmol/L，Cr 180μmol/L，GLU 5.8mmol/L，BP 150/80mmHg。处方：酒军 30g 单包，水蛭粉 3g 分冲，清半夏 15g，黄连 9g，黄芩 15g，荷叶 15g，生牡蛎 120g 先煎，天花粉 30g，黄芪 30g，丹参 30g，云苓 45g，生姜 5 大片。

2010 年 12 月 1 日六诊。小便量增加，小便泡沫多，服中药后大便干好转，但停药后反复，大便 3～5 天一次，手脚麻木，眠差，周身乏力，双下肢浮肿，发胀，积粉苔消退，食欲转好。2010 年 11 月 20 日查尿常规：Pro（++），血常规：WBC 3.87×10^9/L，RBC 3.04×10^{12}/L，HGB 105g/L。生化：BUN 17.4mmol/L，Cr 151μmol/L。BP 140/70mmHg。处方：五诊方加玄参 30g，生地 30g。

2011 年 5 月 17 日十诊。大便干燥改善，可停用麻仁润肠丸、六味安消胶囊，仅服中药。小便量可，夜尿 2 次，双下肢无水肿，不欲食油腻，眠可，手足麻木改善，现左大拇指麻木，双目干涩、痒。舌胖大，苔黄腻，脉弦细。2011 年 5 月 10 日查血常规：WBC 3.98×10^9/L，RBC 3.62×10^9/L，HGB 105g/L。生化：BUN 12.4mmol/L，Cr 170.5μmol/L，GLU 6.0mmol/L。尿常规：Pro（++）。24h 尿蛋白定量 1180mg。BP 140/80mmHg。处方：酒军 30g 单包，水蛭粉 6g 分冲，芡实 30g，怀山药 30g，丹参 30g，黄芪 30g，荷叶 30g，苍术 15g，清半夏 15g，黄连 6g。

始终应用酒军 30g，上方加减持续治疗 1 年半，整体情况较初诊时明显改善，且未出现任何不适。

2012 年 10 月 16 日就诊时，纳食好转 70%（原不能食用荤腥）。服中药时大便正常，不干，1～2 天 1 次，排便不费力。小便正常，每日 1400ml 左右。乏力缓解。2012 年 10 月 9 日查 ALB 42.9g/L，GLB 25.4g/L，BUN 16.5mmol/L，Cr 170.8μmol/L，GLU 6.7mmol/L。24h 尿蛋白定量 618mg。血常规：HGB 103g/L，WBC 3.97×10^9/L。诺和灵 30R 早 18U，晚 14U。BP 142/80mmHg（患者治疗期间血肌酐变化情况见图 6-1）。

分析：本案先有肾络瘀损，浊毒内蕴，又因长期燥热，津枯肠燥，加之浊毒损络，致肠络损伤，不能正常运化排泄，浊毒更瘀闭于内，复伤肾络，形成恶性循环。因此，本案治疗关键在于泄浊通络，以润肠通便为治标，以疏通肾络为治本。初诊处方以抵当汤疏通肾络，重用酒军 30g，泻浊兼以化瘀；合玄参、生地、麦冬增液润肠，推动浊毒排泄；舌苔焦燥是津液大亏的表现，故又合瓜蒌牡蛎散滋阴润燥。二诊，便秘未见改善，

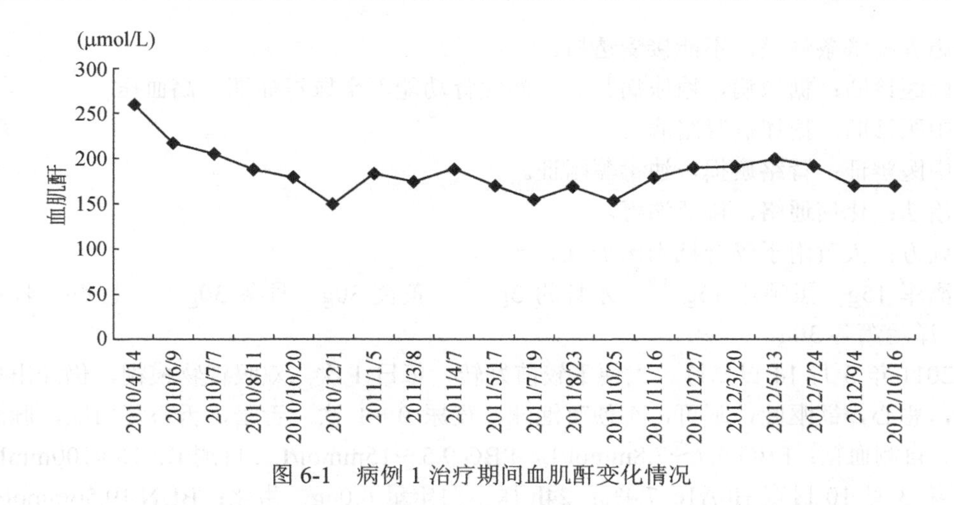

图 6-1　病例 1 治疗期间血肌酐变化情况

恐是通泄之力不够，此时急则治标，遂将酒军改为生大黄，功专通便泻浊，并加桃仁活血化瘀润肠；小便短黄，故加滑石清热利尿，使热从下出；胃胀不适，故加厚朴行气消胀。三诊时又增加玄明粉润肠通便，因呃逆频频，故又合小半夏汤和胃降逆。四诊，因患者贫血较重，故合当归、黄芪补气生血。至五诊，患者严重便秘终有改善，遂果断将生大黄改为酒军，缓缓泻下，以防过用伤正。脾虚不运，精微不化，积滞中焦，阻碍气机升降，致食欲不振，并见黄厚、积粉苔，故又合清半夏、黄连、黄芩、荷叶辛开苦降，升清化浊。至十诊时，大便干燥明显改善，故治疗开始侧重疏通肾络，固涩精微，将水蛭粉增至 6g，并加芡实固肾涩精，怀山药、黄芪、丹参补气生血，仍以荷叶、苍术、清半夏、黄连清化湿浊。在患者定期就诊的两年半期间内，一直坚持应用酒军 30g，血肌酐水平逐渐下降并保持稳定，24h 尿蛋白定量亦明显降低，在服中药情况下可保持正常排便。

酒军是治疗糖尿病肾病的要药，能够化瘀泄浊，给浊毒以出路，笔者用其治疗糖尿病肾病早中期，常用剂量为 3～15g，治疗终末期肾病，常用 15g 以上。在临床治疗中发现，肾络损伤越重者，对大黄反而越不敏感，往往需用至 15～30g，古人谓“有故无殒亦无殒”“有病则病受之”，可能即指此类情况。

（2）应用大黄附子汤加减两年治疗糖尿病肾病尿毒症期

李某，男，35 岁，2011 年 2 月 14 日初诊。血糖升高 10 年，血肌酐升高 1 个月。患者 10 年前发现血糖升高，诊断为 2 型糖尿病，6 年前发现尿蛋白阳性，服中药后转正常。2011 年 1 月因血压升高于当地住院治疗，发现尿蛋白阳性，血肌酐升高，诊断为糖尿病肾病Ⅴ期。刻下症：视物模糊，吃饭时头部大汗出，大便干结难下，2 日 1 次。面色暗黄，舌暗，苔腻，黄白相间，脉弦硬数。2011 年 2 月 14 日尿常规：Pro 150mg/dl，GLU 100mg/dl，ERY 25/μl，RBC 22/μl。生化：BUN 20.58mmol/L，Cr 483.42μmol/L，ALB 33g/L。eGFR 12.22ml/（min・1.73m^2）。BP 185/110mmHg。

既往史：高血压 4 年。家族史：母亲、2 个哥哥均患有糖尿病。现用药：诺和灵 30R 早 12U，晚 12U 皮下注射；酒石酸美托洛尔片 12.5mg，每日 2 次，口服，尼群地平片 20mg，每日 2 次，口服，胰激肽原酶肠溶片 120U，每日 3 次，口服。

患者经济条件差，不能接受透析。

西医诊断：糖尿病，糖尿病肾病，慢性肾功能不全尿毒症期，高血压。

中医诊断：糖尿病肾络病。

中医辨证：肾络瘀损，浊毒蕴阻证。

治法：化瘀通络，排泄浊毒。

处方：大黄附子汤合抵当汤加减。

酒军 15g　黑顺片 15g 先煎　水蛭粉 3g 分冲　黄芪 30g　丹参 30g　三七 6g　怀牛膝 30g　泽兰泻各 30g

2011 年 3 月 14 日二诊。大便干较前好转，每日 1 次。双眼视物模糊，仍汗出多，怕冷，恶心，欲呕吐，眠可，小便有泡沫，夜尿 0～1 次。舌暗，舌苔黄白腻，脉沉细弦数。自测血糖：FBG 5.7～7.8mmol/L，PBG 9.5～15mmol/L。自测 BP 160/100mmHg。2011 年 3 月 10 日查 HbA1c 7.4%；24h 尿蛋白定量 6.06g；生化：BUN 19.56mmol/L，Cr 440.57μmol/L，GLU 9.24mmol/L。BP 190/100mmHg。彩超：双肾弥漫性病变，膀胱炎，前列腺增生。眼底：糖尿病视网膜病变Ⅲ期。现用药：诺和灵 30R 早 16U，晚 12U；余不变。处方：初诊方加黄连 9g，生姜 5 片，苏藿梗各 6g。

2011 年 4～7 月，三诊至五诊期间以二诊方为基础加减治疗，患者时有晨起恶心呕吐，易汗出，乏力，大便不规律。BP 150～160/80～90mmHg，最高 BP 180/100mmHg。生化：BUN 20～24mmol/L，Cr 420～480μmol/L。

2011 年 8 月 8 日六诊。1 周前呕吐频发，食后即吐，吐出未消化食物，无胃痛。乏力，纳眠可，夜尿 1 次，大便少，无便意，2～3 日 1 次。舌淡，苔微腻，脉弦硬。查生化：BUN 27.18mmol/L，Cr 409.08μmol/L，RBC 2.90×10^{12}/L，HGB 95g/L。24h 尿蛋白定量 1.51g。BP 160/100mmHg。处方：初诊方黑顺片改为 30g，黄芪改为 60g，酒军改为 30g，加土茯苓 30g。

2011 年 9 月 5 日七诊。服药后呕吐次数减少，原 1 周连续吐 7 天，现 1 周吐 1 次。现全身乏力，无腹胀，大便 1 日 2 次，偏稀，夜尿 1 次。舌淡，舌苔微黄腻，脉弦硬数。生化检查：BUN 22.57mmol/L，Cr 407.18μmol/L，RBC 2.84×10^{12}/L，HGB 95g/L。BP 160/95mmHg。处方：六诊方酒大黄改为 20g。

2011 年 10 月 11 日八诊。乏力减轻，呕吐消失。大便已正常，小便有泡沫。舌淡，舌苔黄腻，脉弦滑数。查 BUN 23.53mmol/L，Cr 388.39μmol/L，RBC 2.84×10^{12}/L，HGB 95g/L，24h 尿蛋白定量 1.12g/L。BP 160/90mmHg。调整处方：酒军 15g，黑顺片 15g 先煎，水蛭粉 3g 分冲，黄芪 60g，丹参 30g，泽兰泻各 30g，生姜 5 片。

2011 年 11 月 21 日九诊。近日天气转凉，觉有外感症状，咽痒咽痛，流涕，喷嚏。大便正常，每日 1 次。夜尿 1 次。舌淡，舌苔黄厚腐腻。2011 年 11 月 18 日查 BUN 30.54mmol/L，Cr 488.98μmol/L，RBC 2.79×10^{12}/L，HGB 93g/L，24h 尿蛋白定量 1.0g，BP 160/100mmHg。

处方：酒军 15g，水蛭粉 3g 分冲，黄连 15g，清半夏 15g，瓜蒌仁 30g，桔梗 15g，生甘草 15g，黄芪 45g，丹参 30g，生姜 5 片。

2011 年 12 月 26 日十诊。服上方后，咽痒咽痛、流涕等外感症状痊愈。近 1 个月血压控制差，BP 190/100mmHg。自行加用硝苯地平缓释片，血压降至 150/90mmHg。全身乏力甚，下肢水肿，小便有泡沫。舌质淡，苔黄腻，脉弦硬滑数。2011 年 12 月 21 日查 BUN 28.14mmol/L，Cr 495.23μmol/L，RBC 2.79×10^{12}/L，HGB 97g/L，24h 尿蛋白定量 1.24g。BP 180/90mmHg。内服方：酒军 30g，水蛭粉 6g 分冲，土茯苓 30g，黄芪 45g，丹参 30g，云苓 45g，黄连 9g，生姜 5 片。另加泡澡方：生麻黄 30g，川桂枝 30g，透骨草 30g，艾叶 30g，川芎 30g，生姜 30g。边泡澡边饮水，令微微汗出。

2012 年 1～7 月，十一诊至十三诊期间，患者曾停用中药 3 个月，再诊时见面色黧黑，精神怠惰，恶心，干呕，全身乏力。复查生化：BUN 28.51mmol/L，Cr 608.03μmol/L，UA 441.61μmol/L，RBC 3.02×10^{12}/L，HGB 95.4g/L。以十诊方为基础加减治疗，泡澡方不变。

2012 年 8 月 14 日十四诊。患者怕冷减轻，仍乏力，夜尿 1 次，有泡沫，大便日 2 次，不干，纳眠可。舌淡，舌苔白厚，脉弦硬。2012 年 8 月 11 日查 BUN 27.73mmol/L，Cr 594.72μmol/L，UA 416μmol/L，RBC 3.34×10^{12}/L，HGB 104g/L。BP 180/116mmHg。处方：酒大黄 15g，水蛭粉 3g 分冲，黄芪 30g，丹参 30g，清半夏 15g，天麻 30g，钩藤 30g，怀牛膝 30g，地龙 30g，泽泻 15g，黄连 6g，生姜 5 片。

至 2012 年 12 月 12 日十八诊。大便正常，乏力好转，面色转亮。查 BUN 21.11mmol/L，Cr 489.22μmol/L，UA 417.3μmol/L，RBC 3.59×10^{12}/L，HGB 112g/L。24h 尿蛋白定量 0.51g。BP 140/90mmHg（患者治疗期间血肌酐监测情况见图 6-2）。

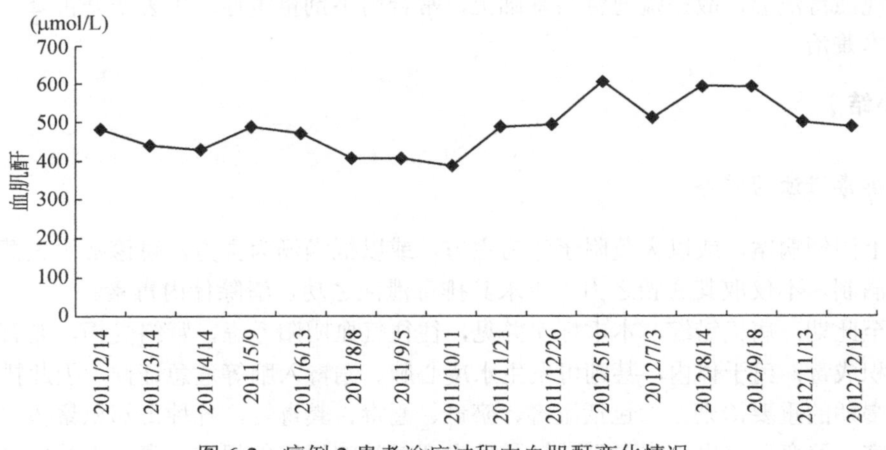

图 6-2 病例 2 患者治疗过程中血肌酐变化情况

分析：肾络瘀损，肾不主水，不能正常开阖，精微泄漏，同时浊毒不能排泄，蕴阻于内，更伤肾络。治应化瘀通络，排泄浊毒。久病重病，阳气虚衰，肾络已损，再用苦寒泻下必更伤肾络，故以酒大黄缓泻，排泄浊毒，合黑顺片温补肾阳，通补并治，再合虫类水蛭疏通肾络。另加黄芪补气生血，加丹参、三七活血养血，因血压较高，故加怀牛膝引血下行，加泽兰泻活血利水，功在降压。二诊，出现恶心欲呕吐，是浊气犯胃，加黄连、藿香梗、生姜辛开苦降，和胃降逆，此处用黄连全在调胃，故用量较小。至六诊，病情略有变化，浊毒犯胃成为主要矛盾，“肾者胃之关”，关门不利，既可能导致水湿泛滥，也可能导致浊毒上犯，升降逆乱，见恶心、呕吐、便闭等症。六诊将酒军改为 30g，增加排泄浊毒之力，并加土茯苓取其除湿解毒之功。至八诊，呕吐消失，大便正常，病之危象已缓解，病情相对平稳，故可将处方减量。仍以酒军、黑顺片、水蛭粉温阳泄浊，疏通肾络；因血红蛋白偏低，故以大剂量黄芪、丹参养血生血；加泽兰泻活血利水降压，加生姜和胃降逆。九诊时因感冒导致病情反复，患者舌苔黄厚腐腻，痰热湿浊成为主要矛盾，故在疏通肾络基础上合小陷胸汤（黄连、清半夏、瓜蒌仁）清化痰热，合桔梗甘草汤利咽，并继续以丹参、黄芪养血生血。十诊，外感症状虽解，然因血压升高致病情加重，湿浊毒邪泛滥，瘀闭于内，故将酒军、水蛭粉剂量加倍，增加化瘀通络之力，防止浊毒伤络，并加土茯苓解毒利湿，加茯苓利水渗湿。同时配合生麻黄、川桂枝、艾叶、透骨草等辛散发汗之品外用泡澡，通过增加局部循环，促使湿浊毒邪从皮表透发。十三诊，患者因停药 3 个月致病情加重，湿浊毒邪泛滥作祟，见乏力、面色晦暗等症状，病机基本未变，故仍以上诊方为主方，以排泄浊毒为首务。至十四诊，病情基本趋于稳定，仍以疏通肾络、排泄浊毒、养血生血、活血利水降压为主，兼以清化湿浊，和胃降逆。在近两年的治疗周期内，尽管其间因感冒、停药等因素致病情反复甚或加重，但总体趋势平稳，疾病未迅速进展、恶化，在一定程度上延缓了终末期肾病的发展。

终末期肾病由于肾络瘀损，开阖失司，致精微漏泄而浊毒内蕴。“肾者，胃之关”，关门不利，不仅可致水湿泛滥而成肿，也可致浊毒上逆，胃气逆乱。故尿毒症患者常可见恶心、呕吐症状，此为病之标，浊毒犯胃症状突出时，当急则治标。本案治疗全程中多次出现浊毒泛滥，故在疏通肾络基础上，常合用小剂量黄连、生姜辛开苦降，和胃降逆，标本兼治。

【小结】

1. 排毒泄浊为首务

以上四例病案，或以大黄附子汤为主方，或以抵当汤为主方，每诊必用大黄，或生用，或酒制，不仅取其通腑之力，更求其排毒泄浊之功，清除体内毒素。

病至此期，病机错综，本虚标实并见，往往气血阴阳亏虚，肾络受损，兼有水湿瘀浊等蓄积成毒，蕴于体内，甚则可发生水凌心肺、溺毒入脑等危急证候，因此排泄毒邪是肾衰竭期的重要治则。毒包括湿毒、瘀毒、溺毒、粪毒等，各种毒邪积聚体内，损伤脏腑器官，致变证百出，排毒可减轻各种毒邪对脏腑组织的损害，毒邪不祛，诸多补益仅是徒劳无功，甚者因肾脏负担过重致病情加剧。主要的排毒途径有三，即通大便、利小便和发汗。

通大便，使体内之毒从后阴而出，临床常用大黄附子汤，重者可以此方灌肠。大黄附子汤出自《金匮要略》，“胁下偏痛，发热，其脉紧弦，此寒也，以温药下之，宜大黄附子汤”。尤在泾曰：“阴寒成聚，非温不能已其寒，非下不能去其结。故曰阴寒结聚，宜急以温药下之。”此时用大黄附子汤不仅能泻下通便，更能借其泻下之力使体内诸多毒邪随之排出，对于尿少浮肿者还可助分利小便，令部分水液经后阴排泄。古语云大黄“荡涤肠胃，通利闭结，攻凿积聚”。研究表明，大黄能够抑制氮质代谢产物蓄积、增加代谢物排出、改善微炎症状态、抑制氧化应激、抑制肾脏代偿性肥大和高代谢、抑制肾成纤维细胞增殖等，从而达到提高肾小球滤过率、治疗慢性肾衰竭目的[15-16]。在临床中，大黄也常单用或联合血管紧张素转换酶抑制剂等药物治疗慢性肾衰竭患者，其能够有效降低血肌酐、尿素氮水平，改善肾功能[17-18]。临证时常用酒军，求其力缓，从小剂量开始逐渐加量，一般用量10～30g，而且体质越是虚弱者，对大黄的敏感性越差，用量甚可更大。由于肾衰竭晚期，脾肾阳气已衰，任何苦寒之品均有败伤阳气之虞，更伤肾脏，故以附子护阳。

利小便，使诸毒从前阴而出，临床常用真武汤，真武汤出自《伤寒论》，“太阳病发汗，汗出不解，其人仍发热，心下悸，头眩，身瞤动，振振欲擗地者，真武汤主之”，及“少阴病，二三日不已，至四五日，腹痛，小便不利，四肢沉重疼痛，自下利者，此为有水气，其人或咳，或小便利，或下利，或呕者，真武汤主之”。罗东逸曰：“真武者，北方司水之神也。以之名汤者，藉以镇水之义也。夫人一身治水者脾也。主水者肾也。肾为胃关，聚水而从其类，倘肾中无阳，则脾之枢机虽运，而肾之关门不开，水即欲行，以无主制，故泛滥妄行而有是证也。用附子之辛热，壮肾之元阳，则水有所主矣；白术之温燥，建立中土，则水有所制矣；生姜之辛散，佐附子以补阳，于补水中寓散水之意；茯苓之淡渗，佐白术以健土，于治水中寓利水之道焉；而尤重在芍药之苦降，其旨甚微，盖人身阳根于阴，若徒以辛热补阳，不少佐苦降之品，恐真阳飞越矣。芍药为春花之殿，交夏而枯，用之以极收散漫之阳气而归根。”故真武汤多用于脾肾阳衰、高度水肿者。

发汗，令部分毒邪经皮肤而出。肺为水之上源，肾为水之下源。肾衰竭时排毒、排水障碍，可通过肺来代偿。尿毒症时，皮肤上有尿素霜，就是机体从皮肤排毒之明证。因此，药浴对尿毒症可起到辅助治疗作用。经常药浴可使患者皮肤得到改善而润泽。曾检测尿毒症患者的汗液，发现其中尿素氮含量与血液中尿素氮含量接近，说明发汗有排除毒素作用。临床上常将生麻黄、川桂枝、艾叶等煎汤药浴，具体组成为生麻黄、桂枝、川芎、生姜各30g，亦可加艾叶、透骨草。上诸药装入宽松纱布袋中，加水5000ml，煎煮30min。将药汁连同纱布袋一同倒入兑好温水的浴缸中，进行药浴，至周身微微汗出时停止，覆被保暖，若汗继出，须喝热水补水。为防止脱水，可边浸浴边饮水。方中生麻黄、川桂枝发汗透表；川芎行气活血，艾叶，缪仲醇谓“逐一切寒湿冷气，转闭脏肃杀之气为融合”。于此，加强温经发汗之力。药浴方注意点：①不可大汗，严防感冒；②不可太频，一周一次便可；③注意补水、保暖。

排泄毒邪是治疗肾衰竭的基本法则，然尿毒症期患者病情复杂，症见多端，可见脏腑受累的多种表现，因此又当急则治其标，随证而治之。如浊毒犯胃之呕恶，当以和胃降逆为主，常以六君子汤、黄连温胆汤加减；血虚血瘀所致肾性贫血，则以养血活血为主，以四物汤加味；急危重症，如水凌心肺，症见胸闷气憋，短气不足以息，烦躁不安，甚或濒死感，心悸怔忡，张口抬肩，不能平卧，口唇青紫，四肢清冷，大汗淋漓等，急当泻肺逐水，以己椒苈黄丸加减；或溺毒入脑，症见神志恍惚或昏迷，目光呆滞无神，甚或抽搐，四肢痉挛，牙关紧闭，口中痰涎，治应开窍醒神，息风镇惊，以菖蒲郁金汤加味。

2. 控制血压是关键

尿毒症期患者均伴有高血压，改善肾脏病理状态的同时必须注重控制血压，否则肾脏损害将继续恶化，诸多治疗恐将事倍功半。由于多为肾性高血压，血压难以控制，因此常常需要平肝降压、活血降压、利水降压、补肾降压等多种治法联合应用，临床中常用天麻、钩藤平肝，牛膝、茺蔚子、泽泻等活血利水，杜仲、桑寄生等补肾。

3. 控制血糖作基础

尽管四例病案重在治疗糖尿病终末期肾病，以排毒为首务，但治疗过程中仍不能忘控制血糖，每次处方必有一两味药身兼降糖之功，如黄连、山萸肉、红参、黄芪等。糖尿病是基础病，高血糖既是糖尿病肾病之原始病因，又是糖尿病肾脏病变恶化的加重因素，既是“元凶”，又是“帮凶”。因此，糖尿病终末期肾病的治疗全过程，始终不能脱离对血糖的基础治疗。

4. 健脾益肾尤为重

毒素损伤，肾脏受损，累及脾，脾肾亏损，不能运化水湿，则发为水肿，运化失健，不能生化气血，则致贫血，因此肾衰竭出现的水肿、贫血诸症，均是以脾肾亏虚为本，精微泄漏亦是因为肾虚失于固摄，故需固涩精微。治疗尿毒症期患者，尤其应重视健脾益肾，不仅可以对症治疗，还能提高机体免疫能力，预防感冒等因素导致的肾脏损伤加重。

总之，糖尿病肾病发展至终末期，病情往往错综复杂，如若病情危急，见昏迷、抽搐等重症，应立即配合西医急救；而对于一些肾脏病理损害较重，病势已无法挽回者，中药保守治疗的同时还应及早进行血液透析，以延长生存期。

四、糖尿病肾病临证诊治心得

温下大黄附子汤，温肾泻浊两不误。治水勿忘开鬼门，宣肺有助洁净府。水陆二仙涩蛋白，塞因塞用水肿除。补气养血芪丹效，去菀陈莝水蛭图。内外双清升降散，不给外邪留后路。化浊降逆小半夏，肾为胃关病呕吐。排水苓泽为要药，贫血二仙汤莫忘。骨碎补骨疗骨松，六君调脾中土旺。药浴打开第二肾，中药灌肠排尿毒。

注：①肾有四大功能，排毒、排水、生血、壮骨是也。②水陆二仙涩蛋白，塞因塞用水肿除：水陆二仙，即水陆二仙丹，组成为金樱子、芡实各等份，此方益肾固涩，减少尿蛋白而消肿，为塞因塞用之法。③补气养血芪丹效，去菀陈莝水蛭图：黄芪、丹参、生军、水蛭，即为仝氏芪丹军蛭汤，为治疗慢性肾病之效方。④药浴打开第二肾，通过药浴，使皮肤排水排毒，故称皮肤为第二肾脏。

第二节 糖尿病周围神经病变的治疗

糖尿病周围神经病变是糖尿病最常见并发症之一，其病情隐匿，进展缓慢，多与糖尿病病程及血糖控制等因素相关，其中以远端对称性多发性神经病变最具代表性。临床表现主要为双侧肢体疼痛、麻木、感觉异常等，通常为对称性，下肢较上肢重，感觉异常可表现为针刺感、踏棉感、蚁行感等，疼痛可表现为刺痛、灼烧痛等，严重者可伴有肌无力和肌萎缩。糖尿病周围神经病变主要根据糖尿病病史、临床症状和体征（踝反射、震动觉、压力觉、温度觉、针刺痛觉，任一项异常，无症状者任两项异常）进行诊断，同时需要排除其他病因或药物引起的神经病变。当临床诊断有疑问时，可做神经传导功能检查。治疗上，除控制高血糖、保持血糖稳定外，主要应用甲钴胺、神经生长因子等修复神经，前列腺素 E_1、钙拮抗剂等改善微循环，醛糖还原酶抑制剂改善代谢紊乱及抗氧化应激等，但疗效并不十分满意。对于痛性周围神经病变，常用抗惊厥药、抗忧郁药，甚至阿片类药物，但由于这类药物容易导致药物依赖，往往并不能被大多数患者接受[19]。

糖尿病周围神经病变涉及范围广泛，临床表现多种多样，可归属于中医学“血痹”“痿证”“厥证”“痛证”等病症范畴。本病多见于郁热虚损四个阶段中“虚”“损”阶段，因糖尿病日久，耗伤气阴，阴阳气血两虚，营卫不调，气血运行不畅，血行瘀滞，脉络痹阻所致。早期病变尚轻时，多是气虚血瘀，络脉瘀滞；后期疼痛麻木病变较重，多是阳虚血瘀，络脉瘀损。总之，病变以气虚、阳虚多见，兼有络脉不通或不荣，病性属本虚标实。病位在络，内及肝、肾、脾等脏腑，若为脉络病变，一般是多重因素（如高血压、高血脂、高血糖等）引起的大血管病变，情况复杂，治疗难度大，周期长；若为络脉病变，则治疗相对较易。

一、感觉异常

周围神经病变所致感觉异常主要表现为手足、肢体麻木，或踏棉感、蚁爬感等，可伴有手足、肢体发凉、怕冷。基本病机为气血亏虚，络脉瘀阻，多属中医学“血痹虚劳”范畴。养血活血通络是基本治法，临床常用黄芪桂枝五物汤加减。

1. 黄芪桂枝五物汤加减治疗糖尿病周围神经病变血虚瘀滞，络脉瘀阻证

（1）王某，女，47 岁，2007 年 6 月 10 日初诊。血糖升高 5 年，四肢麻木 1 年。2002 年 8 月患者因颈椎病住院治疗时发现血糖升高，查 FBG 10.5mmol/L，诊断为 2 型糖尿病，当时即予胰岛素治疗。出院后改为口服二甲双胍片 0.25g，每日 3 次，1 年前自行停药，近 1 年出现四肢麻木，逐渐明显。刻下症：四肢麻木，自觉周身有窜风感，乏力、双下肢发软，时有肿胀，口干、口渴，胸口略有烧痛感，二便调，眠可。舌淡红少苔，有瘀点，脉细涩兼紧。血糖控制尚可，查 FBG 6～7mmol/L，PBG 7.5～8.3mmol/L。

西医诊断：2 型糖尿病，糖尿病周围神经病变。

中医诊断：糖尿病络病，血痹。

中医辨证：气阴亏虚，络脉瘀滞，脏腑热经络寒证。

治法：益气养血，活血通络，兼清内热。

处方：黄芪桂枝五物汤加减。

生黄芪 30g　白芍 30g　桂枝 15g　太子参 30g　天花粉 30g　生地 30g　炒白术 15g　黄连 30g　清半夏 9g　羌活 9g　独活 9g　炙甘草 9g

2007 年 6 月 18 日二诊。服药 7 剂，四肢麻木、周身窜风感明显减轻约 60%，上方去生地、羌活、独活，加鸡血藤 30g，首乌藤 30g。

2007 年 7 月 3 日三诊。服上药 14 剂，四肢麻木感消失，周身窜风感减轻约 90%，仅偶有发作，诸症渐愈，血糖亦较前下降，查 FBG 6～6.5mmol/L，PBG 7mmol/L 左右。

分析：麻为气不至，木为血不通，《素问·痹论》言："营气虚，则不仁。"故以益气养血、活血通络立法，因兼有内热，见口干渴等，同时兼顾清热。此证属经络有寒，脏腑有热，治疗应温经络，清脏腑，处方可寒热并用。方中生黄芪为君药，甘温益气，补在表之卫气。桂枝散风寒而温经通痹，与黄芪配伍，益气温阳，和血通脉。桂枝得黄芪益气而振奋卫阳；黄芪得桂枝固表而不留邪。白芍养血和营而通血痹，与桂枝合用，调营卫而和表里，两药为臣。太子参、白术益气健脾，助黄芪益气固表，生地、天花粉滋阴生津，四者共奏益气养阴之功。黄连苦寒清热，兼以降糖，清半夏和胃，合黄连辛开苦降。羌活、独活两药，一上一下，一治足少阴之伏风，一治足太阳之游风，既增强了祛风通痹作用，又照顾到表里上下之病位。炙甘草甘温益气，益气补虚，缓急止痛，调和药性，为使药。诸药相合，共奏益气和血通痹、兼清脏腑之效，温经络与清脏腑药各行其所，各尽其职而互不干扰。二诊，周身窜风感大减，故可去祛风通络之羌活、独活，防温燥之品久用而耗伤阴津，同时加鸡血藤、首乌藤，增强养血活血通络之力，故三诊时，收效甚佳，四肢麻木感全然消失。

（2）黄某，女，50 岁，2007 年 3 月 12 日初诊。血糖升高 18 年，双足麻木怕冷 2 年。患者于 1986 年妊娠期间出现尿糖（++++），血糖 100mg/dl，仅予以适当饮食控制，妊娠结束后，血糖恢复正常。1989 年体检时发现血糖升高，FBG 12.5mmol/L，诊为 2 型糖尿病。现用优泌林 70/30 早 14U，晚 12U，血糖控制欠佳。2 年前出现双足麻木，怕冷，冬季加重。刻下症：双足麻木，四肢发凉，怕冷，自觉困倦，周身乏力，视物模糊，晨起双手肿胀。大便不调，时干时稀，夜尿每晚 2～3 次。舌暗，舌底瘀，苔薄黄，脉沉虚略数。2006 年 12 月查 UAER 76.3μg/min，视网膜病变Ⅲ期。2007 年 3 月 1 日查 HbA1c 10.6%，生化：GLU 13.6mmol/L。

西医诊断：2 型糖尿病，糖尿病周围神经病变，糖尿病肾病，糖尿病视网膜病变。

中医诊断：糖尿病络病，血痹，视瞻昏渺。

辨证：血虚络瘀，脾肾不足，兼有胃热证。

治法：养血活血通络，兼清胃热。

处方：黄芪桂枝五物汤加减。

黄芪 30g　川桂枝 30g　白芍 30g　鸡血藤 30g　山萸肉 15g　金樱子 30g　黄连 30g

干姜 9g

嘱下次就诊前查下肢血管超声及肌电图。

2007 年 3 月 19 日二诊。服药 7 剂，诸症改善不明显。3 月 16 日查 FBG 13.2mmol/L，2hPG 16.4mmol/L。3 月 14 日查双下肢血管超声示双下肢动脉硬化伴多发斑块形成。双下肢静脉瓣功能不全。肌电图示双侧胫腓神经传导速度减慢，提示周围神经病变。上方加三棱 6g，海藻 30g，生山楂 30g，水蛭粉 6g。

2007 年 4 月 2 日三诊。服上方 14 剂。双足麻木及四肢发凉稍有改善，周身乏力稍好转，余症无明显改善。4 月 1 日测 FBG 8.9mmol/L，2hPG 15.3mmol/L。上方加桑枝 30g，炒杜仲 30g，骨碎补 30g。

以上方加减患者连续服用半年余。2007 年 11 月 25 日再次就诊，双足麻木、四肢发凉怕冷改善 70%，周身乏力基本消失，晨起双手肿胀缓解 80%，视物模糊较前改善约 30%。2007 年 11 月 20 日查下肢血管超声，对比 3 月 16 日检查结果，显示双下肢动脉硬化斑块较前缩小。11 月 23 日查 HbA1c 7.0%，FBG 7.3mmol/l，2hPG 8.5mmol/L，UAER 25.6μg/min。

分析：患病日久，络脉瘀损，肾络损伤则精微泄漏，尿中蛋白，眼络损伤则视物模糊，肢体失于温养则手足麻木，四肢发凉，气血亏虚则周身乏力，血水不利则晨起双手肿胀，兼有脾寒胃热，则苔薄黄，大便干稀不调，此案亦是脏腑热经络寒。初诊时，未明确是否合并下肢血管病变，仅以养血活血通络为治，故二诊效果不显。既已明确合并下肢血管病变，故治疗应在养血通络基础上着重化瘀消斑。黄芪、川桂枝、白芍、鸡血藤养血活血通络，三棱、海藻破血逐瘀，化斑消癥，二者是治疗癥积、斑块常用经验药；水蛭活血通络，并借其灵动走窜，吮血之性以化瘀消斑；生山楂活血祛瘀，软化血管，山萸肉、金樱子酸涩收敛，秘精缩泉，防止肾络进一步损伤。炒杜仲、骨碎补益肾强腰。黄连、干姜辛开苦降，共奏降糖之功。糖尿病周围神经病变合并下肢血管病变一般病情较重，治疗较棘手，需长期坚持治疗，一般疗程至少半年，方能初见成效，不可因收效不显而随意更方。

（3）李某，女，44 岁，2015 年 3 月 25 日初诊。血糖升高 1 年，双足麻木半年。2014 年患者因外阴瘙痒、口渴就诊于当地医院，查空腹血糖升高，FBG 17.58mmol/L，尿酮体（++），诊断为 2 型糖尿病，予阿卡波糖、格列美脲口服，血糖降至正常后自行停药。2014 年 10 月自觉脚底麻木、电击感，当地医院诊断为 2 型糖尿病周围神经病变，予罗格列酮钠、甲钴胺治疗，血糖控制可。刻下症：四肢麻、发沉、四肢皮肤干燥，自觉紧绷感，下午较重，双足底有麻木、电击感，周身怕冷。口干口渴，双眼干，纳可，寐浅易醒，小便黄，尿频，无泡沫，夜尿 4～5 次。大便日 1 行，便干。舌暗红，苔黄厚腻，脉沉弱，尺弱。既往史：肩周炎、颈椎病。辅助检查示胰岛功能：GLU 0h 7.3mmol/L，1h 12.5mmol/L，2h 10.1mmol/L，3h 3.7mmol/L；C-P 0h 0.67nmol/L，1h 1.61nmol/L，2h 2.89nmol/L，3h 1.11nmol/L；Ins 0h 82.66pmol/L，1h 328.62pmol/L，2h 535.11pmol/L，3h 80.01pmol/L；肌电图：右正中神经、左胫后神经、左腓肠神经传导速度缓慢。

西医诊断：2 型糖尿病，糖尿病周围神经病变。

中医诊断：糖尿病络病，凉燥证。

中医辨证：血虚络瘀，脏腑热经络寒证。

治法：养血活血，温润通络，兼清内热。

处方：黄芪桂枝五物汤加减。

黄芪 30g 川桂枝 9g 鸡血藤 30g 羌活 9g 独活 15g 葛根 30g 黄连 6g 知母 15g 生姜 9g

2015 年 4 月 28 日二诊，服上方 1 月余。双下肢沉重、发麻稍好转。晨起项背僵紧转侧不利，双手较前湿润，四肢仍干燥发紧，久站后双脚麻木，眼干，口干渴，双下肢沉重无力，下午胀痛明显，活动后加重。仍怕冷、恶风，纳可，眠差，入睡困难，流涎，大便日 1 次，不干，小便正常，夜尿 3～4 次。舌暗，苔黄白腻，脉沉细。2015 年 4 月 20 日查 HbA1c 4.74%，FBG 5.94mmol/L，MA 0.01g/L；腰椎 MRI：腰 4 椎体内血管瘤。BP 120/80mmHg。处方：初诊方去知母、黄连，加川芎 30g，三七粉 3g分冲。

2015 年 12 月 15 日三诊。患者二诊后，停药半年，后又自行服药 1 月余。手麻木改善 20%，脚麻木改善 70%，口干，四肢皮肤干燥好转 30%左右，入睡仍困难，腰酸痛，怕风怕冷明显，纳可，心慌，胸闷，夜尿 1～2 次，大便正常，一天一次。舌暗，苔腻，脉沉略弦硬尺弱。辅助检查：HbA1c 5.64%，ALT 10.65U/L，AST 17.16U/L，TG 0.84mmol/L，CHO 4.3mmol/L，HDL 1.26mmol/L，LDL 2.77mmol/L；心电图：窦性心律，电轴正常，ST—T 改变。尿常规无异常。双光能骨密度：骨质疏松。BP 120/70mmHg。调整处方：黄芪 45g，川桂枝 30g，鸡血藤 30g，羌活 9g，独活 30g，葛根 45g，干姜 15g，川芎 30g，三七粉 3g，炒杜仲 30g，桑寄生 30g，山萸肉 15g，骨碎补 15g，补骨脂 15g。

2016 年 12 月 14 日八诊。上方加减间断服药 1 年。四肢皮肤干燥缓解，无紧绷感，较前润泽，口干、眼干消失。四肢麻木、电击感消失。腰酸痛减轻。2016 年 11 月 25 日查 FBG 5.8mmol/L，HbAlc 5.07%，ALT 28U/L，AST 19U/L，BUN 7.44mmol/L，Cr 59μmol/L。

分析：此案是糖络病合并凉燥证，除见肢体麻木沉重外，还可见四肢皮肤干燥、双眼干。患者血虚络瘀，经络虚寒，表现为四肢麻木沉重；皮肤干燥是皮络失于温养所致；眼干、口干是津液不能蒸腾上润所致；小便黄，大便干，苔黄厚腻又是胃热伤津。病属络病、凉燥证，是经络寒脏腑热，故治疗以养血活血温润通络为主，兼清内热。黄芪、桂枝、鸡血藤为黄芪桂枝五物汤之浓缩方，温养经络，活血通络。桂枝、羌活、独活为四肢引经药，使药力直达病所治疗手脚麻木之症。葛根可松弛脉络之肌。黄连、知母微清内热。二诊下肢麻木改善，双手较前湿润，为经络气血渐通之象，加活血之川芎、三七，川芎活血止痛，为治疗麻木之经验用药，三七化瘀止血兼能补血，继续增加活血通络之力。小便黄、大便干好转，故去黄连、知母。后患者停药半年，三诊时，黄芪、桂枝加量，增加补气温经之力；其腰部两侧疼痛，并有骨质疏松，故再加杜仲、桑寄生、骨碎补、补骨脂补肾强腰强筋骨；其中杜仲、骨碎补、补骨脂，笔者称为“仝氏壮骨强腰汤”，每味药常用 15～30g，主治骨质疏松、关节退行性病变、腰脊酸痛等；夜尿频多者加山萸肉补肾敛尿。此方加减断续服用一年，经络得以温通，皮络得以温润，津液得以蒸腾，故诸症减轻。

按：在内生燥病中，分为温燥、凉燥两类。温燥热多水少，身觉烘热，更年期多见，养阴清热为治疗大法，当归六黄汤类恒效。凉燥阳气不足，冰伏热少，冰不化水，身冷皮燥，四肢燥痹多见，虽亦表现为燥，但不缺水，故不宜养阴，而以温阳化气为治疗大法，乌头桂枝汤类恒效。常见有治四肢燥痹（凉燥）者，不问燥由何来，一概养阴。殊不知病不在水少，而在冰多热少，热不能化水气而燥病成矣。

2. 黄芪桂枝五物合乌头汤加减治疗糖尿病周围神经病变血虚寒凝，络脉瘀阻证

吕某，男，56岁，2008年3月18日初诊。血糖升高11年，四肢麻木2月余。1997年患者因“口渴、多饮、乏力”于当地医院查FBG 13.6mmol/L，尿糖（++++），诊断为2型糖尿病。口服二甲双胍、格列吡嗪片等药物，血糖控制不理想。自2000年开始消瘦，至今体重已下降10kg。2008年1月起出现四肢麻木，于1月18日，查肌电图及眼底，结果示糖尿病周围神经病变，双眼视网膜病变Ⅲ期，双侧黄斑囊性水肿，视网膜散在微血管瘤和斑点状出血遮蔽。目前使用精蛋白锌重组赖脯胰岛素混合注射液25R早16U，晚15U，盐酸二甲双胍片0.5g，每日1次（午）。口服。刻下症：四肢麻木甚，对疼痛刺激反应迟缓，双下肢浮肿，按之凹陷不起，畏寒、发凉。双眼视物模糊，下肢及面部皮肤色素沉着，周身肌肤甲错，皮肤磕痕明显，大便干，色黑，2日1行，排便艰难，色黑质硬。舌淡红，舌下络脉增粗迂曲，苔白厚，脉弦细。2008年3月14日测FBG 13.8mmol/L，2hPG 12.3mmol/L。既往椎基底动脉供血不足病史10年。

西医诊断：2型糖尿病，糖尿病周围神经病变，糖尿病视网膜病变。

中医诊断：糖尿病络病，血痹，视瞻昏渺。

中医辨证：阳虚寒凝，络脉瘀损证。

治法：温经散寒养血通络。

处方：黄芪桂枝五物汤合乌头汤加减。

黄芪90g　川桂枝30g　白芍30g　鸡血藤45g　三七粉3g（分冲）　血竭粉3g（分冲）　生大黄9g（单包）　制川草乌各15g（先煎8h）

2008年4月21日二诊。服药34剂，诸症减轻，四肢麻木改善显著，约减轻40%，双眼视物较前明显清晰，下肢浮肿约减轻50%，畏寒发凉缓解，面色亦较前清朗。现大便仍干，周身瘙痒明显。舌胖大有齿痕，苔腻，舌底瘀。脉弦硬数。4月16日查GLU 10.91mmol/L，Cr 52μmol/L，BUN 7.06mmol/L。近期查FBG 9～10mmol/L。上方加白鲜皮30g，生薏米60g，苦参15g，生姜3大片。

2008年5月26日三诊。服上方35剂。四肢麻木进一步减轻，双眼视物模糊明显好转，下肢浮肿消退明显，按之仅轻微凹陷。皮肤仍瘙痒，难以忍耐，大便干燥呈球状，排便困难。小腹部时觉冷，下肢仍畏寒发凉。5月24日查FBG 8.2mmol/L。首方加肉苁蓉60g，锁阳30g，制川草乌改为各30g。并加用外洗方：白鲜皮30g，地肤子30g，苦参30g，黄柏30g。

2008年7月2日四诊。服药35剂，小腹冷减轻，四肢麻木减轻，视物模糊继续改善，下肢浮肿消失，周身瘙痒缓解，已能忍受，大便仍干。6月16日，24h尿微量白蛋白54.3mg，HbA1c 7.5%，FBG 8.2mmol/L，2hPG 8.9mmol/L。首方去血竭粉、三七粉，加水蛭粉15g，当归30g，生姜5大片，制川草乌改为各30g，生大黄增至15g。外洗方

不变。

2008年8月4日五诊。服药30剂，诸症继续好转。现手足仅轻微麻木，面色较初诊时明显清朗，皮肤磕痕明显减少，周身瘙痒基本缓解，大便已不干。8月2日，HbA1c 7.0%，FBG 7.4mmol/L，2hPG 8.2mmol/L，24h尿微量白蛋白25.2mg。

分析：气血两亏，阳虚寒凝经络，血滞为瘀，瘀损络脉，络脉失养则见四肢麻木，肌肤失荣则见皮肤磕痕，色素沉着；血不利则为水，血瘀水停，水泛为肿，见下肢浮肿；眼络损伤，加之曾经出血，离经之血留而为瘀，致血瘀络伤，致视物模糊；血虚肠燥，失于润泽则大便干；舌苔白厚实为寒湿不化之征象。黄芪、川桂枝、白芍、鸡血藤养血活血通络，三七化瘀止血，兼能补血，《本草纲目新编》言："三七根，止血之神药也。无论上、中、下之血，凡有外越者，一味独用亦效，加入于补气补血药中则更神。盖此药得补而无沸腾之患，补红得此而有安静之休也。"《本草纲目拾遗》亦载："人参补气第一，三七补血第一，味同而功亦等，故称人参三七，为中药之最珍贵者。"血竭，活血散瘀止血，合三七为治疗眼部出血之常用经验药。制川草乌温阳散寒，通经络，生大黄活血通络，通腑排便。全方黄芪用量90g，其意有三：一则有形之血生于无形之气，90g黄芪大补脾肺之气，以资化源，使气旺血生；二则制川草乌散寒通经之力胜，其性较峻，用于体虚之人，恐有耗伤正气之弊，故以大量黄芪益气扶正，去其性而取其用；三则三七、血竭得黄芪，止血化瘀之功著，生大黄以黄芪为体，尽显通腑之功而无伤正之虞。二诊，出现皮肤瘙痒，舌象提示湿邪内生，故加生薏米健脾利水渗湿，苦参、白鲜皮燥湿止痒。三诊，出现小腹冷，同时下肢畏寒发凉未改善，提示阳虚寒甚，故制川草乌加量，增强温散寒凝之力，加肉苁蓉、锁阳，补肾温阳通便，因上诊治疗皮肤瘙痒之内服中药性偏寒凉，畏其耗伤阳气，故改用外洗止痒。四诊，检查见尿微量白蛋白升高，此为肾络瘀损之象，故加水蛭粉，合生大黄，活血化瘀，疏通肾络，因二者用量较大，故可去三七粉、血竭粉。此案中，阳虚寒凝、瘀血阻络是关键病理环节，麻木、浮肿、肌肤甲错等皆是因"瘀"而生，因此治瘀是治疗的切入点，温经散寒、化瘀通络成为本案的关键。

按：黄芪能补脏腑，但尤善补经络，与人参偏重补脏腑不同，黄芪补经络之力远胜人参，堪称经络补气之圣药。黄芪桂枝五物汤，温补经络治周围神经病变，黄芪常用30～60g；补阳还五汤，通补经络治偏瘫，黄芪起步120g，其力甚雄，有起颓之效；消蛋白尿，黄芪特效，与抵当汤合用，其功立现。笔者喜用生芪，以其补而少腻也。

二、肢体疼痛

肢体疼痛是糖尿病周围神经病变的常见症状，多是瘀血阻滞，不通则痛。可因寒而瘀，或因虚而瘀，或二者错杂存在，或可因湿热致瘀。制川草乌温经散寒，通络止痛，乃止痛之佳品、治疗周围神经痛之常用药，若疼痛顽固不愈，还可合用止痛良方九分散。对于湿热瘀阻者，常以四妙丸加减，清热利湿活血止痛。

1. 乌头汤合桂芍知母汤加减治疗糖尿病周围神经痛寒滞经络，寒热错杂证

张某，女，58岁，2007年5月28日初诊。血糖升高10年，双下肢疼痛2年。患者10年前体检时发现血糖升高，最初仅饮食控制。3年后开始服药，现用格列吡嗪片5mg，每日3次，阿卡波糖片50mg，每日3次，二甲双胍片250mg，每日3次，自测FBG 6～8mmol/L。2年前出现双手麻木，双下肢疼酸痛，诊断为糖尿病性周围神经病变，曾服用甲钴胺片等，效果不佳。刻下症：双下肢疼痛、发凉、浮肿，按之凹陷不起，双膝关节疼痛，自觉发热，双手麻木，夜尿3次，大便不成形，日行3～4次。舌淡胖大，苔薄白，脉沉略数。2007年5月25日HbA1c 6.2%，5月28日FBG 6.8mmol/L。

西医诊断：2型糖尿病，糖尿病周围神经病变。

中医诊断：糖尿病络病，痹证。

中医辨证：寒滞经络，热流关节，血瘀水停证。

治法：散寒通络，清热蠲痹，活血利水。

处方：乌头汤合桂芍知母汤加减。

制川草乌各9g 先煎2h　川桂枝30g　白芍30g　知母30g　生黄芪30g　怀牛膝30g　鸡血藤30g　泽兰泻各30g

2007年6月28日二诊。服药28剂。双下肢浮肿完全消失，右下肢疼痛明显减轻约60%，双下肢仍发凉，足底麻木，全身乏力，仍觉关节疼痛发热，腰酸，舌根部苔黄，脉沉略数。上方去生黄芪、泽兰泻，加炒杜仲30g，忍冬藤30g，络石藤30g，炙甘草15g。

2007年7月13日三诊。服药14剂。双下肢麻木较前明显缓解，现仅双足足趾麻木，右下肢疼痛缓解约80%，左下肢疼痛缓解不明显，约30%，双下肢发凉。7月12日测2hPG 6.5mmol/L，肌电图提示糖尿病周围神经病变。7月13日FBG 5.8mmol/L。上方加生姜5大片，加木瓜15g，制川草乌增至各15g，先煎4h。

2007年8月23日四诊。服药30余剂。双膝关节发热感消失，双下肢疼痛基本缓解，疼痛较轻，可忍耐，发凉较前减轻。现双膝关节疼痛，发凉，有冒风感，双下肢乏力，两目干涩，有飞蚊症。8月23日2hPG 6.7mmol/L。调整处方：独活30g，桑寄生30g，川断30g，骨碎补60g，制川草乌各30g 先煎8h，川桂枝30g，怀牛膝30g，鸡血藤30g，制首乌30g，熟地30g，威灵仙30g，生姜5大片。

2007年10月10日五诊。服药45剂。双膝关节疼痛、发凉、冒风感及双下肢乏力，两目干涩明显好转约70%，下肢疼痛消失，发凉减轻60%。上方可继服1个月。

1个月后复诊，患者症状缓解明显，上方将制川草乌减至各15g，继服。后患者长期随诊，下肢发凉、双膝关节疼痛等症状基本消失，病情平稳。

分析：寒滞经络，不通则痛，失于温养则麻木发凉；血瘀水停，血水不利，则下肢浮肿，局部寒郁化热，则见关节发热，脉略数等。故以制川草乌、川桂枝温经通络止痛，白芍、知母养阴清热，寒热并治，生黄芪益气利水，泽兰泻活血利水，鸡血藤养血活血通络。二诊，下肢浮肿消失，故去生黄芪、泽兰泻，因腰酸、乏力，故加炒杜仲、炙甘草，热邪未清，故加忍冬藤、络石藤清热通络。三诊，因下肢发凉始终缓解不显，故制

川草乌增量至各15g，加木瓜、生姜祛湿转筋，缓解疼痛。四诊，肢凉、足麻等症已基本缓解，所见之关节疼痛、下肢乏力等，乃肝肾亏虚、寒湿侵袭所致，故改立法为祛风湿，通经络，益肾强腰，此时制川草乌增至各30g，以清扫余邪。

2. 乌头汤合黄芪桂枝五物加减治疗糖尿病周围神经痛血虚寒凝，络脉瘀阻证

刘某，女，62岁，2007年2月26日初诊。血糖升高10年，手足冷痛4个月。患者1996年因左侧腹痛就诊于当地医院，查FBG 11mmol/L，诊为“2型糖尿病”，先后服用二甲双胍、阿卡波糖片等药。现用诺和灵30R早27U，晚22U，血糖控制较差，一般FBG 10～13mmol/L，2hPG 12～13mmol/L。2006年11月患者因手麻、胀、痛住院治疗，诊断为“糖尿病周围神经病变、高血压3极（极高危）”。刻下症：手足冰冷，疼痛，麻木，右侧为甚，右手不能持物。易大汗淋漓，夜间明显，心悸，乏力，困倦，小腹发凉，腰酸痛，喜饮温水，夜尿每晚3次以上，大便可。当日FBG 10.8mmol/L，BP 145/90mmHg。舌淡，苔薄白，舌底瘀，脉沉细。

西医诊断：2型糖尿病，糖尿病周围神经病变，高血压3级。

中医诊断：糖尿病络病，痹证。

中医辨证：寒凝络瘀，气血亏虚证。

治法：温经散寒，益气养血，活血通络。

处方：乌头汤合黄芪桂枝五物汤加减。

制川草乌各15g（先煎4h） 黄芪60g 川桂枝30g 白芍30g 鸡血藤30g 制乳没各9g 桑枝30g 浮小麦30g 煅龙牡各30g（先煎）

另开外洗方：生麻黄30g，川桂枝30g，生艾叶30g，透骨草30g，制川草乌各30g，生姜50g，葱白2根。煎汤泡足，每日2次，每次泡洗30min，水温<35℃。

2007年3月19日二诊，服药21剂，手足发凉好转约50%，现右手已能持物。大汗淋漓消失，汗出正常，乏力困倦好转约60%，小腹已有热感，腰酸减轻。手足仍有麻木疼痛，阴雨天加重。2007年3月5日查：颈椎退行性变。3月18日FBG 7.8mmol/L，2hPG 9.9mmol/L。当日BP 135/85mmHg。首方去浮小麦、煅龙牡，加片姜黄15g，羌活15g，独活30g，外洗方同前。

2007年4月9日三诊。服药21剂，手足凉好转约70%，麻木疼痛减轻约50%，乏力困倦好转约90%，血压平稳，血糖较前下降，4月3日FBG 6.9mmol/L，2hPG 8.5mmol/L；4月7日FBG 6.7mmol/L，2hPG 8.2mmol/L。

以首方加减治疗3个月后，手足凉、麻、木、痛等症状基本消失，治疗以控制血糖为主。

分析：寒凝血瘀，络脉不通，加之气血亏损，络脉空虚，失于温养，故见手足冰冷，麻木疼痛；气血亏损，营卫不和，卫气不固则见大汗淋漓；心悸、乏力、小腹发凉等均是阳虚寒凝、气血亏损之象。故以温阳散寒、养血活血通络为治。制川草乌温阳散寒，通经止痛；黄芪、川桂枝、白芍、鸡血藤养血活血通络，制乳没行气散瘀，桑枝通走经络，兼能降压降糖；浮小麦、煅龙牡收敛汗液，多用于女性阴阳失调所致汗出过多。黄芪用量较大，一则益气固表止汗，二可防制乳没走窜伤正，是补气与行气的结合。二诊，

汗出已止，故去浮小麦、煅龙牡，因手足疼痛与天气变化相关，考虑夹杂风寒湿等外邪侵袭，故加羌活、独活，一走上，一行下，通行全身，祛风散寒除湿。片姜黄通经活络，是治疗颈椎病及肩背部疼痛的经验靶药。此案同时配合外洗法，内外合治，令效力倍增。制川草乌大辛大热，能内达外散，通痹阻之血脉，散寒止痛；生艾叶、生姜、生麻黄、川桂枝温经散寒通脉。透骨草透皮入经络，活血止痛。葱白发散风寒，疏松毛孔，更有利于药物的吸收。药物受热后能够快速通过疏松的毛孔，被肌肤吸收；另外，足部受热后，局部毛细血管扩张，血液流动加速，更利于药物的渗透吸收。

3. 九分散合乌头汤、黄芪桂枝五物汤加减治疗糖尿病周围神经痛寒入骨髓，寒凝络瘀证

冯某，男，47 岁，2007 年 3 月 26 日初诊。血糖升高 10 年。1997 年 1 月患者因“感冒”至医院检查，发现血糖升高 FBG 12mmol/L，诊为 2 型糖尿病。曾服二甲双胍，血糖控制尚可，FBG 7～8mmol/L。现饮食控制，间断服用二甲双胍，半年前因出现双下肢麻木住院治疗，诊断为糖尿病周围神经病变。刻下症：双下肢疼痛麻木，不堪忍受，夜间常因下肢持续剧烈疼痛无法入睡。曾用布洛芬、卡马西平等多种止痛西药，效果不佳，亦曾用中药蜈蚣、全蝎等，止痛时间较短，不久即失效。手足及双下肢冰冷，夜间明显，覆盖 2～3 层棉被仍无法缓解，如浸寒冬冰水之中。周身乏力，视物模糊，大便干，2 日 1 行。口干口渴，胃脘痞闷不舒。舌暗红，苔薄黄，脉沉细略弦。3 月 26 日查 FBG 10.1mmol/L，2hPG 19.1mmol/L。既往高血脂病史 1 年，未服药。否认冠心病病史。

西医诊断：2 型糖尿病，糖尿病周围神经痛，高脂血症。

中医诊断：糖尿病络病，痛痹。

中医辨证：寒凝经络，中焦热结，经络寒脏腑热证。

治法：温经通络止痛，泻热消痞。

处方：乌头汤合黄芪桂枝五物汤、大黄黄连泻心汤加减。

制川草乌各 15g^先煎 4h^　黄芪 30g　川桂枝 30g　白芍 30g　鸡血藤 30g　首乌藤 30g　黄连 30g　黄芩 30g　生大黄 6g^单包^　干姜 9g　肉苁蓉 30g　水蛭 6g

2007 年 4 月 26 日二诊。服药 30 剂。口干渴及胃脘痞闷不适消失，但双下肢疼痛、麻木发凉及手足冷改善不明显，大便干好转，每日 1 行。4 月 26 日 FBG 7.9mmol/L，2hPG 6.8mmol/L。现服瑞格列奈片 2mg，每日 3 次已一周。调整处方：制川草乌各 30g^先煎 8h^，生黄芪 30g，川桂枝 30g，白芍 30g，鸡血藤 30g，首乌藤 30g，肉苁蓉 30g，生大黄 6g^单包^。嘱查下肢血管超声及肌电图。

2007 年 5 月 10 日三诊。服药 14 剂。四肢疼痛，麻木发凉仍改善不明显，仅左足背凉感减轻，大便干较前明显好转。近期血糖控制可，当日查 FBG 7.9mmol/L。5 月 2 日 FBG 6.25mmol/L，查下肢血管超声未见异常，肌电图提示糖尿病周围神经病变。上方制川草乌增至各 45g，加干姜 9g，炙甘草 15g。

患者连服上方近两个月，自觉效果始终不显，2007 年 8 月 23 日再次就诊时，仍觉下肢疼痛剧烈，无法忍耐，肢麻木发凉如浸冰水改善不明显。近期血糖控制较差，8 月 22 日，查 FBG 7.8mmol/L，PBG 12.2mmol/L。7 月 26 日查生化全项，肝肾功均正常（ALT

20U/L，AST 17U/L，BUN 5.27mmol/L，Cr 86μmol/L）。

制川草乌已增量至各45g仍未显效，全身但见一派寒象，确系辨证无误，此时唯重用温经散寒止痛之品或可取效。故调整处方：九分散合乌头汤、黄芪桂枝五物汤加减。生麻黄30g，制乳没各9g，制马钱子粉1.5g分冲，制川草乌各60g先煎8h，黄芪60g，川桂枝60g，白芍30g，鸡血藤30g。

嘱将一剂药分5次服用，随时观察服药后反应，一旦出现口麻、胃部不适、恶心或多言某一项反应时，可停药并及时与医生联系。

2007年8月30日，患者服药7剂后复诊。自诉严格按医嘱煎服中药，服至第三剂时，下肢疼痛即减轻大半，肢体凉、麻缓解60%左右，手足已有温暖感。7剂服完，疼痛、凉、麻等顽固之症竟全然消失，且服药期间未出现任何不良反应。疼痛明显缓解后，血糖亦随之下降，8月28日FBG 6.5mmol/L，2hPG 7.9mmol/L，8月29日查FBG 5.9mmol/L，2hPG 7.5mmol/L，血生化：ALT 21U/L，AST 16U/L，BUN 4.9mmol/L，Cr 83μmol/L。

后患者多次复诊，疼痛、凉、麻等顽固之症未再复发。

分析：此案是典型的"寒入骨髓"，因寒而瘀，肢体疼痛、麻木、发凉等均是寒凝血结所致。沉寒积冷痼结络中，血凝为瘀，非大温大热不能拔除痼结，非散瘀破结不能化其凝瘀，前几诊虽亦着力于温经散寒止痛，然相对病之深重而言，用量不免偏小，犹若杯水车薪。细察其几诊情况，制川草乌用量虽不断增加，病情却改善不著，但亦未出现任何毒副作用，故考虑继续增大制川草乌用量，或可见顿挫之效。患者下肢疼痛顽固剧烈，恐一般止痛方药已无法胜任，故以外科止痛良方九分散破积散瘀，通络止痛。因生麻黄、制马钱子、制乳没等其性峻烈，有耗伤正气之弊，加之患病日久，正气恐已亏伤，故以60g黄芪益气扶正，合川桂枝、白芍、鸡血藤养血活血通络。此方制川草乌用至60g，制马钱子粉用至1.5g，生麻黄用量达30g，其毒峻之性可见一斑，然患者服药7剂，非但未出现任何毒副作用，反获奇效，除配伍技巧外，关键在于药物的煎服方法得当。制川草乌煎煮8h，其毒性成分乌头碱已被破坏，而一剂药分多次频服，则实际每次服用量仅为原方的1/5，频服还可使体内血药浓度始终保持在高峰状态，从而最大程度发挥药效。类似"寒入骨髓"者，制川草乌的应用是关键，由于体质差异，可先以15g试药，视患者耐受情况决定是否增量。应用时除注意煎煮方法外，还应注重配伍黄芪，尤其对于久病或年老体虚者，黄芪用量可从60g起始，防辛烈之品耗伤正气。此案的启示主要有二：一是立法处方确系无误却收效惘然，似山穷水尽之时，可考虑增大主药剂量，或可收佳效；二则毒峻药使用得当，反可成为治病利器，无须畏之如虎。

按：九分散为治痹良方，出自清代费山寿的《急救应验良方》。取马钱子20g（去皮、毛），麻黄120g（去节），乳香120g（去油），没药120g（去油）。上药各研，再合研极细末，瓷瓶收贮，勿令泄气。每服1g，每日3次，黄酒调下。功效为活血祛瘀止痛，用来治疗痹痛效佳。服后若觉心中不安、周身发麻，此是药力所为。笔者治疗痛痹，无论其寒热，常在原有辨证方基础上，加九分散，把它作为止痛药。一般用生麻黄6～9g，制乳香、制没药各6g，制马钱子粉0.6g（分冲）。因制乳没对胃有刺激，汤药宜饭后服。若痛剧，加川乌15～60g（先煎2h）及芍药甘草汤。

4. 四妙丸合乌头汤加减治疗糖尿病周围神经痛湿热瘀阻证

何某，男，63岁，2007年3月1日初诊。血糖升高6年，双下肢疼痛麻木2年。患者6年前体检时发现血糖升高，FBG 7.3mmol/L。当时未予重视，未服药，饮食控制不严格。2005年，患者因双下肢麻木疼痛，视物模糊，至医院检查FBG 14.5mmol/L，肌电图示糖尿病周围神经病变。开始服二甲双胍0.25g，每日3次，阿卡波糖50mg，每日3次，血糖控制尚可。自2006年10月，双下肢麻木疼痛加重，伴沉重无力，严重时疼痛难忍，下肢如注铅般沉重，影响正常行走。晨起周身僵硬，汗出后好转，四肢小关节疼痛，眠差，不易入睡，阴囊阴茎湿黏，大便黏滞不爽，每日2～3次。舌暗红，苔薄黄腻，脉沉弦滑数。近期血糖控制一般，FBG 7～8mmol/L，2hPG 9～10mmol/L。既往高血压病史2年，服硝苯地平控释片60mg，每日1次，降压零号1片，每日1次，血压较稳定。平素嗜好饮酒，每日饮酒量约半斤。

西医诊断：2型糖尿病，糖尿病周围神经病变，高血压。

中医诊断：糖尿病络病，痹证。

中医辨证：湿热瘀阻证。

治法：清利湿热，活血通络。

处方：四妙丸合乌头汤加减。

黄柏 30g　苍术 30g　生薏米 30g　怀牛膝 30g　制川草乌各 9g 先煎4h　川桂枝 15g
鸡血藤 30g　制乳没各 6g

嘱下次就诊前查类风湿因子、抗核抗体、C反应蛋白等相关免疫学指标及血管超声。

2007年4月10日二诊。服药30余剂，下肢麻木及沉重感明显减轻约70%，自觉全身轻松，下肢及四肢关节疼痛缓解约40%，晨起周身僵硬基本消失，睡眠改善，阴囊阴茎湿黏基本消失，大便成形，每日1～2次。近一周因停用硝苯地平控释片，血压较高，160～170/90～95mmHg。血糖较前下降，FBG 6.4～7.3mmol/L，2hPG 7.5～9mmol/L。2007年4月3日查抗核抗体、抗O阴性，免疫球蛋白三项及补体四项、C反应蛋白等均正常。下肢血管超声未见异常。调整处方：黄柏9g，苍术9g，生薏米6g，川牛膝30g，制川草乌各6g 先煎2h，制马钱子0.6g 分冲，制乳没各6g，鸡血藤30g，水蛭粉6g，地龙15g，土鳖虫9g，生黄芪30g。

2007年4月24日三诊。服药14剂，麻木、疼痛诸症基本消失，身体清爽，体力大胜从前。血压已下降，近一周140～145/90mmHg，血糖趋近正常，4月21日FBG 6.2mmol/L，2hPG 7.1mmol/L。4月22日查HbA1c 6.5%。4月23日FBG 6.4mmol/L，2hPG 6.9mmol/L。

分析：素好饮酒，湿热内生，蕴积络脉，阻碍血行，血滞为瘀，形成湿、热、瘀三者交互为患。湿热瘀阻，不通则痛，气血不畅，络脉失荣，则麻木不仁；湿性重浊，故下肢沉重；湿热下注，则见阴囊阴茎湿黏。舌红、苔黄腻等均是湿热瘀阻之象。此案是因湿热而致络脉瘀阻不通，故治疗重在清热利湿，活血化瘀通络。黄柏、苍术、薏米、牛膝，清热利湿，活血通络；制乳没行气活血，通经定痛；川桂枝通经脉，鸡血藤活血通络，制川草乌性本温热，然与大量清热之品同用，其温热之性去而止痛之功犹存，是为去性取用。二诊，湿热之邪已去之七八，诸症大减，黄柏、苍术、生薏米可减量，防过用伤阴；然血瘀顽固，阻塞络脉而不去，疼痛缓解不显；瘀阻络脉，血水不利，则血压升高，故此时治疗重在活血通络。以川牛膝易怀牛膝，是因其活血利水、平肝降压之力更胜，加水蛭粉、地龙、土鳖虫活血通络，地龙兼能清热平肝，加制马钱子活络止痛，合制川草乌增强止痛之力，制川草乌可减量。加生黄芪 30g，一则益气扶正，防制乳没、土鳖虫等走窜伤正，二则利水，合水蛭、地龙、鸡血藤等血水并治。故三诊，诸症基本消失，血糖、血压亦随之下降。

5. 黄芪桂枝五物汤合乌头汤加黄连治疗糖尿病周围神经痛脏腑热经络寒

李某，男，51 岁，2011 年 5 月 30 日初诊。发现血糖升高 16 年，小腿疼痛、发凉半年。患者 16 年前因口渴至医院检查发现血糖升高，诊断为糖尿病，予口服二甲双胍治疗。5 年前开始注射胰岛素（诺和灵早 12U，晚 10U）。2005 年 10 月，因小腿麻木、发凉、疼痛住院，静脉滴注甲钴胺、丹红等，疼痛有所缓解，出院后降糖药改用甘精胰岛素注射液（晚 12U），阿卡波糖片 50mg，每日 3 次口服，血糖控制可，FBG 4～5mmol/L，2hPG 8～9mmol/L。今年 1 月，患者因小腿疼痛、发凉再住院，住院治疗效果不佳，双小腿仍疼痛较重。刻下症：双小腿疼痛钻心，发凉冒风，伴麻酥感，因疼痛致行走不利，全身乏力，下肢无力明显，伴下肢皮肤瘙痒，不停抓搔。双手、面部发红，汗出，双手手指尖麻木如戴手套，大便 1 日 2 次，略黏。小便黄赤，纳眠可。舌红，有裂纹，苔黄白相间，腐腻，脉数。2011 年 5 月 29 日查 FBG 4.7mmol/L；2hPG 10.2mmol/L。既往史：高血压病史 10 年。现用硝苯地平控释片 30mg，每日 1 次，BP 120/80mmHg。母亲患有糖尿病。

西医诊断：2 型糖尿病，糖尿病周围神经痛，高血压。

中医诊断：糖尿病络病，血痹。

中医辨证：血瘀络损，下焦湿热证。

处方：四妙散加减。

黄柏 30g　苍术 30g　生薏米 60g　怀牛膝 30g　白鲜皮 30g　鸡血藤 30g　首乌藤 30g　制川乌 30g先煎 4h

2011 年 6 月 27 日二诊。下肢皮肤瘙痒消失。双侧小腿仍疼痛发凉、麻木。全身乏力，下肢无力，仍不能行走，双手指尖发麻。大便正常，1 日 1 次，小便正常。舌红，苔黄厚腐腻，脉数。2011 年 6 月 16 日查 HbA1c 6.6%，GLU 4.64mmol/L，ALT 26U/L，AST 17U/L。调整处方：黄芪 45g，桂枝 30g，白芍 30g，鸡血藤 30g，制川乌 30g先煎 4h，黄连 30g，三七 6g，生姜 5 片。早、中、晚、睡前四次服用。

2011 年 7 月 23 日三诊。双侧小腿疼痛、发凉略有缓解，全身乏力，四肢僵硬，右侧指尖发木，偶有头晕，二便正常。舌红，苔腐腻，黄白相间，脉数。2011 年 7 月 20 日查 FBG 7mmol/L，2hPG 9～10mmol/L。处方：二诊方加知母 30g，天花粉 30g。并将阿卡波糖片减为 25mg，每日 3 次，根据血糖情况逐渐减少胰岛素用量。

2011 年 9 月 5 日四诊。双下肢疼痛、发凉，四肢僵硬，双手指尖胀木，精神状态较前好转。走路时间长则头晕，脚下如踩棉花。大便日 2 次，成形，纳眠可。舌偏红，苔黄厚腐腻，脉偏数尺弱。2012年8月15日查HbA1c 7.2%，FBG 4.6～4.7mmol/L，2hPG 8～9mmol/L。下肢动脉彩超提示双下肢动脉内中膜稍厚伴多发斑块形成。处方：三诊方加葛根30g，三七改为15g。

2011年11月28日六诊。双下肢麻痛已减轻70%左右，仍有凉感，双下肢发凉感窜至大腿根部，双手指已不胀，食指尖麻木已基本消失，双脚踏棉感减轻80%。耳鸣，视物模糊。舌胖边有齿痕，苔黄厚腐腻，脉数。查FBG 5～6mmol/L，2hPG 9～10mmol/L。处方：三诊方加荷叶30g，滑石30g，生甘草15g。

2012年5月18日十一诊。下肢凉减轻80%，下肢疼痛减轻80%，下肢乏力减轻，可正常行走。纳眠可。2012年5月14日查HbA1c 6.2%，FBG 4～6mmol/L，2hPG 6～7mmol/L。胰岛素停用，阿卡波糖25mg，每日2次。

分析：本案为典型的“脏腑热，经络寒”，小腿疼痛、发凉、麻木等是寒凝经络，络脉瘀损；而面红、舌苔腐腻黄白相间、脉数等是脏腑内热之征象。治应温经络与清脏腑并行，二者互不相扰，各走其经。初诊表现皮肤瘙痒、小便黄赤等下焦湿热之象，此为病之标急，故治以四妙散为主方清利湿热，同时加鸡血藤、首乌藤养血通络，加制川乌温经通络。二诊，皮肤瘙痒消失，下焦湿热已退，故改以治络为主，以黄芪桂枝五物汤益气养血通络为主，同时加黄连清内热。三诊，病已有起色，故治经络之法不变，此诊开始减少降糖西药用量，故又加知母、天花粉增加降糖之力。四诊，检查提示下肢动脉硬化斑块形成，神经病变合并血管病变，治疗难度增加，故将三七增至15g以增加活血化瘀之力，此诊血糖略有升高，故加葛根降糖兼顾疏通筋络。经治一年，寒邪温散，络脉疏通，下肢痛、麻木、凉症状消失，同时湿热已清，血糖控制良好。该案治疗过程中，始终温经络与清脏腑并治，川乌、鸡血藤等与黄连、知母等各行其职，最终两收其功。

按：糖尿病周围神经病变患者，常见脏腑热经络寒。经络寒以四肢发凉、麻木、疼痛为主要表现，脏腑热以急躁易怒、口干口苦、便秘、舌苔黄厚腐腻等肝胃热、肠热为主要表现，治疗需寒热同调。用黄芪、桂枝、白芍、鸡血藤、首乌藤温通经络，大黄、黄芩、黄连、半夏、瓜蒌等清泻脏腑。寒温并用，各走一经，分而治之，效佳。

6. 长期大剂量应用制川草乌治疗糖尿病重症周围神经痛

贺某，男，61岁，2009年7月23日初诊。双下肢疼痛伴麻木发凉1年，血糖升高8年。患者2001年因口干、口渴至医院检查FBG 15.3mmol/L，诊断为2型糖尿病，开始口服二甲双胍片、消渴丸等药物。后自行服用中药胶囊，血糖控制不佳。2005年查FBG 23mmol/L，开始使用诺和灵30R治疗，血糖控制不稳定，自2008年改为门冬胰岛素治疗。2008年11月天气转凉后，出现双下肢疼痛伴麻木、发凉，诊断为糖尿病周围神经病变，曾用甲钴胺、丹红素、中药汤剂、辅助针灸、理疗等持续治疗，足部及下肢麻木、肿胀、疼痛进行性加重。刻下症：双腿疼痛如锥刺，双足麻木如穿厚靴，下肢发凉，如浸冰水。夏日仍需穿两条长裤，自觉双腿凉风外透。行走困难，行走不足200m即觉腿疼难忍，疲劳不堪，就诊由家人推轮椅而来。因下肢疼痛致无法入睡，常抱腿而坐，痛苦异常。大便干，日1次，小便有灼热感，夜尿3～4次，阴囊潮湿，腹股沟淋巴胀痛，纳可，眠差。舌暗淡，舌底瘀，舌苔腻，脉偏弦滑数。现用药：门冬胰岛素早

16U，午 14U，晚 14U；甘精胰岛素晚 30U；二甲双胍片 500mg，每日 2 次；盐酸吡格列酮片 30mg，每日 1 次。既往史：否认。个人史：烟酒史 20 余年，均已戒。

辅助检查：2008 年 11 月 3 日查双下肢动脉超声未见异常。

2009 年 7 月 23 日查生化：GLU 8.5mmol/L，TG 0.79mmol/L，CHO 3.94mmol/L，LDL 2.05mmol/L，UA 225.9μmol/L，Cr 56.4μmol/L。

2009 年 7 月 20 日肌电图：双侧运动神经传导速度减慢，提示双下肢神经性脱髓鞘改变（具体数值见表 6-2）。

西医诊断：2 型糖尿病，糖尿病周围神经病变。

中医诊断：糖尿病络病，痛痹。

中医辨证：寒凝络脉，下焦湿热证。

治法：温通经络，清利湿热。

处方：乌头汤、黄芪桂枝五物汤合三妙散加减。

制川乌 30g 先煎 8h 制草乌 30g 先煎 8h 黄芪 45g 川桂枝 30g 白芍 45g 鸡血藤 30g 黄柏 15g 苍术 15g 怀牛膝 30g 炙甘草 15g

2009 年 9 月 10 日三诊。下肢锥刺痛略有减轻。小便灼热消失，阴囊潮湿消失。舌苔黄厚，舌底瘀，脉弦。2009 年 9 月 4 日查 FBG 8.6mmol/L，2hPG 9.1mmol/L，HbA1c 7.8%。处方：制川乌 60g 先煎 8h，制草乌 60g 先煎 8h，黄芪 90g，川桂枝 30g，鸡血藤 30g，当归 15g，白芍 30g，地龙 30g，黄连 15g，葛根 90g，天花粉 30g，山萸肉 15g，西洋参 6g，生姜 3 片，大枣 5 枚。并嘱定期检查心电图。

2010 年 3 月 18 日八诊。下肢疼痛完全消失，双足麻木减轻 80%，下肢怕冷、冒风感减轻 80%，原冬季不敢出门，穿两条棉裤仍觉凉，治疗期间冬季只需穿一条棉裤，下肢已有热感。现每日可行走 1000m 以上。患者每月查心电图均显示正常窦性心律。处方：制川草乌量均减至 30g，黄芪量加至 120g，加黑蚂蚁 15g，川芎 30g。

2010 年 7 月 5 日十诊。足趾根部有轻度肿胀感，乏力，纳眠可，小便可，夜尿日 1 次，大便可。舌暗，舌底瘀，边有齿痕。苔微腻。2010 年 7 月 2 日查 FBG 7.6mmol/L，2hPG 8.1mmol/L，HbA1c 7.2%。处方：黄芪 60g，川桂枝 30g，鸡血藤 45g，首乌藤 30g，山萸肉 30g，西洋参 9g，黄连 30g，生姜 5 片。

2010 年 11 月 22 日十四诊。双足底轻微麻木，纳眠可，二便正常，夜尿 0～1 次。2010 年 9 月 28 日查生化：ALT 31U/L，AST 24U/L，碱性磷酸酶（ALP）48U/L，GGT 30U/L，TG 1.01mmol/L，CHO 3.25mmol/L，LDL 1.5mmol/L，HDL 1.29mmol/L，GIU 6.7mmol/L，BUN 3.92mmol/L，Cr 70μmol/L，UA 308μmol/L，HbA1c 6.5%。舌红，苔厚，脉沉略弦硬。现用药：门冬胰岛素早 16U，午 14U，晚 12U。甘精胰岛素睡前 24U；二甲双胍片 500mg，每日 2 次，已停用盐酸吡格列酮片 2 个月。处方：黄芪 45g，川桂枝 30g，白芍 30g，鸡血藤 45g，黄连 15g，西洋参 9g，生姜 3 片。

2011 年 7 月 28 日复诊。每 3 日服 2 剂。下肢疼痛及足底麻木症状完全消失，每日可行走 3000m 左右，生活恢复正常。2011 年 6 月 29 日查 HbA1c 6.4%。胰岛素总量已减至每日 48U，肌电图明显改善（具体数值见表 6-3）。调整处方：黄芪 1080g，川桂枝 540g，三七 540g，鸡血藤 540g，葛根 540g，西洋参 540g，山萸肉 540g，黄连 180g。

制水丸，9g，每日3次。

分析：本案为典型的“寒入骨髓”，治疗非大温大热之品不能温化寒凝，同时本案又有脏腑内热，湿热蕴结中、下二焦，非清利不能祛除湿热。故治疗以乌头汤合黄芪桂枝五物汤温经散寒，养血通络，合三妙散清利湿热。制川草乌各30g（共计60g）治疗1月余仍未能温化入骨之寒邪，故三诊时将制川草乌各增至60g（共计120g），重用温热专以温化寒凝，并将黄芪增至90g，一则防辛热峻烈之品耗伤正气，一则补肢体经络之气而助通络。同时合虫类地龙走窜活血通络，合当归、白芍养血活血。三诊湿已祛，但热仍在，血糖偏高，故又加黄连、葛根、山萸肉等兼顾降糖，此处葛根用至90g，同时亦取其疏通筋络之功用。患者连续服用制川草乌120g 5个月，沉寒痼冷终得化，疼、麻、凉等寒凝经络症状基本消失，且治疗期间未出现任何不良反应。治疗已收效，中病减量，故将制川草乌减少至各30g，此时治疗可开始转为调理善后。长期应用峻烈之品后，必正气耗伤，病邪既去七八，当扶助正气以尽除余邪。八诊将黄芪用量增至120g，并加黑蚂蚁扶正补气，同时加川芎增加行气活血之力。至十诊，病邪基本已祛，故去制川草乌，并将黄芪剂量减半。同时此诊开始转以调治血糖。至2011年7月，周围神经痛症状已完全治愈，肌电图改善明显，同时血糖控制稳定，故开始改制为水丸，仍以黄芪桂枝五物汤为基础方加黄连、山萸肉、葛根、西洋参等长期预防性调治。

表 6-2　患者治疗前双下肢肌电图表现

	远端肌肉（ms）	远端肌肉（mv）	近端肌肉（ms）	近端肌肉（mv）	传导速度（m/s）
左侧胫神经	6.9	3.06	19.2	2.1	27.8
右侧胫神经	8.0	1.0	18.9	2.3	28.5
左侧腓神经	4.7	3.24	13.4	3.0	31.6
右侧腓神经	5.4	1.8	14.1	1.7	33.1

表 6-3　患者治疗2年后双下肢肌电图表现

	远端肌肉（ms）	远端肌肉（mv）	近端肌肉（ms）	近端肌肉（mv）	传导速度（m/s）
左侧胫神经	6.01	6.4	17.1	4.8	35.2
右侧胫神经	5.5	3.84	15.11	3.3	28.5
左侧腓神经	3.5	5.21	11.8	4.5	37.2
右侧腓神经	4.2	5.24	12.4	3.5	37.6

7. 黄芪桂枝五物汤合乌头汤加减治疗抗结核药诱发的糖尿病周围神经痛

谷某，男，56岁，2008年3月27日初诊（家人代诊）。双下肢疼痛发凉伴无力8个月，血糖升高1年余。患者2007年1月因口渴发现血糖升高，FBG 18mmol/L，2hPG 24mmol/L，诊断为2型糖尿病。曾服阿卡波糖片、二甲双胍片及中药治疗，血糖控制可。现口服格列齐特缓释片30mg，每日1次，二甲双胍片0.5g，每日3次，晨起FBG 7～8mmol/L，2hPG 6～7mmol/L。2007年6月出现双下肢发凉伴疼痛，2007年12月因咳嗽咯血诊断为肺结核，接受抗结核治疗后，双下肢疼痛逐渐加重，曾服用甲钴胺等药物，效果不佳。刻下症：双下肢疼痛如针刺，伴下肢无力，行走时拖地而行，双腿至足冰冷，三伏天仍裹秋裤、穿棉鞋，足疗时双足烫出水疱仍无知觉，双手麻木疼痛、怕凉，室内20℃时仍需手裹棉布。视物模糊，仅有光感，睡眠易醒，大便不调，次数频，日行3～4次，隔日则不排便，排尿无力。2008年3月26日查2hPG 6.5mmol/L。

既往史：2007年12月发现肺结核。目前仍接受抗结核治疗。

西医诊断：糖尿病，肺结核。

中医诊断：糖尿病络病，肺痨。

中医辨证：寒凝络脉，络脉瘀损证。

治法：养血活血，温经通络。

处方：黄芪桂枝五物汤加减。

黄芪60g　桂枝30g　白芍50g　制川草乌各15g先煎8h　鸡血藤30g　三七9g　生大黄2g　生姜5大片

2008年4月10日二诊。代诉：手麻痛未减轻，双足症状改善不明显，下肢无力，视物模糊，大便2～3次/日，质干，排尿无力，头晕腿软。2008年4月1日查HbA1c 5.9%。生化：Cr 106μmol/L，AST 13U/L，CHO 5.9mmol/L，UA 535μmol/L，LDL 4.14mmol/L，尿微量白蛋白 21.4mg/L。下肢血管超声：双下肢动脉粥样硬化伴斑块。肌电图：上下肢周围神经性损害。BP 105/70mmHg。处方：初诊方，制川草乌改为各30g先煎8h，加首乌藤30g，熊胆粉0.5g分冲。

令加泡足方：生麻黄30g，川桂枝30g，艾叶30g，透骨草30g，川芎30g，鸡血藤30g，葱白4根，生姜50g。

2008年5月8日三诊。代诉：双足麻木减轻，足仍发凉，但覆被可减轻，原覆被不能缓解。双下肢时觉向外冒风，下肢疼痛缓解30%。右手小指、无名指麻木，得温好转。视物模糊减轻。但活动量大时模糊症状加重，自觉眼前发黑。大便干燥难行，状如羊屎。夜尿频多，每晚4～5次，白天尿少，夜间因小便频多、手足不适致眠差。活动时头晕甚。BP 110/70mmHg。处方：4月10日二诊方，加制首乌30g，血竭粉3g分冲。泡足方不变。

2008年6月18日四诊。手足仍麻木、针刺样疼痛，双下肢发凉缓解约30%。视物模糊减轻，已能看清大致轮廓。小便赤，夜尿频，每晚3～4次，大便干，日1次。现仍服抗结核药。6月10日查UA 721μmol/L，BUN 9.18mmol/L。BP 100/65mmHg。处方：三诊方加威灵仙30g，秦艽30g。

以二诊方为基础，加减治疗1年。

2009年2月2日复诊。患者自诉：双手及下肢冰冷感减轻80%，体力明显恢复，下肢疼痛缓解70%以上，原行走时觉双腿沉重无力，三伏天仍裹秋裤、穿棉鞋，足疗时双足烫出水疱仍无知觉，现可正常行走，穿衣正常，无须厚衣裤。头晕减轻，视物模糊较初诊明显减轻，现已能基本看清。纳眠可，大便偏干。舌红略干，苔薄，脉弦细。且患者已停止抗结核治疗2个月。1月31日查UA 409μmol/L，GLU 5.36mmol/L，BUN 8.36mmol/L，Cr 72μmol/L。胸片：肺结核灶纤维化。调整处方：熟地90g，山萸肉90g，怀山药90g，茯苓90g，泽泻60g，丹皮60g，菟丝子60g，枸杞子60g，五味子60g，覆盆子60g，沙苑子60g，决明子60g，青葙子60g，熊胆粉10g，三七30g。制水丸，9g，每日3次，服3个月。

2009年5月11日复诊。服水丸3个月。下肢疼痛、发凉持续改善，视物模糊减轻，视力较前好转。以2009年2月2日处方为基础，继续制水丸。

2010年10月11日复诊。下肢疼痛、发凉及双手麻木症状基本消失。体力恢复，精神状态较前明显转好。视物模糊改善。2010年10月7日查HbA1c 5.9%，UA 428μmol/L，Cr 86μmol/L，GLU 6.25mmol/L，LDL 4.28mmol/L，CHO 6.24mmol/L。眼底检查：双眼糖尿病视网膜病变激光术后。舌红苔薄白，脉弦略滑数。调整处方：干姜9g，黄连30g，黄芩30g，知母30g，天花粉30g，三七6g，西洋参6g，山萸肉15g。自备熊胆粉0.5g分冲。并嘱其先停格列齐特缓释片，半个月后，若血糖控制较好，将二甲双胍片剂量减半。同时监测血糖，根据血糖控制情况调整西药剂量。

以2010年10月11日制水丸方加减，长期随诊，至2012年10月22日复诊。患者无不适症状，视物清晰，纳眠可，夜尿2次。2012年10月18日查CHO 5.74mmol/L，TG 0.72mmol/L，HDL 2.09mmol/L，LDL 3.38mmol/L，GLU 5.06mmol/L，BUN 6.64mmol/L，Cr 82μmol/L，UA 439μmol/L，HbA1c 5.7%。现用药：二甲双胍片0.25g，每日2次。

分析：患者本有糖尿病基础，应用抗结核药物后加重周围神经损害，导致出现重症周围神经病变症状。其手足、下肢凉、麻、木、痛，是寒邪凝滞络脉、络脉瘀闭不通所致，视物模糊不清是眼络瘀损所致，而大便不调、排尿无力、下肢无力更是虚损之象。因此，治疗应温补络脉，化瘀通络。方以黄芪桂枝五物汤为主，重用黄芪补肢体经络之气，重用桂枝温阳化气，温通经脉；肝开窍于目，肝阴亏虚，肝血不足，不能上荣眼络，必加重眼络虚损、视物模糊，故重用白芍50g以酸甘化阴，养血柔肝，荣养络脉，缓急止痛，而瘀血不去则新血难生，故又配以肝经血分之要药三七化瘀生新，补通兼治。同时方中加大温大热之制川草乌温散寒凝，使阴寒散而经脉通，加鸡血藤养血通络。此处加小量生大黄，意不在泻下通便，而是借其通腑之用微调腑气，令肠腑运动有节。二诊，症状改善不显，恐是药力不足，故将制川草乌剂量增至各30g，并加首乌藤增加养血通络之力。熊胆粉为明目之上药，故此处用之。另配合生麻黄、桂枝、川芎、透骨草等，通过发汗活络，增加局部血液循环。三诊，凉、麻、木、痛症状减轻，治已收效，故守方不变，另加血竭粉增加活血化瘀之力。大便燥如羊粪，是血虚肠腑失润，故加制首乌养血润肠通便。四诊，血尿酸指标偏高，故加威灵仙、秦艽利湿祛风，降低血尿酸水平。因患者同时合并下肢动脉硬化斑块，治疗难度大大增加，治疗周期延长，故在坚持治疗1年后终有收效。至2009年2月复诊时，病已去之七八，而在应用制川草乌各30g（共60g）治疗近1年过程中，未见不良反应。此时可改换思路，调理善后，培补正气为主。长时间抗结核治疗，最易耗伤肝肾，致肝肾不足，故此诊以六味地黄丸为主加菟丝子、枸杞子补养肝肾，加五味子、覆盆子护肝保肝，加青葙子、沙苑子、决明子，配熊胆粉清肝养肝明目，并加三七继续活血化瘀之治，改汤剂为水丸，小剂量长期调治。至2010年10月复诊时，神经痛症状已基本治愈，故治疗开始以调整西药用量为主要目标，方以干姜黄连黄芩人参汤为主，补气养阴，兼调控血糖。调治2年余，糖尿病周围神经痛症状未再复发，且在停用格列齐特缓释片，二甲双胍片减量的情况下，血糖仍控制平稳。

糖尿病患者长期高血糖可造成机体细胞免疫功能减退，从而导致机体易感染结核，有研究显示，糖尿病的新发肺结核患者是非糖尿病患者的 2～5 倍；而肺结核可导致胰腺功能调节障碍、胰岛素受体功能降低，影响胰岛分解功能，促进隐性糖尿病转化为显性糖尿病。在治疗过程中，一方面，糖尿病患者常有心、肝、肾多脏器的损害，妨碍抗结核药物正常使用，从而造成部分患者的肺结核难以控制；另一方面，一部分抗结核药可以影响糖代谢或影响降糖药的发挥，从而加速糖尿病的发生、发展及恶化，并使抗结核药物的不良反应增加。如异烟肼可能对胰岛功能有损害而加重糖尿病或因糖尿病而发生周围神经炎；糖尿病患者服用乙胺丁醇可能发生球后神经炎及周围神经炎[20]。

本案是在糖尿病基础上合并发生了肺结核，而在抗结核治疗中又导致了周围神经损害，在本已发生周围神经病变的基础上加重病变程度，本案又同时合并存在下肢血管病变，故病情较为复杂。所谓“急则治其标，缓则治其本”，因此，本案的治疗主要分为三个阶段。第一阶段，“凉、麻、木、痛”等症状突出，糖尿病周围神经病变为病之标急，故此阶段以温经通脉、养血通络为治，重在治疗周围神经病变，糖尿病本病及肺结核病通过西药治疗控制；第二阶段，周围神经病变已愈大半，抗结核治疗结束，病之标急已缓，但长期抗痨大伤正气，故此阶段以补益肝肾、培补正气为主；第三阶段，结核病灶钙化，病情稳定，周围神经病变亦基本治愈，患者体力好转，正气增长，故此阶段开始以调控血糖，减少西药为目标，治疗糖尿病本病为主。相对糖尿病本病，肺结核为短期内治疗首务，故为病之标；相对肺结核病，周围神经痛又是突出矛盾，故为标中之标。治疗复杂性疾病，把握疾病之主次矛盾、标本缓解尤为重要。

三、临证心得

1. 治疗要点

（1）注重益气养血活血通络：手足、四肢麻木、发凉等感觉异常多是气血亏虚，络脉瘀阻，以致经络、肢体失于温养所致，即“气虚则麻，血虚则木”，故应注重养血活血通络。

（2）毒剧药的应用：治疗糖尿病周围神经病变，尤其类似“寒入骨髓”等重症神经痛者，非大温大热之品不能祛其沉寒痼冷，非止痛之峻品不能缓其剧痛，所谓“药有峻性，必有奇效”，因此常常用制川草乌、制马钱子等毒剧药方能收效。恰当的配伍及正确的煎服方法不仅可完全制约其毒性，还可使其功效得到最大发挥，成为治病利器。如制川草乌，多配炙甘草、生姜、白蜜共煎以减毒。乌头桂枝汤之“其知者如醉状，得吐者为中病”正是乌头起效和早期中毒的症状描述。我们体会，乌头在 120g 是较安全剂量，但需 8h 以上煎煮。我们曾有一例患者一次误服 240g 乌头后出现舌麻欲吐症状，此用量可能提示为乌头的极量。制马钱子药典规定为 0.6g，但我们体会如用马钱子粉冲服，起效和早期中毒剂量在 2.4～3g。其中毒表现为兴奋性增强，多言多语，好动。所以在治疗肌肉疼痛和肌萎缩时可从 0.6g 开始逐步加量。多次频服也是减少毒性，保持血药浓度，防止中毒的重要措施之一。对于一些湿热痹或热毒痹，表现为关节剧烈疼痛者，仍可用制川草乌，但需用络石藤、忍冬藤、知母等佐制，以去其性而存其用。

（3）藤类药应用：藤者，枝蔓也，为经络之药。经络受寒，温经通络，鸡血藤、首乌藤之属；经络郁热，凉经散络，忍冬藤、络石藤之属；关节风湿，红肿热痛，雷公藤、天仙藤之属（配生甘草可减肝毒）。凡经络关节之不通，宜用麻黄、桂枝；疼痛，宜用乌头；气虚宜用黄芪。虚实寒热配伍，全在加减变通。

（4）脏腑热经络寒的治疗：糖尿病周围神经病变的患者，常见脏腑热经络寒。经络寒以四肢发凉、麻木、疼痛为主要表现，脏腑热以急躁易怒、口干口苦、便秘、舌苔黄厚腐腻等肝胃热、肠热为主要表现。治疗上需寒热同调，用黄芪、桂枝、白芍、鸡血藤、首乌藤温通经络，黄芩、大黄、黄连、半夏、瓜蒌等清泻脏腑。寒温并用，各走一经，分而治之。

（5）用药一鼓作气：周围神经病变多属沉顽痼疾，用药讲求准、狠、稳，直捣巢穴，故临证治疗尤应注意一鼓作气，未显效时，胆大心细，逐渐加量，既已显效，守方不变，甚则更增其力，至病衰大半，方可缓其用药，否则再而衰，三而竭，事倍功半，所谓中病则加量。待至病大衰而减量。

（6）内外合治："外治之理即内治之理"。在内服中药基础上，常常配合外洗方治疗，一则因热本身能温通解凝，疏通脉络，促进血液循环而起"通则不痛"之效。其二，药物受热后能够快速通过疏松的毛孔，被肌肤吸收；另外，足部受热后，局部毛细血管扩张，血液流动加速，更利于药物的渗透吸收，使热能和中药起协同作用。因此，配合药物熏蒸外洗，可使药物通过皮肤的浸透直达病所，从而改善局部血液循环，有助于迅速缓解症状。外洗法主要通过发汗改善局部皮肤循环。然应用外洗法时需谨慎，因糖尿病周围神经病变患者多伴随触觉及温度觉异常，对于温度及变化的敏感性下降，因此外洗方泡足时，水温不可过高，否则患者在无知觉的情况下，长时间浸泡于沸水中，易灼伤皮肤，造成皮肤溃疡，甚至可能发展为糖尿病足。必须严格掌握水温，一般控制在35～40℃为宜。除外洗法外，还常配合拍打法（双手拍打身体麻木部位）、打坐压腿法（对于下肢麻木者，可盘压双腿直至完全无知觉时放松）多管齐下，改善局部循环。

2. 主要治法

（1）活血通络：瘀的病变贯穿于糖尿病全程，络脉瘀阻是周围神经病变发生发展的关键病机，因此活血通络是周围神经病变的基本治则。即使进入糖尿病后期"损"的阶段，诸虚渐重，因病之根本在于络损和脉损，治疗时在补虚基础上也必须强调活血化瘀通络。

（2）益气养血活血：周围神经病变多出现于糖尿病"虚""损"阶段，病程日久，正气耗伤。丹溪云："气虚则麻，血虚则木。"气血两虚，则麻木不仁，加之营卫俱虚，卫外减弱，易招外邪，致内外合病，往往形成"血痹虚劳"，因此治疗应益气养血，和营活血。

（3）温阳散寒：下肢疼痛剧烈，寒冷如冰是周围神经病变的常见症状，此非因虚致瘀，乃因寒而瘀，寒邪凝滞，络脉瘀阻不通，致肢体失温失养，重者犹如"寒入骨髓"，故应以温阳散寒为治，阴霾散而疼痛止。

3. 常用方药

（1）黄芪桂枝五物汤：养血活血通络，治疗血痹虚劳之代表方。黄芪“浚三焦之根，利营卫之气，故凡营卫间阻滞，无不尽通”；桂枝辛温，辛能发散，温通卫阳，能“温筋通脉”；芍药酸寒，酸能收敛，寒走营阴，固腠理，和血脉，收阴气，配桂枝则一阴一阳，一收一散，共奏调和营卫、解肌通脉之功；生姜倍用，取其辛温宣散，增强温煦宣发之力，通畅营卫运行道路。

（2）乌头汤：温经通络，祛寒止痛，治疗寒凝经络、寒入骨髓之代表方。其散寒除湿止痛之功著，全在一味乌头，《本草蒙筌》曰：“乌头，理风痹，却风痰，散寒痛，破滞气积聚，去心下痞坚。”

（3）九分散：出自清代费山寿《急救应验良方》。马钱子通络止痛，张锡纯言其“开通经络透达关节之力实胜于他药”。马钱子粉，临床以0.6g起步，逐步加量至1.2g，我们最大量曾用至3g，大剂量应用一般不超过一周；生麻黄性温，为发散风寒之要药，温通血脉而止痛，曾一天内用生麻黄100g（原方为乌头桂枝汤加减）治疗周身寒冷僵硬如冰之急性关节炎，频频饮服，覆被保暖，至周身微微似欲汗出停止服药，寒冷僵硬之状随即化解，此后未再复发，其关键在于生麻黄发汗温经之功著，令“风湿俱去也”；乳香活血行气温通经脉，“定诸经之痛”，没药通血脉，散结气，消肿定痛。本为外科止痛良方，借其行气活血，通络止痛之功著，用于周围神经病变疼痛剧烈，痛不可忍，他药无效者，收效甚佳。但应注意服药反应，防止中毒。马钱子中毒的早期表现为言语过多，兴奋性增加，严重者可出现四肢抽搐。

（4）四妙散：清热利湿活血，治疗湿热阻络之代表方。黄柏清热燥湿，薏苡仁利水渗湿，苍术苦温燥湿，牛膝活血利水，四药合用，收清利湿热、活血通络之效。

（5）鸡血藤、首乌藤：养血活血通络。藤类缠绕蔓延，纵横交错，形如络脉，故善入络，《本草便读》云：“凡藤类之属皆可通经入络。”此两药多用于血虚络痹者，临床常用至30g。

（6）桑枝、桑叶：枝者，其形似肢，叶者，其脉似络。枝叶合用，通走经络，其性辛凉甘润，宣通络道，无伤阴助燥之虞，一般各用30g。

（7）片姜黄、羌活：血脉空虚，易致风寒湿邪外侵，并见关节疼痛，二者长于祛风湿通经络，一般用15～30g。

（8）发汗活络汤：为治疗皮痹的常用外洗方，借助热气、热水及发汗之药发汗解肌，疏通局部瘀滞。配合内服剂，多用于寒凝经络，冷痛剧烈者，可促进局部循环，缓解疼痛。生麻黄、川桂枝、透骨草、生艾叶、川芎各用30g，外加葱白2根。

第三节　糖尿病神经源性膀胱

糖尿病神经源性膀胱属于糖尿病自主神经病变范畴。其症状因人而异，主要表现为尿急、尿无力、尿失禁、尿潴留。其中尿潴留可明显增加泌尿系统感染的机会，若长期尿潴留不缓解，可因压力上传，造成肾盂积水、肾实质损伤等严重后果，因此及早诊治显得尤为必要。目前西药多以营养神经的药物为主导治疗手段，但其效果不甚理想[19, 21]。

糖尿病神经源性膀胱属中医学“癃闭”“淋证”范畴。素体肥胖、过食肥甘厚味，肥者令人内热、甘者令人中满，日久湿热内生，下注膀胱；或因肺脾肾功能失调，水液代谢失常，水湿内停，日久湿郁化热，蕴结膀胱；或阴虚血行涩滞，气虚血流不畅，瘀血内生，血水互结于膀胱；或因先天肾脏亏虚，或房劳伤肾，以及糖尿病日久，病及肝肾，终致肾阳亏虚，膀胱气化不利。总之，糖尿病神经源性膀胱病位在膀胱与肾，为本虚标实之证。本虚以肾虚为主，又与肺脾相关；标实主要为气滞、湿热、瘀血等。

1. 黄芪、桂枝、橘核、荔枝核、琥珀粉治疗糖尿病神经源性膀胱气虚血瘀证

（1）沈某，女，58岁，2006年12月20日初诊。发现血糖升高11年，排尿困难，已站立小便2年。11年前因冠心病住院治疗，发现血糖升高。出院后一直规律使用胰岛素，查FBG 10～13mmol/L，2hPG 11～23mmol/L。2年前因与家人发生争执后出现尿潴留。在当地医院检查膀胱残余尿B超未见异常，亦排除泌尿系统感染，最终诊断为糖尿病神经源性膀胱，予以甲钴胺、前列地尔等营养神经、改善血液循环药物治疗，未见好转，逐渐发展至只能站立排便。刻下症：无排尿意识，排尿无力，只能站立排尿，蹲位无法排尿。无尿急，无尿痛，无尿失禁。口干，不渴，大便时干时溏。舌暗淡，苔薄白，脉沉细弦。既往高血压病史3个月，规律服用降压药物，血压控制良好。半年前患腔隙性脑梗死，未留后遗症。身高164cm，体重70kg，BMI=26kg/m^2。

西医诊断：糖尿病，糖尿病神经源性膀胱。

中医诊断：脾瘅，癃闭。

中医辨证：气虚血瘀证。

治法：益气活血通络，化瘀利尿。

处方：自拟方。

黄芪 30g 桂枝 9g 橘核 15g 荔枝核 15g 琥珀粉 3g 沉香粉 3g 葶苈子 30g 竹叶 15g 生大黄 3g

患者服药14剂后，恢复排尿感，可蹲位排尿，尿量正常。患者回家乡后继服上方14剂，两个月后随诊，患者已完全恢复正常。

分析：患者因气而发病，病久气郁及血，水道不畅，病在气、水、血。患者糖尿病病程已达11年，但血糖控制不理想，高血糖损伤神经的正常结构及功能。仅一次争执成为发病导火索，此即因气诱发，气郁致使膀胱气滞，通调水道失司，水津输布异常，反过来更加重气郁，气郁日久必血瘀，水瘀交结，壅遏于膀胱，终致患者不能蹲尿、只能站立排尿长达2年之久。气郁、水停、血瘀三者互相影响，互为因果。治疗上行气、利水、祛瘀三方兼顾，重在行气。治气：黄芪补中气；葶苈子降肺气，是提壶揭盖之治；大黄走下焦，通腹气；橘核、荔枝核、沉香粉疏膀胱郁气。治血：琥珀粉散瘀止血，利水通淋，是治疗下焦瘀血、血水不利之要药；大黄，消散下焦瘀血。治水：葶苈子、竹叶宣肺利水。上中下三焦并治，补中有泄，予邪以出路，气盛则水津四布，瘀血消散。

值得一提的是，取用橘核这味药有着特殊的含义，橘核为橘的种子，“生于淮南则为橘，生于淮北则为枳”。橘与枳归属同类，但生长环境不同，分处南北两方。朱丹溪谓枳实具有“冲墙倒壁”之功，现代药理研究显示枳实具有收缩平滑肌的作用，显然现代药理研究阐明了对症用药的机制所在。橘与之相比略逊一筹，但理气散结之功亦不可小觑。并用橘核与荔枝核，旨在取类比象，核之形状似男子外生殖器，故选用这类药治疗生殖系统及泌尿系统疾病。

（2）项某，女，20岁，2008年3月20日初诊。发现血糖升高6年，排尿困难3年。6年前患者出现典型“三多一少”症状，查FBG 21mmol/L，在当地医院诊断“1型糖尿病”，开始皮下注射胰岛素。现胰岛素用量为诺和灵30R早14U，晚14U，FBG控制在5～6mmol/L。近3年患者逐渐出现小便困难，腰痛，四肢麻木、疼痛，查肌电图示神经性损害，传导速度下降，膀胱B超示残余尿量60ml，诊断为“糖尿病神经源性膀胱、周围神经病变”，现口服呋喃硫胺、卡马西平、甲钴胺片、胰激肽原酶肠溶片等药治疗，症状无明显改善。刻下症：排尿困难，腰痛，四肢麻木、疼痛，大便4～5日一行，排便无力，时有头晕，乏力，眠差。既往体健。月经4个月未至。舌暗淡，苔厚，舌下络滞，脉沉细弦数。身高160cm，体重40kg，BMI=15.63kg/m^2。

西医诊断：糖尿病，糖尿病神经源性膀胱，周围神经病变。

中医诊断：消渴并病，癃闭。

中医辨证：气虚血瘀证。

治法：益气养血通络，活血化瘀利尿。

处方：自拟方。

黄芪120g　桂枝45g　白芍45g　鸡血藤30g　琥珀粉3g分冲　三七粉3g分冲　熟军6g单包　水蛭粉15g包煎

2008年4月20日二诊。患者服药1个月，诉服药7剂后，小便困难改善，但仍不正常，大便2～3日一行。上方水蛭粉增至30g，加橘核、荔枝核各9g。服药1个月后，患者小便情况已基本恢复正常，B超示残余尿量6ml。

分析：该患者病程较长，形成了久病必虚、久病多瘀、久病入络的病理变化，故出现乏力，舌质紫暗，舌下络滞，肢体麻木刺痛等虚损、瘀血征象。气虚则水停，血液运行不畅，膀胱气化不利，出现小便困难等症状。该患者气虚症状明显，予大剂量黄芪补益中气，桂枝温通阳气，琥珀粉、鸡血藤、水蛭粉、三七粉活血化瘀，大黄通腑气，消散下焦瘀血，橘核、荔枝核疏膀胱郁气。

2.滋肾通关丸加减治疗糖尿病神经源性膀胱下焦湿热证

王某，男，54岁，2008年11月12日初诊。发现血糖升高2年，排尿不畅1年。2006年，患者无明显诱因出现全身乏力，住院治疗时发现FBG 11mmol/L，初步诊断为糖尿病，开始口服二甲双胍、苯乙双胍等药；2007年10月22日因尿不尽，尿流量变细在北京大学第一医院住院治疗，诊为糖尿病神经源性膀胱，前列腺囊肿。刻下症：小便不畅，排尿无力，尿流变细，小腹胀痛，排尿时明显。舌暗红，舌体胖大，边有齿痕。苔黄厚腻，脉弦滑数。既往脂肪肝2年。身高172cm，体重75kg，BMI=25.4kg/m^2。

西医诊断：糖尿病，糖尿病神经源性膀胱，前列腺囊肿。

中医诊断：脾瘅，癃闭。

中医辨证：下焦湿热，胞络瘀阻证。

治法：清利湿热，活血通络利尿。

处方：滋肾通关丸加减。

黄柏 30g　知母 30g　川桂枝 30g　橘核 30g　荔枝核 30g　琥珀粉 3g 分冲　三七 9g　酒军 3g　生姜 3 片

2008 年 12 月 15 日二诊。服药 30 剂，小便不畅，排尿无力缓解 70%左右。现睡眠差，多梦，早醒，耳鸣如蝉，安静时明显，腰酸不适。上方加葛根 60g，山萸肉、肉桂各 30g。

2008 年 2 月 2 日三诊。服药 40 余剂，小便基本正常，耳鸣消失，睡眠明显好转。

分析：下焦湿热，血行不畅，滞而为瘀，湿、热、瘀三者互结于膀胱胞络，致膀胱无法正常行使气化之职，而见小便不畅、尿流变细等。故治以清利湿热，活血通络以利尿。滋肾通关丸出自《兰室秘藏》，李东垣释曰："热在下焦而不渴，是绝其流而溺不泄也，须用气味俱厚，阴中之阴药治之，《素问》云：无阳则阴无以生，无阴则阳无以化。又云：膀胱者州都之官，津液藏焉，气化则能出矣。无液癃秘，是无阴则阳无以化也，须用知蘖大苦寒之剂，桂一钱为引，服之须臾，前阴若刀刺火烧，溺如涌泉而愈。"此处黄柏、知母清下焦湿热、火热，以桂枝易肉桂，重在化膀胱腑气；橘核、荔枝核、琥珀粉、三七、酒军理气活血通络，化瘀利尿。二诊，出现耳鸣、腰酸、眠差等肾之阴阳失调，清阳不升之象，故加葛根升清阳，舒筋络，山萸肉、肉桂调补阴阳。至三诊，持续 1 年余排尿不畅症状已基本痊愈。

【小结】

本病虽病在膀胱，然其发病，与五脏六腑、阴阳气血失调关系密切。小便贮藏排泄失司，与膀胱气化功能异常直接相关，但小便的畅通与约束，更依赖于肺、脾、肾之通调水道。脾胃的升清降浊，肺的宣发肃降，肾的温化开阖，无一不与小便之排泄约束密切相关。气郁、水停进一步发展，血瘀证的出现不可避免，因此及早使用活血祛瘀之品是为上善之策。

临床中，橘核、荔枝核、琥珀粉、三七是治疗糖尿病神经源性膀胱的常用治病靶药，橘核、荔枝核入肝经，长于理气通络，肝之疏泄正常，有助于膀胱气化；琥珀粉入膀胱经，尤擅化瘀利尿，三七则为活血祛瘀之佳品，通利之中兼有补益之功。四药合用，理气活血，通络利尿，恰合糖尿病神经源性膀胱的基本病机，故无论寒热虚实，皆可作为基础治疗用药。

第四节　糖尿病肌肤甲错

大黄䗪虫丸治疗糖尿病肌肤甲错

刘某，男，45 岁，2003 年 1 月初诊。下肢皮肤鱼鳞样改变 5 年余，血糖升高 20 年。

患者 20 年前体检发现血糖升高，开始服用二甲双胍、阿卡波糖等，血糖控制尚可。自 1998 年，出现双小腿部皮肤变暗，伴斑片状脱屑，且病变范围逐渐扩大，程度渐重。刻下症：双下肢皮肤紫暗枯槁，与余处白皙光泽之皮肤对比如若两人，病变皮肤泛起片片白屑，如鱼鳞状，每日白屑大量脱落，如下鹅毛样雪，粘满衣物，患者极为苦恼。面色晦滞，双目干涩，纳眠尚可，二便调。舌暗，舌下络脉瘀闭，脉沉弦涩。

西医诊断：糖尿病，糖尿病皮肤病变。

中医诊断：肌肤甲错，糖尿病络病。

中医辨证：虚劳干血，络脉瘀损。

治法：养血破瘀通络，缓中补虚。

处方：大黄䗪虫丸。

患者坚持服用大黄䗪虫丸三年，下肢皮肤紫黑、鱼鳞样改变及大量脱屑症状逐渐好转，其间曾配合汤剂、散剂调理血糖。至 2006 年 8 月，双下肢皮肤紫黑、脱屑等症已完全治愈，双下肢皮肤白皙光洁，面色红润，与余处皮肤无异。

分析：糖尿病皮肤病变是糖尿病微血管病变之一，多发生于病程较长者。该患者病程已久，络脉病变经历由瘀至损的改变，沉瘀痼着，络脉虚损，长期失养，终致皮肤紫暗枯槁，鱼鳞状脱屑，此时若专于破瘀通络则更伤络脉，若功专养血补益则因干血不除而徒劳无益，唯养血补益与破瘀通络并重，方能收效，故以缓中补虚立法，以大黄䗪虫丸主之。大黄䗪虫丸出自《金匮要略》，为治疗虚劳干血之代表方，《张氏医通》言："夫五劳七伤，多缘劳动不节，气血凝滞，郁积生热，致伤其阴。世俗所称干血痨是也。所以仲景乘其元气未漓，先用大黄，䗪虫、水蛭、虻虫、蛴螬等蠕动啖血之物；佐以干漆、生地、桃仁、杏仁，行去其血；略兼甘草、芍药以缓中补虚，黄芩开通郁热，酒服以行药势。待干血行尽，然后纯行缓中补虚收功。"糖尿病皮肤病变的形成过程相对漫长，治疗亦非短时可以收功，故需长期坚持服用。实验研究提示，大黄䗪虫丸能够低血浆中血栓素，调节血栓素/前列腺素平衡，抑制血小板活化，改善脂代谢紊乱；并能够抑制肝纤维化组织α-SMA 表达。在现代临床中，大黄䗪虫丸常用于治疗慢性肝炎肝纤维化、肝硬化等重症疑难疾病[22-25]。

第五节　糖尿病勃起功能障碍

目前公认的勃起功能障碍的定义是，阴茎持续不能达到和维持足以进行满意性生活的勃起，时间超过 6 个月。糖尿病勃起功能障碍为糖尿病继发的阴茎勃起功能障碍，以糖尿病代谢异常所致男性阳事痿而不举，或临房举而不坚，或坚而不久，不能进行满意的性生活为特征。

勃起功能障碍是糖尿病常见的并发症之一。由于糖代谢异常致神经损伤、内皮细胞功能紊乱、血管组织病变及雄性激素水平下降等因素导致糖尿病患者的勃起功能障碍（ED）发病率是正常人群的 1.9～4 倍，且发病时间比正常人群至少早 10 年[26-27]。一项纳入 5477 例 2 型糖尿病患者的研究发现，2 型糖尿病患者勃起功能障碍的患病率为

75.2%[28]。

本病属中医学“阳痿”“阴痿”“阴器不用”“宗筋弛纵”等范畴。《素问·阴阳应象大论》和《灵枢·邪气脏腑病形》称其为“阴痿”，《灵枢·经筋》称为“阴器不用”，在《素问·痿论》中又称为“筋痿”：“思想无穷，所愿不得，意淫于外，入房太甚，宗筋弛纵，发为筋痿”。《内经》把阳痿的病因归之于“气大衰而不起不用”“热则纵挺不收”“思想无穷，所愿不得”和“入房太甚”，认识到气衰、邪热、情志和房劳可引起本病。《诸病源候论》指出“劳伤于肾，肾虚不能荣于阴器，故痿弱也”，认为本病由劳伤及肾虚引起。《济生方》中提出真阳衰惫可致阳事不举。《明医杂著》指出除命门火衰外，郁火甚也可致阴痿。至明《景岳全书》立“阳痿”篇，始以阳痿名本病。该书论述其病因病机和治疗都较全面。

而对消渴病久引起阳痿的发病机制，中医也有较系统的论述，《古今录验方》曰：“渴饮水不能多，但腿肿脚先瘦小，阴痿弱，数小便者，此是肾消病也。”其提出了患有肾消病的患者可出现“阴痿弱”的症状。明代赵献可在《医贯》论述消渴病时亦云：“或小便频数，或白浊阴痿。”这里的“阴痿”即指勃起功能障碍。

糖尿病勃起功能障碍的发病因素主要有两点：①禀赋不足，劳伤久病，先天不足，恣情纵欲，房事过度，或手淫、早婚，精气虚损，命门火衰；糖尿病日久耗伤气血阴液，久病损伤脾胃，气血化源不足，致宗筋失养而成。②七情失调，饮食不节，糖尿病患者患病日久，长期精神压抑，情志不遂，忧思郁怒，肝失疏泄，宗筋所聚无能，乃成阳痿；或过思多虑，损伤脾肾，气血不足，宗筋失养，则阳事不举；或过食醇酒厚味，脾胃运化失常，聚湿生热，湿热下注，经络阻滞，气血不荣宗筋乃成阳痿。其病位在宗筋，主要病变脏腑为肝、脾、肾。病理性质有虚实之分，且多虚实相兼。肝郁不疏、气滞血瘀、湿热下注属实，多责之于肝；阴阳两虚、心脾亏虚属虚，多与脾、肾有关。其基本病机为肝、脾、肾受损，气血阴阳亏虚，阴络失荣，经络失养导致宗筋不用而成。

1. 当归、蜈蚣药对治疗糖尿病合并勃起功能障碍

王某，男，48 岁，2008 年 3 月 27 日初诊。发现血糖升高 14 年，勃起功能障碍 1 年。患者 14 年前体检时查尿常规发现尿糖异常，继而查空腹血糖 16.3mmol/L，开始口服二甲双胍、消渴丸等药物治疗，现注射胰岛素治疗，诺和灵 30R 早 12U，晚 12U。现症：性功能低下，勃起时间仅能维持 5～6min，不足以完成性生活。视物模糊，四肢无力，双脚灼痛难忍，夜间甚，腰痛明显，小便排出无力、淋漓不尽，大便偏干，纳眠尚可。既往眼底出血，已行 8 次激光治疗，现双眼玻璃体混浊，视力左眼 0.1，右眼 0.2。舌质淡，舌下脉络瘀滞，脉沉细。

西医诊断：糖尿病，勃起功能障碍。

中医诊断：消渴并病，阳痿。

中医辨证：气虚血痹证。

治法：益气温经，和血通痹。

处方：黄芪桂枝五物汤加减。

当归30g　蜈蚣2条　黄芪60g　川桂枝30g　白芍30g　鸡血藤30g　生大黄9g单包　水

蛭粉 3g 分冲 附子 30g 先煎8h 炙甘草 15g 生姜 5 片

患者半年内复诊四次，效不更方，均以上方加减，先后服药 70 余剂，至 2008 年 9 月 1 日复诊，患者诸症好转，勃起时间可达 10～15min，已能完成性生活。

分析：患者的糖尿病病程长达 14 年，糖尿病周围神经病变、糖尿病视网膜病变、糖尿病勃起功能障碍等并发症均已较为严重。四诊合参，中医证属气虚血痹，治宜益气温经，和血通痹。本方重用黄芪，大补脾肺之气，固表实卫，则外可御邪，而内可护营。桂枝既可发散风寒，又可温经通痹，助黄芪温阳强卫。黄芪得桂枝，则固表而不留邪；桂枝得黄芪，则散邪而不伤正，且使通阳温脉之力大增。白芍养血和血，益阴敛营，与桂枝相配，调和营卫；鸡血藤行血养血，舒筋活络。附子辛甘大热，温阳止痛，又可补肾阳以利小便，先煎 8h 以去其毒性，以口尝不麻为度。炙甘草补益心脾，尚解附子之毒。生大黄泻胃肠之热以通大便。水蛭粉有破瘀利水之效，现代药理研究表明水蛭具有抗凝、扩张血管的作用，对糖尿病视网膜病变有良好的防治作用，乃临床“早期全程治络”之要药。蜈蚣与当归乃治疗糖尿病勃起功能障碍之经验药对，现代药理研究证实[29]，蜈蚣煎剂具有改善微循环，使微血管开放数显著增加，使微血管口径增大等作用；当归甘辛温通，为补血活血之要药，尚有化瘀之功，佐蜈蚣以养血活血，补肝柔肝，荣养宗筋，既能养血益精调和阴阳，又能监蜈蚣辛温走窜伤阴之弊，与蜈蚣共奏行气通络、活血起痿之功。二药配伍，是治疗阳痿之靶药，每收佳效。诸药合用，针对本患者病程长、并发症多等特点进行全面诊治，故收佳效，效若桴鼓。

2. 仙茅、淫羊藿治疗性功能低下

胡某，男，39 岁。2009 年 4 月 8 日初诊。血糖升高 8 年，性功能低下 1 年。现病史：2001 年因嗜睡就诊，查尿糖（++++），住院治疗，当时予阿卡波糖片、瑞格列奈片，间断服用。血糖控制不理想，FBG 16～17mmol/L。2008 年开始注射胰岛素，现用优泌林 70/30，早 19～20U，晚 18U，现 FBG 7～8mmol/L，2hPG 12～13mmol/L。近 1 年出现性欲减退，性功能低下。刻下症：性欲低下，性功能减退，每月最多 1 次房事，每次不足 1 分钟。乏力，腰酸痛，口干，口渴，视力下降，双足跟痛，左足部皮肤色深红。纳眠可，二便调。身高 174cm，体重 80kg，BMI=26.4kg/m^2。苔黄腻，根部厚腻，舌底瘀，脉略滑。

辅助检查：2009 年 3 月 30 日查 GLU 7.3mmol/L，TG 2.14mmol/L，CHO 6.34mmol/L，LDL 4.58mmol/L，UA 335μmol/L。24h 尿蛋白定量 150mg。HbA1c 6.4%。

西医诊断：糖尿病，勃起功能障碍。

中医诊断：脾瘅，阳痿。

中医辨证：痰热伤阴，湿热下注证。

处方：小陷胸汤和三妙丸加减。

清半夏 15g 黄连 30g 瓜蒌仁 30g 怀牛膝 30g 黄柏 30g 生山楂 30g 红曲 9g 三七 9g 酒军 6g

2009 年 4 月 22 日二诊。口干口渴基本消失，乏力减轻。足部皮肤颜色变淡。腰酸痛，双足跟痛未改善。仍性功能低下，怕热。舌红，苔薄黄，舌底瘀。脉弦数。查 FBG

5.3～7.7mmol/L，2hPG 8.3～9.6mmol/L。处方：知母 15g，黄柏 15g，熟地 30g，山萸肉 30g，云苓 30g，泽泻 30g，丹皮 15g，炒杜仲 60g。

2009 年 5 月 27 日三诊。腰酸、足跟痛减轻 50%，性功能改善，本月内行房事 2 次，每次可坚持 2min。手足心热，盗汗，纳可，二便正常。二诊方去云苓、泽泻，加淫羊藿 30g，仙茅 30g，知母改为 30g。

2009 年 7 月 29 日四诊。腰酸好转 80%，足跟疼痛已消失，性功能明显改善，乏力消失，左踝皮肤肤色基本恢复，无痒痛，二便调，眠安。调整处方：知母 30g，黄柏 30g，山萸肉 30g，肉桂 30g，仙茅 30g，淫羊藿 30g，枸杞子 30g，五味子 30g。制水丸，9g，每日 3 次，服 3 个月。

2009 年 10 月 28 日五诊。性功能恢复正常，每周 1～2 次，每次 8min 左右。腰酸痛消失，体力较前明显恢复。

分析：本有痰热、湿热内蕴，痰脂充溢，则形体肥胖；痰热上蒸，见舌苔厚腻；湿热下流，蕴阻血脉，则足痛、皮色变红；邪热伤阴，故见口干口渴；后因湿热日久伤筋，《素问・生气通天论》曰："湿热不攘，大筋软短，小筋弛长，软短为拘，弛长为痿。"久之肾精亏损，肾气不足，以致阳痿不举，房事不用。痰热、湿热是始因，亦是目前之病态，故初诊应清痰热，利湿热，以小陷胸汤合三妙丸为主方专于清利，邪得去则正气方可复其位，为下一步益肾填精做准备。其中黄柏清下焦湿热，怀牛膝利湿热从下行，此处去知母，是虑其滋腻之性。另加生山楂、红曲消脂降浊；痰湿蕴阻，致血脉不利，故又加酒军、三七疏通血脉，活血化瘀。二诊，舌苔转薄，痰热已化，而显露肾虚火旺征象，故以知柏地黄丸原方清相火，益肾阴，因腰酸痛甚，故又加炒杜仲补肾强筋骨。三诊，痰热、湿热基本已祛，阳痿较前改善，但见手足心热、盗汗等肾虚火旺征象，此时治疗重在填肾精、滋肾阴、平相火，以补为主。故去云苓、泽泻，留丹皮泻相火，将知母增至 30g 以增加滋肾清火之力，同时又合二仙汤仙茅、淫羊藿（又名仙灵脾，故称二仙汤）补肾，此方是张伯讷教授 20 世纪 50 年代创制的名方，研究表明，仙茅、淫羊藿均有雄激素样作用，可提高老年雄性大鼠血浆睾酮含量，促进未成年动物生殖器官的发育，促进阴茎勃起功能，改善实验动物精子浓度减少、活力降低等病症，对雄性生殖系统、内分泌系统具有促进及延缓性腺衰老的作用，同时对雌性动物的性腺轴功能具有调节作用。临床中常用于治疗男性不育症、精液异常、阴茎勃起功能障碍、男性更年期综合征等男性生殖系统疾病及卵巢早衰、女性更年期综合征等疾病[30-33]，是调节生殖内分泌系统之靶药，故此处合用二药专治其阳痿不举。四诊，病已好转大半，故可改制为水丸。仍以黄柏、知母、山萸肉滋肾清火，以仙茅、淫羊藿强肾壮阳，合肉桂温补少火，枸杞子滋补肾阴，同时增强性功能。厥阴肝经绕阴器，肝经筋脉软散不用，亦致阳痿不举，且肝肾本是同源，故补肾强壮亦需益肝柔筋。五味子，味酸，入肝经，酸能收敛，补肝柔肝，故加五味子是肝肾同治。至五诊，性功能恢复正常，治收全功，可转以调治血糖为主。

参 考 文 献

[1] 中华医学会内分泌学分会. 中国成人糖尿病肾病临床诊断专家共识[J]. 中华内分泌代谢杂志，2015，31（5）：379-385.

[2] American Diabetes Association. 10. Microvascular Complications and Foot Care [J]. Diabetes Care，2017，40（Suppl 1）：S88-S98.

[3] Zhang L，Long J，Jiang W，et al. Trends in chronic kidney disease in China [J]. N Engl J Med，2016，375（9）：905-906.

[4] Liu Z，Fu C，Wang W，et al. Prevalence of chronic complications of type 2 diabetes mellitus in outpatients-a cross-sectional hospital based survey in urban China [J]. Health Qual Life Outcomes，2010，8：62.

[5] Papademetriou V，Lovato L，Doumas M，et al. Chronic kidney disease and intensive glycemic control increase cardiovascular risk in patients with type 2 diabetes [J]. Kidney Int，2015，87（3）：649-659.

[6] Kong A P，Yang X，Luk A，et al. Hypoglycaemia，chronic kidney disease and death in type 2 diabetes： the Hong Kong diabetes registry [J]. BMC Endocr Disord，2014，14：48.

[7] American Diabetes Association. 15. Diabetes Advocacy：Standards of medical care in diabetes—2018 [J]. Diabetes Care，2018，41（Suppl 1）：S152-S153.

[8] 中国中西医结合学会肾脏疾病专业委员会. IgA 肾病西医诊断和中医辨证分型的实践指南 [J]. 中国中西医结合杂志，2013，33（5）：583-585.

[9] 陈洪宇，马红珍，傅晓骏，等. IgA 肾病从风湿证论治的前瞻性、多中心、随机双盲对照临床研究 [J]. 中华中医药杂志，2018，33（3）：1184-1188.

[10] 胡德俊，彭泽燕，何东初. 雷公藤的药理作用研究进展 [J]. 医药导报，2018，37（5）：586-592.

[11] 张宁，于栋华，周琦，等. 穿山龙药理作用的研究进展 [J]. 中国药房，2015，26（4）：547-550.

[12] 王利敏，鲁盈. 试述祛风湿药在狼疮肾炎中的应用 [J]. 陕西中医学院学报，2015，38（3）：110-112.

[13] 毕礼明，陈英兰，陆曙. 水蛭制剂在肾脏病中应用进展 [J]. 中国中西医结合肾病杂志，2017，17（4）：374-376.

[14] Chen HD，Guo J，Tong XL，et al. Retrospective analysis of the overt proteinuria diabetic kidney disease in the treatment of modified Shenzhuo formula for 2 years [J]. Medicine，2017，96：12（e634）.

[15] 常玉萍，刘春莹，任艳芸. 大黄治疗慢性肾功能衰竭的机制探讨 [J]. 临床医药文献杂志，2017，4（60）：11876-11878.

[16] 涂祎珺，李海燕，宫仁豪，等. 大黄与黄芪对慢性肾衰大鼠的肾保护作用及肠道屏障功能的影响 [J]. 中国药房，2017，28（31）：4354-4358.

[17] Yang Y，Ma YP，Zhang Z，et al. Effects of adding Rheum officinale to angiotensin-converting enzyme inhibitors or angiotensin receptor blockers on renal function in patients with chronic renal failure：A meta-analysis of randomized controlled trials [J]. Clin Nephrol，2017.

[18] Zhang ZH，Vaziri ND，Wei F，et al. An integrated lipidomics and metabolomics reveal nephroprotective effect and biochemical mechanism of Rheum officinale in chronic renal failure [J]. Sci Rep，2016，6：22151.

[19] 中华医学会糖尿病学分会. 中国 2 型糖尿病防治指南（2017 版）[J]. 中华糖尿病杂志，2018，10（1）：4-67.

[20] 姜辉，刘玉琴. 结核病合并糖尿病的流行现状及其防控 [J]. 生物技术进展，2017，7（1）：25-29.

[21] 刘亚东，卫中庆，张思聪，等. 糖尿病膀胱的研究进展 [J]. 临床泌尿外科杂志，2018，33（7）：582-585.

[22] 丁宁，张梅，张琳丽，等. 大黄䗪虫丸对血脂异常大鼠血栓素 B2 和 6-酮-前列腺素 1α的影响 [J]. 中国老年学杂志，2014，34（19）：5494-5496.

[23] 于震，杨丽，罗海燕，等. 大黄䗪虫丸对肝纤维化大鼠肝α-SMA 表达的动态观察 [J]. 基层医学论坛，2011，15（6）：490-492.

[24] 李文琍，吴诗品. 大黄䗪虫丸治疗慢性肝炎肝纤维化的临床疗效观察 [J]. 中国药房，2008（21）：1658-1660.

[25] 李建军. 益气化瘀解毒方与大黄䗪虫丸治疗代偿期肝硬化疗效比较观察 [J]. 临床和实验医学杂志，2006（10）：

1626-1627.

[26] 周斌，谢高宇，齐敏友. 糖尿病性勃起障碍发病机制及治疗研究进展 [J]. 中国药理学与毒理学杂志，2015，29 (4)：626-632.

[27] 施颖芸，孙宜，万盛，等. 糖尿病对生殖系统的影响 [J]. 国际生殖健康/计划生育杂志，2014，33 (2)：144-148.

[28] 黄炳昆，伍学焱. 糖尿病勃起功能障碍 [J]. 中华临床医师杂志（电子版），2013，7 (8)：3236-3240.

[29] 方秀桐，莫可元. 蜈蚣的药理研究进展 [J]. 中国医药指南，2015，13 (18)：32-34.

[30] 刘永胜，赵丽慧. 二仙汤的研究及临床应用 [J]. 光明中医，2010，25 (4)：741-742.

[31] 凌文浩. 二仙汤在男科疾病中的研究进展 [J]. 中国中医药信息杂志，2011，18 (10)：102-105.

[32] 李黎. 二仙汤的现代临床运用 [J]. 四川中医，2014，32 (12)：182-185.

[33] 刘波，李叶子，吴琪，等. 二仙汤对环磷酰胺致少精子症模型小鼠生殖功能的影响 [J]. 中华男科学杂志，2018，24 (6)：547-552.

第七章 杂病治验

第一节 糖尿病胃肠功能紊乱

糖尿病胃肠并发症包括糖尿病胃轻瘫和肠病，是糖尿病自主神经病变涉及胃肠道的结果，其病理改变主要为胃肠运动与分泌功能失调。高达75%的糖尿病患者可能会出现胃肠道症状，典型症状包括恶心呕吐、胃脘胀满、腹部不适、反酸、食欲不振、便秘、腹泻，或便秘腹泻二者交替出现等胃肠道症状[1]。

糖尿病胃肠功能紊乱多属中医消渴并发痞满、胃脘疼痛、呕吐、泄泻、便秘等范畴。中医学对糖尿病引发胃肠病变早有论及，如《圣济总录》认为其病机为“消渴饮水过度，内渍脾土，土不制水，故胃胀则为腹满之疾也”。《丹溪心法》中已有“消渴若泄泻，先用白术、白芍药炒为末调服”等论治理论，提示了脾胃功能紊乱致病的病机。

调脾胃大法在一“运”字。“运”，针对“滞”。滞可秘结，滞可痞满，滞可化热，滞可湿聚。胃系运则传化有序，脾系运则水谷布常。运保出入平衡，运助升降有度。后天之脾胃，言到底是升降，是出入。“出入废则神机化灭，升降息则气立孤危。”识“运”，治脾胃不难矣。

一、呕　　吐

糖尿病胃轻瘫主要病理特点为胃动力下降，胃排空延迟，胃电节律紊乱，导致胃潴留。患者常有明确糖尿病病史，临床出现恶心、呕吐，伴餐后饱胀厌食，上腹不适等症状，不仅会引起糖尿病患者营养失衡、体质量下降，而且影响药物吸收，血糖难以控制，严重者甚至导致低血糖、电解质紊乱等情况发生。目前本病的西医治疗原则主要是在控制血糖的基础上对症治疗，包括促动力剂、止吐药、胃电刺激、内镜及手术治疗等[1-2]。

中医文献中无糖尿病胃轻瘫病名，临证多依据其恶心、呕吐症状归入“呕吐”、“痞满”、“胃胀”、“胃缓”进行辨证论治。《脾胃论》曰：“呕吐哕皆属脾胃虚弱，或寒热所侵，或饮食所伤，致气上逆而食不得下。”论述了脾胃升降乖戾，胃不受纳降浊，脾不磨化升清，水谷不化，上逆则吐的发病机理。因此，以呕吐为特征的糖尿病胃轻瘫基本病机为中焦气机逆乱，升降失常。或因气虚所致，或因虚寒所致，或因于寒热虚实错杂，其病性多为本虚标实，浊邪上逆即标实，本虚多责之脾、胃、肾。燮理中焦，恢复中焦大气运转，令升降有序是基本治则，临床常用小半夏汤、旋覆代赭汤、苏叶黄连饮、附子理中丸、泻心汤类方等，配合枳实、炒白术等胃动力药。

1. 四逆散合苏叶黄连汤加减治疗糖尿病胃轻瘫肝气犯胃，气滞血瘀证

沈某，女，35岁，2008年5月12日初诊。发现血糖升高5年余，呕吐5年，加重2年。患者2003年底因呕吐剧烈，查为酮症酸中毒入院治疗，入院时FBG 13.8mmol/L，予诺和灵30R早11U，晚6U。出院时酮体转阴，但仍经常出现呕吐。近两年呕吐加重，加服奥美拉唑，呕吐时轻时重，仍无法控制。刻下症：恶心呕吐，食后即吐，呕吐物为胃内容物及清水、黏液，严重时夹有血丝。左侧胸部窜痛，胃痛，恶寒，但喜冷饮，纳呆，大便干，排出困难，6～7日一行，眠差。舌淡红，苔薄白，脉沉细弦。

西医诊断：糖尿病，糖尿病胃轻瘫。

中医诊断：消渴并病，呕吐，便秘。

中医辨证：肝气犯胃，气滞血瘀证。

治法：平肝和胃降逆。

处方：四逆散合苏叶黄连汤加减。

柴胡9g 枳壳12g 白芍30g 黄连30g 苏叶梗各6g 炒白术30g 清半夏15g 干姜15g

患者服药7剂后，2008年5月19日复诊。自诉症状明显改善，恶心呕吐较前减轻70%左右，已连续5日未发生呕吐。当日清晨早餐后仅呕吐少量清水，食欲较前明显改善。服药第4日开始排便，先干后稀。药已中鹄，故可守方继服。于上方中加旋覆花15g，代赭石15g加强降逆止呕之力。

2008年7月14日三诊。患者继服药1月余，自诉5月20日至今近2个月时间内呕吐仅发生5次，较前明显减轻，血糖控制可，FBG 5～7mmol/L，PBG 6～7mmol/L。上方可继服。

后患者复诊，自诉呕吐已基本消失，饮食复常。

分析：肝气犯胃，胃失和降，气逆于上，故恶心呕吐，食入即吐；久病入络，胃络血瘀，则见胃痛；肝气郁滞，气行不畅，则左胸窜痛；阳气郁于内，不能达外，则恶寒，郁久化热，则喜冷饮；舌、脉均是肝气犯胃，气滞血瘀之象。柴胡、枳壳、白芍，为四逆散，疏肝解郁和胃；黄连、苏叶为苏叶黄连汤，薛氏在《湿热病篇》中称：“肺胃不和，最易致呕。盖胃热移肺，肺不受邪，还归于胃。必用川连以清湿热，苏叶以通肺胃。”黄连味苦，清降上冲之胃火；苏叶味甘辛而气芳香，通降顺气，和胃降逆，二药相合适宜胃热呕吐者，加苏梗增强降逆之功；清半夏、干姜、黄连三者合用，辛开苦降，燮理中焦，恢复枢机运转；炒白术配枳壳，源自枳术丸，枳实辛散温通，破气消积，泻痰导滞，消痞止痛，白术甘温补中，补脾燥湿，益气生血，和中导滞，甘缓补中，以补为要。二药配伍，枳实以走为主，白术以守为要，一消一补，一走一守，互为用，助其升清降浊之枢机，以达补而不滞，消不伤正，健脾强胃，消食化积消痞除满之功。《本草汇言》云：“白术，乃扶植脾胃，散湿除痹，消食除痞之要药。脾虚不健，术能补之；胃虚不纳，术能助之。”现代研究证实，枳术丸通过调控胃肠激素及受体表达等多途径从而提高功能性消化不良大鼠胃肌条收缩平均频率和振幅变化率，加快胃排空、降低胃肠感觉过敏，从而增强胃动力，且枳实、白术药组配伍运用，在增强胃肠动力方面明显优于单

味药组[3-5]；枳实、枳壳药理作用类似，此处用枳壳是侧重宽中理气，而破气之力缓[6]，故白术、枳实或枳壳是调理胃肠，改善胃肠动力之靶药。方中黄连、干姜又具有降糖之功，一药而多用。复诊时加入旋覆花、代赭石，加强降逆止呕，故患者前后仅服药 50 余剂，呕吐之症已大减，2 个月内仅发生几次轻微呕吐。

2. 小半夏汤合苏叶黄连汤加减，附子理中汤合半夏泻心汤、苏叶黄连汤加减治疗糖尿病胃轻瘫气机逆乱，胃中有热，脾肾虚寒证

（1）王某，男，33 岁，2008 年 10 月 15 日初诊。血糖升高 4 年，呕吐 4 年，加重 1 年余。患者 2004 年 1 月因频繁腹泻于医院查 FBG 13mmol/L，胰岛素抗体三项阳性，诊为 1 型糖尿病。2004 年底开始出现呕吐，每次发作时伴糖尿病酮症。自 2005 年 10 月使用胰岛素泵，血糖控制可，FBG 6mol/L，2hPG 8～9mmol/L。自 2007 年至今，呕吐加重，每周至少发作 1 次。现症见：呕吐频繁，食入则吐，呕吐发作时口中大量黏涎，伴呃逆频频，胃脘烧灼感，不能进食任何水谷，仅靠静脉高营养维持。平素不能进食，稍食即觉胃脘部胀满难忍，仅能进食少量流食，喜热食，近半年内体重由原 65kg 降至 48kg。大便不规律，便秘与腹泻交替，时几日不便，时频繁腹泻，且便秘时易引发呕吐。近半年内因呕吐频作而长期住院治疗。2008 年 8 月 5 日，腹部 CT 示胰腺体积明显缩小；8 月 18 日，胃镜检查示食管炎 2 级，中度糜烂性胃炎；8 月 22 日，CT 示印象符合肠系膜上动脉综合征。当日 FBG 6.1mmol/L。舌暗红，苔黄，脉沉弦细数。

西医诊断：1 型糖尿病，糖尿病重度胃瘫。

中医诊断：消渴并病，呕吐。

中医辨证：寒热虚实错杂，气机紊乱，胃气上逆证。

治法：降逆止呕，调理气机，寒热虚实并治。

处方：小半夏汤合苏叶黄连汤加减。

生姜 30g　清半夏 30g　黄连 15g　黄芩 30g　党参 15g　苏叶梗各 9g　炙甘草 9g

嘱每日 1 剂，频频饮服。

2008 年 11 月 10 日二诊。患者服药 28 剂，其间仅第 15 日时发作 1 次呕吐（原每周 1 次），发作时口中大量黏涎、胃脘烧灼等症状明显减轻，无须住院治疗，呕吐后体力恢复较快，2 日内即可恢复正常（原至少住院 4 日）。胃胀消失，食欲可。喜热饮，食后肠鸣甚，近期仅进流食，双足凉。11 月 9 日，FBG 6.4mmol/L，2hPG 7.1mmol/L；11 月 10 日，FBG 6.1mmol/L。自诉查 24h 尿蛋白定量偏高。此时辨证为脾肾阳虚，胃热气逆。调整处方为附子理中汤合旋覆代赭汤、苏叶黄连汤加减。

附子 15g 先煎　生姜 30g　红参 6g 单煎兑入　旋覆花 15g 包煎　代赭石 30g 先煎　黄连 30g　苏叶梗各 6g　灶心黄土 120g　酒军 10g　水蛭粉 3g

2008 年 12 月 3 日三诊。患者服药 14 剂，近 20 余日内未发生呕吐，食欲较前改善，食量增加。自初诊至今，体重增加 4kg（由原 48kg 增至 52kg）。胃脘仍怕凉，食后半小时胃脘轻微撑胀感，双足凉好转。大便已正常。血糖控制可，FBG 6～6.5mmol/L，2hPG 6.8～7.9mmol/L。上方中去旋覆花、代赭石，加炒白术 30g，黄芪 30g。

患者服药 2 个月后复诊，诉 2 个月内未发生呕吐，食欲较前明显增加，体重已增至

58kg，体力大胜从前，已无不适症状。嘱可停服中药，仅以胰岛素泵控制血糖，配合规律饮食。

分析：中焦气机紊乱，升降逆作，胃气上逆则呕吐、呃逆，腑气不降则胃胀、便秘，清气下陷则腹泻；水谷生化乏源则形体消瘦；脾气虚，不能收摄涎液则口吐大量黏涎；阴土虚寒则喜热饮，阳土有热，故胃脘烧灼感；舌暗红，苔黄，脉沉弦细数均是寒热虚实错杂之象。然当务之急是为止呕，此为急则治标之治，同时燮理中焦，恢复中焦大气运转，兼及寒热虚实并治。

生姜、清半夏为小半夏汤，乃止呕之祖方，无论何种呕吐用之效若桴鼓，同时配黄连、黄芩，辛开苦降，燮理中焦，令气机运转复常，升降有序；黄连、苏叶为苏叶黄连汤，清胃热降逆气而止呕，加苏梗增强降气之力；党参、炙甘草健脾益气，补中焦之虚。故全方既为治标，又为治本，集寒热补泻于一体。二诊，呕吐症状好转，中下二焦虚寒之象凸显，胃冷足凉，舌淡胖大即是明证，故以灶心黄土暖中止呕，附子温阳散寒，红参温中补气，仍以苏叶黄连汤行止呕之功，加旋覆花、代赭石增强降逆止呕之力。酒军、水蛭粉活血化瘀，疏通肾络。三诊时收效明显，已多日未呕吐，食欲、食量改善，体重亦增加。标急已解，可着重治本，故去旋覆花、代赭石，加炒白术、黄芪温中健脾益气。

（2）高某，女，38岁，2008年4月28日初诊。1型糖尿病病史12年，诱发酮症5年，伴反复恶心呕吐。患者12年前无明显诱因出现消瘦，多饮，多尿，在当地医院检查发现血糖升高，并诊断为“1型糖尿病”。2002年开始出现恶心呕吐并诱发多次酮症酸中毒，严重时出现昏迷，当地医院胃镜检查后考虑为胃轻瘫，予胰岛素泵治疗，血糖控制尚可，恶心呕吐、腹痛腹泻症状未除。就诊时症见：恶心呕吐，晨起尤甚，腹痛腹泻，约1周发生1次，反酸，无烧心，嗳气味臭，纳差，眠差。舌淡，苔白，舌底瘀滞，脉细弦涩。

西医诊断：1型糖尿病，糖尿病胃轻瘫。

中医诊断：消渴并病，呕吐，腹泻。

中医辨证：中焦虚寒夹热，胃虚气逆证。

治法：温中降逆止呕。

处方：附子理中汤合半夏泻心汤、苏叶黄连汤加减。

淡附片30g[先煎8h]　干姜30g　云苓60g　苏叶梗各9g　黄连15g[单包]　白芍30g　炙甘草15g　红参15g[单煎兑入]　清半夏15g

2008年5月5日复诊。服药后腹泻减轻，腹泻由每日10余次减至2～3次，晨起呕吐程度及次数减轻，进食后呕吐次数明显减少，仍反酸，伴胃脘烧灼痛，呕吐后减轻。纳眠好转。舌淡红，苔白，舌底瘀滞，脉细弦紧数。调整处方：附子30g[先煎8h]，干姜30g，藿梗9g，煅瓦楞子30g[先煎]，黄芪45g，桂枝30g，白芍60g，炙甘草15g。

2008年5月20日三诊。服药14剂，腹泻基本缓解，现每日1～2次，多成形，呕吐减轻明显，已1周未发生呕吐。反酸及胃脘烧灼痛消失，纳眠可。上方可继服。

以上方加减服用3个月，患者复诊时诉3个月内未发生呕吐，已无不适症状。故可停服中药，以胰岛素治疗为主。

分析：此患者亦为1型糖尿病胃轻瘫，但与上案相比，处在不同的发病阶段，此患者处在四阶段中损的阶段。患者38岁，但12年前发病，发病初始有1型糖尿病“三多一少”的症状及反复酮症酸中毒，可见其已经出现虚火内焚的病机。患者现下恶心呕吐，嗳气臭秽，反酸，眠差症状，可见胃中虚火仍盛，有热象。规律性腹痛腹泻，1周1次，且舌淡，苔白，舌底瘀滞，脉细弦涩，显示出脏腑虚寒之象。其反酸而无烧心，真阳不足之故。针对患者脏腑虚寒，胃失和降，方用附子理中丸、半夏泻心汤合苏叶黄连汤加减：淡附片、干姜、红参、炙甘草合附子理中丸之意，理中丸出自《伤寒论》，后在《阎氏小儿方论》中加附子成为附子理中丸，方中附子温中散寒（内寒用附子，外寒用乌头是治疗糖尿病阳虚证候的用药经验），干姜温阳和胃止呕，附子无姜不热，二药相伍相得益彰，红参补脾益气，炙甘草甘缓和中，诸药共奏温阳祛寒，益气健脾之功。半夏、红参、黄连、炙甘草合半夏泻心汤之意，辛开苦降，清泻胃火，阴阳并调，固标实本。苏叶、苏梗、黄连合苏叶黄连汤之意，降逆止呕。云苓健脾运湿，利小便实大便。用白芍者，为阴中求阳之法，患者阳虚已久，真阴从脉象上看亦已亏虚，故予滋阴养血，使阳气有所依附。从剂量上看，此次治疗以附子理中丸证为重点解决对象。因患者阳虚腹泻严重予附子30g、红参15g，剂量较大。黄连单包，以便患者自行调试，防止寒凉伤阳过甚，影响方药效果。患者复诊诉服药后腹泻减轻，腹泻由每日10余次减至2～3次，且反酸能引起胃烧灼痛，并见舌淡红，可见阳虚症状有所好转，但喜热食，提示患者此时仍以阳虚为本。患者纳差好转，胃气稍复，晨起阳气初升与虚火相抗则呕吐，亦因胃气与虚火相抗，故出现胃脘灼烧。此时患者真阳未尽复，虚火仍上扰，气血尚未通，故其舌底瘀滞，脉细弦紧数。方用附子干姜汤合黄芪桂枝五物汤加减：附子、干姜是附子干姜汤之意，继续温升脏腑阳气。炙黄芪、桂枝、白芍合黄芪桂枝五物汤之意，温经脉，通血络。加以藿梗降逆止呕，瓦楞子咸平治酸，此时患者胃气稍复，故暂不用黄连类方，以防伤胃。

患者脾肾虚衰，胃阳衰败，故配合大剂量淡附片以达到回阳益肾之用。尽管30g用量远远超出常规剂量，但若长时间煎煮，同时配伍干姜、炙甘草则可制其毒性而留回阳之用。另外，治疗中阳衰败型胃轻瘫，反药的应用是一特点，尽管“十八反”中明载半夏反乌头，但半夏与制附子合用温阳降逆止呕之功尤著。附子、半夏相伍，最早见于《金匮要略·腹满寒疝宿食病脉证治》：“腹中寒气，雷鸣切痛，胸胁逆满，呕吐，附子粳米汤主之。”乃仲景治疗寒邪内阻，阴寒湿浊上犯出现以腹中雷鸣疼痛、胸胁逆满呕吐为主之证。《千金方》半夏汤、附子五积散、大五饮丸、大茯苓汤、姜椒汤，《圣济总录》大半夏丸，《太平惠民和剂局方》半夏散方、骨碎补丸、十四味建中汤，《圣济总录》大半夏丸、独活汤，《伤寒六书》回阳救急汤，《证治准绳》控涎丸等均是半夏与附子同用。对附子、半夏配伍的文献研究、临床处方分析及现代药理学研究显示，附子半夏配伍多用治咳喘、慢性胃炎等呼吸、消化系统疾病，而以炮制品配伍安全性高，未增加毒性[7-10]。在临床应用中，把握病机，合理配伍，并注意随访观察，避免长期大剂量服用，可使之成为治病之利器。

3. 附子理中汤加减治疗糖尿病重度胃瘫中阳虚衰证

（1）李某，女，32岁，2012年3月6日初诊。血糖升高3年，反复呕吐腹泻2年。患者2009年7月时查FBG 10.98mmol/L，查糖尿病三项抗体ICA、GAD、IAA均为阴性，诊断为2型糖尿病，2010年出现呕吐腹泻症状，至2010年下半年腹泻症状加重，呈水样性腹泻，甚至大便失禁，一日数次至数十次，2011年7月患者怀孕，后因剧烈呕吐中止妊娠，2011年8月至今长期反复住院，不能工作。刻下症：呕吐剧烈，呕吐酸水，呕吐前胃痛，吐后伴有腹泻，完谷不化，吐至不能说话，不能起床，呕吐剧烈时1日内吐20～30次，1个月呕吐25日左右，严重时伴酮症酸中毒。胃凉，服灼热食物胃部无感觉，精神萎靡，纳差，眠差，小便可。舌淡，中有裂纹，苔薄白，舌底滞至瘀，脉沉细。FBG 9.6mmol/L；2hPG 13.1mmol/L；HbA1c 7.2%。胃电图示餐前胃电节律低，餐后胃电节律正常，餐后功率/餐前功率＞1；胃肠传输试验示48h排出30%（正常＞90%），直肠乙状结肠以上45%，直肠乙状结肠以下25%；全消化道造影示未见异常。

西医诊断：2型糖尿病，糖尿病重度胃瘫。

中医诊断：消渴并病，呕吐，腹泻。

中医辨证：脾肾阳衰，气机逆乱证。

治法：大补脾肾，和胃降逆止呕。

处方：附子理中汤合旋覆代赭汤加减。

附子30g 先煎2h 红参30g 单煎兑入 炒白术30g 生姜30g 藿香9g 苏梗9g 旋覆花30g 代赭石15g 吴茱萸9g 黄连1.5g 诃子30g

7剂，水煎服，不拘时，小口频服。

2012年3月13日二诊。患者服药7剂后，呕吐减轻，其间共发作2次呕吐，胃凉好转，服热食可感觉胃部变暖，饭后胃胀，疲劳乏力，纳少，眠差，经期全身水肿，晚饭后泻水样便，2次左右。查FBG 7.9mmol/L，2hPG 12.6mmol/L；舌脉同上，上方加枳实15g，炒酸枣仁60g，茯苓45g。28剂，水煎服，分早、中、晚、睡前4次服用，嘱药后立即进餐，少食多餐，食易消化食物。

2012年4月10日三诊。患者服药28剂后，呕吐止住，经期水肿消失，胃凉减轻50%，纳可，睡眠改善，二便调，无腹泻。查FBG 7.1mmol/L，2hPG 11.2 mmol/L，ALT 19U/L，AST 36U/L，Cr 59.9μmol/L，BUN 7.4mmol/L。二诊方去茯苓、旋覆花、代赭石，改附子15g，加黄芪60g，当归15g。28剂，水煎服，1日分早、晚2次服用。2个月后改为丸剂继服。随访半年，呕吐发作2次，血糖平稳，精神可，已能正常工作。

分析：本例患者见剧烈呕吐，水样腹泻，胃凉，甚至服灼热食物都没有知觉，为中焦虚寒至极，纳运无权，气机升降失司的表现，辨证为中焦虚寒，气机逆乱。根据“态-靶-因-果”十字处方辨治思路，此患者目前以剧烈呕吐的主症为靶标，病态为中焦脾胃虚寒，其本病为糖尿病，亦是呕吐之因，已有胃络受损，日后延缓络脉损伤是长远之计。故以降逆止呕为首要任务，以温健中州为基本，以降糖通络为长远。方选附子理中汤为主方，取附子辛温大热，健旺中阳，补益脾肾之功，与生姜合用，温脾、胃、肾三者之阳；又以苦甘温燥之白术，健运中州，达补虚之功；据郑钦安《医理真传》所述“非附子不能挽救欲绝之真阳，非姜术不能培中宫之土气”，再以红参培补正气，取其温润之性，恢复脾胃斡旋布达之机；藿香、苏梗辛温发散，顺气降逆，开启郁闭之气机；旋覆花、代赭石合生姜为旋覆代赭汤之核心，降逆止呕之症状靶药；吴茱萸、黄连本为左金丸，此处吴茱萸用量为黄连6倍，是反左金丸，制酸止呕，专用于胃寒反酸，同时，脾胃阳气衰败，中焦虚寒甚久，予一众温热之品恐脾胃难以受补，稍加一味苦寒黄连可防止其拒药。二诊，药已中病，继续温中降逆止呕，另加枳实增加行气降逆之力，加茯苓增加健脾利水之功效。三诊呕吐基本已止，中焦虚寒缓解，故去旋覆花、代赭石，并将附子减量，加黄芪、当归健脾补气，活血兼顾通络，使中土健运后天生化有源，同时当归也是处方中为防治疾病之“果”所用之药。另外，对于本病的治疗，药物煎服法也有特殊讲究，3次诊疗的药物服法具不相同，初起小口频服，是令脾胃少少纳药，后胃气稍强，则改为1日分4次服用，后呕吐已止，改为1日早、晚2次正常服药，至最后以水丸缓缓收尾，长期调理，均是根据病情需要，故药物煎服法亦是体现中医疗效的重要部分。

（2）阎某，女，56岁。2011年7月25日初诊。主诉：血糖升高15年，呕吐反复发作2年。现病史：患者15年前因全身乏力至医院检查诊为2型糖尿病，最初服用阿卡波糖片等降糖西药（具体不详），3年前开始皮下注射胰岛素（诺和灵30R早23U，晚20U），血糖控制不理想，FBG 13～14mmol/L。2年前出现恶心呕吐、不欲食，最初1～2个月发作1次，后发作逐渐频繁。反复住院治疗，但效果不佳。刻下症：恶心呕吐每周发作2～3次，每次持续2～3日，呕吐于饭后半小时发生，呕吐物初为食物，后为清水，每次呕吐至极度虚弱。反酸，无食欲，见食物觉恶心。胃中冰冷，怕风。反应迟钝，表情淡漠，精神差，全身无力，后背疼痛，怕冷，双手冰冻过肘。时有低血糖发生，1周前曾发生低血糖。大便偏稀，1日3次。鼻头色青，口唇暗，舌淡红，苔白厚，脉沉弱。身高164cm，体重50kg，BMI=18.6kg/m^2。

既往史：冠心病病史2个月。现用药：诺和灵50R早12U，晚10U。

辅助检查：2011年5月2日查尿常规：尿蛋白（+），酮体（+++），白细胞（+++）。自测FBG 5.8mmol/L。

西医诊断：2型糖尿病，糖尿病重度胃轻瘫。

中医诊断：消渴并病，呕吐，泄泻。

中医辨证：中阳虚衰，升降反作证。

治法：温健中焦，和胃止呕。

处方：附子理中汤加减。

黑顺片30g（先煎2h） 红参15g 炒白术30g 干姜15g 黄连6g 吴茱萸9g 苏藿梗各6g 诃子30g

呕吐时不拘时服用。

2011年8月22日二诊。服药1月余。服药期间精神好转，神智转清，本月内呕吐发作3次，但呕吐后第2日可自行缓解，仅持续1日。呕吐时后背疼痛，怕凉明显。夏日不敢开窗，受风即感冒。近2周大便时干时稀，时有大便失禁，不能自控。食欲极差，仅能食流食。8月21日查FBG 7.5mmol/L，2hPG 8.6mmol/L。HbA1c 5.3%。尿常规：

尿蛋白（-），酮体（+），白细胞（+）。处方：2011 年 7 月 25 日初诊方加肉桂 30g，山萸肉 15g，灶心黄土 60g。

2011 年 9 月 19 日三诊。服药 1 个月。大便稀好转，大便失禁次数较上月减少，反酸消失。本月呕吐发作情况较上月未有明显变化。自觉胃中冰冷感减轻，仍怕凉，后背疼痛，精神差。调整处方：黑顺片 30g 先煎2h，红参 15g，炒白术 30g，干姜 30g，灶心黄土 60g，肉桂 30g，山萸肉 15g，黄连 4.5g，苏叶 9g，藿梗 9g。

2011 年 10 月 17 日四诊。服药 1 个月（代诉）。2 周内未呕吐，食欲好，体力增加，精神状态好转，已能下地走路，怕冷较前明显缓解，双手发凉范围缩小，现仅双手发凉，后背基本不痛，大便失禁次数减少，1 个月出现 2 次。小便正常，自测 FBG 10mmol/L 左右。2011 年 10 月 15 日查 HbA1c 10.96%。尿常规：尿蛋白（-），酮体（-），白细胞（-）。调整处方：

黑顺片 30g 先煎2h　红参 9g　怀山药 30g　炒白术 30g　肉桂 15g　黄连 15g　生姜 30g

2011 年 12 月 12 日五诊。服药 1 个月。1 个月内未发生呕吐，大便已正常，未发生大便失禁，生活质量较前提高。下肢浮肿，手足发凉，身困乏力，本月内发作低血糖 1 次。2011 年 12 月 5 日查 HbA1c 4.69%，GLU 6.75mmol/L。处方：四诊方加云苓 30g，红参改为 15g，生姜易为干姜 15g，并去黄连。

2012 年 3 月 5 日六诊。连续 4 个半月未发生恶心呕吐，已能正常进食，体重较初诊时增长 5kg，胃中冰冷感基本消失。手足凉缓解 70%，下肢浮肿消失，体力恢复，可自行走路。大便正常，视物模糊，夜尿 1～2 次。2012 年 2 月 13 日查 HbA1c 6.16%，GLU 5.64mmol/L，24h 尿蛋白 40.5mg。调整处方：黑顺片 9g 先煎2h，红参 9g，炙甘草 15g，炒白术 15g，黄连 3g，生姜 3 片，三七 6g。

分析："清气在下，则生飧泄；浊气在上，则生䐜胀"，中阳大虚，胃气衰败，脾胃升降反作，以致恶心呕吐、大便稀溏、胃中冰冷；脾虚气陷，精微不升，精明失养，因而频发低血糖。中土虚衰，肝气来犯，肝胃不和，则见反酸；神情淡漠、全身乏力、背凉痛、鼻头色青、苔白厚、脉沉弱皆是阳虚大寒、失于温化之象。呕吐为症靶，中阳虚衰为病之态，络脉虚损为久病之后果，然急着治标，当下呕吐不止、中阳衰败为紧急病症，故治疗应温补中阳，和胃降逆。方以附子理中汤为主方，重用附子大补虚阳，合炒白术、干姜温中补气，以红参易人参，增强温补之力；加黄连、吴茱萸，用在制酸，因病性属虚寒，故吴茱萸用量大于黄连，是反左金丸之意；加紫苏梗、藿香梗理气降逆，用诃子功在涩肠止泻。二诊，治疗收效，但见大便失禁，肾司二便，肾中火亏，开阖失司以致大便不禁，故加肉桂温补少火，并加山萸肉滋肾阴，使阴生阳长，同时又加灶心黄土温中燥湿止泻，脾肾同治。三诊，反酸消失，故去吴茱萸，未去黄连，而将其剂量减少，意在合苏叶而成苏叶黄连汤，同时增加藿香梗用量，以增强止呕功效。增加干姜用量以增加温中之力。四诊，呕吐明显减轻，体力亦较前恢复，病势已开始逆转。此时减少红参用量，防止温热太过，加怀山药增补脾肾之气，大便失控症状减轻，故将肉桂剂量减半，因此诊血糖偏高，故用 15g 黄连，同时佐以 30g 生姜，取其降糖之用而去其苦寒之性。五诊，出现下肢水肿，故加云苓健脾利湿；因出现低血糖，故再将红参增至 15g，增强温中补气之力，而血糖控制达标，故去黄连。至六诊，已连续 4 月余呕吐未作，胃中冰冷基本消失，精神体力均明显恢复，病情已控制平稳，故此诊虽仍治以温中补虚，但调整方药用量，以小剂量调理善后，并加小量三七活血化瘀通络，防治络脉进一步损伤。

（3）高某，女，37 岁，2008 年 5 月 19 日初诊。主诉：血糖升高 20 年，呕吐反复发作 8 年。现病史：患者于 1988 年因酮症酸中毒入院，确诊为 1 型糖尿病，一直皮下注射胰岛素治疗。2007 年 12 月 30 日行“胆囊息肉切除术”，术后 3 日，发生呕吐，经多方中西医治疗 5 月余未效，仍呕吐不止。刻下症：恶心，呕吐，呕吐胃内容物为清水，每次发作，直至吐空胃内容物为止。精神差，头昏乏力，无法正常工作，消瘦（近 5 个月来体重下降 6.5kg），现体重 43.5kg。无食欲，眠差，小便调，大便秘结。月经情况：近半年月经周期为 45 日，经期为 2 日，量少，色暗。查：面色白，消瘦，舌质淡，苔薄白，舌底瘀，脉沉弱。FBG 8.0mmol/L，2hPG 11.0mmol/L。HbA1c 8.0%。眼底检查：双眼糖尿病性视网膜病变增殖期。现用药：诺和灵 30R 早 18U，晚 6U 皮下注射。西沙必利片，10mg，每日 3 次，口服。

西医诊断：1 型糖尿病，糖尿病重度胃瘫。

中医诊断：消渴并病，呕吐。

中医辨证：中焦虚寒，气机逆乱证。

治法：温健中州，和胃降逆止呕。

处方：附子理中汤加减。

黑附片 30g（先煎 8h） 干姜 15g 红参 6g（单煎兑入） 炒白术 30g 黄连 15g 苏叶梗各 6g

3 剂，水煎服。

2008 年 5 月 22 日二诊。患者服 3 剂后，呕吐减轻，近 3 日仅呕吐 1 次，且稍呕即止，睡眠改善，食欲佳，仍腹胀，胃凉时觉有凉气上冲咽部。大便仍不畅 2 日未行。月经延后半月余。查 FBG 6.0mmol/L。舌脉同上。上方加肉苁蓉 60g，锁阳 30g，水蛭粉 15g（包煎），川桂枝 30g。10 剂，水煎服。停西沙必利。嘱经期停水蛭粉。

2008 年 6 月 2 日三诊。服上方 3 剂后，呕吐止，精神可，月经来潮，经期为 3 日，量少。纳可，体力好转，已经恢复工作。胃凉，四末不温，仍有腹胀，大便正常。半个月体重增加 1kg。查空腹血糖 7.1mmol/L。由二诊方去黄连、苏叶梗，改附片为 15g，肉苁蓉为 30g，加黄芪 60g，当归 30g，枳实 9g。28 剂，水煎服。后改为丸剂继服。随访半年，体重由 43.5kg 增加至 55kg，无不适主诉，血糖平稳，精神佳，工作生活恢复从前。

分析：患者阳气耗损，中阳虚弱，脾胃升降失司，气机逆乱，发为呕吐。呕吐日久，中焦虚寒，纳运无能，后天之本已疲将殆，故呕而便秘，机体虚极而瘦。辨证为中焦虚寒，气机逆乱。初诊时方用附子理中汤健旺中阳，恢复脾胃斡旋布达之机。重用 30g 附子为君，又加重苦甘温燥之白术，健运中州，投脾之所喜，达补虚之功，兼利小便而通阳。改人参为其熟品——红参，取其温润之性。针对患者呕吐之主症，予辛开苦降之法，选用苏叶黄连汤，行气宽中降逆。黄连“苦酸制甜”能降血糖，且一味苦寒药伍入众辛温药中，反佐以防拒药，合辛开苦降调气机以降血糖之用。患者虽有络瘀，但以呕吐为急症，故予稍后再图通络缓治之法。二诊时患者服上药3剂后，呕止大半，药证相符，守主方不变。中阳不足，阳虚便秘，故予大剂肉苁蓉、锁阳温阳通便。咽部凉，予桂枝温通而平冲。患者糖尿病20年，久病入络，络脉瘀滞，故用水蛭粉虫类通络之品治疗络脉瘀损。三诊时患者呕止后去黄连、苏叶梗。月经量少为气血亏虚之象，加当归补血汤（黄芪、当归），黄芪益气健脾，使生化有源，并重用当归以补血养血，且加强润肠之效。寒象已减，故减附子量。加枳实，与白术配伍，乃《金匮要略》枳术汤之治“心下坚，大如盘，边如旋盘，水饮所作，枳术汤主之”之意，为辛开醒脾健胃之妙用。患者脾胃得健，气机得复，身体强健，故体重增加。此案中焦虚寒之证态较上两案相对轻缓，故红参初始用量相对较小，且收效较快。

【小结】

糖尿病胃轻瘫多见于1型糖尿病或2型糖尿病病程长久者，因此病机多寒热虚实错杂，故辛开苦降，寒热虚实并治之半夏泻心汤为临床常用方，全方由半夏半升，黄芩、干姜、人参、炙甘草各三两，黄连一两，大枣十二枚组成。干姜、半夏辛温开结，散寒降逆；芩、连苦降清热；人参、甘草、大枣甘温益气、补虚。诸药合用，共奏苦降辛开、调和肠胃之功，使邪去正复，气得升降。全方体现了《黄帝内经》“必伏其所主，而先其所因”之旨及仲景的审因论治、因势利导的灵活治疗原则，有时亦可只取黄连、干姜两味小量辛开苦降，调整气机，临床治疗中应根据寒热所偏不同灵活加减。如脾气虚寒明显，去黄芩，加附子；脾虚湿盛可加云苓、白术。如胃热明显可减少干姜用量。紧切病机，再据寒热所偏随证加减，才能避免按图索骥。

附　辨治心法

酒呕喷吐带酒气，食呕酸腐呃逆声；痰呕黏痰拉条状，寒呕涎唾冷清清。酒呕正气苏连饮，痰呕小半加茯苓；食呕保和枳术汤，寒呕反左入理中。若见热泻伴呕恶，胃肠感冒藿香灵。

注：食呕，伤食而呕也；正气，即藿香正气散；苏连饮，即苏叶黄连汤；小半加茯苓，即小半夏加茯苓汤；反左，即反左金丸，为黄连：吴茱萸=1：6，与左金丸相反而得名。

二、胃　痛

胃痛是糖尿病胃轻瘫的表现之一，属中医学“胃痛”范畴，胃络失和是基本病机，或因胃失温养，不荣则痛，或因气郁不舒，不通则痛。和胃止痛是基本治则，临床常用黄芪建中汤、金铃子散、芍药甘草汤等，配合炒白术、枳实等胃动力药。

1.金铃子散合左金丸加减治疗糖尿病胃痛气滞不舒，肝火犯胃证

王某，女，57岁，2008年3月24日初诊。血糖升高19年。1989年患者因口渴、消瘦，易饥饿，于当地医院检查尿糖（++），血糖升高，诊为2型糖尿病，开始口服降糖药，血糖控制可。2000年发现酮体（+++），开始注射胰岛素，现用诺和灵50R早18U，晚14U。血糖不稳定，波动较大。刻下症：胃痛不适，胃胀，反酸，烧心。

得矢气则胃痛、胃胀减轻。自服多潘立酮，效果不佳。大便3日一行，质不干。纳谷不馨，饮食无寒温偏嗜，眠差易醒。舌淡，苔薄黄，舌下络脉增粗，脉沉。

西医诊断：2型糖尿病，糖尿病胃轻瘫。

中医诊断：消渴并病，胃痛，便秘。

中医辨证：气滞不舒，肝火犯胃证。

治法：理气止痛，清肝和胃。

处方：金铃子散合左金丸加减。

元胡 30g 川楝子 15g 黄连 18g 吴茱萸 3g 清半夏 15g 干姜 15g 枳实 15g 炒白术 30g 酒军 6g 单包

2008年3月31日二诊。患者服药7剂，自觉胃痛、胃胀减轻30%，反酸、烧心缓解50%。大便5日未行，急躁易怒，入睡困难，多梦易醒，周身疼痛不适，上半身汗出，下半身无汗。当日FBG 6.7mmol/L。上方酒军增至15g，加鸡血藤30g，白芍30g，炙甘草15g。

2008年4月30日三诊。患者服药28剂，反酸、烧心基本消失，胃痛、胃胀减轻60%，自诉服气滞胃痛冲剂，胃痛胃胀可缓解，上半身汗出好转50%。双下肢凉、麻、胀，二便可，仍眠差。当日FBG 5.7mmol/L。调整处方：黄芪30g，川桂枝30g，白芍30g，鸡血藤30g，元胡15g，川楝子15g，生姜5大片，炙甘草15g。

2008年6月15日四诊。患者服药30剂，因离家远行已停药2周。自诉胃痛胃胀进一步缓解，双下肢凉、麻、胀减轻30%～40%，性情较平和，眠差好转，已能入睡。6月13日查HbA1c 5.9%。现觉胃脘怕凉，纳差。舌淡暗，苔白，舌下络脉瘀滞。上方去元胡、川楝子，加枳实12g，炒白术15g。并视血糖情况减少胰岛素用量。

2008年7月23日五诊。患者服药35剂，胃痛、胃胀基本消失，双下肢凉、麻、胀较四诊稍有改善，现胰岛素用量为（诺和灵50R）早14U，晚12U，血糖控制较好。FBG 5.2～6.3mmol/L，PBG 6.9～7.5mmol/L。胃脘部症状既已治愈，可转而主治下肢凉、麻、胀诸症。

分析：气滞不舒，不通则痛，故见胃痛胃胀；肝火犯胃，肝胃不和，则反酸烧心。得矢气则气郁舒缓，故痛、胀减轻。中焦气机壅滞，影响纳运，则纳谷不馨，胃不和则卧不安，故眠差易醒。气滞不舒，血行不畅，故见舌下络脉增粗。元胡、川楝子疏肝理气止痛，是治疗胁肋胃脘痛之靶药；吴茱萸、黄连为左金丸，方载于《丹溪心法·火》，原方作用以“泻肝火”为主，专治肝经火旺，横逆犯胃之证。《药鉴》称此“乃吞吐酸水神方”。秦伯未评述：“从效果研究，以吞酸嘈杂最为明显，其主要作用在于胃。黄连本能苦降和胃，吴萸亦散胃气郁结，类似泻心汤的辛苦合用。”除制酸外，现代临床还常用于治疗胃溃疡、幽门螺杆菌感染、反流性食管炎等[11-12]。清半夏、干姜合黄连，辛开苦降，转动气机，枳实、炒白术增强胃肠动力。酒军，通利腑气，疏通血滞。二诊，大便多日未行，故酒军增量至15g，增加通腑之力；加白芍、炙甘草，取芍药甘草汤之意，一则缓解周身疼痛及胃脘痛，二则敛阴和营，针对汗出异常；恐久病入络，故加鸡血藤活血通络。三诊，木火已平，故去吴茱萸、黄连；下肢凉、麻、胀因于血虚络痹，故以黄芪桂枝五物汤为基础养血通痹，仍以元胡、川楝子理气止痛。四诊，出现胃脘怕凉，舌暗淡，苔白等虚寒之象，此时病机转变，以中焦虚寒，胃失温养为主，故去元胡、川楝子，方中黄芪、桂枝、白芍、炙甘草等亦有黄芪建中汤之意，温健中阳，加枳实、炒白术增强胃动力。五诊，因胃脘症状已平，故转以治疗周围神经病变症状为主。

2. 黄芪建中汤加减治疗糖尿病胃痛中阳大虚，胃络失养证

刘某，女，21 岁，2008 年 3 月 10 日初诊。血糖升高 13 年，胃痛反复发作 5 年。1995 年患者因多饮、多尿、乏力至当地医院检查，FBG 22mmol/L，尿糖 1000mg/dl，尿酮 150mg/dl，胰岛抗体阳性，诊为 1 型糖尿病。现用诺和灵 30R，早 14U，晚 12U。血糖控制尚可。自 2003 年 4 月无明显诱因频繁出现胃脘剧烈疼痛，痛如刀绞，因无法忍受剧痛，每次胃痛发作均以刀划刺前臂，家人无法阻拦，待胃痛缓解方能停止自残，疼痛常持续一至两日。曾四方求医，收效惘然。就诊时，正值胃痛发作，表情痛苦难言，几欲撞墙，被旁人拦下。面色惨白，双手冰冷，断续诉出胃脘怕冷，畏食冷饮。舌瘦小淡白，苔少而薄，脉虚沉细。形体偏瘦，身高 155cm，体重 40kg，BMI=16.6kg/m^2。

西医诊断：1 型糖尿病，糖尿病胃轻瘫。

中医诊断：消渴并病，胃痛。

中医辨证：中阳大虚，胃络失养证。

治法：温健中阳，养血通络。

处方：黄芪建中汤加减。

黄芪 60g　川桂枝 45g　白芍 30g　炙草 15g　鸡血藤 30g　当归 15g　生姜 5 片

2008 年 3 月 17 日二诊。初诊毕，家人即煎一剂，患者仅服半剂，疼痛缓解近大半，待整剂服完，疼痛若失。连续服药 7 剂，自觉胃脘已有微微暖意，原每周至少发作 2 次胃痛，现已连续 1 周未作。其面色较前红润，言语流利自如，双手冰冷改善。脉象较前稍有力。自诉曾多次于胃痛发作时检测血糖，血糖偏低，多为 2.3～3.2mmol/L，胃痛发作前常有心悸、汗出多之先兆。于上方中加炒白术 30g，枳实 15g。

2008 年 4 月 31 日三诊。患者服药 1 月余，其间未发生剧烈胃痛，仅有 2 次轻微胃脘隐痛，尚可忍受。胃脘部冰冷感减轻 50%，手冰冷减轻 50%～60%。可以上方继服。

以上方加减治疗 2 个月后，患者胃痛症状基本消失。后随访，患者诉胃痛未再发作。

分析：中阳大虚，胃失温养，不荣则痛，故见胃痛剧烈；不温四末，则见双手冰冷，阳虚血亏则面色惨白。舌小淡白，脉虚沉细均是中焦虚寒之象。黄芪建中汤温中补虚，主治“虚劳里急，诸不足”，方取小建中汤温建中脏之功，加黄芪温中益气，《汤液本草》称其“柔脾胃，是中州之药”，《本草衍义》则言“因多补益之功，药中呼为羊肉”，故可急健中阳，因原方中饴糖、大枣均为甘甜之品，于血糖控制不利，故去之不用。加鸡血藤、当归养血活血，疏通胃络，因胃痛日久，恐已入络。二诊，药已获效，可守方继服，然此时方知患者易发低血糖，胃痛每与血糖偏低相关，而频发低血糖多因中气大虚，气陷于下，无力升举精微所致，故加枳实、炒白术合黄芪为补中益气汤之浓缩方，补益中焦，升提中气。继服药 1 个月，而收桴鼓之效。

3. 黄芪建中汤合金铃子散加减治疗中焦虚寒兼食滞化热证

高某，男，45岁，2007年1月21日就诊。血糖升高1年半，胃脘胀痛8月余。患者2005年查血糖升高，自2006年5月无诱因出现胃脘胀痛。曾多处求诊，胃镜示十二指肠溃疡，幽门螺杆菌阳性。服奥美拉唑、替硝唑等可稍缓解，但仍间断发作。就诊时自述胃脘胀痛无时间规律，疼痛剧烈，撑胀难忍，似欲将胃脘部撑破。口不渴，喜热饮，胃脘部得温热则觉舒。厌食，偶有呕吐，呕吐物为食物残渣。胃痛发作时，大便3～4日一行，干燥如羊粪，排出艰难。血糖控制可，FBG 6～7mmol/L，2hPG 8～9mmol/L。胰岛素用量：诺和灵30R早14U，晚10U。舌暗红，舌底红，苔中后部厚腻，脉沉细。

西医诊断：糖尿病，糖尿病胃轻瘫。

中医诊断：消渴并病，胃痛，便秘。

中医辨证：中焦虚寒，兼食滞化热。

治法：温复中州，少佐清热。

处方：黄芪建中汤合金铃子散加减。

黄芪30g　川桂枝30g　白芍30g　炙甘草12g　黄连30g　干姜15g　元胡15g　川楝子9g

2007年2月7日二诊。患者服药14剂，自述胃痛基本消失，胃胀较前明显缓解，仍有大便干。上方中加当归15g，肉苁蓉30g。

2007年3月1日三诊。患者服药21剂后，自述胃胀已基本消失，二便调。病势既缓，无需汤剂之峻猛急攻，可以丸剂缓缓调之，故于首方中加黄芩45g，知母45g，干姜增至30g，增强降糖之力，配丸剂服2个月。

后患者复诊，诉2个月内未发生胃痛。

分析：患者因中焦虚寒，胃络失于温养，致胃脘疼痛难忍，气机运行无力，气行壅滞不行，故胃脘撑胀，虚寒、气滞合而为病，加重胃脘疼痛。脾胃虚寒，运化失健，致食入不化，谷食郁滞，日久有化热之象，在舌象上则表现为中后部苔厚腻，波及于肠则大便干燥如羊粪状。因此以黄芪建中汤为主方温运中焦，使虚得补，寒得温，痛自止。不用饴糖，乃因病者患糖尿病，恐饴糖致血糖升高，于血糖控制不利。加元胡、川楝子，增强理气止痛之力，黄连苦寒，合川楝子既能清食滞所化之热，又有降糖之功，佐以辛热之干姜，防苦寒太过更损中州。同时黄连、干姜有辛开苦降之意，以恢复中焦气机运转。二诊，胃痛既已消失，然中焦虚寒之机未变，故需守方，因大便干，加当归、肉苁蓉养血温阳通便。三诊，胃脘症状已愈，可着重降低血糖。

【小结】

1. 辨证要点

（1）辨寒热：一般情况下，胃脘冷痛，喜热食，泛吐清水者，多属寒证；凡呈灼痛，喜冷食，泛吐酸水者，多属热证。然单纯寒证或热证并非临床常见，往往寒热错杂相兼，难以辨清。辨饮食喜恶是辨别寒热轻重的关键，同时幽门螺杆菌检查亦有助于辨寒热，一般呈阳性者多属热，阴性者多属寒。

（2）辨虚实：一般多以疼痛剧烈与否，痛处喜按拒按辨虚实，多以疼痛隐隐，痛处喜按者属虚。然而临床中，一些虚寒性胃痛往往表现为剧烈疼痛，痛如刀割，患者痛不欲生，若不细心体察，按实证辨治，恐枉费心机。故应结合舌、脉及其他体征细辨虚实。

2. 治疗要点

临床中，糖尿病胃痛以虚寒性胃痛多见，因此温健中焦是重要治法，黄芪建中汤为治疗虚寒性胃痛的证靶方，临证应用注意，黄芪、桂枝、白芍三者，尤其核心靶药黄芪用量需大，可收立竿见影之功。虚寒性胃痛还可配合食用当归生姜羊肉汤，增强温养中焦之力。而芍药甘草汤作为缓急止痛之代表方，用于不同类型胃痛均可获佳效。同时，对于胃痛日久者，还应注意“久痛入络”，于方中加入鸡血藤、当归等养血活血通络之品，可增强疗效。

三、呃　　逆

糖尿病呃逆是糖尿病胃肠功能紊乱的表现，中医认为呃逆是指胃气上逆动膈，膈间气机不利而发，气逆上冲，喉间呃呃连声，声短而频，不能自止为主要表现的病证。

呃逆总由胃气上逆动膈而成，其病因有寒邪蕴蓄，燥热内盛，气郁痰阻，脾胃虚弱。其病位在膈，病变的关键脏腑在胃，胃居膈下，其气以降为顺，胃失和降，逆气动膈，上冲喉间，发生呃逆。肺处膈上，其气肃降，肺气与胃气同主于降，此一脏一腑在生理上相互联系，病理上相互影响。另外，肺胃之气的和降，尚赖于肾气的摄纳，若久病及肾，肾失摄纳，则肺胃之气不降；胃之和降，还赖于肝之条达，若肝气郁滞，横逆犯胃，胃失和降，气逆动膈，亦成呃逆。可见呃逆之病位虽在膈，但病机关键在于胃失和降，胃气上逆动膈，且与肺之肃降、肾之摄纳、肝之条达有关。

1. 大皂荚取嚏止呃

（1）张某，男，49岁。患者于1985年体检时发现血糖升高，诊为2型糖尿病。1988年11月在中日友好医院行食管下段溃疡切除术。术后两年病情平稳，1991年6月初感冒后出现呃逆，间断发作，夜间尤甚，经多种方法治疗无效，遂于7月2日入住中日友好医院。刻下症：呃逆频作，声不响亮，并感气闷不舒。曾接受气功治疗，呃逆停止1周后复发，再次接受气功治疗无效，并先后用西药甲氧氯普胺、多潘立酮、哌甲酯等，服用和胃降逆止呕的中药及针灸、耳穴、推拿等治疗均无效，遂改用皂荚治疗。方法：取生大皂荚1个，除去褐色硬皮，捣碎研细过筛，手指拈鼻吸皂荚粉末，以嚏作为度，患者手指拈鼻吸药粉不到3分钟，喷嚏连作，呃逆顿止。3日后复发，再嗅再止，后用中药配合调理收功。

（2）林某，女性，32岁，2004年5月14日初诊。发现血糖升高6年，呃逆不止5日。患者6年前因头晕查血糖升高，诊为糖尿病。开始服用二甲双胍、阿卡波糖片等，并配合使用胰岛素，血糖控制较好。5日前无明显诱因突发呃逆，频作不止，呃声低弱，欲呕不出，昼夜不停，遂至中日友好医院急诊留观。经神经内科、消化内科等会诊，诊为“神经性顽固性呃逆”，给予甲氧氯普胺、哌甲酯等治疗3日未效，遂来求诊。刻下症：呃声连连，沉闷微弱，但膈肌活动幅度较大，数日未眠，精神疲惫。取生大皂荚1个研粉，手指拈鼻吸之，并指压佐耳枕顶部穴，数分钟后喷嚏大作，呃逆顿止。后用四七汤加减以巩固疗效。1周后复诊，述药后呃逆一直未作。

按：皂荚，古有用其治头风头痛，爆发欲死者。《余居士选奇方》有“长皂荚一挺（去皮、弦、子）切碎，蜜水拌微炒，研为极细末。每用一二厘吹入鼻中，取嚏”的记载。皂荚的止呃作用机制主要是皂苷对鼻黏膜的强烈刺激，通过神经反射引起喷嚏连连，膈肌痉挛的恶性循环被打破，遂使呃逆顿止。但中枢性疾病及有出血倾向的消化系统疾病所致者不宜应用。本法对顽固性呃逆有立竿见影之效，再发再用仍有效，但毕竟是治标的权宜之计，对有器质性病变者仍应寻找病因。皂荚粉末对鼻黏膜刺激极强，手指拈鼻吸即可取嚏，不必“吸入鼻中”。

2. *旋覆代赭汤合黄连温胆汤加减治疗糖尿病呃逆脾虚痰阻，胃气上逆证*

李某，男，84岁，2008年7月9日初诊。血糖升高10年，呃逆反复发作10个月，加重伴恶心呕吐2个月。患者10年前诊断为2型糖尿病，现服阿卡波糖，50mg，每日3次，盐酸二甲双胍，0.25g，每日3次，血糖控制尚可；患者10个月前无明显诱因出现呃逆，曾就诊于北京中医医院，予针灸治疗后好转。但此后病情时有反复，于2008年4月在北京市回民医院住院治疗，被诊断为反流性食管炎，予静脉输液及中药治疗，症状缓解，近2个月来无诱因出现呃逆加重，伴恶心呕吐，就诊于多家医院行针灸、中药治疗均无效。刻下症：呃逆频频，伴恶心呕吐，呕吐物为咖啡色物质，进食时有哽噎感，纳差，乏力，大便3～4日一行，小便失禁，四肢活动不利。舌淡，苔厚腻，脉弦而虚。

既往史：4年前患脑梗死，留有四肢活动不利；10个月前腰椎压缩骨折，后长期卧床。

西医诊断：2型糖尿病，糖尿病胃轻瘫。

中医诊断：消渴并病，呃逆，便秘。

中医辨证：脾虚痰阻，胃气上逆证。

治法：降逆化痰，益气和胃。

方药：旋覆代赭汤合黄连温胆汤加减。

旋覆花15g[包煎] 代赭石30g[先煎] 干姜15g 红参9g[单煎] 清半夏30g 黄连15g 陈皮30g 竹茹30g

服药3剂后呃逆症状大减，药已中鹄，继服上方3剂，呃逆全消，诸症渐愈。

后随访，患者诉未发生呃逆。

分析：患者年高体弱，久病正虚，中气亏损，使胃失和降，上逆动膈，发为呃逆。旋覆代赭汤出自汉代张仲景所著《伤寒杂病论》：“伤寒发汗、若吐、若下，解后，心下痞硬，噫气不除者，旋覆代赭汤主之。”方中旋覆花苦辛性温，下气化痰，降逆止呕，为君药。代赭石甘寒质重，降逆下气，助旋覆花降逆化痰而止呕噫，为臣药。半夏辛温，燥湿化痰，降逆和胃，陈皮辛苦温，理气健脾，干姜辛热，温中散寒，黄连苦寒泻热开痞，竹茹清热化痰，以上诸药相伍，具有寒热平调、辛开苦降之用，协助君药、臣药。人参甘温益气，以补脾虚，且防金石之品伤胃，为使药。诸药相合，标本兼顾，共奏降逆化痰、益气和胃之功，使胃气复，痰浊消，气逆平，则痞满、噫气、呕呃自除。

3. 附子理中汤加减治疗糖尿病呃逆脾胃虚寒，胃气上逆证

胡某，女，48岁，2008年10月8日初诊。血糖升高5年，呃逆反复发作半年。患者5年前诊断为2型糖尿病，规律口服瑞格列奈等药物治疗。近半年胃脘部时常有气逆上冲感，伴振水声，饮食不易消化，排气多，大便量少，质不干，多梦，腰酸，行走时间长则酸困难忍，无法继续行走，劳累则眼睑及下肢浮肿，怕冷甚。舌质淡胖或舌边痕，舌苔白滑，舌底瘀滞，脉偏沉细无力。

既往史：子宫切除术后3年。

西医诊断：2型糖尿病，糖尿病胃轻瘫。

中医辨证：脾肾虚寒，胃气上逆证。

治法：温补脾肾，平冲降逆。

处方：附子理中汤加减。

附子15g 先煎4h　生姜30g　云苓60g　炒白术30g　红参6g 单煎兑入　炙甘草15g　桂枝12g

2008年11月19日复诊。服用上方28剂后，胃气上逆改善80%，胃中振水声消失，浮肿乏力症状明显改善，大便不干，乳房胀痛甚，眼睑浮肿。2008年10月20日胃镜示反流性食管炎，慢性浅表性胃炎；病理检查示胃窦幽门型黏膜呈轻度慢性浅表性胃炎。10月8日方加入香附9g，佛手9g，肉苁蓉15g，骨碎补30g，补骨脂15g，红参改为9g，服用14剂，告愈。

分析：患者胃气上逆、眼睑及下肢水肿考虑为脾肾阳虚，水气上逆，阳虚不能蒸腾津液，气虚不能温化摄水所致，遂用温阳法健脾肾之阳，助气化祛水湿。取方附子理中汤，药用附子暖下，温肾阳，助气化，加桂枝为苓桂术甘汤之意，以助附子温阳化气利水，同时桂枝兼能平冲降逆。桂枝加桂汤中重用桂枝即是温心阳，制肾水，从而平冲降逆。该病案诊疗过程中处方立意始终以扶下焦阳气和振奋脾阳为根本。胃脘部振水声是应用茯苓的指征，需重用云苓，一般用量为30g，甚可用60～120g。二诊时加用肉苁蓉、骨碎补、补骨脂以增强温肾助阳之力，加香附、佛手增加疏肝理气之功。再服药14剂，虚阳得补，冲逆之气得以平复，病愈。

【小结】

1. 辨证要点

呃逆一证，在辨证上首先必须掌握虚实，分辨寒热。呃逆初起，呃声响亮，气冲有力，连续发作，脉弦滑者，多为实证；呃声时断时续，呃声低长，气出无力，脉虚弱者，

多为虚证；呃声沉缓有力，胃脘不舒，得热则减，遇寒则甚，面青肢冷，舌苔白滑，多为寒证；呃声响亮声高短促，胃脘灼热，口臭烦渴，面色红赤，便秘溲赤，舌苔黄厚，多为热证。

2. *治疗要点*

治疗以和胃降气平呃为主。实证中，属于胃家寒冷者，治宜温中祛寒；属于胃火上逆者，治宜清降泻热。虚证中，属于脾胃虚者，治宜补中益气，降逆和胃；属于胃阴不足者，治宜生津养胃。《景岳全书·杂证谟·呃逆》："凡杂证之呃，虽由气逆，然有兼寒者，有兼热者，有因食滞而逆者，有因气滞而逆者，有因中气虚而逆者，有因阴气竭而逆者，但察其因而治其气，自无不愈……然实呃不难治，而惟元气败竭者，乃最危之候也。"

四、腹　　泻

糖尿病腹泻是一种临床综合征，约 20%的糖尿病患者会出现反复腹泻，通常发生于有自主神经功能障碍的患者。糖尿病腹泻的发病机制复杂多样，其类型多数是间歇性的、持续数周或数月、中间间隔有排便次数正常或便秘的时期，发作时腹痛轻微，腹泻可达 1 日 20 余次。目前的治疗主要是症状出现时对症治疗，如有细菌过度生长则应用抗生素，其他治疗还有应用可乐定、洛哌丁胺、肠道微生态制剂等，缓解后停药。现有的治疗虽然短期疗效较好，但远期疗效欠佳[1，13]。

糖尿病腹泻属中医学"泄泻"范畴。泄泻的病因包括感受外邪、饮食所伤、情志失调和脏腑虚弱，病变主要在脾胃和大小肠，也可累及肝、肺、肾等。或热结于内，日久伤津耗气，脾失健运，胃失和降而致腹泻。或情志不遂，气机不利，肝失条达，横逆侮脾而泄泻。或脾阳损及肾阳，脾肾阳虚，命门火衰，气化无权而腹泻等。湿热侵袭、肝气乘脾、寒热错杂和脾胃虚弱是糖尿病腹泻的常见证型。

1. *生姜泻心汤加减治疗糖尿病腹泻寒热错杂证*

杨某，男，26 岁，2007 年 9 月 3 日初诊。发现血糖升高 5 年，腹泻、胃脘痞满近 1 个月。2002 年患者因消瘦至医院检查，发现血糖升高，诊为 2 型糖尿病，开始规律服用二甲双胍等，血糖控制尚可。近 1 个月因过度劳累，工作压力大，出现腹泻，加重半个月。刻下症：腹泻，每日 3～4 次，稀水样便，服生冷刺激性食物时症状加重，伴腹中肠鸣，胃脘痞满。心烦失眠，面色㿠白，平素怕冷，恶食生冷，且焦虑抑郁。舌暗红，苔白，脉沉弦尺弱。

西医诊断：2 型糖尿病，糖尿病胃肠功能紊乱。

中医诊断：消渴并病，泄泻。

中医辨证：寒热错杂证。

治法：寒热平调，健脾止泻。

处方：生姜泻心汤加减。

生姜 30g 清半夏 15g 黄连 15g 黄芩 30g 云苓 60g 炙甘草 15g 诃子 15g

患者服药 7 剂后缓解而停药，3 个月后复诊大便已正常，每日 1 次，成形。

分析：本案患者素体脾胃虚寒，故怕食生冷，面色㿠白，苔白，脉沉弦尺弱。由于劳累及情志不遂，忧思伤脾，进一步使脾胃功能失职，不能升清降浊，水谷停滞，清浊不分，混杂而下变生泄泻。脾运化水液无权，水湿留于胃肠则腹中肠鸣，思则气结，日久化热，因脾胃居中焦，不能升降如常，故热聚于上，致心烦失眠。上下不通，升降失司，故胃脘痞满。因此治疗用生姜泻心汤加减平调寒热。方中生姜辛温，温胃和中散寒，宣散水气，并能解半夏毒，如《医学启源》所说“温中祛湿，制厚朴半夏毒”；半夏辛温，入脾胃经，可燥湿散结除痞；黄芩其性寒味苦，能清热；黄连入心肝胃大肠经，可泻火燥湿，如《珍珠囊》所云“泻心火，心下痞”；云苓健脾和胃，宁心安神，渗湿利水，利小便以实大便；诃子酸涩止泻，甘草缓急和中。全方苦辛并用以调节升降，补泻兼施，虚实兼顾。

2. 葛根芩连汤加减治疗糖尿病腹泻胃肠湿热证

（1）余某，女，65 岁，2008 年 4 月 30 日初诊。发现血糖升高 5 年，腹泻 2 年。患者 5 年前体检时发现血糖升高，FBG 8.2mmol/L，始终未用任何降糖药物治疗，仅生活方式干预，血糖控制尚可，2 年前患者无诱因出现腹泻，逐渐加重。刻下症：腹泻，每日 3～5 次，大便黏腻，味臭，伴怕热，易汗，自觉手足心热，口干乏力，头晕头痛，皮肤瘙痒，舌暗红，边有齿痕，苔薄黄腻，脉沉细弦数。

既往史：高血压 3 年。

西医诊断：2 型糖尿病，糖尿病胃肠功能紊乱。

中医诊断：消渴并病，泄泻。

中医辨证：胃肠湿热证。

治法：清热利湿止泻。

处方：葛根芩连汤加减。

葛根 30g 黄连 30g 黄芩 30g 干姜 6g 怀牛膝 30g 天麻 15g 地龙 15g 柴胡 9g

患者服药 14 剂后复诊，当时大便溏，每日 2 次，怕热、头晕头痛及皮肤瘙痒症状消失，予继用上方，黄连减为 15g。患者再服药 14 剂后大便正常。

分析：患者脾失健运，水湿停聚，郁久化热，湿热之邪积于胃肠，使传化失常，故腹泻，舌暗红，边有齿痕，苔薄白，脉沉细弦数。热聚于内，易耗气伤津，故怕热，口干乏力，手足心热。热为阳邪，其性炎上，上扰神明，故头晕头痛。湿性黏滞，与热互结，留于肌表皮肤则皮肤瘙痒。葛根芩连汤原是《伤寒论》中治疗太阳病误下表邪不解，下利不止者之方剂。《医方集解》：“此足太阳阳明药也，表证尚在，医反误下，邪入阳明之腑，其汗外越，气上奔则喘，下陷则利，故舍桂枝而用葛根，专治阳明之表（葛根能升阳明清气，又为治泻圣药），加芩连以清里热，甘草以调胃气，不治利而利自止，不治喘而喘自止矣。又太阳表里两解之变法也。”此案方中葛根，味甘辛而性平，入脾胃经，既能解肌热，又能清肠热，还可升发脾胃清阳之气而止泻；柴胡亦能升阳，与葛根相配升阳而止泻；黄连味大苦，性寒而燥，如徐灵胎言："黄连至苦而反至寒，则得火之味与水之性，故能除水火相乱之病，水火相乱者湿热是也……惟黄连能以苦燥湿，以寒除热，一举而两得焉。"黄芩味苦性凉，能清胃肠之热，坚阴以止泻；牛膝善引气血下注，能使浮越之热下行；天麻与牛膝相配可治阳热上扰之头晕头痛；地龙咸寒，可清热息风通络，治热邪上扰之头晕头痛。大队寒凉之品中用干姜则可顾护脾胃。

（2）张某，男，47岁，2008年8月4日初诊。血糖升高5年，腹泻半年余。5年前因多饮、多食、多尿查FBG 12mmol/L，确诊为2型糖尿病，予胰岛素注射治疗。现FBG波动在6～7mmol/L，半年前出现大便稀黏。刻下症：大便1日5次，水样便，味臭，肠鸣，偶有恶心，纳可，下肢冰冷，双足麻木，眠可，舌红、细颤，苔黄厚腻，舌底瘀，脉细涩。

西医诊断：2型糖尿病，糖尿病胃肠功能紊乱。

中医诊断：消渴并病，泄泻。

中医辨证：肠道湿热，经络虚寒证。

治法：清热利湿止泻，活血通络。

处方：葛根芩连汤合乌头汤加减。

葛根60g　黄连30g　黄芩30g　生姜5大片　制川乌9g　制草乌9g　川桂枝15g　鸡血藤30g　何首乌藤30g

患者服药1月余，大便减为1日2次，成形，下肢冰冷、麻木症状明显好转。

分析：此案为典型的脏腑热经络寒。下利肠鸣，便臭，舌红，苔黄厚腻是胃肠湿热，下肢冰冷，双足麻木，脉细涩是经络虚寒，阳虚血痹。方用葛根芩连汤清利肠道湿热，以乌头汤加减温通经络，养血通脉。因下利较重，水样泄泻，故重用葛根60g；制川草乌温散经络之寒凝，且为治疗痛痹之靶药。桂枝通经脉，鸡血藤、首乌藤养血活血通络；再加生姜一则制芩、连之苦寒，二则调和诸药。清脏腑与温经络二者并行，各司其职，互不相扰。

葛根芩连汤为《伤寒论》中治疗协热下利的经典名方，肠道湿热为其基本病机。现临床常用其治疗多种疾病属于肠道湿热证者，如急性肠炎、细菌性痢疾、溃疡性结肠炎及2型糖尿病等[14-15]。临床中以臭黏便、黄腻苔为核心主症。研究表明，葛根芩连汤能够调整2型糖尿病患者肠道菌群结构，使Faecalibacterium、Bifidobacterium等有益菌群数量显著增加，并减少Alistipes、Odoribacter等有害菌群数量，菌群结果的改变与FBG、2hPG、HbA1c的下降及HOMA-β指数改善相关[16]。

3. 附子理中汤加减治疗糖尿病腹泻脾肾阳虚证

郭某，男，34岁，2008年3月12日初诊。发现血糖升高6年，腹泻1年。2002年患者因感冒不愈至医院查血糖升高，开始服用阿卡波糖片、二甲双胍片。2年前开始应用胰岛素治疗，平时FBG控制在7mmol/L左右。1年前患者出现腹泻。刻下症：腹泻，每日大便数十次，质稀如水，无臭秽，伴有腹中肠鸣，腰背冷痛，胃脘胀，喜热饮，纳差，阳痿，舌质暗，苔薄白，脉弦。

西医诊断：2型糖尿病，糖尿病胃肠功能紊乱。

中医诊断：消渴并病，腹泻。

中医辨证：脾肾阳虚证。

治法：温阳祛寒，益气健脾。

处方：附子理中汤加减。

淡附片 9g 干姜 15g 红参 6g单煎兑入 炒白术 15g 云苓 30g 枳实 12g 葛根 30g 怀山药 30g

患者服药 14 剂后大便正常。

分析：患者中虚有寒，不能运化，升降失常，清浊相乱，故致腹泻。脾胃虚寒，中气不足，健运失职，清气不升，浊气不降，气机阻滞，故胃脘胀，纳差，喜热饮，舌质暗，苔薄白，脉弦。脾虚水液运化不利留于胃肠则腹中肠鸣。脾气虚损，脾阳虚衰，日久损及肾阳，命火不足，不能鼓动故而阳痿。阳虚不能温煦则阴寒内生，腰为肾之府，故腰背冷痛。《素问·至真要大论》说："寒淫所胜，平以辛热。"方中附子味辛，性大热，为补助元阳之主药，能升能降，能内达能外散，温通之中又具有收敛之力，善补命门相火，故治凝寒痼冷、肠冷泄泻。干姜大辛大热，归脾胃经，可温中祛寒，扶阳抑阴；红参味甘、微苦，微温，归脾肺经，能大补元气，补脾气之不足；白术燥湿健脾利水，健运中州，投脾之所喜；枳实与白术相配，取枳术丸之意，可健脾消胀；山药则如《本草纲目》所说"益肾气，健脾胃，止泄痢……"；云苓则健脾利水；葛根则鼓舞清阳之气上升。全方温补并行，使寒去阳复。

4. 参苓白术散加减治疗糖尿病腹泻脾胃虚弱，饮食积滞证

付某，女，82 岁。发现血糖升高 20 年，腹泻半年。患者 20 年前住院治疗时发现血糖升高，开始间断服用阿卡波糖片（用药不规律）。2006 年 6 月因查 FBG 25mmol/L，开始胰岛素治疗。现应用诺和灵 30R 早 16U，诺和灵 50R 晚 10U，未服任何西药，半年前开始间断出现腹泻。刻下症：食后不久即腹泻，大便稀溏，精神不振，神疲乏力，纳呆，食谷不馨。舌淡，苔厚腻，舌底瘀斑，脉弦硬数。

西医诊断：2 型糖尿病，糖尿病胃肠功能紊乱。

中医诊断：消渴并病，泄泻。

中医辨证：脾胃虚弱，饮食积滞证。

治疗：健脾助运，渗湿止泻。

处方：参苓白术散加减。

党参 15g 云苓 30g 炒白术 9g 清半夏 9g 焦三仙各 30g 莱菔子 15g

患者服药 7 剂，腹泻停止，大便正常，已基本成形，精神状态明显好转，自觉体力大胜从前。仍纳呆，夜尿较多，每晚 4～5 次。既已获效，可守方继服，于上方加黄芪 30g 大补脾气，芡实 30g 益肾缩泉。

后患者多次复诊，大便基本正常。

分析：患者乃八旬老人，经云："年过四十而阴气自半。"中气自亏，脾胃虚弱，不能运化水谷，故食后腹泻，纳谷不馨；气血生化乏源，精微无力升举布散，故而神疲乏力；脾胃虚弱，饮食不化，积而成滞，上熏于舌，则见苔厚腻。总之，脾胃虚弱是病之本源，泻因虚致，积由虚来，健脾助运是此阶段的治疗重点。

参苓白术散出自《太平惠民和剂局方》，原方“治脾胃虚弱，饮食不进，多困少力，中满痞噎，心忪气喘，呕吐泄泻及伤寒咳噫”。取方中党参补气健脾，云苓渗湿利水健脾，炒白术燥湿利水健脾，三者合用收健脾益气，祛湿止泻之功，亦是原方之主药；焦三仙、莱菔子消食化积，清半夏增强清化之力，补脾健脾兼助脾之运化，防饮食积滞有碍补益之功发挥。故患者仅服 7 剂，缠绵半年之久之腹泻已全然消失，精神好转，体力大胜从前。然脾胃虚弱之恢复非一时之功，因此需守方继服，缓慢调理之。

5. 痛泻要方加减治疗糖尿病腹泻脾虚肝郁证

邢某，男，52 岁，2007 年 1 月 11 日初诊。发现血糖升高 5 年，腹泻半年余。2002 年患者体检时发现血糖升高，FBG 7.88mmol/L。开始服用格列美脲、二甲双胍片，血糖控制尚可。半年前生气后出现腹泻，多次治疗不效。刻下症：腹泻，每日 5～7 次，情绪紧张及生气时腹泻加重，大便稀，不成形，肠鸣亢进。平素思虑较多，遇事易抑郁难解。腹部怕冷，素体怕风，寐浅易醒。舌淡，苔薄白，脉弦虚。

西医诊断：2 型糖尿病，糖尿病胃肠功能紊乱。

中医诊断：消渴并病，泄泻。

中医辨证：脾虚肝郁证。

治法：疏肝健脾。

处方：痛泻要方加减。

炒白术 30g　白芍 45g　陈皮 30g　防风 15g　生姜 5 片

患者服药 30 剂，腹泻明显缓解 80%，大便基本成形。情绪好转，畏风缓解。

分析：患者平素情绪起伏，肝气易郁，克伐脾土，加之情志刺激，致肝郁不解，木郁克土，脾土虚弱，形成脾虚肝旺，故以痛泻要方疏肝健脾。炒白术甘苦而温，补脾燥湿治土虚；白芍酸寒，柔肝缓急止痛，配白术，土中泻木；陈皮辛苦而温，理气燥湿，醒脾和胃；防风，辛散肝郁，香理脾气，且燥湿助止泻；并加生姜护胃散水。

【小结】

1. 辨证要点

（1）辨寒热：大便气味是否臭秽是辨别寒热的要点。若大便气味臭秽，为黄褐色，泻下急迫，肛门灼热，则多为热证；若大便无臭秽，次数多，质清稀，则多属寒证。

（2）辨虚实：若腹泻伴腹痛，泻后疼痛减轻，腹痛拒按的多属实证；病程较长，腹痛不明显，喜按喜温的多属虚证。

（3）辨湿与气滞：若便质黏，泻而不爽则多属湿；若腹痛，泻后痛不止，胸胁胀闷则多属气滞。

2. 治疗要点

糖尿病腹泻往往是由于饮食不节、情志失调、脏腑虚弱等原因导致脾胃功能失常，脾主运化升清失职，胃不能腐熟降浊，升降失调所致。临证时当辨清虚实，而实证日久亦可转为虚证。临床上寒热错杂、胃肠湿热和脾胃虚弱是糖尿病腹泻的常见证型。除在辨证的基础上选方用药外，治疗上还可配合应用灶心黄土、诃子、罂粟壳等直接止泻之靶药。若腹泻与不泻交替，治疗上不可过度止泻，以免反成便秘。若为慢性泄泻，则应汤剂、丸剂和粉剂交替应用。汤剂吸收快、发挥药效迅速，用于病情较重或病情不稳定之时，丸剂和散剂吸收较慢、但药效持久，服用方便。对于慢性腹泻治疗是个长期的过程，若患者腹泻重、病情不稳定用汤剂迅速控制病情，待病情稳定后则改用丸剂或散剂。

五、便 秘

糖尿病便秘是糖尿病自主神经病变累及消化系统的常见临床症状之一，约60%的胃肠功能紊乱表现为便秘。便秘是血糖难以控制的最常见原因之一。严重便秘患者，往往心理负担很重，甚至影响情绪、睡眠，还可引起心肌梗死。同时便秘也影响降糖药物的吸收，使血药高峰浓度降低，导致血糖升高。目前的主要治疗方法是改变生活方式、应用外用高渗性泻药、口服二核苷酸，甚至应用溴吡斯的明等[17]，但便秘易反复发生。

中医认为糖尿病日久，肠胃受累，或因燥热内结，津液耗伤，导致肠道失润，大便干结难以排出；或因病久气阴耗伤，气虚则大肠传送无力，阴伤津亏则不能滋润大肠而致肠道干涩，大便排出困难；或因久病耗伤，加之年老体亏，阴血不足，血虚肠道失于润养致大便干结，排出困难。实热便秘、阴虚便秘、气虚便秘及血虚便秘是临床常见的几种类型。

1. 承气汤、增液承气汤加减治疗糖尿病便秘胃肠实热，或兼阴伤证

荆某，女，51岁，2008年7月23日初诊。发现血糖升高6年。患者2002年因胆结石急性发作，术后伤口不愈合，查FBG 14.5mmol/L。先后口服二甲双胍、消渴丸等，血糖控制不佳。现用二甲双胍，0.25g，每日2次，阿卡波糖，50mg，每日2次，血糖控制一般，FBG 6.1mmol/L，2hPG 10mmol/L左右。刻下症：便秘，大便干结呈球状，6～7日一行。每日下午4点腹胀甚，视物模糊，左手掌麻木，睡时双下肢抽搐，眠差，恶梦多。舌红，苔薄白，脉沉细弦数。身高162cm，体重52kg，BMI=19.8kg/m^2。

西医诊断：2型糖尿病，糖尿病胃肠功能紊乱。

中医诊断：消渴并病，便秘。

中医辨证：津亏肠枯，阴血亏虚证。

治法：增液润肠，养血通便。

处方：增液承气汤合芍药甘草汤加减。

玄参30g 麦冬60g 生地30g 枳实30g 厚朴15g 生大黄9g单包 当归30g 白芍30g 炙甘草9g

二诊，患者服药14剂，自诉服药期间大便正常，每日一行，质不干，停药则便秘，但较前稍有好转，大便干改善。自觉心烦躁热，如火烧灼，喜饮冷水，原一年四季无汗

出，服药后肌肤潮润。左手麻木消失，腹胀消失，小腿抽搐消失。口干口渴，眠差，入睡困难，恶梦多。当日 FBG 10mmol/L。舌红，舌底瘀，脉沉细弦数。辨证：胃肠郁热，气津两伤证。此时降糖为当务之急，应着重清泻郁热，益气生津。以干姜黄连黄芩人参汤加减：干姜 6g，黄连 30g，黄芩 30g，太子参 15g，花粉 30g，知母 30g，葛根 30g，火麻仁 60g。

三诊，患者服上药 14 剂，便秘好转，原 6～7 日一行，现 2～3 日一行。心烦躁热减轻 60%，自觉腹部灼热，喜饮冷水，眠差易醒，口干渴。前日 FBG 9.12mmol/L。辨证：胃肠及胸膈郁热证。仍以降糖为首务，清泻郁热。以干姜黄连黄芩人参汤合栀子豉汤加减。于二诊方中加炒栀子 30g，淡豆豉 9g，干姜增至 9g。

四诊，患者服上方 21 剂，自诉大便虽每日一行，但仍干燥成羊粪状，口干口渴甚，心烦躁热及腹部灼热消失，前日 FBG 7.1mmol/L，PBG 9mmol/L。舌暗干红，舌底瘀，脉沉弦细。辨证：肠燥津枯证。以增液承气汤加减：玄参 30g，麦冬 120g，生地 120g，生大黄 9g[单包]，枳实 20g，厚朴 15g，当归 30g，白芍 30g，花粉 30g，葛根 60g，知母 30g，麻子仁 30g。

五诊，患者服上方 24 剂，大便已完全正常，停药亦能维持正常排便，质可。口渴减轻 70%，睡眠正常。

后患者复诊，诉大便基本正常，便秘未再反复发作。

分析：患者中老年女性，本有阴血亏损，加之患病较久，热盛耗灼，致阴津亏损更甚，肠燥津枯，失于濡润，同时郁热未除，而见便秘较甚；口干渴，小腿抽搐及舌、脉表现等均是阴津亏损，失于润养之象。初诊时，肠燥津枯症状较重，故以增水行舟，养血通便为治，用增液承气汤滋阴生津，润肠通便，加枳实、厚朴促进肠蠕动，当归养血润肠；芍药甘草汤敛阴缓急，针对下肢抽搐。二诊时，胃肠郁热症状较明显，血糖偏高，若胃肠郁热不除，单只增水行舟，恐事倍功半。故以清泻郁热为主，重在降糖。以干姜黄连黄芩人参汤加减，人参易为太子参，是考虑人参性温燥而太子参性平，益气生津，加花粉、知母、葛根滋阴生津，麻子仁润肠通便。三诊继续清泻郁热，并合入栀子豉汤兼顾清泻胸膈郁热。四诊，郁热已清十之八九，津枯肠燥再次成为主要矛盾，此时邪既已大去，可着重滋润，故而一鼓作气，以远超出常规剂量之 120g 麦冬，120g 生地，60g 葛根重力滋阴生津，患者服药 24 剂，顽固便秘已然恢复正常。

2. 当归、制首乌药对治疗糖尿病便秘血枯肠燥阳虚证

刘某，女，55 岁，2008 年 2 月 14 日初诊。便秘 12 年，加重 8 年，血糖升高 6 年。患者自 1996 年起出现便秘，最初服用芦荟胶囊、润肠丸等尚有效，后效果逐渐不佳，药量不断增加。自 2000 年便秘加重，服药方能通下大便，停药则便秘。6 年前体检发现血糖升高，FBG 13mmol/L，诊为 2 型糖尿病，开始口服二甲双胍片、罗格列酮片、消渴丸等药，血糖控制一般。刻下症：便秘甚，每日服芦荟胶囊 6 粒，麻仁润肠丸数十粒，大便 2 周一行，甚则更久，大便干结如羊粪状，排便困难，纳差。舌质灰暗，苔微腐，脉虚弦细。现服盐酸二甲双胍片，500mg，每日 2 次，罗格列酮片，4mg，每日 1 次，血糖控制可，FBG 7～8mmol/L，2hPG 9～10mmol/L。既往高血压病史 4 年，未服降压

药，血压160/95mm/Hg左右。46岁绝经。身高156cm，体重45kg，BMI=18.5kg/m^2。

西医诊断：2型糖尿病，胃肠功能紊乱，高血压。

中医诊断：消渴并病，便秘。

中医辨证：血枯肠燥阳虚证。

治法：养血润肠，温阳通便。

处方：自拟方加减。

当归30g　制首乌30g　肉苁蓉45g　锁阳30g　火麻仁30g　郁李仁30g　生大黄6g 单包　怀牛膝30g

2008年4月30日二诊。间断服药40余剂，自诉服药期间大便规律，每日一行，但仍较干燥，排便困难，停药则3～4日一行。血压较前下降，130/80mmHg左右。血糖控制尚可，4月29日2hPG 7.9mmol/L，4月30日FBG 6.7mmol/L。舌暗苔白微腐，脉沉虚。上方去怀牛膝，加元明粉9g，黄芪30g，莱菔子15g，生大黄增至10g。

2008年5月25日三诊。服药14剂，服药时大便每日一行，质不干，停药则2～3日一行，大便干，排便不畅，自觉腹中气胀，无力排出。血压控制尚可，115/75mmHg。血糖控制较好，FBG 6.0mmol/L左右，2hPG 6～7mmol/L。调整处方：当归30g，制首乌30g，肉苁蓉60g，火麻仁30g，生大黄10g 单包，黄芪45g，枳实15g，炒白术30g。嘱停服罗格列酮片，可继用盐酸二甲双胍片。

2008年6月27日四诊。服药30剂，已停用罗格列酮片1月余。近几日血糖较前升高，5月26日FBG 6.7mmol/L，2hPG 10.3mmol/L。便秘较前好转，2日一行，质干改善约50%。排气较前明显增加，腹胀基本消失。血压稳定，110/85mmHg。首诊处方去怀牛膝，加黄连30g，知母30g，花粉30g，葛根30g。

2008年7月13日五诊。服药14剂，便秘进一步好转，每日一行，质略干。血糖控制较好，7月12日FBG 6.1mmol/L，2hPG 7.5mmol/L。舌暗红，舌底瘀滞。上方加桃仁9g。盐酸二甲双胍片改为250mg，每日2次。

2008年7月30日六诊。服药15剂，便秘明显好转。最初2周左右一行，现每日1～2次，质不干，停药亦能保证基本正常。血糖控制较稳定，FBG 6mmol/L左右，2hPG 7mmol/L左右，7月25日查HbA1c 6.3%。

后随访，患者大便基本保持较正常，每日一行，质软成形。

分析：初病之时，患者长期服用苦寒泻下之品过量，戕伐正气。绝经之后，肾精乏竭，肝血亏虚，加之糖尿病日久，热邪耗伤，致阴血阳气津液俱损，肠道枯竭，故见便秘顽固难愈。治疗当以养血润肠，温阳通便为本。制首乌、当归养血润肠通便，火麻仁、郁李仁滑肠通便，肉苁蓉、锁阳温阳益肾通便，尤其肉苁蓉，感马精而生，乃精血所生之草而有肉者也，禀少阴水火之气而归于太阴坤土，故补下焦阳中之阴有殊功。生大黄推陈出新，此处借其荡涤秽浊之力以通腑排便，是去性取用，怀牛膝平肝降压。因患者未连续服药，故二诊时效果不显，然较前已有改善，故可守方继服。血压已正常，故去牛膝，加元明粉，同时大黄增量，加强通腑之力，加莱菔子降气，助腑气通降，然莱菔子有耗气之弊，故伍之黄芪益气扶正。三诊，进一步显效，故养血温润之旨不变，因出现腹中虚胀，故以枳实、炒白术、黄芪补虚消胀，增强胃肠蠕动。四诊，血糖较高，恐是停服西药一时不能调节所致，故加黄连、知母、花粉、葛根兼顾降糖。五诊，血糖较前改善，可改换西药，便秘进一步好转，仍需守方，因舌下现瘀滞之象，故加桃仁辛润通络，兼以润肠。六诊，12 年顽疾终可告罄，血糖亦较稳定，症情既已平稳，故可改用丸剂，继服 1 个月以巩固疗效。

此案虽便秘发生在先，糖尿病在后，但因糖尿病热邪耗伤阴津气血，可加重便秘，便秘不解又可使机体长期处于应激状态，致血糖、血压等居高不下，二者相互影响。就诊时，便秘之甚已是必须解决的当务之急，此既为治标又为治本，故二诊时，便秘缓解，血糖、血压等亦随之下降。

3. 肉苁蓉、锁阳药对合补中益气汤加减治疗糖尿病便秘阳气亏损，中气下陷证

张某，女，65 岁，2007 年 3 月 4 日初诊。血糖升高 12 年，间断便秘 2 年，加重半年。1995 年患者因口干乏力至医院检查，发现 FBG 12.1mmol/L，诊为 2 型糖尿病。开始服用格列美脲、阿卡波糖片等，现血糖控制尚可。2 年前间断出现便秘，常需服润肠丸、肠清茶，配合应用开塞露，以助排便。近半年，便秘加重。刻下症：便秘，5～7 日一行，排便无力，小腹下坠感，服润肠丸、肠清茶等效果不显。周身乏力，平素怕冷，时有低血糖发生。舌暗淡，苔白少，脉沉细无力。身高 166cm，体重 45kg，BMI=16.3kg/m^2。

西医诊断：2 型糖尿病，糖尿病胃肠功能紊乱。

中医诊断：消渴并病，便秘。

中医辨证：阳气亏损，中气下陷证。

处方：补中益气汤加减。

黄芪 45g　枳实 15g　炒白术 30g　炙甘草 15g　肉苁蓉 30g　锁阳 30g　火麻仁 30g　郁李仁 30g

2007 年 4 月 5 日二诊。服药 1 个月，便秘好转约 50%，自觉排便较前有力，2～3 日一行，小腹下坠感减轻。低血糖频次明显减少，原 1 个月内发生 3～4 次，现已 1 个月未作。上方黄芪增至 60g，肉苁蓉增至 45g，加杏仁 15g。

2007 年 6 月 10 日三诊。患者服药 50 余剂，便秘较初诊缓解约 80%，服药期间大便正常，基本每日一行，停药期间 1～2 日一行。余症均明显好转。

后患者复诊，诉大便已恢复正常，无需药物仍可保持正常通便。

分析：年老患者，阳气已亏，加之长时间服用寒凉之品，更伤阳气，耗伤中气，致阳气亏虚，中气下陷，故大便难行，排出无力。黄芪、枳实、炒白术为“小补中”，升降相因，益气补中，肉苁蓉、锁阳温阳益肾润肠，火麻仁、郁李仁润滑肠道，诸药合用温阳益气，升提中气。二诊黄芪增至 60g，增加益气补中之力，肉苁蓉用至 45g，加强温阳益肾通便之功，另加杏仁宣肺降气，助大肠通降之力，亦是宗丹溪“腑病治脏”之法。至三诊，几收全功。

4. 重用生白术、肉苁蓉治疗老年顽固性便秘

曹某，男，80 岁。2010 年 1 月 4 日初诊。便秘 20 年，血糖升高 12 年。现病史：长期便秘 20 余年，曾服芦荟胶囊、麻仁润肠丸及各类汤药，便秘未见改善。12 年前发

现血糖升高，未系统治疗。2000年开始服汤药治疗，后改为糖微康胶囊、降糖通脉宁胶囊等。曾服用阿卡波糖片、格列喹酮片，后自行停用。自测FBG 5.6mmol/L，2hPG 13mmol/L（最高时）。刻下症：排便困难，4～5日一次，有时1周不排便，排便极费力，大便干结呈羊粪球状。腹胀，食少，不欲食，每日两餐，主食量不足1两。口干多饮，夜尿3次。头颤，手颤，腰酸，双下肢满布湿疹。舌暗，苔黄厚腐腻，脉弦略滑。身高176cm，体重56.5kg，BMI=18.2kg/m^2。

既往史：前列腺切除术后、疝气术后12年；类风湿关节炎50年；白内障20年。现用药：那格列奈片，120mg，每日3次，口服；碧生源肠润茶每日2～3包。

西医诊断：2型糖尿病，便秘。

中医诊断：消瘅，便秘。

中医辨证：气虚腑滞，津枯肠燥证。

治法：温阳润肠，补气润燥。

处方：自拟方。

肉苁蓉60g　党参30g　炒白术30g　火麻仁45g　清半夏30g　黄连30g　生姜30g　茯苓60g

2010年1月18日二诊。大便干结好转。但仍排便费力，排便后觉虚弱。下肢湿疹已基本消退，纳少，不欲食。2hPG 12～13mmol/L，口干，夜尿3～5次。腰酸痛，睡眠可，视物模糊。2009年12月9日于中国中医科学院广安门医院眼底检查示双眼底糖尿病性视网膜病变；左眼缺血性乳头病变可能性大。苔厚腐腻，舌底瘀，脉偏沉滑。当日BP 140/70mmHg。调整处方：黄芪60g，生白术60g，肉苁蓉60g，火麻仁60g，怀山药60g。

2010年2月22日三诊。诉大便干燥较前好转30%，排便频率较前增加，现能保证2日排便1次。仍有羊粪球样便，自觉大便结积于肠中，难下行，腹胀不适。腰酸较前好转，1周前左足轻度水肿，纳眠可。夜尿3～4次。脑鸣，不怕冷，多汗。自测FBG 6mmol/L，2hPG 10～13mmol/L。BP 140/80mmHg。处方：二诊方生白术改为120g，加当归30g，槟榔片30g。

2010年3月22日四诊。大便干燥较前好转，矢气增多，排气通畅，腹胀减轻50%。大便1～2日1次，但仍排便无力，便如羊粪球样。左脚踝浮肿，腰酸，纳眠可。夜尿4～5次。舌苔黄厚，底瘀，脉偏弱数。BP 120/70mmHg。处方：三诊方加桃仁12g，酒军12g[单包]。

2010年4月19日五诊。大便质地开始变软，便时排气，但大便费力，排便不连续，排便后疲惫，腰酸，左脚踝关节以下浮肿稍减，纳眠可，夜尿3～4次，口干，喝水后胃中辘辘水声。加用大黄后，未通便。苔黄厚，舌底瘀闭，脉弦偏涩。处方：三诊方将酒军增加至18g，加厚朴15g。

2010年6月21日六诊。大便干好转，但仍排便费力，左踝肿消退。饮水后腹中肠鸣辘辘有声。服药期间，腹泻2次，泻后无不适，夜尿3～4次，小便调，眠可。舌暗底瘀，舌边有瘀斑，苔白厚腐腻，脉偏细弦涩数。自测血糖：FBG 6～7mmol/L，2hPG 10～11mmol/L。处方：黄芪45g，生白术60g，锁阳30g，肉苁蓉60g，当归30g，制首乌30g，玄参 30g，火麻仁 30g。

2010 年 7 月 19 日七诊。服药期间，大便已不干燥，软便，成形，排便正常，1 日 1 次，不觉费力；小便调，纳眠可。自测血糖 FBG 7mmol/L 左右，2010 年 7 月 12 日查 HbA1c 5.7%。BP 130/60mmHg。处方：六诊方肉苁蓉改为 30g。

2010 年 9 月 20 日九诊。停药 1 个月，大便保持正常。自测血糖 FBG 6～7mmol/L，2hPG 10～11mmol/L。改以调控血糖为主。

分析：患者本有多年便秘，患糖尿病后又加重便秘。长期应用各种清热泻下药，必然耗损阳气，加之患者年事已高，“年过四十而阴气自半”，元气元阳亦自亏，故阳气亏损，推动无力，津血大亏，肠管枯槁是本案之根结所在，治疗应温润通便。肉苁蓉温肾阳，擅补阳中之阴而温润通便，常用于老年便秘者；因是顽固性便秘，非重剂不能起沉疴，故用量为 60g。同时合党参、炒白术补气健脾，脾气健运则肠腑蠕动有力。另用火麻仁滋阴润肠通便，从而阴阳并补。因患者下肢湿疹严重，故初诊时用大剂茯苓健脾渗湿。因见舌苔黄厚腐腻，恐是长期腑气不通，浊气上蒸，故加清半夏清化浊腐；便秘影响血糖控制，故初诊时以治疗便秘为主，仅加一味黄连兼顾降糖，并以大剂量生姜配伍防止苦寒伤胃。二诊，便秘缓解不甚，中气虚之象仍著，故改党参为黄芪，并加怀山药增加补益中气之力，以助推动肠腑运动；同时改炒白术为生白术增加通便之力，并增加火麻仁剂量更专于滋阴润肠。三诊，大便仍干燥难下，故又加当归养血润肠通便，同时将生白术增至 120g，此诊出现腹胀不适，故加槟榔片合生白术行气消胀，槟榔是肠动力靶药，研究表明，槟榔主要成分槟榔碱与乙酰胆碱的作用相似，可以作用于 M 受体，使其兴奋，对胃肠平滑肌具有兴奋作用，可提高实验模型十二指肠肠管张力，使回肠自发收缩的幅度增加，收缩节律整齐等，促进胃肠运动[18-19]。四诊已然收效但效果不显，故又加酒大黄给肠腑以缓泻之力，因大黄不在于通便泻下而是给肠腑推动力，故用酒制而非生品，同时加桃仁活血润肠通便，恐便秘顽固是有败血作祟。五诊腑气已通，病已撼动，当顺势而为，一鼓作气，故将酒大黄增量继续给肠腑以推力，同时加厚朴增加行气消胀之力。饮水后胃中辘辘有声是中焦水湿，生白术通便兼能利水，故不再增加其他药味。六诊治疗收效，肠燥得润，故药量始减，但气血阴阳之填补并非易事，故又加锁阳合肉苁蓉温肾阳，润肠燥，加制首乌合当归养阴血润肠燥，加玄参合火麻仁滋阴液润肠燥。至七诊，大便已正常，故将肉苁蓉减量继续巩固调理，最终顽固性便秘治愈，血糖随之下降，治疗开始改以调控血糖为主。

5. 五仁丸加减治疗糖尿病便秘肠燥津枯证

王某，女，53 岁，2008 年 9 月 23 日初诊。发现血糖升高 7 年，便秘 4 年。2001 年患者因行子宫切除术，住院治疗时发现血糖升高，住院期间予以胰岛素治疗，出院后服用二甲双胍、阿卡波糖片。血糖控制一般。4 年前出现便秘，需时常服用肠清茶、麻仁丸等。刻下症：便秘，1 周一行，甚则 10 余日一行，大便干结，时可划裂肛门。口干欲饮，舌红干少苔，脉沉细数。身高 158cm，体重 47kg，BMI=18.8kg/m^2。

西医诊断：糖尿病，糖尿病胃肠功能紊乱。

中医诊断：消渴并病，便秘。

中医辨证：肠燥津枯证。

处方：五仁丸加减。

郁李仁 30g　桃仁 9g　杏仁 9g　火麻仁 45g　生地 30g　当归 30g。

2008 年 10 月 23 日二诊。服药 30 剂，便秘好转约 60%，大便干结减轻，服药期间大便 2～3 日一行。上方加酒军 15g单包，二丑各 6g。

2008 年 12 月 3 日三诊。继服药 28 剂，服药时大便基本正常，停药仅偶有便秘。

后复诊，患者诉大便已正常，无需药物维持。

分析：热邪伤阴耗津，致肠燥津枯，如无水舟停，故大便干结难行。五仁丸出自《世医得效方》，是治津枯便秘之良方。郁李仁、桃仁、杏仁、火麻仁皆可润肠通便，生地、当归养血滋阴通便，合而滋阴养血润肠。二诊加酒军、二丑促进肠腑运动，增加通腑排泄之力，三药又皆为临床常用肠动力药。

附　脊髓休克导致顽固性便秘案

李某，男，70 岁，2009 年 11 月 30 日初诊。恶心呕吐 10 个月，血糖升高 7 年。2002 年患者体检发现血糖升高，服用二甲双胍等。2009 年 2 月患者无诱因出现头晕、恶心，后住院治疗，头晕好转，仍觉恶心。2009 年 10 月出现呕吐，连续发作 40 余日不止，于 2009 年 11 月 10 日住院，诊断为不全肠梗阻、十二指肠炎、胃动力功能障碍、结肠息肉、结肠黑变病。刻下症：恶心，饭后及活动后呕吐，朝食暮吐，暮食朝吐，饭后胃胀难忍，无食欲，消瘦，半年内体重下降 12.5kg。1995 年因外伤致脊髓休克，导致顽固性便秘，排便无力，无便意，大便干，3～4 日一行，长年需服通便药，外用开塞露。嗜睡，小便调，夜尿 2～3 次。后背冰凉。舌深红，舌底瘀，苔黄厚腻，脉沉弦。辅助检查：HbA1c 6%。BP 150/100mmHg。

既往史：高血压病史 30 年；脑梗死病史 7 年（表现为失语）；1995 年因外伤导致脊髓休克。现用药：格列美脲，2mg，每日 1 次；二甲双胍，0.5g，每日 3 次；福辛普利钠片，10mg，每日 1 次；复方谷氨酰胺肠溶胶囊，3 粒，每日 3 次；马来酸曲美布汀，0.2g，每日 3 次；乳果糖口服溶液，15mL，每日 1 次；外用开塞露。

西医诊断：糖尿病，脊髓休克，胃动力功能障碍，高血压。

中医诊断：呕吐，便秘，消渴。

中医辨证：升降逆乱，腑气闭塞证。

治法：和胃降逆，通腑润肠。

处方：苏叶黄连汤合自拟方。

黄连 9g　苏叶梗各 9g　酒军 30g　二丑各 9g　槲片 15g　肉苁蓉 45g　当归 30g　制首乌 30g

2009 年 12 月 14 日二诊。服药 14 剂。服药后呕吐停止，近半月呕吐未发作，恶心好转，仍觉饭后胃胀不适，食物不消化，稍食即饱，无食欲。后背凉消失。大便较前好转，2 日一次。舌红，舌底瘀，苔微干腐，脉沉弦滑。处方：初诊方加枳实 30g，炒白术 30g，生姜 3 片。

2009 年 12 月 28 日三诊。服药 14 剂。呕吐消失，偶有恶心，与饮食无关。食后有饱胀感，体力好转，食欲渐佳，大便 2 日一次，已有便意，仍干，需配合服麻仁润肠丸。FBG 5.4mmol/L，PBG 7.8mmol/L。处方：二诊方槲片改为 30g，制首乌改为生首乌 15g。

2010 年 1 月 25 日四诊。呕吐未发作，恶心消失。大便较前变软，2 日一行，每天仍需服用麻仁润肠丸保证大便次数。舌质暗，苔白腐，脉沉。调整处方：当归 30g，制首乌 30g，肉苁蓉 60g，锁阳 30g，黄芪 30g，酒军 9g，槲片 30g。

2010 年 3 月 22 日五诊。大便无力，停用润肠丸不能保证大便次数，不欲食，全身乏力，嗜睡，小便深黄。夜尿 2 次。舌胖舌红，舌细颤，舌底瘀，苔白。测 FBG 6.4mmol/L，2hPG 7.9mmol/L。处方：四诊方加生地 45g，酒军改为 15g，黄芪改为 60g。并停用复方谷氨酰胺肠溶胶囊、马来酸曲美布汀、乳果糖口服溶液。

2010 年 5 月 28 日六诊。大便较前畅快，有排便意识，近 1 周无须服用润肠丸可保持 2～3 日一行。并已停用复方谷氨酰胺肠溶胶囊、马来酸曲美布汀及乳果糖口服溶液。食欲明显增加，食后饱胀感消失。舌紫暗，舌底瘀，脉沉弱。FBG 8.5mmol/L，2hPG 9.6mmol/L。处方：五诊方生地改为 30g，加火麻仁 30g，三七 15g，黄连 15g，生姜 3 片。嘱患者尽量不用润肠丸类药，养成自主排便习惯。

2010 年 7 月 5 日七诊。大便畅通，不需润肠丸、开塞露，食欲增加，纳食正常，体重较前增加 1.5kg，小便可。舌质暗，舌细颤，舌底瘀，脉沉。调整处方：鹿角胶 15g，龟版胶 15g，阿胶 15g，炮甲珠 6g，黄芪 60g，生大黄 30g，生地 90g，火麻仁 90g，当归 30g，川芎 15g，三七 30g，地龙 30g，黄连 30g。制水丸，9g，每日 4 次。服 3 个月。

上方加减服用半年。恶心呕吐未再发作，大便基本正常，可自主排便。治疗期间体重增加 4kg。

分析：本案是外伤后致脊髓休克，髓系损伤，髓海亏虚，神明失用，影响肠腑正常节律性活动，从而导致顽固性便秘。肠腑闭塞不通，浊气上逆，扰乱中焦大气之运转，胃气不降反升，谷食不能正常受纳，故见恶心、呕吐、胃胀、纳差、便秘等症状。加之患者年老体弱，阴阳气血已亏，其后背凉、消瘦甚即是佐证，因而更致肠腑干枯，推动无力。而舌苔厚腻则是腐浊上逆熏蒸所致，大便通下舌苔即化。患者已连续呕吐 1 月余，故治疗当务之急应和胃降逆，行气通闭，兼顾养血润肠。方以黄连、苏叶、苏梗轻清开化，和胃止呕；重用酒军，合黑白二丑、槲片通腑排泄，行气通闭，此三味为肠动力药，主治在肠；并加肉苁蓉温肾润肠，加当归、制首乌养血润肠。二诊，仍有胃胀，故加枳实、白术理气消胀，二者为胃动力之药。三诊将槲片增至 30g 增加开通肠腑闭气之力，将制首乌改为生首乌更增通便之力。四诊肠腑闭气基本已通，中焦逆乱之气机恢复，故调整处方。二丑为泻下药中峻烈者，长期应用恐耗伤正气，故此诊改以益气养血润肠为主，兼顾通腑行气，仍以当归、制首乌养血润肠，加锁阳合肉苁蓉温肾润肠，加黄芪补益中气，配合酒军、槲片通腑行气。五诊，乏力甚，故将黄芪增至 60g，肠腑仍推动无力，且需配合润肠丸方能正常排便，故将酒军增量予肠腑动力，并加生地增加滋阴润肠之力。六诊，患者血糖升高，故加黄连功专降糖，并以生姜佐制其苦寒；舌紫暗、舌底瘀之瘀血征象明显，故加三七活血化瘀，另因此诊起停用麻仁润肠丸，故于处方中又加火麻仁 30g 滋阴润肠。至七诊，便秘已基本治愈，体力好转，治疗基本已收全功。故此诊调整治疗思路，以补髓填精，温养督脉治本为主，兼顾预防性治疗便秘，防止便秘复发。故处方以鹿角胶、龟版胶、阿胶、炮甲珠血肉有情之品为主益髓填精，补养督脉；以黄芪补气，生地、火麻仁、当归、生大黄滋阴养血，润肠通腑；脊髓外伤，必有离经之血蓄留瘀积，故加川芎、三七行气活血化瘀；加黄连、地龙则是分别针对其血糖、血压之治。经过半年治疗，便秘治愈，病情转好七八。

【小结】

实秘当分热气燥，虚秘气血阴阳分。热臭气胀燥羊屎，承气三物增液轮。气虚补中便无力，血虚四物首乌尊。阳虚理中锁苁蓉，阴虚脾约贵麻仁。

注：三物，即厚朴三物汤；增液，即增液承气汤；补中，即补中益气汤；四物，即四物汤；理中，即理中汤；麻仁，即麻仁丸。

便秘的常见证型及其临床表现如下。

1. 实热便秘

大便数日不下，味臭而且质硬，小便短少而色黄，或有身热，面红心烦，口干口臭，腹胀满或疼痛，舌红苔黄燥，脉滑数。治以清热润肠为法，方用承气汤类（大承气汤、小承气汤、调味承气汤）。值得注意的是：此法为攻下之法，应该有明确的适应证，并且便秘缓解后，应改用其他方法。胃部痞满者可用枳实、枳壳以消胀除满；小腹部胀满者可用榔片、二丑以加强消导之功。

2. 气虚便秘

此种类型多见于老年人，大便燥结或质软，数日不解，或虽有排便之意，但临厕时，排便乏力，难于解下，甚至挣则汗出；大便后，身体非常虚弱，气短，倦怠懒言，腹部多无胀痛感；或伴有肛门脱垂，怕冷，面色苍白，口唇指甲淡白无血色，舌质淡嫩，苔薄白，脉虚弱。方用补中益气汤加减，兼阳气亏损可用肉苁蓉 20～30g，锁阳 15g。

3. 阴虚便秘

大便干燥如羊粪状，数日或数周一次，伴有五心烦热，失眠多梦，形体消瘦，口干少津。舌质红苔少，脉细数。此为胃肠实热，灼伤阴液，阴液枯耗，大便不下。如同河道中，河水减少甚至枯竭，船舶自然不能顺畅行走，最终停滞，即所谓的“无水舟停”，“若欲通之，必先充之”，以达到“增水行舟”之效。方用增液承气汤加麻仁润肠，或五仁丸。

4. 血虚便秘

大便干结，面色无华，失眠多梦，健忘，口唇色淡，舌淡苔白，脉细。中医认为“津血同源”，素体阴虚，津亏血少，血虚则大肠不荣，故出现大便干结，便下困难。此时以养正为先，滋阴养血为治法之本，辅以甘温润肠之药，标本兼治。当归、制首乌是常用养血润肠药对。

5. 阳虚便秘

患者临床表现为大便艰涩，排便困难，小便清长，面色㿠白，四肢不温，喜热怕凉，腹中冷痛，腰膝酸软，舌淡苔白，脉沉迟。中医认为阳气虚衰，寒自内生，肠道传送无力，故大便艰涩，排便困难；此时应该温阳通便，肉苁蓉、锁阳为常用温阳润肠药对，尤其适合老年人，温阳通便兼以补肾，临床应用时剂量宜大，同时以 30g 为起始量。

对于同一个病人，随着病情的变化，用药的干预，临床症状是变化的，辨证分型不是一成不变的，要根据病人的临床表现及舌脉症辨证施治，及时调整用药方案。同时，注意服用元明粉的时间，一般在睡前予中药一次冲服，可达到次日晨起排便目的；对于顽固性的便秘可用元明粉 6～15g，应从小剂量开始，逐渐加量。必要时可以灌肠，原则为先清水，后中药。

六、不完全性肠梗阻

承气汤治疗不完全性肠梗阻

张某，男，47 岁，2008 年 3 月 27 日初诊。血糖升高 19 年，不完全性肠梗阻反复发作 9 个月。1989 年患者因口干多饮至医院查尿糖（++++），酮体（++++），诊为糖尿病。1990 年开始胰岛素治疗，血糖控制尚可。2007 年 6 月，患者食羊肉后淋雨涉水，第二日开始呕吐，伴胃肠绞痛，大便 4 日不行，至当地医院急诊查腹部平片诊断为肠梗阻，即住院治疗，出院后仍时有发作。刻下症：腹胀如鼓，时时绞痛，伴呕吐食物残渣，腹部可见明显肠型，饮水则肠中辘辘有声。纳差，口苦，服麻仁润肠丸、番泻叶后偶可排出羊粪状便。3 月 22 日查 CT 示肠管扩张。因近期纳差间断应用胰岛素，曾发生低血糖。舌暗，苔白厚，舌下络滞，脉沉略数。

西医诊断：不完全性肠梗阻，糖尿病，糖尿病胃肠功能紊乱。

中医诊断：腹胀，消渴并病。

中医辨证：气滞血瘀，气机逆乱证。

治法：行气活血通便，调理气机。

处方：大承气汤合小半夏汤加减。

生大黄 6g[单包]　元明粉 8g　厚朴 30g　枳实 15g　桃仁 9g　清半夏 30g　生姜 30g　红参 9g　公丁香 9g

2008 年 4 月 4 日二诊。患者服药 7 剂，腹胀肠鸣明显减轻约 70%，腹部绞痛好转，肠型基本消失，矢气较多，大便 1～2 日一行，质不干，成形。纳眠可。血糖控制尚可，FBG 4～6mmol/L，2hPG 8～11mmol/L。调整处方：生大黄 30g，元明粉 30g，厚朴 30g，枳实 15g，桃仁 9g，清半夏 30g，生姜 30g，黄连 30g，红参 9g，公丁香 9g。制粉剂，9g，每日 3 次口服，连服 1 个月。

令予一应急方：生大黄 15g，厚朴 30g，枳实 15g，桃仁 15g，二丑各 6g，三七 9g。腹胀腹痛明显、大便不通时，可急煎一剂，分多次服用，大便通则停服。

2008 年 5 月 6 日三诊。服粉剂期间患者因饮食不慎致病情反复，应用 2 次应急方，现腹胀甚，叩之嘭然，时时呃逆，肠鸣亢进，每分钟 6 次，可见明显肠型，大便时干时稀，3～4 日一行，排出困难，需加服泻药，排便后腹胀、呃逆等好转。舌暗，半剥苔，脉躁疾。调整处方：生大黄 45g，附子 15g，厚朴 30g，枳实 30g，芒硝 15g[包]，桃仁 15g，生姜 5 片。第一剂分 4 次服用，若大便通下则止后服；若服至第二剂始有大便，则去芒硝，余药均减为原三分之一量继续煎服。3 日后复诊。

2008 年 5 月 8 日四诊。患者服第一剂药四分之一量后 2h 大便通下，泻下水样便 8 次余，腹中肠鸣如雷，无腹痛，后腹泻自止，将余四分之三药服毕未再服药，待至今日复诊。现无腹胀腹痛，肠型消失。腹软，矢气多，无臭味，仍腹中肠鸣，呃逆，恶冷水，纳食尚可。调整处方：酒军 9g单包，厚朴 15g，桃仁 9g，公丁香 6g，郁金 9g。制水丸，9g，每日 3 次，1 个月后复诊。

2008 年 6 月 25 日五诊。患者服药 45 日，呃逆减轻，肠鸣减少，大便通畅，无需泻药可自行排便，日 5～6 次，大便偏稀，便前肠中雷动，矢气多。上方加山药 30g，党参 30g，炒白术 30g，继续制水丸。

后患者多次复诊，不完全性肠梗阻未再复发，病情稳定，转以调整血糖。

分析：消瘅者，五脏皆不足，多食受冷后，更伤脾胃，致中焦枢机不利，加之消瘅日久，胃肠络脉瘀滞，终成气滞血瘀，气机逆乱。气逆于上则呕吐，气滞于下则腹胀如鼓，肠络血瘀则时时绞痛，气滞水停则肠中辘辘。《伤寒论》言："腹满不减，减不足言，当下之，宜大承气汤。"初诊以生大黄、元明粉通腑润肠，推陈出新，重用枳实、厚朴行气消胀，破气下行，清半夏、生姜降逆止呕，令逆气下行，枳、朴味苦主降，生姜味辛发散，合而辛开苦降，以恢复气机运转。并以桃仁下肠中瘀血，兼以润肠，合大黄、元明粉有桃核承气汤之意，专治少腹急结。公丁香，温中行气，《本草经疏》曰："丁香，其主温脾胃、止霍乱壅胀者，盖脾胃为仓廪之官，饮食生冷，伤于脾胃，留而不去，则为壅塞胀满。"患者脾胃本弱，此次急性发作主要表现腹胀、腹痛等标实之症，故急则治标，以行气消胀为主，然行气下气之品多耗伤正气，虽可解一时之急，但病势必然复来，因此以红参温补脾肾，益气扶正。二诊，病势大减，病情基本稳定，可改为丸剂缓调之，于方中加黄连一味增加降血糖之力，为防止病情反复，故予一行气消胀，活血通便之应急方。三诊，病情加重，并见脉躁疾、频呃逆等危象，此时急需疏通腑气，通下活血，因而一鼓作气，以大剂量生大黄、枳实、厚朴等力克病势。患者病久，中阳本虚，此次复发，胃气衰微，故见呃逆、脉躁疾等危象，若单用大剂苦寒破气之品有败胃亡阳之弊，故加 15g 附子挽救衰微之阳气。同时一剂药分多次服用，既能防止患者因胃气衰微不能耐药，又始终令血药浓度保持高峰状态。患者仅服 1/4 剂即大便通下，同时腹中肠鸣如雷，说明滞气已通，气机开始复常。服药获效，应立即更改处方，因腹泻明显，故以小量酒军代之取缓泻之力，并以小量厚朴、桃仁行下气活血之功，后脾胃虚弱症状较明显，故加党参、炒白术等健益脾胃。值得注意的是，四诊后方中同用公丁香、广郁金，本属中药"十九畏"中相畏两药，但在临床中也广泛用于治疗噎膈、顽固性呃逆、呕吐、臌胀等多种病症[20]。余多年临证体悟，二药同用实为治疗不完全性肠梗阻之靶药，临床每获佳效。

【小结】

肠梗阻是糖尿病胃肠功能紊乱中较为危急的一种病症，严重者可进展为急腹症而危及生命，因此，治疗应当及时果断。对于完全性肠梗阻，禁用中药生大黄、枳实等通下行气，应及早进行西医治疗；对于不完全性肠梗阻，主要病机在于气机壅滞，升降逆乱，因此应注重疏通腑气，行气消胀，使气机升降复常。因糖尿病多存在络脉瘀滞的改变，治疗还应注重疏通肠络瘀滞，活血通络。掌握急则治标原则的同时，临证应谨记中病即止，防止过服伤正。若病势危急，有亡阳败胃之虞，则应通下温补结合以救危急。

七、临证心得

【治疗要点】

1. 辛开苦降畅气机

素体薄弱，脏气易郁，加之长期情志不舒，或长期过食肥甘，久坐少动，饮食壅滞，均易发糖尿病。然无论情志抑郁发病或过食少动发病，均易影响中焦气机运转，或因木郁而土壅，或因土壅而木郁。因此，中焦气机升降逆乱是糖尿病胃肠功能紊乱的核心病机。“浊气在上，则生䐜胀”；“清气在下，则生飧泄”；胃失和降，则发呕吐、呃逆；腑气不降，则见便秘。因此辛开苦降，燮理中焦是基本治法，俾中焦大气一转，气机复常，则升降有序，诸症可愈。

2. 标本缓急分先后

高血糖可导致胃肠神经功能紊乱，胃肠动力减弱；而胃肠功能紊乱往往是导致血糖居高不下的难控因素之一，二者可互为因果，形成恶性循环。因此，治疗必须抓住关键切入点，方能打破恶性循环。若血糖控制尚可，而胃肠道症状突出，则应着重治疗胃肠功能紊乱，此为治标之急；若血糖偏高，胃肠道症状尚不严重，则应以降糖为首务，兼顾调理胃肠，此为治本之急；而若标本皆急，则应标本同治。因此，临床治疗应据病之标本缓急而有所侧重。

3. 辨分部位择用药

多年临证发现，部分中药对于促进胃肠运动效果突出，称为胃肠动力药。不同中药对于不同部位具有选择性，如枳壳、枳实促进食道动力，枳实、榔片促进胃动力，小肠动力障碍多用黑白二丑、榔片、枳实等，大黄、芒硝则是大肠动力药。故应辨分部位择用相宜药物。

4. 药对小方显奇功

很多药对配伍组成的小方在临床中应用广泛，如左金丸（黄连：吴茱萸为6：1）和反左金丸（黄连：吴茱萸为1：6）分别用于因热而反酸和因寒而反酸者；金铃子散（金铃子、延胡索）配合疏肝和胃之四逆散对胃痛因于肝气犯胃有化热之势者效佳；芍药甘草汤因其长于解痉止痛，故可用于各种痉挛痛，是解痉止痛之靶药；半夏、生姜组成的小半夏汤可谓止呕之祖方，可随证用于各种呕吐；枳术丸/汤（枳实、白术）则是推动胃肠蠕动的靶方，可用于胃肠蠕动缓慢所致的胀满、积滞、便秘等；其他如大黄配元明粉随证加减用于多种便秘，二丑配槟榔增强胃肠动力，肉苁蓉配锁阳常用于阳虚便秘，尤其适用于老年人等，临床中一个成方往往是由很多小方、药对组成，以各司其守，故显奇功。

5. 反药配伍收佳效

尽管中药有十八反、十九畏，但临床中部分反药配伍使用却可收佳效，所谓“有故无殒亦无殒”。使用反药时需注意中病即止，衰其大半而减。如中焦大虚寒之呕吐，主之附子理中汤温中散寒，然其散寒之功虽著，止呕之力却弱，故为增强止呕，可加半夏独取其降逆止呕之功，呕大减即可去半夏。其他如丁香配郁金，用于不完全性肠梗阻者，可使通腑降气之力顿增，收事半功倍之效，待大便通下即可停用。

6. 扩大剂量力倍增

很多药物局限于一般剂量3～10g，往往疗效不佳，如若扩大剂量却可使效力倍增。如首乌用于通便至少30g；治疗糖尿病伴津亏肠燥便秘，麦冬至少用30g，甚可用至90g；肉苁蓉、锁阳用于温阳通便，可用至30～45g；葛根芩连汤用治湿热泻，葛根用30～45g；胃脘及腹部振水声是应用茯苓的指征，此时茯苓至少用30g，甚则可用120g；尿毒症呕吐，乃元阳衰微所致，只有大剂量附子方能挽救垂危之元阳，故附子用量至少为30g，甚可用90g以上，且不必担心药物的排泄问题。临证时，需结合病者具体情况辨证加减用量。

【常用方药】

1. 常用方剂

（1）泻心汤类方：五泻心汤，即半夏泻心汤、生姜泻心汤、甘草泻心汤、大黄黄连泻心汤、附子泻心汤。一是合而言之，病位在胃（心），病症为痞，治法为泻，黄连为所必用。二是分而言之，分热痞和寒热错杂痞。热痞，予大黄黄连泻心汤，兼表虚予附子泻心汤。寒热错杂痞（虚实相兼），予半夏泻心汤，见下利予生姜泻心汤，见反复发作的复杂性溃疡（全消化道范围内，可波及其他部位），予甘草泻心汤。泻心汤的应用，于现代疾病尤为适宜，尤其是过度应用抗生素、不良生活方式、过度精神压力导致的神经内分泌免疫网络的失调、菌群的紊乱。

（2）苏叶黄连汤：是治疗湿热呕吐之效方。此方出自《湿热病篇》。薛生白只列药物，未出方名，后世命名为苏连饮。方中黄连兼具降糖之功，一药多用；临证常苏叶、苏梗同用，增强降气止呕之力。此方辨证要点为呕吐酸味、苔黄厚腻。用黄连6g、苏梗9g。胃肠型感冒之呕吐，加苏叶、藿梗各6g；呕吐严重，加清半夏、生姜各30g；嗳气打嗝，加旋覆花15g、代赭石30g；兼脾虚者，加党参15g、炙甘草10g。

（3）小半夏汤：出自《金匮要略》，可谓止呕之祖方，方中生姜、半夏均是止呕圣药，故无论寒热虚实均可应用。常用清半夏、生姜各15～30g。呕吐甚，加苏连饮；胃胀加枳术汤；胃有振水声加茯苓；反酸加煅瓦楞子；胃口差、大便干，加大黄黄连泻心汤；虚寒加理中汤。半夏，6～15g和胃，15～30g止呕。半夏消痰化浊之要点为苔越厚腐腻，用量越大。

（4）左金丸及反左金丸：多用于胃脘反酸者，可根据病机寒热之不同调整黄连、吴茱萸用量，若肝热犯胃，则黄连：吴茱萸为6∶1，若肝胃虚寒浊阴上逆，则黄连：吴茱萸为1∶6。

（5）旋覆代赭汤：旋覆花、代赭石降逆下气，半夏、生姜降逆止呕化痰，人参、甘草、大枣补益中气，故全方降逆化痰，益气和胃，多用于胃虚气逆，内有痰饮者。

（6）增液承气汤：糖尿病因热伤津亏，最易发生肠燥津枯便秘，故应润肠通便，增水行舟。方中生地、玄参、麦冬用量宜大，尤其麦冬其性平而无滋腻之弊，津亏甚者，可用至90g，此方可谓以补药之体作泻药之用。

（7）葛根芩连汤：清热燥湿，厚肠止利，多用于糖尿病肠道湿热者，见大便黏腻不爽或泄利不止，舌红，苔黄腻，脉滑数。方中每一味药均能降糖，标本兼治，一举两得。

（8）附子理中汤：温阳散寒，益气健脾，适于中下焦虚寒所致呕吐、泄泻者。附子常用15～30g，温阳祛寒之功著。

（9）黄芪建中汤：温补中焦，和里缓急。对于中焦虚寒胃痛，痛剧难忍，甚则痛如刀绞者，温中止痛之功尤速，是治疗虚寒性胃痛之特效方。辨证要点：胃怕冷、胃痛。唯症是从，即使肥胖，苔黄厚腻，看似湿热，亦照用。热性体质而贪冷饮者，患此证尤多。

（10）厚朴三物汤：治疗腹部胀痛、大便秘结之良方。由厚朴、大黄、枳实组成。功能行气除满，祛积通便。方中枳实为胃动力药，厚朴为小肠动力药，大黄为大肠动力药。笔者用此方，胃胀者，以枳实为君，腹胀者，以厚朴为君，便秘者，以大黄为君（小承气）。病情较重者，增强大肠动力加芒硝，增强小肠动力加槲片，增强胃动力加青皮。厚朴三物汤、厚朴大黄汤、小承气汤，三方组成药味完全相同，区别全在剂量！“凡仲景方，多一味，减一药，与分两之更重轻，则异其名，异其治”。厚朴、枳实、大黄，“加芒硝则谓之大承气……无芒硝，则谓之小承气；厚朴多，则谓之厚朴三物汤……大黄多，名厚朴大黄汤”（《金匮玉函经衍义》）。

2. 常用中药

（1）枳实、白术：为《内外伤辨惑论》枳术丸之意，促进胃蠕动和排空。常用枳实15～30g，炒白术30～45g。

（2）当归、制首乌：养血润肠通便，多用于血虚肠燥便秘。常用当归30g，生首乌30g。

（3）肉苁蓉、锁阳：补肾温阳通便，多用于年老者阳虚肾亏便秘。常用肉苁蓉30～60g，锁阳30g。

（4）茯苓：胃脘部振水声是应用茯苓的指征，一般用量为30～60g，振水声明显者可用至120g。

（5）灶心黄土：温中止泻止呕，适用于中焦脾胃虚寒久泄久吐者，一般用量为120g。

（6）诃子：温补收敛，多用于久泄久利，正气大虚者，一般用15～30g。

综上，脾胃经常同病，寒热每多错杂，治当明辨。温脾附子干姜，补脾人参黄芪，健脾云苓白术，运脾厚朴陈皮，泻脾大黄黄连，醒脾藿香佩兰。诗曰：“脾虚痰湿用六君，脾滞肥甘泻黄散。寒热错杂诸泻心，脾约肠燥麻仁丸。胃热清胃（散）寒建中，胃肠感冒正气散。土壅木郁大柴胡，肝木乘脾逍遥丸。”

第二节 糖尿病合并皮肤温度异常

1. 升阳散火汤加减治疗糖尿病皮肤温度异常阳气郁表证

（1）郭某，男，52岁，2006年12月初诊。血糖升高12年，双足发热2年。患者12年前体检时发现血糖升高，查FBG 9.2mmol/L，2hPG 10mmol/L。当时未服降糖药，仅以饮食运动控制，因饮食控制差，一年后开始服用二甲双胍、消渴丸等。现用二甲双胍，500mg，每日3次，阿卡波糖片，50mg，每日3次，格列喹酮片30mg，每日3次，口服。2004年开始出现双足发热，日渐严重，血糖亦波动较大，FBG 9mmol/L左右，2hPG 10mmol/L左右。刻下症：双足发烫，胃脘胀满，心烦易怒，眠差，心慌，晨起时汗出甚，二便调。舌红干少津，苔少，脉沉弦。前日测FBG 9.5mmol/l，2hPG 10.5mmol/L。身高172cm，体重91kg，BMI=30.8kg/m^2。

既往史：轻度脂肪肝，乙肝小三阳病史30年。

西医诊断：糖尿病，糖尿病皮肤温度异常。

中医诊断：脾瘅，内伤发热。

中医辨证：阳气郁表证。

治法：升阳散火，辛开苦降。

方药：升阳散火汤加减。

柴胡9g 升麻6g 防风9g 羌活15g 独活30g 葛根15g 白芍30g 炙甘草9g 枳壳9g 黄连30g 黄芩30g 干姜6g 鸡血藤30g 首乌藤30g 炒枣仁30g 五味子9g

患者服药14剂复诊，自诉胃脘胀满消失，双足发烫减轻80%，心烦易怒减轻80%，睡眠好转70%。血糖较前下降，FBG 7～8mmol/L，2hPG 8～9mmol/L。就诊前日FBG 8mmol/L，2hPG 8.5mmol/L。

后患者复诊，双足发烫已基本消失，未再反复发作。

分析：患者形体肥胖，缘于平素过食少动，致食郁中焦，化生膏脂痰浊，堆积充溢。食郁于中，阻滞气机，阳气郁遏体表不得发散，则双足热，如浸沸水；气机郁滞，加之长期过食，脾胃受损，故胃脘胀满难忍；食郁化火，火热扰心，复因热久耗伤气阴，则见心烦易怒，眠差，心悸，舌红少津，脉沉弦等。故以升阳散火为主，兼以辛开苦降，枢转中焦，同时养血安神，配合苦酸制甜。

葛根、升麻、羌活、独活、防风、柴胡，升发阳气，发散郁火，即经曰“火郁发之”；辛热之干姜合苦寒之黄连、黄芩，为辛开苦降之法，斡旋气机，中焦“大气一转，其气乃散”；枳壳，降逆下气，舒畅胃滞；首乌藤、炒枣仁、五味子，养血安神，同时首乌藤合鸡血藤，养血活血通络，五味子、白芍合黄连黄芩为苦酸制甜之意，而白芍柔肝，五味子降酶，于此又兼顾患者肝脏疾病，是一药多用。

（2）柳某，女，55岁，2007年10月初诊。间断乏力，发热8年。8年前因乏力，下半身发热，至当地医院查FBG 9mmol/L，诊断为糖尿病，口服格列吡嗪片，2.5mg，每日3次，血糖控制不佳。1年前因琐事生气后，血糖升高，难于控制，FBG 12～14mmol/L，周身皮肤瘙痒，双下肢灼热难忍，右侧大腿根部刺痛，静坐时明显。上肢关节时有疼痛。刻下症：双下肢内侧烧灼感明显，夜间不能覆被，坐立难安，双侧大腿根部刺痛。当日FBG 8.8mmol/L，舌淡苔白，脉沉细略弦数。身高163cm，体重47kg，BMI=17.7kg/m^2。

西医诊断：糖尿病，糖尿病皮肤温度异常。

中医诊断：消渴，内伤发热。

中医辨证：阳气郁表证。

治法：发散郁火。

处方：升阳散火汤。

柴胡9g 升麻6g 防风9g 羌活15g 独活30g 葛根30g 生炙甘草各9g 白芍30g 党参15g

患者服药1个月后复诊，自诉下身热减轻50%，大腿刺痛减轻60%，就诊时餐后血糖已由1周前9.8mmol/L降至6.9mmol/L。于原方中加鸡血藤30g，首乌藤30g，增强养血活血通络之力，继续守方治疗。

以上方加减治疗3个月后，双下肢内侧烧灼感及大腿刺痛已基本消失，未再反复。

分析：下肢内侧灼热难耐，乃阳气郁遏所致，大腿根部刺痛恐是经络不畅所为，此病例可以升阳散火汤原方单刀直入，不仅发散郁火，方中羌活、独活亦有疏通经络之功。

按：升阳散火汤出自《脾胃论》："男子妇人四肢发热，肌热，筋痹热，骨髓中热，发困，热如燎，扪之烙手。夫四肢属脾，脾者土也，热伏地中，此病多因血虚而得之，又有胃虚过食冷物，抑遏阳气于脾土之中，并宜服之。"此方是治疗感觉神经障碍和慢性咽炎的效方，为阳气郁遏型火郁证的代表方。过食寒凉或木郁土壅，胃阳被遏，阳气不能发散，或向外郁于体表，或向上郁于咽喉。故用于治疗糖尿病以四肢、胸背发热为表现的末梢感觉神经障碍，以及治疗郁火所致的慢性咽炎（似咳非咳，似痰非痰，咳声不断），诸法不效者，疗效显著。阳气遏表，病人自觉发热，或上半身，或下半身，或由头至足全身皆热，肌肤扪之亦热，甚至烙手，然体温测量无恙，与中气下陷之发热所致实际体温增高不同。方中升麻、柴胡、羌活、独活、防风、葛根均为辛散发表之品，同用则增强温散发表之力，使体内郁遏之阳气由表透散而出，其中升麻、葛根发散阳明经之火，羌活、防风发散太阳经之火，柴胡发散少阳经之火，独活发散少阴经之火，阳气一舒则郁热得解，此是"火郁发之"之意；白芍滋阴养血，退热除烦；人参、炙甘草补益脾胃之气；生甘草补益之中兼有流通之力，既助人参、炙甘草补益中气，又防滋补太过而生胀满壅滞。且方中葛根兼能生津止渴，常用于气阴两虚津液亏损之消渴证，如古方七味白术散，现代药理亦证实其降糖疗效。升阳散火汤用于治疗2型糖尿病皮肤温度异常不仅能显著改善症状，更有助于控制血糖的基础治疗。

以上两案皆属于阳气郁遏之火郁证。火郁之火，阳气也，机体代谢产生之热能也。阳气，随脾胃气机升降，向外发散。若中焦脾胃气机升降失常，则可导致火郁之病。火郁既非实火也非虚火，故舌不红、肤不热（自觉皮肤灼热但扪之不热）。火郁在表，则皮似火燎、瘙痒或疮疡；火郁在上，则或为咽炎、唇炎、舌炎、口腔炎，或为鼻炎、耳炎、结膜炎，或为甲状腺炎、淋巴结炎等。火郁的病因分为两类：第一类为阳气遏型火郁证，由脾胃壅滞，阳气被遏（阳气相对不足），郁于体表或上焦所致；第二类为阳气虚型火郁证，由脾胃虚弱，阳气无力散发（阳气绝对不足），郁于体表或上焦所致。火郁的特点常是长期不愈，反复发作。辨证要点为烫（自觉）而不热（他觉）、炎而不红（舌色）、百治不效、反复长期。简而言之，即“三个百”：扪之烙手百无一见；百治不效；百日不愈。因火郁为中焦枢纽失常，阳气郁遏外周所致，故治疗遵循《素问•六元正纪大论》之“火郁发之”，以发散解郁、恢复中焦气机为原则，升阳散火汤为火郁通治方，气虚者可予补中益气汤、升阳益胃汤，此三方为李东垣治疗火郁之效方，简称“东垣三方”。

2. *犀角地黄汤加减治疗糖尿病皮肤温度异常热郁营阴证*

冯某，女，43岁，2008年7月28日初诊，血糖升高4年余。患者2004年体检时发现血糖升高，FBG 10.5mmol/L，开始口服阿卡波糖片（用量不详）。2007年8月为系统诊治，住院治疗，出院时改用胰岛素。现用诺和灵30R早7U，晚8U，血糖控制不稳定。刻下症：手足心灼热，如烤木炭，夜间尤甚，影响睡眠，面色隐红，左侧头部连及颈疼痛，周身乏力，口渴，大便不规律，每日3～4次，量时多时少，月经周期正常，量多，色深。2007年8月7日查肌电图示糖尿病周围神经病变。2008年7月25日查HbA1c 7.0%。7月26日，FBG 7.7mmol/L，2hPG 10.1mmol/L，7月27日，FBG 7.5mmol/L，2hPG 11mmol/L。舌红，苔少，脉细数。既往高血压病史4年。当日BP 140/90mmHg。身高159cm，体重45kg，BMI=17.8kg/m^2。

西医诊断：糖尿病，糖尿病皮肤温度异常。

中医诊断：消瘅，内伤发热。

中医辨证：热郁营阴证。

治法：清热凉血滋阴。

处方：犀角地黄汤加减。

赤芍30g　生地30g　黄连30g　知母30g　怀牛膝30g　生大黄3g^单包^　葛根30g　松节15g

2008年8月13日二诊。患者服药14剂，自觉手足心发热明显减轻约80%，乏力好转，睡眠改善。现手足心偶有发热，左侧头部抽痛阵作，颈后麻木，双下肢自膝以下酸胀疼痛，乏力，足怕凉，大便每日3～4次，质偏稀，腹中肠鸣。腰酸痛。2008年8月11日，测FBG 6.4mmol/L，午餐前血糖5.7mmol/L，2hPG 5.6mmol/L，晚餐前血糖5.9mmol/L，2hPG 8.2mmol/L；8月12日，FBG 7.2mmol/L，2hPG 7.5mmol/L。舌红，边有齿痕，舌底滞，脉偏弦细数。调整处方：葛根30g，黄连30g，黄芩30g，炙甘草9g，白芍30g，全蝎6g，制川草乌各9g，鸡血藤30g，生姜3片。

2008年8月27日三诊。服上药14剂，手足心热几乎消失，腰酸痛减轻70%，下肢疼痛缓解40%，头痛及颈后麻木减轻40%，但时有反复。大便每日2次，基本成形。血糖控制好。8月25日，FBG 6.1mmol/L，8月26日FBG 5.9mmol/L，2hPG 7.0mmol/L。

可调整处方，以治疗周围神经病变下肢疼痛症状为主。

分析：初诊，营阴有热，不能透达，以致手足心灼热难忍，营属阴，夜间阴气用事，热随阴盛，血随热涌，故其热以夜间尤甚；血热上涌，则见面色隐红，热迫经血，则月经量多色深。热灼营阴，可致营阴亏损，乏力、口渴则是阴分有亏之象。赤芍、生地清热凉血，黄连苦寒泻火，有透热转气之意，知母清热滋阴，怀牛膝引火下行，葛根、松节舒筋解肌活络，擅治头颈及肩部等因经络不通而疼痛酸胀者，生大黄通腑活血。二诊，手足心热减轻大半以上，睡眠亦随之改善，此时营分之热已清之八九，可以透热转气以清余孽。因病机转变，以津液不升，筋脉不舒，水津随热下泄为主要病机，故以葛根芩连汤为基础方，方中黄连可透热转气以清余热，同时合乌头汤加减以治下肢疼痛足凉，此诊是清脏腑热与温经络寒同治。故三诊时，因营分之热已清，手足心热随之消失，转以治疗周围神经病变。

【小结】

糖尿病皮肤温度异常是糖尿病周围神经病变早期感觉障碍的表现之一，目前发病机制尚未清楚，多认为是自主神经病变导致体温调节功能紊乱，临床可表现为手、足、四肢或全身发热，甚则灼热难忍，不能穿衣覆被，肌肤扪之亦热，甚者烙手，然体温测量正常。此属中医学“内伤发热”范畴，多是阳气郁遏肌表，不能透发所致，或因热郁营阴，血分热盛所致。故治疗应升阳散火，透达阳气，或清热凉营，临床常用升阳散火汤或犀角地黄汤加减。

第三节　糖尿病合并皮肤病变

由于高血糖毒性可造成各种代谢紊乱，同时引起末梢神经和微血管病变、微循环障碍等，致糖尿病患者易并发皮肤感染，继而出现溃疡、坏疽，甚至截肢。糖尿病患者足溃疡的发生风险为25%，非糖尿病人群发生溃疡风险仅为15%，而糖尿病患者发生溃疡后其截肢风险是非糖尿病人群的25倍[21]。糖尿病患者还常常合并湿疹、疱疹等多种皮肤疾病，多见皮肤瘙痒、溃破、难以愈合，病因多为湿热互结、气血不通，一般责之肝、脾二经。

1. 当归补血汤加味治疗糖尿病皮肤溃疡

郭某，女，77岁，2010年4月14日初诊。血糖升高8年，伴小腿皮肤溃疡不愈20日。患者8年前行子宫切除术时发现血糖升高，FBG 16mmol/L，诊断为2型糖尿病，口服消渴丸，血糖控制可。20日前泡脚时不慎烫伤双小腿皮肤，致皮肤破溃，一直未愈合。刻下症：双小腿皮肤大面积溃疡（>60%）伴渗出液，溃疡处皮色暗红，双小腿中度指凹性水肿，下肢肌肤甲错，双下肢麻木，头晕头痛，神疲乏力，双目失明，胸闷心悸，时有喘憋，夜间端坐呼吸，眠差易醒，进食后呕吐未消化食物，大便2日1次，质可，小便可，色稍黄，每日1500～2000mL，夜尿2～3次。舌暗，苔黄厚腐腻，脉弦细。

既往史：2010年3月23日，诊断为乙肝肝硬化（代偿期），眼底玻璃体出血，视网膜脱离，变应性血管炎。

辅助检查：2010年3月22日查乙肝表面抗原(+)。尿常规：RBC 150/μl，GLU 50mg/dl，WBC 25/μl，Pro25mg/dl。血常规：HGB 80g/L，RBC 2.76×10^{12}/L。生化：AST 64.2U/L，TBIL 261.5μmol/L，BUN 33.38mmol/L，白蛋白 22.9g/L，DBIL 175.4μmol/L，GLU 9.17mmol/L，Cr 140.1μmol/L。eGFR 22.91ml/（min·1.73m^2）。

西医诊断：2型糖尿病，糖尿病皮肤溃疡，糖尿病肾病，慢性肾功能不全4期。

中医诊断：消渴，坏疽，肾劳。

中医辨证：气虚血瘀，血水不利证。

治法：补气活血利水通络。

处方：当归补血汤加味。

黄芪60g　当归15g　红参15g　川桂枝30g　云苓120g　三七9g　清半夏30g　生姜30g

2010年5月5日二诊。水肿减轻80%，小腿皮肤渗出减少，已长出少许红肉，小腿皮肤触之发热，胸闷心慌减轻，喘憋减轻，仍有头晕头痛，失眠，大便时干，日1次，夜尿3～4次，近期小便涩痛。4月28日眼科检查：双眼玻璃体出血混浊，双眼视网膜脱离。处方：初诊方加白矾6g，酒军6g，莪术15g，五味子30g。另加服大黄䗪虫丸，3g，每日3次。

2010年7月8日复诊。水肿完全消退，溃疡处已无渗出，70%部位已长出红肉，并开始愈合。皮肤温度恢复正常。无头晕、胸闷等不适。查生化：BUN 13.38mmol/L，白蛋白32g/L，Cr 102μmol/L。尿常规：(-)。血常规：HGB 102g/L，RBC 3.93×10^{12}/L。

分析：本案属阴疽，气血亏虚，络脉瘀损，正气不能托邪外出，致瘀腐不去，新血不生，溃疡久不愈合。血络瘀阻，运行不畅，则肌肤甲错，肢体麻木；血瘀水停，血水不利，湿邪泛溢，故见下肢水肿，溃疡渗出，心脉瘀阻，则胸闷心悸，水凌心肺则喘憋不适；头晕、乏力等则是气血亏虚，正气不足之象。方以当归补血汤为主，重用黄芪补气生血，合当归养血活血，加红参补气血，长肌肉，加川桂枝温阳通经化气，加云苓利水渗湿，三七活血化瘀，血水同治。合小半夏汤和胃利水降逆。现代研究表明，当归补血汤可促进缺氧状态下的血管内皮细胞的增殖，有调节血管生成作用，其机制可能与促进血管内皮生长因子表达及其受体表达有关，同时当归补血汤还有调节细胞免疫、抗氧化等作用[22-23]。二诊加五味子酸涩收敛，白矾燥湿收敛，加快溃疡愈合，药理学研究表明，白矾可从细胞中吸收水分，使细胞发生脱水收缩，减少腺体分泌，减少炎症渗出物，又可与血清蛋白结合成难溶于水的蛋白化合物而沉淀，使组织或创面干燥，因而有收敛燥湿的作用，并有助于消炎[24]。玻璃体出血，离经之血便为瘀，此时是脉病同时合并络病，故加莪术、酒军活血破瘀，导瘀血下行，另加治疗虚劳干血之大黄䗪虫丸“润以濡其干，虫以动其瘀，通以去其闭”（《金匮要略心典》），缓中补虚，破瘀通络。治疗2个月后，气血得充，瘀腐祛除，溃疡愈合，新肉生长。

2. 五味消毒饮加减治疗糖尿病合并疖肿热毒炽盛证

王某，男，35 岁，2007 年 12 月 21 日初诊。发现血糖升高 1 年，头颈部疖肿 2 个月。患者 1 年前体检发现血糖升高，诊断为 2 型糖尿病，2 个月前饮酒后出现头部疖肿，一直未消退。刻下症：头颈部疖肿色红高凸，无疼痛。形体肥胖，周身乏力，偶有胸闷不适，饮食正常，睡眠正常，二便调。舌暗红，苔黄腻，脉滑数。12 月 20 日查 FBG 9.8mmol/L，2hPG 10.8mmol/L。辨证属肝胃郁热，痰热蕴结证，治以开郁清热化痰，辛开苦降，处方以大柴胡汤合小陷胸汤加减。

柴胡 12g　枳实 9g　白芍 30g　瓜蒌 30g　清半夏 9g　黄连 15g　水蛭粉 6g　鸡血藤 30g　生大黄 3g　土茯苓 30g　黄芩 30g　干姜 6g

2008 年 2 月 15 日复诊。以上方加减治疗 2 月余，全身乏力减轻约 80%，体重下降约 3kg，血糖较前下降，FBG 7.6mmol/L 左右，2hPG 8.5mmol/L 左右。但近日头颈部疖肿增多，红肿高凸，根盘紧硬，疼痛明显，影响睡眠。小便短赤，大便偏干。舌暗红，苔黄，脉数。

西医诊断：2 型糖尿病，糖尿病合并疖肿。

中医诊断：脾瘅，疖肿。

中医辨证：热毒炽盛证。

治法：清热解毒。

处方：五味消毒饮加减。

紫花地丁 30g　野菊花 30g　公英 30g　土茯苓 30g　五谷虫 30g　红曲 9g　黄连 30g　干姜 9g　生大黄 6g

2008 年 2 月 21 日三诊。患者服上方 7 剂，头颈部疖肿部分红肿消退，未生新疖肿，疼痛缓解。舌暗红，边有齿痕，苔黄，脉数。2008 年 2 月 20 日查 FBG 7.2mmol/L，2hPG 7.8mmol/L。上方加苦参、黄芩、土茯苓各 30g，皂角刺 15g，炮甲珠 15g。以本方加减治疗 2 个月，疖肿完全消退。

分析：2 型糖尿病多是由于饮食不节或过食肥甘所致，食郁中焦有碍脾胃升降，脾主运化，肝主疏泄，脾胃气滞，肝疏泄不及形成肝脾气郁，气机升降受阻，水液代谢失常，运化不健，则水湿不化，津液不布，为湿为痰。痰性流利，无处不到，至头颈部，内结于里，蕴郁皮毛肌腠，日久化热形成疖肿。初诊时，血糖偏高是主要矛盾，虽有疖肿却无疼痛，故重在治本，以大柴胡汤合小陷胸汤加减，清热化痰，仅加土茯苓兼顾清热解毒。二诊时，血糖下降，但疖肿增多，且疼痛明显，故改用五味消毒饮加减，重在治热毒炽盛。《医宗金鉴》之五味消毒饮，药用银花、野菊花、紫花地丁、紫背天葵子、蒲公英，功能清热解毒、消痈散肿，用治火毒结聚的痈疮疖肿，常能药到病除。在五味消毒饮祛邪治标的基础上，辅以土茯苓加强清热解毒之力，生大黄通腑泻热，同时加黄连清热泻火燥湿解毒，与干姜配伍辛开苦降以降血糖，五谷虫、红曲消膏降浊，此属兼顾治本之治。三诊疖肿有渐退之势，故在原方清热解毒、降血糖、清痰热的基础上，配伍穿山甲、皂角刺活血化瘀、消肿、排脓。

3. 苦参、土茯苓药对合增液汤加减治疗糖尿病合并疖肿湿热阴伤证

李某，男，60岁，2008年3月13日初诊。发现血糖升高10年，头部疖肿、双下肢皮疹1月余。患者1998年体检发现血糖升高，具体数值不详，先后服用阿卡波糖片、瑞格列奈片、二甲双胍片，血糖控制在FBG 7～9mmol/L，2hPG 9～11mmol/L。刻下症：头部疖肿，红肿疼痛，双下肢满布红色皮疹，瘙痒难忍。大便干结，2～3日一行，大便成球状。急躁易怒，晨起咽中有痰，入睡难，口干，夜尿2～3次。舌暗，苔黄干略厚，脉沉。身高175cm，体重63kg，BMI=20.6kg/m^2。

西医诊断：2型糖尿病，糖尿病合并疖肿。

中医诊断：消渴，疖肿。

辨证：湿热阴伤证。

治法：清热生津，燥湿解毒。

处方：土茯苓、苦参药对合增液汤加减。

土茯苓60g 苦参30g 白鲜皮30g 败酱草30g 麦冬90g 玄参30g 生地60g 生大黄20g单包 元明粉15g分冲 黄连30g 干姜15g 知母45g 天花粉30g

2008年4月13日复诊。服上方30剂，疖肿消退40%左右。头部疖肿溃破，疼痛甚，下肢皮疹瘙痒减轻50%，皮疹色暗，皮肤疼痛。大便改善，现1～2日一行，偏干。入睡难，每晚能睡7～8h，口干，口黏，视物昏花，小便不畅。今日FBG 8mmol/L。舌暗，苔黏腻，脉沉细。上方加琥珀粉3g分冲，滑石30g分冲，莲子心9g，生姜5片。治疗1个月，疖肿痊愈。

分析：患者湿热内蕴，故生疖肿、皮疹，热邪内炽，耗伤阴津，津亏肠燥，以致大便干结成球状。湿热与阴伤并存，热为病之根本，故治疗当清热燥热，兼顾滋阴生津。土茯苓、苦参、败酱草清热燥湿解毒，白鲜皮祛风止痒，尤其败酱草能消痈排脓，活血行瘀，《本草纲目》载：“败酱……善排脓破血，故仲景治痈，及古方妇人科皆用之。”现代研究表明，败酱草有抑菌、抗病毒、抗炎作用，现代临床常用于治输卵管阻塞、盆腔炎、带状疱疹、皮肤瘙痒、慢性湿疹、皮肤扁平疣等疾病[25-26]。因邪热伤津致大便干结难行，故以增液汤滋阴增液，方中重用玄参，苦咸而凉，滋阴润燥。生地甘苦而寒，清热养阴，壮水生津，以增玄参滋阴润燥之力；用甘寒之麦冬，滋养肺胃阴津共为臣药。三药合用，养阴增液，以补药之体为泻药之用。又加元明粉、大黄清热通便以釜底抽薪；同时以黄连、干姜、苦参辛开苦降，天花粉、知母清热生津降血糖。二诊疖肿溃破疼痛，且出现口黏，苔腻的表现，说明热毒较盛，湿热内阻，故在原方基础上加莲子心清心火，滑石清热利水导湿热下行，琥珀粉利水活血以除湿止痛，继而服药1个月，疖肿痊愈。

4. 土茯苓、苦参、黄柏治疗糖尿病皮肤疱疹湿热瘀毒蕴结证

袁某，女，53岁，2008年8月18日初诊。发现血糖升高10年，足部疱疹反复发作10年。患者于1998年无明显诱因出现足部皮肤疱疹，久治不愈，遂发感染、低热，后发臀部皮肤疖肿，查FBG 12.7mmol/L，诊断为2型糖尿病。间断服用阿卡波糖片、格列喹酮片等药物治疗，血糖控制效果一般，皮肤疱疹反复发作。2008年8月以来皮肤

疱疹发作加重，遂前来就诊。刻下症：双足皮肤疱疹，左足跟部、左足大趾严重。患处无疼痛，微痒、皮色红、渗液多、色黄，余处皮肤干燥开裂。手足麻木，双目视物不清，纳差，眠可，二便调。舌胖大有齿痕，苔水滑，色黄，舌底瘀，脉弦略滑数。身高159cm，体重66kg，BMI=26.1kg/m^2。

西医诊断：2型糖尿病，糖尿病皮肤疱疹。

中医诊断：脾瘅，疱疹。

中医辨证：湿热瘀毒蕴结证。

治法：清热燥湿解毒。

处方：自拟方。

土茯苓120g　苦参30g　黄柏30g　小白花蛇4条　白鲜皮30g

另：元明粉30g，白矾粉30g，滑石粉30g，外用。

2008年9月1日二诊。服药14剂，患处皮肤明显变薄、瘙痒减轻、渗液减少，皮肤皲裂减轻。诉手足麻木、视物不清，大便微溏。上方去黄柏，加黄芪10g，桂枝20g，鸡血藤15g。14剂内服，继予元明粉30g，白矾粉30g，滑石粉30g，外用。

2008年9月15日三诊。内外合治14剂后，患者足部疱疹基本消失，患处皮肤已干燥结痂，余处皲裂消失。

后复诊，皮肤疱疹未再反复。

分析：本病患者脾瘅处于热态阶段，属湿热蕴结兼有脉络瘀阻。故可见皮肤疱疹、皮色红、渗液多、色黄、舌胖大有齿痕、苔水滑、色黄等湿热毒蕴之象，因热盛津枯故可见余处皮肤干燥开裂。手足麻木、双目视物不清、舌底瘀属热盛所致脉络瘀阻。对于该患者，当以清热为主而调其热态，兼以通络燥湿。其靶在症状为双足皮肤疱疹、皮色红、渗液多、色黄。整体上从肝论治。方中苦参、黄柏均大苦大寒，二者同用，有清肝肾郁热之效、燥湿解毒之功；白鲜皮性亦苦寒，《本草纲目》言其"（行）足太阴、阳明经，祛湿热药也"，尤可引经治疗患者腿部疱疹；土茯苓善于渗湿、通利关节，方中除了除湿之外，尚归于肝经，给肝经郁热以出路，使诸药清热之力更效；白花蛇为通治诸风，透筋搜风，截惊定风治风痹之要药，《药性论》载"白花蛇主治肺风鼻塞，身生白癜风，疬疡斑点及浮风瘾疹"，是"癞痫恶疮要药"。现代研究发现，白花蛇中微量元素锌的含量丰富，而锌对于维持皮肤健康有重要作用，可调节上皮角化，促进创面愈合，同时调节免疫细胞和免疫因子而调节免疫状态，减少炎症发生[27]。外用元明粉、白矾粉、滑石粉燥湿敛疮。复诊时，患者仍有手足麻木、视物不清症状，且上药过于寒凉使患者便溏，遂在原方基础上去黄柏，加黄芪、桂枝、鸡血藤，取黄芪桂枝五物汤之意养血活血通络。

5. 乌梅丸加减治疗糖尿病合并皮肤湿疹寒热错杂证

任某，女，68岁，2008年2月15日初诊。发现血糖升高2年，皮肤湿疹半个月。患者于2006年医院体检发现血糖升高，诊断为糖尿病。2008年2月患者出现湿疹症状，难以忍受，急查随机血糖14.5mmol/L。就诊时症见：双手及双下肢胫骨内侧皮肤湿疹，患处皮肤瘙痒、皮色红、皮温高、渗液色黄质稀量少。头晕，双目干涩发痒伴流泪，口唇生疮，口干口苦，上身燥热、下身寒凉，纳呆，眠差，便干、球状便、已4日未行，小便可。舌红苔黄而干，舌底络滞，脉沉细数。身高165cm，体重49kg，BMI=18kg/m^2。

既往史：脑梗死病史2年、冠心病病史2年。

西医诊断：2型糖尿病，糖尿病合并皮肤湿疹。

中医诊断：消渴，湿疹。

辨证：寒热错杂证。

治法：清上温下，交通阴阳。

处方：乌梅丸加减。

乌梅30g　黄连30g　黄芩30g　肉桂15g　细辛3g　当归30g　制川草乌各9g　太子参15g　火麻仁30g　龙胆草9g

14剂，水煎服。另予熊胆粉0.5g冲服，每日2次。

2008年3月20日二诊。患者服药30余剂，诉湿疹大部分消退，手部仍有小面积湿疹，无瘙痒，纳可，眠可，二便调。诉时有心慌气短，仍觉上身热下身凉。其舌暗苔黄白相间，舌底瘀，脉虚滑数。调整处方：乌梅15g，黄连30g，黄柏30g，肉桂15g，川椒9g，淡附片15g，干姜6g，党参20g，煅龙牡各30g^先煎^，琥珀粉3g。

2008年5月10日三诊。诉服上药诸症好转，唯腹泻一日3～4次，经休养好转，遂停药，近日湿疹突然复发、加重。其舌暗苔白，舌底络瘀，脉弦滑偏数。二诊方减黄连为6g，加白鲜皮30g，地肤子15g，炒薏米60g，苦参9g。

2008年6月30日四诊。患者服药40剂，病情好转，湿疹痊愈，血糖控制在FBG 4.9～5.9mmol/L，2hPG 7.4～11.4mmol/L。

分析：本案为脾瘅热态向虚态过渡阶段，属寒热错杂之证，故可见上身燥热、双胫骨湿疹、皮色红、皮温高、口唇生疮、口干口苦等上热证与下身寒凉，纳呆下寒证共同存在。故以清上温下，交通阴阳为主而调其寒热错杂，其靶在症状为上身燥热、下身寒凉，靶在指标为血糖升高。乌梅丸为治糖尿病上热下寒之靶方，此病例选用乌梅丸加减治疗，原因有三：第一，《伤寒论》中记载“厥阴之为病，消渴……下之痢不止”，乌梅丸主之，现代临床亦充分证实了乌梅丸在治疗糖尿病方面的显著疗效[28-29]；第二，《伤寒论》中有“凡厥者，阴阳气不相顺接，便为厥。厥者，手足逆冷者是也”，该患者虽尚未达到手足厥逆的程度，但其上身汗出、下肢发凉与“阴阳气不顺接”之机相似，乃阴阳不相交通，寒热错杂所致；第三，根据“苦酸制甜”、“辛开苦降”的治疗方法，乌梅丸既辛、苦、酸诸药齐用，又寓敛于散。首次用方乌梅、黄连、太子参、肉桂、细辛、当归合乌梅丸之意；川乌、草乌温经通络，代附子而用，因下肢凉属皮表经络病变；黄芩、龙胆草合龙胆泻肝汤之意，清泻肝火；火麻仁为润肠要药，主治患者便干；熊胆粉清热泻火，解患者口唇生疮、口干眼干之急。二诊患者病症减轻，去细辛、川乌、草乌等温通之药，以党参、附子、干姜补其中焦下焦之虚，独留川椒一味借辛散之力以散其郁热；又加入黄柏加强清热力度；龙骨、牡蛎、琥珀粉镇心安神，解患者心慌气短症状。三诊患者病机与二诊同，唯症状轻重有所不同，加白鲜皮、地肤子、炒薏米、苦参清热解毒，利水燥湿，加强药力。

6. 苦参、白鲜皮内服外洗治疗糖尿病合并皮肤瘙痒症皮表湿热证

单某，女，75 岁，2010 年 2 月 8 日初诊。全身皮肤瘙痒 10 余年，血糖升高 2 年。患者 10 余年前出现上肢皮肤瘙痒，逐渐发展至全身，服中药治疗未见好转。2008 年至医院查 FBG 6.1mmol/L，2hPG 18.1mmol/L，诊断为 2 型糖尿病，一直服用中药，未用西药。刻下症：全身皮肤瘙痒，皮色无异常，涂抹止痒药无效，需不停搔抓，双乳房处皮肤破溃，并有部分结痂，双手浮肿、发胀，形体消瘦，视物模糊，视物无立体层次感，因瘙痒致睡眠不佳，纳少，大便日 1 次，小便可。舌红，苔微黄厚，脉细弦硬，尺肤微潮。身高 157cm，体重 48kg，BMI=19.5kg/m^2。

既往史：1992 年行胆囊切除术，2008 年行左侧乳腺导管癌手术切除术，2009 年 12 月检查发现乳腺增生、子宫肌瘤、甲状腺结节。有普鲁卡因过敏史。

辅助检查：2010 年 1 月 15 日查生化：CHO 5.62mmol/L，TG 4.96mmol/L，HDL 0.98mmol/L，LDL 2.78mmol/L；HbA1c 6.2%；甲状腺超声：甲状腺多发结节。2010 年 1 月 21 日查甲状腺功能：(-)。2009 年 8 月 4 日查胸部 CR：两肺多发结节。当日 BP 140/85mmHg。

西医诊断：瘙痒症，2 型糖尿病。

中医诊断：消瘅。

中医辨证：皮表湿热证。

处方：自拟方。

白鲜皮 30g　苦参 15g　黄柏 30g　赤芍 30g　生姜 5 片

2010 年 2 月 17 日二诊。服药 8 剂。皮肤瘙痒略有减轻，双肩、前胸、后背、腹部、臀部出现大片皮疹，高于皮肤，色鲜红，继发皮损、脱屑，脱屑后色素沉着。眠差，夜间 1～3 时皮肤瘙痒甚，影响睡眠，纳食可，大便调，夜尿 0～1 次。自测 FBG 5.8mmol/L，2hPG 7.6mmol/L。

处方：①内服方：初诊方苦参改量为 30g，加蛇床子 15g。②外洗方：白鲜皮 30g，苦参 30g，黄柏 30g，蛇床子 30g。

2010 年 3 月 21 日三诊。皮肤瘙痒明显好转 70%，前胸及背部皮疹基本消退，腹部、臀部皮疹消退 60%，皮疹已不瘙痒，皮肤脱屑后再无色素沉着，皮损面积减少 60%。乳房处破溃皮肤已愈合，双手浮肿消失，眠差，食欲不佳，大便初头硬，夜间咽干，尺肤潮。自测 FBG 5.7mmol/L，2hPG 10.1mmol/L。调整处方：①内服方：干姜 15g，黄芩 30g，黄连 15g，西洋参 6g，白鲜皮 30g，苦参 15g，黄柏 30g，酒军 6g^{单包}，生姜 5 片。②外洗方不变。

2010 年 5 月 5 日五诊。皮疹、丘疹基本消退。皮肤瘙痒未发作。纳眠转安。咽干消失。自测 FBG 6.5mmol/L，2hPG 7.0～10.2mmol/L。处方：三诊方去白鲜皮、苦参，黄连改为 45g，加葛根 60g，莪术 45g，三七 15g，制水丸，9g，每日 2 次，服 3 个月。

2010 年 9 月 10 日五诊。皮肤瘙痒未发作，血糖控制较好。FBG 6.1mmol/L，2hPG 7.8mmol/L。

分析：皮肤瘙痒或因于血燥失润，或因于湿热蕴阻，后血糖升高又可加重皮肤瘙痒。

本案见皮肤溃疡、舌苔黄厚，是湿热征象，且湿热主要在于皮表。恐是肺络瘀结（双肺结节），皮表开合不利，郁久化生湿热。尽管患者年老体虚，见消瘦、尺肤潮等虚象，然初诊时皮肤瘙痒较重，治疗首务当是止痒，故以白鲜皮、苦参、黄柏清热燥湿止痒，加赤芍清热凉血活血，治在皮表。初诊亦是试药，故嘱患者仅服 8 剂。二诊时，皮肤瘙痒略减轻，可见药已中病，可守方治疗。此诊出现鲜红色皮疹，可能是湿毒外发之象，故将苦参改为 30g，同时加蛇床子 15g。同时增加外洗方，通过外洗使药物直接渗入皮表，内外合治。蛇床子，《本草正义》言："主治妇人阴中肿痛，男子阴痿湿痒，外疡湿热痛痒，浸淫诸疮，可作汤洗，可为末敷，收效甚捷。"张仲景以蛇床子散纳阴中治妇人阴痒。《疡科纲要》以蛇床子配伍枯矾、雄黄、大枫子等，治湿疹疥癣。药理研究证实，蛇床子具有抗菌、杀虫、消炎、止痒作用[30-31]。且蛇床子性温热，对于老年体虚者尤为适宜。三诊时，瘙痒明显缓解，当标本兼治，故益气阴、清内热与燥湿止痒并治，以干姜黄连黄芩人参汤为主加黄柏、苦参、白鲜皮，因大便偏硬，故加酒军。至四诊时，皮疹已完全消退，改以调控血糖为主，因患者有甲状腺结节、双肺结节、子宫肌瘤等瘀血癥积，故又加莪术、三七以化瘀消癥。

7. 龙胆泻肝汤加减治疗糖尿病皮肤瘙痒症肝经湿热蕴结证

艾某，男，48 岁，2014 年 11 月 3 日初诊。皮肤红疹瘙痒 2 周，发现血糖升高 2 年余。现病史：患者于 2014 年单位体检，查 FBG 15mmol/L，当地医院诊断为 2 型糖尿病，未系统诊治。今年 7 月当地医院予盐酸二甲双胍片，500mg，每日 3 次，血糖控制不佳。近 2 周出现皮肤红疹瘙痒并加重。刻下症：后背部出现红疹，瘙痒明显，乏力，口渴，视物模糊，纳眠可，二便调。夜尿 3 次，有泡沫。舌体暗红，舌底络脉滞，舌苔薄黄腻，脉弦硬滑略数。辅助检查：HbA1c 9.6%，TBIL 13.6μmol/L，IBIL 10.6μmol/L，DBIL 3μmol/L，TG 5.41mmol/L，UA 286μmol/L，LDL 3.03mmol/L，HDL 0.91mmol/L，CHO 5.36mmol/L，ALT 29U/L，GLU 12.88mmol/L。BP 130/90mmHg。身高 176cm，体重 72kg，BMI=23.2kg/m^2。既往高血压病史。

西医诊断：糖尿病，皮肤瘙痒症，高血压。

中医诊断：消渴，风瘙痒。

中医辨证：肝经湿热蕴结证。

治法：清热利湿，燥湿止痒。

处方：龙胆泻肝汤加减。

龙胆草 15g　生地 15g　车前草 30g　赤芍 45g　钩藤 30g　红曲 15g　生姜 15g　天麻 15g　夏枯草 45g　盐黄柏 15g　茵陈 30g　知母 45g　怀牛膝 30g

水煎服，每日 1 剂。

2 个月后患者复诊，后背起红疹、瘙痒完全好转，口渴好转，夜尿次数减少，每晚 2 次，视物模糊好转。乏力，纳眠可，大便每日 4 次，便溏质黏。小便可，大量泡沫，夜尿 2 次。处方：上方加水蛭粉 3g，黄芪 15g，川连 9g，生姜改干姜 9g。水煎服，每日 1 剂。

分析：糖尿病合并皮肤瘙痒症是指糖尿病患者无原发性皮肤损伤，以皮肤瘙痒为主症的皮肤病，属于中医学“风瘙痒”范畴。此患者并无皮肤病史，因血糖控制不佳，并发皮肤瘙痒症，病处于热态阶段，故可见背部红疹、瘙痒难耐等湿热蕴肤发于体表之象。而时口渴、乏力等为湿热困阻阳气、津亏且无力上润之象。对于该患者当以清热利湿以调其热态。其靶在症状为皮肤湿疹、口渴、乏力，在指标则是血糖血脂血压升高，以龙胆泻肝汤加减清利湿热，方中车前草清热利湿，牛膝逐瘀通经，引血下行，黄柏清热燥湿，生地黄、赤芍清热凉血，知母清热滋阴，共奏热清湿去之效。其中，生地、赤芍、牛膝能入血分，“血行风自灭”，从而消风止痒。另外，此患者有高血压和高血脂病史，因此以天麻、钩藤平肝降压，夏枯草、龙胆草清肝降压，以茵陈、红曲消浊降脂，红曲为降脂之特效药，少佐生姜以防苦寒伤胃。“治病求本”，积极治疗患者的原发疾病，降糖降压降脂并重，调节代谢，方能药到病除。龙胆泻肝汤清利肝胆湿热以消疹止痒，内安则外乱易平。复诊时患者红疹消退，瘙痒消失，蕴于肌肤之湿热得解，然体内湿热并未全消，效不更方，大便稀溏，日 4 次，乃是脾胃生寒，湿困中焦所致，对症改生姜为干姜温中以顾护脾胃，加黄芪补中益气，川连燥湿等。

【小结】

糖尿病是全身性疾病，不仅能引起代谢障碍，同时可导致大小血管、中枢及周围神经等多种损害。皮肤作为全身最大的器官，具有丰富的血管、神经且代谢活跃，因此糖尿病患者皮肤易出现感染性皮肤病、代谢性皮肤病及多种血管神经病变。糖尿病患者，尤其是血糖控制差，全身营养情况不良者，免疫功能低下，使机体防御功能明显薄弱，容易合并各种感染。糖尿病常伴周围神经病变，引起触觉、痛觉减退，皮肤易损伤，易导致发生皮肤黏膜及软组织感染。皮肤感染发生又不易发现和愈合，形成疖肿；疖肿又使糖尿病病情加重，甚至出现糖尿病酮症酸中毒及败血症；糖尿病病情加重，又促使疖肿恶化。

本病多以气阴两虚为本，浊毒壅滞为标，常见于形体肥胖的糖尿病患者，素体阴虚与痰湿交织，生热蕴毒，阻滞气血，而致此病。因患者气阴两虚为本，气虚则无力托毒外出，阴虚内热则更助火势。浊夹毒性，多易结滞脉络，阻塞气机，壅腐气血；或毒瘀火结，灼伤血脉肌肤。临床以虚实夹杂为常见的病机特点，以病情缠绵顽固难愈为常见的临床特点。

本病发生后，正邪交争决定着疮疡的发展和转归。初期若正能胜邪，使邪热渐退，肿势局限则疾病向愈。若正不胜邪，热毒壅滞不散，热盛肉腐成脓，导致脓肿形成，即为中期。此时如正气尚足，可使脓肿自溃，脓毒外泄，使疖肿痊愈，即为后期。在初、中期，若邪毒炽盛，又未能及时处理，或人体气血虚弱，不能托毒外出，则出现走黄、内陷等。

第四节　糖尿病合并复发性口腔溃疡

糖尿病患者同时伴有口腔疾病者高达 87.3%，约为普通人群口腔疾病患者的 2～3

倍，其中口腔黏膜病变是较为多见的口腔病症[32]。复发性口腔溃疡属中医学“口疮”范畴，又名“口疳”，临床分为虚、实二证。实证多因过食辛辣或嗜饮醇酒，以致心脾积热，生湿化火，循经上攻，熏蒸于口而生疮，如《圣济总录》言：“口舌生疮者，心脾经蕴热所致也……”《景岳全书·杂证谟·口舌》曰“口疮口苦，凡三焦内热等证……火之甚者，宜凉膈散、玄参散主之。”虚证多因阴虚火旺，肾水不足，心火上炎，灼于口腔，如《杂病源流犀烛·口齿唇舌病源流》云：“……虚火上炎，亦即口糜……阴亏火乏亦口糜。”《寿世保元·口舌》：“口疮，连年不愈者，此虚火也。”

嗜食辛辣醇酒厚味所致肝胃郁热、胃肠实热及平素情绪易郁，久则化热化火所致肝热血热，是脾瘅或消瘅发为糖尿病的关键病机，糖尿病日久又可发生热伤气阴的病理改变。若肝热、胃热、血热等上灼于口，或虚火上炎，或虚火实热错杂为患，可致口腔黏膜溃疡，甚至反复发作不愈，病位多责之心、肝、脾、胃，临证治疗以清降为基本治则，或清泻实火，或滋阴降火，或二者同施。

1. 干姜黄连黄芩人参汤加减治疗糖尿病合并复发性口腔溃疡胃热脾虚，虚火上炎证

李某，女，64岁，2007年4月30日初诊。发现血糖升高8年，复发性口腔溃疡5年。患者8年前体检时发现血糖升高，先后规律服用二甲双胍、格列齐特缓释片、格列吡嗪控释片等药物，血糖控制一般。现口服阿卡波糖片，100mg，每日3次，渴乐宁胶囊，4粒，每日3次，血糖波动较大。2002年开始反复发生口腔黏膜溃疡，应用贝复济无菌喷雾剂、维生素C、地塞米松等，效果不佳，旧疮未愈，新疮复发，此起彼伏。刻下症：口腔上下腭多处溃疡，周围黏膜发红，间敷以白膜或黄白膜，疼痛如灼，接触刺激性食物时痛甚，说话及进食均感痛苦。视物模糊，眠差，尿频尿急，大便干，双眼睑浮肿。舌质红，苔薄黄，舌底血管增粗增黑，脉沉细弦略数。既往高脂血症病史2年。身高162cm，体重66kg，BMI=25.1kg/m^2。

西医诊断：糖尿病，复发性口腔溃疡。

中医诊断：脾瘅，口疮。

中医辨证：胃热脾虚，虚火上炎证。

治法：滋阴清降，虚实并治。

处方：干姜黄连黄芩人参汤加减。

干姜 6g　黄连 15g　黄芩 30g　太子参 30g　南沙参 30g　天花粉 30g　生大黄 3g　鸡血藤 30g

患者服药16剂，口腔溃疡基本痊愈，尿频尿急好转，睡眠明显改善，眼睑浮肿减轻30%。故可守方继服，以巩固疗效。

分析：足阳明胃经环口唇，胃中火热循经上行，熏灼于口，同时因糖尿病热久伤阴，阴虚火旺，虚火上炎，二者交互为患，致口腔溃疡反复发作，经久不愈；阴虚火旺，逼迫膀胱，则尿频尿急；虚火扰神则眠差；阴虚津亏，失于濡养润泽，致视物模糊、大便干燥；该患者形体超重，膏脂痰浊壅聚，影响脾之健运，日久因脾之辎重太过致脾虚失运，水液运化不及，聚而为水为肿，眼睑属脾，故见眼睑浮肿；病久络脉瘀阻，故见舌底血管增粗增黑。舌红、苔薄黄、脉沉细弦略数则为阴虚之表现。黄连、黄芩清中上二

焦之热，同时苦寒以降糖；干姜辛热以护胃；太子参其性平和，益气健脾生津；南沙参、天花粉滋阴清热生津；生大黄合沙参、花粉泻热润肠通便，合鸡血藤活血养血通络。全方滋阴清热健脾，虚实并调。

2. 甘草泻心汤加减治疗糖尿病合并复发性口腔溃疡脾虚胃滞，寒热错杂证

李某，女，70 岁，2016 年 9 月 19 日初诊。口腔溃疡反复发作 9 年，加重 6 个月。现病史：患者于 2007 年开始反复发作口腔溃疡，近 6 个月加重，外院多次就诊，曾应用制霉素片、维生素 C、口炎清颗粒等药治疗，疗效欠佳。既往 2 年前发现血糖升高，现规律服用二甲双胍片，500mg，每日 3 次，血糖控制平稳。刻下症：舌尖灼痛，舌尖处有 1 个米粒大小溃疡，口腔左侧颊部有多处溃疡，表面覆盖灰白色假膜，中央凹陷，边界清楚，夜间口干欲饮，喜热饮，饭后胃胀、胃痛、反酸，无恶心，纳眠可，大便干燥，每日 1 次，小便正常。舌淡苔黄腻，舌底瘀，脉沉弦滑数。身高 163cm，体重 60kg，BMI=22.6kg/m^2。

西医诊断：复发性口腔溃疡，2 型糖尿病。

中医诊断：口疮，脾瘅。

中医辨证：脾虚胃滞，寒热错杂证。

治法：滋阴清降解毒，健脾理滞。

处方：甘草泻心汤加减。

生甘草 15g　清半夏 9g　黄连 9g　黄芩 15g　知母 15g　干姜 15g　火麻仁 30g　生薏米 30g　蒲公英 30g　陈皮 9g　炒白术 9g　西洋参 6g

水煎服，2 日 1 剂。

2016 年 11 月 28 日二诊。服上方 2 个月，舌尖疼痛较前缓解 50%，但有反复。左侧颊部黏膜溃疡愈合 80%，可见三处直径为 0.5～1cm 的溃疡，中间凹陷，色红，夜间口干减轻 50%，喜热食，饭后胃胀胃痛基本消失，无反酸，纳眠可，大便仍有干燥，排便困难，每日 1 次，小便正常，夜尿 1 次。舌尖红，舌体细颤，苔薄黄腻，脉沉略弦。调整上方药物剂量，生甘草 30g，火麻仁 45g，生薏米 45g，蒲公英 45g，余同上方。水煎服，2 日 1 剂。

2017 年 2 月 27 日三诊。服上方 2 个月，停药 1 个月。口干消失，舌尖疼痛明显减轻，溃疡完全愈合，大便日 1 次，小便可，纳眠可。已停用二甲双胍片。

分析：从糖尿病的郁、热、虚、损四个阶段来看，该患者属于由热转虚而兼有郁态的阶段。患者顽固性口腔溃疡病史长达 9 年，口干、反酸、大便干燥、苔黄腻、脉滑数，皆为胃肠热盛之象，同时伴有胃胀痛、脉沉弦等郁滞之象，而其口腔溃疡反复不愈，加之夜间口干喜热饮、舌淡则是脾虚之象。对处于此类状态的患者而言，清热是调其主态，开郁是治其因态，补虚是顾其果态，而靶，则主要有二，症状靶为口腔溃疡，指标靶为血糖升高。甘草泻心汤出自《伤寒论》及《金匮要略》，并因《金匮要略》“狐惑之为病……蚀于上部则声嗄，甘草泻心汤主之”而常用于口腔溃疡的治疗，对于寒热错杂、虚实夹杂者常可获佳效，故而可作为口腔溃疡的靶方。现代研究表明，甘草泻心汤可改善大鼠复发性阿弗他溃疡模型 T 淋巴细胞亚群失衡，终止口腔溃疡复发，并能有效预防肿瘤化疗患者口腔溃疡发生，同时改善反流性食管炎食管黏膜损伤、调整溃疡性结肠炎肠道菌群结构，有效治疗生殖器疱疹等[33]。方中甘草补脾益气，生用清热解毒，《神农本草经》载其“坚筋骨，长肌肉，倍力，金疮肿，解毒”，可治口腔溃疡之靶，合蒲公英消痈散结、薏苡仁清热排脓。消痈、排脓、生肌，为治诸疮之大法，用之于口疮亦佳。现代药理学证实，甘草含有多种活性成分，具有抗病毒、抗溃疡、止痛、调节免疫及内分泌等多种功效，其中抗溃疡成分及调节免疫作用能加速溃疡愈合[34-35]。同时甘草与黄芩、黄连、知母、蒲公英配伍能清热而调其热态，与白术、西洋参相合则益气养阴以防热伤气阴。黄芩、黄连、半夏、干姜辛开苦降，合以陈皮理气、火麻仁通便，使中焦无形之气郁、有形之食郁皆通散而解，郁结一开，则热无所藏，而陈皮、炒白术、西洋参兼顾健脾补气。此外，黄芩、黄连、知母、西洋参皆有良好的降糖作用，于此用之，既合其态，又治其靶。伏其热之势，断其郁之源，防其虚之变，在辨证调态的基础上抓其主症、指标之靶，故药后诸症皆减。

【小结】

糖尿病合并复发性口腔溃疡多见虚实夹杂证，因此治疗时要辨清虚实主次，以实为主者，重在清火，以虚为主者，重在补益兼以清降。同时应重视“瘀血”这一病理因素，糖尿病自病之伊始即有络脉瘀滞的病理改变，久病则入络，瘀血阻络，脉络不通，一者诸药不能通达病所，故药效差；二者气血运行不畅，口腔黏膜失于濡养，失养则腐；三者瘀久化热成毒，热盛则腐，故应重视活血化瘀通络。

第五节 糖尿病合并不安腿综合征

不安腿综合征是一种较常见的神经性疾病，其核心表现为下肢不能忍受的不适感，需要或强迫性活动下肢（静坐不能）以缓解症状。此症状常伴发下肢深部“蚁行”感、“像苏打水在血管中”、“肌肉痛或肌肉绷紧”等，多在坐位或卧位时发生。运动可以缓解症状，持续性运动如行走可获得不断的缓解，但当下肢停止运动则症状将重现。初始时症状多发生在夜间，随着疾病进展症状出现时间越来越早，并在夜间更加剧烈。目前的治疗方法主要是口服或静脉补充铁剂、应用抗惊厥药物，以及气压循环泵、有氧和下肢抵抗训练等非药物治疗[36]。

不安腿综合征无确切中医病名，可参考足悗、厥、血痹等辨治，早在《灵枢·百病始生》中就有“厥气生足悗”，“（足）悗生胫寒，胫寒则血脉凝涩”的论述。足悗即指足部酸困、疼痛、行动不便等变化不一、难以形容的一组症状，进一步发展至小腿则表现为小腿发凉。《灵枢》、《素问》中还有“胫酸”、“髓酸”的记载，均指小腿酸软无力，且伴胀痛、热等不适感，静而尤甚，动则减轻，都与本病表现类似。《伤寒杂病论》中所描述的“血痹”、“痉病”、“腿挛急”等亦与本病的表现相似。《内科摘要》中“夜间少寐，足内酸热。若良久不寐，腿内亦然，且兼腿内筋似有抽缩意，致二腿左右频移，辗转不安，必至倦极方寐”的论述更酷似本病。

《黄帝内经》认为本病乃寒邪由足下入侵，厥逆上行，阻滞经络，阳气不得布达通行而成。肝藏血，人动则血行于诸经，卧则血归于肝，诸经孔穴空虚，风寒之邪乘虚入内，寒滞经脉，引起下肢厥冷、疼痛、活动不便等表现。本病外因主要为风、寒、湿诸邪客于经脉，致隧道不利，气血运行不畅，肌肉筋脉失于濡养而发病；内因主要为肝肾虚衰，气血不足，筋肉失养而发病。根据《黄帝内经》“营气虚则不仁，卫气虚则不用，营卫俱虚则不仁且不用”及“麻属气部，木属痰瘀和久病多瘀，久痛入络”之论，治疗时多选用黄芪桂枝五物汤加减养血通络，芍药甘草汤养阴柔筋，缓急止痛。

黄芪桂枝五物汤合芍药甘草汤加减治疗糖尿病合并不安腿综合征血虚络痹，筋脉失养证

韩某，女，62岁，2007年8月16日初诊。2006年因乏力查血糖升高，并行OGTT检查（具体不详）确诊为2型糖尿病1年余，现服用阿卡波糖片，25mg，每日3次，参芪降糖颗粒，3g，每日3次，并经饮食控制，血糖控制尚可，2hPG 6～9mmol/L。刻下症：双下肢发凉，乏力，时头晕，视物模糊，烧心反酸，眠差，入睡困难，二便可。舌淡暗，苔白厚腻，脉沉略弦数。7月21日查2hPG 6.9mmol/L。既往浅表性胃炎病史，十二指肠球部溃疡病史，幽门螺杆菌（+），未行治疗。方取半夏泻心汤之意，给予清半夏15g，云苓30g，黄连30g，干姜6g，炒枣仁30g，知母30g，鸡血藤30g，首乌藤30g。

分析：患者素体薄弱，肝肾虚衰，气血不足，又逢风、寒、湿邪客于经脉，筋肉失养，故全身乏力，双下肢发凉；胃脘烧心反酸，是中气虚弱，寒热互结之证。方用清半夏、干姜辛温除寒，和胃降逆；黄连苦寒泄降除热，清肠燥湿；茯苓补中健脾；炒枣仁安神养心；鸡血藤、首乌藤活血通络。全方寒热平调，辛开苦降，取半夏泻心汤之意。

2007年9月3日复诊。患者诉近1周双小腿下端不适，无法安放，莫可名状，夜间加重，怕冷，影响睡眠，心烦不安。胃脘部发凉，眠差，二便调。舌干，苔白黄厚，脉沉细略弦数。8月20日交感神经皮肤测定示双侧小腿冷觉温觉及热痛觉减退，提示周围神经病变。8月21日查TG 1.88mmol/L，LDL 3.3mmol/L。8月22日HbA1c 6.7%。

西医诊断：2型糖尿病，不安腿综合征。

中医诊断：脾瘅，血痹。

中医辨证：血虚络痹，筋脉失养证。

处方：黄芪桂枝五物汤合芍药甘草汤加减。

黄芪30g　川桂枝30g　白芍30g　炙甘草15g　鸡血藤30g　首乌藤30g　清半夏15g　黄连30g　干姜6g　云苓30g　知母30g　炒枣仁30g　红曲6g　神曲15g

2007年9月17日三诊。双下肢不适感明显好转约70%，胃脘不适症状基本消失，眠差，二便可。9月15日查FBG 5.8mmol/L。舌暗淡，苔薄白，脉沉弦。上方去清半夏、黄连、干姜、云苓、知母，加五味子15g，余药不变，守方继服。

2个月后患者复诊，双腿不适症状已完全消失，长期随诊，未再反复。

分析：肝血不足，血不荣筋则下肢不适感不可名状，夜间加重，失眠多梦，舌干苔白。治宜养血通络，柔肝舒筋，以黄芪桂枝五物汤合芍药甘草汤加减为主方，因胃脘症状未愈，兼有中焦升降失司，寒热错杂，故同时合半夏泻心汤加减，兼顾调畅中焦。黄芪甘温，补中气，温分肉，实营卫，桂枝温阳益气，温通血脉，配白芍和营除痹，合当归养血荣筋，白芍、炙甘草酸甘化阴，养血柔筋缓急，能解四肢拘挛，临床运用时白芍用量应为 30～45g，现代研究发现，芍药苷有镇静、解痉和抗炎作用，芍药对中枢性疼痛、中枢及脊髓性反射弧兴奋均有抑制作用；甘草有镇静、解痉和对神经末梢的抑制作用，两者合用有明显协同作用，对中枢性及末梢性的肌肉痉挛、疼痛均有治疗作用，现代临床中常用于治疗以骨骼肌、韧带痉挛、抽掣样疼痛，内脏平滑肌绞痛、剧烈痉挛等为特征的疾病[37-38]。鸡血藤、首乌藤通络除痹；红曲、神曲消膏化脂，是针对血脂异常之靶药。诸药合用则气旺血充，营卫调和，筋脉通畅，故诸症自除。三诊因胃脘症状消失，血糖亦控制达标，无须合半夏泻心汤，故去清半夏、黄连等，而加五味子酸敛安神，守方继服，以巩固疗效。

芍药甘草汤是缓急止痛之专方、效方。配桂枝、鸡血藤治疗不宁腿综合征；配葛根、松节治疗肩凝症；配川乌、乳香、没药治疗关节痛；配吴茱萸、黄芪治疗虚寒性胃痛（胃痉挛性剧痛）；配川楝子、青皮治疗胁肋胀痛。用量：治脏腑痛，白芍 30～45g，甘草 15g；治经络痛，白芍 30～120g，甘草 15～30g。

第六节 糖尿病合并冠心病

冠心病是糖尿病最严重的并发症之一，已成为糖尿病患者致死的主要原因[39]。目前现代医学对该病的治疗多在控制血糖的同时，根据患者血压、血脂、血尿酸等的情况联合用药，以期阻断该病进程，降低心血管事件发生率。冠心病属中医学“胸痹”范畴，胸痹，多由痰瘀痹阻所致，宜行气通阳、消痰化浊、活血化瘀。行气，枳实配降香；通阳，薤白配桂枝；消痰化浊，需调理脾胃，半夏配陈皮，人参配白术；活血化瘀，丹参配三七。老年冠心病患者，需培补肾气，淫羊藿配枸杞子、附子配熟地。瓜蒌薤白白酒汤、瓜蒌薤白半夏汤、枳实薤白桂枝汤是治疗冠心病心绞痛的效方。

1. 瓜蒌薤白半夏汤加减治疗顽固性心绞痛痰瘀凝滞、心脉痹阻证

孟某，女，65 岁。2011 年 10 月 24 日由家人代诊。主诉：胸闷、胸痛、大汗 3 日。现病史：患者自 2010 年 7 月至我门诊调治血糖，已定期随诊 1 年。2011 年 10 月 10 日患者突发胸闷、胸痛、大汗淋漓，由当地医院急诊科以急性心肌梗死收入院，诊断为急性广泛前壁、下壁心肌梗死（心功能Ⅳ级）。因患者有脑梗死病史，无法接受支架手术，住院期间仅予静脉滴注单硝酸异山梨酯、口服硝酸甘油等治疗，住院 10 日后患者出院。2011 年 10 月 21 日患者胸闷、胸痛症状再次发作，初服硝酸甘油尚能缓解，近两日胸闷、胸痛、大汗反复发作，每日 3～4 次，服硝酸甘油仍无法缓解，遂由家人代其至门诊求诊。诉患者仅能卧床平躺，坐起时间超过 20 分钟即觉头晕欲吐，胸闷、憋气、气短，心悸，肢体不能活动，精神萎靡，夜尿 3～4 次，大便干，须用开塞露。身高 165cm，体重 85kg，BMI=31.2kg/m^2。

辅助检查：2011 年 10 月 23 日查超声心动图：左室舒张功能减低；超声所见符合前

壁、下壁心肌梗死表现；左室心尖部室壁瘤。生化：肌酸激酶同工酶 MB（CK-MB）46U/L；乳酸脱氢酶（LDH）770U/L；AST 113U/L；ALT 55U/L；α-羟丁酸脱氢酶（α-HBDH）895U/L；TBIL 30μmol/L；IBIL 21μmol/L；BUN 11.1mmol/L；Cr 115μmol/L。C 反应蛋白（CRP）49.2μg/ml。FBG 9～10mmol/L。

既往史：2 型糖尿病病史 20 年，脑梗死病史 5 年。现用药：诺和灵 R，早 14U，午 16U，晚 18U，三餐前皮下注射。诺和灵 N，36U，每晚 1 次，睡前皮下注射。阿托伐他汀钙片，20mg，每晚 1 次，拜阿司匹林，200mg，每晚 1 次，单硝酸异山梨酯片，20mg，每日 2 次，酒石酸美托洛尔片，12.5mg，每日 2 次；阿卡波糖片，50mg，每日 3 次；氢氯噻嗪片，20mg，隔日服 1 次，螺内酯，40mg，隔日服 1 次。

西医诊断：冠心病，心肌梗死（心功能Ⅳ级），2 型糖尿病，脑梗死。

中医诊断：消渴，胸痹。

中医辨证：痰瘀凝滞，心脉痹阻证。

治法：通阳散结，化痰祛瘀通脉。

处方：瓜蒌薤白半夏汤加减。

瓜蒌仁 30g　干薤白 30g　清半夏 30g　丹参 30g　三七 9g　西洋参 9g　五味子 15g　麦冬 30g　酒军 3g　茵陈 30g 先煎 1h

2011 年 11 月 7 日二诊。代诉。服药 1 剂后胸痛、大汗症状消失，胸闷憋气缓解 50%。近 1 周心绞痛未发作。2011 年 11 月 2 日查：CK-MB 29U/L；LDH 494U/L；α-HBDH 470U/L；AST 17U/L；ALT 16U/L；TBIL 19μmol/L；IBIL 13.1μmol/L；BUN 8.3mmol/L；Cr 115μmol/L；CRP 25.9μg/ml。处方：10 月 24 日方西洋参改为 15g，三七改为 15g，加川桂枝 9g，去茵陈。

2012 年 1 月 9 日三诊。每日服汤剂，1 个月内未再发作心绞痛。2 月 12 日自测 FBG 9.1mmol/L。处方：二诊方加水蛭粉 3g。

2012 年 2 月 15 日四诊。代诉。服药 1 个月，心绞痛未发作，胸闷气短减轻 70%，心悸消失。现可坐起 30 分钟，无头晕呕吐，全身瘙痒，皮肤干燥，大便 2 日 1 次，偏干。夜尿 2～3 次。2011 年 2 月 12 日查：CK-MB 27U/L；LDH 250U/L；α-HBDH 290U/L；AST 19U/L；ALT 20U/L；TBIL 11.2μmol/L；IBIL 14.1μmol/L；BUN 7.8mmol/L；Cr 121μmol/L；CRP 11.2μg/ml。FBG 9.6mmol/L。处方：三诊方清半夏改为 15g，加黄芪 30g。

2012 年 3 月 19 日五诊。代诉。近 1 个月心绞痛未发作，气短基本缓解。原仅能卧床平躺，近半月可于轮椅坐 1h 左右，体力较前恢复。坐起时左腿抖，全身瘙痒，皮肤干燥。夜尿 2～3 次。2011 年 3 月 16 日查：CK-MB 27U/L；LDH 220U/L；α-HBDH 190U/L；AST 23U/L；ALT 38U/L；TBIL 17.1μmol/L；IBIL 12.1μmol/L；BUN 8.1mmol/L；Cr 97μmol/L；CRP 10.4μg/ml。FBG 8～10mmol/L。处方：四诊方加鸡血藤 30g。

2012 年 4 月 16 日六诊。代诉。服药 28 剂，心绞痛未发作。已能坐轮椅 3～4h 精神明显改善，夜尿 2～3 次，监测空腹血糖 7～9mmol/L。处方不变。

2012 年 5 月 13 日七诊。代诉。自 2012 年 1 月至今心绞痛未再发作，体力明显恢复，可坐轮椅 3～4h，精神状态明显改善，皮肤瘙痒减轻。腹胀，大便干，夜尿增多，每晚

5～6次。2011年3月16日查：CK-MB 27U/L；LDH 197U/L；α-HBDH 166U/L；AST 19U/L；ALT 33U/L；TBIL 16.9μmol/L；IBIL 12.8μmol/L；BUN 7.4mmol/L；Cr 98μmol/L；CRP 5.3μg/ml。FBG 6.5～7.8mmol/L。调整处方：瓜蒌仁30g，干薤白15g，清半夏15g，丹参30g，三七6g，炒白术15g，枳实9g，仙灵脾15g，山萸肉9g。

2012年7月9日八诊。代诉。服药2个月。6月下旬因家中有事，未能给患者及时买药，患者停药5日，停药期间心绞痛再次发作，每日发作2～3次，服硝酸甘油不缓解。再次服药后，症状缓解，胸闷胸痛、大汗出症状消失。至家人就诊时心绞痛症状已连续2周未再发作，仅时有气短、胸闷。调整处方：七诊方加黄芪45g，川芎15g，山萸肉改为30g。

2012年9月10日九诊。代诉。服药2个月。心绞痛未发作，胸闷气短减轻60%，左侧肢体原不能动，现可稍微活动，纳眠可，余无不适，夜尿 2～3 次。自测 FBG 10.7mmol/L。调整处方：黄连15g，清半夏30g，瓜蒌仁30g，干薤白30g，丹参30g，三七9g，党参30g，生大黄6g，水蛭粉3g，泽泻30g，生姜5片。同时嘱家人给患者停用氢氯噻嗪、螺内酯。

2012年11月5日十诊。患者坐轮椅来就诊。胸憋闷、心悸2个月未发作，大便通畅，1～2日1次，夜尿2次。FBG 8.9～10mmol/L。

分析：消渴者，膏、浊、痰、瘀蓄积体内，易沉积脉络，阻碍血行，甚则痰瘀痼结，闭塞脉络。本案患者形体肥胖，且有脑梗死病史，故有痰瘀痹阻脉络基础，此次再发心肌梗死，仍是痰瘀作祟，导致心脉闭阻，心阳不振。因此，治疗应化痰瘀、通心脉、开胸阳。瓜蒌薤白半夏汤源自《金匮要略·胸痹心痛短气病脉证治》"胸痹不得卧，心痛彻背，瓜蒌薤白半夏汤主之"，为治疗胸痹的一首名方。方中瓜蒌始载于《神农本草经》，味甘性寒，功擅涤痰散结，宽胸利膈，开胸间、胃肠之痰热。薤白辛温通阳，豁痰下气，宣通上焦之阳。《本草求真》云："薤，味辛则散，散则使在上寒滞立消；味苦则降，降则能使在下寒滞立下；气温则散，散则能使在中寒气立除；体滑则通，通则能使久痼寒滞立解。是以……胸痹刺痛可愈，……实可通气、滑窍、助阳佳品也。"瓜蒌、薤白二药相合，散胸中凝滞之阴寒，化上焦结聚之痰浊，宣胸中阳气以宽胸，乃治疗胸痹之要药。《张氏医通》云："瓜蒌性润，专以涤垢腻之痰。薤白臭秽，用以通秽浊之气，同气相求也。"更加半夏燥湿化痰以增祛痰散结之力，尤氏云："胸痹不得卧，是肺气上而不下也。心痛彻背，是心气塞而不和也，其痹为尤甚矣。所以然者，有痰饮以为之援也，故于胸痹药中加半夏，以逐痰饮。"故主方重用瓜蒌仁、干薤白、清半夏功在开胸散结，通阳化浊。丹参，《本草纲目》言"手少阴、厥阴血分药"，《名医别录》云其"养血，祛心腹痼疾结气"；三七，能于血分化其瘀血（《本草求真》），二者合用，为治疗心脉瘀血之要药。痰瘀痹阻，气血阴液不能荣养心脉，加之患者年高已虚，以致出现气短、心悸等心脉失养症状，故又合麦冬、五味子、西洋参，即生脉散，敛心气、养心阴、补肺气。因大便干，故加酒军以缓泻；因胆红素等理化指标偏高，故又加指标靶药茵陈退黄利湿降胆酶。二诊，危急缓解，病已撼动，故守方不变，同时增加西洋参、三七剂量更增益气养阴活血之力，并加桂枝助通阳化气。三诊至六诊，病情稳定，并逐渐好转，故基本方不变，仅对症加减，因肾功能异常，故加水蛭粉疏通肾络；年高体弱，故加黄芪增补气之力；全身瘙痒，恐是血虚血瘀，皮络失养，故加鸡血藤养血活血通络。七诊，病情明显改善，病势已去，故调整处方剂量，将薤白、清半夏用量减半，调理善后。气短、胸闷、心悸等心脉失养症状已解，再用补敛恐闭门留邪，故去生脉散。因有腹胀、便干，故合枳术丸理气消胀；年老者，先天之本渐衰，肾中阴阳皆亏，不能行其滋养、温煦功能，亦致心失所养，故此处加仙灵脾、山萸肉一补肾阳，一滋肾阴，同时山萸肉酸涩收敛，恰对其夜尿多症状。治疗老年冠心病，常常需要心肾同治，以补肾而养心。八诊时，由于停药导致病情波动，故此诊加川芎增加活血行气之力，并加山萸肉敛气阴，黄芪补气，防止川芎走窜耗气。九诊，冠心病情况已基本稳定，继续以瓜蒌薤白半夏汤调理善后，并开始停用利尿剂等抗心衰药。为防止停利尿剂后水肿反复，故加泽泻30g。同时此诊开始兼顾调治血糖，故加黄连15g。至十诊，患者已能亲自就诊，停抗心衰药后各项情况稳定，至此，治疗几收全功。

2. 瓜蒌薤白半夏汤重用清半夏治疗心绞痛合并房颤痰热互结，痰瘀阻滞证

侯某，男，60岁，2010年9月13日初诊。发现血糖升高7年。患者2004年因扁桃体炎症至当地医院就诊，查PBG 23.0mmoL/L，后经复查确诊为2型糖尿病，未用药物控制，仅控制饮食。2010年5月因血糖波动，至当地医院住院治疗，出院后至今用甘精胰岛素及格列美脲治疗，血糖控制不佳。刻下症：偶有胸闷、胸痛、喘憋，下肢乏力，双足发凉，全身皮肤暗黑粗糙如树皮，口干，口渴不欲饮，四肢偶有疼麻，纳眠可，大便溏，质黏，小便频，舌红苔黄厚腐腻，脉滑数。近期自测FBG 4～7mmol/L，PBG 7～18mmol/L，波动较大。患者身高170cm，体重63kg，BMI=21.8kg/m^2。

辅助检查：心电图：房颤伴快速心室率；非特异性ST—T异常，HR 150次/分。动态心电图：HR 43～118次/分，平均心率78次/分，室性早搏（期前收缩）总数76次，房性早搏总数3358次，成对150次，伴短阵房性心动过速11次。结论：心房颤动；房性早搏，阵发房性心动过速；室性早搏；心肌供血不足。

既往史：高血压、高脂血症、冠心病病史16年，腔隙性脑梗死病史1年，下肢动脉硬化病史2年。现用药：单硝酸异山梨酯缓释片，60mg，每日1次；格列美脲片，2mg，每日1次，甘精胰岛素，6U，每晚1次；吲达帕胺片，2.5mg，每日1次，马来酸依那普利片，5mg，每日1次，拉西地平片，4mg，每日1次，甲钴胺片，0.5mg，每日3次。

西医诊断：糖尿病，冠心病，心房颤动，高血压。

中医诊断：脾瘅，胸痹，心悸。

中医辨证：痰热互结，痰瘀阻滞证。

治法：清化痰热，宽胸散结，祛瘀通脉。

处方：小陷胸汤加减。

黄连30g　清半夏50g　瓜蒌仁30g　三七15g　丹参30g　生大黄6g　生山楂30g　西洋参6g　生姜5大片

后每月复诊1次，上方随症加减，三诊后口干、口渴、小便频等症缓解，查HbA1c 7.9%，六诊后查HbA1c 6.93%，患者病情平稳。

2011年3月28日七诊。患者近期频发胸闷喘憋、心悸，伴胸痛，右肩痛，全身乏

力，纳眠可，夜尿3～5次，泡沫多，大便正常。舌红苔厚腻，脉结代。2011年3月25日查FBG 7.39mmol/L，HbA1c 6.04%。调整处方以瓜蒌薤白半夏汤加减，具体方药如下：瓜蒌仁30g，薤白30g，清半夏50g，丹参30g，三七9g，酒军6g，荷叶15g，黄连15g，生姜3大片。

2011年4月25日八诊。服上方1个月右肩痛减轻30%，心悸胸闷减轻50%，胸痛次数显著减少，全身乏力减轻。后以上方随症加减，病情平稳。

2011年10月24日患者复诊时，胸闷喘憋、心悸、胸痛等症已完全消失，爬楼梯等活动后无发作，血糖控制较平稳，查HbA1c 5.01%，后因自行停服降糖西药，HbA1c 9.66%，嘱其继服格列美脲片，上方酌加黄连、知母等药后，至2011年11月10日查HbA1c 7.47%，血压、血糖平稳，诸症悉除，全身皮肤已转细腻光滑。近期电话随访，心悸胸闷胸痛症状未有发作，病情稳定。动态心电图：心房颤动，HR 43～101次/分，平均心率70次/分，室性早搏总数8次，房性早搏总数2538次，成对117次，伴短阵房性心动过速9次。

分析：此案患者初诊血糖控制不佳，其症伴见偶发胸闷胸痛，故以控制血糖为治疗主要目的。患者平素嗜好烟酒，极易滋生湿热痰浊，胸闷胸痛喘憋，舌红苔黄厚腐腻，脉滑数乃痰热浊邪痹阻胸膈表现，双足发凉，小腿皮肤暗黑粗糙如树皮，四肢疼麻则为瘀血阻滞脉络表现，故辨证为痰热互结，瘀血阻络。以此证为基础，以控制血糖为靶向，方以小陷胸汤为主方清化痰热，宽胸散结。加三七、丹参、山楂活血化瘀，大便溏质黏乃胃肠湿热，加生大黄泻热通腑导湿热外出，西洋参益气养阴生津，消除口干、口渴之症，另加生姜护胃，防苦寒伤中之弊。方中黄连、西洋参兼顾降糖，故六诊后患者血糖下降，病情平稳。

七诊胸痹症状反复出现。此期患者血糖已趋平稳，治疗胸痹成为首务。此次突发心绞痛为痰瘀互结，壅塞胸中，闭阻气机，胸阳不振所致。因此治以涤痰化瘀，通阳散结，方选瓜蒌薤白半夏汤加减。本案患者痰浊较重，故用重剂清半夏50g清化痰浊。同时加三七活血通络，酒军活血通腑，疏通血滞，荷叶芳香化湿，黄连清热燥湿，并佐以生姜。故一诊诸症大减，痰浊开化，至2011年10月24日复诊时胸痹完全缓解，心电图改善明显。两案虽均为痰瘀闭阻心脉，但前一案瘀血较重，故治疗重在活血消瘀；此案则痰浊蒙蔽较重，故治疗重在清化痰浊，振奋胸阳。

第七节　糖尿病合并支气管哮喘

1.独活寄生汤加减治疗糖尿病合并支气管哮喘痰瘀胶结，肺气郁闭证

解某，女，66岁，2011年3月6日初诊。哮喘反复发作15年，血糖升高8年。现病史：患者反复感冒后诱发支气管哮喘，每年冬天发作，发作时静脉静注甲泼尼龙等，配合应用气雾剂，哮喘症状缓解。8年前检查发现空腹血糖升高，诊为2型糖尿病，现用瑞格列奈片，1mg，每日3次，盐酸二甲双胍片，500mg，每日2次，血糖控制可，

FBG 7mmol/L 左右，2hPG 7～9mmol/L。近1周因天气变化导致哮喘发作，用喷雾剂后症状缓解，因担心大量静脉滴注激素后血糖升高，遂来求诊。刻下症：气喘甚，喉中痰声辘辘，呼吸费力，不能接续，声粗气短，双肺满布湿啰音，胸闷憋气，大便可，小便频，夜尿3～4次。舌淡，舌细颤，舌边齿痕，舌苔薄黄微腻，脉弦滑数，尺肤潮。身高163cm，体重69kg，BMI=26kg/m^2，BP 140/85mmHg。

西医诊断：支气管哮喘，2型糖尿病。

中医诊断：哮病，脾瘅。

中医辨证：痰瘀胶结，肺气郁闭证。

治法：化痰宣肺，化瘀通络。

处方：自拟方。

炙麻黄9g　葶苈子30g　地龙30g　清半夏15g　党参20g　云苓30g

2011年4月8日二诊。服至第3剂时，喘憋、呼吸困难明显缓解。复诊时，喉中痰鸣音消失，双肺湿啰音消失。呼吸正常，仍有胸闷气短，呼吸声粗，乏力，后背怕风怕凉，血压偏高，最高时180/90mmHg。大便正常，夜尿3～4次。舌细颤，舌底瘀，舌边齿痕，脉略弦，寸、尺弱。调整处方：独活30g，羌活15g，防风9g，炒杜仲30g，怀牛膝15g，当归15g，川芎15g，地龙30g，党参20g，熟地30g，炙紫菀30g，炙麻黄6g。

2011年5月7日三诊。气喘减轻，憋闷，汗出多，晨起频发早搏，每日发作十几次，乏力，自汗，仍后背怕凉怕风明显，纳眠可，大便可，日1～2次，夜尿3～4次。BP 120/70mmHg。舌暗，舌胖大，边齿痕，结代脉。调整处方：川桂枝15g，白芍15g，炙甘草15g，煅龙牡各45g先煎，黄芪45g，熟地30g，当归15g，炙紫菀30g，地龙30g，炙麻黄9g。

2011年6月4日四诊。服药28剂。全身乏力消失，汗多好转，喘憋好转，后背怕风怕凉消失。现仍咳嗽、气喘，胸闷，憋气，晨起频发早搏，纳眠可，夜尿3次，大便可。2011年5月10日查HbA1c 6.9%，FBG 7.06mmol/L，Cr 75.8μmol/L，BUN 6.06mmol/L。心电图：窦性心律；室性早搏（间位性）；T波改变；校正后的QT间期增大。处方：三诊方加黄连9g，生姜3片，蛤蚧粉3g分冲，桂枝改为9g，炙麻黄改为6g。

2011年7月2日五诊。胸闷憋气改善70%，咳嗽好转70%，早搏次数明显减少，1～2日偶发1次。现口干不欲饮水，夜尿3～4次。舌边齿痕，舌苔微腻，脉沉涩，舌底瘀。处方：独活30g，羌活15g，防风9g，炒杜仲30g，怀牛膝15g，当归15g，川芎15g，地龙30g，党参20g，熟地30g，山萸肉30g，蛤蚧粉3g，黄连9g，生姜3片，地龙粉6g，炙紫菀30g，炙麻黄6g。天冷时服汤剂，平时制水丸服用。

2012年10月18日复诊。服药1年，原每年冬季必发作哮喘，服药以来未再发作。因不使用激素，血糖较前控制好，FBG 6～7mmol/L，2hPG 7mmol/L左右。

分析：哮病发作时，多是风、痰、瘀交互作祟，痰壅气道，风痰搏击，肺络瘀闭，肺失肃降，以致气喘痰鸣，呼吸费力，胸闷憋气。初诊哮喘发作，治疗之急当宣肺降逆，泻肺平喘。炙麻黄宣开肺气，葶苈子泻肺平喘，《本草经疏》言："葶苈，为手太阴经正药，故仲景泻肺汤用之，亦入手阳明、足太阳经。肺属金，主皮毛，膀胱属水，藏津液，肺气壅塞则膀胱与焉，譬之上窍闭则下窍不通，下窍不通，则水湿泛溢为喘满、为肿胀、为积聚，种种之病生矣。辛能散，苦能泄，大寒沉阴能下行逐水，故能疗《本经》所主诸病。”故葶苈子为治肺病之要药。地龙活血通络，清半夏化痰降逆，党参补肺益脾，云苓健脾利湿，脾肺同治，补母实子，培土生金。二诊，喘憋缓解，危急解除，应标本同治。患者年老体弱，又患病多年，肺、脾、肾皆虚，同时又有宿邪伏肺，是导致哮喘反复发作的主要原因，故治应祛风除湿，化痰通络，兼补益脾肾。方以独活寄生汤加减，独活专走肾经，祛风除湿兼能补肾，擅祛下肢风寒湿邪；羌活其性趋上，擅祛上半身风寒湿邪，二者并用，可通走全身，搜剔伏邪；合防风，辛温发散，风中之润剂，风湿并治。杜仲补肾气，熟地滋肾阴，令金水相生；《医方集解》评：“独活、细辛入少阴，通血脉，偕秦艽、防风疏经升阳以祛风；桑寄生益气血，祛风湿，偕杜仲、牛膝健骨强筋而固下；芎、归、芍、地所以活血而补阴；参、桂、苓、草所以益气而补阳。辛温以散之，甘温以补之，使血气足而风湿除，则肝肾强而痹痛愈矣。”加党参补益肺气，紫菀化痰润肺，《药品化义》言：“紫菀，味甘而带苦，性凉而体润，恰合肺部血分。主治肺焦叶举，久嗽痰中带血，及肺痿，痰喘，消渴，使肺窍有清凉沛泽之功。”并加炙麻黄宣开肺气，宣补并用，以免单纯补益致肺气壅滞。肺为上焦，血府所在，其病不离气血，故加川芎、当归、地龙行气活血通络。而本案血压偏高，非肝阳上亢所致，是血络瘀阻，通行不畅，加之肾水不能涵养肝木所致，故川芎、当归、地龙亦是降压之治，气血通畅则血压下降，并加怀牛膝引血下行降低血压，又合杜仲补肾而降压。三诊，病情变化，出现早搏频发，自汗怕风，是心阳亏虚，心神不宁，故改处方为桂枝加龙骨牡蛎汤，桂枝、白芍等温心阳，煅龙骨、煅牡蛎敛汗安神，平心定悸。同时兼顾滋肾补肺，化痰通络，宣发肺气。四诊，加蛤蚧粉补肺平喘，补肾助阳，《本草纲目》言：“蛤蚧补肺气，定喘止咳，功同人参，益阴血，助精扶羸，功同羊肉。”药理研究也证明，蛤蚧能通过降低异常升高的免疫球蛋白 E（IgE）和血小板激活因子（PAF）水平，阻止 IgE 介导的过敏性哮喘发作，显著抑制气道壁内细胞核转录因子表达，减少炎症因子生成，调节 Th1/Th2 失衡等途径发挥治疗哮喘作用[40]，蛤蚧制剂也常用于治疗中老年支气管哮喘、慢性阻塞性肺疾病、慢性肺心病等慢性呼吸系统疾病[41]；加黄连是取其稳定心律的功效，配生姜防止苦寒伤胃；因怕风消失，故将桂枝减量，喘憋减轻，故将麻黄减量。五诊时，早搏基本消失，故调整处方，仍以独活寄生汤加减，祛伏邪，补肺肾，通肺络，宣肺气。冬季寒冷，伏邪易作，故用汤剂，效力倍增，而平素则可以丸剂预防性调治。独活寄生汤原为治痹证病久之方，笔者取其祛风湿、补肝肾之功效，在原方基础上化裁，增加补肺化痰、宣肺通络之力，用治久病哮喘，取得较好疗效，因此治喘不必拘泥于肺。

2. 麻黄附子细辛汤、升阳益胃汤加减治疗 1 型糖尿病合并哮喘脾虚胃热，卫表虚寒证

吴某，男，9 岁，2015 年 7 月 20 日初诊。血糖升高 1 个月。现病史：患儿 1 个月前出现明显多饮多尿，遂于当地医院查 FBG 19.74mmol/L，进一步检查确诊为 1 型糖尿病。刻下症：乏力，口干，多饮，怕热，多汗，多尿，进食冷饮则腹痛。平素挑食、偏食。易感冒，咽部有异物感，阵发性咳嗽，眠可，大便干，日 1～2 行，小便偏黄，夜尿 1～2 次。半年期间体重由 45kg 骤减至 35kg。

既往史：过敏性鼻炎、过敏性哮喘病史 8 年，对冷空气过敏。现用药：胰岛素，早短效 2U+中效 10U，晚短效 5U+中效 5U。肺力咳合剂，10ml，每日 3 次。辅助检查：HbA1c 15.4%。BP 80/60mmHg。舌红，脉弦数。BMI=16.8kg/m^2。

西医诊断：1 型糖尿病，过敏性哮喘，过敏性鼻炎。

中医诊断：消瘅，哮病，鼻鼽。

辨证：脾虚胃热，卫表虚寒证。

治法：健脾益气清热，温补肺卫。

处方：麻黄附子细辛汤合干姜黄连黄芩人参汤加减。

生麻黄 6g　黑顺片 6g 先煎　细辛 3g　辛夷 6g　五味子 6g　知母 15g　赤芍 15g　黄连 3g　干姜 15g　黄芪 15g　炒白术 9g　怀山药 15g

2015 年 8 月 4 日二诊。乏力消失，口干缓解。近日因感冒咳嗽加重，咳白痰，哮喘轻微发作 2 次。口干欲饮，手足时有麻木感。纳眠可，二便调。辅助检查：HbA1c 9.4%。生化：GLU 7.03mmol/L，ALT 12.3U/L，AST 18.7U/L，Cr 21.4μmol/L，LDL 1.74mmol/L。C-P 0h 0.64ng/ml。腹部超声、肌电图、尿常规、眼底检查未见异常。舌红，脉弦细。处方：初诊方加川贝母 3g，化橘红 9g，紫苏子 6g。

此后该患儿定时复诊，以上方随症加减，至 2016 年 3 月 21 日七诊，该患儿哮喘发作次数明显减少，且喘促气急、咳嗽咳痰症状明显减轻，鼻炎症状未再发作。体力增强，多汗、口干、怕热、多饮、多尿、食冷腹痛诸症均基本消失。纳眠可，二便调。现佩戴胰岛素泵，每日 26U 胰岛素。辅助检查：HbA1c 6.4%。生化：GLU 7.7mmol/L，ALT 18.9U/L，AST 21U/L，Cr 37.3μmol/L。处方：生麻黄 6g，黑顺片 6g 先煎，辛夷 6g，五味子 6g，黄连 3g，黄芪 30g，炒白术 9g，怀山药 15g，川贝母 3g，化橘红 9g，紫苏子 6g，桂枝 9g，防风 6g，生姜 15g，大枣 9g，葶苈子 9g，羌活 6g，桑枝 6g，胡芦巴 9g，菟丝子 9g，2 日 1 剂。

至 2016 年 7 月 25 日八诊，患儿过敏及易感症状基本消失，手足转温。BMI 增至 17.3kg/m^2，改用升阳益胃汤加减治疗，一方面巩固对过敏性哮喘和鼻炎的疗效，同时运用益气补虚之法调治 1 型糖尿病。处方：黄芪 15g，炒白术 9g，陈皮 9g，大腹皮 9g，辛夷 6g，鹅不食草 9g，淫羊藿 9g，葶苈子 6g，紫苏子 6g，羌活 15g，防风 15g，生姜 9g，2 日 1 剂。

以上方加减调治，至 2017 年 5 月 8 日十二诊，患儿未有明显过敏症状出现，血糖控制良好，HbA1c 6.0%。

分析：该患儿素体偏弱，每感冷空气辄发作过敏性哮喘或过敏性鼻炎，出现咳嗽、气喘等本虚标实症状。患儿先天禀赋不足，五脏皆柔弱，发为消瘅。初诊见口干多饮多尿，伴消瘦，怕热多汗，是脾肾亏虚，中焦胃热，故以干姜、黄连、赤芍、知母清热养阴，取干姜黄连黄芩人参汤之意，以知母易黄芩，兼顾消瘅肾水亏损特点，加赤芍凉血清热，针对消瘅者“血气逆留，髋皮充肌，血脉不行，转而为热”的病理特点，并加黄芪、炒白术、怀山药健脾补气，此几味是针对消瘅脾肾不足，火热阴虚之热、虚病态治之。患者同时有过敏性鼻炎、过敏性哮喘病史，且平素易感冒，其本是先天不足，表现为肺卫虚寒，故同时合用麻黄附子细辛汤温阳散寒解表，并加五味子酸敛肺气，辛夷走窜通鼻窍。二诊时因咳嗽咳痰症状加重，故加川贝母、化橘红、紫苏子宣降肺气、化痰止咳。此后又加桂枝、桑枝、羌活、防风以温阳散寒、祛风解表除湿，是按风湿伏邪论治哮喘，加胡芦巴入肾、膀胱经，温补肾气，《证类本草》载胡芦巴“主元脏虚冷气。得附子、硫黄，治肾虚冷，腹胁胀满，面色青黑。得香子、桃仁，治膀胱气甚效”。在《圣济总录》中有用胡芦巴丸治疗肾脏虚冷的论述，《汤液本草》载：“得香子、桃仁，治膀胱气甚效。腹胁胀满，面色青黑，此肾虚证也。”现代研究证实，胡芦巴具有降血糖、抗氧化活性、保护肾脏等作用[42]。八诊时患儿哮喘及鼻炎症状大为缓解，但此后药方仍加用辛夷、鹅不食草走窜通窍，现代研究证实，辛夷能减轻肥大细胞释放组胺，发挥明显的抗炎、抗过敏作用，并且能够改善T淋巴细胞Th1/Th2的免疫失衡状态，减轻哮喘大鼠模型的气道损害，鹅不食草可显著降低模型动物血清中组胺含量，减轻过敏性鼻炎症状及鼻黏膜组织病理损伤。临床中，辛夷、鹅不食草常用于治疗过敏性鼻炎、支气管哮喘等过敏性疾病[43-44]。葶苈子、紫苏子化痰平喘，防风、羌活祛风湿伏邪，淫羊藿补肾固本，在调治糖尿病的同时巩固之前对哮喘的疗效。研究表明，淫羊藿能够提高实验小鼠腹腔巨噬细胞吞噬百分率和吞噬指数，并能明显促进小鼠脾脏淋巴细胞转化功能和促进自然杀伤细胞活性，明显提高实验小鼠免疫功能，同时还具有镇咳、祛痰与平喘作用，临床中常用于治疗慢性支气管炎等呼吸道疾病[45]。经过近2年的治疗，患儿过敏性哮喘及鼻炎的发作频率及程度均得到了明显的改善，乏力汗出等虚损的症状亦有明显好转。

按：哮喘、过敏性鼻炎等反复发作性疾病，实属脏腑风湿病范畴。风寒湿等外邪留着脏腑，蛰伏藏匿，若脏腑功能低下，易生痰、湿、瘀等病理产物，宿邪与之混杂，则宿邪愈发难祛，日久胶着遂成顽疾。再遇外邪引诱，内外相合，则致疾病复发，如《时方妙用》论哮病：“哮喘之病，寒邪伏于肺前，痰案结于肺膜，内外相应，一遇风寒暑湿燥火之伤即发。”因此，对于脏腑风湿病，治疗首务是透邪，如《钱塘医话》言：“凡属有病，必有留邪，须放出路，方不成痼疾。”越是伏痰，越是劲哮；伏邪越久，越是缠绵。伏痰一动，哮喘形将安附？新感引发，正是除邪时机。沉年痼哮，伏痰伏邪为其根基。伏痰老炼，在益气健脾化痰之六君子基础上，需动痰引痰温痰，伏痰方出。动痰用止痉散，引痰用葶苈苏子，温痰用桂枝干姜。伏邪固深，需透邪外出，方能断除病根，三痹汤逐伏邪最为给力。至于平喘止喘，皆应急之法，急性发作期可当顶药，仅此断难祛根。

第八节 糖尿病合并高尿酸血症

秦皮、威灵仙药对治疗糖尿病高尿酸血症

（1）丁某，男，48岁，2008年7月14日初诊。发现血糖升高4个月。2008年3月患者无明显诱因出现口干、多饮、多尿，于当地医院检查，发现FBG 9.5mmol/l，尿GLU（++++），尿Pro（+），初步诊断为糖尿病，开始口服二甲双胍片，早250mg，午

500mg，晚 250mg。血糖控制在 FBG 7～10mmol/L，2hPG 11～13.4mmol/L。半年内体重下降 11kg（原 95kg 降至现 84kg）。刻下症：双下肢沉重乏力，行走时间长则加重。手足多汗，汗出湿黏。右手麻木，腰痛，双目干涩，眼痒。伤口不易愈合，性功能减退。小便无力，排尿不畅，小便分叉。舌暗红，苔黄腻，舌底红，舌下络脉滞，脉弦滑。2008 年 6 月 25 日查 CHO 4.4mmol/L，TG 2.9mmol/L，LDL 3.02mmol/L，UA 669μmol/L。HbA1c 10.4%。当日 BP 118/82mmHg。既往前列腺增生病史 2 年。身高 184cm，体重 84kg，BMI=24.8kg/m^2。

西医诊断：糖尿病，高尿酸血症，高脂血症，前列腺增生。

中医诊断：脾瘅。

辨证：湿热下注，瘀热阻络证。

治法：清利湿热，活血通络。

处方：二妙丸加减。

苍术 30g　黄柏 30g　苦参 15g　威灵仙 30g　秦皮 30g　黄连 30g　生大黄 3g　水蛭粉 3g[分冲]　鸡血藤 30g　首乌藤 30g

2008 年 8 月 18 日二诊。服药 30 余剂，双下肢沉重乏力明显缓解 80%左右，手足汗出减少，右手麻木、腰痛等好转，仍有小便不畅。2008 年 8 月 11 日查 UA 418μmol/L。上方加琥珀粉 3g[分冲]，汉防己 15g。

2008 年 9 月 23 日三诊。服药 30 余剂，小便不畅改善明显，余症进一步好转。2008 年 9 月 18 日查 CHO 4.2mmol/L，TG 0.87mmol/L，LDL 2.01 mmol/L，UA 282μmol/L。HbA1c 8.0%。FBG 6.1mmol/L，2hPG 9.0mmol/L。

后患者多次复诊，血尿酸指标一直稳定于正常范围。

分析：肥胖患者，素多痰浊湿热内蕴，若湿热下注，浊毒入血，瘀热阻滞，可致血尿酸增高。而下肢沉重、手足汗出黏腻、小便不畅等均是湿热瘀阻之象，故治疗以清利湿热、活血通络为主。苍术、黄柏、苦参清热燥湿解毒，尤擅清下焦湿热；威灵仙、秦皮祛风除湿，现代药理学研究证实，二药具有明显的促进尿酸排泄作用，是治疗高尿酸血症的常用药对。生大黄、水蛭粉、鸡血藤、首乌藤活血化瘀通络，黄连苦寒清热，兼顾降糖。二诊，下肢沉重乏力明显缓解，手足汗出减少，可见湿热瘀阻之势已有缓解。仍有小便不畅，故加琥珀粉化瘀利尿，汉防己祛风除湿利尿，在原方清利通络基础上继增利尿之功，以增加浊毒湿等邪排泄途径。三诊时，血尿酸已降至正常，诸症进一步好转，可转而重点降糖。

（2）张某，男，40 岁，2009 年 12 月 14 日初诊。发现血糖升高 17 年。患者 17 年前因多饮、多尿发现血糖升高，确诊为 2 型糖尿病，10 年前开始间断服药治疗，血糖控制在 FBG 8～9mmol/L，2hPG 15～16mmol/L，发现血压、血尿酸升高 2 年余，现服药物控制。刻下症：全身乏力，晨起明显，头晕，背部沉重，活动后缓解。双下肢及面部水肿，双手时觉麻、胀、凉。听力下降，夜间偶有耳内轰鸣，双目视物模糊，眼干涩，易流泪。精神差，嗜睡，小便少，大便无明显异常。患者舌苔黄腻略厚，脉沉滑。身高 181cm，体重 98kg，BMI=29.9kg/m^2。患者嗜烟酒 20 余年，现仍吸烟，已戒酒，其父亲、弟弟均患有糖尿病。辅助检查：HbA1c 10%，UA 924.5μmol/L，TG 3.0mmol/L，CHO

6.88mmol/L，HDL 1.5mmol/L，LDL 4.38mmol/L，24h 尿蛋白 3.2g，Cr、BUN 正常。

西医诊断：2 型糖尿病，糖尿病肾病Ⅲ期，糖尿病周围神经病变，糖尿病视网膜病变，高血压 3 级（极高危），高脂血症，高尿酸血症。

中医诊断：膏浊。

中医辨证：浊热内蕴，气滞瘀阻证。

治法：清热泻浊，行滞通络。

处方：大黄黄连泻心汤加减。

酒军 6g　黄连 45g　三七 15g　黄芪 90g　芡实 30g　金樱子 30g　水蛭粉 3g 分冲　葛根 45g　知母 45g　红参 6g　生姜 5 大片

水煎服，每日 1 剂。嘱患者戒烟，控制体重，清淡饮食。

2010 年 4 月 21 日二诊。患者服药后下肢肿较前减轻，自觉双腿有发紧感，时有疼痛，双手偶发胀，腰酸痛，畏寒，无汗。小便量正常，夜尿 1～2 次，食欲可，睡眠一般，多梦。舌苔黄腻，脉沉。辅助检查：UA 571.6μmol/L，TG 6.23mmol/L，CHO 6.2mmol/L，HDL 1.4mmol/L，LDL 3.31mmol/L，24h 尿蛋白 2.2g。眼底检查：中度非增殖性糖尿病病变。调整处方：黄连 30g，清半夏 15g，瓜蒌仁 30g，苏叶 9g，生山楂 30g，酒军 15g，水蛭粉 3g 分冲，威灵仙 30g，云苓 60g，黄芪 45g，红曲 15g，炒杜仲 60g，仙灵脾 30g。水煎服，每日 1 剂。

2010 年 11 月 3 日三诊。患者乏力较前减轻，晨起眼肿，纳差，偶有头晕，大便干，2～3 日 1 次，小便可。舌苔黄腻，脉沉滑。辅助检查：UA 475.9μmol/L，TG 4.39mmol/L，CHO 5.85mmol/L，LDL 3.55mmol/L，24h 尿蛋白 3.12g。处方：黄芪 60g，酒军 9g，水蛭粉 3g 分冲，红曲 15g，威灵仙 30g，炒杜仲 60g，仙灵脾 30g，当归 15g，蜈蚣 4 条。水煎服，每日 1 剂。

2011 年 6 月 20 日四诊。患者双下肢水肿较前减轻，食欲、大小便可，睡眠可。舌苔黄腻，脉沉滑。辅助检查：HbA1c 7.5%，UA 550.0μmol/L，TG 2.6mmol/L，CHO 5.72mmol/L，HDL 1.13mmol/L，LDL 3.45mmol/L，24h 尿蛋白 0.28g。处方：黄连 30g，清半夏 15g，瓜蒌仁 30g，云苓 60g，酒军 9g，红曲 6g，水蛭粉 3g 分冲，黄芪 45g，金樱子 30g，芡实 30g，韭菜子 15g，威灵仙 30g。嘱坚持服药巩固疗效，随诊病情平稳，实验室检查指标未出现波动。

按：患者过食肥甘，嗜烟酒，有明确的家族史，向心性肥胖，实属“膏人”，初诊各项指标显著异常，头晕、乏力、嗜睡、背沉、浮肿、苔腻而厚、脉沉滑，湿郁之态正盛，积“浊”明显。首选大黄黄连泻心汤加减，大黄泻热和胃、通腑逐郁、荡涤陈浊，大剂量黄连清中焦胃热，顽疾必用大剂量方可去之，现代药理研究还表明，黄连中的生物碱具有协同降糖作用，二药共奏清热降浊之效。黄芪“直入中土而行三焦，故能内补中气”，大剂补气，气足则行，中气调畅，郁除满散，改善土壅之滞。《本草纲目》记载葛根“具清热、降火、排毒诸功效”，现代医学研究表明，葛根具有降压、稳定脑血管功能、改善糖脂代谢、抗氧化等作用[46-47]，于此合黄连寓葛根芩连汤之意，祛胃肠之湿热。水蛭破瘀血不伤新血，与大黄配伍可祛瘀通经散结。《本草纲目拾遗》云：“人参补气第一，三七补血第一，味同而功亦等，故称人参三七，为中药中之最珍贵者。”红参温润，三七行瘀，合黄芪气运血通，气行血畅则“浊”不沉积。患者有大量蛋白尿漏出，故加用水陆二仙丹固肾涩精，临床上用于治疗肾脏疾病引起的蛋白尿具有显著疗效，减缓肾病进展。二诊患者尿酸由924.5μmol/L降至571.6μmol/L，说明清热降浊之法卓效，药证相符。但舌苔仍黄腻明显，因而在初诊处方基础上采用清热化痰开郁之法，方用小陷胸汤，继予大剂量黄连清热泻火，配以半夏辛温化痰蠲饮，辛开苦降而散郁结，并去黄连苦寒之性而存其降糖之用，瓜蒌甘寒清润，清化热痰，理气宽胸，散结润下，共奏分消痰热、宽胸散结之功。患者尿蛋白较前减少，而诉有腰酸痛、双下肢发紧感，易水陆二仙丹为炒杜仲、仙灵脾，意在补肾而缓图其本。患者脂浊顽固，故用红曲、山楂，加大化浊祛浊之力。加用威灵仙巩固血尿酸水平。三诊患者血尿酸、血脂改善明显，诉有纳差、头晕，于此加用当归，配伍黄芪意当归补血汤，使气血行而正气生，气血畅则湿瘀痰浊无所匿藏。并加用蜈蚣活血通络、补虚强体，可显著改善微循环。四诊患者症状明显改善，各项检查指标良好，故守法，清热化浊，通络行滞，标本兼顾。

【小结】

高尿酸血症与代谢紊乱有关，多伴有肥胖、糖尿病、高血压、高血脂或心脑血管病。糖尿病合并高尿酸血症，多因于饮食不节，恣食肥甘厚味，或先天不足，肾气亏虚，病机有虚实两端，实者多为湿热瘀浊内蕴，虚者多为脾肾亏虚，临床多见虚实夹杂，而利湿祛浊是治高尿酸血症基本之法。威灵仙、秦皮祛风除湿，经现代药理研究证实可促进尿酸排泄，有效降低血尿酸[48-49]，临证时，还可配合秦艽、汉防己等利水祛湿之品，以增加湿浊排泄途径。

第九节　糖尿病合并脂肪肝

本节主要讨论非酒精性脂肪肝。非酒精性脂肪肝是一种无过量饮酒史，以肝细胞内三酰甘油蓄积过多和弥漫性肝细胞脂肪变性为主要病理特征的临床综合征。该病后期可演变成肝硬化甚至是肝衰竭。非酒精性脂肪肝与胰岛素抵抗密切相关，70%～80%的肥胖及糖尿病患者同时合并非酒精性脂肪肝。现代医学对非酒精性脂肪肝的治疗以病因治疗为主，结合应用调脂、降脂药物，疗效远非理想。降脂药物虽能降低血脂，却不能清除肝脏中沉积的脂肪，且多数降脂药促进血液中的脂质运输至肝脏进行代谢排泄，使用不当易加重肝脏负担，引起肝损伤及脂肪沉积加剧；有的药物还对肝脏有一定的毒副作用[50-51]。

中医学虽无“脂肪肝”的病名，但根据临床表现一般将本病归属于“积聚”、“胁痛”、“癥瘕”、“肥气”、“臌胀”、“痰浊”、“瘀血”、“痞证”等范畴。过食肥甘厚味，或感受湿热疫毒，或情志失调，或久病体虚等均可引发本病。其基本病机，多是湿阻、痰凝、气滞、血瘀、食积、热蕴等，致肝胆失于条达，气血运行不畅，如《景岳全书·杂证谟·积聚》说：“积聚之病，凡饮食，血气，风寒之属皆能致之。”

1. 小陷胸汤合四逆散加减治疗糖尿病合并脂肪肝痰热互结，肝郁脾虚证

高某，男，34岁，2007年1月8日初诊。发现血糖升高2年，脂肪肝1周。患者2年前因口苦甚查血糖升高，FBG 14.5mmol/L，口服二甲双胍、阿卡波糖片等。1周前体检发现ALT增高，同时B超诊断为脂肪肝。就诊时症见：神疲乏力明显，口干口渴，口不苦，心情郁闷不舒，纳差，大便稀溏，每日2～3次，眠差。舌暗红，苔黄腻，脉沉弦，略滑数。2007年1月2日查ALT 201U/L，AST 76U/L，TG 2.07mmol/L。身高176cm，体重76kg，BMI=24.5kg/m^2。

西医诊断：糖尿病，脂肪肝。

中医诊断：脾瘅。

中医辨证：痰热互结，肝郁脾虚证。

治法：清热化痰，疏肝理脾。

处方：小陷胸汤合四逆散加减。

黄连30g　清半夏9g　全瓜蒌30g　柴胡15g　枳实9g　白芍15g　生山楂30g　五味子15g　生大黄3g　干姜9g

2007年3月19日二诊。服药42剂，患者口干渴明显好转，仍觉乏力，腹泻肠鸣，每日5～6次，舌暗红，苔厚腻，脉弦。2007年3月15日查ALT 68U/L，AST 42U/L，TG 1.13mmol/L。调整处方：清半夏9g，黄芩30g，黄连30g，干姜9g，太子参30g，云苓30g，生山楂30g，红曲9g。

2007年4月30日三诊。服药40剂，患者大便已调，仍有乏力，偶发心慌胸闷，眠差多梦，舌红，苔黄腻。查ALT 52U/L，AST 29U/L。调整处方：黄连30g，清半夏9g，瓜蒌仁30g，五谷虫30g，红曲6g，五味子15g，虎杖15g，芦荟6g，干姜6g，降香9g。

2007年5月31日四诊。连续服药30剂后，ALT 38U/L，AST 24U/L，TG 1.02mmol/L。多于午后出现情绪急躁、烘热汗出之症。上方加龙胆草15g，夏枯草15g，丹参30g。服上方20剂后，诸症均有明显改善。嘱其注意生活调摄，包括清淡饮食、饮食有节、适当运动等，以巩固疗效。后随访1年，肝功能及血脂维持在正常值左右。

分析：本例患者表现出心情郁闷不舒，口干渴，舌暗红，苔黄腻，脉沉弦，略滑数等痰、气、热交结的证候，为长期过食肥甘厚味而伤脾生痰，痰湿阻滞中焦使气机不畅，且蕴久化热，而最终形成痰热、气滞为主要环节的“土壅木郁”，此证非涤痰热则胶结之邪难除，不疏气机则枢机难复，遂拟清热祛痰、疏肝理气为治。小陷胸汤出自《伤寒论》，由黄连、法半夏、瓜蒌仁组成，具清热化痰、宽胸散结之功。方中瓜蒌仁善“涤痰结”，“若郁痰浊，老痰胶，顽痰韧，食痰黏，皆滞于内不得开降，致成气道胸闷，可涤膈间垢腻”（《本草纲目》），足见其荡涤痰结力峻；黄连苦寒，苦以降气，寒以制热，为清热下气之良药；半夏辛温，辛以开气，温以散结，为化痰蠲饮之要药；更用四逆散疏肝理气；山楂消食化积，散瘀行滞，《本草纲目》载其“化饮食，消肉积，癥瘕痰饮，滞血痛胀”，故本药既可消食积，祛浊气，又可散瘀血，破癥瘕，奏祛宛陈莝之功；生大黄荡涤肠胃、活血祛脂，使脂浊假道阳明而出；同时，患者有神疲乏力，纳差，大便稀溏等脾气弱、正气渐衰一面的表现，本方侧重祛邪，药多克伐，需以扶正佐之，故以

干姜温中散寒，健运脾阳；五味子益气生津，收敛止泻，如李杲谓其能“治泻痢，补元气不足”，明代李时珍在《本草纲目》中说“酸咸入肝而补肾，辛苦入心而补肺，甘入中宫益脾胃”，且现代药理研究证实，五味子具有降脂、降糖、提高免疫功能的作用，并通过促进肝内有毒物质排泄起到肝保护作用[52]。诸药合用，使肝木条达，脾土健运，气机宣通，血脉畅行，湿痰瘀得除，脂浊难凝，则其病可除。二诊时肠鸣腹泻是患者最不适症状，脾虚胃热，湿瘀互结成为主要矛盾，故此时应治以益气清胃，渗湿祛瘀，以半夏泻心汤加减。三诊时，因患者近来脾胃功能已有恢复，而痰热湿浊之邪较盛，故仍以小陷胸汤为主加减以清化痰热，祛湿降浊；加虎杖，因其入肝经，功能清热利湿，活血散瘀解毒，现代药理学证实虎杖对血糖及脂质具有调节作用，其提取物可用于治疗代谢综合征，同时能够抗氧化及抗血栓形成，扩张血管，保护心肌[53]；加芦荟清肝泻火，降香辛香疏络。四诊，转氨酶已降至正常，而见情绪急躁、烘热汗出之症，为湿热郁于肝经的表现，故加夏枯草、龙胆草清肝泻火，因痰浊停滞日久，脉道不利，瘀血滋生，故加丹参行血祛瘀。

2. 大柴胡汤加减治疗糖尿病合并脂肪肝肝胃郁热，湿瘀互结证

佟某，男，25岁，2007年6月21日初诊。发现血糖升高3年，脂肪肝4年。患者4年前体检发现脂肪肝，后因消瘦查血糖升高。因未规律服药，ALT最高曾达500U/L。就诊时症见：双目干涩、疼痛，时有头晕，口干渴，全身乏力，溲黄便干，眠安。舌略红，苔干略黄，脉滑数。2007年1月30日查ALT 200U/L，肝炎病毒检测均为阴性。形体肥胖，体重75kg，身高170cm，BMI=26kg/m^2。

西医诊断：糖尿病，脂肪肝。

中医诊断：脾瘅。

辨证：肝胃郁热，湿瘀互结证。

治法：疏肝清胃，祛湿化瘀。

处方：大柴胡汤加减。

柴胡15g　黄芩30g　生大黄6g　黄连30g　干姜6g　知母30g　乌梅15g　生山楂30g

2007年7月5日二诊。服上方14剂，双目干涩、疼痛消失，口干渴、乏力及便干等症均减轻，仍时有头晕。6月23日查ALT 314U/L，AST 161U/L。上方加五味子30g，红曲6g，夏枯草30g，水蛭6g。

2007年9月6日三诊。连续服药2个月后，头晕减轻，略感乏力，易汗出，9月4日查ALT 145U/L，AST 22U/L，续以上方去夏枯草、水蛭，加虎杖15g，红参6g，神曲30g，红曲加为9g。

2007年11月8日四诊。继服2个月，患者无明显不适，11月6日查ALT 42U/L，AST 25U/L。

后患者多次复诊，肝功能维持于正常范围。

分析：此患者既有目痛、头晕等肝胆火旺之症，又具形体肥胖、大便秘结、口干、舌红苔黄等湿热中阻之阳明病症状，故在大柴胡汤清肝利胆、清泻腑热基础上，加用清热、活血之品，使其更符合脂肪肝病人肝胃郁热、湿热瘀阻的证候特点。方中柴胡苦辛微寒，归肝胆经，疏肝理气，清肝退热；黄芩、黄连配合知母，清泻中、上二焦邪热，同时苦寒之性又可燥湿；乌梅生津止渴；生山楂既可消食积，祛浊气，又可散瘀血，破癥瘕，有祛宛陈莝之功；大黄苦峻走下，在大柴胡汤中既能泻热破结，荡涤气分邪热，使阻滞之气机通畅，蕴结之邪热消除，更能泻热化瘀，荡涤血分邪热，使蓄留之瘀血化解，膏浊瘀血假道阳明而出；二者配伍使血中之热清，络中之滞通。

【小结】

非酒精性脂肪肝的发展是个动态的过程，应明确病人所处的病理阶段、抓住主要矛盾或病情的本质，分阶段施以合理针对性的治法。在脂肪肝早、中期，由于病人嗜食肥甘厚味，水谷精微化生为脂膏，“溢于外则皮肉膏肥，余于内则膏脂丰满”，故多余脂膏腻滞中焦之气，有碍脾胃升降，致运化失健，则水湿不化，津液不布，为湿为痰；或所思不遂，情志不舒则导致肝气郁结，气血运行不畅，又因“津液稠，为痰为饮，积久渗入脉中，血为之浊”，膏浊相互搏结，聚滞于肝形成脂肪肝，故此阶段以膏脂积聚于肝脏为本；随着病情进展，膏浊入血，阻碍血行，血瘀之征渐露；当发展至肝纤维化和肝硬化时，血瘀痰湿膏浊互结居多；病程后期肝脾肾俱虚，既有肝脾气血亏虚，肾精耗损，又伴瘀血膏脂痰浊蓄久成毒积于体内，多为本虚标实之证。

非酒精性脂肪肝的病机多为肝郁脾滞，中焦大气不转，气机升降失调，精微物质不归正化，聚而为膏，入血为浊，最终导致了膏浊异常沉积，膏浊相互搏结，聚滞于肝形成脂肪肝。针对病机特点，本病基本治则如下。

（1）重视肝脾治其本：脂肪肝发病过程中，肝脾二脏功能失调是病机的关键，故临证时重视肝脾以治其根本。《中西汇通医经精义》曰“凡膏油皆脾所生物，……脾气足则内生膏油，透于外则生肥肉。”《灵枢》中载“五谷之津液，和合而为膏”，就是说，膏的生成主要是由脾胃运化水谷精微而成的，若饮食不调，伤及脾胃，碍及膏的生化，使之清从浊化，壅于体内则为病。周学海的《读医随笔》强调：“凡病之气结、血凝、痰饮、积聚……皆肝气不能调畅所致也。”明确指出，肝失疏泄，气机失调是引起气滞、血瘀、痰饮等病证的关键。因肝脾两脏在生理上相互依赖，在病理上相互影响，故肝与脾的关系特别是肝与脾的乘侮关系值得重视。《素问·宝命全形论》曰：“土得木而达”，肝主疏泄，有助于脾胃气机的升降，肝气和顺，气枢常运，则脾升胃降调和，即《血证论·脏腑病机论》云：“木之性主于疏泄，食气入胃，全赖肝木之气以疏泄之，而水谷乃化。”叶天士曰：“补脾必以疏肝，疏肝即所以补脾也。”健脾与疏肝法同用治疗脂肪肝即出此意。

（2）消膏降浊调肥脂：为消除膏的异常沉积，从消膏降浊入手治疗非酒精性脂肪肝，取得较好疗效，常用大黄、山楂、藏红花、虎杖、五味子等药物。大黄，性味苦、寒，归脾、胃、大肠、肝、心包经，能“下瘀血，破癥瘕积聚、留饮宿食，荡涤肠胃，推陈致新”（《神农本草经》），具有保肝利胆、降血脂等作用[54]。山楂，酸、甘，微温，归脾、胃经，《本草纲目》谓之能“化饮食、消肉积、痰饮、滞血痛胀”，具有解脂酶等作用，能降低血清总胆固醇、三酰甘油，可促进脂肪分解[55]。藏红花，性味甘平，入心、肝经，能活血化瘀，通经活络、调和气血、散瘀开结，《本草纲目拾遗》曰：“藏红花……干之可治诸痞。”《本草正义》认为“西藏红花，降逆顺气，开结消瘀”。虎杖味苦，性微寒，归肝、胆经，功能活血通经、利湿退黄、清热。虎杖15g、红曲6g、茵陈15～30g三味组成小方，功能利胆退黄降脂，可作为治疗酒精性肝炎、脂肪肝及脂肪性肝炎、胆汁淤滞等疾病的基础靶方。

第十节　糖尿病合并妇科疾病

女性因其经、带、胎、产的生理特点，易患各种妇科疾病，如阴道炎、多囊卵巢综合征等，尤其女性糖尿病患者更易合并妇科疾病，而妇科疾病往往又可导致血糖波动，成为“血糖难控因素”，影响糖尿病治疗。女性特有的肾-天癸-冲任轴与下丘脑-垂体-卵巢轴呈现对应关系[56]，因此女性生殖轴某一环节出现问题时，易影响内分泌系统，导致体内代谢进一步紊乱。糖尿病对女性卵巢功能的影响主要表现为月经初潮延迟、多囊卵巢综合征、月经不调、不排卵及更年期提前[57]。因此，当女性糖尿病患者合并妇科疾病时，除遵循基本治则外，还应注重对月经失调、外阴瘙痒等血糖难控因素的治疗，同时兼顾女性生理特点。

一、月经失调

《千金方》两地汤合二至丸加减治疗糖尿病合并月经不调阴虚肝旺，热郁胞宫证

芦某，女，37岁，1999年9月24日初诊。血糖升高6年。患者6年前住院检查时发现血糖升高，诊为2型糖尿病、糖尿病视网膜病变、糖尿病肾病。口服格列吡嗪控释片、阿卡波糖片，平时血糖控制良好，但每逢经期前后，血糖明显升高，餐后血糖在经期前1～2日开始升高达10～17.8mmol/L，持续5～6日。月经提前1周左右，量多，色紫红，有血块。就诊时见：面色隐红，口唇干燥，双目干涩，乳房胀痛，腰膝酸软，眼睑微肿。舌红，苔白，脉沉弦细。身高165cm，体重48kg，BMI=17.6kg/m^2。

西医诊断：糖尿病，月经失调。

中医诊断：消渴，月经先期。

中医辨证：阴虚肝旺，热郁胞宫证。

治法：滋阴清肝，凉血清热。

处方：《千金方》两地汤合二至丸加减。

生地18g　生地榆30g　女贞子12g　旱莲草12g　丹皮12g　地骨皮30g　龙胆草9g　乌梅9g　石榴皮15g　黄连3g　南沙参30g　天花粉30g

嘱患者每次月经前4日开始服药，每日1剂，连服4日，共服3个月经周期，降糖西药维持原量。此后观察4个月经周期，经期复常，经色、量、质均恢复正常，月经期前后血糖波动时间缩短至2～3日，血糖最高值未超过10mmol/L。

分析：糖尿病无论消瘅或脾瘅，“热”为病机关键，火热炽盛，日久则伤阴，火热与阴虚并见。此患者，火热伤阴，同时火热未清，以致肝肾阴虚，血热肝旺，热郁胞宫。肝肾阴亏，不能滋养双目、腰膝，则双目干涩，腰膝酸软；阴伤津亏，则口唇干燥；肝火偏旺，则面色隐红，乳房胀痛；血分有热，郁于胞宫则月经先期，量多，紫红。

生地、生地榆、丹皮，凉血清热，丹皮入肝经，尤擅清肝经血热，合龙胆草清泻肝火，女贞子、旱莲草合为二至丸，滋补肝肾，凉血止血；南沙参、天花粉滋阴生津；黄连苦寒清火，乌梅、石榴皮酸涩收敛，防火热炽盛，气阴耗散太过，同时合黄连为苦酸制甜之意。诸药配伍滋阴清火凉血兼敛气阴。

女子以肝为先天，肝藏血，肾藏精，精化血，肾中天癸主生殖发育，肝肾同源，精血互生；冲为血海，任主胞胎，血海盈亏有常，冲任调畅，月经正常来潮。因此月经失调与肝、肾、冲任关系最密切，其病机不外寒、热、虚、实四端，表现包括月经周期、月经量及月经持续时间等失调。消瘅者，性素急躁，肝郁血热，热扰冲任，则月经先期，量多，或经期延长，深红质稠；病久热盛伤阴，肝肾阴虚，冲任亏损，则月经量少，鲜红质稠，或经期缩短，或月经后期，甚则闭经；或因虚火扰动，血不归经，见月经先期，量多，经期延长；阴损及阳，肾阳不足，肾精亏损，则月经量少，色淡质稀，或经期延长，月经后期；脾瘅者，嗜食肥甘，素多痰湿，日久痰热瘀浊胶结，若阻滞冲任胞宫，则可见月经后期，甚者闭经。因此，临床治疗上，肝郁血热者宜清肝凉血，疏肝解郁，以丹栀逍遥散或清营汤加减；肝肾阴虚者，知柏地黄丸或六味地黄丸加减；阴虚血热者，《千金方》两地汤加减；肾阳不足者，金匮肾气丸加减；痰瘀阻滞者，以桃仁承气汤合小陷胸汤、二陈汤加减。

二、阴部瘙痒

滋肾通关丸加减治疗糖尿病合并阴部瘙痒肾阴亏虚，下焦湿热

杨某，女，54岁，2008年8月25日初诊。发现血糖升高4个月。2008年4月患者因出现尿频、尿不尽，于当地医院检查FBG 6.5mmol/L。2008年8月，因FBG波动于8～9mmol/L，于我院住院治疗，口服二甲双胍，0.5g，每日3次，格列齐特缓释片，60mg，每日1次，FBG 4～5.2mmol/L，2hPG 8～9mmol/L。刻下症：阴部瘙痒，尿频、尿余沥不尽，尿道灼热感，略口干，不欲饮。腰痛，手足偶有麻木，夜尿3次，自发病至今，体重减轻7kg。2008年8月20日，中段尿培养+药敏+鉴定示未生长致病菌。2008年8月17日，尿常规检查：WBC 100/μl，镜检WBC 2～3个/HP。2008年8月8日查血生化：GLU 5.96mmol/L，CHO 4.76mmol/L，TG 4.39mmol/L，HDL 0.9mmol/L，LDL 3.07mmol/L。身高155cm，体重63kg，BMI=26.2kg/m^2。舌淡红，苔薄黄腻，舌底瘀，脉沉弱。

西医诊断：糖尿病，阴部瘙痒症。

中医诊断：脾瘅，淋证。

中医辨证：肾阴亏虚，下焦湿热证。

治法：滋阴益肾，清利湿热。

处方：滋肾通关丸加减。

知母 30g　黄柏 30g　桂枝 9g　苦参 15g　车前草 30g　橘核 12g　生山楂 30g　红曲 12g　生姜 3 片

患者服药 14 剂，阴部瘙痒好转 50%，尿频、尿余沥不尽及尿道灼热感消失，口干渴好转 50%，夜尿减为 1 次，腰痛好转 50%。

患者继续服药半个月，阴部瘙痒全然消失。

分析：患者形体肥胖，素有痰湿膏浊堆积壅滞，日久化热发为糖尿病。痰湿膏浊与热胶结，形成痰热、湿热、浊热等，久则因热伤阴，形体失养，以致消瘦明显，因此其病程绝非几个月所能概之。体质改善非朝夕之事，故其痰热湿热浊热体质未变，又兼热邪伤阴，因而形成阴虚湿热。湿热下注，则阴部瘙痒、尿频、尿余沥不尽、尿道灼热感；阴虚津亏，则口干渴，然有湿热内蕴，故不欲饮；肾虚腰府失养故腰痛；舌淡红，苔薄黄腻均是阴虚湿热之象。

知母、黄柏、桂枝为滋肾通关丸，滋阴清热燥湿，擅治下焦阴虚湿热，《医方考》有言："知柏苦寒，水之类也，故能滋益肾水。肉桂辛热，火之属也，故能假之反佐。此《易》所谓水流湿，火就燥也。"以桂枝易肉桂，一则减辛热之性，二则因桂枝入膀胱经，化腑气，"膀胱者，州都之官，津液藏焉，气化则能出矣"，从而使膀胱之腑气化正常，小便复常。苦参，清热燥湿杀虫，研究表明，苦参能够抗病原微生物，对大肠埃希菌、金黄色葡萄球菌、甲型链球菌、乙型链球菌等均有明显抑制作用，常用于治疗泌尿系感染[58]。橘核，入足厥阴肝经气分。车前草，清热利尿，张侍峰云："此药外白内青，体具金木，而内含春气发陈之用，味苦而腥，又得降下疏泄之力。"疏通下焦气机，具有抗菌及利尿作用[59]。患者形体肥胖，素体痰脂膏浊堆积，故以生山楂消导降脂，红曲消膏降浊，合黄柏苦酸制甜。另加生姜 3 片护胃。

阴部瘙痒主要与阴虚和湿热相关。火热伤阴，肝肾阴亏，肝者，环绕阴器，肾者，开窍于二阴，阴津亏损则前阴失于润泽，以致瘙痒难忍；或素体多痰湿，蕴久化热，湿热下注，致阴部瘙痒；或湿热伤阴，二者相兼为患。临床治疗上，火热伤阴者，滋阴清火，知柏地黄丸加减；湿热下注者，清利湿热，龙胆泻肝丸加减；阴虚湿热者，滋阴利湿，滋肾通关丸加减。

三、多囊卵巢综合征

桂枝茯苓丸加减治疗糖尿病合并多囊卵巢综合征痰瘀阻滞，癥瘕结聚证

徐某，女，34 岁，2007 年 2 月 4 日初诊。血糖升高 1 年，月经不调 15 年。患者 15 岁出现闭经，间断口服黄体酮维持月经周期。2003 年月经量突然增多三倍，并有大量血块，最大者似鸡蛋大小，患者未予重视。2006 年体检时发现血糖升高，FBG 8.2mmol/L，开始口服二甲双胍片 500mg，每日 3 次，血糖控制尚可，FBG 5～7mmol/L，2hPG 8～9mmol/L。2007 年初上症再次发作，经血量大且淋漓不止。行清宫术方止血，之后规律

口服避孕药以维持月经周期。B 超诊断为多囊卵巢综合征。刻下症：乏力，困倦，气短，余无明显不适。2006 年 12 月查胰岛功能：INS 0h 341.4pmol/L，1h 1246.9pmol/L，2h 2050.1pmol/L；C-P 0h 1.02nmol/L，1h 2nmol/L，2h 3.69nmol/L。舌淡，苔薄白，脉细弱。身高 160cm，体重 68kg，BMI=26.6kg/m^2。

西医诊断：糖尿病，多囊卵巢综合征。

中医诊断：脾瘅，癥积。

辨证：痰瘀阻滞，癥瘕结聚证。

治法：活血祛瘀消癥，化痰消膏降浊。

处方：桂枝茯苓丸加减。

川桂枝 15g　云苓 90g　桃仁 12g　白芍 30g　莪术 30g　鸡血藤 30g　丹参 30g　黄连 30g　黄芩 30g　干姜 6g　生山楂 30g　红曲 15g

分析：患者自幼闭经，曾有两次崩漏病史，第二次行清宫术方止血，可知其体内瘀血深痼，积成癥瘕；其形体肥胖，知素有痰湿内蕴，血不利则为水，瘀血内阻，津液代谢障碍，化湿化痰，加重痰湿，影响脾之运化，精微输布，则聚而成膏成脂，肥胖更甚；两次出血，致气血亏虚，故见乏力，困倦，气短。瘀血痰浊是其致病根源，因此活血祛瘀消癥是治疗之首务，同时化痰利湿、消膏降浊以改善体质。

川桂枝、云苓、白芍、桃仁，为桂枝茯苓丸，桂枝通肝阳，白芍滋肝阴，二者通调血脉，云苓运心气，桃仁监督其间，领诸药抵于癥痼而攻之，使瘀结去而新血无伤。研究发现，桂枝茯苓丸可对卵巢产生直接影响，对性激素进行调节促进排卵，临床常用于治疗子宫内膜异位症、子宫肌瘤等疾病[60]。重用云苓 90g，求其健脾利湿化痰之力大功专；莪术，破血逐瘀，其力峻猛，为治疗癥瘕积聚之要药；鸡血藤、丹参，养血活血，“一味丹参，功同四物”，二者还可防莪术之峻猛伤血之弊；黄连、黄芩，苦以制甜，临证用之，可有效减轻胰岛素抵抗，配干姜辛热以护胃；生山楂、红曲，消膏降脂降浊，以改善膏脂痰浊壅滞之体质。

患者服药 90 剂，气短消失，乏力、困倦减轻 90%。血糖控制理想，FBG 5～6mmol/L，2hPG 6～7mmol/L。复诊前胰岛功能检查：INS 0h 86.5pmol/L，1h 194.3pmol/L，2h 629.2pmol/L；C-P 0h 0.85nmol/L，1h 1.2nmol/L，3h 1.67nmol/L。

多囊卵巢综合征（PCOS）是青春期和育龄期妇女十分常见的内分泌紊乱性疾病，其病因尚在探索中。近几年研究发现，PCOS 不仅影响患者生殖功能，还存在多方面的代谢障碍。其基本临床表现是胰岛素抵抗和血浆雄激素水平增高，月经稀发或闭经，稀发排卵或不排卵，多毛。尽管 PCOS 的致病原因未明，但较多临床和实验证据支持胰岛素分泌和作用异常学说。胰岛素抵抗是其固有特性，同时 PCOS 患者的胰岛 B 细胞功能亦受损，第 1 相胰岛素分泌不足。可以说，PCOS 和糖尿病具有共同的病理基础，糖尿病可诱发 PCOS，而 PCOS 患者也易于合并糖尿病。二者可互为因果[61]。

痰湿瘀浊是 PCOS 的重要致病因素，尤其肥胖型糖尿病患者，素体痰湿、痰浊内蕴，病久则络损血瘀，致痰湿瘀浊互结。痰湿瘀血壅滞冲任、胞宫，可出现月经后期、闭经、不孕；痰湿膏脂充溢，则形体易胖；痰湿气血互结为癥瘕。因此涤痰祛湿清浊，活血化瘀消癥是其基本治则，而糖尿病基本病机是“热”，故治疗亦应重视清“热”，或清痰热，或祛湿热，临床常以小陷胸汤、桂枝茯苓丸等加减。

四、更年期综合征

1. 交泰丸合知柏地黄丸加减、大柴胡汤加减治疗糖尿病合并更年期综合征阴虚火旺，心肾不交证

韩某，女，46岁，2008年8月6日初诊。血糖升高1年。患者2007年体检时发现空腹血糖升高，确诊为2型糖尿病，一直服用二甲双胍、阿卡波糖片、渴乐宁胶囊等药，血糖控制一般，FBG 7～10.5mmol/L，2hPG 12mmol/L左右。现口服二甲双胍，0.25g，每日2次，阿卡波糖片，50mg，每日2次，渴乐宁胶囊，4粒，每日3次。刻下症：怕热汗多，阵发烘热，情绪急躁，心烦甚，头晕，失眠，记忆力减退，多食易饥，手指尖发胀，夜间足跟痛，月经不规律，时有时无，月经量多，血块多色暗。小便灼热，大便可。2008年8月5日查血生化：GLU 7.81mmol/L，CHO 5.9mmol/L，TG 9.59mmol/L，LDL 3.27mmol/L，VLDL 4.36mmol/L。尿常规：WBC 100/μl，Pro 25mg/dl，GLU 100mg/dl，KET 5mg/dl，ERY 10/μl，尿镜检WBC 8～10个/HP。既往高脂血症，未服药治疗。舌红，边齿痕，苔薄黄干，舌底瘀。脉沉细数。身高163cm，体重68kg，BMI=25.6kg/m^2。

西医诊断：糖尿病，更年期综合征，泌尿系感染，高脂血症。

中医诊断：脾瘅，淋证。

中医辨证：阴虚火旺，心肾不交证。

治法：滋阴降火，交通心肾。

处方：交泰丸合知柏地黄丸加减。

黄连30g　肉桂6g　知母30g　黄柏30g　生地30g　煅龙牡各30g（先煎）　炒枣仁30g　五味子9g　生山楂30g　红曲15g

配合中成药六味地黄丸，6g，每日3次。

分析：更年期女性，阴虚火旺，火热内蒸，则怕热、烘热；迫津外泄则汗多；热扰心神则情绪急躁，心烦甚；火热冲迫，则头晕，指尖发胀；迫血妄行则月经量多，血块多；肾水下亏，不能上济心火，心肾不交则失眠。虚火内灼前阴则见小便灼热。舌红，苔薄黄干，脉沉细数均是阴亏之象。黄连、肉桂，交通心肾；知母、黄柏、生地，滋阴清火，煅龙牡敛汗，炒枣仁、五味子，养心安神，酸敛气阴，同时合黄连、黄柏，苦酸制甜；生山楂、红曲消膏降脂降浊。配合六味地黄丸增强滋阴益肾之力。

患者2008年8月27日复诊，自诉服药17剂后，烘热汗多，心烦失眠明显好转，手胀减轻，小便灼热消失。但因家中有事，未再服药，近1周持续紧张焦虑，情绪急躁，现眩晕，头顶胀痛，怕热汗多，失眠，寐不实。2008年8月19日生化检查：CHO 5.62mmol/L，TG 11.68mmol/L，LDL 2.8mmol/L，VLDL 5.31mmol/L。尿常规：WBC 25/μl，Pro（−），GLU 100mg/dl，KET 5mg/dl，ERY 250/μl。HbA1c 7.5%。

患者因情志刺激，致肝郁化热化火，病机发生转变，肝热肝火成为矛盾主要方面，因此上方已不再切合病机，需另立处方，故投以大柴胡汤加减，清泻肝经郁热。

柴胡15g 黄芩45g 黄连30g 知母45g 生大黄3g 炒枣仁45g 红花9g 红曲15g 生姜3片

柴胡、黄芩、生大黄为大柴胡汤之主药，清泻肝经郁热；知母滋阴清火；黄连合黄芩苦寒清火，苦寒降糖；炒枣仁养心安神，合芩、连苦酸制甜；红花凉血活血，清肝经血热，红曲消膏降脂。另加3片生姜护胃。

患者服药14剂，自诉诸症好转，眩晕减轻80%，头顶胀痛减轻50%，怕热汗出减轻50%，失眠好转40%。

后患者多次复诊，眩晕、失眠、怕热汗出等症逐渐好转至基本消失，病情稳定，血糖控制较好。

2. 当归六黄汤加减治疗2型糖尿病合并更年期综合征阴虚火旺证

患者，女，50岁，2010年3月22日初诊。血糖升高2月余，燥热汗出1年。近1年月经不规律，量渐少，伴燥热汗出，逐渐加重，2个月前发现血糖升高，现服用瑞格列奈片，1mg，每日3次。刻下症：自汗，盗汗，身燥热，头晕，乏力，口干，心烦易怒，善太息，眠差，耳鸣，大便日2～3次，小便频，夜尿每晚1～3次，舌苔腻微黄，脉沉细弱。既往有冠心病、高脂血症病史。2010年1月26日检查：HbA1c 11.1%，FBG 15.76mmol/L，TG 4.42mmol/L。2012年3月10日FBG 13.2mmol/L，2012年3月22日2hPG 21.4mmol/L。

西医诊断：2型糖尿病，更年期综合征，高脂血症。

中医诊断：脾瘅。

中医证型：阴虚火旺证。

治法：滋阴泻火。

处方：当归六黄汤加减。

当归15g 黄芪20g 黄连12g 肉桂2g 知母30g 黄芩30g 红曲6g 煅龙牡各30g 先煎

2010年4月19日二诊。仍心烦易怒，善太息，盗汗，身燥热，头晕稍减轻，仍有乏力、耳鸣、眠差，夜尿1次，舌稍红，苔薄白，脉略细数。2010年4月8日检查：HbA1c 10.1%，FBG 11.5mmol/L，CHO 5.38mmol/L，TG 1.6mmol/L，LDL 3.46mmol/L。处方：2010年3月22日方加五味子30g，生姜3片，黄连加至30g，肉桂加至15g。

2010年5月17日三诊。心烦易怒、盗汗减轻70%，乏力、头晕减轻，精神状况好转，耳鸣，夜间盗汗，眠可，二便调，舌有瘀斑，苔黄，底滞，脉偏沉细。2010年5月10日检查：HbA1c 9.3%，CHO 4.45mmol/L，TG 1.33mmol/L，LDL 2.94mmol/L。处方：2010年3月22日方红曲减为3g，加五味子15g，生姜5片，去煅龙牡。

2010年7月5日四诊。患者头晕、耳鸣、心烦易怒、夜间盗汗、睡眠均明显好转。现偶有头晕，眼干，纳可，眠可，二便调，舌暗淡，苔厚腻，脉沉细偏弱。实验室检查：HbA1c 7.3%，FBG 7.7mmol/L。

分析：《灵枢·口问》曰："上气不足，脑为之不满，耳为之苦鸣，头为之苦倾，目为之眩。"患者头晕、耳鸣皆为上气不足、清阳不升之象，加之乏力、自汗、二便频而脉弱等气虚失摄之征，可见患者已至虚态。而口干、心烦易怒、身燥热、眠差盗汗、苔微黄、脉沉细又为阴虚内热之象。可见患者气阴两虚，而余热未清。热邪耗伤气阴，余热未清，则气阴两虚之因不除，脏腑虚损之果难防。治疗当以滋阴益气而兼清余热。其中当归、知母养血滋阴，黄芪益气，黄连、黄芩、知母清其热而又有降糖之效，既调热态又降标靶。再以肉桂配黄连成交泰之势而调睡眠症靶，煅龙牡收敛固涩配黄芪益气固表而敛汗多之症靶。兼以红曲降脂，配芩连知母，糖脂同调，态靶兼治，终取糖降脂平、诸症转安之效。

当归六黄汤是调整更年期阴阳气血之效方，李东垣称之为“治盗汗圣药”。用此方时，少量用黄芪，常去熟地，以防滋腻。女性更年期，重在调血调肝，当归宜配制首乌；“年过四十而阴气自半”，故肾气不足加仙灵脾、枸杞子；多汗加煅龙牡、山萸肉；失眠加炒枣仁、夜交藤；心悸加苦参、生牡蛎。

更年期综合征是妇女常见病之一，是由于体内雌激素水平降低，在一段时间内出现的生殖生理变化和自主神经紊乱为主的症候群[62]。其表现为头晕耳鸣，精神萎靡，倦怠无力，心悸不宁，心烦易怒，失眠健忘，不思饮食，或面浮足肿，便溏溲多或烘然而热，面赤汗出，手足心热，腰膝酸软，月经紊乱，口干舌麻，肢体酸痛等。

中医常将其归属于绝经前后诸证、郁证及脏躁。是由于妇女年届七七，肾气渐衰，天癸将竭，冲任二脉空虚，精血亏乏，腑失去濡养，加之情志因素，使阴阳失调和脏腑之间失去平衡而发病。因心主神志，肝调畅情志，肾藏精主生殖，故主要脏腑在心、肝、肾，临床常见肝肾阴虚、肾虚肝旺、心肾不交、脾肾阳虚、心脾两虚、肝气郁结等证。由于糖尿病以“热”为基本病机，无论消瘅还是脾瘅，因热而虚，因热而损，因此糖尿病合并更年期综合征的女性患者，多表现肝热血热、肝肾阴虚、阴虚火旺、心肾不交等证候，滋阴清热，凉血降火是基本治法，临床常用大柴胡汤、知柏地黄丸、当归六黄汤、二至丸、六味地黄丸、交泰丸等。

第十一节　糖尿病合并颜面黄色瘤

生薏米、莪术药对合四君子汤加减治疗颜面黄色瘤痰瘀阻络，脾虚胃热证

程某，男，45岁，2007年9月17日初诊。患皮肤黄色瘤3年，血糖升高3年。患者于2004年无明显诱因出现左眼外侧眼睑点状深黄色斑块，隆起高于正常皮肤，形状不规则，表面光滑，诊为黄色瘤，未予治疗。3年来，皮肤病变范围在颜面不断扩散增大，同时伴血糖升高，FBG 6.7～7.7mmol/L，2hPG 8～9mmol/L。就诊时症见：双眼睑四周及口唇四周皮肤大面积多发增生样黄斑状改变，高于正常皮肤，不规则形状，表面光滑，伴皮肤瘙痒，黄斑按之发硬，视物模糊，双脚底麻木发凉，口干口苦，纳食正常，夜寐多梦，二便自调。舌质红暗，苔薄白，舌下静脉增粗，脉沉细数。双下肢动脉彩超示双下肢动脉硬化。血脂未见异常。身高174cm，体重79kg，BMI=26kg/m^2。

西医诊断：黄色瘤，糖尿病，动脉硬化。

中医诊断：睥生痰核，脾瘅，脉痹。

中医辨证：痰瘀阻络，脾虚胃热证。

治法：化瘀消痰，健脾清胃。

处方：四君子汤加减。

生薏米 60g　莪术 20g　云苓 120g　党参 30g　黄芪 20g　黄芩 30g　黄连 30g　干姜 15g　苦参 15g　苦丁茶 9g　生大黄 3g

2007 年 10 月 11 日二诊。服药 24 剂，诸症改善不明显。上方中黄芪增至 45g，生薏米增至 120g，莪术增至 30g，去党参，加全虫 9g，僵蚕 9g。

2007 年 11 月 8 日三诊。服药 28 剂，面部黄色瘤皮损减轻约 50%，皮肤由粗硬逐渐变平变软，瘙痒症状消失，皮损颜色由黄色变为浅黄，血糖较前下降，FBG 6.2～7.3mmol/L，2hPG 7.5～8.5mmol/L。续前方加减，以收全功，调整方药：生黄芪 30g，党参 30g，生薏米 120g，莪术 30g，骨碎补 30g，肉苁蓉 30g，鸡血藤 30g，首乌藤 30g，潼白蒺藜各 20g，谷精草 30g，密蒙花 15g，蝉衣 6g，僵蚕 6g，制川草乌各 15g，川桂枝 30g。

患者服上方 60 余剂，黄色瘤皮损减轻约 90%，皮损颜色进一步变浅，与正常几无差异，血糖控制较好，FBG 5.6～6.3mmol/L，2hPG 6.9～7.7mmol/L，1 周前 HbA1c 6.3%。

分析：痰、湿、瘀、热凝结，阻于面部经络，聚而成核，故见颜面部黄色瘤。此案获效的关键转机在于二诊时对部分药物及剂量的调整。生薏米健脾利湿，尤擅消除因痰湿结聚所致疣状物，然必须 60g 以上大剂量方可显效；莪术，破血消积，合生薏米为治瘤、疣之经验药对。若治脂肪瘤，可在苍附导痰汤基础上，加生薏米 60～120g，浙贝 30g。更简单之法，则是每天早上喝薏米粥一小碗。连服 3～6 个月，可消除或大大缩小脂肪瘤。全蝎、僵蚕活血祛痰，走窜通络，长于疏通经络之死血、顽痰。痰、湿、瘀之生，缘于脾虚失运，水津不化，留而为湿，聚而为痰，壅塞络脉，阻碍血行，停而为瘀，阳土有热，热邪煎熬，则痰、湿、瘀、热凝聚。故以黄芪、云苓益气健脾，利水渗湿，芩、连、苦参、苦丁茶、生大黄苦寒清热燥湿，配干姜护中。三诊，主要矛盾面部黄瘤已解决大半，可兼顾次要矛盾视物模糊、足底凉麻，故以制川草乌、川桂枝温经通络，治足底麻木发凉，以谷精草、潼白蒺藜、密蒙花、蝉衣清肝明目，肉苁蓉、骨碎补益肾，以生黄芪代黄芪增强利水湿之功，因生黄芪健脾补益之力稍弱，故加党参助健脾益气。故服药 60 余剂，几获全效。

【小结】

黄色瘤又称黄瘤，是一种脂质代谢障碍性疾病，由吞噬脂质的巨噬细胞（泡沫细胞，又名黄色瘤细胞）在真皮或皮下组织内聚集所致。常在皮肤表面形成黄色的瘤状损坏，该病的皮疹形态和分布多种多样，以眼睑黄色瘤最为多见，病程大多进展缓慢，如果不采取治疗措施，瘤体不会自发消退，并随年龄增长发展，多个黄色瘤可融合，质地变硬，病变范围变大，严重影响患者的美观，遮盖视力。部分患者伴全身代谢障碍，如血脂紊乱、糖尿病、动脉粥样硬化等。治疗方法主要是手术切除、激光、化学灼烧等[63]。颜面黄色瘤，可归属“睥生痰核”，此病名首见于《原机启微》，在《证治准绳》、《审视瑶函》、《张氏医通》、《医宗金鉴》中均有记载。责其病机多因先天禀赋不足，或过食肥甘，伤及中焦脾胃，脾虚则水湿运化不利，日久生痰，痰湿混结，郁久化火，久则成瘀，是郁、热、痰、瘀合而为病。故临床治疗应注重健脾利湿，化瘀消痰。

第十二节 糖尿病合并隐匿性肾炎

隐匿性肾炎包括无症状性血尿和（或）蛋白尿，是一种症状隐匿，病程绵长，反复发作，病因、病理改变多样，临床表现较少的肾小球肾炎。可归入中医学“溲血”、“溺血”、“血尿”、“精气下泄”、“虚劳”、“腰痛”等范畴。糖尿病易并发络脉病变，致瘀阻络伤，若肾络损伤，可加重隐匿性肾炎，致蛋白尿、血尿持续。因此治疗糖尿病合并隐匿性肾炎，重在活血化瘀，疏通肾络，病程长久者，可先以止血、涩精为治，减轻对肾络的损伤。

1. 白茅根、茜草根药对治疗糖尿病合并隐匿性肾炎阴虚血热，络脉瘀滞证

宋某，女，45岁，2007年11月8日初诊。血糖升高3年，尿潜血阳性3年。2004年患者因子宫肌瘤行“子宫全切术”，术后发现FBG 15.6mmol/L，其后糖耐量试验示：GLU 0h 11.7mmol/L；1h 25.3mmol/L；2h 20.2mmol/L；3h 14.1mmol/L。诊为2型糖尿病。曾服金芪降糖片、阿卡波糖片，后因军团菌感染，肝酶升高而逐渐停药，后一直未服西药，仅服消渴茶至今。持续尿潜血阳性3年。现症见：尿中潜血，2007年11月7日查尿常规，RBC 150/μl。晨起时易牙龈出血，脑鸣、耳鸣。2007年10月查肝肾功能均正常。11月7日，FBG 6.3mmol/L。舌暗红，苔薄黄，舌下瘀滞，脉沉细弦数。身高160cm，体重52kg，BMI=20.3kg/m^2。

既往史：隐匿性肾炎3年。

西医诊断：2型糖尿病，隐匿性肾炎。

中医诊断：消渴，血尿。

中医辨证：阴虚血热，络脉瘀滞证。

治法：清热凉血，活血止血。

处方：自拟方。

白茅根30g　茜草根30g　三七粉3g分冲　血竭粉2g分冲　红参6g单煎兑入　生蒲黄9g包　知母15g

2007年12月13日二诊。服药30余剂，脑鸣、耳鸣及牙龈出血明显好转。11月30日查尿常规，RBC 50/μl。12月13日查尿常规，RBC 25/μl。原服药前查尿常规，一般RBC 100～200/μl。近期FBG 5.1～6.2mmol/L，2hPG 6.9～7.7mmol/L。

分析：阴虚内热，波及血分，迫血妄行，加之手术之后，瘀血留滞，阻于络脉，致血尿、齿衄；肝肾阴虚，髓海不足，则见脑鸣耳鸣。对该患者而言，瘀与热是其病态，病位在下焦溲系。三七，止血化瘀，兼以补血，《玉楸药解》言：“和营止血，通脉行瘀，行瘀血而剑新血……一切瘀血皆破；……一切新血皆止。”《本草纲目新编》则载：“三七根，止血之神药也。……加入于补气补血药中则更神。盖此药得补而无沸腾之患，补红得此而有安静之休也。”故与红参相合，止血、化瘀、宁血、补虚，乃唐氏治血证之经验。血竭，《本草经疏》言："骐𬴂竭，甘主补，咸主消，散瘀血、生新血之要药。……甘咸能凉血除热。"生蒲黄，清热化瘀利尿，茜草根，凉血活血止血，白茅根清热利尿，化瘀止血，擅治血尿、血淋，另加知母滋阴清热。因此，全方以清热凉血，化瘀止血为治。故二诊时，血尿减轻。

2. 抵当汤合小陷胸汤加减治疗糖尿病合并隐匿性肾炎痰热互结，肾络瘀损证

王某，男，49岁，2007年9月20日初诊。血糖升高7年，持续性尿中潜血、蛋白尿10余年。2000年患者体检时发现FBG 8.9mmol/L，先后服用消渴丸、盐酸二甲双胍片等。现用消渴丸，10粒，每日3次，罗格列酮片，4mg，每日1次，格列齐特缓释片，30mg，每日1日，二甲双胍片，500mg，每日3次。血糖控制一般，FBG 7mmol/L左右，2hPG 8～9mmol/L。1996年检查发现隐匿性肾炎，持续性尿中潜血、蛋白尿10余年，未予治疗。现症见：尿中潜血，蛋白尿，双下肢沉重。余无不适。体重98kg，身高173cm，BMI=32.7kg/m^2。舌体胖大，舌质红，苔黄微腻，脉沉弦略滑。2007年9月15日查，24h尿蛋白定量1.2g。血生化：BUN 4.46mmol/L，Cr 84mmol/L，CHO 6.8mmol/L。9月20日查尿常规，RBC 250/μl，Pro 500mg/dl。

既往史：高血压病史10年，现服卡托普利片，10mg，每日1次。

西医诊断：2型糖尿病，隐匿性肾炎，高血压。

中医诊断：脾瘅，血尿，尿浊。

中医辨证：痰热互结，肾络瘀损证。

治法：清化痰热，活血通络。

处方：抵当汤合小陷胸汤加减。

生大黄15g^单包^　水蛭粉9g^冲^　黄连45g　清半夏9g　瓜蒌仁45g　芡实30g　金樱子30g　茯苓60g　怀山药30g　韭菜子15g　生蒲黄15g　黄芩30g　干姜9g　知母30g　生山楂45g　红曲9g

2007年12月13日二诊。服药后体重已减轻11kg。2007年12月10日查尿常规，RBC 250/μl，Pro 100mg/dl。FBG 5.72mmol/L，2hPG 7.55mmol/L。24h尿蛋白定量0.22g。11月23日查24h尿蛋白定量0.18g。现大便黏腻，头皮生疖肿。调整方药：黄连30g，清半夏9g，瓜蒌仁30g，干姜6g，生大黄3g，水蛭粉9g，苦参9g，苍术9g，生蒲黄15g，血竭粉3g^分冲^。

2008年2月28日三诊。服药至今，体重已下降15kg，头部疖肿消失。上次复诊后，自觉血糖控制较好，逐渐停用部分西药，现仅用消渴丸，5粒，每日3次，二甲双胍片，500mg，每日3次。2008年2月27日查尿常规，RBC 150/μl，Pro 25mg/dl。FBG 5.4mmol/L，2hPG 6.4mmol/L。24h尿蛋白定量0.11g。上方去血竭粉、苦参、苍术，加三七粉3g^分冲^，小蓟30g，墨旱莲30g。嘱下次复诊前查HbA1c。

2008年4月30日四诊。近期出现耳鸣，耳内嗡嗡作响。已停用消渴丸、二甲双胍片1月余，现未服任何西药。4月27日查HbA1c 6.2%，24h尿蛋白定量0.08g，FBG 4.64mmol/L，2hPG 6.83mmol/L。4月29日查尿常规，RBC 80/μl，Pro（-）。近期血压偏高，自测一般为140/90mmHg左右。舌体略胖，苔薄白，舌下略滞，脉偏沉略弦。近

1个月体重增加1kg。调整处方：黄连30g，清半夏15g，瓜蒌仁30g，决明子30g，地龙30g，灵磁石30g先煎，白茅根30g，生大黄3g，水蛭粉3g分冲，山萸肉9g，肉桂6g。

2008年7月11日五诊。耳鸣消失。血糖控制较好，7月8日查HbA1c 6.1%。血压稳定。尿常规检查：RBC（-），Pro（-），各项均已正常。

后患者多次复诊，查尿常规（-）。

分析：肥胖患者，膏脂痰浊壅聚化热，瘀阻络伤。肾络损伤，精关不固，则尿中有蛋白，血瘀络损，则血随尿出。湿浊下注，肾脏亏虚，则下肢沉重，病位在中焦胃系、下焦溲系。小陷胸汤、黄芩、生山楂、红曲清热化痰，消膏降脂化浊，治疗痰热膏浊之态；生大黄、水蛭活血化瘀通络；茯苓健脾渗湿，怀山药补脾益肾，韭菜子温暖肾阳，金樱子、芡实固涩精微。治疗蛋白尿当以涩精秘气为首务，重在健脾益肾。生蒲黄活血化瘀利尿，为治血尿之常用药。二诊，出现头皮疖肿，恐为湿热所致，故加苦参、苍术清热燥湿；尿中蛋白减少，已接近正常，故去补益固涩之品，同时加血竭散瘀生新。三诊，着重治疗血尿，加小蓟凉血止血，墨旱莲滋阴凉血止血，三七化瘀止血。四诊，尿中红细胞继续减少，蛋白已消失，此时培补肾脏，故以山萸肉补益肾阴，肉桂温暖肾阳，二者兼具降糖之功；灵磁石聪耳明目，潜镇肝阳，合地龙是治疗高血压之靶标药；白茅根清热利尿，止血化瘀，擅治血尿。加决明子通腑，为治肥胖属实者之经验药。故五诊时，症情已近平稳。

【小结】

治血尿可以清代名家唐容川治血证四法（止血、化瘀、宁血、补虚）为据。然长期出血，必有瘀血存内，复因糖尿病“瘀”之病变贯穿始终，故止血之时，更应注重活血化瘀通络，临证常以生大黄、水蛭疏通肾络，三七、茜草根化瘀止血，白茅根、生蒲黄化瘀利尿，皆为治疗血尿之经验良药。

蛋白尿的治疗与糖尿病肾病蛋白尿治法相同，以秘涩精微为首务，以减轻对肾脏损伤，兼以健脾益肾，培补根本。临证常用水陆二仙丹、山萸肉、肉桂、怀山药等。山萸肉、肉桂又兼具降糖之功，一药而两用。

第十三节　糖尿病合并雷诺病

雷诺病是一种血管痉挛性疾病，多由寒冷或情绪波动及其他因素影响引起肢端细小动脉痉挛，继以皮肤苍白、青紫而后潮红，伴以疼痛和感觉异常。糖尿病患者因常常并发微循环障碍、闭塞性动脉硬化症等血管性疾病，也可加重雷诺病。雷诺病类似中医“血痹”、“厥逆”等，多是血脉空虚，经脉受寒所致，故以温经散寒，养血通脉为治，临证常以当归四逆汤加减为主方，配合黄芪桂枝五物汤。

当归四逆汤合黄芪桂枝五物汤加减治疗糖尿病合并雷诺病血虚寒厥证

李某，男，40岁，2008年6月2日初诊。血糖升高13年，手足末端冰冷疼痛、发绀5年。1995年，患者因周围神经麻痹住院，查FBG 7mmol/L，仅饮食运动控制。2002年始服用格列喹酮片，15mg，每日3次，自2005年改用胰岛素泵至今。现同用糖微康胶囊，1g，每日3次。5年前间断出现手指和足趾发凉、发绀，逐渐严重。现症见：双手指末节、双足趾端冰冷难忍伴疼痛，色紫绀，遇风冷则加重，穿戴棉袜及手套不能缓解，浸泡热水稍可缓解。双手麻木，腰以下部位发凉，性功能障碍。自觉手指、手臂、下肢及眼睑肌肉瞤动，乏力，精神不振，FBG控制尚可，一般6.1～7.8mmol/L，2hPG波动较大，一般7～14mmol/L。2008年4月30日查HbA1c 8.2%，下肢血管超声未见异常。舌淡红，苔薄黄，脉沉细。身高180cm，体重70kg，BMI=21.6kg/m^2。

西医诊断：糖尿病，雷诺病。

中医诊断：消渴，血痹。

中医辨证：血虚寒厥证。

治法：温阳散寒，养血通脉。

处方：当归四逆汤合黄芪桂枝五物汤加减。

当归15g　川桂枝30g　白芍30g　细辛30g　黄芪45g　鸡血藤30g　首乌藤30g　制川草乌各15g先煎4h　蜈蚣2条　黄连30g　干姜9g　炙甘草15g

2008年6月25日二诊。服药23剂，手足末端冰冷发紫等雷诺现象好转50%，双手臂及下肢跳动感消失。精神好转，乏力减轻，性功能略有改善。腰背部至小腿发凉感明显减轻。6月24日FBG 7.2mmol/l，2hPG 9.9mmol/L。上方加仙灵脾30g。

2008年7月30日三诊。服药30剂，雷诺现象好转约90%，手麻减轻，腰以下发凉进一步改善。性功能改善约30%，乏力，现觉头昏蒙。血糖较前下降，FBG 5～7mmol/L，2hPG 7～10mmol/L。7月25日查HbA1c 6.8%。二诊方中蜈蚣增至4条，加陈皮9g，砂仁6g。

2008年8月18日四诊。服药16剂，雷诺现象几乎消失，现双手指末节及双足趾趾端已觉温热，肤色基本正常，无须穿棉袜。头昏蒙消失，手麻减轻50%，腰以下发凉减轻70%，性功能进一步改善。血糖较稳定，FBG 5～6.6mmol/L，2hPG 7～9.5mmol/L。

后患者多次复诊，雷诺现象未再复发。

分析：既往有邪中经络史，贼邪既去，经络空虚，久病则气血亏损，形成血痹虚劳。血脉空虚，复受寒邪，寒凝血脉，瘀而不通，以致血虚寒厥。故应温阳散寒，养血通脉。然中焦尚有余热作孽，见苔薄黄，血糖波动较大，故兼以清泻余热，此案亦属脏腑热经络寒。当归四逆汤见于《伤寒论·辨厥阴病脉证并治》："手足厥寒，脉细欲绝者，当归四逆汤主之。"成无己注解："手足厥寒者，阳气外虚，不温四末；脉细欲绝者，阴血内弱，脉行不利。与当归四逆汤，助阳生阴也。"当归味甘性温，入肝经，补血和血，能补能散；桂枝味辛甘性温，温经通脉，祛散经脉寒邪且能畅通血行；白芍专入肝脾，养血和营，细辛味辛性温，外温经脉，内温脏腑，通达表里，以散寒邪，可助桂枝温经散寒，专司温经散寒而止痛；制川草乌温经散寒，通脉止痛，合细辛共奏温经止痛之良功；黄芪补气以生血，和桂、芍及鸡血藤、首乌藤养血活血通络，为治疗血痹虚劳之经验方；黄连清泻中焦余热，配干姜既护中阳，又可辛开苦降；蜈蚣性温走窜，通经活络，合当归为治性功能减退之经验药对。二诊，雷诺现象明显缓解，冰伏于经脉之阴霾寒邪逐渐化解，加仙灵脾增强温阳补肾强腰之力。三诊，命门之火得以温补，经脉寒邪得以温化，故雷诺现象继续好转，因此诊出现头昏蒙之症，恐是湿浊上蒙所致，故加砂仁、陈皮清化湿浊。同时蜈蚣加量以增强改善性功能之力。至四诊，血脉经络之寒邪已散，故雷诺现象几近消失而收全功。

【小结】

治疗雷诺病，温经散寒、养血通脉是关键，除常用药当归、桂枝、白芍等，细辛、制川草乌的应用是关键。细辛乃《神农本草经》上品药，味辛臭香，性温而无毒，《神农本草经》载“主咳逆上气……百节拘挛，风湿痹痛，死肌”，《得配本草》明言：“入足少阴、厥阴经血分，温经发散。”临证用于温通血脉，其量须大，30g以上方收奇功，甚可用45g，而一般所言“细辛不过钱”，恐杯水车薪，无济于事。然对于心脏功能较差者，是当心存谨慎。制川草乌，虽有毒性，却是温经通络止痛之上品，于寒凝经脉者，不可或缺，与细辛合用，则温通血脉之力倍增。临证须注意与炙草、黄芪配伍及长时间煎煮，以制约毒性。

第十四节 糖尿病合并心力衰竭

心力衰竭，是临床常见危急重症，常规强心、利尿、扩血管等法有时无法取效。糖尿病合并心力衰竭，多见于糖尿病肾病、糖尿病心肌病及糖尿病高血压等血管并发症后期，阳气衰微是其基本病机，病重者阴极阳竭，元气欲脱。临床治疗以回阳救逆为基本治法。

1. 猪苓汤合大黄附子汤加减治疗糖尿病合并心力衰竭阴虚水热互结证

王某，女，50岁，2008年4月10日初诊。2008年3月因劳累出现全身浮肿，尿少，胸闷气短，睡眠差，夜间难以平卧，腰腿痛甚，行动不便，曾于沈阳军区总医院进行强心、利尿、扩血管等西医常规治疗近1个月无效，故拒绝住院治疗。就诊时查体：患者全身高度浮肿，轻按之即深凹不起，极度痛苦虚弱病容，贫血貌，神清，时有烦躁，四肢冰冷，呼吸短促，喘憋不能平卧。心率110次/分，呼吸22次/分，两肺底可闻及湿啰音，心尖部可闻及舒张期奔马律。实验室检查：FBG 9.2mmol/L，2hPG 15mmol/L，TG 2.67mmol/L，CHO 8.20mmol/L，LDL 5.50mmol/L，Cr 131.5μmol/L，BUN 9.32mmol/L，UA 370.4μmol/L。尿常规示尿糖（+++），尿蛋白（+++），尿酮体（−），尿常规隐血（±）。舌红干瘦小，苔薄黄且少，脉小数，尺部弱。

既往史：糖尿病、糖尿病性肾病、糖尿病性心肌病、高血压、脂肪肝。

西医诊断：糖尿病，心力衰竭，心功能Ⅴ级，糖尿病性肾病，糖尿病性心肌病，高血压、脂肪肝。

中医诊断：消渴并病，脱证，关格，精微渗漏。

中医辨证：阴虚水热互结，浊毒凌心犯肺，阳衰欲脱。

治法：滋阴利水，排毒泄浊，回阳救逆。

处方：猪苓汤合大黄附子汤加减。

猪苓 120g　茯苓 120g　滑石 30g 包煎　阿胶珠 15g　生甘草 15g　川桂枝 30g　生大黄 9g　附片 15g 先煎

急煎 1 剂，取汁 150ml。嘱频频进服。

患者下午服药半剂，2h 后，精神明显好转，但仍不能平卧。将所余的半剂中药服完，当晚水肿明显减轻，小便频数，次日胸闷好转，患者心率 86 次/分，呼吸 20 次/分，肺底湿啰音减少，遂予原方再进 4 剂，日 1 剂，分 2 次服。

2008 年 4 月 14 日再诊时水肿消失，夜尿频减轻，已能平卧入睡，眠可。四肢乏力，偶有口干、心慌，右足凉痛，舌质暗红苔白，脉沉弦数。血压 160/90mmHg，FBG 7.0mmol/L，2hPG 9.9mmol/L。上方茯苓、猪苓减至 60g、附片减至 9g，加入红参 9g 另煎，生黄芪 30g，患者遵医嘱服上方 14 剂后效显，诸症消失。

分析：虽全身浮肿，却见舌红干瘦小，苔薄黄而少，脉小数，可知此水肿乃阴虚水热互结所致，故应滋阴清热利水以消肿。浊毒内闭，上犯心肺，则见呼吸短促，喘憋不能平卧等；阳气衰极，有欲脱之势，则可见肢冷烦躁。因此应兼以排毒泄浊，回阳救逆。猪苓汤滋阴而不助水，利水而不伤阴，二苓各用 120g，是因病势危急，救人须在顷刻之间，唯量大力专或可速收奇效。生大黄、附子排泄浊毒，川桂枝合附子温阳救逆。二诊，水肿消失，故茯苓、猪苓减量，已见口干，附子减量，加红参大补元气，生芪益气利水。故继续服药 14 剂，诸症消失。

2. *真武汤加减治疗糖尿病合并心力衰竭肾阳衰微，水湿泛滥证*

蔡某，女，44 岁，2008 年 5 月 23 日初诊。糖尿病 20 年。就诊时见：胸闷喘憋，心慌气短，不能平卧，眠差，不易入睡，双下肢浮肿、疼痛，腹胀，双目失明，大便干，排便困难，小便量少，舌淡有齿痕苔水滑，舌下络脉瘀滞，脉结代、沉略滑。曾进行强心、利尿、扩血管等西医常规治疗无效，诸症无缓解。血压 135/80mmHg，实验室检查：FBG 7.3mmol/L，2hPG 8.7mmol/L，TG 2.51mmol/L，CHO 6.86mmol/L。尿常规：Pro（+++）。心脏 B 超示左室舒张功能降低，二尖瓣轻度反流，射血分数 39%。

既往史：糖尿病肾病、高血压、痛风。

西医诊断：糖尿病，心力衰竭，心功能Ⅴ级，糖尿病性肾病，高血压，痛风。

中医诊断：消渴并病，脱证，关格，视瞻昏渺，失眠。

中医辨证：肾阳衰微，水湿泛滥证。

治法：温肾健脾，化气利水。

处方：真武汤加减。

附片 30g 先煎　茯苓 150g　炒白术 60g　干姜 30g　川桂枝 30g　肉苁蓉 60g　酒军 15g 包煎　丹参 30g

急煎 1 剂，嘱分 4 次服用。

次日气短明显好转，遂予原方再进 14 剂，日 1 剂，分 2 次服。再诊时已能平卧，胸闷喘憋减轻 50%，全身乏力，双下肢肿，腹胀振水声明显，食欲不振，舌淡苔腻，舌下瘀滞，脉沉细数。血压：140/90mmHg，FBG 6.7mmol/L，2hPG 7.7mmol/L。上方附子增至 60g，加入葶苈子 30g，怀山药 60g，芡实 30g，水蛭 6g 分冲，患者遵医嘱服上方 14 剂效显病情转入佳境。

1 个月后患者就诊时，水肿已完全消退，胸闷喘憋消失，身体轻快，周身有力，生活已能自理。

分析：仲景用真武汤在《伤寒论》太阳病篇治疗太阳病误汗，转入少阴，乃为救误而设；少阴病篇则用于治疗肾阳虚衰，水气不化，阳衰而不用四逆，缘于阳虚夹水，水盛而重用温阳。本案久病体衰，肾气不足，命门火衰，气不化水，故呈阳虚水泛之证，若不细审，妄用清滋寒凉则谬之千里，诚如《医门法律》言："凡治消渴病，用寒凉太过，乃至水盛火湮。犹不知返，渐成肿满不效，医之罪也。"以真武汤化裁温肾壮阳益气，气化则水行，水行则肿消。方用大辛大热之附子温肾助阳，化气布津，干姜协附子温肾化气，茯苓、白术健脾运湿，另有附子配桂枝，桂枝辛甘温，温通经脉，通阳化气，能化阴寒，四肢有寒疾，非此不能达，附子配之，取桂枝附子汤之意，用于通阳止痛。

3. 大剂量红参、山萸肉治疗糖尿病合并心力衰竭心肾阳衰，元气欲脱证

王某，女，61 岁。主因"2 型糖尿病、低钠血症（重度）、巨幼细胞贫血（重度）、肺部感染"就诊，在当地医院治疗无效，病情逐渐加重，于 1994 年 9 月 23 日转入我院治疗。入院时检查：患者极度痛苦虚弱面容，严重贫血貌，意识欠清，时有谵语，烦躁不安，四肢湿冷，呼吸短促，喘憋尚能平卧；两肺底可闻及湿啰音，心尖部可闻及舒张期奔马律；心电图示 ST—T 改变，低电压。血糖：FBG 22.12mmol/L。肾功能：BUN 13.03mmol/L，Cr 70.72μmol/L，UA 363μmol/L。血常规：WBC 6.4×10^9/L，RBC 0.92×10^{12}/L，HGB 38g/L，PLT 53×10^9/L。心率 114 次/分；呼吸 24 次/分；BP 85/60mmHg。入院诊断：2 型糖尿病，低钠血症（重度），巨幼细胞贫血（重度），肺部感染。入院后给予对症处理，积极抢救，经降糖、纠正水及电解质失衡、少量输血及强心利尿、抗感染等治疗，血糖降至正常范围，低钠血症得以纠正，但心力衰竭症状未见好转，且出现大小便失禁，大便夜 10 余次。

中医诊断：消渴并病，脱证。

中医辨证：心肾阳衰，元气欲脱证。

治法：益气固脱。

处方：山萸肉 60g，红参 30g。功专益气固脱。急煎 1 剂，取汁 150ml。

患者下午服药半剂，3h 后，精神明显好转，对答流利切题。嘱其将所余半剂中药服完，当晚大小便失禁消失，次日全天无大便。遂给予山萸肉、红参原量减半再进 2 剂。患者肺底湿啰音减少，心力衰竭得以纠正，因而出院。出院时生命体征：心率 86 次/分，呼吸 20 次/分，BP 105/65mmHg。

分析：心肾阳衰，元气虚极，有欲脱之势，故应以益气固脱回阳为首务。山萸肉 60g，味酸性温，大能收敛元气，振作精神，固涩滑脱；红参 30g，益气回阳，扶危济弱。山萸肉尤其长于救脱，张锡纯曾言："萸肉救脱之功，较参、芪、术更胜，故救脱之药当以萸肉为第一"，"救脱之力十倍于参芪也"。其平生以山萸肉力挽急疴，起死回生之验

案无数。山萸肉若超过60g，酸收作用极强，敛气可以固脱，敛神可以回志，敛汗可救气阴，敛尿可治失禁，故为救脱第一要药，配参附为绝佳组合。因此，此案药虽两味，却量宏力专，其敛气固脱，拯人于危之功，譬如劲兵，专走一路，则足以破垒擒王。

综上，治疗心衰重在扶阳气，通胃肠。温阳用附子，通阳用桂枝，壮阳用淫羊藿，补气用人参，敛气用山萸肉，活血用丹参、三七，利水用泽泻、云苓，通腑用宣白承气。此时，胃肠道淤滞，肠胃通则气血活，气血活则脏腑健。山萸肉与淫羊藿，人参与附子，桂枝与云苓，丹参与三七，杏仁与大黄（宣肺通腑），是治疗心衰的理想药对。

第十五节　糖尿病合并癫痫

蜈蚣全蝎药对治疗糖尿病合并癫痫风痰阻络，痰热内结证

秦某，男，20岁，2009年1月14日初诊。癫痫反复发作11年，加重4年，发现血糖升高3年。1998年10月患者因病毒性脑膜炎出现昏迷伴癫痫大发作，当时即予对症治疗，脑膜炎治愈后癫痫未再发作。2005年4月患者无明显诱因再次突发癫痫大发作，初未服药，后因发作愈加频繁，自2006年开始药物治疗，现服用奥卡西平，450mg，每日2次，仍无法控制发作。同年患者因腿部疖疮至医院治疗时发现FBG 8mmol/L，诊断为糖尿病，查各项抗体均（-），间断应用优泌乐25R，早18U，晚18U，服二甲双胍缓释片，0.5g，每日2次，血糖控制不佳。刻下症：癫痫反复发作，大发作约半年1次，小发作每2周1个周期，其间每日发作2～3次，持续2～3日。小发作时右侧口角及肢体抽搐，持续约10s。面部潮红，平素手足冷，时有上半身皮肤瘙痒，头皮油脂分泌旺盛，偶有口臭，纳眠可，二便调。舌红苔黄略厚，舌底瘀滞，脉动数。身高180cm，体重90kg，BMI=27.8kg/m^2。其父患糖尿病。2009年1月7日查生化：ALT 120U/L，AST 49U/L；HbA1c 8.2%。1月14日查FBG 10.8mmol/L，2hPG 14mmol/L。尿常规：GLU 1000mg/dl。

西医诊断：癫痫，糖尿病。

中医诊断：痫证，脾瘅。

中医辨证：风痰阻络，痰热内结证。

治法：祛风通络，清热涤痰。

处方：止痉散加减。

全蝎9g　蜈蚣4条　僵蚕9g　蝉蜕9g　地龙30g　天龙30g　天麻15g　天竺黄15g　石菖蒲15g　清半夏30g　黄连30g　黄柏30g　龙胆草15g　酒军6g[单包]　三七9g　生姜3片

2009年2月9日二诊。服药25剂，癫痫发作频率降低，此次间隔3周，持续2日，每日仅发作1次，且发作时症状减轻。睡眠好转，多梦减轻，头皮油脂分泌较前减少，血糖下降，FBG 8mmol/L左右，2hPG 10mmol/L左右。自觉上半身瘙痒明显。舌红苔黄微腻，脉小滑数。上方加白鲜皮30g，苦参30g，竹叶15g，生姜增至5片。

2009年3月9日三诊。服药28剂，癫痫发作减少，1个月内累计发作4次，自诉发作时腿部抽搐感及面部表情改善，发作程度轻，皮肤瘙痒缓解，大便时偏稀，日1次。寐不实，纳可，小便调。2009年3月7日查ALT 48U/L，GLU 6.96mmol/L。二诊方去黄柏，加知母30g，广郁金15g，生姜改为15g。

2009年4月18日四诊。服药30余剂，癫痫持续时间缩短，发作时间间隔延长，仅3月27日和4月8日发作，累计4次。发作时症状较前减轻。现觉白日精神明显好转，头脑清晰，皮肤瘙痒消失，睡眠安，二便调。服药期间曾出现头晕。血糖较前下降，FBG 6mmol/L左右，2hPG 7.8～9.8mmol/L。2009年4月10日查HbA1c 6.8%。1月14日方蜈蚣加至12条，加珍珠母120g。嘱此诊后可开始减少奥卡西平用量，2年内可逐渐停用。

后患者定期复诊，其间仅发生癫痫大发作1次，时间及程度均减轻，小发作次数较前较少。患者定期监测肝肾功能，未见异常，奥卡西平已逐渐减量，病情未见反复，血糖控制亦较为平稳。将蜈蚣用量减至8条，珍珠母减至60g，可长期服用，嘱定期复诊并复查肝肾功能。

分析：素体肥胖，多痰瘀壅滞，疫毒袭脑之后，余毒留而不去，痰、瘀、浊、毒等混杂胶结，随气周流，若阻于脑部经络窍道，神明失用，则可见口角、肢体抽搐，甚则意识不清，口角流涎，全身抽搐等。患糖尿病后，因精微不运，壅积血中，化生膏浊，致血行迟缓，易停留而瘀，加重癫痫发作。膏者，神之油也，膏浊壅盛，则可见皮肤油脂分泌偏多；经络瘀阻，气血循行不畅，肌肤失养则瘙痒不已，阳气不达则手足冰冷。风痰瘀阻是病之根本，故以全蝎、蜈蚣峻猛走窜之品涤顽痰、通瘀闭、破痼结，通行全身经络，并借其偏性之毒专攻疫毒余邪，以毒攻毒；膏浊痰瘀，蓄久生热，故配以性凉之僵蚕、天龙、地龙、蝉蜕以清热解毒，化痰通络；并以天麻善祛头风之品通行脑部经络，搜剔残余风毒，天竺黄、石菖蒲清心化痰开窍；清半夏、生姜、黄连、黄柏辛开苦降，畅达气机，为中焦壅滞导致的血糖升高而立，同时中焦大气一转，周身气流通畅；龙胆草清泻肝热，合连、柏苦寒以制甜，三七活血化瘀，酒军通便活血，荡涤瘀滞。故初服药20余剂，顽疾重疴即有所动摇，二诊出现皮肤瘙痒，加白鲜皮、苦参清热解毒，加竹叶清火利尿，引部分火热由小便分出。至四诊，病情大减，因而一鼓作气，以12条蜈蚣峻烈走窜之威力尽搜余邪，癫痫顽疾，日久必伤心神，故以120g珍珠母镇心宁心，补益心神，亦防走窜太过致心气散乱，二者一走一守，各得其所。然疫毒痰瘀沉着痼结，完全根除非朝夕之事，故医者患者均需持之以恒。

按：糖尿病非酮症非高渗状态，仅单纯的高血糖症可造成癫痫发作，癫痫可以是非酮症性高血糖的症状之一，且可能是糖尿病的首发症状[64]。糖尿病患者由于存在微循环的改变可导致脑微血管病变，脑血流自动调节受损，局部脑血流量下降，容易出现微小血管中糖原、糖蛋白的沉积，刺激内皮细胞的增生及中外膜增厚，造成血管内狭窄，无氧代谢和酸性产物增加，进而神经元的轴索、髓鞘及大脑皮质广泛受损。糖尿病的存在可加重癫痫发作，使病情不易控制。该病案虽然癫痫发作在先，糖尿病发生在后，但是由于血糖控制不佳，高血糖状态常常加剧癫痫反复发作。

癫痫的发生多是痰瘀邪毒阻塞经络窍道所致，该患者形体肥胖，痰瘀壅聚是癫痫和糖尿病发生的共同病理基础，感受疫疠毒邪后，风、痰、毒、瘀等多种病理因素混杂而致发病，因此化瘀涤痰通络、清热解毒祛风是打破恶性循环，治疗本案的关键。临证施治务必以大量峻猛走窜之品荡涤顽痰败瘀，以毒攻毒，方能力拔沉疴。

第十六节 糖尿病合并溃疡性结肠炎

葛根芩连汤合黄土汤加减治疗糖尿病合并溃疡性结肠炎

龚某，女，61岁，2011年12月6日初诊。便血反复发作半年余。患者3年前体检发现血糖升高，诊为糖尿病；同年直肠镜检诊为溃疡性结肠炎，便血反复发作。曾于当地服中药治疗，服药时便血症状改善，但停药后复发，改用激素治疗。刻下症：大便次数多，每日7～10次。大便黏滞不爽，里急后重，便前腹胀痛，便后痛减，大便带血，色暗红。因夜尿多而睡眠差，胃怕冷，喜热敷。乏力，体力差，面色苍白。服激素后血糖明显升高，最高2hPG 17mmol/L。舌暗，舌体细颤，舌边齿痕，苔黄腻。脉细弦数，尺部弱。身高156cm，体重43kg，BMI=17.7kg/m^2。

既往史：痔疮（外痔）病史5年。现用药：泼尼松片，每日20mg（每日4片）。

西药诊断：糖尿病，溃疡性结肠炎。

中医诊断：消瘅，肠风下血。

中医辨证：脾虚湿热证。

治法：清利湿热，温中燥湿。

处方：葛根芩连汤合黄土汤。

葛根45g　黄芩30g　黄连15g　灶心黄土120g 煎汤代水　大黄炭15g　陈皮15g　白芍30g　防风9g　炒白术30g　黄芪30g　三七6g　生姜30g

2011年12月20日二诊。服药14剂，大便次数较前减少，小腹坠胀及里急后重感减轻，血便减少。现每日大便6～7次，下午及晚上较重，口干，饮水较多，夜尿2～3次，纳差，双目干涩，时流泪。查FBG 8.2mmol/L，2hPG 11.2mmol/L。脉细弦数，苔黄干，舌细颤，有齿痕。处方：初诊方，黄连改为30g，大黄炭改为30g。

2012年1月17日三诊。服药28剂。大便次数较前明显减少，现每日3～6次，每日有1次大便呈喷射状，仍时有便血，每日2～3次，少量出血。口干多饮，夜间明显。食欲差，口淡无味，双目干涩，偶有流泪，遇冷加重。查FBG 7.1mmol/L，2hPG 10.2mmol/L。舌苔黄干，舌底瘀血，脉弦数。处方：初诊方，黄芩改用黄芩炭30g，加炒蒲黄30g。嘱患者在1个月内将泼尼松减少半片。

2012年2月21日四诊。自1月18日开始减去半片泼尼松，近1个月大便次数为每日3～8次，平均每日5.3次。每日下午有1次排便时间超过1h，腹痛，排便后腹痛不减。每日仍有1次喷射状排便，排便带血次数为每日1～2次，出血量少，有时大便呈水样。口干多饮，夜间为甚。夜尿3～4次，迎风流泪，口淡无食欲，夜间饥饿感明显。舌干红，苔燥黄厚，脉细弦偏涩硬数。处方：1月17日三诊处方，加诃子30g，太子参

30g，天花粉30g，黄芪改为60g。并将泼尼松再减少半片，即减至每日15mg（每日3片）。

2012年3月19五诊。泼尼松减量服近1个月，大便次数每日2～5次，平均每日4次。大便稀，有时呈水样便，排便时间较前缩短，30min左右。便血次数明显减少，1～2日1次，已无喷射状排便。口干，纳呆。舌细颤，舌底瘀滞，舌苔厚，脉偏数，尺肤微潮。查FBG 6.5mmol/L，2hPG 9.5mmol/L。处方：2月21日四诊处方，黄芪改为45g，加云苓30g，去太子参、天花粉。并将泼尼松减至每日12.5mg（每日2.5片）。

2012年4月16日六诊。大便次数减至每日3～4次。水样便次数减少，排便时间20分钟左右，里急后重感缓解80%，腹胀腹痛缓解60%。偶有便血，3～4日一次。口干缓解。处方：2011年12月6日初诊处方加当归15g，大黄炭减为9g。

以初诊方为基础进行加减，患者持续治疗10个月，并自三诊时开始减少激素用量，每次减少2.5mg，至10月16日末诊时，其激素用量已减至每日2.5mg（半片）。大便每日1～2次，偏稀，已无水样便，里急后重感消失，近3个月来未出现便血，排便时间缩短，15min左右。且体力较前明显恢复，面色已变红润。查FBG 5.8mmol/L，2hPG 7.6mmol/L。

分析：溃疡性结肠炎是一种病因不明的慢性非特异性消化道炎症性疾病，病变部位主要限于结肠黏膜，且以溃疡为主。该病在我国的发病率有逐年上升的趋势[65]，现代医学认为遗传、免疫、细胞因子、炎性介质、神经内分泌肽和自由基等多种因素均参与发病，黏膜免疫系统在肠道正常菌群的驱动下发生持续性异常激活，导致肠黏膜炎症和肠动力紊乱，因此临床表现多样、病程迁延、并发症多[66]。由于治疗上尚缺乏特异性措施，又有癌变威胁，因此迄今内科治疗仅能缓解病情，尚不能根治。目前基础治疗用药主要有氨基水杨酸类、肾上腺皮质类固醇激素、免疫调节剂等；新的治疗技术，如干细胞移植，由于手术要求较高，在我国应用仍然十分局限[67]。

中医认为溃疡性结肠炎应属于“肠澼”、“便脓血”范畴，病因复杂，有外感、饮食、情志、脾虚等不同，临证亦有寒、热、虚、实之别，但始终存在着脾虚湿蕴的病机变化。因此脾虚为本，湿热为标，湿聚癖阻是溃疡性结肠炎局部病理变化的关键环节[68]。参照中华中医药学会脾胃病分会制定的《溃疡性结肠炎中医诊疗共识（2009）》中的证候分类标准[69]，有大肠湿热证、脾虚湿蕴证、寒热错杂证、肝郁脾虚证、脾肾阳虚证、阴血亏虚证六种基本证型。治疗上，主要用方有参苓白术散、四神丸、升阳益胃汤、四君子汤、葛根芩连汤等[70]。

本案患者同时患有糖尿病，糖皮质激素干扰糖代谢，诱发潜在的糖尿病易感患者发病，加重已经存在的糖尿病[71]，一方面血糖控制更加困难，加速糖尿病的慢性并发症的发生；另一方面大剂量激素的使用还可能诱发糖尿病酮症酸中毒、高渗性昏迷[72]。患者糖尿病的治疗与溃疡性结肠炎的治疗相互掣肘。然而初诊时溃疡性结肠炎症状表现突出，当务之急是治疗溃疡性结肠炎。患者本为中焦虚寒，却因脾虚不能正常运化水津，水化为湿，湿郁日久生热，而成脾虚湿热之本虚标实证。因脾胃虚寒，故见胃怕凉、乏力、面色苍白；因脾虚不能摄血，故致便血；因湿热黏滞肠中，故见大便黏滞、里急后重、腹胀痛等症。因此，治疗应温中止血，清利湿热。温中止血，治远血者以黄土汤为最，方以灶心黄土为君，《本草便读》言其“具土之质，得火之性，化柔为刚，味兼辛苦。其功专入脾胃，有扶阳退阴散结除邪之意。凡诸血病，由脾胃阳虚而不能统摄者，皆可用之”，合炒白术健益脾气，另加黄芪补益中气，因本案有湿热内蕴，故去附子不用，以免温燥太过更伤阴助热；清肠道湿热者，以葛根芩连汤为良方，葛根升阳止痢，黄连、黄芩清热燥湿，黄连兼能厚肠止痢，同时此方中黄连又可兼顾降糖，一药三用；大黄烧炭，功在止血，而长期便血，必有败血蓄血残存肠管，故又加三七活血祛瘀，使瘀去而新生；脾土虚弱，易致肝木克脾，肝脾不和，气机紊乱，以致腹痛、里急后重等，故又以痛泻要方陈皮、白术、防风、白芍疏肝养血，健脾理气，从而使气血条畅而不逆乱；因此全方温中与清热并用，补气与理气并行，止血与活血兼治，是为标本兼顾。二诊，查血糖较高，故将黄连增至30g增其降糖之力，并增加大黄炭剂量以倍其止血之功。三诊，排便次数及里急后重等症情明显缓解，故考虑开始减少激素用量，而患者出现喷射状排便是其排便通畅之表现，给残瘀腐浊外出之路，因仍便血不止，故此诊处方在初诊方基础上加炒蒲黄，并将黄芩改为黄芩炭，继续增强止血之力。激素属火毒之品，长期应用则伤阴耗气，患者本有火毒伤阴之基础，加之湿热黏滞不去，日久伤阴，故四诊时表现口干、舌干红、苔黄燥等较明显的阴伤之象，因而在三诊处方基础上加天花粉滋阴润燥，而此诊出现水样便是脾虚之本象愈显，故加太子参、黄芪以益气健脾，同时又加诃子涩肠固脱，《药品化义》曰：“取其涩可去脱，若久泻久痢，则实邪去而元气脱，用此同健脾之药，固涩大肠，泻痢自止。”从而标本兼治。五诊，口干、舌干等阴伤之象已缓解，故将四诊方中太子参、天花粉减去，并将黄芪减量，防止滋腻太过而助生痰湿，而同时又加云苓以助健脾利湿。至六诊，病情已缓解大半，因此治疗以调理善后为主，仍以初诊方为基础，兼顾补血活血之治。经过近1年持续治疗，溃疡性结肠炎症状基本治愈，同时因激素用量减少，血糖也随之下降。本案情况较为复杂，属因虚致实、由实致虚、虚实错杂者，因此，必须把握病之虚实标本，方能制订正确的治疗策略。

第十七节　糖尿病合并甲状腺疾病

1. 消瘰丸加雷公藤、夏枯草治疗糖尿病合并甲状腺功能减退症、慢性淋巴细胞性甲状腺炎

武某，男，54岁，2010年10月27日初诊。甲状腺功能异常1年，血糖升高18年。患者体检发现血糖升高，服用二甲双胍片等控制不佳，2007年开始胰岛素治疗，血糖仍控制不佳。3年前因甲状腺肿大、疼痛做病理切片，诊断为恶性病变，行左叶切除术。术后2年出现甲状腺功能低下，伴甲状腺球蛋白抗体升高，抗过氧化物酶抗体升高。刻下症：甲状腺Ⅱ度肿大，轻度压痛，口咽干，手足麻木，纳眠可，二便调，舌红，舌苔微腻，脉沉略弦。

既往史：甲状腺癌术后3年；脂肪肝病史5年。现用药：诺和灵30R早20U，晚

15U；盐酸二甲双胍片，500mg，每日3次，阿卡波糖片，100mg，每日3次。左甲状腺素钠片，100μg，每日1次，雷尼替丁，0.45g，每日2次。

辅助检查：生化：FBG 10mmol/L；2hPG 11～12mmol/L；HbA1c 9.5%；ALT 41.4U/L；AST 32U/L。甲状腺功能：游离三碘甲状腺原氨酸（FT_3）1.64pg/ml，游离甲状腺素（FT_4）0.66ng/dl，促甲状腺素（TSH）58.44μU/ml。甲状腺球蛋白抗体（TgAb）113.2U/ml；抗甲状腺过氧化物酶自身抗体（TPOAb）＞1300U/ml。甲状腺B超：左残余甲状腺弥漫性病变；左残余甲状腺下方多发结节，最大0.7cm×0.4cm。

西医诊断：甲状腺功能减退症，慢性淋巴细胞性甲状腺炎，糖尿病。

中医诊断：消渴，瘿病。

中医辨证：少阳郁热证。

治法：清泻郁热。

处方：消瘰丸加减。

玄参30g 浙贝母15g 生牡蛎30g先煎 夏枯草30g 雷公藤30g 鸡血藤30g 生甘草30g 柴胡9g 黄芩15g 黄连30g

服药后查肝肾功能及甲状腺功能。

2011年11月28日二诊。服药1个月。甲状腺肿痛消失，仍手足麻木，咽干。舌苔微腻，脉偏弦滑。查：HbA1c 8.6%，FBG 11.42mmol/L，ALT 43U/L，AST 32U/L，Cr 60μmol/L，BUN 5.48mmol/L。甲状腺功能：FT_3 1.86pg/ml，FT_4 0.98ng/dl，TSH 32.66μU/ml，TgAb 56.88U/ml；TPOAb＞1000U/ml。处方：初诊方雷公藤增加至45g，夏枯草增加至45g，黄芩增加至30g，并加五味子15g。

2012年3月20日六诊。患者服药3个月。手足麻木、咽干不适症状消失。查：HbA1c 7.5%，FBG 13.99mmol/L，ALT 41U/L，AST 38U/L，Cr 65μmol/L，BUN 4.93mmol/L。FT_3 2.30pg/ml，FT_4 0.82ng/dl，TSH 16.72μU/ml，TgAb 5.32U/ml；TPOAb 48.97U/ml。甲状腺B超：左残余甲状腺下方多发结节，最大0.5cm×0.3cm。

分析：咽、颈为少阳经所过，患者咽干、颈部肿痛，表现少阳郁热征象，故治疗以清解郁热、软坚散结为主。方中玄参、生牡蛎、浙贝母清热生津、软坚散结；柴胡、黄芩清泻少阳郁热；夏枯草清肝散结，雷公藤现代研究证实具有免疫抑制功能[73]，于此方中专以针对甲状腺抗体异常升高，并配伍鸡血藤、生甘草以消除其对肝、肾的毒副作用，保护肝肾功能[74]；因患者血糖偏高，故方中又加黄连清泻内热，兼顾降糖。二诊时，患者甲状腺功能指标较前改善，尤其抗体指标明显下降，可见药已中病，遂将雷公藤用量增加至45g，进一步增强其免疫抑制作用，并加五味子15g护肝保肝，“保驾护航”；同时增加黄芩剂量以加强清热，增加夏枯草剂量以加强散结作用。持续治疗3个月后，患者甲状腺功能指标基本正常，甲状腺结节较前缩小，并且治疗过程中监测肝肾功能，未发生不良反应。

2. 消瘰丸加夏枯草治疗糖尿病合并甲状腺功能亢进症肝胆郁热证

臧某，女，49岁，2008年12月15日初诊。血糖升高3年，甲状腺功能亢进3个月。2006年患者因乏力至医院查FBG 8mmol/L，诊为2型糖尿病。现服格列美脲，2mg，每日 1 次，瑞格列奈片，1mg，每日 3 次，二甲双胍片，0.25mg，每日 3 次。3 个月前因手指颤抖，心烦检查发现甲状腺功能异常，诊断为甲状腺功能亢进症。刻下症：口干多饮，口苦，视物不清，手足麻木，阵发手指僵硬，恶热，多汗，易饥饿，烦躁易怒，心悸，活动时加重，大便干，呈球状，小便色黄，夜尿 3 次以上，有泡沫，眠差，醒后不易入睡。

既往史：阵发性室性早搏；子宫附件全切术后。现服用甲巯咪唑，10mg，每日 3 次。

辅助检查：2008 年 12 月 10 日，甲状腺功能：FT_3 16.34pmol/L；FT_4 51pmol/L；TSH ＜0.005μU/ml。生化：GLU 10.47mmol/L；ALT 18U/L；AST 22U/L；TG 0.79mmol/L；CHO 4.43mmol/L；HDL 1.07mmol/L；LDL 2.53mmol/L；ALP 136mmol/L。心脏超声心动图：二尖瓣反流（轻度）；三尖瓣反流（轻度）；左室舒张功能减退。

西医诊断：糖尿病，甲状腺功能亢进症。

中医诊断：消渴病，瘿病。

中医辨证：肝胆郁热证。

治法：清泻郁热。

处方：消瘰丸加减。

玄参 30g 浙贝 15g 生牡蛎 30g 先煎 夏枯草 60g 黄芩 30g 龙胆草 30g 车前草 30g 黄连 30g 生姜 5 片

2009 年 3 月 23 日三诊。服药 2 个月，心悸减轻，仍心烦易怒，睡眠差，易醒，肩部肌肉时有抽筋，视物不清。舌苔白厚微腻，脉略数弦。2009 年 2 月 18 日查甲状腺功能：T_3 8.74pmol/L；T_4 18.22pmol/L；TSH 0.472μU/ml。3 月 23 日查 GLU 8.5mmol/L，2hPG 12.6mmol/L。心电图：窦性心律；室性早搏。处方：①甲巯咪唑减为 5mg，每日 3 次；②初诊方中夏枯草减为 30g，加白茅根 30g。

2009 年 6 月 22 日五诊。服药 3 个月。阵发烘热汗出，伴头晕，心烦易怒，夜卧不安，常夜间自醒，盗汗多，乏力，因热而烦躁。2009 年 6 月 18 日查：HbA1c 6.4%，GLU 8.52mmol/L。甲状腺功能：FT_3 2.16pmol/L；FT_4 9.93pmol/L；TSH 6.18μU/ml。

处方：①玄参 30g，浙贝母 15g，生煅牡蛎各 30g 先煎，夏枯草 30g，当归 15g，黄芪 15g，黄连 15g，黄芩 30g，黄柏 15g；②甲巯咪唑减为 7.5mg，每日 1 次。

2009 年 8 月 24 日六诊。烘热汗出减轻三分之二，乏力缓解，小便可，色黄，有味，偶有心悸，无胸闷胸痛。舌苔白，舌底迂曲，面红，眼部明显。查甲状腺功能：FT_3 3.39pmol/L；FT_4 13.36pmol/L；TSH 4.18μU/ml。

分析：口干口苦、恶热心烦、小便黄等为明显的肝胆火热征象，故本案治疗核心在于清泻肝胆火热。初诊方以玄参、浙贝母、生牡蛎清热软坚；夏枯草、黄芩、龙胆草清肝泻火，消散郁结；车前草清热利湿，使火热从小便而出；黄连清胃火，降血糖，同时针对心悸。患者服药 3 个月，甲状腺功能指标改善明显，已趋于正常，故将西药甲巯咪唑剂量减半，防止继发甲状腺功能减退，同时将夏枯草剂量减半，因仍有心悸症状，故加用白茅根，此药也是治疗心律失常的经验药。五诊时，证候有所变化，表现一派阴虚火热征象，故在消瘰丸基础上合用当归六黄汤，以清火敛阴止汗。至六诊时，症状大减，甲状腺功能指标亦基本正常。

3. 消瘰丸加夏枯草、雷公藤治疗糖尿病合并甲状腺功能亢进症、慢性淋巴细胞性甲状腺炎

王某，女，54 岁，2009 年 4 月 29 日初诊。甲状腺功能异常 1 个月，血糖升高 7 年。2001 年患者行肾上腺瘤手术发现血糖偏高，诊断为糖尿病。2007 年开始断续口服糖微康胶囊，未用其他药物，1 个月前检查甲状腺功能发现 T_3、T_4 升高，甲状腺抗体异常，患者拒绝服用西药。刻下症：疲劳乏力，时有胸闷心慌，易急躁，双眼干涩，眠差，因夜尿多影响睡眠，夜尿 2～5 次。大便每日 1～2 次。舌红，苔薄黄，舌底瘀，脉沉弦略数。

既往史：溃疡性结肠炎病史 3 年，服中药 1 年，现已愈；子宫肌瘤病史 5 年；2001 年行左侧肾上腺瘤手术。

辅助检查：2009 年 4 月 3 日，甲状腺核素扫描：甲状腺双叶饱满，摄锝功能显著增强，符合甲状腺功能亢进症表现。2009 年 3 月 25 日查：TT_3 3.47nmol/L，TT_4 138.7nmol/L，FT_3 7.49pmol/L，FT_4 22.24pmol/L，TSH 0.03μU/ml。TgAb 207.7U/ml；TPOAb＞1300U/ml，ALT 20U/L，AST 18U/L。HbA1c 7.5%，GLU 8.6mmol/L。甲状腺 B 超：甲状腺形态大小如常，表面光滑，包膜完整，内部回声不均匀，血供丰富。子宫 B 超：数个子宫肌瘤，最大 29mm×27mm。乳腺 B 超：左乳外侧结节状增生。

处方：玄参 30g　浙贝母 30g　生牡蛎 60g 先煎　夏枯草 45g　莪术 15g　清半夏 15g　黄芩 30g　金樱子 30g　芡实 30g　炒枣仁 30g

2009 年 6 月 17 日三诊。服药后睡眠改善明显，夜尿次数减少。但仍有胸闷、心悸，苔黄略腐腻，舌质暗红，脉略弦滑数。查甲状腺功能：FT_3 2.85pmol/L，FT_4 14.4pmol/L，TSH 1.03μU/ml，TT_3 1.79nmol/L，TT_4 123.3nmol/L，TgAb 184.1U/ml，TPOAb＞1000U/ml。肝功能：ALT 22U/L，AST 18U/L。子宫 B 超：子宫肌瘤增大，最大 32mm×29mm。HbA1c 7.2%，GLU 7.8mmol/L。处方：初诊方去芡实、金樱子、炒枣仁；莪术增加至 30g，并加雷公藤 30g，鸡血藤 30g，生甘草 30g。

2009 年 7 月 27 日四诊。服药 1 个月内感冒 2 次，胸闷心悸未缓解。2009 年 7 月 24 日查肝功能：ALT 101U/L，AST 78U/L。血常规：WBC 3.69×10^9。甲状腺功能：TT_3 1.24nmol/L，TT_4 84.3nmol/L，FT_3 3.8pmol/L，FT_4 14.73pmol/L，TSH 1.43μU/ml，TPOAb 503.6U/ml，TgAb 140.3U/ml。HbA1c 7.5%，GLU 8.6mmol/L。处方：6 月 17 日处方去雷公藤、鸡血藤，加五味子 30g，猫爪草 15g，夏枯草增至 60g。并嘱查自身免疫性肝炎相关抗体。

2009 年 9 月 30 日五诊。近 2 个月内未再感冒，胸闷心悸减轻。肝功能：ALT 38U/L，AST 36U/L。血常规：WBC 4.21×10^9。甲状腺功能：TT_3 2.43nmol/L，TT_4 89.6nmol/L，FT_3 4.26pmol/L，FT_4 21.56pmol/L，TSH 2.51μU/ml，TPOAb 269.4U/ml，TgAb 101.6U/ml。HbA1c 7.2%，GLU 8.4mmol/L。北京佑安医院检查提示自身免疫性肝炎。处方：7 月 27 日处方五味子减为 15g，夏枯草增加至 90g。

2009 年 11 月 18 日六诊。无不适症状。甲状腺功能：TT_3 1.25nmol/L，TT_4 110.74nmol/L，

FT_3 4.52pmol/L，FT_4 12.08pmol/L，TSH 2.21μU/ml，TPOAb 111.54U/ml，TgAb 86.8U/ml。生化：ALT 26U/L，AST 23U/L。HbA1c 6.8%，GLU 7.4mmol/L。子宫 B 超：数个子宫肌瘤，最大 26mm×24mm。处方：7 月 27 日处方去掉五味子，夏枯草减为 30g，莪术减为 15g，黄连 30g。

2009 年 12 月 16 日七诊。患者无不适症状。甲状腺功能：TT_3 1.28nmol/L，TT_4 89.55nmol/L，FT_3 3.22pmol/L，FT_4 14.42pmol/L，TSH 2.65μU/ml，TPOAb 99.74U/ml，TgAb 89.28U/ml。生化：ALT 22U/L，AST 24U/L。HbA1c 6.4%，GLU 6.9mmol/L。处方：玄参 30g，浙贝母 30g，生牡蛎 30g，夏枯草 30g，猫爪草 30g，莪术 15g，三七 6g，葛根 45g，黄芩 30g，黄连 30g，干姜 6g。制水丸，9g，每日 3 次。

2010 年 3 月 20 日复诊。患者服水丸 3 个月，无不适症状。甲状腺功能：TT_3 1.58nmol/L，TT_4 89.35nmol/L，FT_3 5.36pmol/L，FT_4 13.73pmol/L，TSH 2.55μU/ml，TPOAb 73.66U/ml，TgAb 20.0U/ml。生化：ALT 24U/L，AST 20U/L。HbA1c 6.2%，GLU 6.4mmol/L。

分析：患者糖尿病数年，火热伤津耗气在先，甲状腺功能亢进发病后，则燥热更甚，阴津更亏，又因存在子宫肌瘤、乳腺增生疾患，因此燥热津亏，气血郁结是核心病机。患者 T_3、T_4、TPOAb、TgAb 指标异常升高，其本人拒绝西药治疗，故标本缓急中，当务之急是治疗其甲状腺疾病。初诊时以玄参、浙贝母、生牡蛎滋阴清火，夏枯草清火散结，莪术化瘀消积，金樱子、芡实益肾缩泉，枣仁养血安神。三诊时 T_3、T_4、TSH 已恢复正常，但甲状腺抗体指标仍异常升高，故加雷公藤 30g 针对抗体升高，并配伍鸡血藤、生甘草佐制其毒性；因癥积（子宫肌瘤）体积增大，故将莪术用量增至 30g 加强化瘀消癥功用；夜尿多、失眠明显改善，故去金樱子、芡实、枣仁。然而患者服药 1 个月后，虽然甲状腺抗体指标下降，但却出现明显肝功能异常，伴白细胞减少，怀疑与雷公藤所致肝损害有关，权衡利弊，去掉雷公藤、鸡血藤，并加五味子 30g 护肝保肝，同时嘱患者查自身免疫性肝炎的相关检查。由于抗体指标仍显著升高，故将夏枯草剂量增加至 60g，并加猫爪草 15g 以替代雷公藤，现代研究证实，猫爪草具有免疫调节及抗肿瘤作用[75]，故对于不能应用雷公藤者，可以猫爪草代替。服药 2 个月后，肝功能指标及白细胞数目恢复正常，由于检查提示患者有自身免疫性肝炎，因此不再应用雷公藤。在应用 60g 夏枯草治疗过程中，患者未发生不良反应，故将夏枯草剂量增加至 90g，以进一步加强免疫调节作用。在应用 90g 夏枯草治疗近 2 个月后，TgAb、TPOAb 指标显著下降，已基本接近正常，故六诊时果断将其剂量减为 30g。治疗至此，甲状腺疾病之紧急已缓解，治疗当标本兼顾，甲状腺疾病与糖尿病同治，故又加黄连 30g 针对血糖升高。同由于癥积（子宫肌瘤）亦较前缩小，故此诊将莪术剂量减至 15g。继续治疗 1 个月后，患者各项指标进一步改善，病情平稳，因此将处方改制为水丸，治疗 3 个月后，各项指标已基本正常。

按：甲状腺疾病多归属中医学“瘿病”范畴，痰瘀凝结是其主要病理特点，或因火热耗灼，阴虚津亏而生痰生瘀，或因脾肾不足，温化无力而痰瘀内生。如《外科正宗·瘿瘤》曰：“夫人生瘿瘤之症，非阴阳正气结肿，乃五脏瘀血、浊气、痰滞而成。”甲状腺疾病发生于糖尿病之后者，由于糖尿病火热炽盛的病机特点，故发病时常常存在火热未清之病机基础。如本节第 1 个病例虽为甲状腺功能减退症，但却表现少阳郁热征象，故仍以清解郁热为治。消瘰丸出自《医学心悟》，由玄参、浙贝母、生牡蛎组成，牡蛎咸寒质重，其味咸善软坚散结、性寒质重能平肝潜阳；玄参苦咸性寒质润，能滋阴降火、润燥软坚；浙贝母清热化痰、开郁散结，“善于疗郁结利痰涎”，故针对痰、热、瘀、火郁结之瘿病，以其作为基础方清热化痰、软坚散结。现代临床中也常用于治疗甲状腺结节、甲状腺功能亢进症、急慢性淋巴结炎、乳腺增生、乳腺纤维瘤、子宫肌瘤、卵巢囊肿、前列腺增生等腺体增生、囊肿、结核等疾病[76]。对于燥热伤阴甚者，一般生牡蛎可用60g以上。

伴随甲状腺抗体异常升高者，常常用雷公藤、夏枯草调节免疫。药理研究表明，雷公藤通过降低T淋巴细胞、巨噬细胞等的增殖、浸润，抑制黏附分子、趋化因子等的合成、表达等多种途径发挥免疫调节作用，从而减轻自身免疫的损害，因此临床常用于治疗系统性红斑狼疮、IgA肾病、Graves眼病、1型糖尿病等自身免疫性疾病[73,77-78]。笔者在临床中应用雷公藤治疗甲状腺抗体升高，用量一般在15～45g，同时配伍相同剂量的鸡血藤和生甘草以佐制雷公藤的肝、肾毒性。然而，对于未生育患者及有肝损伤病史者，仍需避免应用雷公藤，如本节第3个病例有自身免疫性肝炎的基础疾病，尽管应用雷公藤时配伍生甘草、鸡血藤佐制毒性，但仍然出现明显的肝损伤征象，故在后续的治疗中不再应用雷公藤。

夏枯草是治疗甲状腺疾病的常用药，药理研究表明夏枯草除能抑制炎症反应的非特异性免疫机能外，对特异性免疫也具有抑制作用，因此夏枯草制剂常用于联合治疗溃疡性结肠炎、慢性淋巴细胞性甲状腺炎、亚急性甲状腺炎等[79]。但若单纯应用中药夏枯草治疗甲状腺自身抗体异常则需要大剂量应用。第3个病例在拒绝接受西药治疗情况下，停止应用雷公藤后，夏枯草用量由45g增至60g，应用2个月未见不良反应，继而增大剂量至90g，继续应用2个月后，抗体指标最终接近正常，夏枯草剂量亦立即减为30g。我们体会，单纯应用夏枯草治疗甲状腺抗体指标异常升高时，其用量一般需在60g以上才能替代雷公藤发挥抑制自身免疫作用。

【小结】

甲状腺疾病是内分泌系统常见病，疾病类型包括甲状腺功能亢进症、甲状腺功能减退症、慢性淋巴细胞性甲状腺炎、甲状腺结节等。甲状腺疾病常常与糖尿病合并出现，并可影响血糖的调控。糖尿病合并甲状腺疾病，往往以燥热阴亏为本，气、火、痰、瘀凝结为标，尤其糖尿病发病在先时，治疗应首先考虑火热未清之病机特点，即使合并甲状腺功能减退，但见火热征象，仍可清火化痰。若糖尿病及甲状腺疾病发展至后期，表现一派脾肾阳虚征象时，则在益气温阳基础上兼顾化痰消瘀散结。再者，治疗时应区分标本缓急，矛盾主次，若二者病势相当，则兼而治之；若甲状腺病情紧急，则先治其标，再标本兼顾。治疗一般以消瘰丸为基础化痰散结，对伴随甲状腺抗体指标异常者，常合用雷公藤抑制免疫，而对于不适宜应用雷公藤者，则代之以大剂量夏枯草。但患者体质、病情各不相同，临证需辨证处方、施量，而不可拘泥于某法某方。

第十八节　糖尿病合并恶性黑色素瘤

鸦胆子为主治疗糖尿病合并恶性黑色素瘤

刘某，女，71岁，2010年7月12日初诊。血糖升高18年余，黑色素瘤4年，切除后复发转移伴疼痛。患者4年前发现左脚外侧黑色素瘤，面积逐渐扩大，最大直径为10mm。2008年切除3个黑色素瘤，病理检查其中两个为恶性。2009年黑色素瘤转移至腰部，且面积不断扩大。2010年行腹股沟淋巴清扫，肿瘤医院建议化疗治疗，患者拒绝。刻下症：左足底及足外侧4个黑色素瘤，腰部5个以上黑色素瘤，最大者直径＞1cm，瘤体处疼痛不能触碰。右肋胀痛难忍，服止痛药（具体不详）不能缓解，胃脘常有空腹感，无食欲，伴恶心，偶头晕，全身乏力，精神差，有尿意但排尿不畅。舌暗红，苔黄厚，舌底瘀闭，脉细弦涩。BP 188/79 mmHg。

既往史：2002年行胃肌瘤手术；青光眼、高血压病史6年，服用卡托普利，具体剂量不详。磺胺类药物过敏，山莨菪碱过敏，地西泮过敏。

辅助检查：FBG 8.6mmol/L，2hPG 14.5mmol/L。

西医诊断：黑色素瘤，糖尿病。

中医诊断：黑疔，消渴。

中医辨证：气血瘀结证。

治法：化瘀散结，行气活血。

处方：自拟方。

鸦胆子1g　夏枯草45g　浙贝母30g　王不留行籽60g^包煎^　莪术30g　三七30g　元胡30g　川楝子15g　白芍45g　炙甘草15g　黄芪30g

2010年7月19日二诊。服药1周，右肋疼痛减轻，侧卧时疼痛缓解，近日气短，大便2日1次，恶心头晕消失，晨起左耳耳鸣，仍全身乏力，觉身体沉重，黑色素瘤无变化，瘤体处仍疼痛。血压下降，控制在130～135/65mmHg。处方：初诊方鸦胆子增加至1.5g，加莱菔子15g。

2010年8月2日三诊。服上方14剂。腰部黑色素瘤疼痛明显减轻，晨起口苦，舌干，气短，善太息，多梦，恶梦，左耳耳鸣较前减轻40%，全身乏力好转50%。食欲转好，但食后反酸，二便调。2010年7月23日查生化：GLU 13.2mmol/L，ALT 16U/L，AST 14U/L，Cr 76μmol/L。2010年7月30日查血常规：HGB 90g/L，RBC 2.92×10^{12}/L。2010年8月1日查FBG 11mmol/L。当日BP 130/75mmHg。处方：二诊方莪术改为45g，黄芪改为45g。

2010年8月30日五诊。足外侧及腰部黑色素瘤体积较前缩小。8月23日起右腰处疼痛剧烈，致行走困难，服用吲哚美辛，75mg，每日2次，疼痛稍缓解，近两日可行走。现全身乏力，不喜言语，无食欲，行走不久即疲乏，右髂腰处疼痛，双腹股沟处疼痛，大便干，小便可。舌暗细颤，苔厚腻，底瘀，脉弦硬略数。自测血糖：FBG 7～9mmol/L，2hPG 19～23mmol/L。现胰岛素早20U，中10U，晚8U。2010年8月23日查B超：双腹股沟区异常回声（考虑增大淋巴结），最大 3.7cm×0.9cm；左髂旁低回声（考虑增大淋巴结）较前增大，最大 5.9cm×3.5cm，边界不清。腹部 B 超：肝内异常回声（血管瘤？），胆囊壁欠光滑。2010 年 8 月 18 日查生化：GGT 84U/L，GLU 8.4mmol/L，Cr 43μmol/L，HDL 0.66mmol/L，LDL 2.06mmol/L。BP 150/70mmHg。调整处方：柴胡 9g，黄芩 15g，清半夏 9g，炙甘草 15g，党参 30g，莪术 30g，猫爪草 30g，王不留行籽 30g 包煎，浙贝母 15g，蜈蚣 3 条。

2010 年 9 月 13 日六诊。腰部疼痛较前好转。双腹股沟处疼痛消失。腹胀，进食后尤甚，嗳气频，自觉气不下行，左下肢水肿，乏力，眠可，二便调。舌苔厚腻，底瘀闭，脉细。2010 年 9 月 9 日查腹部 B 超：肝内强回声结节（肝转移?），胆壁增厚，腹水少量。处方：五诊方加厚朴 30g，枳实 15g，生大黄 6g 后下。

2010 年 12 月 20 日九诊。腰部黑色素瘤减少至 4 个，体积缩小，疼痛消失。腹胀消失，下肢水肿消退。腰部及髂旁疼痛消失。周身乏力好转。B 超：双腹股沟区及双髂旁可见数个正常淋巴结。

分析：关于恶性黑色素瘤，中医外科学中尚无专门的病名，可归属“黑疔”、“黑痣”、“恶疮”范畴，一般认为本病的发生是因先天禀赋不足，脏腑功能失调，气血瘀结于肌肤而形成黑痣、黑疔，复因过食辛辣油腻、膏粱厚味、醇酒炙烤之品，以致脏腑蕴热，火毒结聚于肌肤而发为本病。罹病后若不及时治疗，或正气虚弱，使毒邪走散，流窜肌肤，可致多处发病，终因脏气衰败危及生命。

本案属血瘀气结，血瘀不散，气郁痰凝，痰瘀结聚，变生瘀毒，则生瘤毒。气不通则痛，故见肋部疼痛难忍；年老体弱，中气不足，推动无力，则见胃脘空虚、排尿不畅、全身乏力，伴头晕，精明失养。治疗应化腐消疣，活血化瘀，行气散结。方以鸦胆子为主，腐蚀赘疣，《医学衷中参西录》言其“性善凉血止血，兼能化瘀”，古方常外用治赘疣，内用治痔疮，现代药理学研究证实，鸦胆子油可通过抑制癌细胞 DNA 合成、抗细胞增殖和破坏肿瘤细胞生物膜结构等机制发挥抗癌作用，可用于皮肤癌、皮肤赘瘤、食管癌等多种肿瘤，同时鸦胆子油还具有增强免疫作用[80]。故此处将鸦胆子内用一则取其消疣瘤作用，二则发挥抗癌作用。方中又合浙贝母、夏枯草化痰瘀、散郁结，重用王不留行籽通行十二经，散开郁结，重用莪术破瘀消癥，合三七活血养血，通补结合；胁肋属肝，肝气郁滞、肝阴失养、肝血亏虚，则致胁肋疼痛，故又合金铃子散元胡、川楝子疏肝理气止痛，合芍药甘草汤养血柔肝止痛。年老体虚，中气不足，故又加黄芪益气补中。二诊，服鸦胆子后未见不良反应，故将其增至 1.5g 继续试药，此诊见耳鸣，恐是痰气上壅，精明被扰，故又加莱菔子理气降逆化痰。三诊查血红蛋白、红细胞偏低，故将黄芪增至 45g，补气而生血。仍以化痰行气、化瘀散结为治，同时将莪术增至 45g，增加化瘀消癥之力。五诊，黑色瘤体积缩小，治疗收效。而此诊气郁痰结征象凸显，故见腰痛甚、淋巴结肿大等症状。鸦胆子毕竟有小毒，不宜长期应用，治疗既已见效，故此诊可调换处方，改以小柴胡汤为主，此方是治疗淋巴系统疾病常用经验方，通过疏泄少阳经郁结，发挥退热、散结等功用。以猫爪草代替鸦胆子行散结抗瘤之功，合浙贝母化痰散结，二者亦是治疗淋巴结肿大之要药，临床亦用于治疗肺结核、淋巴结结核、咽喉炎等疾病[75]。仍以莪术化瘀消癥，并加虫类蜈蚣通走血络，通行走窜之品必耗伤正气，此诊患者虚象明显，故将王不留行籽减量至 30g。六诊时腹胀较重，并出现腹水、下肢肿，故又合厚朴三物汤行气消胀，同时生大黄通腑而泻水，导水从大肠而出。至九诊，病情好转大半，治疗基本收功。

第十九节　糖尿病合并肺癌术后机械损伤性胃动力障碍

黄芪建中汤加减治疗糖尿病合并肺癌术后机械损伤性胃动力障碍

徐某，女，58 岁。胃胀、呃逆 1 月余，血糖升高 3 个月。2012 年 3 月 26 日发现左肺占位病变，行左肺上叶切除术。术后清扫淋巴结过程中损伤迷走神经，出现胃胀、呃逆，伴腹胀，予胃肠动力药及抑酸治疗效果不佳。3 个月前发现血糖升高，诊断为糖耐量减低（IGT），曾在本门诊就诊。刻下症：胃胀甚，觉胃中气满，呃逆频频，胃怕凉，大便干燥，排便困难，2 日 1 次。食后食物不消化，自觉胃肠不蠕动，不敢进食，每日仅服流食。眠差，入睡难，夜间仅睡 2～3h，困倦乏力。舌淡，舌边齿痕，舌细颤，苔薄黄，脉弱。形体消瘦，身高 155cm，体重 42kg，BMI=17.5kg/m^2。

既往史：左肺上叶中分化腺癌切除术后；脾切除术后。

辅助检查：2012 年 4 月住院时检查示胃潴留，幽门梗阻可能大。

西医诊断：肺癌术后，糖耐量减低。

中医诊断：胃胀，消瘅。

中医辨证：中焦虚寒，气机郁滞证。

治法：温中补虚，燮理中焦。

处方：黄芪建中汤加减。

①黄芪 45g　桂枝 15g　白芍 15g　炙甘草 15g　清半夏 30g　生姜 30g　枳实 30g　火麻仁 45g

汤剂。

②干姜 180g　黄芩 540g　黄连 540g　西洋参 540g　三七 360g

制水丸，9g，每日 1 次。以汤剂送服水丸。

2012 年 6 月 26 日二诊。呃逆明显减少，原每日频繁呃逆，无规律，呃逆持续较长时间方能停止，现每日仅偶尔发作，持续时间不超过 1h。现下午胃痛，针刺样疼痛。口中无味，食欲差，食物不消化，自觉胃憋气，胃胀满，胃怕凉，喜热食，大便干燥，仍眠差，入睡难。尺肤潮。舌边齿痕，舌苔黄厚微腻，脉细弦。调整处方：黄芪 30g，桂枝 15g，白芍 30g，炙甘草 15g，炒白术 15g，枳壳 9g，清半夏 9g，生姜 5 片，火麻仁 45g。汤剂，继续送服水丸。

2012 年 7 月 31 日三诊。偶有呃逆，持续时间短。食欲转佳，但仍不敢多食，食后胃刺痛，胃胀，胃中憋气，胃中灼热感。睡眠好转，每晚可睡 5～6h。舌边齿痕，舌苔稍厚，脉偏弱。2012 年 7 月 16 日查 HbA1c 6.5%。调整处方：枳实 15g，炒白术 30g，黄连 9g，苏藿梗各 6g，黄芪 20g，党参 15g，清半夏 15g，怀山药 30g，生姜 3 片。汤剂送服水丸。

2012年8月28日四诊。近几日胃脘嘈杂伴隐痛，按后痛减。胃胀消失。仍食欲差，大便不干，1日1次。左肋部刺痛，近两日频繁咳嗽，咯黄痰，痰黏稠。睡眠时好时差。舌苔白腻，舌底瘀。2012年7月18日检查示左肺上叶切除术后改变，左侧胸膜肥厚，左侧胸腔多发包裹性积液；双肺胸膜下多发结节影，考虑部分为陈旧性病变，部分性质待定；左前纵隔内结节，对比老片。处方：三诊汤剂方黄芪改为30g，生姜改为5片，加葶苈子15g，三七15g。

2012年10月23日五诊。咳嗽减轻，仅偶发咳嗽，咯黄痰。每日下午胃脘饱胀感明显，伴胃隐痛，胃怕凉，但易上火。自觉胃部不适症状较初诊时明显缓解，已无呃逆、腹胀。食欲差，饭后嗳气，嗳气后觉舒。眠差，入睡难，周身乏力。大便正常。2012年10月8日查胸部CT：较7月18日对比，左肺上叶切除术后改变，左侧胸膜肥厚，左侧胸腔多发包裹性积液较前明显吸收；双肺胸膜下多发结节影较前无改变，考虑为陈旧性病变，左前纵隔内结节无改变。查HbA1c 6.5%，GLU 5.67mmol/L。舌边齿痕，舌苔微腻，舌底瘀滞，脉沉。调整处方：①生黄芪30g，桂枝30g，白芍15g，炙甘草15g，清半夏9g，生姜30g，枳实15g，炒白术30g，黄连1.5g，化橘红15g，汤剂。②全蝎1.5g，蜈蚣1.5g，壁虎1.5g，研粉，用汤剂冲服。治糖尿病之水丸暂停。

2012年12月18日六诊。胃凉、胃饱胀等胃部症状缓解70%以上，食欲转好，已无咳嗽、咳痰。乏力减轻，睡眠好转70%，可正常入睡。近期检查发现蛋白尿，且尿中潜血。患者诉自今年3月已出现尿潜血阳性，但未重视。2012年3月10日查尿常规：尿潜血(++)。2012年12月14日查24h尿蛋白定量0.29g；尿微量白蛋白定量38.2mg/L，尿白蛋白/肌酐183.57mg/g。调整处方：酒军3g，水蛭粉3g^分冲^，黄连1.5g，生姜3片，枳实15g，炒白术15g，清半夏9g，汤剂。另外，全蝎1.5g，蜈蚣1.5g，壁虎1.5g，继续研粉，以汤剂冲服。

2013年1月15日七诊。胃凉、胃胀消失，仅受凉时胃胀发作。咳嗽、咳痰未再发作。睡眠基本正常，体力好转。2013年1月10日查：尿潜血（±），24小时尿蛋白定量0.16g；尿微量白蛋白定量17.2mg/L，尿白蛋白/肌酐87.21mg/g。HbA1c 5.9%，GLU 5.49mmol/L。

分析：本案为器质性损伤引起胃肠动力障碍，较一般功能性疾病治疗远为困难。从病机看，是中焦虚寒，温运无力，大气不转，升降失调，导致胃胀、呃逆、胃中怕凉、食不消化、形体消瘦；津液不化，肠失濡润，致大便干燥，排便困难。治应温中补虚，理气降逆，以黄芪建中汤加减，并加小半夏汤和胃降逆，加枳实理气消胀，火麻仁滋阴润肠。因合并糖尿病，气阴不足，形体失养，故配合干姜黄连黄芩人参汤制水丸，补益气阴。胃不和则卧不安，眠差因脾虚胃滞所致，故治胃则夜寐得安，无须专于安神。二诊，呃逆明显缓解，故将小半夏汤减量，改枳实为枳壳，重在利肠胃滞气，《本草纲目》言："枳实利胸膈，枳壳利肠胃，然张仲景治胸痹痞满，以枳实为要药，诸方治下血痔痢，大肠秘塞，里急后重，又以枳壳为通用，则枳实不独治下，而枳壳不独治高也。"三诊出现胃中灼热，胃中憋气症状明显，并见舌苔黄厚，恐是寒湿郁久变生湿热，故此诊调换处方，以枳术汤理气消胀为主，以苏叶黄连汤清热化湿，和胃降逆；中焦虚弱，仍以党参、黄芪、山药微补脾胃。四诊，病情变化，出现咳嗽、咳痰，检查提示胸腔积液，是痰湿壅肺。加之患者有肺癌病史，治疗之急是化痰泻肺，疏通壅滞。胸腔积液属四饮之悬饮，故在三诊方基础上加葶苈子泻肺消痰利水，主治积水，并加三七活血化瘀，疏通肺络。同时将黄芪增量，增补益肺气之力。五诊，咳嗽减少，胸腔积液明显吸收，提示痰湿壅滞基本已消，故去泻肺之葶苈子，仍治在中焦，以黄芪建中汤为主，但改炙黄芪为生黄芪，补气兼顾利水，合化橘红化痰通肺络，预防痰湿再生；并于众多温补药中，加小量黄连，意在微调胃气，燮理气机，使升降相因，中焦运转。同时此诊开始预防性抗癌治疗，以蜈蚣、全蝎、壁虎解毒通络，长期治疗，蜈蚣具有解毒散结功效，研究表明，其对肝癌、肺癌、胃癌等均具有抑制作用；全蝎、壁虎能够直接抑制肿瘤细胞生长与增值，促进细胞凋亡等，发挥广泛抗癌作用，此三者是针对肺部及消化道癌病的靶药[81-83]。至六诊，胃部症状好转大半，因发现蛋白尿、尿潜血，肾络瘀损成为主要矛盾，因此治疗转以疏通肾络为主，以抵当汤为主方，兼顾调理胃滞，同时抗癌治疗。

本案虽为机械性损伤，然察其病机属中焦虚寒，气机不运所致，故治疗与功能性呕吐基本同法，仍以温中补虚、燮理气机为主。由于患者有肺癌病史，故在胃部症状缓解后，需兼顾预防性抗癌治疗，防止癌瘤复发或转移。本案的治疗体现了标本缓急原则，初诊胃胀、呃逆为病之标急，肺癌之病相对较缓，属病本，故治疗以调理胃滞为主；三诊，出现咳嗽、咳痰等痰湿壅肺症状，相对胃胀等症，此又为病之标急，故在原治疗基础上兼顾泻肺化痰。五诊，病之标急缓解，因而开始兼顾癌病，标本兼治。六诊，胃部症状基本缓解，肾络损伤成为主要矛盾，故治疗转以治肾为主，同时预防癌病。对于合并多疾病情况，应根据病之标本缓急，适时调整治疗方向和策略。

第二十节 糖尿病合并良性前列腺增生

枯倍散加减治疗糖尿病合并良性前列腺增生

刘某，男，62岁。尿急、尿频2年余，间断口干、乏力半年。现病史：2年前患者自觉尿急、尿频，经前列腺B超诊断为前列腺增生。半年前因口干乏力查FBG 11.1mmol/L。刻下症：尿急、夜尿频，尿不净，尿中断，每晚5～6次，色黄。口干、口渴、乏力，纳眠可，大便正常。舌暗苔少有齿痕，舌底瘀滞；脉略数。辅助检查：HbA1c 6.3%，FBG 5.3mmol/L，2hPG 7.9mmol/L，前列腺大小49mm×50mm×56mm。

西医诊断：糖尿病，前列腺增生。

中医诊断：脾瘅，癃证。

中医辨证：肾阴亏虚，下焦痰瘀阻塞证。

治法：健脾益肾，化痰散结。

处方：枯倍散加味。

枯矾 9g　五倍子 9g　山楂核 15g　橘核 15g　荔枝核 15g　丹参 30g　生蒲黄 15g　三七 15g　炒杜仲 30g

服上方1个月后复诊，尿急、尿频明显改善，尿不净、尿等待症状缓解；口渴、乏力缓解；查 HbA1c 6.2%。继续服枯倍散加减：五倍子 15g，枯矾 12g包煎，乌梅 15g，丹参 30g，生蒲黄 15g，三七 9g，黄芪 45g，山萸肉 30g，琥珀粉 3g分冲。

服上方 3 月余，口干乏力明显好转；排尿困难减轻；尿频、尿急症状基本消失；夜尿次数减少为每晚 1 次。查 HbA1c 6.1%，GLU 5.0mmol/L，2hPG 6.4mmol/L。前列腺大小 40mm×48mm×45mm，较之前明显缩小。调整方药：生地 30g，山萸肉 30g，五味子 15g，枯矾 9g，仙灵脾 15g，枸杞子 15g，丹参 30g，五倍子 9g，生蒲黄 15g，三七 6g，黄芪 30g，金樱子 30g，白果 15g。服上方 1 月余，诸症减轻，改服水丸。

分析：《素问·标本病传论》曰："先热而后生中满者治其标"，"先病而后生中满者治其标"，"小大不利治其标"。初诊尿频、尿急，小便不利是为标，急则治其标是为上策。方中枯矾、五倍子功专缩敛收涩，《本草纲目》："矾石之用有四：吐利风热之痰涎，取其酸苦涌泄也；治诸血痛，脱肛，阴挺，疮疡，取其酸涩而收也；治痰饮，泄痢，崩、带，风眼，取其收而燥湿也；治喉痹痈疽，蛇虫伤螫，取其解毒也。"五倍子味酸、涩，《本草纲目》言其"敛肺降火，化痰饮，止咳嗽，消渴，盗汗，呕吐，失血，久痢"，因此不仅可有效治疗前列腺增生，也可治疗痔疮、脱肛等膨凸、增生性疾病；山楂核、橘核、荔枝核行气散结；生蒲黄、三七活血散瘀；炒杜仲补肝肾，强筋骨，兼顾老年患者的肝肾亏虚。患者年老体弱，脾肾虚损日久，致气虚无力运化而兼夹气滞血瘀，有热结下焦，壅塞胞内，故见尿急、夜尿频、尿不净、尿中断。患者复诊，尿急、尿频明显改善，于上方加入琥珀粉，此方加强了活血祛瘀之效，兼顾滋补肝肾。服上方 3 月余，排尿困难减轻；尿频、尿急症状基本消失。鉴于下焦痰瘀已去，膀胱气化的功能有所恢复，缓则治其本，故重点放在健脾益肾。前列腺增生的病位虽在膀胱，但与肺、脾、肾关系密切。因虚致痰，因虚致瘀，因痰致瘀，因瘀致痰，因虚痰瘀留，因痰瘀再致虚，从而产生恶性循环。病属本虚标实，肺、脾、肾虚为本，痰瘀阻结为标，痰瘀常贯穿前列腺增生始终。患者老年男性，肾阳不足，命门火衰，所谓"无阳则阴无以生"，致膀胱气化无权，而溺不得生故小便不利；肾为先天之本，主藏精而寓元阴元阳，肾阴亏虚则虚火内生，上燔心肺则烦渴多饮……故在标本兼顾的同时，先应侧重"小便不利"之标，下焦痰瘀阻结解除，即应治其肝肾亏虚之本。"治下消者，宜滋其肾，兼补其肺"，故治以滋阴固肾，活血祛瘀。

按：此案中所用枯倍散是治疗前列腺增生痰瘀阻滞的经验方，主要组成为枯矾 6～9g，五倍子 9g，山楂核 15g，橘核 15g，荔枝核 15g，丹参 30g，生蒲黄 15g，三七 6～15g。其中肾虚腰痛，加炒杜仲、淫羊藿；伴慢性前列腺炎，加土茯苓、黄柏、苦参。

第二十一节　糖尿病合并腰部畸胎瘤术后二便失禁

重用黄芪治疗糖尿病合并腰部畸胎瘤术后二便失禁

吕某，男，45 岁，2012 年 7 月 10 日初诊。二便失禁 12 年，加重 2 个月。患者 12 年前发现畸胎瘤，于腰椎 1～3 节行切除术，手术除净。术后半年出现偶有小便自流，大便稀、稍咳即出，患者未重视。近2个月频频出现大、小便不自知，致患者不敢出门。刻下症：二便失禁，大便稀溏，小便黄，全身乏力，胃胀。舌苔黄厚腻，舌底瘀，脉沉，尺弱。

既往史：糖尿病8年，高血压6年。现用药：苯磺酸左旋氨氯地平片，2.5mg，每日1次，糖微康胶囊，2g，每日3次。家族史：父亲高血压。

辅助检查：2012年6月20日查FBG 6.3mmol/L。BP 130/90mmHg。

西医诊断：糖尿病，高血压，畸胎瘤术后。

中医诊断：消渴，虚劳。

中医辨证：脾肾亏虚证。

处方：自拟方。

黄芪60g　黑顺片30g 先煎2h　川桂枝15g　鹿角霜15g　山萸肉15g　芡实30g　金樱子30g　枳实15g　炒白术15g　滑石30g　生甘草15g　黄连9g

2012年7月31日二诊。二便失禁略好转，二便频次较前减少。2012年7月27日查FBG 4.4mmol/L。已停用降压、降糖西药。BP 140/90mmHg。处方：初诊方加鸡血藤30g，首乌藤30g，生姜5片。

2012年8月21日三诊。大便稀好转，有时可成形，仍小便失禁。BP 130/100mmHg。舌稍胖，苔薄，脉细弦弱。处方：二诊方去滑石、生甘草、黄连。加炒杜仲30g，川续断30g，三七15g。

2012年10月16日四诊。腰部拘紧，久坐后两腿发凉，下肢无力，走路沉重。2012年10月13日查GLU 7.0mmol/L。BP 135/110mmHg。处方：三诊方黄芪改为120g，山萸肉增至30g。

2013年1月8日五诊。服药3个月。双下肢无力感减轻60%，自觉有热感。出现双下肢疼痛，不敢行走。大便较干，排便时有感觉，可控制。小便时已有知觉，仅夜间偶有遗尿，胃胀。2013年1月3日查：HbA1c 7.2%，FBG 5.1mmol/L，BUN 3.73mmol/L，Cr 55μmol/L，AST 22U/L，ALT 30U/L。舌红，苔黄厚腻，脉沉弱略数。处方：①三七3g，血竭0.5g，制乳香1.5g，制没药1.5g，生麻黄3g，制马钱子0.3g。打粉冲服。②炙黄芪60g，枳实15g，炒白术15g，山萸肉15g，金樱子15g，白果15g。

2013年1月15日六诊。服药1周，小便失禁、夜间遗尿改善80%，大便正常。双下肢疼痛消失，下肢无力感消失，体力较前恢复。已能正常外出活动。停用粉剂，继续服汤药。

分析：本案为经络寒，脏腑热，手术后一身之气大亏，不能固摄二便，致二便失禁、乏力、便溏。舌苔黄厚腻是脾虚不能运化，积滞化热，属脏腑内热。治疗可补经络与清脏腑并治，二者并行不悖。初诊重用黄芪补气固摄；肿瘤属大寒大积之病，手术之后必然耗损元阳，且肾主二便，故重用黑顺片培补元阳，并以血肉有情之品鹿角霜补肾填精，温补督脉，同时配合山萸肉补肾益阴，从而阴、阳、精、血并治；加金樱子、芡实固肾缩泉，合黑顺片等标本兼治。脾虚胃滞，精微不运，故加枳实、炒白术、黄连理气消滞，兼清积热。小便黄是下焦有热，故以滑石、生甘草清利下焦，同时利小便以实大便。二诊，加首乌藤、鸡血藤增加活血通络作用。三诊，加杜仲、续断，补肾强筋骨，兼顾降压，加三七活血生新。四诊，下肢无力、发凉等下肢经络虚症状突出，故将黄芪增至120g补气而通经络，并将山萸肉增至30g增加补肾收敛功用。至五诊，下肢无力减轻，并现热感，是经络通达之象，二便已有知觉，是亏损得补，且大便偏干，是为热象，故此诊调整处方，将黄芪减至60g，同时去大温大热之鹿角霜、黑顺片。并以金樱子、白果、山萸肉等温和之品补肾收敛，合枳术汤理气消胀。另以三七、血竭、乳香、没药、生麻黄、马钱子研粉冲服，一则活血化瘀通络，针对肢体刺痛，另一面，马钱子粉能够兴奋、刺激神经，擅治瘫、痿类疾患，对于本案二便失禁也有辅助治疗作用。

第二十二节　糖尿病合并自身免疫性肝病

1. 附子理中汤合茵陈蒿汤加减治疗糖尿病合并胆汁淤积性肝硬化

翟某，女，78岁，2011年10月18日初诊。间断腹胀26年。患者于1985年因胆结石行胆囊切除术，2001年查ALT、AST、GGT升高，CT检查示胆汁淤积性肝硬化（轻度）。2002年开始口服熊去氧胆酸、利尿剂，ALT、AST、GGT指标有所下降，但仍未正常。2010年10月胃出血发作，出血量超过1000ml。刻下症：胃胀，胃怕凉，无食欲，食后不消化，双下肢轻度浮肿，大便溏薄，夜尿多，每晚3～4次。舌暗红胖大，舌底瘀，苔白微腻，脉弦硬。

既往史：糖尿病15年。现用药：阿卡波糖片，50mg，每日3次，血糖控制可，FBG 6mmol/L左右；熊去氧胆酸，50mg，每日2次。

辅助检查：肝脏超声：肝弥漫性病变，门脉流速下降，脾大，腹腔积液。血常规：WBC 2.14×10^9/L，L% 19%，HGB 109g/L，PLT 41×10^9/L。肝硬化三项：透明质酸（HA）125ng/ml；Ⅲ型胶原前肽（PⅢP）9.4ng/ml，四型胶原（CⅣ）157.2ng/ml。生化：ALT 24U/L，AST 32U/L，TP 71g/L，ALB 39g/L，TBIL 39.3μmol/L，DBIL 9.8μmol/L，总胆汁酸（TBA）41.7μmol/L，GGT 66U/L，ALP 176U/L，BUN 5.83mmol/L，GLU 6.1mmol/L，Cr 48μmol/L，TG 1.22mmol/L，CHO 2.59mmol/L，HDL 1.07mmol/L，LDL 0.71mmol/L。其他：乙肝表面抗原（HBsAg）（-），血沉（ESR）23mm/h，甲胎蛋白（AFP）1.7ng/ml。

西医诊断：肝硬化（失代偿期），门脉高压症，食管静脉曲张（重度），上消化道出血，失血性贫血（中），腹腔积液，脾大，脾功能亢进，2型糖尿病。

中医诊断：癥积，消渴。

中医辨证：脾肾阳虚，血瘀水停证。

治法：温阳利水，化瘀消癥。

处方：附子理中汤加减。

黑顺片30g先煎2h　党参15g　炒白术15g　生姜15g　红参9g　仙灵脾15g　巴戟天15g　三七15g　丹参15g　赤芍15g　莪术30g　生牡蛎30g先煎　茵陈30g先煎1h　马鞭草30g　五味子15g　云苓30g

一剂药分早、中、晚、睡前4次服用。药后即饭，睡前可加牛奶。

2011 年 11 月 8 日二诊。服药 2 周。腹胀，腹痛，腹泻明显，每日 5～6 次，腹部怕凉，大便发黑，夜尿 1～2 次，腰酸。处方：初诊方，炒白术改为 30g，党参改为 30g，丹参改为 30g。

2011 年 12 月 13 日三诊。服药 1 月余。腹胀、腹泻明显好转，大便每日 3 次。大便时干时稀，右胁下胀痛，纳眠可。午后双下肢水肿，晨起消失。舌质暗红，苔黄厚，舌底红，脉沉弦。2011 年 12 月 5 日查生化：ALT 30U/L，AST 36U/L，TP 72g/L，ALB 39g/L，TBIL 20.2μmol/L，DBIL 8.3μmol/L。血常规：WBC 2.14×10^9/L，HGB 112g/L，PLT 71×10^9/L。处方：二诊方，黑顺片改为 15g，加黄连 6g。

2012 年 1 月 16 日四诊。服药 28 剂。腹痛消失。仍腹胀不适，晨起及夜间咳嗽，少痰，咽干，纳眠可，大便每日 3～4 次，夜尿 3 次。查：FBG 5.6mmol/L，2hPG 9mmol/L。处方：初诊方，红参改为 15g，仙灵脾改为 30g，巴戟天改为 30g，加槟榔片 15g，厚朴 15g。2 日服 1 剂。

2012 年 5 月 14 日五诊。连续服药 4 个月，自上月起腹胀感明显，伴肝区胀痛，口渴，尿频，小便量少，大便干稀不调，每日 3～4 次，双下肢稍肿。舌质干，脉弦硬滑数，关弦。2012 年 5 月 9 日查：ALT 25U/L，AST 40U/L，TBIL 22.1μmol/L，DBIL 9.5μmol/L，ALP 216U/L，TBA 37.6μmol/L。血常规：WBC 2.50×10^9/L，HGB 109g/L，PLT 68×10^9/L。HbA1c 5.2%。腹部超声：肝剑突下（-），肋下（-）。肝周见大量游离液性暗区。腹腔见大量游离液性暗区。调整处方：当归 15g，白芍 15g，川芎 15g，云苓 90g，泽泻 30g，马鞭草 30g，茵陈 15g，三七 9g，虎杖 15g，厚朴 30g，生姜 3 片。早中晚饭前服用。

2012 年 6 月 11 日六诊。服药 28 剂。腹胀缓解，嗳气、矢气后腹胀减轻，肝区胀痛缓解，口干口渴，无食欲，大便时干时稀，每日 1～2 次，夜尿 1～2 次，夜间下肢水肿。苔薄黄，脉弦涩。2012 年 6 月 8 日查腹部 B 超：肝弥漫性病变，肝脏体积缩小，脾大；腹腔见大量游离液性暗区。2012 年 6 月 5 日查：ALT 20U/L，AST 34U/L，TP 74g/L，ALB 37g/L，TBIL 21.7μmol/L，DBIL 9.1μmol/L，ALP 176U/L，TBA 22.0μmol/L，GGT 54U/L。血常规：WBC 2.87×10^9/L，HGB 110g/L，PLT 58×10^9/L。肝硬化指标：HA 44ng/mL，PⅢP 5.1ng/ml（＜12），CⅣ 53.2ng/ml（＜140）。处方：四诊方加鬼箭羽 30g，虎杖 30g。

2012 年 7 月 23 日七诊。已停用熊去氧胆酸。继服药 28 剂。纳食转佳，腹胀缓解 70%，咽干，嗳气，双下肢水肿，下午明显，大便已成形，每日 2～3 次，夜尿 2～3 次。2012 年 7 月 17 日查：ALT 16U/L，AST 28U/L，TP 74g/L，ALB 37g/L，TBIL 21.7μmol/L，DBIL 9.1μmol/L，ALP 166U/L，TBA 22.0μmol/L，GGT 56U/L。血常规：WBC 2.87×10^9/L，HGB 108g/L，PLT 68×10^9/L。肝硬化指标：HA 39.5ng/ml，PⅢP 4.1ng/ml，CⅣ 54.1ng/ml（＜140）。腹部超声：肝弥漫性病变，肝缩小；脾稍大，腹腔少量积液（与上次对比明显减少）。调整处方：黄芪 45g，炒白术 15g，云苓 45g，泽泻 30g，马鞭草 30g，赤芍 30g，三七 15g，茵陈 15g^先煎^，酒军 3g。

2012 年 8 月 6 日八诊。双下肢已无水肿，腹胀消失，大便成形，B 超显示腹腔积液已完全吸收。调整处方：六诊方云苓减为 30g，泽泻减为 15g，按原方比例制成水丸，9g，每日 2 次。

分析：肝硬化属中医“癥积”范畴，治疗应以活血化瘀消癥为主。同时，本案为老年患者，年老者往往阴阳气血皆亏，脏腑功能衰退，而脾肾为先后天之本，因此又以脾肾不足多见。“高年人唯恐无火。无火则运化艰而易衰”（《寓意草》），脾肾阳气不足，无力温化水谷，故见胃胀、食不消化、下肢水肿、夜尿多、贫血等阳虚不化、气血不生的症状。因此，治疗以温阳健脾，化瘀消癥为主。黑顺片、党参、炒白术为附子理中汤，温阳益气健脾；并加红参补气养血，加巴戟天、仙灵脾补肾生血，《珍珠囊》言红参“养血，补胃气”，《本草汇》则曰“巴戟天，为肾经血分之药”；三七、丹参、赤芍，入肝经，走血分，活血化瘀养血，莪术破瘀消癥，生牡蛎软坚散结，此五味为治疗肝硬化之要药；茵陈利湿退黄，马鞭草利水消肿，二者为治疗肝硬化腹水常用药；另外，加云苓健脾利湿，加五味子保肝护肝。二诊，患者出现腹泻，是中焦虚寒甚，方药温补之力足，故增加炒白术、党参剂量，增加健脾益气之功以止泻。三诊，理化指标及临床症状好转，而患者舌苔转黄厚，恐是脾胃虚极，虚不受补，故此诊将黑顺片剂量减半，并加小量黄连，合生姜辛开苦降，微调胃气。四诊，情况稳定，故守方不变，将原方剂量减半服用。五诊，因连续服药时间过长，病情发生变化，此诊出现大量腹水，故治疗改以活血利水为主，方用当归芍药散加减，并用重剂云苓 90g，以迅速利水渗湿，缓解危急。六诊，腹水未明显消退，但临床症状缓解，肝硬化指标亦较前好转，故此诊仍守方治疗，并加鬼箭羽、虎杖。七诊，腹水已去七八，危急缓解，同时理化检查情况持续好转，患者纳食转佳，腹胀、嗳气等症状明显缓解，可见病势已去，趋于平稳，因此此诊调整处方，以健脾益气、活血化瘀为主，兼顾利水渗湿，改以一般剂量调理善后。至八诊，腹水已完全吸收，病情平稳，故改制为水丸，长期调理。

2. 茵陈蒿汤加减治疗糖尿病合并自身免疫性肝炎

毛某，女，48 岁，2011 年 9 月 20 日初诊。主诉：血糖升高 12 年伴眼底出血反复发作 2 年。患者 1999 年体检时发现血糖升高，FBG 14mmol/L，服用盐酸二甲双胍等治疗，血糖控制不佳。2007 年起改用胰岛素治疗，血糖控制尚可。目前 FBG 6～7mmol/L，2hPG 10～12mmol/L。2009 年患者出现左眼底出血，行玻璃体切割术，后每年于 6～7 月发生左眼底出血。刻下症见：视物模糊，左眼白睛充血，积血。面红赤，双腿胫前皮肤瘙痒，偶有耳鸣。食可，二便可。舌红，苔薄黄，舌底瘀，脉沉弦细略数。BP 170/100 mmHg。

既往史：原发性高血压 20 年。目前用药：诺和灵 30R 早 13U，晚 12U；马来酸依那普利，10mg，每日 2 次；羟苯磺酸钙，500mg，每日 3 次；卵磷脂络合碘，1.5mg，每日 3 次。

辅助检查：FBG 6.2 mmol/L，2hPG 11.5mmol/L。生化：AST 32U/L，ALT 75U/L，ALB 44.1g/L，GLB 42.4g/L，A/G 1.04。

西医诊断：2 型糖尿病，糖尿病性视网膜病变，眼底出血。

中医诊断：消渴。

中医辨证：肝胃郁热，络脉瘀损证。

处方：大柴胡汤加减。

柴胡 9g　黄芩 15g　黄连 9g　生姜 3 片　三七 6g　五味子 15g　酒军 3g

2011年10月24日二诊。患者服上方1个月后，AST、ALT均升高，自述曾服大黄䗪虫丸出现此类情况（具体情况不详）。余无明显不适，纳眠可，二便可。BP 200/100mmHg，FBG 5.6mmol/L，2hPG 25.2mmol/L，HbA1c 7.0%，UAER 35.3μg/min。AST 131U/L，ALT 218U/L，TBIL 13.1mmol/L，Cr 76μmol/L。颈部、下肢血管超声：双侧颈动脉、双椎动脉硬化伴颈动脉斑块形成。双下肢动脉硬化，双下肢动脉血流情况未见明显异常；双下肢深静脉回流通畅。肝胆胰脾双肾超声：肝回声稍增粗，右肾轻度积水，肝胆胰脾左肾未见明显占位性病变。调整处方：茵陈 30g 先煎1h，酒军 3g，五味子 30g，三七 6g，生姜 3 片。

2011年11月14日三诊。患者服上方3周，服药后大便稀，每日2次，右侧肝区隐痛，腰酸痛，纳眠可，夜尿2次。BP 180/100mmHg，HbA1c 7.1%，AST 26U/L，ALT 29U/L，TBIL 15.5mmol/L，Cr 71mmol/L，BUN 3.8mmol/L，尿微量白蛋白 8.39mg/dl。舌红有齿痕，舌底瘀，脉细弦略数。调整处方：生姜 30g，清半夏 15g，黄连 6g，黄芩 15g，茵陈 15g 先煎1h，五味子 15g，三七 6g，炒杜仲 45g，制香附 9g。

2011年12月12日四诊。服药后肝功能指标显著升高。视物模糊，双眼飞蚊症，大便偏稀，每日2～3次。肝区疼痛，时有头晕。2011年12月7日查：ALT 408U/L，AST 209U/L。2011年12月9日查：ALT 437U/L，AST 218U/L。HbA1c 7.0%，FBG 6.5mmol/L，2hPG 18.1mmol/L。BP 162/82mmHg。调整处方：茵陈 30g 先煎1h，酒军 3g，五味子 30g，三七 6g。

2011年12月20日五诊。服药7剂，肝功能指标下降。2011年12月19日查：ALT 86U/L，AST 46U/L，GGT 110.9U/L，GLU 6.67mmol/L。双眼干涩，右眼涩痛，遇光流泪，白睛充血。大便稀，稍食凉即腹泻，头晕。12月12日四诊处方加云苓 30g，生姜 5 片，炒白术 15g。嘱咐患者至北京佑安医院做肝脏相关检查。

2011年12月27日六诊。服药后大便成形，大便次数减少，每日1～2次。肝区疼痛消失，纳眠可。舌苔薄黄，脉细弦。检查结果：AST 38U/L，ALT 31U/L，抗核抗体（+），抗线粒体抗体（-），抗平滑肌抗体（-），抗肝肾微粒体抗体（-），人抗肝特异性脂蛋白抗体（-），人抗父体淋巴细胞毒性抗体（-），抗细胞骨架抗体（-），抗横纹肌抗体（-），抗着丝点抗体（-），抗心肌抗体（-），抗中性粒细胞胞浆抗体（-），抗 RNP 抗体（-），抗 SSA 抗体（-），抗 Sm 抗体（-），抗 Scl-70 抗体（-），抗 dl-DNA 抗体（-），抗 Jo-1 抗体（-），抗核小体抗体（-），抗组蛋白抗体（-），抗核糖体抗体（-）。肝穿刺病理报告：轻度慢性肝炎，结合临床考虑；药物性肝损伤伴自身免疫。免疫组化：HBsAg（-），HBcAg（-），角蛋白 7（胆管+）。调整处方：茵陈 15g 先煎1h，三七 6g，水蛭粉 3g 分冲，怀山药 30g，葛根 30g。

2012年2月15日七诊。大便成形，双目干涩减轻，视物模糊略有好转，余无不适。查：AST 19U/L，ALT 23U/L。FBG 6.5mmol/L，2hPG 10.1mmol/L，HbA1c 7.0%。以2011年12月27日六诊方为基础加减治疗3个月，未再发生肝功能异常。遂转为调治血糖及眼底出血。方以黄芪桂枝五物汤为主加三七、蒲黄、西洋参等。

2012年10月16日复诊。AST 29U/L，ALT 33U/L。FBG 6.3mmol/L，2hPG 8.2mmol/L，HbA1c 6.5%。

分析：初诊见面赤、舌红、目睛出血、脉弦硬等是肝胃郁热，热伤血络征象，故方用大柴胡汤加减。以柴胡、黄芩、黄连清泻肝胃郁热，加三七活血化瘀生新，合酒大黄导瘀下行，因肝功能异常，故加五味子降酶保肝。二诊时患者肝功能明显异常，急则治标，故以保肝护肝为治疗首务，方用茵陈蒿汤加减。茵陈，《神农本草经》谓其“味苦平，主风湿寒热邪气，热结黄疸”。现代研究发现茵陈具有较好的保肝作用。然而茵陈用治保肝利胆必须先煎，此法源于《伤寒论》，原文第236条注明“先煮茵陈”，有研究证实先煎茵陈，后下栀子、大黄的茵陈蒿汤煎剂，其利胆作用优于三药同煎[84]。五味子酸，主归肝经，研究表明，五味子有明显的降酶作用，能提高肝脏解毒功能，而三七活血化瘀可改善肝脏血液循环，促进损伤肝细胞的修复[85]。因肝功能异常，故用药不宜偏多，以免加重急性肝损伤。三诊时患者肝功能恢复正常，表现大便偏稀，肝区隐痛等症状，辨证属脾虚胃滞，肝脾不和。故以生姜泻心汤为主方辛开苦降、斡旋气机。辛味药生姜、半夏能开能通，苦味药黄连、黄芩可降可泄，辛苦相合，以疏气下行，通调胃气；并加香附疏肝理气，加杜仲补益肝肾，同时为防止再出现肝损伤，又合用茵陈、三七、五味子保肝护肝。然四诊时患者肝功能指标再次显著升高，考虑药物性肝损害，察其前三诊处方，每用黄连、黄芩患者即出现急性肝损伤，故连、芩可能是造成其肝损害的药物，此次治疗精简药味，再以茵陈蒿汤为主方。患者仅服药7剂，肝功能指标即显著下降，基本可确定黄连、黄芩是引发急性肝损伤的药物。六诊时检查结果提示患者有药物性肝损害、自身免疫性肝炎，由此确定患者日后治疗需避免应用黄连、黄芩。以茵陈蒿汤为主方保肝降酶，同时改以天花粉、葛根等兼顾调节血糖治疗3个月后，肝功能各项指标恢复正常并保持稳定，遂转为治疗眼底并发症及调控血糖为主。

现代药理证实黄连具有确切的治疗糖尿病作用，主要体现在改善葡萄糖代谢、抗氧化，清除自由基、改善脂质代谢等方面。关于黄连安全性问题的临床报道不一，如新加坡学者提出黄连可能诱发和加重新生儿黄疸，而我国学者多方面调查研究的证据显示并不支持新加坡卫生部关于黄连有毒、不利新生儿的意见[86]；实验研究则显示，大剂量单方黄连使大鼠红细胞内谷胱甘肽的含量显著下降；而黄连与其他中药如黄芩和甘草配伍时，可以有效降低黄连提取液的急性毒性[87-88]。故有学者提出对于多病并发或遗传缺陷性疾病如6-磷酸葡萄糖脱氢酶缺陷患者应科学用药，防止发生毒副作用[89]。

笔者在临床中亦常以黄连作为降糖之大药，常用剂量范围为15～45g，治疗糖尿病酮症时，剂量可用至120g，极少见不良反应。但第2个病例从初治至末次每用黄连，其剂量始终未超过10g，仍然发生严重的急性肝损伤，而一旦停用黄连、黄芩，患者肝功能即又恢复正常。可见，其急性肝损伤的发生与其自身免疫性肝炎体质有关，而与黄连剂量无关。这提示我们，对于特殊体质者，即使在药典规定剂量范围内，黄连的应用亦非绝对安全，临证时须极为谨慎，防止发生毒副反应。

【小结】

1. 肝病辨治心法

解毒排毒主在肝，肝经湿毒最常见。胆汁疏泄助消化，肝郁脾虚胃难安。郁瘀积癌四部曲，舒活化破求逆转。肝脾同病小柴胡，龙胆泻肝臭黏汗。肝郁四逆散香佛，桃红四物血活鲜。肝胃郁热大柴胡，肝阴暗耗一贯煎。破癌化积抵当汤，莪术三七杖马鞭。茵陈退黄利胆赤，五味降酶保肝全。

注：①肝郁四逆散香佛：香佛，即香附、佛手。②莪术三七杖马鞭：杖，虎杖。③茵陈退黄利胆赤：赤，赤芍。

2. 肝病靶方

（1）全氏通胆降酶煎：茵陈 15～45g 先煎1h、五味子 9～30g、生大黄 3～6g、赤芍 15～30g。主治胆汁淤滞引起的高胆红素血症、肝酶或胆道酶升高。可伴有口干口苦、皮肤瘙痒、便干等症状。也可仅有指标升高而无症状。若胁胀明显加虎杖；肝纤维化加莪术、三七；肝管或胆管结石加大叶金钱草。

（2）化纤散：三七粉 3g、水蛭粉 3g、生蒲黄 2.5g、生大黄 0.5g、炙黄芪 9g。此为 1 日量。1 次 6g，温水调服，每日 3 次。主治各种原因引起的肝、肺、肾等慢性纤维化。3 个月为 1 个周期，一般用 2～4 个周期。此为辨病方。具体应用，可根据病人体质、病情，酌情配以汤药。

第二十三节　糖尿病合并易感综合征

玉屏风散加减治疗糖尿病合并易感综合征

王某，男，67 岁，2010 年 10 月 25 日初诊。持续消瘦 10 年，易感冒半年。患者 2000 年出现体重减轻，查 FBG 8mmol/L，2hPG 15mmol/L，当时未系统治疗；4 个月内，体重由 71kg 降至 59kg。曾服中药 2 个月，配合格列喹酮片，体重增加至 62kg。2004 年开始胰岛素治疗，血糖控制较好。FBG 6.4mmol/L 左右，2hPG 5～6mmol/L。近半年来，再次出现体重下降，伴抵抗力下降，感冒反复发作，1 个月内感冒 5～6 次。上月全面体检未发现糖尿病并发症。刻下症：形体消瘦，抵抗力弱，1 个月内感冒 5～6 次，近 1 个月感冒基本未愈，体力差，终日觉疲劳。恶寒，鼻塞，咽痛不适，怕风怕冷。大便不干，排便不爽，夜尿 2 次。舌底瘀，苔黄腐腻，脉弦硬。

既往史：高血压病史 15 年。现用药：硝苯地平控释片，30mg，每日 1 次；门冬胰岛素 30 注射液早 11U，晚 7U。身高 177cm，体重 59kg，BMI=18.8kg/m^2。BP 120/70mmHg。

西医诊断：糖尿病，高血压，易感综合征。

中医诊断：消瘅。

中医辨证：脾虚胃热，卫表虚弱证。

治法：清热和胃，益气固表。

处方：大黄黄连泻心汤合玉屏风散加减。

黄芩 15g　黄连 4.5g　生大黄 3g　黄芪 30g　防风 12g　炒白术 30g　生姜 3 片

2010 年 11 月 22 日二诊。服药 1 个月。感冒痊愈，现怕风、怕冷症状好转，体重继续下降，已降至 56kg。易疲劳，下午及晚上头晕，大便成形，每日 1 次，排便不爽，夜尿2～3次，纳眠可。舌淡红，苔腐腻，脉弦硬略滑。自测FBG 6mmol/L左右，2hPG 7～10mmol/L。BP 150/80mmHg。处方：初诊方加茺蔚子30g，怀山药30g。

2010年12月20日三诊。仍觉身体虚弱，常自汗出，免疫力低下，易感冒，1个月内感冒4次，体重未增加，体力差。夜间易醒，醒后疲乏，大便黏腻不爽。舌苔厚腐，舌底瘀，脉弦硬滑。自测FBG 6mmol/L左右。BP 150/90mmHg。处方：二诊方加地龙30g。

2011年2月14日四诊。睡眠改善，自汗减少，感冒次数减少，感冒时喷嚏、鼻塞流涕等症状较前减轻，大便黏腻症状改善。仍觉体力差。舌苔厚腻，舌边齿痕，脉偏弦滑数。查：FBG 6.3mmol/L，2hPG 8.2～8.6mmol/L，HbA1c 6.9%，BP 130/72mmHg。处方：黄芪1080g，防风270g，炒白术270g，西洋参540g，淫羊藿540g，山萸肉540g，黄连540g，知母1080g，天花粉540g，葛根540g，生大黄180g，三七270g。制水丸，9g，每日3次，服用半年。

2011年9月5日五诊。服水丸半年，睡眠已正常，半年内体重增加3kg。体力增加，易感冒症状好转，近3个月内仅发生两次感冒。查FBG 6.2mmol/L，2hPG 8.2～8.6mmol/L；HbA1c 6.1%。处方：四诊方生大黄改为酒大黄，加水蛭粉180g。继续制水丸，9g，每日2次，服用1年。

2012年10月9日六诊。服水丸1年。体重增加5kg，现67kg。体力较前明显增加，即使遇天气变化亦较少感冒。血糖控制较好，FBG 5.8～6.2mmol/L，2hPG 7.4～8.0mmol/L；HbA1c 5.9%。

分析：脾气亏虚，运化无力，气血生化不足，不能滋养体肤，以致形体消瘦，体力偏弱；土不生金，肺卫虚弱，御邪无力，则怕风畏寒，易致外邪侵袭。食滞中土，胃纳不化，郁久则化热，故可见舌苔黄腐腻。本案为脾虚胃热，兼有卫表虚弱，病属消瘅。因此治疗应清热健脾，益气固表。方用玉屏风散益气健脾，固表御邪；大黄黄连泻心汤清中焦胃热，与其他大黄黄连泻心汤案不同，本案大黄、黄连用量均较轻，意在微清胃热，非取其降糖之功，恐用量偏大更伤脾土。二诊患者血压偏高，故加茺蔚子活血利水降压，并加山药更增益气健脾之力。三诊血压仍偏高，故加地龙活血通络降压。至四诊，易感症状好转，血糖亦控制较好，改善体质非朝夕之事，故此诊开始改制为水丸，以玉屏风散为基础方，加淫羊藿、山萸肉补肾之阴阳，加西洋参、花粉、知母、葛根益气滋阴，加黄连清热，并加生大黄、三七通腑活血预防并发症。半年后，患者体质改善，体重增加，故守方继服，经长期调治，终收全功。

易感综合征多是脾肺两虚，卫表不固，御邪无力所致，且往往以脾虚为主，因脾虚而致肺表不足。治疗一般以玉屏风散健脾固表，培土生金。本案属消瘦型糖尿病，以脾虚为本，胃热为标，治疗应以健脾补益、增强体质为主，脾土旺方能卫表固，因此本案始终以玉屏风散为基础加健脾补益之品。需要注意，与肥胖型糖尿病不同，消瘦型糖尿病非但不需控制体重，反而应增加体重，从而增强体质，使正气充足而邪气自退。

第二十四节 糖尿病合并眩晕

1. 黄连温胆汤加减治疗糖尿病合并眩晕痰热内扰证

（1）朱某，女，63 岁，2008 年 7 月 7 日初诊。发现血糖升高 6 年，头晕反复发作 7 年，加重 2 年。2000 年患者因口干至医院查血糖 9.44mmol/L，诊断为 2 型糖尿病，服格列本脲片，2.5mg，每日 3 次。2004 年因血糖控制不佳改用二甲双胍，后因胃痛改用消渴丸，2006 年改用瑞格列奈片。现用瑞格列奈片早 2.5mg，午 1mg，晚 2mg。血糖控制不佳。刻下症：头晕甚，视物旋转，如坐车船，闭目则加重。恶心，呃逆，恶梦多，视物不清，手足麻木，纳呆，眠差。小便量少，色黄赤，大便可。舌红胖大，苔黄腻，脉弦滑数，上鱼际脉搏动明显。身高 160cm，体重 69kg，BMI=27kg/m^2。

既往史：梅尼埃综合征 7 年，椎基底动脉供血不足 3 年。

西医诊断：糖尿病，梅尼埃综合征，椎基底动脉供血不足。

中医诊断：脾瘅，眩晕。

中医辨证：痰热内扰，筋脉不舒证。

治法：清热化痰，舒筋通络。

处方：黄连温胆汤加减。

黄连 45g　枳实 15g　竹茹 20g　清半夏 15g　云苓 60g　泽泻 60g　葛根 30g　松节 30g　生姜 5 大片

2008 年 7 月 21 日二诊。服药 14 剂，头晕减轻 80%左右，视物旋转已 1 周未发作。恶梦多好转约 70%，恶心减轻约 50%。时有左上肢麻木，右上肢手指指尖疼痛，双目视物模糊。时有心悸气短，口干、口渴，多饮，周身乏力。小便量较前明显增多。大便稍干，日行 1 次。纳差，不欲饮食。现仍觉头晕、耳鸣、头皮发木。当日 FBG 8.1mmol/L，昨日 2hPG 14.3mmol/L。上方加黄芩 30g，知母 30g。

2008 年 8 月 26 日三诊。服药 30 余剂，头晕已基本痊愈，自上诊至今头晕始终未作。余症皆明显好转。近 1 周 FBG 6.7～7.5mmol/L，2hPG 9～10mmol/L。

分析：本案属脾瘅热态阶段，痰热内扰，兼有脑部筋脉痉挛不舒。故可见头晕、眠差、恶心、呃逆、小便量少、色黄赤、舌红胖大、苔黄腻等痰热上扰、胆胃不和之象，而视物不清、手足麻木属脑部筋脉痉挛，供血不畅。对于该患者当以清热化痰为主调其热态，兼以舒筋通络。其靶在症状为眩晕、恶心，在指标则是血糖偏高。黄连温胆汤由《千金方》温胆汤加黄连而来，在理气化痰的基础上增强了清热除烦的效果，切合该患者痰热内扰之眩晕恶心，云苓、泽泻皆主痰饮眩晕；重用葛根、松节舒筋通络解痉，是治脑供血不足、颈椎病等临床常用药。黄连为糖尿病第一要药。具有清热燥湿、泻火解毒的作用，其水煎液、小檗碱均能抗糖尿病。此外葛根具有解肌退热、生津止渴、通经活络的作用，也具有降血糖、降血脂、抗氧化作用[90]。二者同治血糖升高之靶。诸药合用痰无所生、热无所化，眩晕自除。二诊，出现口干口渴，乏力等邪热伤阴之象，故加黄连、知母清火滋阴。痰火已清，筋脉舒解，故三诊时头晕已基本痊愈，余症皆好转。

（2）范某，女，35岁，2007年11月12日初诊。血糖升高2年余，头晕，入睡困难半年。2年前患者妊娠期间发现血糖升高，未予处理；妊娠结束后，血糖未恢复正常，开始间断服二甲双胍、阿卡波糖片等。近半年出现头晕，入睡困难，血糖控制较差，FBG 8～9mmol/L，2h PG 10～11mmol/L。刻下症：头晕，不能久立，常需卧床。入睡困难，每晚辗转至零点左右方能轻微入睡。心悸，惧闻声响，口干口苦，舌根部发黏，头痛，下肢乏力，偶有咽喉异物感，吞之不下，吐出不出。舌红胖大，舌苔黄厚腻，舌底滞，脉滑数。身高162cm，体重60kg，BMI=22.9kg/m^2。

西医诊断：糖尿病。

中医诊断：脾瘅，眩晕。

中医辨证：胆郁痰扰，化热伤津证。

治法：清热化痰滋阴，清心解郁。

处方：黄连温胆汤合瓜蒌牡蛎散加减。

黄连 30g　枳实 15g　竹茹 15g　云苓 30g　清半夏 15g　天花粉 30g　生牡蛎 30g　炒枣仁 30g　熟军 6g　生姜 3 片

2007年12月17日二诊。服药30余剂。头晕减轻60%，睡眠改善，入睡较前容易。口苦消失，胆怯感减轻，偶有心慌，与饮食无关，便秘，2～3日一行，夜尿2～3次，现转动头部时出现头晕，行走时足下有踏棉感。上方加当归30g，生首乌30g，黄芩30g，夏枯草15g，去炒枣仁。12月15日查FBG 7.3mmol/L，2h PG 8.9mmol/L。

2008年1月14日三诊。服药后，头晕好转，行走时踏棉感减轻。便秘好转，夜尿2～3次，小便量可，色黄。偶有上眼睑发沉，乏力，双目干涩，心悸甚，汗出。1月13日FBG 6.8mmol/L，2h PG 8.2mmol/L。上方加紫石英30g，白芍30g，火麻仁45g。

2008年1月28日四诊。服上方14剂，头晕减轻约90%，仅偶尔发作。睡眠基本正常，心悸缓解，大便已不干。近1周FBG 6.6mmol/L左右，2h PG 8.3mmol/L左右。

分析：此案亦是痰热内扰所为，与上例不同，此案为脾瘅热态向虚态过渡阶段，故患者不仅有头晕、失眠、口苦、舌根部发黏、头痛、舌红胖大、舌苔黄厚腻、舌底滞、脉滑数等痰热之象，也出现了口干、下肢乏力、双目干涩、心悸等痰热伤津及心虚胆怯之虚象。对于该患者当以清热化痰调其热态，滋阴安神调其虚态。其靶在症状为眩晕、口干、乏力。在指标则是血糖偏高。故在黄连温胆汤清热化痰同时，以瓜蒌牡蛎散清热滋阴。瓜蒌牡蛎散出自《金匮要略》："百合病，渴不差者，用后方主之。栝楼牡蛎散方。"方中牡蛎咸寒，引热下行。天花粉生津止渴。研究表明天花粉凝集素粗品和乙酸乙酯提取物用于糖尿病病人有较好控制血糖的作用[91]。二诊，出现足下踏棉感，恐是肝火上炎，肝阳偏亢所致，故加夏枯草、黄芩清肝泻火。加当归、生首乌，养血润肠通便，因失眠改善，胆怯感减轻，故去炒枣仁。三诊，因心悸较甚，故加紫石英镇心安神，汗出多，加白芍和营敛阴，并加火麻仁增润肠通便之力。四诊时，头晕进一步好转，血糖较初诊明显下降，此时可着重降糖。

2. 葛根、松节药对治疗糖尿病合并眩晕血瘀络滞，筋挛不舒证

高某，女，65岁，2008年8月4日初诊。发现血糖升高10年，头晕3年。10年前，患者因乏力至医院检查，发现FBG 10.9mmo/L。开始口服阿卡波糖片、格列本脲片等，血糖控制尚可。近3年无明显诱因出现头晕，时难以忍受。刻下症：头晕，自觉头脑空虚感，周身乏力，耳鸣如蝉，安静时明显。颈部僵硬，不能随意转动。腰部酸痛，手指尖疼痛，自觉心率较快，有早搏，视物模糊。2008年7月24日查HbA1c 7.7%。2008年5月19日颈部X线片示颈椎骨质增生，颈3～5明显，椎间隙稍狭窄，椎间孔较小。诊断脑供血不足。2008年5月21日，颈部血管超声示双侧颈总动脉粥样硬化。舌暗苔白微腻，舌底瘀，脉略弦滑，尺部弱。身高163cm，体重56kg，BMI=21kg/m^2。

西医诊断：糖尿病。

中医诊断：消渴，眩晕。

中医辨证：血瘀络滞，筋脉不舒，肾虚失荣证。

治法：舒筋活血通络，补肾益精。

处方：自拟方。

葛根30g　松节15g　川桂枝15g　白芍30g　鸡血藤30g　鹿角霜9g　骨碎补30g　淫羊藿15g　熟地30g　莱菔子15g

2008年11月17日二诊。间断服中药2月余，自10月中旬因家中有事停服中药至今。自觉服药效果佳，前2个月眩晕未发生，停药后眩晕复作2次。颈部僵硬不能转动缓解50%左右，头麻木，耳鸣，四肢麻木，左侧稍重。口干，时感右目针刺感，体虚易感。2008年9月5日查HbA1c 6.58%。上方葛根增至60g，骨碎补增至60g，加天麻15g。

2008年12月22日三诊。服上方28剂，颈部僵硬好转约80%，近20余日头晕未发作。耳鸣改善约50%，偶有头痛，手足麻木略有改善。口干减轻，偶有早搏。近期FBG 6mmol/L左右，2h PG 7mmol/L左右。2008年12月20日查HbA1c 6.2%。

分析：骨质赘生之物，乃痰瘀凝结所成，阻滞经脉，致经脉不畅，加之筋脉痉挛，失于荣养；而本案病已发展至虚态，故可见头晕、自觉头脑空虚感、周身乏力、耳鸣等肾精亏虚证。故治疗应虚实并治，且重在治虚，兼以舒筋活血通络而调其虚态。其靶在症状则为眩晕、颈部僵硬。方中葛根、松节舒筋通络，缓解颈僵，改善头部供血。川桂枝、白芍、鸡血藤以辛香活血通络。鹿角胶、骨碎补、淫羊藿、熟地补肾填精，莱菔子理气行滞，防止补药滋腻致壅。川桂枝、白芍、鸡血藤有黄芪桂枝五物之意，养血活血通络；鹿角胶、骨碎补、淫羊藿、熟地补肾填精，同时为防止补药滋腻，加莱菔子行气，以疏通壅滞。二诊，虚象明显，故骨碎补增至60g，并将葛根增量以加强舒筋解痉之力；体虚易感，又见头麻木，恐精明之府受风所致，故加天麻以祛除首风。守方继服，至三诊，已收效大半，然对于此种痰、虚、瘀等多因素错杂情况，欲获全效，非朝夕之功，仍需守方常服。

葛根，为项僵眩晕之靶药，既可舒缓骨骼之肌，又可松弛脉络之肌。其温可扩管，散可解肌；发表解肌可治（感冒）酸痛，舒缓肌肉可治肩凝；扩张脉络，可降血压、通心脑。故知葛根为温通之圣药。研究表明葛根中的葛根素能有效解除糖尿病合并颈动脉

硬化患者的氧化应激异常状态，并降低过氧化有害产物丙二醛水平，同时保护内皮细胞功能，从而改善其血液流变学状况，降低血管阻塞风险，提升整体疗效[92]。

3. 地黄饮子加减治疗糖尿病髓减脑亏肾精不足证

（1）朱某，男，65岁，2007年1月4日初诊。血糖升高3年。2004年因口干、乏力、消瘦于医院查血糖升高，FBG＞16mmol/L，诊为2型糖尿病。曾服盐酸二甲双胍片、阿卡波糖片、格列吡嗪控释片，现服用马来酸罗格列酮片，4mg，每日1次，盐酸二甲双胍肠溶片，0.25g，每日3次，血糖控制尚可。刻下症：头晕乏力，双下肢尤甚，攀爬两级台阶即需休息较长时间，双腿颤抖，记忆力减退明显。左膝关节疼痛，左手小指麻木胀痛。腰部酸困，有下坠感。口干甚，盗汗量多，大便干燥，排便费力，纳眠可。舌干红少苔，细颤，舌底瘀。脉弦细数。近3日血糖监测：FBG 7.2～7.4mmol/L，2h PG 10.6～13.2mmol/L。当日BP 130/80mmHg。既往高血压病史20年，脑梗死病史4年。头颅CT：老年性改变；腔内多发缺血梗死灶，软化灶可能性大；右侧上颌窦炎性改变。身高168cm，体重52kg，BMI=18.4kg/m^2。

西医诊断：糖尿病，高血压，脑梗死。

中医诊断：消渴，髓减脑亏。

中医辨证：肝肾精亏，阴虚火旺证。

治法：益肾填精，滋阴清火。

处方：地黄饮子合当归六黄汤加减。

干地黄45g　山萸肉15g　肉苁蓉30g　鹿角霜9g　阿胶珠9g　龟版胶9g烊冲　炮甲珠6g　骨碎补30g　当归15g　黄芪30g　黄柏30g　黄连30g　干姜6g　天花粉30g　怀牛膝30g　葛根15g　松节9g　鸡血藤30g。

2007年1月18日二诊。患者服药14剂，自诉大便干结症状明显缓解，左手小指胀痛缓解，左膝关节疼痛减轻，左腿颤抖持续时间较前明显缩短，盗汗量明显减少，但记忆力改善不明显。昨日血糖FBG 6.7mmol/L，2h PG 9.7mmol/L，BP115/70mmHg。上方以鹿角胶9g易鹿角霜，加知母30g，炒杜仲45g。

3个月后再次复诊，自诉下肢颤抖缓解明显，仅偶有一过性颤抖，记忆力较前略有改善，头晕减轻70%。

后多次复诊，患者病情平稳，肢体颤抖、头晕等症渐至消失，记忆力较前增强。

分析：患者年迈，肾中精气渐衰，精髓不生，脑髓失养，元神失用，则头晕，记忆力减退，双腿颤抖；肾虚腰府失养，则腰部酸困；肾主骨，骨髓空虚则双下肢乏力尤甚；肾阴亏，阴虚火旺，虚热迫津外泄，故见盗汗量多；络脉瘀滞，则见左手小指麻木胀痛。精血亏虚，则大便干燥；舌干红少苔、细颤均是肾精亏损，阴虚火旺之象。

干地黄、山萸肉补益肝肾精血；阿胶珠、龟版胶、炮甲珠、鹿角霜益精生髓；当归、黄连、黄柏、黄芪合干地黄为当归六黄汤，滋阴血，泻伏火，止盗汗，固卫表；天花粉助滋阴生津；骨碎补强腰益肾；葛根舒筋解肌，松节，《名医别录》曰主一切风虚风气臂膊酸麻，脚膝疼痛，《千金方》用以治脚弱骨节风；鸡血藤养血通络；怀牛膝，健腰膝，壮筋脉，活滞血之药，其滋补筋脉之功，如牛之多力也。肉苁蓉，感马精而生，精血所生之草而有肉者也，吴鞠通称其“禀少阴水火之气而归于太阴坤土之药，其性温润平和，……补下焦阳中之阴有殊功”。以养血益精，温阳通便，缘因老年人肾中少火已衰，肝肾精亏，其便秘多属命火不足，精血亏虚者。加干姜以护胃，防苦寒之品伤胃。方中山萸肉、黄连、天花粉又兼具降糖之功。二诊，药已对症，可守方继服，以鹿角胶易鹿角霜，增强益精生髓之力，加知母滋阴生津，炒杜仲强腰壮肾。故3个月后再诊时收效明显。然精髓填充非朝夕之事，需长期坚持。

（2）闫某，男，77岁，2007年11月初诊。血糖升高27年。1980年因口干、多饮，体检查血糖升高。先后予以饮食控制，口服二甲双胍片、格列本脲片、阿卡波糖片等西药。2007年8月至9月期间先后出现3次严重低血糖昏迷症状。现口服二甲双胍肠溶片，0.25g，每日3次，格列吡嗪片，7.5mg，每日3次，阿卡波糖片，50mg，每日3次，降糖通脉宁胶囊，2g，每日3次，糖微康胶囊，2g，每日3次，近期FBG 5.3～7.7mmol/L，2h PG 9～10.5mmol/L。刻下症：记忆力减退明显，脑转耳鸣，双手颤抖，双下肢乏力，手足皮肤皴裂皱缩，急躁易怒，口渴甚，夜间口干明显，视物模糊，大便偏干，2日一行，夜尿2次。前日FBG 5.5mmol/L，2h PG 10.5mmol/L。舌暗红，前部少苔，舌细颤，舌底瘀，脉沉弦略数。身高178cm，体重60kg，BMI=18.9kg/m^2。

西医诊断：糖尿病。

中医诊断：消渴，髓减脑亏。

中医辨证：肝肾亏损，精髓不足证。

治法：补益肝肾，填精生髓。

处方：地黄饮子加减。

干地黄30g 山萸肉30g 肉苁蓉30g 鹿角霜10g 龟版胶10g 烊冲 阿胶珠10g 知母30g 天花粉30g 生牡蛎30g 先煎 黄芩30g 鸡血藤30g 首乌藤30g

患者服药2个月后复诊，自诉双手颤抖较前明显好转，便秘明显好转，口干渴减轻50%，下肢乏力减轻50%，视物模糊稍有好转，记忆力略有改善，2个月内仅发生1次低血糖。现仅服用阿卡波糖片，25mg，每日3次，二甲双胍肠溶片，0.25g，每日3次，当日FBG 6.8mmol/L，2h PG 9mmol/L。上方中加入生大黄1g，水蛭6g。

至2个月后患者再次复诊，自诉诸症较上次就诊时均有减轻，尤其记忆力减退及双手颤抖症状较服药前改善明显，2个月内未发生低血糖，故将汤剂易为丸剂，长期服用。

分析：患者年事已高，病程日久，肝肾亏损，精髓不生，脑髓失充，元神失养，以致记忆力减退，甚则发生低血糖；“髓海不足，则脑转耳鸣，胫酸眩冒，目无所见，懈怠安卧”（《灵枢·海论》）；元神失控，故见双手颤抖；精亏津少，肌肤失荣，则皮肤皴裂皱缩；不能上润于口，则口渴甚；精血不能下润大肠，则大便偏干；肝阴亏虚，肝火相对较旺，则急躁易怒；舌暗红少苔，细颤，脉沉弦略数，均是肝肾精亏之象。

方中干地黄、山萸肉补益肝肾精血，鹿角霜、龟版胶、阿胶珠填精生髓；鸡血藤、首乌藤养血活血通络，因病程长久，舌底已见瘀象，故应兼顾治络；知母、花粉、生牡蛎养阴生津，黄芩微清内热，合知母兼能降糖；肉苁蓉补益精血，润肠通便。二诊，加生大黄、水蛭，增强活血通络之力，守方继服。三诊，诸症改善明显，病情稳定，故将汤剂易为丸剂，长期调理。

按：老年糖尿病患者，因肾中精气逐渐衰少，肾脏渐亏，化精生髓不足，不能充养脑窍，致髓减脑亏，临床可表现出记忆力减退，肢体颤抖，头晕耳鸣，周身乏力，甚则呆、傻、愚、笨等髓海空虚，元神不足的症状。《医方集解·补养之剂》言："人之精与志，皆藏于肾，肾精不足则志气衰，不能上通于心，故迷惑善忘也。"故临床治疗重在益精生髓，以补肾为本，又因肝肾同源，精血互生，因此往往肝肾并治，补益精血。

地黄饮子出自刘完素之《黄帝素问宣明论方》，原方"治喑痱，肾虚弱厥逆，语声不出，足软不用"，为治肾虚内夺之方。此方是重要的填补脑髓专方。笔者用其治疗脑萎缩，很有疗效。先汤后丸，宜治半年至一年以上。可配合龟鹿二仙胶（即人参、杞子、龟版胶、鹿角胶。歌云：人参枸杞和龟鹿，益寿延年实可珍），效力更好。方中主药为干地黄、山萸肉，干地黄性凉而不寒，生血脉，益精髓，聪明耳目；山萸肉，酸涩甘温，入肝肾二经，孙思邈称其"固精暖肾之药"，二者合用，一凉一温，阴阳平和，补益肝肾精血，故临证常取二者作君，已深得制方之意，余药或可不用。同时加龟版胶、鹿角胶、阿胶珠、炮甲珠，简称"三胶一珠"，均为血肉有情之品，长于补精血，生精髓。其中龟版胶、鹿角胶合为龟鹿二仙胶，李中梓谓"大补精髓，益气养神。……鹿得天地之阳气最全，善通督脉，足于精者，故能多淫而寿。龟得天地之阴气最厚，善通任脉，足于气者，故能伏息而寿。二物气血之属，又得造化之玄微，异类有情，竹破竹补之法"。此四味为髓减脑亏之常用药，长服则填精生髓。若体内尚有虚火，可以其性较平之鹿角霜易鹿角胶，防温燥伤阴。

【小结】

糖尿病合并眩晕多见于合并高血压、脑血管供血不足、老年性脑萎缩等患者。病机分虚实，实者多为痰浊、痰火上扰清窍及瘀血阻络，虚者多为肝肾不足、髓减脑亏。因此，临床治疗实者以清热化痰、活血通络为基本治法，多用黄连温胆汤、葛根、松节等，虚者以补益肝肾、填精益髓为基本治法，多以地黄饮子为基础方加减、"三胶一珠"。另外，虚者精髓填充非一时之功，应守方长服，坚持不懈；髓减脑亏者，降糖尤应谨慎，若因力度过大，致低血糖反应，往往病情加剧，甚至危及生命，应谨慎降糖，随时监测。

第二十五节 糖尿病合并高血压

高血压的发生与糖尿病密切相关，根据代谢性高血压的诊断标准，此类合并糖尿病的高血压均可归属于代谢性高血压的范畴。除血糖异常外，代谢性高血压还常合并有胰岛素抵抗、中心性肥胖及血脂、血尿酸等代谢因素的异常。同时，高血压也是2型糖尿病常见的血管并发症，合并高血压者其心血管病、肾损伤风险显著增加[93]。因此，对于合并高血压的糖尿病患者，降糖的同时积极降压，有助于收获长期疗效。

高血压作为现代医学定义下的病名，古文献中无病名与之直接对应。在辨证论治原则的指导下，将其归于"头痛"、"眩晕"、"脉胀"等范畴，运用相关方药分型论治。对于合并有糖尿病及多种代谢因素异常的代谢性高血压，不管是疾病归属，还是循证研究，均无确切的分证分型方案。笔者将代谢性高血压划归于"脾瘅"范畴，分为"寒、热、水、瘀、虚”5种类型，“中满内热，土壅木郁”是其核心病机。糖尿病合并高血压在临床上主要表现为头昏、头痛、心烦易怒、耳鸣耳聋、失眠多梦等症状，《杂病源流犀烛·三消源流》中就有消渴病会伴发“眼涩而昏”的记载。

1. 葛根芩连汤、天麻钩藤饮加减治疗糖尿病合并高血压湿热内蕴，肝阳上亢证

韩某，女，56岁，2006年12月7日初诊。主诉：发现血糖升高6年。患者6年前因口干口渴于医院检查，发现血糖升高，FBG 7.7mmol/L，诊为2型糖尿病，口服阿卡波糖片等，血糖控制一般。刻下症：头晕，恶心，口干，纳少，睡眠差，易醒，大便不爽，舌暗，苔白黄腻，脉沉滑略数。2006年12月6日查FBG 8.5mmol/L，2h PG 10.4mmol/L。今日BP 150/90mmHg。身高162cm，体重68kg，BMI=25.9kg/m^2。

既往史：4年前患者因头晕查血压升高，当时血压170/110mmHg，现服用苯磺酸氨氯地平片，5mg，每日1次，血压控制在140～150/90～95mmHg。

西医诊断：2型糖尿病，高血压。

中医诊断：脾瘅。

辨证：湿热内蕴，肝阳上亢证。

治法：清利湿热，平肝潜阳。

处方：葛根芩连汤加减。

葛根30g 黄芩30g 黄连30g 干姜9g 天麻9g 怀牛膝30g 地龙15g 生大黄6g

2007年2月10日二诊。以此方加减治疗2个月后，头晕减轻约60%，血压下降，近日血压140～145/90mmHg。烘热汗出阵作，怕热，面色隐红，舌干，苔少，脉沉弦。当日FBG 7.4mmol/L，2h PG 8.7mmol/L，BP 140/80mmHg。此时辨证属阴虚内热，气阴两伤，肝阳上亢证，治以清火泻热，益气滋阴，平肝潜阳。处方以当归六黄汤加减。

当归12g 黄芪15g 生地30g 黄连9g 黄柏15g 干姜6g 肉桂3g 怀牛膝30g 地龙30g 钩藤15g后下 煅龙牡各30g先煎 浮小麦30g

2007年3月19日三诊。烘热汗出、面色潮红好转，怕热消失，饮食正常，偶有头晕，睡眠差，易早醒，二便调，夜尿1次，大便正常，舌暗，苔白黄，脉沉弦。FBG 7.1mmol/L，2h PG 7.1mmol/L，BP 135/80mmHg。证属肝阳上亢证，治以平肝潜阳为主，立主方为天麻钩藤饮加减。

天麻15g 钩藤15g后下 怀牛膝30g 地龙30g 黄连30g 干姜9g 炒枣仁30g 夜交藤30g

以本方加减治疗2个月，血压稳定在120/80mmHg。

该病例用药前后血压变化见图7-1。

分析：本案患者以郁、热二态为主。患者病初之时以头晕、恶心、口干、大便不爽为主要表现，并且舌苔黄腻、脉沉滑数，均为湿郁、热扰之象，病位偏于胃肠，故选用葛根芩连汤加减治疗。本方临床治疗胃肠湿热效果颇佳，方中葛根为君，以通阳明之津；以黄连为臣，黄芩为佐，以通里气之热；甘草为使，以缓其中而和调诸药者也，方中每一味药又兼具降糖之功，态靶同调，对胃肠湿热型糖尿病有明显的降糖效果。同时用天

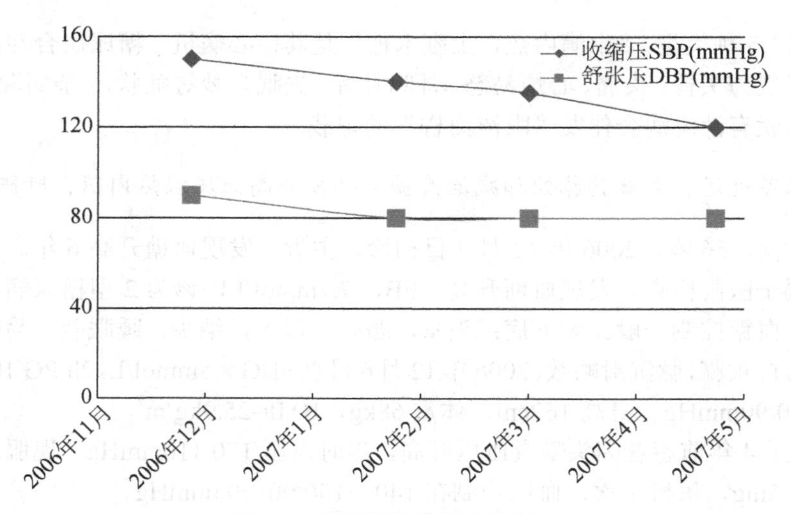

图 7-1 病例用药前后血压变化

麻、地龙、怀牛膝平肝潜阳，引火下行以降压，现代药理研究表明天麻、地龙、怀牛膝均有降压作用[94-96]，且地龙性寒，对热性高血压尤宜，天麻、牛膝性平，可随证配伍于不同方中，同寒则清，同热则温，此案中与葛根芩连汤合用则既调热态，又治压靶，故降压效果较好。

湿性黏滞，使病势缠绵难愈，故调治 4 个月湿热方除。标实已去，阴虚之本渐显，故见烘热汗出，舌干苔少等症，以当归六黄汤，以滋阴清热，益气固表，同时继续配伍地龙、怀牛膝，以钩藤替天麻，同样具有良好的降压效果，研究证实，地龙的耐热蛋白提取物能明显抑制血管紧张素转化酶，具有 ACEI 的活性，因此常用于瘀血型高血压的治疗[95]。此外龙骨、牡蛎煅用，除具有重镇潜阳之功，更加强了敛汗的作用，诸药合用，恰合病机。

肝肾阴虚既是消渴的本质，也是高血压的前提。肾主骨，骨生髓，脑为髓之海，肝肾阴虚则髓海不足，《灵枢·海论》谓："髓海不足，则脑转耳鸣，胫酸眩冒，目无所见。"由于肝肾阴虚则水不涵木，阴虚于下而阳亢于上，脑本为清净之府，风阳上扰于脑则头晕，故最后以天麻钩藤饮收功。

2. 小陷胸汤加减治疗糖尿病合并高血压痰热互结，膏浊蓄积证

陈某，男，40 岁，2015 年 5 月就诊。患者 10 年前诊断为 2 型糖尿病，未系统治疗。8 年前开始服用二甲双胍缓释片，1g，每日 2 次，血糖控制欠佳。刻下症：双眼视物模糊，眼胀，双小腿胫前皮肤瘙痒，乏力，活动后头晕，汗多，脾气急躁，纳可，眠欠安，易醒，大便调，小便有泡沫色黄，夜尿 1 次。2015 年 5 月 6 日生化检查：HbAlc 6.93%，FBG 10.27mmol/L，ALT 47U/L，AST 75U/L，CHO 4.67mmol/L，TG 2.55mmol/L，HDL 1.27mmol/L，LDL 3.12mmol/L，尿微量白蛋白 244mg/L。查体：BP 170/120mmHg。舌红苔黄腻，底瘀，脉沉滑数。身高 171cm，体重 81kg，BMI=27.7kg/m^2。

既往史：高血压 10 年，胆结石，肝囊肿，脂肪肝，未系统治疗。

西医诊断：2 型糖尿病，高血压，高脂血症，脂肪肝。

中医诊断：脾瘅。

中医辨证：痰热互结，膏浊蓄积证。

治法：清化痰热，消膏降浊。

处方：小陷胸汤加减。

黄连 15g 清半夏 15g 瓜蒌仁 30g 荷叶 15g 山楂 15g 红曲 3g 茵陈 30g 先煎1h 赤芍 30g 知母 30g 决明子 30g 茺蔚子 30g 包煎 钩藤 30g 后下 生大黄 6g 水蛭粉 3g 分冲 黄芪 30g 生姜 3 片 大枣 3 枚

水煎服，日 1 剂，早晚分服。

服上方 28 剂后患者双小腿胫前皮肤瘙痒缓解 80%，乏力减轻 90%，小便泡沫缓解 50%。复查 HbAlc 6.1%，FBG 6.0mmol/L。BP 160/120mmHg。上方茵陈、赤芍加至 45g，夏枯草 45g。

服上方 28 剂后，患者双小腿皮肤瘙痒、乏力、眼胀、双眼视物模糊消失。体重下降 2kg，HbAlc 6.0%，FBG 7.17mmol/L，2h PG 12.23mmol/L，ALT 40U/L，AST 23U/L，CHO 3.69mmol/L，TG 0.96mmol/L，HDL 1.22mmol/L，LDL 2.19mmol/L，尿微量白蛋白 112mg/L。BP 140/90mmHg。

该病例用药前后指标对比见表 7-1。

表 7-1 病例用药前后指标对比

指标	治疗前	治疗 2 个月
HbAlc（%）	6.93	6.0
FBG（mmol/L）	10.27	7.17
CHO（mmol/L）	4.67	3.69
TG（mmol/L）	2.55	0.96
HDL（mmol/L）	1.27	1.22
LDL（mmol/L）	3.12	2.19
尿微量白蛋白（mg/L）	244	112
SBP（mmHg）	170	140
DBP（mmHg）	120	90

按：患者形体肥胖、苔腻、脉沉滑，膏脂痰浊内蕴可知；脾胃壅滞，气机升降紊乱；土壅侮木，肝气被郁，上冲而致眼胀；郁久化热，肝热扰心，循经下迫小肠，外犯肌肤，则急躁易怒、眠差易醒、尿黄、皮肤瘙痒；热邪耗气，气虚上不养清窍，外不固表充肌，则乏力、多汗、活动后头晕。病久入络，湿热浊邪侵损脉络，眼络受损则视物模糊。可见该患者郁、热、虚、损四态并存，而重在郁、热二态。其靶则重在血糖、血压。故用小陷胸汤黄连、半夏辛开苦降，瓜蒌、黄连开郁清热以调郁热之态，其中瓜蒌[97]、黄连又有降糖之效，是常用的郁热型糖尿病态靶同调之方。结合荷叶清化中焦，配以山楂、

红曲、茵陈、赤芍、知母、决明子清肝胃郁热，兼消血脂；配以茺蔚子活血行水，钩藤平肝清热，兼以降压；配以生大黄、水蛭粉通腑通络，兼以减少尿蛋白；黄芪、生姜、大枣益气和中，一制方药苦寒伤中，二防火热耗气散气。二诊所加夏枯草，更是清肝散结之良药，且具有良好的降压效果[98]。

3. 葛根汤加减治疗糖尿病合并高血压寒凝经络，肝阳上亢证

患者，女，61岁，2014年5月就诊。高血压13年，平素服用缬沙坦分散片，40mg，每日1次，血压控制不稳定。既往2型糖尿病5年，口服中药控制，血糖控制良好。刻下症：晨起眼睑水肿，肩背部发紧僵硬，腰酸、乏力、舌麻，纳眠可，大便质黏腻，夜尿1次。舌暗，苔黄白相间、微腻，脉细弦数。辅助检查：HbAlc 5.8%，FBG 6.3mmol/L。BP 160/90mmHg。身高163cm，体重63kg，BMI=23.7kg/m^2。

西医诊断：高血压，2型糖尿病。

中医诊断：脾瘅。

中医辨证：寒凝经络，肝阳上亢证。

治法：解肌散寒，清肝降浊。

处方：葛根汤加减。

葛根30g　川桂枝9g　白芍15g　鸡血藤15g　天麻15g　怀牛膝30g　钩藤30g后下　水蛭粉1.5g分冲　黄芪15g　生姜9g

水煎服，日1剂，早晚分服。

服上方28剂后，眼睑水肿明显减轻，舌麻好转60%，BP 130/70mmHg。

分析：此案属“寒”态高血压，以“肩背部发紧僵硬”为主要辨治要点。其肌表经络之寒所致之表气郁闭，亦属糖尿病之“郁”态。另据舌脉可知患者亦有“内热”的蕴积，故其具有“经络寒、脏腑热”的特点。本案以葛根汤为主方加减解肌散寒，葛根汤对于此类头项僵痛、肩背僵紧、腰酸痛、恶风寒的寒凝经脉型高血压有良好的降压效果[99]；《素问》云“寒气入经而稽迟，泣而不行”，寒客经脉，则血瘀滞不行，配伍黄芪、鸡血藤、水蛭以益气行血，化瘀通络；配伍天麻、钩藤、怀牛膝以清肝降浊，补肾平肝，兼以降压。本案在辨证准确的前提下，寒热并举，经络脏腑双向切入，有针对性地选择具有降压特效的靶药收效明显。

4. 茺蔚子、泽泻药对合天麻钩藤饮加减治疗糖尿病合并高血压肝阳上亢，血瘀水停证

高某，女，49岁，2008年6月30日初诊。发现血压升高13年，血糖升高12年。患者12年前因视物模糊查眼底出血，血糖升高，FBG 13.3mmol/L。开始口服阿卡波糖片等，6年前改用胰岛素，现用诺和灵30R早20U，晚20U。血糖控制一般，血压控制差，一般160～200/110～120mmHg。刻下症：头晕，头痛，耳鸣，双下肢水肿，按之凹陷不起，右胁下疼痛、麻木，易疲乏，夜尿次数2～3次，大便正常，舌暗，苔厚，舌底瘀，脉弦细数。当日BP 170/110mmHg，FBG 7.8mmol/L，2h PG 9.5mmol/L。现服苯磺酸氨氯地平片，5mg，每日1次，缬沙坦胶囊，80mg，每日1次。尼群地平片，10mg，每日1次。身高156cm，体重50kg，BMI=20.5kg/m^2。

西医诊断：糖尿病，高血压。

中医诊断：消渴，眩晕，水肿。

中医辨证：肝阳上亢，血瘀水停证。

治法：平肝息风，活血利水。

处方：天麻钩藤饮加减。

天麻 15g 钩藤 30g 后下 怀牛膝 30g 地龙 30g 茺蔚子 30g 泽泻 30g 茯苓 120g 生黄芪 30g 生大黄 3g 水蛭粉 9g 分冲 三七 9g 黄芩 30g

2008 年 8 月 11 日复诊。水肿减轻 70%，耳鸣减轻，乏力甚，二便调，饮食正常，舌暗，苔白，舌底滞，脉弦硬细数虚，当日 BP 150/90mmHg。上方去三七、黄芩、怀牛膝，加丹参 30g，党参 15g，生姜 3 片。

2008 年 8 月 25 日三诊。尿频，夜尿 2～3 次，口干多饮，纳可，眠差，多梦，大便调，舌红苔黄厚，脉疾数。FBG 4.5mmol/L，2h PG 8.0mmol/L。血压稳定于 140/80mmHg。处方：交泰丸合滋肾通关丸加减。黄连 30g，肉桂 6g，黄柏 30g，知母 30g，生地 30g，山萸肉 30g，地龙 30g，怀牛膝 30g，炒枣仁 30g，五味子 9g，炙鳖甲 30g 先煎，炙龟板 30g 先煎。

患者长期随诊，血压稳定于 130～140/80～85mmHg。

分析：消渴病燥热偏盛，燥热损伤阴津，肾为人体之元阴，阴津亏耗，首先损及肾阴，肾阴不足，水不涵木，终致肝肾阴虚，肝阳上亢，故用天麻钩藤饮进行治疗，此外患者还出现了双下肢浮肿，为水饮内停之象，水饮内停必然会导致津液代谢障碍，而津液代谢障碍又会成为高血压的病理基础，此也符合现代医学关于水钠潴留、细胞外液容量增加、排钠障碍是高血压的重要发病机制这一学术观点。瘀血阻滞水道，水液外溢而致水肿，故方中加入茺蔚子、茯苓、泽泻等活血利水，且用量较大，通过降低血容量而达降压的作用。随着病程迁延，燥热伤阴耗气而致气阴两虚；同时，脏腑功能失调，津液代谢障碍。气虚无力行血，气血运行受阻，痰浊瘀血内生，全身脉络瘀阻，故二诊时患者出现明显乏力，脉虚等气虚表现，因此在前方的基础上加大了益气活血药的运用。三诊以夜尿频、失眠、舌红脉数为主要表现，是肾阴亏于下，热邪亢于上的表现，故用滋肾通关丸养肾阴清虚热，以交泰丸交通阴阳，同时配伍地龙、牛膝等降压之品以收功。

【临证心得】

1. 辨证要点

脾瘅患者由于长期嗜食肥甘厚味，脾胃难以运化过多的饮食，肥甘本滋腻，更容易壅滞脾胃，导致中焦不畅，气机失调；脾土壅滞，肝木被郁，郁久化热，久而形成中满内热、土壅木郁的内环境；膏浊中积，气行不畅，使得瘀血内生，阻塞脉道，血行亦为之不利；浊热瘀滞，共同作用可导致血压的升高。脾瘅状态下，中焦浊气充盈，化生的营气、阴血亦浊而不清。此种营血行于脉中，势必对气血、脉、心脏造成不同程度的影响，进而与血压的升高密切联系。因此，以中满内热为基本病机的高血压，肝胃郁热、膏浊瘀阻是其主要证候，其临床表现为肥胖（多为腹型肥胖），血压升高，胸满痞塞，舌胖大苔黄腻，脉弦滑，多伴有血糖、血脂的异常，或脂肪肝等。

但由于患者体质、饮食、生活的差异，在临床表现上有的偏热重，有的偏寒重，有的偏水重，有的偏瘀重，有的偏虚重。热重者，在血压升高的同时多伴有“四红二干”的临床表现，“四红”指面红、唇红、舌红、掌红，“二干”指便干、口干。体型多肥胖，且以实胖为主。常伴有急躁易怒、头晕头痛、胁痛口苦、口干便干、舌红、苔黄或腻、脉弦数等肝火或胃火亢盛的表现。寒重者，多具有受凉时血压升高、得温则血压降低的特点，常伴有颈、肩、腰、背或四肢的僵紧疼痛，头痛头晕，尤以后头部为甚，畏寒怕冷，舌暗苔白，脉弦偏紧。水重者，脉搏压较小，体型多肥胖，且以虚胖为主（多为腹型肥胖），多见于中青年患者。常伴有下肢水肿，小便量减少，或少气懒言、四肢困倦、大便溏薄、气急喘满、舌胖大、有齿痕、苔白或腻、脉沉弦或濡缓等表现。“瘀”和“虚”在高血压的病情发展过程中贯穿前后，但有程度的不同，轻重的差异。早期气血失调时，会伴有胸闷不畅、心烦失眠、神疲乏力、腰膝酸软诸症。到中期脉络瘀阻，则表现为面暗唇紫、肢体疼痛麻木、舌有瘀点瘀斑、脉涩不畅等症。

总之，高血压的总体发展态势为早期病气血（脉挛急），中期病脉络（脉僵硬），晚期病脏腑（心脑肾）[100]。治疗时，运用“态靶因果”理念，肥、糖、脂、压、酸同步调理。其中，肝胆热盛、寒凝经脉、瘀水互结、肝肾亏虚这四种证型可涵盖80%的代谢性高血压，故而清降肝热、散寒解肌、活血行水、滋水涵木是其主要治法。

2. 治疗经验

（1）调态：代谢性高血压的核心态为土壅木郁，核心治法为清肝降浊消膏。同时根据患者寒、热、水、瘀、虚的偏重，分别同时采用散寒、清热、利水、化瘀、补虚等法。

1）寒态：寒态或因久居高寒地区，或因久吹空调凉风，使得寒凉邪气侵袭人体，久而裹束外周筋脉，尤以太阳经为代表。寒邪凝滞而主收引，当机体外受风寒时，外周之肌肉、血管可凝滞收缩，使得血液循环的外周阻力增加，进而可导致血压的升高。治疗可用葛根汤加减。

2）热态：热态或因七情郁结，致使肝胆内生郁热；或因饮食肥厚，恣情饮酒，致使脾土壅滞，内热中生。脾土久壅，肝木亦郁，郁久亦生内热。久而肝胆脾胃之热邪散溢血脉之中，凭借火热发散动血之性，可导致血压的升高。热邪循经上扰，则可导致头痛、眩晕等症的发生。治疗可用葛根芩连汤、小陷胸汤、大黄黄连泻心汤、大柴胡汤加减。

3）水态：水态或因久食寒凉，致使脾阳中伤，无力运化水湿；或因年老肾虚，肾中阳气匮乏，无力温阳化气，使肾失主水之职；或诸病久积，损伤肾脏，使肾主水不力；或因瘀血久结，脉络不畅，化血为水，即“血不利则为水”是也；或因肺气郁闭、三焦气机不畅，使得水道不能通调，水液下输不利。以上种种，久而皆可导致水湿内盛，水邪散溢血脉，可使外周血容量增加，进一步则会导致血压的升高。治疗可用五苓散、真武汤加减。

4）瘀态：瘀态在高血压的病情发展过程中贯穿前后，但有程度的不同，轻重的差异。早期调气血时只需适当活血，诸如丹参饮之类。中期脉络瘀阻，可用桃红四物汤配加鸡血藤、三七粉等活血化瘀药物。后期血脉瘀滞，脉道变革，则转入革态论治。此外尚有瘀水混合态，此时当活血行水，此亦与《金匮要略》中之“水分”、“血分”而相关联，方用当归芍药散加减。

5）虚态：虚态多见于老年或久病体虚之人，脉搏压较大。常伴有脑转耳鸣，胫酸眩冒，腰部酸痛、空虚，足跟疼痛，或心烦失眠，手足颤动，肌肉瞤动。舌体瘦小而色暗红，伸舌多颤，舌底络脉迂曲，脉弦硬。可用独活寄生汤、天麻钩藤饮加减。

（2）靶药：在代谢性高血压的靶药选择上，依据患者痰、热、水、瘀、虚的偏重及现代药理的研究成果，遴选出不同的降压靶药。寒态，靶药可选葛根、独活、天麻等。热态，靶药可选夏枯草、钩藤、黄芩等。水态，靶药可选茯苓、泽泻、茺蔚子、防己等。瘀态，靶药可选益母草、地龙、水蛭、蜈蚣等[101]。虚态，靶药可选牛膝、杜仲、黄芪等。

（3）除“因”：代谢性高血压的“因”是肥胖，胖有虚实之分，其中实胖者年龄较小，以青壮年为主，食欲旺盛，不节制饮食，喜食甜食，性格开朗，毛发浓密而有光泽，肥胖程度较轻，腹型肥胖较少，形体匀称，皮肉结实，腹部比较坚实。虚胖者年龄较大，中老年居多，食量不是很大，喜食甜食者不是很多，情绪不稳定，精神紧张，毛发浓密程度及光泽欠佳，体重指数大，肥胖程度高且腹型肥胖多，临床症状较多较复杂。亦有一类属于虚实夹杂者，两者的表现皆有，此类最为常见。降脂消膏、遏制肥胖的进展，对代谢性高血压的发展犹如釜底抽薪。

（4）防“果”：代谢性高血压的“果”，相当于高血压之“瘀”态。无论是代谢性高血压还是其他原因引起的高血压，其后期都会使得脉络瘀阻、硬化，对心、脑、肾等靶器官造成严重的损伤。为了延缓或避免“果”的出现，在治疗时提早活血通络，预防心脑血管疾病的发生。在治疗时早期调气血，中期软脉活血，晚期掘脉化瘀。调气血时重上焦，可用丹参饮之属。活血通络时重中焦气机的升降，兼以化痰，可用桃红四物、地龙、水蛭之属。化瘀软坚时注重脾肾的亏虚，可用大黄䗪虫丸加仙灵脾、枸杞子之属。

（5）察脉：代谢性高血压病变的基础病位是脾胃肝，但随着病程的进展，其他脏腑亦会牵连，形成本虚标实的大环境，虚者在脾肾，实者在肝肺。根据脉象鉴别其所处的状态及发展程度，具有重要的意义。弦紧、弦数、弦滑、弦涩、弦而无力这五种脉象分别对应高血压常见的寒、热、水、瘀、虚五态。

总之，对于糖尿病合并高血压的患者，不但要控制血糖，而且要及早有效地控制血压，这样才有利于防止和延缓冠心病、中风、肾病等并发症的发生。采用中医辨证治疗糖尿病合并高血压，不仅可使临床症状得到显著改善，同时还可调节人体内环境，中药复方降压不如西药速度快、作用强，但其作用是多靶点的，在降压的同时，还兼顾血糖、血脂等其他病理环节，具有多方面作用，在提高患者的生活质量及在靶器官保护方面也有独特的优势。

第二十六节 糖尿病伴周身关节痛

周身关节痛多属于中医学“痹证”范畴。其发病不外乎正邪两个方面。其中，正气不足、卫外不固是根本原因，风、寒、湿、热等外邪侵袭是直接且主要原因。经脉不通、气血不畅是其共同的病理机制。治疗上当以去除病因、通络活血为要。根据致病邪气的不同性质所选治法也当有所侧重，或重祛风，或偏除湿，或清其热，或温其寒，不一而同。

桂枝芍药知母汤加减治疗糖尿病伴周身关节痛寒热错杂，络脉瘀滞证

刘某，女，54岁，2007年5月31日初诊。血糖升高10年，全身关节疼痛2月余。患者10年前因乏力赴当地人民医院检查，FBG 14mmol/L，尿GLU（++++），诊为2型糖尿病。先后服用二甲双胍片、阿卡波糖片等。现用格列美脲片，2mg，每日1次，盐酸二甲双胍片，250mg，每日2次，阿卡波糖片，50mg，每日3次，睡前注射诺和灵N 6U。2个月前出现全身关节疼痛，痛剧时行走及活动不便。刻下症：周身关节疼痛，双下肢发紧、疼痛，小腿时热时凉，午后小腿微肿。晨起手麻，活动后减轻。舌偏红，舌体细颤，舌底络滞，苔黄白相间，脉沉。2007年5月29日FBG 7.6mmol/L，2h PG 8.6mmol/L。5月30日FBG 7.7mmol/L，2h PG 8.9mmol/L。5月31日FBG 7.4mmol/L，2h PG 8.8mmol/L。

西医诊断：糖尿病。

中医诊断：消渴，痹证。

中医辨证：寒热错杂，络脉瘀滞证。

治法：清热温寒，活血通络。

处方：桂枝芍药知母汤加减。

桂枝30g 白芍45g 知母30g 鸡血藤30g 首乌藤30g 黄连15g 肉桂15g 山萸肉15g

2007年6月30日二诊。周身关节疼痛减轻50%，双下肢发紧减轻70%，小腿时凉时热减轻60%～70%，手麻减轻30%。6月27日FBG 7.1mmol/L，2h PG 7.9mmol/L，HbA1c7.0%。6月28日FBG 6.8mmol/L，2h PG 8.0mmol/L。上方加制川草乌各15g[先煎4h]。

2007年8月20日三诊。服药50剂，周身关节疼痛减轻90%，双下肢发紧及小腿冷热交错感消失，手麻减轻70%。舌红，苔薄白。8月16日查HbA1c 6.5%，FBG 6.6mmol/L，2h PG 7.6mmol/L。调整处方：黄芪30g，川桂枝30g，白芍30g，鸡血藤30g，首乌藤30g，黄连15g，花粉30g，生姜3片。

分析：寒湿阻滞，络脉瘀阻，则见关节疼痛，下肢紧痛，双手麻木；热聚于中，寒湿化热，蓄热伤阴，则见小腿寒热交错，舌红，苔黄白相间等。桂枝温通经脉，白芍敛阴缓急，知母泻火养阴，黄连苦寒清热，肉桂温阳，山萸肉益阴，知母合黄连，肉桂合山萸肉为临床常用经验降糖药对。鸡血藤、首乌藤养血活血通络。此方温经泻火，寒热并治。二诊，加制川草乌增强温经通络止痛之功，故三诊关节及肢体疼痛基本消失，寒热错杂之象基本消除，故调整处方为黄芪桂枝五物汤加减。

疼痛本有虚实之别，实者责之外邪，虚者究其内伤。外邪闭经，不通则痛，治以祛邪通络，此案之四妙丸、乌头汤实为其例。内伤络空，不荣则痛，治以补虚通脉，当归四逆汤、黄芪桂枝五物汤可为参考。此案之效验虽只为一面之探讨，却也可为窥豹之管。

第二十七节　糖尿病合并高热

糖尿病可因外邪侵袭，入里化热，致合并外感温热，表现为高热、口大渴、气喘鼻煽，甚则神昏等危急之象。本已有"热"，加之外感所化之热愈加燔灼，则伤阴最速，故当务之急应清退外感之热，此为急则治标之治。

1. 犀角地黄汤加减治疗糖尿病合并高热营血热盛，气营两燔证

高某，男，74岁，2007年4月20日初诊。血糖升高15年，高热4日。患者15年前因多食、消瘦于医院检查FBG 9.8mmol/L，诊为2型糖尿病，开始口服二甲双胍、消渴丸等药，自2002年开始注射胰岛素。现用诺和灵30R早16U，晚14U，中午格列喹酮片，30mg，血糖控制尚可，FBG 6.5～7.6mmol/L，2h PG 7.5～8.9mmol/L。10日前因感冒出现发热，同时合并泌尿系感染，自服抗生素头孢曲松、氧氟沙星、甲硝唑等，体温下降；4日前又突发高热，体温在39～40℃波动，以午后发热为主至次日晨起热退，使用三种抗生素效果不明显，且面部、周身皮肤可见红色皮疹。就诊时见：面色红赤，体温39.8℃，神志清，呼吸音粗糙，鼻翼扇动，周身皮肤满布红色皮疹。当日查X线片示双肺纹理增粗，尿镜检红细胞5～6个/HP，便常规可见真菌，FBG 10.2mmol/L。舌红苔黄厚腻，脉细数。

西医诊断：真菌感染，肺部感染，药物疹，糖尿病。

中医诊断：高热。

中医辨证：营血热盛，气血两燔证。

治法：清营凉血，清热解毒。

处方：犀角地黄汤加减。

水牛角60g先下　生地黄60g　赤芍30g　丹皮15g　生石膏60g　银花30g　野菊花30g　鱼腥草30g　竹叶30g　车前草30g

嘱体温降至正常即可停药。

患者于当日下午4时服用半剂药150ml，次日上午10点服用另半剂150ml，体温下降，下午5点体温完全降至正常，后一直未再发热。3日后查X线片、尿常规、便常规均已正常，FBG 7.8mmol/L，2h PG 9.2mmol/L。

分析：外邪自口鼻、肌表及下焦入侵，伏于体内，虽热可暂退，然邪伏不去，势必复燃，其热更甚。热入营血，血因热动，故见皮肤斑疹，面色红赤，尿中潜血。气分热盛，热毒蕴肺，则见呼吸音粗糙，检查见肺纹理改变。叶天士云“入血就恐耗血动血，直须凉血散血”。故治疗以清热解毒、凉血散瘀为法。水牛角清热凉血解毒，生地凉血滋阴活血，二者一君一臣，用量最大，功专凉血解毒，直捣巢穴；赤芍、丹皮清热凉血，活血散瘀，可收消疹化斑之功；银花、野菊花清热解毒，生石膏清气分火热，鱼腥草专入肺经，擅清解肺之热毒，竹叶清热利尿，常用治泌尿系感染，车前草则是治血尿之经验药。此四味亦有“入营犹可透热转气”之意。此方特点在于量大力专，故能迅速截断病势，1 剂即收全效。

2. 升降散加减治疗糖尿病合并高热气分热盛证

李某，男，63 岁，2005 年 3 月 22 日初诊。主因“全身浮肿 3 年，加重半年”由门诊收入院。入院后第 41 日，病人发热，不恶寒，体温最高达 39.4℃，应用多种抗生素无效。应邀会诊，见患者极度虚弱，高热，无汗，口渴，伴咳嗽、气喘，全身高度浮肿，小便短少，全天小便量 600ml。舌质淡，苔白厚腻，脉沉弱细数。既往 2 型糖尿病病史 20 年，糖尿病肾病病史 9 年，慢性肾功能不全（尿毒症晚期）病史 1 年，肾性贫血、高血压病史 20 年，冠心病病史 15 年，心功能不全（心功能Ⅲ级）。

西医诊断：感染，糖尿病，糖尿病肾病，慢性肾功能不全，高血压，冠心病。

中医诊断：高热，消渴并病，关格。

中医辨证：风温，气分热盛证。

治法：清泻气分邪热。

处方：升降散加减。

蝉蜕 6g　僵蚕 6g　片姜黄 6g　生大黄 3g　黄芩 15g　桑白皮 15g　白茅根 60g　芦根 30g

患者当日服药 1 剂，药后第 2 日小便量增至 1000ml 以上，热随溲泄，脉静身凉，体温降至 37℃，症情平稳，已入坦途。

分析：春季阳气升发，温暖多风，受邪则易发风温，肺卫之邪不解，内传气分，致气分热盛，故见高热、无汗、口渴等；本已有水液代谢障碍，加之气分热盛，邪热壅肺，致肺气不宣，通调不利，则小便愈加短少，周身高度浮肿。然患者本病为肾阳衰败，风温热盛仅为标之病，故虽高热，仍见舌淡、脉沉细数。蝉蜕气寒，清热解毒；僵蚕辛苦气薄，性轻浮，可升阳中之阳，“能辟一切拂郁之气”；姜黄气味辛苦，行气解郁；大黄大寒大苦可降浊阴。《伤寒瘟疫条辨》曰：“僵蚕、蝉蜕升阳中之清阳，姜黄、大黄降阴中之浊阴。”四药合用，一升一降调畅气机，宣畅卫、气、营、血，调理三焦，既升清阳又降浊邪，既宣肺气又散郁火，使邪热去，腑气通。故“一升一降，内外通和，而杂气之流毒顿消矣……名升降，亦双解之义”。黄芩清泻肺热，桑白皮泻肺利水平喘，白茅根、芦根清肺热利尿，此四味专为气分热盛，邪热壅肺致小便不利而设。此案治疗的关键在于舍舌、舍脉而从证，重用清热泻火利尿之品，迅速阻截病势。

【小结】

（1）治高热为首务：糖尿病合并高热，糖尿病为本病，高热为标，标之病往往势急症重，故应急则治标，以治高热为首务。高热多属温病范畴，常按卫气营血辨证，因此当明辨气血，以定治法。然处方用药，唯量大力专，方能速截病势，拯人于危。

（2）舍舌、脉从证：慢性病重症合并高热时，原发病往往参与表象（舌质、舌苔、脉象、面色等）的形成，从而使外感热病的证型及演变规律变得不典型或复杂化。因此，临证不可拘于舌、脉之象，而应结合整体综合表象，合理地舍舌或舌脉从证。

第二十八节　糖尿病合并汗出异常

一般认为，糖尿病汗出异常是自主神经功能紊乱所致，西医无特效治疗药物，主要是调节自主神经及控制血糖。汗出异常属中医学“汗证”范畴，基本病机为阴阳失调，腠理开阖失司。或因火热郁蒸，迫津外泄所致，或因阴虚火旺，表虚不固所致，或因气虚表弱，腠理空疏所致，或因营卫不和所致，临床常见汗出多，或为冷汗，或为热汗，或夜间汗多，或昼夜均多，还可见半身汗出。

1. 大柴胡汤加减治疗糖尿病多汗肝胃郁热证

陈某，男，35 岁，2008 年 4 月 7 日初诊。血糖升高 2 年，汗出多半年。患者 2 年前因口苦甚、饮水多于医院检查，发现血糖升高，FBG 8.3mmol/L，开始口服二甲双胍片，500mg，每日 3 次。近半年来出现易汗，汗出多，血糖控制不佳，二甲双胍增至 1000mg，每日 2 次。刻下症：时时汗出，汗出多，怕热，口干口苦，面色隐红，小便黄，大便偏干，舌红，苔黄，脉弦数。当日 FBG 9.5mmol/L，2h PG 11.2mmol/L。既往高血脂病史 4 年，未服降脂药。身高 168cm，体重 73kg，BMI=25.9kg/m^2。

西医诊断：糖尿病，糖尿病泌汗异常。

中医诊断：脾瘅，汗证。

中医辨证：肝胃郁热证。

治法：清泻肝胃郁热。

处方：大柴胡汤加减。

柴胡 15g　黄芩 45g　白芍 30g　生大黄 6g 单包　枳实 15g　黄连 30g　干姜 9g　乌梅 15g　生山楂 30g　红曲 6g

2008 年 5 月 10 日二诊。服药 30 剂，汗出明显好转 70%，口干口苦减轻 60%，血糖下降，近 1 周 FBG 7.5～8.2mmol/L，2h PG 8.1～10.3mmol/L。上方加知母 30g，黄芩减至 30g。

2008 年 6 月 9 日三诊。服药 30 剂，汗出已正常，无时时汗出及量多，口干口苦减轻 90%，血糖下降，近期 FBG 6.9～7.5mmol/L，2h PG 7.7～8.6mmol/L。

分析：肝胃郁热，火热蒸迫，津液外泄，因见汗出较多，余症口干苦、面色隐红、小便黄等均是肝胃郁热之象，故应清泻郁热。柴、芩、连清泻肝胃郁热，白芍敛阴和营，乌梅酸敛气阴，酸以生津，枳实、生大黄通腑泻热，生山楂、红曲消膏降浊。火热平息，阴阳和调，则汗出正常，血糖亦随之下降。

2. 当归六黄汤加减治疗糖尿病多汗阴虚火旺证

刘某，女，54岁，2007年5月31日初诊。血糖升高10年，汗出多4年余。1997年患者因乏力至医院检查，发现FBG 11mmol/L，尿糖（++++），诊为糖尿病。先后服用二甲双胍、消渴丸等。现用格列美脲片，2mg，每日1次，盐酸二甲双胍片，250mg，每日2次，阿卡波糖片，50mg，每日3次，诺和灵N，睡前6U。近4年出现多汗、易汗。刻下症：汗出较多，夜间尤甚，心情急躁易怒，阵发烘热，心悸气短，口干，乏力，大便干，失眠。舌干红，苔薄黄而少，脉弦硬数。5月30日，FBG 6.8mmol/L，2h PG 8.7mmol/L。身高158cm，体重46kg，BMI=18.4kg/m^2。

西医诊断：糖尿病，糖尿病泌汗异常。

中医诊断：消渴，汗证。

中医辨证：阴虚火旺证。

治法：清热泻火，滋阴固表。

处方：当归六黄汤加减。

当归30g　黄芪15g　黄连30g　干姜6g　黄柏30g　知母30g　炒枣仁30g　夜交藤30g　煅龙牡各30g　浮小麦30g　女贞子15g　芦荟6g单包

2007年6月14日二诊。服药14剂，汗出多好转50%，阵发烘热减轻50%，心悸气短好转60%。6月13日FBG 6.5mmol/L，2h PG 8.2mmol/L，6月14日FBG 4.2mmol/L。上方煅龙牡增至各60g。

2007年7月13日三诊。服药30剂，汗出好转90%，烘热减轻80%，心情急躁较前缓解，心悸气短基本消失，睡眠改善明显。

后患者多次复诊，汗出已完全恢复正常。

分析：阴虚火旺，火热内蒸，加之夜间卫行于阴，表虚不固，故见汗出多，夜间甚。火热上冲，扰乱心神，则阵发烘热，急躁易怒；心悸、气短、乏力等均是热伤气阴之象。当归、黄芪、黄连、黄柏清热泻火滋阴，益气固表；煅龙牡固涩敛汗，浮小麦止汗退热除烦，擅治骨蒸劳热，自汗盗汗；炒枣仁、夜交藤养心安神；知母、女贞子滋阴，芦荟泻火通便。二诊，诸症好转，然汗出未止，故煅龙牡增至各60g加强敛汗之力。

3. 玉屏风散加减治疗糖尿病多汗气虚表弱，脉络瘀滞，兼有里热证

高某，女，56岁，2006年6月23日初诊。血糖升高9年，汗出多、易汗4个月。9年前因感冒，查FBG 16mmol/L，诊为2型糖尿病。曾口服降糖西药，因血糖控制不佳，遂改为胰岛素治疗，近2年使用诺和灵30R早24U，晚22U。刻下症：易汗出，动辄尤甚，汗出湿衣，畏风，易感冒，足背偶有刺痛感，足心灼热，下肢乏力，失眠，二便可。舌暗红，苔薄黄，舌底瘀，脉虚涩。餐后血糖偏高，6月21日查FBG 5.2mmol/L，2h PG 9mmol/L；6月22日查FBG 4.4mmol/L，2h PG 12.2mmol/L。身高160cm，体重45kg，BMI=17.6kg/m^2。

西医诊断：糖尿病，糖尿病泌汗异常。

中医诊断：消渴，汗证。

中医辨证：气虚表弱，脉络瘀滞，兼有里热证。

治法：益气固表，活血通络，兼清内热。

处方：玉屏风散加减。

黄芪 45g　防风 15g　炒白术 30g　煅龙牡各 60g 先煎　黄连 30g　黄芩 45g　鸡血藤 30g　水蛭粉 15g 包煎　首乌藤 30g　炒枣仁 30g

2006 年 6 月 30 日复诊。患者自述仅服至第 3 剂，即明显见效。汗出减轻约 60%。现已服完 7 剂，汗出甚基本消失，畏风明显好转，餐后血糖明显下降，一般 8～10mmol/L。

分析：气虚表弱，卫表不固，则易汗畏风，易感冒，故以黄芪、防风、炒白术益气护卫，御风实表。煅龙牡固涩敛汗，鸡血藤、水蛭粉、首乌藤活血通络，炒枣仁、首乌藤养心安神，黄连、黄芩清内热，合酸枣仁苦酸制甜。故仅服药 7 剂，汗出已基本正常，血糖亦随之下降。

4. 乌梅丸合乌头汤加减治疗糖尿病多汗寒热错杂，络脉瘀闭证

徐某，男，44 岁，2008 年 3 月 3 日初诊，血糖升高 3 年，多汗 2 个月。患者 3 年前因双腿麻木于医院检查，发现血糖升高，FBG 10.2mmol/L，因工作繁忙，始终未系统服药。自 2008 年 1 月开始时常出现大量汗出，近 1 个月血糖升高明显，始用优泌林 70/30，早 16U，晚 10U，血糖仍控制不理想。刻下症：汗出多，晨起时全身汗出。双足及腰膝冷痛僵硬，手足麻木，偶有针刺感，四肢皮肤异常瘙痒，大便干，每日一行。舌暗，苔薄白，舌底瘀滞，脉沉弦。2008 年 2 月 28 日查 HbA1c 9.6%，3 月 2 日 FBG 12.8mmol/l，2h PG 16.6 mmol/l。身高 176cm，体重 62kg，BMI=20kg/m^2。

西医诊断：糖尿病，糖尿病泌汗异常。

中医诊断：消渴并病，汗证。

中医辨证：寒热错杂，络脉瘀闭证。

治法：清热温寒，活血通络。

处方：乌梅丸合乌头汤加减。

乌梅 30g　黄连 30g　黄柏 30g　干姜 6g　桂枝 15g　制川草乌各 9g 先煎　鸡血藤 30g　黄芪 30g　太子参 30g　生大黄 6g 单包

2008 年 6 月 9 日复诊。以上方加减，患者连续服药 3 月余，汗出多及皮肤瘙痒症状消失，双足及腰膝冷痛僵硬改善约 90%，偶有手足麻木。二便可。2008 年 6 月 3 日查 HbA1c 7.5%，6 月 8 日 FBG 7.3mmol/L，2h PG 8.6mmol/L，胰岛素剂量减为早 14U，晚 10U。

长期随访，患者诉汗出正常。

分析：中上二焦有热，迫津外泄，加之卫表虚弱，则汗出多；下焦有寒，阳虚寒滞，络脉瘀闭，则见足、膝冷痛，手足麻木，舌底瘀滞等；寒热错杂，络脉瘀阻，肌肤失荣，故皮肤瘙痒异常。乌梅敛阴止汗，连、柏清热，黄芪益气固表，桂枝温通经脉，制川草乌温阳散寒，通经止痛，鸡血藤养血活血通络，太子参益气养阴，生大黄通腑活血，干姜护胃，合为寒热并治，活血通络之方。然寒热错杂，实为难治，故服药既久，方收全功。

5. 桂枝汤合葛根芩连汤加减治疗糖尿病泌汗异常营卫不和，大肠湿热证

汪某，男，34岁，2007年5月10日初诊。血糖升高2年，汗出异常半年。2年前患者体检时发现血糖升高，FBG 7.8mmol/L，开始服用瑞格列奈片，0.5mg，每日3次至今。半年前出现汗出异常，近期血糖控制不佳。现症见：右侧半身汗出明显，时时汗出，常可湿衣，左侧半身基本无汗。大便每日3～4次，多不成形，黏滞不爽，小便色黄，异味明显。眠差易差，醒后难复睡。时咯白色黏痰，偶有口干。2007年4月10日查HbA1c 7.6%。5月10日FBG 7.2mmol/L。舌淡嫩，苔薄白，脉沉细。身高169cm，体重64kg，BMI=22.4kg/m^2。

西医诊断：糖尿病，糖尿病泌汗异常。

中医诊断：消渴，汗证。

中医辨证：营卫不和，大肠湿热证。

治法：调和营卫，清热燥湿。

处方：桂枝汤合葛根芩连汤加减。

桂枝15g　白芍45g　炙甘草15g　葛根30g　黄连30g　干姜6g　大枣5枚

制水丸，9g，每日2次，服4个月。

2007年8月13日复诊。服水丸3个月，现左、右半身汗出已恢复正常，两侧对称。二便调，睡眠可，偶咯少量白色黏痰。2007年8月4日，HbA1c 6.2%。2007年8月12日，FBG 6.2mmol/L，2h PG 7.3mmol/L，8月13日FBG 5.9mmol/L。

分析：营卫者，“阴阳相随，外内相贯”（《灵枢·卫气》），营卫失和，不相贯通，营独行，卫不固，则汗出多，卫独行，肌表闭，则无汗出。故以调和营卫之代表方桂枝汤加减。桂枝解肌发表，白芍酸敛和营，且白芍用量较大，意在敛阴止汗。营不外泄，卫不独行，则汗多者减少，无汗者汗出。大肠湿热，则大便黏滞不成形，湿热下注则小便色黄，异味明显，故以葛根升阳止泻，内清阳明之热，黄连清热燥湿厚肠，合而清在下之湿热。干姜一可防苦寒伤胃，二合大枣调和营卫。此案为营卫不和，各行其是，致半身汗出，半身无汗，营卫相失较重，应长期调治，故以丸剂治之。

【小结】

火邪蒸迫之汗出，清热泻火之外，多加乌梅、石榴皮等酸涩收敛之品，防止火热耗伤气阴，致汗出更甚；因表虚不固所致者，则常用煅龙牡固涩敛汗，临床多各用30g，汗出甚者可用至60g。白芍，因擅敛阴和营，故为调和营卫之要药。

附　糖尿病伴颈部黄斑伴汗出案

王某，男，45岁，2008年4月14日初诊。颈部黄斑4年，血糖升高10年。1998年患者体检时发现血糖升高，开始服消渴丸，2005年曾改为马来酸罗格列酮片、瑞格列奈片，现服瑞格列奈片，1mg，每日3次，二甲双胍片，1000mg，每日2次，血糖控制不佳，FBG 8mmol/L，2h PG 10～12mmol/L。4年前右侧颈根部出现一棕黄色斑块并逐渐扩大，伴斑块部皮肤汗出。刻下症：右颈部黄色斑块，覆盖颈部皮肤约2/3面积，伴瘙痒、时时汗出，每值阴雨天汗出瘙痒加剧。口渴，眠差，寐浅易醒，劳

累后心悸，纳可，二便调。既往脂肪肝（中度）病史8年，高脂血症病史8年，高血压病史10年，现服氯沙坦钾片，0.1g，每日1次。今日查FBG 8.4mmol/L，2h PG 13.6mmol/L。舌暗胖大，边有齿痕，苔厚腻，脉沉细。身高170cm，体重73kg，BMI=25.3kg/m^2。既往嗜好饮酒。

西医诊断：糖尿病。

中医诊断：脾瘅。

中医辨证：湿热内蒸，耗气伤津证。

治法：清利湿热，益气生津。

处方：自拟方。

苍术30g　茯苓45g　佩兰15g　黄连30g　黄芩30g　干姜9g　怀山药30g　桑叶30g　生大黄9g　水蛭粉6g

水煎服，连服1个月。

2008年6月18日二诊。患者服药2个月，颈部斑块减少约60%，斑块部皮肤瘙痒及汗出减轻。自汗盗汗，劳累后仍时发心悸，腰酸痛，右侧腰部皮肤瘙痒，大便略干，日1次，小便正常。舌淡胖大，舌体细颤，苔厚腻，脉沉。6月12日查HbA1c 6.25%，6月16日FBG 6.5mmol/L，2h PG 7.3mmol/L。调整处方：苍术15g，云苓30g，佩兰9g，黄连30g，苦参30g，煅龙牡各30g，黄芪30g，干姜3g。研粉，9g，每日3次，连服2个月。嘱可将二甲双胍片减为500mg，每日3次。

2008年9月1日复诊。患者服药2月余，右颈部黄色汗斑完全消退，右颈部皮肤正常。右侧腰部皮肤瘙痒消失，自汗盗汗、劳累后心悸减轻约60%。8月20日查HbA1c 5.5%，8月24日FBG 6.0mmol/L，2h PG 6.6mmol/L，8月31日FBG 5.7mmol/L，2h PG 7.0mmol/L。上方去煅龙牡、云苓、苍术，加怀山药30g，葛根30g，继续制水丸。

后患者不定期复诊，血糖控制较稳定，已逐渐将瑞格列奈片停用。

分析：患者形体偏胖，素喜饮酒，故易生湿热。湿热熏蒸谷气，营卫不利，则可见皮肤黄斑，汗出而痒。若遇阴雨，自然湿气与体内湿热相合为病，则病情加重。湿热蒸动，精微入血则血糖升高，蓄于肝脏则成脂肪肝，湿热扰神则眠差，寐浅易醒，耗气伤津则口渴、心悸。因此湿热内盛是病之根本，以苍术燥湿化湿，茯苓利水渗湿，佩兰化浊祛湿，合黄连、黄芩苦寒清热，山药、桑叶补气养阴，生大黄、水蛭活血化瘀通络。二诊，黄斑缩小，血糖明显下降，病情相对平稳，因湿性缠绵，难于速去，故可改以丸剂缓治。至三诊，黄斑完全消失，可清热益气生津为主，转以调治血糖。

按：湿热熏蒸，谷气不和，营卫腠理开泄，故皮肤斑块呈现谷物之本色，湿热内盛是病机关键。此案看似复杂，一时难以理清头绪，其实抓住湿热之机，实则柳暗花明又一村，不仅黄斑可消，血糖也将下降，诸多问题迎刃而解。

第二十九节　糖尿病合并肠上皮化生

胃黏膜肠上皮化生是指胃黏膜上皮细胞被肠型腺上皮细胞所代替，是胃黏膜损伤的一种标志。肠上皮化生常并发于慢性胃炎尤其是萎缩性胃炎。它可影响胃的消化功能，与胃癌的发生密切相关。现代医学对肠上皮化生的治疗以病因治疗为主，控制慢性胃炎的发展，结合胃黏膜保护剂，并无靶向性修复胃黏膜的药物，临床中较难逆转肠上皮化生[102-103]。

中医学虽无“肠上皮化生”病种，但对胃炎的治疗积累了大量临床经验，根据其临床表现将胃炎归属为“胃脘痛”、“痞满”等范畴，且有多种中药被证实有黏膜修复及逆转肠上皮化生的作用[104]。糖尿病患者合并肠上皮化生者多有长期的胃部不适，或伴反流性食管炎、慢性胃炎等病。笔者在临床中通过汤剂治疗胃炎并结合靶向药物六味地黄丸含化治疗肠上皮化生，取得了显著疗效。

附子理中丸合六味地黄丸治疗糖尿病合并慢性胃炎及肠上皮化生

彭某，女，62岁，2008年11月26日初诊。发现血糖升高6年，胃胀6个月。2002年患因消瘦查血糖升高，诊断为2型糖尿病，先后服用二甲双胍、阿卡波糖片等药物，血糖控制尚可，1年前患者自行停药。6个月前患者出现胃胀、胃脘怕凉，持续加重。刻下症：胃胀，胃脘怕凉，无呃逆泛酸，排气无臭味，右眼视物模糊，咽干，晨起咯黄色黏痰，纳可，大便时干时稀，每日1次，夜尿1次，6年间体重下降15kg。舌体胖有齿痕，舌质淡暗，舌底络脉充盈，脉沉滑。既往史：2006年9月30日查胃镜示慢性浅表性胃炎，Hp（-）；病理示（胃窦）轻度慢性胃炎，灶性腺体肠化。

西医诊断：2型糖尿病，慢性胃炎，肠上皮化生。

中医诊断：消渴，痞满。

中医辨证：脾肾阳虚，中焦湿阻证。

治法：温阳健脾除湿。

处方：附子理中丸加减。

附子9g　干姜9g　炒白术30g　枳实15g　黄芪30g　生薏苡仁30g　黄连3g

另予六味地黄大蜜丸含化，每日2次，每次1丸。

2008年12月31日二诊。服药后胃脘部胀满减轻50%，咽干明显减轻，晨起咯吐黄黏痰减轻，大便较前好转，偶有排便不尽感，眠可。上方加入化橘红15g、生姜15g。继续予六味地黄大蜜丸含化，每日2次，每次1丸。

2009年1月14日三诊。胃胀同前，偶有呃逆，口略干，咽部不适，有黄痰，大便正常，纳眠尚可，舌暗红、苔黄厚，脉数略弦。患者服药后热象渐起，有矫枉过正之嫌，故在上方基础上去附子，改干姜6g、黄连9g，加槟榔片9g，予14剂。另予六味地黄丸含化，每日2次，每次1丸。患者服药后诸不适大减，六味地黄大蜜丸服药8个月后复查胃镜结果示肠上皮化生消失，继续随诊服药1年，胃胀症状仅偶有出现，病告痊愈。

分析：患者胃胀、咯黏痰、脉滑而有湿郁之象。消瘦、咽干、痰黄则为阴虚有热之象。然其胃脘怕凉、大便时干时稀、舌胖有齿痕、舌淡暗、脉沉滑为阴损及阳，阳虚而生内寒之象。可见患者已至虚态而兼有郁热。治疗当以益气温阳、健脾化湿为主，佐以苦寒清热、甘寒滋阴以制其温燥。其症靶为胃胀，标靶为肠上皮化生。“脏寒生满病”，该患者脾肾阳虚、寒湿郁滞而生胀满，因此以附子、干姜、黄芪温阳益气，白术、枳实、薏苡仁健脾化湿而除其满。佐以小剂量黄连，一则制其热，二则“调胃、厚肠”（《名医别录》）。辅以六味地黄丸，一则制其燥，二则有改善肠上皮化生之效。研究表明，六味地黄丸能够调节免疫，增强抑癌基因表达，抑制肿瘤血管增殖、转移等从而发挥防治肿瘤作用，对食管、胃贲门上皮细胞重度增生等癌前病变，具有明确的治疗作用[105-106]。长期含服六味地黄丸可使多数患者肠上皮化生恢复正常。二诊患者脾阳始复，湿气渐消，精神好转。加用生姜、橘红辛散运脾，三诊时患者仍有口干、咽不适、痰黄而舌转暗红，苔转黄厚，故调整方中用药寒温比例，去辛温燥热之附子，减干姜而增黄连用量，并加槟榔降气通腑而解其郁，郁之不存，则热无所化。继予六味地黄丸缓图之，终得诸症大减而肠化消之佳效。

【小结】

六味地黄丸的适应证虽有300多种，但对两种病有特效：其一是胃黏膜肠上皮化生，其二是中老年足跟痛。前者，可服六味地黄丸大蜜丸（含化），每次9g，每日2次，连服半年；后者，可服六味地黄丸浓缩丸，每次6～9g，每日2次，连服3个月。

此外，鲜石斛、鲜山药嚼服后缓缓咽下，可滋润脾胃，修复损伤，对长期胃部嘈杂不适、阵阵隐痛者可缓解症状。蒲公英为治疗慢性胃炎之靶药，对杀灭幽门螺杆菌效果尤益。配伍方中可大量使用，处于胃炎活动期患者可用至120g，若脾胃虚寒患者可配伍干姜、黄芪制其寒性。鲜蒲公英凉拌服用效果更佳。

第三十节　糖尿病伴足跟痛

足跟痛，是指足跟一侧或两侧疼痛，不红不肿，外观无明显变化，行走不便，轻者久行则痛，重者影响日常生活，稍加行走即觉疼痛难耐，甚则不敢下地行走。《诸病源候论》谓“跟脚颓者脚跟忽痛，不得着，世俗呼出脚跟颓”。并指出“夫劳伤之人，肾气虚损，而肾主腰脚”，表明肾虚可引发足跟痛。足跟部为肾经所主，足少阴经起于足小趾，斜过足心，至内踝后下入足跟。足跟处为阴阳跷脉发源处，阴阳跷脉各主人体之阴阳，肾藏精为阴阳之根本，主骨，生髓；此外，肝主身之筋膜，肝阴不足则筋失所养，亦可加重足跟痛。足跟痛的核心病机是肝肾不足，治疗当补益肝肾，益精填髓，同时应用强筋健骨药物对症治疗。

中老年糖尿病患者多见此症。因年老体弱，真阴不足或病程日久，阴液亏耗，病位渐及肝肾，致肾之气阴两伤，精减髓消而骨痛，以致足跟痛。患者因足跟痛致活动不便，运动不足，导致血糖难控。笔者临床中主要以补肾精、强筋骨复方配合六味地黄丸长期服用治疗足跟痛。

葛根芩连汤加减合六味地黄丸治疗糖尿病伴足跟痛胃肠湿热，肝肾不足证

杜某，男，35岁，2011年9月13日初诊。发现血糖升高3年，足跟痛2月余。患者3年前体检发现血糖升高，曾口服药物治疗，血糖控制可。近来因工作繁忙、生活作息不规律而致血糖升高，FBG 8.0～10.0mmol/L，并出现足跟痛。刻下症：足跟疼痛，腰膝酸软，全身乏力，性功能障碍，纳眠可，大便不成形，每日至少2次，难解，小便尚可，舌体胖大，有齿痕，苔厚腻，黄白相间，脉沉略滑。

西医诊断：2型糖尿病。

中医诊断：脾瘅。

辨证：胃肠湿热，肝肾不足证。

治法：清利湿热，补肝肾，强筋骨。

处方：葛根芩连汤加减合六味地黄丸。

葛根72g　黄连27g　黄芩27g　炙甘草18g　干姜45g　炒杜仲30g　淫羊藿15g

每日1剂，水煎服。另予六味地黄丸，9g，口服，每日2次。

2011年12月20日二诊。乏力好转50%，仍腰酸，足跟痛有所缓解，仍不可久立久行，足部发凉明显，足后跟干裂。口干不欲饮，纳眠可，二便调。舌有齿痕，脉沉略滑。查HbAlc 8.34%，FBG 11.79mmol/L，CHO 5.09mmol/L，TG 2.57mmol/L。调整处方：葛根45g，黄芩45g，黄连30g，知母45g，天花粉45g，山茱萸15g，肉桂9g，怀山药30g，红曲6g，红花30g，生山楂15g，决明子30g。仍予六味地黄丸，9g，口服，每日2次。

2012年1月31日三诊。乏力减轻70%，腰酸腿软症状消失，足跟痛减轻30%，较前更耐走行。足部发凉，足后跟仍干（未裂），性功能好转，大便稍干，舌质红，舌胖大，有齿痕，苔黄腻，脉弦略滑。FBG 10.89mmol/L，CHO 5.17mmol/L，TG 2.05mmol/L，UA 452μmol/L。于上方去山楂，红曲剂量增至9g，加威灵仙30g。另予六味地黄丸，9g，每日3次。

2012年4月10日四诊。患者共服上方28剂，目前已停药1个月，六味地黄丸仍按日服用。足跟痛完全消失，双足发凉消失，腰膝减轻90%，过度劳作后腰酸，纳眠可，二便调。体检查血尿酸恢复正常，血脂下降，HbAlc 7%，嘱其方剂改为丸剂，长期服用。

按：肾司二阴而为腰之府，肾脉“循内踝之后，别入跟中”，肝脉“过阴器”，本病患者足跟痛、腰膝酸软、性功能障碍，皆为肝肾不足之象。同时，乏力、便溏既可为脾虚之象，又可为湿困之征。结合其大便溏而难解、舌胖大有齿痕、苔厚腻、脉沉略滑，当为湿郁之象。而其苔黄白相间，则或为余热未清，或为湿郁化热。本患者年龄尚轻，病程较短，舌脉未见明显虚象，当处郁态而渐化热之势，但或因禀赋不足，或因劳倦过度而已有虚态显现。治疗当开郁化湿，清其将化之热，补其已损之虚。其症靶在便溏难解及足跟痛，标靶则为血糖升高。“湿热不攘，大筋緛短，小筋弛长”，“阳明者，五脏六腑之海，主润宗筋……前阴者，宗筋之所聚，太阴、阳明之所合也”。因此，湿热困阻阳明，亦可使性功能障碍。故用葛根芩连汤清利肠道湿热，既治湿热便溏难解，又治湿热困阻阴痿，其中葛根、黄芩、黄连还具有良好的降糖作用，一箭三雕，态靶同调。虚象既显，则用药不宜过于苦寒，因此重用干姜以防芩连苦寒，又与芩连相合辛开苦降而开其郁。再加杜仲、淫羊藿补肝肾、强筋骨、祛风湿而治足跟痛、腰酸并改善性功能。加之长期口服六味地黄丸，缓填精髓，精髓满而骨痛消。

二诊患者乏力好转，肾虚症状显露，去干姜、淫羊藿，改予山茱萸、肉桂、怀山药培补肝肾，滋阴补阳；患者有口干、足干裂，津伤症状明显，为湿热伤及气津，加用知母、天花粉清热生津，固护阴液，血脂增高，加用红曲、山楂、红花降脂，另用决明子通便安神，缓解疲劳。

三诊时诸症缓解，效不更方，守方继服，填充精髓，生化示尿酸升高，加用威灵仙通络、降低尿酸，加大红曲用量降低血脂。患者继服1个月后，诸症基本痊愈，血糖、血尿酸控制可，血脂降低。

【小结】

足跟痛属虚劳所致，不荣则痛。证属肝肾不足，补益肝肾、益精填髓为其基本治法。髓减精亏，非一日所致，培补先天，亦应缓建其功，治疗应守方长服，坚持不懈。尤其老年人，肝肾精气已亏，命门火衰，脏腑功能低下，脾胃运化不利，精髓化生缓慢，大剂补益之品骤然应用难以耐受，因此初获疗效应守方继服，不可揠苗助长，妄增药力，或急功近利，频繁更方。糖尿病合并足跟痛患者，病情往往虚实夹杂，遣方更应谨慎，患者多病情日久，血糖调节能力较差，易血糖波动，对于气阴不足而余热未清者，寒凉药物尤应注意，不可伤及脏腑。清热之中当配伍益阴生津之品，固护阴液；补益肝肾亦不应太过滋腻，助余灰复燃。

杜仲、牛膝：为补肝肾强筋骨的常用药对，用量多为30g左右。对于肝肾不足所致腰膝酸软，关节疼痛、活动不利，足跟痛均有疗效。同时两药具有降压作用，对于高血压肾阴不足证者，大剂量应用（杜仲30g，牛膝60～120g）可降低血压。

补骨脂、骨碎补、牛脊髓粉：为补骨生髓药对，对于髓海不足，筋骨失养所致的骨质疏松，骨质变脆等有疗效。足跟痛患者若年老体弱，骨质退化，不耐久行，可于方中加用。

第三十一节　糖尿病合并失眠

失眠是糖尿病的常见伴随症，主要表现为入睡困难，或寐浅易醒，或早醒，醒后难以复睡，或多梦，晨起疲乏等。严重者彻夜不眠，痛苦不堪。失眠，往往对血糖控制不利，甚至可导致血糖居高不下，故称血糖难控因素。心主神志，心神被扰或心失所养，均可致失眠。因此，失眠与心的关系密切，或因火热扰心，或因心肾不交，或因痰火扰心，或因阴血亏损，心失所养。临床常用栀子干姜汤、交泰丸、黄连阿胶汤、黄连温胆汤、百合地黄汤等。

1. 栀子干姜汤合三黄汤加减治疗糖尿病合并失眠火热内炽，阴虚火旺证

张某，男，50岁，2007年1月18日初诊。血糖升高3年，失眠半年。2004年患者因多食、多饮、乏力、消瘦、视物模糊至医院检查FBG 16mmol/L，2h PG 24mmol/L，诊为2型糖尿病。一直口服消渴丸，血糖控制一般。近半年来，因工作繁忙，压力较大，出现严重失眠，血糖控制较差。FBG 7～9mmol/L，2h PG 8～13mmol/L。刻下症：入睡困难，每晚需服艾司唑仑片，最初仅服半片，现已增至2片，仍每日凌晨1点以后方可入睡。睡眠时间短暂，每晚仅4～5h，醒后疲乏。心烦易怒，焦虑不安，口干苦，易汗出，疲乏。舌红，苔薄黄干，脉细数。身高174cm，体重52kg，BMI=17.2kg/m^2。

西医诊断：糖尿病，失眠。

中医诊断：消瘅，失眠。

中医辨证：火热内炽，阴虚火旺证。

治法：清热泻火。

处方：栀子干姜汤合三黄汤加减。

栀子30g　干姜9g　黄连30g　黄芩30g　黄柏30g　知母30g　花粉30g　石榴皮15g

2007年2月4日二诊。服药15剂，睡眠明显改善，现艾司唑仑已减为1片，每晚可于12点之前入睡，睡眠时间可达5～6h。心烦焦虑缓解，口干苦减轻60%，汗出疲乏明显好转。然心烦不安时失眠反复。近1周血糖较前下降，FBG 6.1～7.7mmol/L，2h PG 7.5～9mmol/L。上方加炒枣仁30g，五味子30g。

2007年3月5日三诊。服上药30剂，已停用艾司唑仑近1周，睡眠基本恢复正常，每晚11点半左右即可入睡，睡眠质量较前明显提高，醒后精神清爽。心情较平和，偶可因工作压力大而烦躁。血糖平稳，近1周查FBG 5.8～6.6mmol/L，2h PG 6.9～7.5mmol/L，HbA1c 6.7%。可继服上方15剂，并调适心情。

后患者长期随诊，失眠未再反复。

分析：本有阴虚内热，复因情志不舒，郁而化火，致实火盛，虚火旺。火热鸱张于上中二焦，扰心乱神则失眠、焦虑、易怒，灼烧中土则口苦口干。虚火旺，气阴伤，则疲乏易汗。因此清泻实火，清降虚火是关键之治。栀子干姜汤见于《伤寒论》“医以丸药大下之，身热不去，微烦者，栀子干姜汤主之”。主治热扰心膈者。栀子清心除烦，长于清上、中、下三焦火热，合黄连清心胃之火，黄芩清心肺之热，共奏清泻上中二焦实火邪热之功，同时以干姜辛热护中，防苦寒伤胃。黄柏、知母清下焦虚火，花粉滋阴生津，石榴皮酸敛气阴，以减轻火热炽盛进一步耗伤气阴。二诊，诸症明显好转，然心烦不安时病情反复，恐是患病既久，心神已伤，不能及时调节应变，故加炒枣仁、五味子养心安神。三诊，失眠基本已愈，只需巩固治疗，同时应嘱患者舒畅情志，调节心境，从而消除失眠之根源。

2. 百合地黄汤合知柏地黄丸、交泰丸加减治疗糖尿病合并失眠阴虚内热，肝火偏旺证

刘某，女，55岁，2008年5月19日初诊。血糖升高10年余，失眠1年。患者10年前因口干、乏力于医院检查，FBG 10mmol/L。先后口服二甲双胍、消渴丸等。现用盐酸二甲双胍片，500mg，每日2次，阿卡波糖片，50mg，餐前服，睡前皮下注射诺和灵N 8U。近1年出现严重失眠，脾性改变，血糖控制不稳定。刻下症：寐浅易醒，恶闻声响，醒后难复睡，每晚仅睡3～4h。急躁焦虑，遇事易怒，阵发烘热，时有心悸。胃脘不适，灼烧胀满感，口干苦，小便赤，舌红，脉弦细。患者1年前绝经。2008年5月16日FBG 7.8mmol/L，2h PG 10.2mmol/L，5月18日FBG 8.6mmol/L，2h PG 12.3mmol/L。身高164cm，体重49kg，BMI=18.2kg/m^2。

西医诊断：糖尿病，失眠。

中医诊断：消瘅，失眠。

中医辨证：阴虚内热，肝火偏旺证。

治法：滋阴清热，清肝泻火。

处方：百合地黄汤合知柏地黄丸、交泰丸加减。

百合 30g　生地 30g　知母 30g　黄柏 30g　黄连 18g　肉桂 3g　乌梅 9g　牛膝 30g　夏枯草 30g　酸枣仁 30g

2008 年 7 月 2 日复诊。服药 40 余剂，睡眠好转 80%，急躁易怒好转，遇事已较平静，烘热减轻，胃脘烧灼胀满减轻 60%，口干苦基本消失。2008 年 6 月 29 日 FBG 6.8mmol/L，2h PG 8.2mmol/L。7 月 1 日 FBG 6.4mmol/L，2h PG 7.9mmol/L。

后多次复诊，睡眠已恢复正常。

分析：绝经后妇女，冲任空虚，精血匮乏，加之糖尿病日久，火热炽盛，伤阴耗气，致血不养心，心神被扰，肝血不足，肝火偏旺，中土受灼，因而出现失眠、急躁易怒、烘热等诸多病症，类似百合病。故以百合地黄汤为主滋阴清热，知、柏清降虚火，交泰丸清泻心火，交通心肾，夏枯草清肝火，牛膝引火下行，酸枣仁养心安神，乌梅酸敛气阴，合黄连、黄柏苦酸制甜。症虽繁杂，然阴虚火旺是病之根本，结合患者为绝经期女性特点，故以百合地黄汤为主方，此亦为治疗女性更年期前后失眠之常用方。

3. 交泰丸合猪苓汤加减治疗糖尿病合并失眠心肾不交，阴虚水热互结证

高某，男，49 岁，2007 年 8 月初诊。发现血糖升高 4 年余，失眠 4 年。患者 2003 年无明显诱因出现失眠、消瘦、体重逐渐下降 10kg，于本地医院就诊，查 FBG 18mmol/L，2h PG 20mmol/L，诊断为 2 型糖尿病，先后使用二甲双胍及胰岛素，血糖控制较差，FBG 10mmol/L，2h PG 16mmol/L 左右。现症见：入睡困难，寐浅易醒，每晚仅睡 2～3h，自觉手足发胀，双下肢水肿，视物模糊，小便色黄，有泡沫。舌干红，有裂纹，苔黄厚。就诊前日 FBG 10mmol/L，2h PG 16mmol/L。身高 175cm，体重 62kg，BMI=20.2kg/m^2。

西医诊断：糖尿病，失眠。

中医诊断：消渴并病，水肿，视瞻昏渺，尿浊。

中医辨证：心肾不交，阴虚水热互结证。

治法：交通心肾，育阴利水。

处方：交泰丸合猪苓汤加减。

黄连 12g　肉桂 2g　猪苓 30g　云苓 30g　南沙参 30g　天花粉 30g　玄参 30g　生地 30g　生大黄 3g　桃仁 9g

患者服药 28 剂，睡眠改善 90%，入睡较容易，手足发胀及双下肢水肿均消失。FBG 7～10mmol/L，2h PG 12～13mmol/L。

随访 1 年余，睡眠已恢复正常，未再失眠。

分析：心火独亢，不能下交肾水，心肾不相交通，以致失眠，夜寐不安；阴分有亏，同时水滞于内，水热互结，故见双下肢水肿，手足发胀；肾络损伤，精微不固，则尿中出现泡沫；阴精亏损，目失濡养，加之眼络损伤，故而视物模糊；舌干红，有裂纹，苔黄厚均是阴虚水热互结之象。黄连、肉桂为交泰丸，出自《韩氏医通》："黄连……为君，佐官桂少许，煎百沸，入蜜，空心服，能使心肾交于顷刻。"黄连大苦、大寒，清泻亢盛之心火，使心阴免受煎灼，得以下润于肾；肉桂辛甘、大热，助阳补火，引火归源，能助肾中阳气、益命门之火，蒸肾中之阴得以化而上奉心阳。玄参、生地、南沙参、花粉滋阴润燥，云苓、猪苓利水，合而育阴利水，令滋阴无碍利水，利水而不伤阴；生大黄、桃仁活血通络。

4. 黄连阿胶汤合黄连温胆汤、补中益气汤加减治疗糖尿病合并失眠阴虚火旺，痰热扰心，中气下陷证

何某，男，60岁，2006年10月初诊。失眠焦虑10余年，血糖升高3年。患者10余年来持续失眠，焦虑不安，每晚须服地西泮片5mg和咪达唑仑7.5mg方能入睡，夜间睡眠仅6～7h。2003年6月确诊为2型糖尿病，此后开始口服药物治疗，后因出现副作用停药；近期饮食和运动控制2个月，因血糖升高，服用瑞格列奈片，1mg，每日3次，FBG 6～7mmol/L，2h PG 9～11mmol/L。近期失眠焦虑症状加重，地西泮及咪达唑仑均增量1倍夜间仍无法入睡，焦躁不安，头晕耳鸣，晨起精神尤差，全身乏力。餐前及餐后饥饿感明显，且进食后觉胃肠蠕动快，胃中空虚，须用布勒住上腹部，痛苦难忍。舌暗红，苔黄腻，脉沉细无力。身高177cm，体重56kg，BMI=17.9kg/m^2。

西医诊断：糖尿病，失眠。

中医诊断：消渴，失眠。

中医辨证：阴虚火旺，痰热扰心，中气下陷证。

治法：滋阴降火，清化痰热，补中益气。

处方：黄连阿胶汤合黄连温胆汤、补中益气汤加减。

黄连8g　阿胶珠10g　黄芩15g　白芍15g　茯苓30g　清半夏9g　陈皮10g　竹茹10g　天竺黄15g　黄芪60g　党参10g　炒白术9g　炙甘草6g　炒枣仁30g　五味子9g　生姜3片

患者仅服药10剂，精神明显好转，睡眠改善90%，情绪基本平稳，餐前及餐后饥饿感消失，全身乏力减轻80%，FBG 5.4mmol/L，2h PG 7～8mmol/L。

患者长期随诊，睡眠基本维持正常。

分析：阴虚火旺，心火偏亢，加之痰热扰心，心神不宁，故致失眠，焦虑不安，精神不振；中气下陷，升举无力，饮食水谷未及运化布散即随之下陷流失，故觉餐后饥饿感明显，胃中空虚，全身乏力甚；清阳不升，阴精亏损，则头晕耳鸣；舌暗红，苔黄腻，脉沉细无力则是痰热内蕴，阴分亏虚之象。

黄连阿胶汤出自《伤寒论》："少阴病，得之二三日以上，心中烦，不得卧，黄连阿胶汤主之。"真阴已虚，邪火复炽，肾水亏于下，心火亢于上，故心中烦不得卧。与单纯阴虚或单纯邪热不同，所以治必兼顾，清心火、滋肾阴同用。成无己有言："阳有余以苦除之，黄芩黄连之苦以除热；阴不足以甘补之，鸡黄阿胶之甘以补血；酸，收也、泻也，芍药之酸，收阴气而泻邪热。"黄连、茯苓、清半夏、竹茹、陈皮、生姜，为黄连温胆汤，清热化痰，宁心安神，加天竺黄增强清化痰热之力；炒枣仁、五味子，养心安神，合芩、连苦酸制甜；黄芪、党参、炒白术为补中益气汤之主药，补益中气。

交泰丸与黄连阿胶汤均可治疗心肾不交之失眠，然交泰丸所主之失眠乃心火亢盛，

不能下交肾水所致，故虚火旺而阴亏不甚；黄连阿胶汤所治者乃真阴亏损，邪火炽盛，肾水不能上济心火所致，故阴分亏损较重，甚者真阴大亏。临证处方当仔细甄别，以阴分亏损甚否为辨别要点。

5. 黄连温胆汤加减治疗糖尿病合并失眠痰热扰心证

庞某，女，77 岁，2008 年 1 月 7 日初诊。血糖升高 8 年，入睡困难、寐浅易醒 3 年余。患者 8 年前因口干口渴明显，至医院检查发现血糖升高。初用二甲双胍、消渴丸等，后因胃肠不适而间断服药，现已停用西药，未接受任何降糖相关治疗。近 3 年多出现明显入睡困难，每晚辗转反侧至凌晨 2 点后方能朦胧入睡。寐浅易醒，常自主醒来，每晚睡眠时间不足 5h，晨起疲乏。肛周瘙痒，小便量少，尿流细，时感心悸，胃脘胀满。舌淡苔黄厚腻，脉弦硬数。FBG 7～8mmol/L，2h PG 9～10mmol/L。既往高血压 10 年，现服苯磺酸氨氯地平片、氯沙坦钾片，血压控制可。慢性肾盂肾炎 20 余年，长期蛋白尿，未服药。身高 168cm，体重 75kg，BMI=26.6kg/m^2。

西医诊断：糖尿病，失眠。

中医诊断：脾瘅，失眠。

中医辨证：痰热扰心证。

治法：清热化痰解郁。

处方：黄连温胆汤加减。

黄连 9g　枳实 12g　竹茹 12g　陈皮 9g　云苓 30g　金樱子 30g　芡实 30g　生大黄 2g　水蛭 6g　炒枣仁 30g　夜交藤 30g

2008 年 1 月 28 日二诊。患者服药 21 剂，睡眠改善明显，每晚入睡时间提前 1h 左右，睡眠较实，仍觉肛周瘙痒，小便觉热，口唇干。舌红，苔黄微厚，脉弦滑。另立处方：杏仁 9g，白蔻仁 9g，生薏仁 60g，滑石 30g，厚朴 15g，通草 20g，清半夏 15g，灯心草 3g。

2008 年 2 月 15 日三诊。服上方 20 剂，睡眠改善明显，现每晚可睡 6h 左右，肛周瘙痒减轻 50%，小便灼热感消失，唇干好转。舌苔厚。当日 FBG 6.7mmol/L，2h PG 9.2mmol/L。上方加苍术 15g，佩兰 9g，去通草。

2008 年 3 月 16 日四诊。服药 20 剂，睡眠基本正常，每晚可于 12 点之前入睡，睡眠较实，肛周瘙痒基本消失，FBG 5.5mmol/L，2h PG 8.7mmol/L。

分析：痰热、湿热内蕴，上扰心神，下注二阴，以致失眠、小便灼热、肛门瘙痒。初诊时，患者失眠甚，舌脉表现以痰热为主，故以黄连温胆汤清心化痰解郁，故二诊时失眠改善明显，此时，湿热下注成为矛盾主要方面，故以三仁汤清利湿热为主，加灯心草清心除烦利尿；三诊时，湿热、痰热已清之六七，故诸症减轻，血糖亦随下降，因见舌苔仍厚，故加苍术、佩兰清化湿浊，此二者为清化厚腐苔之经验药对。故继续服药 20 剂，诸症若失，血糖稳定。

【小结】

糖尿病伴随失眠，多是因“火”所致，或为实火，或为虚火，或虚实夹杂，因此清热泻“火”是关键之治。而病程日久，多伴心神耗伤，故应兼以养心安神，临床常用酸枣仁、五味子，二者皆为味酸之品，可生津、降糖、敛气敛阴，一举多得。

第三十二节 糖尿病伴焦虑症

1. 当归六黄汤合交泰丸、桂枝加龙骨牡蛎汤、小柴胡汤加减治疗焦虑状态

常某，女，41岁，2009年10月14日初诊。焦虑烦躁3年，血糖升高3年。2006年输液时出现头晕，查血GLU 10.5mmol/L，尿GLU（+），诊断为2型糖尿病，后住院治疗1个月，现服二甲双胍，250mg，每日3次。3年前发现糖尿病后，心情烦躁，焦虑不安，逐渐加重，需服艾司唑仑片。刻下症：烦躁焦虑，烦躁甚则全身发抖，伴手脚发凉，血压升高，下肢针刺样痛，心悸不安，人多时心烦甚，需服2片艾司唑仑方能缓解诸症。精神极差，入睡难，易醒，寐时多梦，每晚睡眠不足3h。口干，时恶心，纳差。二便调。舌暗，苔薄黄，舌体细颤，脉沉细。身高158cm，体重70kg，BMI=28kg/m^2。

辅助检查：2009年10月9日查FBG 6.6mmol/L，2h PG 7.8mmol/L。HbA1c 5.0%。生化：ALT 21U/L，AST 18U/L，BUN 4.5mmol/L，Cr 66μmol/L，UA 244μmol/L，CHO 3.74mmol/L，TG 2.18mmol/L。肝脏B超：慢性肝损害，中度脂肪肝，肝右叶钙化灶。当日BP 165/100mmHg。

西医诊断：糖尿病，焦虑状态。

中医诊断：脾瘅。

中医辨证：阴虚内热，心肾不交证。

治法：清火滋阴，交通心肾。

处方：当归六黄汤合交泰丸加减。

当归15g 黄芪20g 黄连12g 肉桂2g 炒枣仁60g 白芍45g 炙甘草15g 葛根30g

2009年10月28日二诊。服药14剂。心烦减轻60%，睡眠好转40%，不服用艾司唑仑每晚可睡4h左右，仍多梦。心悸未发作。右上腹疼痛持续，右足趾偶见疼痛，视物模糊、干涩。脱发严重，头晕，走路不稳，乏力。处方：初诊方加水蛭粉3g，鸡血藤30g，炒枣仁改为90g。

2009年11月25日三诊。未服艾司唑仑，心烦缓解80%，睡眠明显转好，每晚可睡6～7h，右上腹疼痛减轻，隐痛，右足指疼痛消失，视物模糊，双目干，脱发。头晕，恶心，乏力，汗出，二便调。无食欲。6日前晚上出现一次上吐下泻伴全身皮疹，输液后缓解。近半年发作6次。调整处方：桂枝30g，白芍45g，炙甘草15g，生龙牡各30g（先煎），五味子30g，生姜5片，大枣5枚。

2010年1月18日五诊。情绪趋于稳定，焦虑、烦躁偶尔发作，原厌恶人多，现已好转。睡眠正常，精神较前明显转佳，能与家人、邻居正常交流。面色隐红，乳房及胁肋部胀痛，大便正常，成形。颌骨下淋巴结痛，口渴，头晕，右胁下疼痛。近期血压偏

高 140/90mmHg 左右。舌暗，苔白，舌底滞，脉沉细弦。调整处方：柴胡 15g，黄芩 30g，白芍 30g，猫爪草 15g，夏枯草 45g，地龙 30g。

2010 年 9 月 8 日六诊。服上方 3 个月，停药至今。情绪已完全恢复正常，恢复原性格，睡眠正常，每晚睡 7～8h，精神好，食欲好。自测血糖 FBG 5～6mmol/L，2h PG 7～8mmol/L。

分析：初诊患者表现严重的烦躁、失眠、焦虑、口干等症状，是阴虚内热，虚火蒸灼，心肾不交，水火不济所致。故以当归六黄汤合交泰丸清火滋阴，交通心肾。重症失眠，故加重剂炒枣仁养血安神；下肢刺痛，手足发凉，恐是筋络不通，失于温养，故加葛根合芍药甘草汤养血柔筋。此处，当归六黄汤用小量，因火非实火，若用重剂反而可能致阴阳失衡，而枣仁用大量，功在迅速安眠。二诊，出现腹痛、视物模糊，是血络瘀损，故加鸡血藤、水蛭粉养血活血，疏通络脉；将炒枣仁增至 90g，增加安神养血之力。三诊，出现呕吐、腹泻、皮疹，是营卫不和，故以桂枝加龙骨牡蛎汤为主，调和营卫，兼顾镇心安神，加五味子收敛心气。五诊时，病情略有变化，出现乳房、胁肋胀痛，颌下淋巴结痛，皆为少阳经、肝经所过之处，属少阳郁火，故以柴胡、黄芩、白芍疏泄郁热，加猫爪草、夏枯草解毒散结。此二药皆为肝经之药，散结之力大，最擅治淋巴结结核、淋巴结炎等淋巴系统疾患，药理研究表明，猫爪草具有抗结核、抗肿瘤等作用，可有效治疗颈部淋巴结结核及甲状腺肿瘤等[107]。又因血压偏高，故加地龙活血通络。至六诊，病已痊愈，治收全功。

2. 柴胡加龙骨牡蛎汤加减治疗糖尿病合并精神分裂症

张某，男，37 岁，2016 年 8 月 22 日来诊。发现血糖升高 3 年，加重 6 日。2013 年患者因口干多饮、多尿，自测血糖 8.6～9.4mmol/L，就诊于当地医院，查 FBG 9.4mmol/L，诊断为 2 型糖尿病，患者为求中医治疗，就诊于我门诊。经口服中药汤剂小陷胸汤加减治疗 4 个月后，患者 FBG 控制在 6.5～6.9mmol/L，自行停药。2016 年 8 月 16 日患者体检发现血糖升高，FBG 8.02mmol/L，2h PG 14.52mmol/L，HbA1c 7.6%。为求中医治疗再次就诊。刻下症：口干，两肋胀痛，纳可，嗳气，体检前睡眠一般，体检后因紧张、压力大而致入睡困难，眠浅易醒，醒后能入睡，头胀，心慌，情绪低落，偶有恐惧感。大便每日 1 次，不成形，尿等待，夜尿 1～2 次。

既往史：2015 年 7 月患者因着急而出现幻觉、恐惧感、情绪低落等，于德州市第二人民医院精神科诊断为精神分裂症，予奥氮平，10mg，每日 1 次，盐酸帕罗西汀片，20mg，每日 1 次、盐酸丁螺环酮片，5mg，每日 3 次，口服 9 个月，自觉症状好转而自行停药，目前情绪低落，偶有恐惧感。个人史：否认吸烟史，偶有饮酒。父亲患糖尿病，已逝。身高 176cm，体重 90kg，BMI=29.1kg/m^2；舌暗红，苔白干厚，底滞，脉沉数略弦滑。腹部 B 超：重度脂肪肝。

西医诊断：2 型糖尿病，重度脂肪肝，精神分裂症。

中医诊断：脾瘅，郁证。

中医辨证：肝气郁结，心神涣散证。

治法：疏肝行气，镇心安神。

处方：柴胡加龙骨牡蛎汤加减。

柴胡 9g 夏枯草 30g 黄芩 30g 白芍 30g 清半夏 15g 炙甘草 15g 生龙牡各 30g 先煎 虎杖 15g 绵茵陈 30g 生大黄 6g 仙茅 30g 生姜 15g 赤芍 30g 醋五味子 9g 鬼箭羽 15g

嘱其控制饮食，增加运动。于精神科调整相关用药。

2016 年 10 月 24 日二诊，患者口干减轻 80%，两肋胀痛减轻 50%，嗳气同前，纳可，眠差，加服奥氮平等精神类药后睡眠好转。头胀、心慌消失。情绪稍差，精神压力大。大便 2 日 1 次，不成形。尿等待减轻，夜尿 0～2 次。手足皮疹瘙痒渗液。舌苔厚，脉沉略弦滑数。辅助检查：HbA1c 6.6%。初诊方加关黄柏 15g，苦参 15g，白鲜皮 30g，炙淫羊藿 15g。

此后患者连续服用上方加减 7 个月，口干、两肋胀痛、嗳气、头胀、尿等待、手足皮疹瘙痒渗液消失，情绪低落改善，恐惧猜疑感消失，未出现幻觉。纳眠可，二便调，偶有夜尿。复查 HbA1c 6.6%。腹部超声：轻至中度脂肪肝。

按：患者此次就诊，胀痛、嗳气、头胀、情绪低落、脉沉略弦，皆为肝气郁滞之象，郁态显著，又合有神志类疾病，“神病多与气相关，治神调气最尖端”，此时疏肝行气，解郁开滞最为重要。而口干、眠差、心慌、舌暗红、苔白厚、脉数略滑，可见有郁热内生。柴胡加龙骨牡蛎汤主治“胸满烦惊，小便不利，谵语，一身尽重，不可转侧者”，最为适合此类神志类疾病。柴胡疏肝解郁、推陈致新，为肝胆郁滞之专药；黄芩苦寒，善清胆经之郁火，且合半夏、生姜辛开苦降，清热化痰而开郁结；患者因情绪不畅导致难以入睡，且夜寐不实，而生龙骨、牡蛎可重镇安神，使魂归所藏。张锡纯云：“人身阳之精为魂，阴之精为魄。龙骨能安魂，牡蛎能强魄。魂魄安强，精神自足，虚弱自愈也。是龙骨、牡蛎为补魂魄精神之妙药。”大黄通腑泻热，使其郁热之邪有出路。夏枯草善清肝火而散郁结，与半夏相配，有交通阴阳之妙用，使痰热郁结散而精神魂魄安。此即《冷庐医话》引《医学秘旨》所述之理：“余尝治一人患不睡，心肾兼补之药遍尝不效。诊其脉，知为阴阳违和，二气不交。以半夏 3 钱，夏枯草 3 钱，浓煎服之，即得安睡，再投补心等药而愈。盖半夏得阴而生，夏枯草得至阳而长，是阴阳配合之妙也。”白芍专入肝经血分敛气，《本草新编》云：“用芍药以利其肝气，肝气利，而郁气亦舒。但肝因郁气之结，则虚者益虚，非大用芍药以利之，则肝气未易复，而郁气亦未易解也。”大剂量白芍可解肝之郁气，且“肝苦急，急食甘以缓之”，白芍与炙甘草同用取芍药甘草汤之意，柔肝缓急。患者合并有重度脂肪肝，故用自拟之仝氏通胆降酶煎（茵陈、五味子、生大黄、赤芍）合仝氏淤胆降酶汤（茵陈、虎杖、五味子），茵陈、虎杖清热利湿退黄，祛肝胆气分之湿热，赤芍活血化瘀通肝胆血分之瘀滞，大黄通腑泄浊使邪无所藏，五味子敛肝固涩使正气不伤，诸药合用可治脂肪肝、胆汁淤积、肝功能异常等多种肝胆疾病。同时，鬼箭羽苦寒而有活血之功，现代药理研究显示其既有降糖作用[108]，又有保肝之效[109]，是治疗糖尿病合并脂肪肝的靶药。此外，肾脉之为病，“心如悬若饥状，气不足则善恐，心惕惕如人将捕之”，患者心慌、偶有恐惧感、尿等待，可见患者肾阳亦为不足，用仙茅温肾助阳，合五味子收敛固涩、补肾宁心，使肾阳煦而心神宁，肾主水而司膀胱，“气化则能出矣”。二诊患者服药 2 个月后，口干、胁痛、头胀、心慌症状均明显减轻，糖化血红蛋白降低，效不更方，继用上述方剂。患者睡眠情况较差，情绪低落，仍有尿等待，加用仙灵脾，合仙茅组成二仙汤，增强温肾助阳之力。另一方面，扶阳则阴霾自散，壮火则忧郁自除，此类偏于抑郁型的神志病，淫羊藿为治疗之要药。现代药理研究亦表明，淫羊藿具有调节免疫、降血糖、抗抑郁的作用[110]，以之温肾助阳，则旭日当空，阴霾自散。患者新现手足皮疹瘙痒渗液，加黄柏、苦参、白鲜皮，一则清热利湿，二则制二仙之温燥，防其助长郁热之势。经此方加减调治 7 个月后，患者血糖稳而脂肪肝改善，诸症消而神志病未发。

第三十三节　糖尿病伴面肌萎缩

补中益气汤加减治疗面部肌肉萎缩脾肾不足中气下陷证

邓某，女，50 岁，2010 年 7 月 14 日初诊。左侧面部肌肉萎缩塌陷 1 年余。2009 年 5 月患者左侧面部出现肌肉萎缩，就诊发现空腹血糖升高，FBG 7.6mmol/L，诊为糖尿病，但未服降糖药物。发病 1 年余，面部肌肉萎缩逐渐加重，左侧面部肌肉已完全塌陷，仅用维生素治疗，无效。刻下症：左侧面部肌肉塌陷，双侧锁骨下肌肉疼痛，极度疲乏困倦，终日欲卧床，无法干农活。腰腿酸痛不适，不能长时间站立。大便稀溏，每日 3～4 次，自幼如此，排便时有肛门脱出，需以手按回。小便可。舌苔薄白，舌边齿痕，脉沉偏弦滑硬数，尺部弱。2010 年 4 月 27 日查 FBG 6.72mmol/L。

既往史：腰椎间盘突出症 1 年。高血压 7 年。现用药：卡托普利片，10mg，每日 1 次，维生素 B_1，2 片，每日 3 次，维生素 B_{12}，1 片，每日 3 次，维生素 E，2 片，每日 3 次。

西医诊断：糖尿病，面肌萎缩。

中医诊断：消渴，痿证。

中医辨证：脾肾不足，中气下陷证。

治法：补益脾肾，升提中气。

处方：补中益气汤加减。

黄芪 60g　枳实 30g　炒白术 30g　升麻 6g　柴胡 9g　党参 15g　炒杜仲 45g　鸡血藤 30g　淫羊藿 30g　骨碎补 30g

2010 年 8 月 11 日二诊。锁骨下肌肉疼痛明显减轻，腰腿疼痛缓解，站立时间较前增加。现左足心发热，仍大便稀溏，尺脉弱。处方：初诊方黄芪改为 90g，加独活 30g，去淫羊藿。

2010 年 10 月 13 日三诊。服药 2 个月。足心热消失，双侧锁骨下肌肉疼痛消失，腰酸痛明显缓解。矢气频，大便稀溏，五更泻，食凉则胃胀。面部肌肉塌陷无明显变化，右下肢仍有疼痛。调整处方：黄芪 90g，枳实 30g，炒白术 30g，柴胡 9g，升麻 6g，鸡血藤 30g，补骨脂 30g，肉豆蔻 30g，当归 15g。

2010 年 11 月 10 日四诊。五更泻痊愈，胃胀消失，体力较前明显增加，倦怠欲卧症状减轻 70%，已能做日常家务活。左侧塌陷面部有隐隐发热感。BP 140/90mmHg。处方：三诊方去补骨脂、肉豆蔻，黄芪改为 120g。

2010 年 12 月 15 日五诊。服药 35 剂。脱肛症状已消失。体力增强，乏力困倦症状明显缓解，已能干少量农活。左侧塌陷面部有发热感，伴隐隐刺痛。处方：四诊方加熟地 60g，紫河车 30g。

2011 年 1 月 26 日六诊。左侧塌陷面部微热，伴隐痛。大便已成形，每日 2～3 次。体力较前增加，每日可劳作 6～8h。调整处方：黄芪 60g，枳实 15g，炒白术 30g，升麻 6g，柴胡 6g，当归 15g，炒杜仲 30g，鸡血藤 30g。

2011 年 3 月 8 日七诊。病情无明显变化，处方不变。

2011 年 5 月 17 日八诊。服药 2 个月。左侧面部下颌处已有肌肉鼓起，原萎缩处皮肤干硬皱缩如树皮，现干硬皱缩状态略有缓解。处方：六诊方黄芪改为 45g，加山萸肉 15g。

2011 年 7 月 19 日九诊。服药 2 个月。左侧面部皮肤较前光润。调整处方：黄芪 12g，枳实 6g，炒白术 6g，三七 3g。360 剂，制成水丸，9g，每日 3 次，服用 1 年。

2012 年 8 月 7 日十诊。左侧面部生出约 30%肌肉，体力基本恢复，每日正常干农活。BP 120/80mmHg，FBG 6.7mmol/L，2h PG 7.5mmol/L。患者希望停用卡托普利片。调整处方：黄芪 1080g，枳实 1080g，炒白术 1080g，天麻 1080g，钩藤 1080g，地龙 1080g，葛根 3600g。1 剂，制水丸，9g，每日 3 次，继续服用 1 年。

分析：《素问・调经论》云："有所劳倦，行气衰少，谷气不盛，上脘不行，下脘不通……皆因饮食劳倦，而胃气、元气散解，不能滋荣百脉，灌溉脏腑，卫护周身之所致也。"患者自幼脾虚，又长年从事繁重农务，大劳伤气，以致脾气大亏，中气下陷，脏腑、肌肤、经络失于荣养。而见肌肉塌陷，便溏、脱肛、倦怠等症；后天不足，先天失养，脾虚及肾，肾精虚损，故见腰腿酸痛等症。因此治疗应补脾益肾，升阳举陷，方用补中益气汤。黄芪、枳实、炒白术为补中益气浓缩方，黄芪、白术补脾气使升举有力，枳实行气而更增托举之力，二者一升一降，犹如打拳时先收拳再出击可屏足气力而令出击之力倍增，故笔者称此三味为小补中，为该方之核心药。再加升麻、柴胡升提气机，党参补益脾气；杜仲、骨碎补、淫羊藿补肾阳强筋骨；肌肉塌陷，塌陷部肌肤经络必然失于气血荣养，故加鸡血藤养血活血通络。黄芪为方之君药，其能"补元阳，充腠理，治劳伤，长肌肉"（《本草正》），正如张山雷《本草正义》言："凡饥饱劳役，脾阳下陷，气怯神疲者，及疟久脾虚，清气不升，寒热不止者，授以东垣之补中益气汤，无不捷效，正以黄芪为参、术之佐，而又得升、柴以升举之，则脾阳复辟，而中州之大气斡旋矣。"本案为大劳伤气，脾气大亏，虚极而气陷之证，唯以重剂黄芪方能大补中气，升阳举陷，使气血生而肌肉长。国医大师邓铁涛教授擅重用黄芪治疗重症肌无力、肌萎缩侧索硬化等运动神经元病，成人用量常常从 60g 起步，可用至 180g[111]。故本案初诊重用黄芪 60g。二诊时，脾虚气陷症状未有改善，但患者未见不适，故将黄芪增加至 90g 更增补中之力；因有足心热症状，是中气下陷，阴火上冲，湿浊流于肾间，故加独活走肾经，逐湿痹，通行气血而导热下行使热除。故三诊时足心热消失，故去独活。因出现五更泻，故在补中益气汤基础上加补骨脂、肉豆蔻温肾涩肠止泻，《本草经疏》言："补骨脂，能暖水脏；阴中生阳，壮火益土之要药也。其主五劳七伤，盖缘劳伤之病，多起于脾肾两虚，以其能暖水脏、补火以生土，则肾中真阳之气得补而上升，则能腐熟水谷、蒸糟粕而化精微。脾气散精上归于肺，以荣养乎五脏，故主五脏之劳。”《本草正义》则言：“肉豆蔻，除寒燥湿，解结行气，专理脾胃，颇与草果相近，则辛温之功效本同，惟涩味较甚，并能固及大肠之滑脱，四神丸中有之。温脾即以温肾，是为中下两焦之药，与草果之专主中焦者微别。”另加当归养血润肠。五诊，五更泻痊愈，去补骨脂、肉豆蔻。此诊患者塌陷面部出现隐隐热感，是经络始通，气血渐行之象，提示药已起效，顽疾始化，是病情好转之征象，故此诊将黄芪用量增至120g，一鼓作气，扭转病势，继续上诊治疗，并加熟地、紫河车滋阴养血填精，助气血之生长。六诊，体力明显恢复，大便已正常，面部症状持续好转，病已去之大半，无需再以重剂截断扭转，故此诊调整处方用量，将黄芪用量减半。仍以补中益气汤为主方加杜仲、当归、鸡血藤补肾养血通络。至八诊，左下颌已有肌肉鼓起，治疗终有明显起色，然生气血、长肌肉非朝夕之事，尤其枯肌、死肌之再生实非易事，必然需长期调治，方能缓慢收功；此诊将黄芪继续减量至45g，并加山萸肉补肝肾、益精血，再继续调理1个月后可改制水丸长期服用。九诊，以小补中汤加三七养血活血通络配制水丸，按照每日服 27g 水丸总量计算，黄芪每日服量为12g。1 年后，塌陷面部已长出 30%肌肉，血压、血糖情况稳定，体力正常，故继续减少黄芪用量，其每日服量减为3g。因患者血压情况稳定，有停西药要求，故处方中加天麻、钩藤、地龙平肝清肝，活血通络降压，同时方中加葛根兼顾控制血糖。

【小结】

本案肌肉萎缩部位虽为面部，但亦属“痿病”范畴，病之根本为脾气大亏，中气下陷，因此治疗始终以补气健脾、升阳举陷为基本治则，以补中益气汤为核心主方。黄芪能生气血，长肌肉，然因本案肌肉萎缩程度较重，病程较长，面肌已有枯坏之势，故初治唯施以重剂黄芪方可能使枯木生新枝。其剂量从60g增至90g，持续3个月，病见起色，萎缩之病位有气血循行征象，而此时非但不能减量，反应继续增大剂量，在病势欲转之时，使药力足够，彻底扭转病势。待至病去大半，再迅速减量，防止矫枉过正。因此，对黄芪用量的把握是本案治疗的关键之一，应根据病情的变化而变化，而非一成不变。同时，由于萎缩部位长期失于荣养，其所过经络必然萎废不通，血行瘀滞，故治疗中又以鸡血藤等养血活血通络，与黄芪补通兼行。再者，痿证的治疗实非易事，非朝夕之功，故当病去七八之时，应改制水丸长期调治，于缓治中收功。

第三十四节 糖尿病伴胀气、腹痛

1. 四逆散合小陷胸汤加减治疗糖尿病伴难治性聚证

张某，女，57岁，2012年8月28日初诊。自觉全身气窜20余年，遇情志不舒即发，发现血糖升高半年余。患者诉自幼家庭不和睦，常生闷气，30岁起偶于情绪郁怒后出现“全身气走窜，呃逆后方觉舒”。近年来每逢情志不舒即觉全身气走窜，按压气窜部位即嗳气连连，病情逐渐加重，曾辗转于各大医院，间断服用中药汤剂等治疗，均未见明显疗效，患者十分痛苦、焦虑。半年前因下肢酸软乏力、口苦、消瘦至医院检查发现血糖升高，FBG 7.1mmol/L，2h PG 10.0mmol/L，自服降糖颗粒（具体不详）。刻下症：情志郁怒即全身气窜，身体不同部位有走窜痛（现主要为后腰部），按之嗳气连声，冲逆而出，声高而长，嗳后症状可稍缓解，焦虑，急躁易怒，情绪敏感。下肢酸软乏力，口苦，前胸皮肤瘙痒难耐，但局部皮肤无明显异常，纳寐可，耳鸣（自诉由于工作环境噪音大引起，已有30余年），大便正常，每日1次，小便可，夜尿1次，无泡沫。舌暗，苔黄腻，脉弦滑数。

既往史：高血压8年，服苯磺酸氨氯地平片，5mg，每日1次。个人史：育有一子，生育后（28岁）即闭经至今。

辅助检查：2012年8月27日查FBG 8.0mmol/L，2h PG 13.4mmol/L。当日BP 160/90mmHg。

西医诊断：糖尿病，高血压。

中医诊断：脾瘅，聚证。

中医辨证：肝郁气滞，痰热内蕴证。

治法：行气解郁，清热化痰。

处方：四逆散合小陷胸汤加减。

柴胡12g　枳实30g　广郁金15g　黄连30g　清半夏30g　瓜蒌仁30g　知母45g　钩藤45g后下　天麻30g　生姜5片

2012年10月9日二诊。服上方28剂，前胸皮肤瘙痒消除，下肢乏力减轻大半，口苦减轻，情志不舒后全身气窜范围和程度均有所减轻，气窜部位从后腰部转至双膝周围，双膝疼痛，夜间加重，时有耳鸣，纳寐可，二便调。舌质暗，舌体细颤，苔黄厚微腐，舌底瘀，脉弦紧。2012年9月19日查：HbA1c 7.6%，PBG 10.26mmol/L，UAER 10.58μg/min。INS 0h 19.40μU/ml，2h 51.40μU/ml；C-P 0h 2.31ng/ml，2h 6.32ng/ml。2012年10月8日查：FBG 8.09 mmol/L，2h PG 13.19mmol/L。当日BP 150/90mmHg。处方：初诊方广郁金加至30g，加夏枯草60g，降香15g，川芎30g。

2012年10月23日三诊。服上方14剂，全身气窜程度减轻30%，右小腿有刀割样疼痛，夜间2～3点尤甚，疼痛部位按之即嗳气，嗳气声高而长，仍有口苦、耳鸣，全身不同部位皮肤偶有瘙痒。2012年10月19日查：HbA1c 7.4%，FBG 9.88mmol/L，2h PG 9.57mmol/L，BP 140/90mmHg。舌苔薄黄而干，舌底瘀重，脉沉弦硬滑数。二诊方去川芎，加降香至30g，加三七30g。

2012年11月6日四诊。右小腿疼痛有所缓解，但夜间仍感明显疼痛，以致影响睡眠，全身气窜，嗳气后减轻，双前臂及足踝部偶有皮肤瘙痒，双下肢乏力，口干，纳眠可，二便调。2012年11月1日自测血糖：FBG 8.6mmol/L。舌苔黄燥细颤，舌底瘀，脉沉弦硬数。二诊方夏枯草加至90g，加天花粉45g，生牡蛎120g先煎。

2012年12月4日五诊。右小腿疼痛减轻50%，嗳气强度及频率均减轻，双前臂及足踝处仍有轻度瘙痒，纳眠可，二便调，时有口苦。2012年11月16日查：FBG 9.15mmol/L，

PBG 11.1mmol/L。INS（0h）21.8μU/ml，C-P（0h）2.55ng/ml。四诊方加怀牛膝30g。

2012年12月18日六诊。右小腿疼痛减轻70%，嗳气频率明显降低，双前臂及足踝处瘙痒消失，纳寐可，二便调。2012年12月12日查：HbA1c 7.1%。INS（2h）61.2μU/ml，C-P（2h）5.84ng/ml。BP 140/90mmHg。舌色暗，少苔而干，有裂纹，舌底瘀，脉弦硬。

分析：从病史不难看出患者的病因应归为长年情志不舒，肝郁气滞日久，进而产生了一系列病理变化。《难经》云："气之所聚名曰聚"，"聚者，阳气也，其始发无根本，上下无所留止，其痛无长处"。患者全身气窜，并出现走窜痛，当辨为积聚之聚证。核心病机为气聚日久导致的"气"的功能失调，一为气机不畅，二为气化失常。正如《丹溪心法》中戴思恭所云："当升者不得升，当降者不得降，当变化者不得变化也。"

首先，患者性急多怒，"怒则伤肝"，肝气郁结，失于疏泄，致全身气机不畅，升降失常，表现为全身气窜，"不通则痛"，出现走窜痛，时有不同部位的瘙痒。《金匮要略》云："聚者，腑病也，发作有时，辗转痛移。"大怒则肝升太过，横逆犯胃，胃气上逆发为嗳气，《素问》亦云"怒则气上"，可闻患者嗳气冲逆而出，声音洪亮而长，且每按疼痛部位嗳气必作，嗳气后气窜与疼痛症状方可减轻。《临证指南医案》："气郁不舒，木不条达，嗳则少宽。"气郁日久，必然化火，肝阳升发太过，木旺而耗水，水不涵木，上盛而下虚，以致烦躁易怒、耳鸣、腰膝酸软无力、血压升高等症状。其次，在气机不畅基础上产生了气化之失常，《素问》："饮入于胃，游溢精气，上输于脾，脾气散精，上归于肺，通调水道，下输膀胱，水精四布，五经并行。"如若气化不足，则精气无以游溢，脾气不能散精，物不化正，日久可致体内精微物质的输布、转化、排泄等障碍。气之不"化"，进而可生湿、生痰、生热、生瘀。从脏腑关系看，肝木克脾土，脾虚而聚痰生湿，日久化热，故患者舌苔黄腻而脉滑数，舌底瘀，为痰热内蕴之象。另外，患者生产后即闭经，大抵是胎产严重损伤冲任二脉，正如《素问·骨空论》所说："任脉为病，男子内结七疝，女子带下瘕聚。冲脉为病，逆气里急。"此可为聚证的又一佐证。

四逆散为调和肝脾之首方，柴胡发散升提，最善条达肝气，枳实化痰降气，善行滞止痛，《本草纲目》曰："气行则痰满消，气通则痛刺止。"柴胡、枳实一升一降，理气解郁，升清降浊。方中以广郁金易酸敛之白芍，因郁金更擅行气解郁，适于情志类疾病，《本草汇言》曰："其性轻扬，能散郁滞、顺逆气，气血火痰郁遏不行者最验。"小陷胸汤善治气郁不通，痰热互结之证，其中瓜蒌仁清热化痰，黄连、半夏辛开苦降，调中焦而畅三焦，恢复全身气机的正常运转。知母有显著的降糖效果，此处既取其降糖功用，同时滋阴生津，防止郁火伤津。天麻、钩藤共奏平肝潜阳之功，二诊为进一步加强降压效果，加入大剂量夏枯草，用以清肝火、散郁结、降血压，夏枯草在清肝药中药性较为平和，可避免苦寒伤伐脾胃，且与柴胡一降一升，以达疏肝解郁，调畅气机之效。并加川芎、降香，一升一降，既活血行气止痛，又兼顾调理全身气机。四诊舌苔转燥，是气火伤津之象，故又加瓜蒌牡蛎散滋阴生津润燥，同时大剂量生牡蛎兼能重镇安神，潜阳补阴。综上，处方以三对升降药物调畅气机的同时，兼顾祛痰、清热、降压，复其气化之常，终使郁结消散，气机顺畅而收功。

2. 黄芪建中汤、桂枝茯苓丸加减治疗糖尿病伴全腹胀痛

刘某，女，48 岁，2012 年 5 月 21 日初诊。全腹疼痛拒按，血糖升高 7 年。2005 年行胆囊摘除术时发现血糖升高，FBG 8.8mmol/L，诊断为 2 型糖尿病，一直未应用降糖药。FBG 7.5mmol/L 左右，2h PG 10mmol/L。2 个月前出现腹部胀痛，疼痛范围逐渐扩大至全腹部。刻下症：全腹胀痛，拒按，下腹部坠胀感，欲如厕，排便后可稍缓解，大便如豆渣状。平素大便黏。腹部凉，喜温暖，矢气频，情志不畅时明显，大便不臭。胃怕凉，食后饱胀感，胃中有振水声，急躁易怒。腰酸痛，腰部坠胀。心悸，胆怯，易受惊吓，头晕头胀，视物模糊，双眼发胀，后头部、颈部及肩部不适，僵硬、疼痛。近 2 个月体重下降 5kg。月经量少，色暗，有血块，经前乳房胀痛。身高 155cm，体重 54kg，BMI=22.5kg/m^2。舌暗，舌底瘀，舌细颤，苔薄黄，脉沉弦，尺部弱。

既往史：2000 年诊为乙肝；2005 年行胆囊摘除术；子宫肌瘤、宫颈囊肿、乳腺增生病史 5 年；高血压病史 2 年，未服降压药。

辅助检查：2011 年 10 月 19 日胃镜：慢性浅表性胃炎伴胆汁反流，幽门螺杆菌（-）。2011 年 5 月 15 日阴道镜活检：慢性宫颈炎。盆腔 B 超：子宫肌瘤，宫颈囊肿（多发）；双侧附件炎。生化：GLU 7.5mmol/L，ALT 34U/L，AST 34U/L。

西医诊断：糖尿病，浅表性胃炎，高血压，子宫肌瘤。

中医诊断：脾瘅，腹痛。

中医辨证：气机郁滞，血行瘀阻证。

治法：疏肝解郁，温中补虚，缓急止痛。

处方：黄芪建中汤加减、桂枝茯苓丸加减。

黄芪 30g　桂枝 30g　白芍 30g　炙甘草 15g　生姜 3 片，大枣 3 枚，枳实 15g　炒白术 30g　香附 12g　广郁金 12g

2012 年 6 月 25 日二诊。腹痛缓解 50%，少腹疼痛缓解明显，但仍有坠胀感。头晕头胀减轻 50%，食后饱胀感消失，颈部僵硬缓解。大便稀黏减轻，可成形。情绪较前好转，易怒减轻。查：HbA1c 6.5%，FBG 6.1mmol/L，PBG 10.2mmol/L。处方：初诊方加沉香粉 3g 冲服，橘核 15g，三七 15g，生姜改为 5 片，去枳实、炒白术。

2012 年 7 月 30 日三诊。腹胀痛缓解 80%，仍有下腹坠胀疼痛，经前期下腹坠痛持续 1～2 日，后消失。头晕头胀消失，颈肩部僵硬、疼痛缓解，情绪稳定，已无心悸胆怯，腹部凉缓解。大便基本成形，舌暗，舌底瘀，脉沉弱。调整处方：桂枝 15g，云苓 30g，莪术 45g，橘核 9g，荔枝核 9g，沉香粉 3g 分冲，炒杜仲 30g，鸡血藤 30g，当归 15g，制首乌 15g。

2012 年 9 月 17 日四诊。全腹胀痛完全缓解，下腹部无坠感，经前期无坠痛，无乳房胀痛，大便正常，颈肩部僵硬缓解 60%。盆腔 B 超：双侧附件炎症吸收。

分析：本案虽症状表现较多，但中焦虚寒是根本，因虚寒致中焦大气不转，气机郁滞不通，进而血行不畅，凝滞为瘀，瘀又碍阳气通行，最终虚、寒、瘀交织为患。腹凉、胃凉即是中焦虚寒之象；腹胀、胃胀、矢气频频、大便完谷不化、胃中振水声等是中焦气机郁滞，脾胃功能低下，水谷不得正常运化所致；肝脾同属中焦，土病及木，肝郁不

舒，故见心悸、乳房胀痛；寒凝血瘀，瘀滞不通，故见腰部酸痛，月经不调。头晕胀、颈肩不舒等皆是气机郁滞不通之表现。故治应温化虚寒为主，兼顾行气解郁，阴寒散去，则气行血运。方以黄芪建中汤温暖中焦，缓急止痛，和枳术汤理气消胀，加香附、广郁金行气解郁，标本兼治。二诊，少腹坠胀感不减，故加橘核、沉香粉，走下焦，行气通络，活血化瘀，沉香粉行气止痛，橘核理气散结止痛，二药皆入肝经，其性趋下，擅走下焦，《本草从新》载："诸木皆浮而沉香独沉，故能下气而坠痰涎。怒则气上，能平肝下气。能降亦能升，故能理诸气调中。"《本草疏经》："橘核，出《日华子》，其味苦温而下气，所以能入肾与膀胱，除阴寒所生之病也。"《本草汇言》："橘核，疏肝、散逆气、下寒疝之药也。"故二药是治疗生殖系统疾病之常用药，另合三七化瘀生新。因胃胀消失，故去枳实、白术。三诊，中焦虚寒基本散去，气机复转，病以下焦瘀滞不通，血水不利为主，故调换处方以桂枝茯苓丸加减，治在下焦。方中同时合橘核、荔枝核、沉香粉走下焦，行气活血通络，并用大剂量莪术消子宫肌瘤，此药化瘀消癥之力大，消肌瘤需用至30g以上。方中另加鸡血藤、当归、首乌活血养血，加炒杜仲补肾强筋骨。

此案实为中、下二焦同病，治疗分两步，初诊时中焦虚寒、气滞不通表现紧急，故初治在中焦，二诊时中焦症状缓解，遂开始兼顾下焦，至三诊时中焦虚寒基本散去，病以下焦血瘀，凝滞不通为主，故转以治下焦为主，终收全功。

第三十五节 糖尿病合并泌尿系感染

糖尿病神经源性膀胱引起尿潴留，容易逆行感染，加之女性尿道短而直的生理解剖特点，故女性糖尿病病人更容易发生泌尿系统感染。

1. 六一散加减治疗糖尿病合并泌尿系感染湿热下注证

范某，女，35岁，2007年7月30日初诊。血糖升高1年余，尿频、尿急、尿痛2周。患者2006年至医院常规检查发现血糖升高，FBG 6.5mmol/L，未服任何西药，2周前出现尿频尿急尿痛，自服阿奇霉素、三金片等缓解不显。刻下症：持续低热，尿频、尿急、尿痛，腰部疼痛，双下肢无力。当日查尿常规：WBC 25/μl。舌红，苔黄厚腻，脉偏滑数。身高160cm，体重57kg，BMI=22.7kg/m^2。

西医诊断：糖尿病，泌尿系感染。

中医诊断：脾瘅，淋证。

中医辨证：湿热下注证。

治法：清利湿热。

处方：六一散加减。

滑石30g　生甘草15g　黄柏30g　苦参15g　柴胡9g　黄芩15g　黄连30g　干姜6g

2007年8月20日复诊。服药21剂，尿频、尿急、尿痛消失，服药3剂后未再发生低热，腰痛缓解60%，小腹疼痛减轻。当日查尿常规，各项（–）。FBG 6.3mmol/L。舌红，苔薄黄腻，脉弦数偏硬。

分析：湿热下注，郁久化火，溲系不利，故见尿频、尿急、尿痛等泌尿系感染症状；湿热缠绵，胶结不去，致低热持续，湿热是病之根本，故治以清利湿热为主，兼和解少阳枢机。滑石甘淡性寒，体滑质重，通利水道，使三焦湿热从小便而泄，生甘草甘平偏凉，清热泻火，益气和中，与滑石相伍，一可甘寒生津，利小便而津液不伤，二可防滑石之寒滑重坠以伐胃。二者配伍清热而不留湿，利水而不伤阴。同时加黄柏清下焦火热，苦参清热燥湿解毒；柴、芩、连、姜为小柴胡汤之底方，调理少阳枢机，是为治疗持续低热之经验方。对于各种原因所致低热持续，临证时参以调理枢机之意，常可收佳效。

2. 苦参、黄柏、土茯苓治疗糖尿病合并泌尿系感染肾虚火旺，热毒蕴结证

陆某，女，52岁，2007年1月4日初诊。发现血糖升高7年，反复泌尿系感染2年。患者2000年因多饮于医院检查FBG 7mmol/L，2h PG 10mmol/L。开始口服阿卡波糖片，50mg，每日3次，格列齐特缓释片，30mg，每日1次，二甲双胍片，500mg，每日3次，血糖控制可。近两年反复出现泌尿系感染，开始服甲硝唑等能有效控制，后多种抗生素联用效果不佳。泌尿系感染发作时血糖升高，FBG 8～10mmol/L，2h PG 11mmol/L左右。刻下症：尿频尿急，尿道灼热疼痛，小便点滴黄赤，带下量多，黄稠如脓，心烦，口干，腰酸隐痛，足跟疼痛，失眠，舌红瘦小，苔黄干，脉沉细数。2007年1月3日查尿常规：WBC 100/μl，RBC 50/μl，尿镜检WBC 8～10个/HP。身高160cm，体重52kg，BMI=20.3kg/m^2。

西医诊断：糖尿病，泌尿系感染。

中医诊断：消渴，淋证。

中医辨证：肾虚火旺，热毒蕴结证。

治法：补肾降火，清解热毒。

处方：知柏地黄丸加减。

苦参 10g　黄柏 10g　土茯苓 30g　败酱草 20g　竹叶 15g　熟地 20g　山萸肉 10g　炒杜仲 30g　续断 30g　五味子 20g　酸枣仁 30g

嘱患者忌生冷、油腻、炙烤，慎起居，畅情志。

分析：患病日久，肾虚火旺，机体防御能力减弱，易感染邪毒，毒邪从下焦侵入，以致热毒蕴结下焦，故见尿频尿急，尿道灼热疼痛，小便点滴黄赤，带下量多，黄稠如脓；虚火扰心则心烦失眠，阴虚津亏则口干，肾虚腰府失养则腰酸隐痛，肾虚骨失所养则足跟疼痛。舌红瘦小，苔黄干，脉沉细数均是阴虚火旺之象。

黄柏、熟地、山萸肉滋肾阴清虚火；苦参清热解毒，杀虫利尿；土茯苓、败酱草清热解毒之力甚，擅治秽浊毒邪；竹叶清心除烦利尿；炒枣仁、五味子养心安神。

患者服药14剂，诸症明显减轻约70%，血糖控制较好，近1周FBG 6～7mmol/L，PBG 7～8mmol/L。前日尿常规：WBC 25/μl，RBC 25/μl，尿镜检WBC 2～3个/HP。

后患者多次复诊，泌尿系感染未再发作。

泌尿系感染属于中医学的“淋证”范畴，以小便频数短涩，滴沥刺痛，欲出未尽，小腹拘急，或痛引腰腹为主要症状。本病多属于本虚标实之证，本虚多为脾肾两虚，标实多为湿热、瘀血或气滞。其发病部位主要在肾和膀胱。肾与膀胱一脏一腑，互为表里，

经脉互通，关系密切。若脏受损，腑将失利，若腑受邪，脏即受累，致水道不利，因而湿热蕴结下焦，故见尿频、尿急、尿痛等症。多食辛热肥甘之品，酿生湿热，下注膀胱；或下阴不洁，秽浊之邪侵入膀胱，酿生湿热，发而为淋。久淋不愈，湿热耗伤正气，或年老、久病体弱，以及劳累过度，房室不节，均可导致脾肾亏虚，脾虚则中气下陷，肾虚则下元不固，因而发病。在临床初期以下焦湿热为重，多实，后期以脾肾两虚为主，多虚；亦有下焦湿热及脾肾两虚互相夹杂者，乃“邪之所凑，其气必虚”之理，这与现代医学认为泌尿系防御功能减退是造成尿路感染的主要原因相吻合。此外恼怒伤肝，气滞不宣，气郁化火，或气火郁于下焦，影响膀胱气化亦可导致本病。“久病入络”，本病日久往往都兼有脉络瘀阻的病机特点。

第三十六节　类固醇性糖尿病

1. 知柏地黄丸加减治疗类固醇性糖尿病阴虚火旺证

宿某，男，45岁，2008年6月30日就诊。患者2008年1月15日因左眼睑下垂至北京大学第一医院检查，诊为胸腺瘤，1月25日手术切除治疗后仍有左眼睑下垂。应用激素（泼尼松龙40mg，每日1次）及中药治疗5个月后，左眼睑下垂症状消失。2008年6月27日，于北京大学第一医院确诊为2型糖尿病。刻下症：口渴，口中发咸，汗出较多，入睡前尤甚，可湿透衣襟。双足底麻木，夜间双下肢肿胀，左侧甚，晨起减轻。双下肢乏力。两髋部肌肉时有刺痛麻木感，易流涎。眠差，醒后难以复睡。大便时不成形，小便尚可。现用泼尼松，24mg，每日1次，阿卡波糖片，50mg，每日3次，诺和灵R，早12U，午10U，晚10U，诺和灵N睡前12U。2008年6月26日查CHO 5.75mmol/L，LDL 3.23mmol/L，GLU 10.25mmol/L，尿GLU（++++）。6月28日查HbA1c 11%，FBG 9.4mmol/L，2h PG 8.7mmol/l。舌前部干红少苔，后部苔干厚，舌下络脉迂曲，脉滑数。身高176cm，体重65kg，BMI=21kg/m^2。

西医诊断：类固醇性糖尿病。

中医诊断：消渴。

中医辨证：阴虚火旺证。

治法：滋阴清火。

处方：知柏地黄丸加减。

知母30g　黄柏30g　生地30g　花粉30g　黄芪120g　云苓60g　水蛭粉15g分冲　浮小麦60g　黄连30g　生姜5片

2008年10月6日二诊。服药60余剂，两侧髋部刺痛、足底麻木及夜间双下肢肿胀症状消失。易流涎改善90%，口渴消失，口中发咸减轻60%，夜间入睡前汗出减少。现乏力，易疲劳，多汗，活动后加重，仍眠差早醒，醒后难复睡。二便正常。舌红，舌底滞，舌苔厚腐腻，脉小洪数。现泼尼松减至10mg，每日1次，已停诺和灵N，诺和灵R，仅中午4U。停用阿卡波糖片。近2周FBG 5.8～6.5mmol/L，2h PG 7.5～7.7mmol/L。上方黄芪减至60g，云苓、浮小麦减至30g。

2008年11月10日三诊。服药30剂，诸症改善明显。泼尼松已减至8mg，每日1次。血糖控制稳定，FBG 4.8～5.5mmol/L，2h PG 5.8～6.5mmol/L。2008年11月5日查HbA1c 6.1%。

后患者几次复诊，血糖维持较稳定。

分析：此案为应用激素后引起的类固醇性糖尿病。激素属火毒之品，伤阴耗液，因此类固醇性糖尿病多有明显的火热内炽，阴液亏损之象，治疗应以清火滋阴为主。黄柏、知母、生地、花粉清火滋阴；黄芪益气升提，可谓治疗重症肌无力之特效药，然需大量应用方能尽显其升举中气之功，一般90～120g，甚者最多可用至500g；激素应用后易导致水钠潴留，引发水肿，故以大量云苓利水渗湿，同时健运脾气，令补而不滞；髋部肌肉刺痛、足底麻木及舌下络脉迂曲是瘀血阻络之象，故以大量水蛭粉活血通络；火热逼迫，腠理开泄，致汗出量多，除清泻火热外，加浮小麦固表敛汗；并加黄连、生姜辛开苦降以降糖。二诊，出现舌苔厚腐腻等积滞现象，故减黄芪用量；汗出减少，故减浮小麦用量，因水肿、流涎等脾虚水湿症状明显缓解，故云苓减量。继续以清火滋阴，健脾利湿治之，三诊时，诸症进一步好转，可守方继服，至激素停用后视具体情况定夺用药。

2. 葛根芩连汤加减治疗类固醇性糖尿病伴毛囊炎

王某，男，50岁，2012年5月22日初诊。血糖升高伴全身散在红丘疹1年余。2010年5月，患者无明显诱因于面部、前胸、后背出现皮肤松弛性水疱，破溃后形成广泛糜烂伴细菌感染，于秦皇岛市第二医院皮肤科诊断为天疱疮。遂入院治疗，予甲泼尼龙每日40mg静脉点滴，联合口服甲泼尼龙每日8mg。2010年6月患者病情控制，出院后服用甲泼尼龙片，36mg，每日1次，每隔3个月甲泼尼龙片日用量减少3mg。2010年7月，患者体检时发现血糖异常，于秦皇岛市第二医院复查，FBG 8.5mmol/L，2h PG 17mmol/L。至内分泌科就诊，开始胰岛素治疗，予门冬胰岛素早7U，中7U，门冬胰岛素30晚9U，血糖控制较稳定。同月，患者全身逐渐出现毛囊性红色丘疹，部分发展为脓疮，以面部、颈部、前胸、后背为甚，时轻时重，反复难愈。2012年5月就诊于北京大学第一医院皮肤科，调整激素疗程，甲泼尼龙片每日12mg与每日4mg交替服用2个月。现患者希望通过中药治疗减少胰岛素用量，并缓解全身症状。刻下症：全身散在毛囊性红丘疹，顶端有脓头，数目较多；双眼易流泪，睡眠差，梦多，乏力易疲倦，纳可，小便正常，大便黏腻不爽。舌红，苔腐腻，脉滑。

既往史：天疱疮2年余，糖尿病1年余，轻度脂肪肝5年余，过敏性鼻炎20年余。个人史：自诉对刺激性气味过敏；吸烟数年，每日20支。

辅助检查：2012年2月22日查FBG 6.87mmol/L，余正常。生化全项：LDL 2.37mmol/L，余正常。HbA1c 6.2%。

西医诊断：类固醇性糖尿病，多发性毛囊炎。

中医诊断：消渴，肺风粉刺。

中医辨证：湿热蕴脾证。

治法：清利湿热，兼以解毒消疮。

处方：葛根芩连汤加减。

葛根 45g 黄芩 30g 黄连 30g 金银花 30g 野菊花 30g 竹叶 30g 生大黄 6g 生姜 30g

2012 年 6 月 26 日二诊。服上方 28 剂后，患者血糖控制平稳，全身散在丘疹红肿渐消，双目易流泪症状消失，自觉疲倦乏力改善。红丘疹数目较上诊减少，无脓头，眠差，易困，偶有乏力，纳可，二便正常。舌红，苔黏腻，脉沉滑。2012 年 6 月 22 日查 FBG 5.16mmol/L，HbA1c 5.5%。处方：初诊方加清半夏 30g，苍术 15g，蚕沙 15g。调整胰岛素用量：门冬胰岛素改为早 4U，中 4U，门冬胰岛素 30 改为晚 7U。甲泼尼龙片用法用量同前。嘱病人每日以生薏苡仁 50g 煮粥食用。

2012 年 7 月 31 日三诊。血糖控制平稳，全身散在红丘疹渐消，乏力、困倦改善，纳可，二便调。舌偏红，苔腻，脉沉。辅助检查：FBG 5.1mmol/L，HbA1c 6.1%。调整处方：清半夏 30g，黄连 30g，黄芩 30g，蚕沙 30g[包]，苍术 15g，生大黄 6g，蒲公英 30g，生姜 5 片。调整胰岛素用量：门冬胰岛素减为早 2U，中 2U，门冬胰岛素 30 减为晚 5U。甲泼尼龙片用法用量同前。

1 个月后电话随访，患者将草药制成水丸早晚坚持服用，停用胰岛素，FBG、2h PG、HbA1c 及血脂控制在正常范围。

分析：患者之前患天疱疮，乃体内湿热毒邪壅盛所致，后接受糖皮质激素治疗，导致阴阳失衡，出现血糖升高及毛囊炎。全身散在红丘疹为湿热蕴结于皮肤；大便黏腻不爽为湿热之邪下注；舌红，苔腐腻，脉滑，亦为湿热内盛之典型舌脉。故辨证属湿热蕴结证，法当清利湿热兼以解毒消疮，以葛根芩连汤加减化裁治疗。葛根，味甘、辛，性凉，于清热之中，又能鼓舞脾胃清阳之气上升，而有生津止渴之功，《伤寒药性赋》称之“阳明之的药，脾渴可解而胃热能消”。黄芩、黄连，味苦，性寒，为清肺胃实热的对药，能解血中糖毒。其中，黄芩功能清热燥湿，善清肺胃实热，兼顾肺肾；黄连清热燥湿，早在金元时期即被刘河间誉为治消渴病的圣药，并可泻火解毒，用治痈肿疔毒。黄连用量过多易苦寒伤中，耗伤津液，葛根与黄连相配可以制约黄连之燥性。金银花，甘寒，可清热解毒，散痈消肿，为治痈之要药。野菊花，辛散苦降，其清热泻火、解毒利咽、消肿止痛力胜，亦为治外科疔痈之良药。竹叶，味甘，性寒，入心经，长于清心泻火，并能清胃生津以止渴。《素问·至真要大论》曰：“诸痛痒疮，皆属于心。”本品上能清心火，用治疮疡，下能利小便，给邪以出路，使热毒从小便而解。大黄，苦降，泻下通便，导湿热外出，并具有清热解毒泻火之功，用治热毒疮疡。生姜，味辛，性温，能温中散寒，佐制方中诸味寒凉之品。诸药合用，共奏清热利湿、解毒消疮之功。二诊患者自述血糖控制良好，全身散在红丘疹渐消，流泪、乏力等症状改善，可见初诊辨证准确，治疗方向正确，故继用原方，同时结合病人黏腻舌、沉滑脉，加以化浊之品。所加半夏，味辛，性温，可燥湿化痰；苍术，味辛、苦，性温，苦温燥湿以祛湿浊，辛香健脾以和脾胃；蚕沙，味甘、辛，性温，可和胃化湿，并善止痒，以上三者合用以化湿浊。同时嘱病人每日服用薏苡仁粥。薏苡仁，药食两用，可健脾渗湿、清热排脓，现代药理研究表明薏苡仁有提高免疫功能、镇痛消炎、降血糖作用，常用于治疗糖尿病并发的皮肤疾病[112]。三诊患者血糖控制平稳，全身散在红丘疹渐消，乏力、困倦已改善，治疗效果良好。在二诊基础上去葛根、金银花、野菊花、淡竹叶，加蒲公英以清热解毒，消肿散结，并增加蚕沙用量至30g以加强化湿祛浊之效。在此病例中，针对此患者以症为靶，把握全身毛囊性红丘疹症状；以证为基，运用中医理论四诊合参，辨证为胃肠湿热；以病为参，紧扣类固醇性糖尿病，最终实现满意疗效。

按：糖皮质激素是典型的胰岛素反调节激素，因此，其对糖代谢的干扰作用主要缘于它对胰岛素降糖效应的拮抗。具体而言，过量糖皮质激素促进肝脏中的糖原异生，抑制外周组织对葡萄糖的摄取和利用，增强生长激素、肾上腺素、胰高糖素等其他升糖激素的升糖作用。糖皮质激素除了具有诱导胰岛素抵抗的作用外，近年来的研究更进一步提示其对胰岛功能还可能具有损害作用。大量的糖皮质激素可以抑制胰岛素的释放。一般认为，糖皮质激素剂量越大、疗程越长则类固醇性糖尿病发病概率越高，且日剂量是首要的影响因素[113]。激素为火毒之品，最易耗伤阴津，形成阴虚火旺，同时易致水钠潴留，导致水肿。激素，增一毫若斗牛冲天，少一厘则如泥瘫软。肾火亢取知柏地黄，命火衰择龟鹿二仙（增一毫若斗牛冲天，指肾上腺糖皮质激素过量，引起的亢奋、欣快、失眠、躁动等表现；少一厘如泥瘫软，指肾上腺糖皮质激素不足，引起的乏力、水肿、嗜睡、胆小。前者治之以坎离既济汤，即生地、知母、黄柏；后者治之以二仙汤加龟板、鹿角）。因此激素应用后引起的类固醇性糖尿病多是以阴虚火旺为核心病机，伴水液代谢不利，治疗应清火滋阴，兼顾利水渗湿。

第三十七节 肝源性糖尿病

1. 大柴胡汤加减治疗肝脓肿合并糖尿病

王某，男，45岁，2007年9月6日初诊。发现血糖升高1个月。1个月前因肝脓肿至医院检查，FBG 16mmol/L，确诊为糖尿病。予诺和灵50R早22U，晚11U。现FBG 6mmol/L左右，饮食控制不佳，运动尚可，脓肿未完全吸收。刻下症：不欲饮水，胸胁痞闷，口苦，小便短赤。舌红，苔黄腻，脉滑数。2007年8月30日HbA1c 8.5%。2007年8月29日，血生化：GGT 66U/L。身高184cm，体重80kg，BMI=23.6kg/m^2。

西医诊断：肝脓肿合并糖尿病。

中医诊断：肝痈，脾瘅。

中医辨证：湿热瘀毒蕴结肝经，化痈成脓。

治法：清热祛湿解毒，化瘀消痈。

处方：大柴胡汤加减。

柴胡30g 黄芩30g 生大黄6g 枳实15g 清半夏15g 黄连30g 干姜6g 龙胆草15g 莪术20g 三棱9g 生薏米30g 王不留行籽30g 紫花地丁30g 炮甲珠9g

2007年9月15日二诊。自觉服药后汗出增多，自测血压降低，原140～150/80～90mmHg，现在120～130/70～80mmHg。9月14日，FBG 7.2mmol/L，2h PG 6.7mmol/L。

9月12日B超：肝左外叶低回声区，肿胀吸收期。舌红，舌体颤动，苔黄厚。上方加红参6g，生黄芪30g，云苓60g，猪苓60g。

2007年9月27日三诊。服药后体力恢复，体重增加，饮食时汗出多。自诉原脓肿大小6cm×6cm，现5.5cm×5.4cm（9月25日查）舌苔中后部苔腻，首方加黄芪30g，三七粉3g。

2007年11月8日四诊。11月2日，FBG 7.26mmol/L，2h PG 10.1mmol/L，GGT 27.7U/L，TBIL 9.63μmol/L，DBIL 3.33μmol/L，IBIL 6.3μmol/L。11月7日，HbA1c 6.9%。现诺和灵50R早20U，晚11U。手足凉，易汗出。嘱停用胰岛素。调整处方：柴胡12g，黄芩30g，枳实15g，生大黄6g，黄连30g，干姜9g，葛根30g，花粉30g，红参6g，肉桂6g。

2008年1月3日五诊。2007年12月18日，HbA1c 6.3%。2007年12月19日查胰岛功能：INS 0h 44.9U/ml，30min 122.7U/ml，2h 193.4U/ml；C-P 0h 0.36ng/ml，30min 0.57ng/ml，2h 1.04ng/ml；GLU 0h 7.86mmol/L，30min 8.71mmol/L，2h 12.72mmol/L。腹部彩超回报：肝胆胰脾双肾未见异常，肝脓肿消失。胰岛素已停用50日，FBG 7～8mmol/L，2h PG 9～10mmol/L。继续以上方调服。

2008年3月6日六诊。眠差易醒，体重增加2kg，易汗出。舌胖，苔厚腻，舌底红，脉偏弦滑数。调整处方：黄连30g，清半夏15g，瓜蒌仁30g，花粉30g，生牡蛎30g，苦参15g，苦瓜30g，鸡血藤30g。

2008年6月18日七诊。服药90剂，血糖稳定，FBG 6～7mmol/L，2h PG 7～8mmol/L，HbA1c 4.97%，可改为水丸。

分析：湿热久蕴，瘀血内阻，胶结蓄积，日久成毒，若聚结于肝，化脓成痈，则成肝脓肿，即“肝痈”；肝之疏泄不利，影响脾之散精，水谷精微反归入血，以致血糖升高。因此，湿热瘀毒蕴结是病之根本，肝失疏泄则是导致糖尿病发病的关键。柴胡、黄芩、生大黄、枳实、清半夏疏肝泻热，通腑降气，其中芩、夏配黄连、干姜，则辛开苦降、斡旋气机，针对肝失疏泄引起的木郁土壅，中焦大气不转；莪术、三棱入肝经而行气活血破瘀，王好古言“三棱、莪术治积块疮硬者，乃坚者削之。……通肝经积血，治肿疮坚硬”，尤其莪术更擅行气，破气中之血，故以20g莪术合三棱攻消瘀结于肝经之积血；生薏米利水渗湿，清热排脓，紫花地丁清热解毒消痈，《本草丛新》谓其“十二经疮家圣药，凝气聚利水通经杀虫止痛消肿排脓……散诸经血”。王不留行籽、炮甲珠均是消痈排脓的要药，临床治疗痈疽、脓肿不消的常用药对。另加龙胆草清泻肝经火热。二诊，脓肿处于吸收期，此时应顺病势而治，促进脓肿吸收，故加大量云苓、猪苓利水渗湿；因出现血压下降、大汗出等元气不足之象，故加少量红参稍作补益，加生黄芪补益兼以利水。三诊，体力恢复，仅进食汗出，故只以黄芪益气固表，并加三七增强活血祛瘀之力。四诊，脓肿缩小，DBIL、GGT等指标已基本正常，唯血糖控制不佳，同时出现手足凉、易汗等气阴两伤之症，故此时治疗重点在于清热泻火，益气滋阴。仍以大柴胡汤清泻肝经火热，并加红参、肉桂培补命火，葛根、花粉滋阴生津。五诊，脓肿消失，血糖下降，故可守方继服。六诊，出现体重增加、舌胖等症，此时病机变化，以痰热蕴结为主要病机，故以小陷胸汤加减清化痰热。七诊，血糖稳定，肝脓肿已消失多日未再反复，此案已收全功，故可改以丸剂长期调服。

按：此案治验过程提示因肝脓肿诱发的糖尿病，首应清热祛湿，化瘀消痈排脓，以治脓肿为主，待脓肿几近消退，再着重降糖，故临证应动态把握病机变化。

2. 五味子、虎杖药对治疗丙型病毒性肝炎合并糖尿病胃肠肝胆湿热证

任某，女，48 岁，2008 年 5 月 12 日初诊。丙型病毒性肝炎 4 年，发现血糖升高 3 年。患者 3 年前因消瘦、乏力查 FBG 7mmol/L 左右，诊为 2 型糖尿病，口服药物治疗效果不佳，2007 年 1 月开始胰岛素治疗至今。刻下症：大便日行 2～3 次，稀软不成形，质黏腻。心烦易怒，头晕。周身乏力，下肢尤甚，双下肢沉重麻木，多饮，多尿，小便色深。心慌气短，心前区放射性疼痛。现用优泌林 70/30 早 28U，晚 26U。舌红略胖，苔黄厚腻，脉略滑数。既往冠心病 2 年。2008 年 4 月 15 日查 HbA1c 10.3%，PBG 16.9mmol/L，ALT 134.6U/L，AST 78.55U/L。HCV-RNA 4.914×10^6U/ml。身高 160cm，体重 60kg，BMI=23.4kg/m^2。

西医诊断：丙型病毒性肝炎合并糖尿病。

中医诊断：脾瘅。

中医辨证：胃肠肝胆湿热证。

治法：清热利湿。

处方：葛根芩连汤加减。

五味子 30g　虎杖 15g　云苓 30g　葛根 30g　黄芩 30g　黄连 30g　干姜 9g　清半夏 15g　苦参 15g　鸡血藤 30g

2008 年 6 月 21 日二诊。大便每日 2 次，仍质稀，不成形。下肢麻木沉重明显缓解。心悸气短好转。舌稍胖，苔微腻，脉弦细略数。2008 年 6 月 2 日查 GLU 10.5mmol/L，ALT 118U/L，AST 59U/L。上方去清半夏，干姜易为生姜 5 大片。

2008 年 7 月 21 日三诊。大便每日 2 次，已成形，质可。双下肢麻木消失，仍有沉重乏力。心慌气短，心前区放射性疼痛明显好转，仅偶有发作。烘热汗出，小便色深黄，烦躁易怒。舌红，苔薄少，脉细数。2008 年 7 月 15 日，HbA1c 8.32%，ALT 92U/L，AST 52U/L。调整处方：五味子 30g，虎杖 15g，黄连 30g，生姜 3 片，茵陈 30g，赤芍 30g，知母 30g，生地 30g，煅牡蛎各 30g。

2008 年 9 月 1 日四诊。乏力明显，下肢尤甚，仍有烘热汗出，急躁易怒。近期，若延时进餐，则易出现心悸、汗出，头晕欲倒。调整处方：五味子 30g，虎杖 15g，黄连 30g，苦参 15g，土茯苓 120g，黑蚂蚁 15g，灵芝 12g，酒军 3g。配合知柏地黄丸，6g，每日 3 次。

2008 年 11 月 3 日五诊。汗出减少。仍觉四肢乏力甚。头晕，口中异味，大便偏干。舌红，苔厚，脉沉数。2008 年 10 月 27 日，HbA1c 7.5%，ALT 75U/L，AST 46U/L。上方加生首乌、龙胆草各 15g，知母 30g，生姜 5 大片。

2008 年 12 月 20 日六诊。乏力、头晕、汗出等明显缓解，2008 年 12 月 18 日查 HbA1c 6.7%，GLU 9.42mmol/L，ALT 55U/L，AST 42U/L。

1 个月后患者再诊，转氨酶已降至正常。

分析：病毒性肝炎多是湿热瘀阻为患，治疗应始终以清热祛湿活血为主。虎杖，入肝经，擅清湿热，活血解毒，《日华子本草》载其："排脓，主疮疖痈毒，妇人血晕，仆损瘀血，破风毒结气。"五味子，酸敛生津，柔肝养肝，《名医别录》言其"养五脏，除热，生阴中阳"，《本草求原》则论"阴阳二气，实一气之变动，以肝为关捩子，五味专精于肝"。现代药理学研究证实，虎杖、五味子能明显降低血清转氨酶水平，具有保肝作用。因此是临床治疗病毒性肝炎的常用药对。初诊，大便黏腻症状突出，故此时肝胆胃肠湿热为主要矛盾，兼有下肢麻木、心前区疼痛等血络瘀滞之象，故以葛根、黄芩、黄连、五味子、虎杖清热祛湿，保肝利胆，同时加鸡血藤养血活血通络，清半夏清化腐腻舌苔，合芩、连、干姜辛开苦降，转运枢机以降糖，苦参于此，非清热燥湿解毒之意，而是利用现代药理学研究结果——其明显的抗心律失常、扩血管和对急性心肌缺血的保护作用，同时，苦参还具有抗肝损伤作用[114]。药理学研究证明，黄连对心血管系统也有积极作用，抗心律失常作用确切[115]，因此，苦参、黄连为治疗心律失常的常用药对。

二诊，腐腻苔已基本化解，故去清半夏，防干姜温燥，故易之以生姜。三诊，胃肠湿热已清，出现阴虚火旺之象，故调整处方，以知母、生地清火滋阴，煅龙牡敛汗；仍以五味子、虎杖清利湿热，解毒保肝，并加茵陈助其清热利湿保肝，赤芍凉血疏肝；仍用黄连兼顾保护心脏，同时合生姜辛开苦降以降糖。四诊，乏力明显，并可见心悸、汗出等明显虚象，故以黑蚂蚁、灵芝培补元气；此时以大量土茯苓解毒利湿，合五味子、虎杖解毒保肝。五诊，加生首乌解毒通便，龙胆草清泻肝火，知母合生地清火滋阴。六诊，血糖明显下降，肝功能接近正常，治疗初见功效，可继服上方。

按：此案治疗过程虽几更处方，却始终以五味子、虎杖为主药，清热祛湿，解毒保肝之治贯穿始终。

3. 大柴胡汤、抵当汤合茵陈蒿汤加减治疗肝源性糖尿病

罗某，男，64岁，2008年8月13日初诊。血糖升高8年。患者2000年因消瘦至医院查FBG 8mmol/L，诊为糖尿病。曾服二甲双胍，血糖控制不佳，现服阿卡波糖片，50mg，每日2次，同时注射优泌林70/30早12U，晚8U，血糖仍控制较差。刻下症：烦躁，情绪易波动，汗出多，自汗，大便干，1～2日1次，面色隐红，双足背痛、温觉减退。舌红，苔厚腐，舌底瘀，脉弦滑数。身高172cm，体重73kg，BMI=24.7kg/m^2。

既往史：乙型病毒性肝炎病史20年。

辅助检查：当日 FBG 13.46mmol/L，2h PG 24.71mmol/L，HbA1c 9.5%，TG 1.8mmol/L；查HBsAg（+），乙肝e抗体（HBeAb）（+），乙肝核心抗体（HBcAb）（+）。

西医诊断：糖尿病，乙型病毒性肝炎。

中医诊断：脾瘅。

中医辨证：肝胃郁热，毒损肝络证。

处方：大柴胡汤、抵当汤加减。

柴胡15g　黄芩60g　黄连30g　知母60g　枳实15g　生大黄6g 单包　水蛭粉3g 分冲
赤芍30g　丹参30g　生姜5大片

2008年10月6日二诊。患者服药后大便正常，日行2～3次，但停药后大便仍干。自汗消失。胸闷、憋气、烦躁1周，情绪波动时加重。近几日左腿疼痛，伴抽筋。小便可，纳眠可。2008年9月26日查FBG 9.05mmol/L，2h PG 15.1mmol/L，HbA1c 7.8%。处方：初诊方加葛根60g，天花粉30g。每日分4次服用。

2008年12月29日三诊。服药2个月。仍急躁易怒，胸闷，面色隐红，大便干，呈羊粪状。舌红，苔厚腐腻，脉细弦数。2008年12月16日感冒后，查肝功能指标升高，ALT 334U/L，AST 140U/L，GGT 104U/L，TBIL 14.7μmol/L。12月28日查FBG 9.2mmol/L，2h PG 13.5mmol/L。调整处方：柴胡15g，黄芩30g，清半夏30g，瓜蒌仁30g，黄连30g，酒军6g（单包），水蛭粉3g（分冲），五味子30g，生姜5片。并嘱其至肝病门诊就诊，并根据血糖情况适当增加胰岛素用量。

2009年1月19日四诊。患者未至肝病门诊，服药14剂，症状未改善，近1周纳差明显，不欲食，稍食或饮水即呃逆，恶心，口苦甚，反胃，时有反酸，不愿服汤药。周身乏力甚，体力极差，懒于活动。胸闷，喘憋，肝区紧胀感明显。面色青黄晦暗。2009年1月14日查肝功能，ALT 440U/L，AST 214U/L；FBG 8.1mmol/L，PBG 14.3mmol/L，HbA1c 6.6%。舌红，苔黄厚腐，舌底红，脉滑数。调整处方：茵陈30g（先煎1h），五味子30g，虎杖15g，田基黄15g，赤芍30g，丹参30g，夏枯草45g，酒军6g（单包），黄连30g，清半夏30g，生姜10g。并增加胰岛素用量。

2009年2月9日五诊。喘憋消失，全身乏力好转80%，自觉体力恢复明显。肝区紧胀感减轻70%，但仍觉胸闷。口苦消失，反胃、恶心、反酸、呃逆诸症消失，纳食转佳，已能进食。大便干较前好转。面色青黄好转，较前光泽。2009年2月2日查ALT 116U/L，AST 53U/L，GGT 365U/L；HBsAg（+），HBeAb（+），HBcAb（+）。2月6日查ALT 90U/L，AST 45U/L，GGT 292U/L，GLU 7.03mmol/L。舌暗红，苔黄厚腐腻，舌底瘀，脉细弦硬。现用药：优泌林70/30早12U，晚16U。处方：1月19日四诊方赤芍改为60g，丹参改为60g，加土茯苓30g，苦参15g。

2009年3月12日六诊。肝区紧胀感消失。大便正常，日1次。小便可。精神状态较前明显好转。2009年3月9日查：ALT 41U/L，AST 27U/L，FBG 8.12mmol/L。处方：2月9日五诊方清半夏改为15g，五味子改为15g，夏枯草改为30g，加西洋参6g。

2009年4月20日七诊。服药1个月。胸闷减轻，精神状态好转，大便已正常，无明显不适。2009年4月17日查ALT 29U/L，AST 24U/L，GGT 56U/L，GLU 9.29mmol/L，TG 1.6mmol/L。处方：3月12日六诊方西洋参改为9g。

2009年5月25日八诊。服药28剂。体力增加，精神好转。体重增加1.5kg。二便正常。现饭后呃逆，偶有烧心。夜间双小腿抽筋，二便正常，舌暗，舌苔黄厚，舌底瘀，脉沉细弦数。2009年5月22日查ALT 29U/L，AST 24U/L，FBG 9.4mmol/L，HbA1c 7.5%。调整处方：赤芍30g，丹参15g，五味子15g，生山楂30g，茵陈15g（先煎1h），虎杖15g，灵芝9g，黄精30g，三七15g，黑蚂蚁15g，鬼箭羽15g，黄连30g，黄芩15g，酒军6g，天花粉30g，生姜3片。

上方加减服用近4个月，肝功能保持稳定（九、十诊）。

2009年9月14日十一诊。体力较前明显增加，劳累时偶有胸闷，情绪急躁改善。

大便偏干，每日2～3次。2009年9月10日查FBG 8.1mmol/L，HbA1c 6.9%，ALT 31U/L，AST 23U/L。调整处方：赤芍30g，三七30g，茵陈30g，五味子30g，黑蚂蚁30g，灵芝30g，酒军6g，黄连30g，黄芩30g，干姜9g。制水丸，9g，每日3次。

以此方为基础加减，坚持服水丸近2年。2012年7月16日末诊。患者精神状态好，无不适症状。2012年7月12日查：FBG 7.1mmol/L，HbA1c 6.2%，ALT 29U/L，AST 23U/L。肝硬化指标：层粘连蛋白（LN）77.9ng/ml，PⅢP 118.9ng/ml，CⅣ 62.2ng/ml，HA 68.9ng/ml。处方：茵陈30g，三七30g，生大黄9g，赤芍30g，丹参30g，生牡蛎30g，醋鳖甲30g，黄连30g，西洋参30g。制水丸，9g，每日3次，继续服半年。

分析：本案先有邪毒伏络，因肝络损伤致肝失疏泄，不能正常疏泄气血，并影响脾胃运化。中土壅滞不疏，郁久则化热，形成肝胃郁热，是肝木累及胃土。肝郁化火，不能调畅情志，故见烦躁、情绪波动；肝火上炎则面色隐红；热迫津液则汗出多；胃热及肠，热灼津液，传导失职，则致大便干结。故肝胃郁火为本病之主要矛盾，同时又存在肝络瘀损。治以大柴胡汤为基本方，并重用黄芩清中焦里热，以大黄清阳明腑热，配枳实通调腑气，并加知母、黄连清肺胃火热，功专降糖。肝络瘀血，热入血络，故以赤芍、丹参清肝经血热，凉血活血化瘀，以虫类水蛭通走络道，疏通瘀滞。二诊，火热伤津不减，故守方不变，另加花粉生津养阴，因有左腿抽筋，故又加葛根舒筋解肌，同时合花粉等兼顾降糖。三诊见舌苔厚腐较重，故在清泻肝胃郁热基础上加清半夏、瓜蒌仁清化痰浊。此诊肝功能指标偏高，故加五味子降酶保肝。四诊，病情突变，湿热邪毒横逆泛滥，损肝犯胃成为主要矛盾，故治疗转以清热退湿解毒为主，兼清肝和胃。以茵陈、虎杖、田基黄、五味子清热解毒，利湿退黄，兼保肝降酶，此三味是治疗肝病之要药，研究表明，田基黄对乙肝表面抗原及e抗原有抑制作用，能够改善肝组织病理损伤，保肝退黄，同时增强特异性和非特异性细胞免疫，增加免疫调节作用，临床中常用治病毒性肝炎、急性黄疸型肝炎、肝癌等[116]；虎杖可改善损伤肝组织的微循环、抑制白细胞、血小板与肝脏内皮细胞的黏附等，达到促进肝细胞再生、修复损伤的能力，对肝损伤具有保护作用[117]；以夏枯草、赤芍、丹参清肝凉血，化瘀通络；合大黄黄连泻心汤清胃热，小半夏汤和胃降逆，此处重用黄连兼顾降糖，重用半夏意在清化。五诊，危急缓解，此时一鼓作气，重点化瘀通络，冀络通而瘀毒去，故将丹参、赤芍各增加至60g，并加土茯苓、苦参继续清热燥湿解毒。此时邪毒仍盛，故不宜补益，以免助长邪气。六诊，病情明显好转，病已去之六七，故将清半夏、夏枯草等减量，并加西洋参益气养阴，扶助正气，然此时用补益之品量不宜大，一则年老者病久体弱，宜缓缓进补，再者骤然进补恐助邪毒复燃。七诊守方不变，而稍增补益之力。至八诊，邪毒已退之八九，病情平稳，故此诊开始改变治疗方向，转以扶助正气为主兼顾祛除湿热邪毒。仍以赤芍、丹参、五味子、虎杖、茵陈，并加生山楂凉血活血，清热解毒，但用量较前减少；以灵芝、黄精、黑蚂蚁益元气、补脾气、助正气，黑蚂蚁一药，增强免疫力，实验研究显示，黑蚂蚁对环磷酰胺造成的小鼠免疫功能受损有明显的恢复和保护作用[118]。且蚁者，尤其黑蚂蚁，可谓自然界中“力量之王”，可负重几十倍甚至百倍于自身体积和重量之物，取类比象，此药能够增长气力，笔者在临床中常用治大病之后体虚力弱者。因其舌、脉仍见较重热象，故又合大黄黄连泻心汤清热结兼顾降糖。治疗4个月后，乙肝病情稳定，血糖下降，故可改制为水丸，长期维持性治疗。2 年后复诊时，各项情况均较好，仍以益气养阴、解毒祛湿、化瘀通络为治，然乙型病毒性肝炎有发展为肝硬化可能，故于方中加入软坚散结之生牡蛎、醋鳖甲长期预防性治疗。

4. 解毒凉血法治疗肝源性糖尿病肝经，湿热，瘀血内阻证

王某，男，70 岁，2017 年 3 月 22 日初诊。血糖升高 12 年。患者 12 年前体检时发现血糖升高，FBG 7.8mmol/L，就诊于当地医院，予口服降糖药物治疗（具体药物及剂量不详）。2 年前患者因血糖控制欠佳，开始皮下注射胰岛素治疗，现皮下注射门冬胰岛素 30 早 28U，午 14U，晚 16U，血糖控制不稳，血糖波动于 5.4～18.4mmol/L，时有饥饿感、心悸、头晕、汗出、乏力等低血糖反应，每发作时自测血糖均正常或偏高，低血糖反应每周发作 2～3 次。刻下症：口干口渴，喜饮温水，乏力、怕冷，间断发作低血糖，背部皮肤瘙痒，视物模糊，纳可，寐差，易醒，大便干结如羊粪，小便频数、尿等待，泡沫多，夜尿 3 次，舌暗红，底瘀，苔薄黄，脉弦硬数关弱。BMI=21.7kg/m^2。

既往史：乙型病毒性肝炎病史 40 余年。

辅助检查：HBV-DNA 5.94×10^{5}U/ml；HBA1c 5.7%；尿微量白蛋白 62.1 20mg/L；GLU 8.3mmol/L。肝功能：ALT 106U/L，AST 135U/L，GGT 93U/L。上腹部彩超：中度脂肪肝。

现用药：门冬胰岛素 30 早 30U，午 14U，晚 16U；恩替卡韦，0.5mg，每日 1 次，双环醇片，100mg，每日 2 次，还原型谷胱甘肽片，0.4g，每日 3 次，复方甘草酸苷片，3 片，每日 3 次。

西医诊断：肝源性糖尿病，乙型病毒性肝炎，脂肪肝，糖尿病肾病。

中医诊断：消渴病。

中医辨证：肝经湿热，瘀血内阻证。

治法：清利湿热，凉血解毒，益气扶正。

处方：茵陈 30g 五味子 15g 牡丹皮 15g 赤芍 30g 生地黄 30g 黄芩 15g 夏枯草 30g 龙胆草 30g 土茯苓 60g 水蛭粉 3g 分冲 炙黄芪 30g 灵芝 15g 生姜 3 片 大枣 3 枚

水煎服，日 2 次。停用双环醇片、还原型谷胱甘肽片、复方甘草酸苷片。

2017 年 9 月 27 日二诊。患者服用上方 1 个月，停药 5 个月。口干、口渴基本消失，乏力明显减轻，视物模糊消失，低血糖症状在服药期间未发作，停药期间每月发作 2～3 次，纳可，易饥，寐欠安，易醒，背部皮肤瘙痒同前，大便可，日 1～2 次，尿频、尿等待较前缓解，夜尿 2 次，舌暗红，底瘀，苔淡黄腻，脉弦硬偏数。胰岛素用量同前。辅助检查：肝功能：ALT 19U/L，AST 50U/L，GGT 53U/L。上方加茯苓 30g，知母 30g，丹参 15g。

2017 年 12 月 20 日三诊。背部瘙痒减轻，纳佳，多食易饥，低血糖反应每月发作 1～2 次，寐安，大便日 1～2 次，干结如羊粪，尿频、尿等待消失，夜尿 2 次，舌暗红，底滞，苔淡黄，脉弦硬。胰岛素用量同前。辅助检查：GLU 8.07mmol/L，HbA1c 8.1%，ALT 47U/L，AST 29.7U/L，GGT 47U/L；尿微量白蛋白 401.7mg/L。二诊方，龙胆草减为 9g，茵陈减为 15g，五味子减为 9g，加黄连 15g。

2018年3月28日复诊。患者纳可，多食易饥较前减轻50%，低血糖反应近3个月未发作，寐安，大便干结，需用通便药辅助，小便调，夜尿1次，舌稍胖暗，底瘀，苔淡黄腻，脉弦硬偏涩。胰岛素用量：早20U，午4U，晚15U。辅助检查：GLU 7.1mmol/L，HbA1c 6.9%，ALT 21.8U/L，AST 30.2U/L，GGT 43U/L。

分析：此患者慢性乙型病毒性肝炎病史40余年，长期的肝脏病史使肝脏糖代谢紊乱和胰岛素敏感度改变导致胰岛素抵抗或血糖调节受损，从而引起糖尿病的发生。初诊时症状表现存在肝热、血热、湿热，乃肝经湿热，疏泄不利，乘克脾土，导致脾胃升降失常，故治疗应以清利湿热，凉血解毒，益气扶正，方中茵陈利肝胆湿热，合五味子保肝降酶，丹皮、赤芍、生地以清热凉血，龙胆草、夏枯草、黄芩清肝胆湿热，土茯苓利湿解毒，灵芝扶助正气，生黄芪益气升陷，乃治疗低血糖第一靶药，对血糖有双向调节作用，同时患者兼有糖尿病早期肾病，故加水蛭粉以活血通络，改善肾脏血流，恢复其固摄蛋白之功。二诊时患者低血糖症状明显改善，且肝功能明显好转，故于上方加知母，增强滋阴降糖之力，茯苓健脾淡渗利湿，给湿邪以出路，丹参活血通络，防止脂肪肝向肝硬化发展。三诊时患者低血糖反应基本消失，肝功能恢复正常，肝经湿热缓解，故将龙胆草减量，并加黄连协同知母等发挥降糖作用。

【小结】

肝脏是通过糖原合成和分解代谢来调节体内葡萄糖平衡的重要器官，各种原因引起的肝功能损伤，如病毒性肝炎、非酒精性脂肪肝、非酒精性脂肪性肝炎、肝硬化和肝癌等均可导致糖耐量异常或者肝源性糖尿病的出现。有研究显示糖耐量异常见于50%～80%的慢性肝病患者，患者直接发展为肝源性糖尿病的比例为20%～30%[119]。因此，治疗应兼顾肝病及糖尿病两个方面。治疗重点在于积极治疗原发病，去除使血糖升高的因素，保护和改善肝功能。由于肝源性糖尿病多是肝脏受损，疏泄失常导致木郁土壅，中焦壅滞而发病，因此治疗应注重疏肝泻肝，疏木以松土，多用辛开苦降之法，兼顾疏肝理气。

第三十八节　胰源性糖尿病

大柴胡汤加减治疗胰源性糖尿病

张某，男，53岁，2005年11月20日初诊。发现胰头肿物2年，血糖升高1年。2003年患者体检时发现胰头处肿物，大小为3.8cm×2.8cm，未予治疗。2004年体检发现血糖升高，FBG 12mmol/L左右，开始服用阿卡波糖片，100mg，每日3次，盐酸二甲双胍片，500mg，每日2次，血糖波动较大。刻下症：口苦，面色潮红，多饮，多尿，纳眠可，大便偏干。舌红苔黄腻，脉弦滑。身高177cm，体重95kg，BMI=30.3kg/m^2。

既往史：高脂血症5年，重度脂肪肝3年，高血压3年，均未系统治疗。

辅助检查：2005年8月20日查TG 3.11mmol/L，CHO 6.43mmol/L，LDL 2.87mmol/L，

ALT 89U/L，GLU 9.01mmol/l。HbA1c 7.0%。11 月 19 日 FBG 8.5mmol/L，2h PG 9.0mmol/L；11 月 20 日 FBG 7.8mmol/L。

西医诊断：胰源性糖尿病。

中医诊断：脾瘅，癥瘕积聚。

中医辨证：痰瘀胶结，肝脾不舒证。

治法：疏肝和脾，化瘀消癥。

处方：大柴胡汤加减。

柴胡 15g　黄芩 30g　白芍 30g　枳实 15g　清半夏 15g　三棱 9g　莪术 30g　酒军 6g　黄连 30g　生姜 5 片

以上方加减，患者坚持服药近 2 年，胰头肿物逐渐缩小，2007 年查胰头肿物大小为 2.2cm×2cm，2009 年查胰头肿物大小为 2.0cm×1.5cm。血糖、血脂等逐渐降至正常，体重降至 80kg（较前下降 15kg）。后改为水丸长期调理。

分析：此案属胰头肿物引起的胰源性糖尿病，患者平素多食肥甘厚味，以致膏脂瘀浊蓄积，影响气血运行，气血运行不畅，日久则成癥瘕积聚，有形实邪进一步阻滞气机，加之膏浊壅聚，致肝脾不舒，精微不能正常布散，入于血脉则血糖升高。故治疗应疏泄肝脾，化瘀消癥，以大柴胡汤清泻郁热，疏肝和脾，合三棱、莪术破血行气，消癥化积，服药 2 年余，肿物缩小，血糖亦控制良好。

古代文献中对胰的描述较少，根据其功能特点可将其归属“脾”的范畴，其功能与肝的疏泄功能密切相关。近年来以大柴胡汤加减治疗急性胰腺炎的成功验案比比皆是，大柴胡汤已成为治疗肝胆系统疾病的良方。肿物属癥瘕积聚范畴，多因于气血运行不畅，治疗应以化瘀消癥为主，胰腺肿物的形成与肝脾疏泄运化障碍密切相关，故化瘀消癥之外还应注重疏肝和脾。

参 考 文 献

[1] Maisey A. A practical approach to gastrointestinal complications of diabetes [J]. Diabetes Ther，2016，7（3）：379-386.

[2] 冯日露，麻静. 糖尿病胃轻瘫的发病机制、诊断和治疗研究进展 [J]. 上海交通大学学报（医学版），2016，26（5）：761-766.

[3] 李晓玲，张声生，杨成，等. 枳术丸对功能性消化不良大鼠胃平滑肌收缩反应及胃促生长素受体蛋白表达的影响 [J]. 中国中西医结合杂志，2016，36（2）：210-215.

[4] 李晓玲，张声生，杨成，等. 枳术丸对功能性消化不良大鼠胃排空功能及 Ghrelin、5-HT、CGRP 的影响 [J]. 北京中医药，2014，33（11）：856-860.

[5] 周步高，刘静. 浅论白术、枳实药组在枳术丸及其类方中的配伍意义 [J]. 时珍国医国药，2014，25（4）：920.

[6] 王红勋. 枳实与枳壳的现代药理与临床应用研究 [J]. 中国卫生标准管理，2014，5（16）：39-40.

[7] 杨洁，闫兆，刘东辉. 附子半夏配伍应用考 [J]. 四川中医，2015，33（4）：23-24.

[8] 黄超，张学顺，朱日然. 附子、半夏现代药学研究进展及配伍变化 [J]. 中国药业，2012，21（4）：19-21.

[9] 李筠，范新生，钱大玮，等. 附子、半夏同方应用规律文献研究 [J]. 中医杂志，2015，56（22）：1961-1964.

[10] 周敏华，吴晓玲，王志高. 附子与半夏同方配伍调查与临床分析 [J]. 中国药业，2018，27（8）：91-95.

[11] 周祥羽，邹忠杰. 左金丸化学成分及现代药理研究进展 [J]. 广东化工，2017，44（348）：89-90.

[12] 汤庆丰，季青，周文超，等. 左金丸及其加味药在消化系统疾病防治中的研究进展［J］. 重庆医学，2014，43（5）：615-617.
[13] Krishnasamy S，Abell T L. Diabetic Gastroparesis：Principles and Current Trends in Management［J］. Diabetes Ther，2018，9（Suppl 1）：S1-S42.
[14] 张晓菲，吕冠华. 葛根芩连汤临床应用概述［J］. 中医药临床杂志，2016，28（12）：1818-1820.
[15] 张昌林，吴荣焕，盛泓沁，等. 基于网络药理学的葛根芩连汤治疗 2 型糖尿病的效应机制［J］. 中国实验方剂学，2018，24（19）：179-188.
[16] Xu J，Lian F M，Zhao L H，et al. Structural modulation of gut microbiota during alleviation of type 2 diabetes with a Chinese herbal formula［J］. International Society for Microbial Ecology，2015，15：552-562.
[17] Piper M S，Saad R J. Diabetes Mellitus and the Colon［J］. Curr Treat Options Gastroenterol，2017，15（4）：460-474.
[18] 丁曼，周福军，华洁，等. 中药治疗胃肠动力障碍性疾病的研究进展［J］. 药物评价研究，2015，38（3）：336-340.
[19] 李连闯，赵玺，代立梅，等. 槟榔的研究进展［J］. 科技创新与应用，2016，24：64.
[20] 白俊杰. 基于《内经》相反相成用药机理探讨丁香郁金配伍内涵［D］. 北京：北京中医药大学，2011.
[21] Nather A，Cao S，Chen J L W，et，al. Prevention of diabetic foot complications［J］. Singapore Med J，2018，59（6）：291-294.
[22] 曾宇，张三印，胡冠英. 当归补血汤的研究进展［J］. 时珍国医国药，2015，27（2）：422-424.
[23] 杨鹏，冯蓓，杨苗，等. 当归补血汤调控缺氧血管内皮细胞增殖及其分子机制研究［J］. 中国实验方剂学杂志，2013，19（22）：178-181.
[24] 尤淑霞，吴德康，刘圣金，等. 白矾的基原考证及药理作用［J］. 中国中医药信息杂志，2010，17（7）：111-112.
[25] 朱彤，江培春. 败酱草古今用［J］. 光明中医，2015，30（3）：638-340.
[26] 陈淑玲，韩亮. 败酱草的现代研究进展［J］. 广东药科大学学报，2017，33（6）：816-821.
[27] 梅丽君. 蕲蛇效用古今比对及机理初探［J］. 新中医，2014，46（6）：208-210.
[28] 丁晓洁，董正平. 乌梅丸的实验研究进展［J］. 中国医药导报，2017，14（2）：52-55.
[29] 谢更钟，何艳惠，张志玲，等. 经方乌梅丸治疗上热下寒型 2 型糖尿病疗效观察［J］. 中医药临床杂志，2017，29（8）：1272-1276.
[30] 汪文来，于智敏，鞠大宏，等. 蛇床子化学及药理研究进展［J］. 中国中医基础医学杂志，2011，17（6）：704-706.
[31] 闫俊，宣伟东，卞俊. 蛇床子素的研究进展［J］. 中国药业，2011，21（11）：110-112.
[32] 李平，柴榈才，谭红. 糖尿病的口腔并发症及现代药物治疗——附 9 例典型病例分析［J］. 药品评价，2013，10（13）：38-41.
[33] 张保国，刘庆芳. 甘草泻心汤药理研究与临床应用［J］. 中成药，2014，36（5）：1048-1050.
[34] 张利. 甘草的药理作用及现代研究进展［J］. 中医临床研究，2014，6（10）：147-148.
[35] 田莉，曾斌芳，燕雪花. 甘草在消化系统和免疫系统的药理作用及临床应用［J］. 新疆中医药，2009，27（4）：91-93.
[36] Kwatra V，Khan M A，Quadri S A. Differential diagnosis and treatment of restless legs syndrome：a literature review［J］. Cureus，2018，10（9）：e3297.
[37] 朱广伟，张贵君，汪萌，等. 中药芍药甘草汤基原及药效组分和药理作用研究概况［J］. 中华中医药杂志，2015，30（8）：2865-2869.
[38] 赵征昊. 芍药甘草汤临床应用概况［J］. 中国民族民间医药，2018，27（1）：66-68.
[39] Elkeles R S. Coronary artery calcium and cardiovascular risk in diabetes［J］. Atherosclerosis，2010，210（2）：331-336.

[40] 周烨，易蔚. 蛤蚧的药理作用及其治疗哮喘的作用机制研究综述 [J]. 广西中医学院学报，2011，14（4）：79-80.
[41] 易学通，易蔚，王丽. 蛤蚧临床应用研究进展 [J]. 广西中医学院学报，2010，13（4）：78-80.
[42] 马波，王志军，付滨，等. 葫芦巴的研究进展 [J]. 湖南中医杂志，2018，34（8）：243-246.
[43] 王永慧，叶芳，张秀华. 辛夷药理作用和临床应用研究进展 [J]. 中国医药导报，2012，9（16）：12-14.
[44] 张舒娜，张亚玉. 鹅不食草的临床应用及药理研究进展 [J]. 吉林农业，2015，19（39）：76-77.
[45] 赵文静，王历，王芝兰，等. 淫羊藿的药理作用及临床应用研究进展 [J]. 中医药信息，2016，33（2）：105-108.
[46] 赵瑛，李蔚，祖莹，等. 葛根素对实验性代谢综合征影响的研究 [J]. 中国药学杂志，2007，(21)：1636-1639.
[47] 楚纪明，马树运，李海峰，等. 葛根有效成分及其药理作用研究进展 [J]. 食品与药品，2015，17（2）：142-146.
[48] 聂安政，林志健，张冰. 秦皮化学成分和药理作用研究进展 [J]. 中草药，2016，47（18）：3332-3341.
[49] 罗奎元，强宇靖，高慧琴. 威灵仙化学成分及药理作用研究进展 [J]. 甘肃中医学院学报，2015，32（5）：60-63.
[50] Albhaisi S，Issa D，Alkhouri N. Non-alcoholic fatty liver disease：a pandemic disease with multisystem burden [J]. HepatoBiliary Surg Nutr，2018，7（5）：389-391.
[51] Kitade H，Chen G L，Ni Y H，et al. Nonalcoholic fatty liver disease and insulin resistance：new insights and potential new treatments [J]. Nutrients，2017，9（4）：387.
[52] 王佳丽，杨洪涛. 五味子主要化学成分的药理研究 [J]. 河南中医，2014，34（2）：357-359.
[53] 夏婷婷，杨珺超，刘清源，等. 虎杖药理作用研究进展 [J]. 浙江中西医结合杂志，2016，26（3）：294-297.
[54] 邬博，刘彦晶，连丽. 大黄的药理作用研究进展 [J]. 中国中医药现代远程教育，2015，13（20）：152-154.
[55] 吴士杰，李秋津，肖学凤，等. 山楂化学成分及药理作用的研究 [J]. 药物评价研究，2010，33（4）：316-319.
[56] 朱一波，王昕. 中西医生殖轴在排卵机制中的共性及应用探析 [J]. 亚太传统医药，2016，12（21）：84-86.
[57] 杨蕊芳，刘昊凌. 糖尿病对女性卵巢功能的影响 [J]. 东南大学学报（医学版），2018，37（2）：360-363.
[58] 张钟媛. 苦参的化学成分和药理作用研究进展 [J]. 云南中医中药杂志，2015，36（6）：104-106.
[59] 张雪芹，曲玮，梁敬钰. 车前草化学成分和药理作用研究进展 [J]. 海峡药学，2013，25（11）：1-8.
[60] 宿佩勇，王健. 桂枝茯苓丸研究进展 [J]. 中药药理与临床，2015，31（1）：356-357.
[61] Rosenfield R L，Ehrmann D A. The pathogenesis of polycystic ovary syndrome（PCOS）：the hypothesis of PCOS as functional ovarian hyperandrogenism revisited [J]. Endocr Rev，2016，37（5）：467-520.
[62] 高惠萍，姚肖华. 更年期综合征的中西医结合治疗近况 [J]. 新中医，2014，26（11）：214-216.
[63] 魏源，孙丰原. 眼睑黄色瘤的治疗进展 [J]. 中国医药指南，2012，10（35）：440-442.
[64] Chen Y，Wang X F. Association between seizures and diabetes mellitus：a comprehensive review of literature [J]. Curr Diabetes Rev，2013，9（4）：350-354.
[65] 冉志华，刘文忠. 炎症性肠病 [M]. 北京：人民卫生出版社，2010：8-9.
[66] 张文明，沈俊. 溃疡性结肠炎的临床和内镜特点 [J]. 中国临床医学，2010，13（4）：214-215.
[67] 张海龙. 溃疡性结肠炎的现代研究进展 [J]. 中国医药指南，2012，4（4）：466-467.
[68] 郭军雄. 中医对溃疡性结肠炎的认识 [J]. 中医研究，2010，23（10）：9-10.
[69] 中华中医药学会脾胃病分会. 溃疡性结肠炎中医诊疗共识（2009）[J]. 中国中西医结合杂志，2010，30（5）：527-532.
[70] 荀兰兰，沈洪. 古方加减治疗溃疡性结肠炎研究概况 [J]. 山东中医药大学学报，2012，36（2）：164-166.
[71] Hoogwerf B，Danese R D. Drug selection and the managment of corticosteroid-related diabetes mellitus [J]. Rheum dis clin north am，1999，25（3）：489-505.
[72] Panthakalam S，Bhatnagar D，Klimiuk P. The prevalence and management of hyperglycaemia in patients with rheumatoid

arthritis on corticosteroid therapy [J]. Scott Med J，2004，49（4）：139-141.
[73] 沈逸，何东仪. 雷公藤免疫调节机制的研究进展 [J]. 上海中医药杂志，2012，46（5）：97-101.
[74] 李桓，周学平，陆艳. 雷公藤“异类相制”配伍减毒作用探讨 [J]. 中医杂志，2015，56（1）：10-13.
[75] 苗耀东，李小江，贾英杰. 猫爪草的化学成分及药理作用研究进展 [J]. 中草药，2014，45（11）：1651-1654.
[76] 史柯. 消瘰丸临床应用观察 [J]. 河南中医，2016，36（3）：543-544.
[77] 李德平，翟华强，曹炜，等. 雷公藤的药性文献回顾及其作用机制研究进展 [J]. 中国实验方剂学杂志，2012，18（13）：299-303.
[78] 燕树勋，王颖，彭扣芝，等. 雷公藤治疗自身免疫性甲状腺疾病 [J]. 中医学报，2010，25（3）：576-577.
[79] 窦景云，于俊生. 夏枯草药理作用及临床应用研究进展 [J]. 现代医药卫生，2013，29（7）：1039-1041.
[80] 王奇，卢柏震. 鸦胆子及其制剂的药理作用与临床应用 [J]. 海峡药学，2012，24（1）：48-50.
[81] 方秀桐，莫可元. 蜈蚣的药理研究进展 [J]. 中国医药指南，2015，13（18）：32-34.
[82] 李洋，严令耕，杜文东. 全蝎成分抗肿瘤作用研究新进展 [J]. 医学与哲学，2012，33（3B）：49-50.
[83] 王晓兰，宋佳玉，王建刚. 壁虎抗肿瘤作用研究现状 [J]. 中国实验方剂学，2011，17（4）：218-220.
[84] 聂凤，聂磊，张建荣，等. 二种方法煮取茵陈蒿汤的利胆作用研究 [J]. 河北中医药学报，1998，13（4）：25-26.
[85] 邓春兰，廖一兰，王馨. 三七及其有效活性成分在保肝方面的研究进展 [J]. 中南药学，2015，13（12）：1292-1295.
[86] 高晓山，陈馥馨，杨守业，等. 黄连致溶血性黄疸毒性及其防治研究综合报告 [J]. 中国中药杂志，2002，27（1）：70-74.
[87] 沈涛，蒋通荣，吴施国. 黄连配伍吴茱萸对大鼠红细胞内谷胱甘肽含量的影响 [J]. 四川中医，2006，24（6）：16-17.
[88] 李建荣，高晓山，刘岱. 配伍对黄连急性毒性和小檗碱含量的影响 [J]. 中国中医药信息杂志，1999，6（10）：32-33.
[89] 雷志英. 黄连及黄连素的药用安全性 [J]. 中国药业，2010，19（9）：84-86.
[90] 陈丹丹，孙琛，卫培峰. 黄连联合葛根用药对大鼠的降血糖作用 [J]. 世界中医药，2018，13（10）：2556-2558.
[91] 李琼，叶小利，陈新，等. 天花粉降糖作用有效部位的研究 [J]. 长春中医药大学学报，2012，28（1）：9-11.
[92] 郭华，王旭玲. 葛根素对糖尿病合并颈动脉硬化患者氧化应激和血液流变学的影响 [J]. 世界中医药，2018，13（10）：2526-2529.
[93] Cryer M J，Horani T，DiPette D J. Diabetes and hypertension：A comparative review of current guidelines [J]. J Clin hypertens，2016，18（2）：95-100.
[94] 单雅蒙，王洋，徐贵成. 天麻治疗高血压病研究进展 [J]. 世界中医药，2017，12（12）：3182-3185.
[95] 唐鼎，涂乾，李娟，等. 药用地龙的药理作用和临床研究进展 [J]. 中国药师，2015，18（6）：1016-1019.
[96] 郑洁珍，周大兴，顾静，等. 怀牛膝有效成分对血管平滑肌收缩作用的影响 [J]. 安徽中医学院学报，2008，27（4）：38-40.
[97] 万丽娟，卢金清，许俊洁，等. 瓜蒌子化学成分和药理作用的研究进展 [J]. 中国药房，2015，26（31）：4440-4443.
[98] 崔体圣，苗明三. 夏枯草的化学、药理及临床应用探讨 [J]. 中医学报，2014，29（3）：386-388.
[99] 王涵. 仝小林教授运用葛根汤治疗高血压经验及门诊病例回顾性分析 [D]. 北京：中国中医科学院，2017.
[100] 杨映映，逄冰，仝小林，等. 基于中医脾瘅理论探讨代谢性高血压 [J]. 北京中医药，2017，36（6）：532-534.
[101] 何丽莎，逄冰. 仝小林教授态靶结合遴选降压药经验 [J]. 世界中医药，2016，11（10）：2069-2071.
[102] 芮菊萍，朱瑞农，陈国昌，等. 肠上皮化生的发生率、危险因素研究及其对胃癌早期诊断的意义 [J]. 南京医科大学学报（自然科学版），2015，35（2）：231-233.
[103] 李仲启，傅汉中. 胃肠道癌前病变和癌前疾病研究现状 [J]. 临床消化病杂志，2015，27（3）：183-185.

[104] 陈云，税典奎. 肠上皮化生的中西医诊治进展［J］. 中医药临床杂志，2016，28（7）：1036-1040.
[105] 饶斌，谢斌，余功，等. 滋阴方六味地黄丸抗肿瘤研究进展［J］. 江西中医药大学学报，2014，26（1）：84-87.
[106] 段锦龙，邓博，贾立群. 六味地黄丸防治肿瘤的研究进展［J］. 中华中医药学刊，2017，35（9）：2329-2331.
[107] 王爱武，田景奎，袁久荣，等. 中药猫爪草的研究概况与展望［J］. 中国药业，2005，14（1）：25-27.
[108] 胡莹. 鬼箭羽降血糖作用研究进展［C］//广东省药学会. 2016年广东省药师周大会论文集. 广州：广东省药学会，2015：6.
[109] 黄谨. 鬼箭羽水提取物对非酒精性脂肪肝大鼠肝纤维化的影响［D］. 恩施：湖北民族学院，2018.
[110] 李艳，于涛，苗明三. 淫羊藿的化学、药理与临床应用分析［J］. 中医学报，2017，32（4）：619-622.
[111] 邓铁涛. 邓铁涛医学文集［M］. 北京：人民卫生出版社，2001，11：459-466，476.
[112] 王本祥. 现代中药药理与临床［M］. 天津：天津科技翻译出版公司，2004：145，575，692，1699.
[113] 刘超，孙敏. 类固醇激素与糖尿病及其临床问题［J］. 实用糖尿病杂志，2006，2（5）：5-6.
[114] 张钟媛. 苦参的化学成分和药理作用研究进展［J］. 云南中医中药杂志，2015，36（6）：104-106.
[115] 刘丹，曹广尚，司席席，等. 黄连中生物碱类成分抗心律失常研究概述［J］. 山东中医杂志，2017，36（2）：164-171.
[116] 林慧，梅全喜，孔祥廉，等. 田基黄在肝病中的临床应用及药理作用研究概况［J］. 今日药学，2011，21（9）：550-552.
[117] 廖文，李明. 虎杖效用古今比对及机理探析［J］. 中华中医药杂志，2012，27（2）：441-443.
[118] 许邦仁，安群英，孟庆红，等. 黑蚂蚁粉对小鼠免疫功能的影响［J］. 贵阳医学院学报，2009，34（4）：415-417.
[119] Porepa L，Ray J G，Sanchez-Romeu P，et al. Newly diagnosed diabetes mellitus as a risk factor for serious liver disease［J］. CMAJ，2010，182（11）：E526-531.

附　经方、类方及药对在糖尿病中的应用

第一节　经方在糖尿病中的应用

引言　经方的现代临床应用思路探析

经方，主要指《伤寒论》、《金匮要略》所记载的方剂，其主要特点是药少而精，药专力宏。经方历经千百年锤炼疗效肯定，目前仍广泛应用于临床各科。由于现代医学诊疗手段的进步，很多古代未能认识全面的疾病，在现代已被清晰地认识全貌，可以说，现代的疾病谱较过去远远丰富和宽泛。针对证候治疗的古方如何与现代疾病有效对接，使古代经方最大程度发挥疗效，主要关键点有以下几方面：

（一）精辨病机，医不执方

柯韵伯云：“凡病有名有症，有机有情……因名立方者，粗工也；据症定方者，中工也；于症中审病机，察病情者，良工也。仲景制方，不拘病之命名，惟求症之切当，知病机，得其情，凡中风、伤寒、杂病宜主某方，随手拈来，无不活法，此谓医不执方也。”自汉代至今，人类疾病谱较古代发生了很大变化，仲景时代的疾病谱远不如今日之广泛。加之现代人饮食习惯、生活方式、居住环境的改变，以及现代医学诊疗手段的进步使许多疾病被提前干预，阻断了疾病的自然进程；同时由于东西方医学差异，其对疾病的命名方式不同等多方面原因，导致诸多现代疾病很难与经方原文一一对应，拘泥于某一病某一方，常常会感到无方可用。宋代张元素就已发出了“运气不济，古今异轨，古方新病，不相能也”的感慨（《金史·列传》张元素条）。因此，亟需开拓思路，扩大经方的现代临床应用，力求古今接轨。精辨病机是古方新用的关键，自古即有一方多用、异病同治，其根本是病机一致，如清代温病学家吴鞠通就将仲景用于太阳中暍之白虎加人参汤移用于暑温，取其清热益气生津之功适用于热伤气阴之机。我们治疗2型糖尿病，并不拘泥于某一方证，而是打破《伤寒论》条文的原本框架，依据病机及组方特点将经方重新排列组合，将经方应用于病程的不同发展阶段，如热的阶段，以大柴胡汤为主治疗肝胃郁热证，因大柴胡汤主治少阳阳明合病，专清肝胃郁热；对于胃肠实热，以大承气汤为主，因大承气泻下胃肠热结。虚的阶段，既有火热未清，又有阴伤气耗等虚象，故以白虎加人参汤为主清热益气生津。损的阶段，病情发展至后期，各种变证蜂起，如皮肤病变，以大黄䗪虫丸为主，因其能缓中补虚，治疗经络营卫气伤，内有干血；糖尿病胃肠功能紊乱多因气机升降逆乱所致，故以泻心汤为主，辛开苦降、斡旋气机；糖尿病肾病后期高度水肿时，以真武汤温阳利水；终末期虚寒内盛，浊毒瘀闭，则以大黄附子汤温下浊毒；等等。即使病名差异，症状怪异，古所未见，只要病机一致或相似，即可挖掘出大量可用之方，且能效如桴鼓。

（二）抓住主症，以简驭繁

主症“立旗鼓使人知有所向”，经方的特点之一是方证相应，方中一两个主症往往是核心病机的重

要提示。许多急、重症及怪病，症见多端，病机复杂，一时难以明确，可根据一两个最突出的主症择用相应经方，通常主症一平，即病入坦途，病情豁然，病机亦随之明了。因此，抓主症，辨方药可以大大简化临床思维过程，同时拓宽经方的应用范围。《伤寒论》原文论述小柴胡汤证时亦有言："但见一证便是，不必悉具。"曾治一肺癌术后患者，就诊时极度虚弱，已二十余日未进食水谷，食即呕吐，其苦于口中清水涎唾多，频频唾涎液，半日内即吐涎约半升许。随即想到理中丸原文"大病差（瘥）后，喜唾，久不了了，胸上有寒"，再观其整体状况，一派阳虚内寒之象，确系理中丸证无疑，因病势较重故投之以汤剂，仅服药一周，诸症大减。如此不胜枚举，如以当归四逆汤治疗雷诺病，因当归四逆汤主症手足厥寒类似雷诺病手足冰冷；以甘草泻心汤治疗白塞病，因狐惑病蚀于阴为狐，蚀于喉为惑的主症与白塞病类似；失眠烦躁者，即使舌不甚红，苔不甚少，脉不甚细数，均可应用黄连阿胶汤；呕吐无论寒热即可用小半夏汤；胃脘及腹部有振水声即是应用茯苓的指征。只要主症相同，便可以此类推，举一反三，从而扩大经方的临床应用范围。抓主症的思路之所以可行，主要因为绝大多数主症是病机的真实反映，切中病机，自当能折其病所。

（三）还原剂量，重视服法

经方最大的特点是方小药精，量宏力专。经方的味数甚少，以《伤寒论》、《金匮要略》方而言，两书去除重复，共有方 281 首，其中 1 味药的 15 方，2 味药的 40 方，3 味药的 45 方，4 味药的 30 方，5 味药的 28 方，1～5 味药的小方已经占总数的半数以上。如此之少的药味仍能效如桴鼓，除了经方结构严谨，配伍巧妙外，还在于其药物的用量。自明代李时珍之后，古之一两等于 3g 的说法已约定俗成，然而该剂量对于药味甚少的经方而言，不甚合理。自 1983 年上海中医药大学柯雪帆教授首次重新考证经方剂量后[1]，临床一部分医家亦开始重新考证并实践经方本源剂量，如山西已故名老中医李可先生善用重剂救治疑难危重病。受柯教授启发，本人自 1983 年开始关注并考证《伤寒论》剂量问题，2009 年，973 计划"以量效关系为主的经典名方相关基础研究"正式立项，作为首席科学家带领团队多角度考证经方本源剂量，探索方药量效关系，最终考证仲景经方一两约为今 13.8g。设置大、中、小不同剂量组，分别以糖尿病、小儿肺炎、急性不全性肠梗阻等疑难、急症、重症为模型开展了多项循证医学研究，结果证实，扩大方药用量，能够显著提高急危重疑难疾病的临床疗效。因此，临床应用经方，把握好剂量是提高临床疗效的关键所在。

另外，还要注重经方的煎服方法。当今临床医生中重视煎服方法者，屈指可数，往往是开完处方后，即算完成任务。这种做法对于一些需要特殊煎服的药物，会大大降低药效。仲景书中每一首方后都详细地注明煎服方法，如大青龙汤方方注曰"一服汗者，停后服"，小承气汤"分温二服，初服汤当更衣，不尔者尽饮之，若更衣者勿服之"，再如栀子甘草豉汤"分二服，先温进一服，如得吐者，止后服"，可见仲景对于煎服方法的重视。傅延龄教授对张仲景方药服量控制方法进行数据挖掘后发现，对于服药时间，除了定时服药、每日三服外，亦有顿服、平旦服、日夜连服等特殊定时服药，以及少少含咽、不拘时等不定时服药方式。也提示了临床医生应当选择合适的中药剂型，确定合理的单次服用剂量和服用间隔时间，因人制宜[2]。如对于一些急、重症并不是常规的一天两剂，而是一天三剂，甚至多剂；也不是分温两服，而是频频饮服。曾治一糖尿病重度胃轻瘫者，每日频发呕吐，食入即吐已数月。疏方后叮嘱需分多次服用，并于方后注明。奈何患者回家后忘记医嘱，竟一次强行服下全部汤药，反致呕吐加剧，汤药全部吐出。待患者家属再看药方时，顿悟服药方法不对，按所嘱方法服药，服下第二口药时即觉舒适，一日内分多次将汤药服完，仅两剂呕吐即止，数日未发。可见，注重煎服方法，对于提高方药临床疗效也有重要意义。

（四）关注科研，结合药理

现代科技的进步挖掘出了很多传统中药的新功效，这些新功效不同于既往之处在于其直接针对的是现代疾病的病理指标，如五味子降转氨酶，肉桂、栀子、旋覆花降糖，黄芪、水蛭降尿蛋白等[3-7]。古老的经方经过现代科技的研究，其临床适应证也远远超出了《伤寒论》方证的范围，如现代药理学实验研究发现柴胡桂枝汤具有抗癫痫及镇静作用，故曾有用于抗成人癫痫的临床报道[8]。黄芪桂枝五物汤具有扩张血管、镇静止痛、抗过敏和健胃等作用，故可用于糖尿病周围神经病变、血栓闭塞性脉管炎等[9]。在不脱离中医寒热虚实辨证调态的前提下，将现代药理成果回归应用于临床，是将中医方药与现代疾病有效对接的重要桥梁，在保持中医辨证论治优势的同时，能够弥补中医治“病”，改善现代疾病理化指标的不足，也是扩大经方现代临床应用的重要方法。

（五）谨守方旨，化裁创新

临床上，所辨之证有时与某经方的适应证不完全吻合，此时可在不悖经方大意、不越经方主旨的前提下，从引申扩展的角度，加减药味或另组新方以治疗新的疾病。如孙思邈将仲景的当归生姜羊肉汤衍化为羊肉汤、羊肉当归汤、羊肉杜仲汤、羊肉生地黄汤、羊肉桂心汤、羊肉黄芪汤等。宋代《太平惠民和剂局方》中将《金匮要略》胶艾汤衍化成养血活血要方四物汤，将仲景主治阳郁厥逆的四逆散衍化成调和肝脾的逍遥散，将主治胃虚便秘的调胃承气汤衍化成能够清上导下的凉膈散等千古名方，皆是对仲景方的变通创新。清代温病大家吴鞠通在《伤寒论》三承气汤的基础上，根据温病的病理特点，结合温热之邪所伤脏腑部位不同，加减化裁出了宣白承气汤、导赤承气汤、牛黄承气汤、增液承气汤、新加黄龙汤、护胃承气汤、桃核承气汤等 7 个承气系列。这些加减方、化裁方进一步扩大了经方的应用范围，可谓师古而不泥古。本人临证治疗糖尿病微血管病变的经验方络通粉就是以抵当汤为基础化裁而来，其活血通络作用可明显延缓糖尿病视网膜病变、肾脏病变及周围神经病变等微血管并发症的发生发展。类似还有知柏地黄丸浓缩方（知母、黄柏、生地）、小补中汤（黄芪、枳实、炒白术）等。

以上几点是多年临床的点滴体会，掌握以上思路，临证时便有法可施，有方可用，思维开阔，许多疑难重症或可迎刃而解，不致束手无策。但诸般思路的灵活运用是以熟读背诵经方原文为基础，结合丰富的临床经验为条件，同时不能背离中医辨证论治的本质，方能实现圆机活法，以不变应万变。

一、经方在 2 型糖尿病四阶段中的应用

糖尿病的演变过程可分为郁、热、虚、损 4 个阶段，代表了疾病由早期到末期的发展过程。不同时期的核心病机不同，针对病机对经方进行重新整理，可将经方应用于糖尿病各个阶段。

（一）郁的阶段

肥胖型糖尿病患者在前期肥胖阶段，因过食和少动形成以食郁为先导的气血痰火湿食六郁。消瘦型糖尿病患者因脏腑柔弱，机体调节能力较差，于内则食入易积，遇事易郁，于外则易受风寒湿等邪气，故机体处于郁滞状态。故治疗重点在于消导“开郁”，或行气“开郁”。

1. 痰湿壅滞治以半夏厚朴汤、承气汤

痰湿壅滞的主要临床表现为向心性肥胖，即腹型肥胖，活动后气促，胸闷不舒，呕恶痰多，食肥甘油腻则加重，或头眩，舌体胖大，边有齿痕，舌苔白滑，脉滑或濡，未见明显热象。腹型肥胖，胸闷痰多是关键辨证点。

因肥胖者多痰湿壅盛，同时又有胃肠积滞的始动因素，故治当涤痰祛湿，清理肠胃。主方以半夏厚朴汤、承气汤加减，即半夏、厚朴、茯苓、元明粉、生大黄等。半夏厚朴汤出自《金匮要略·妇人杂病脉证并治》“妇人咽中如有炙脔，半夏厚朴汤主之。”原方主之妇人梅核气，为凝痰结气、阻塞咽嗌所致，半夏、厚朴辛以散结，苦以降逆，茯苓佐半夏利痰气，与郁证阶段肥胖者痰湿壅滞之病机合宜。临床常用半夏 9～15g，厚朴 15～20g，茯苓 30～45g，值得注意的是，此处生大黄宜单包，根据患者每日泻下的次数调整大黄用量，以防泻下太过挫伤正气。

2. 肝气郁滞治以四逆散

肝气郁滞的主要临床表现为情绪波动，急躁易怒，胸胁胀闷，时欲叹息，舌淡，脉弦。情绪波动，胸胁胀闷，脉弦是关键辨证点。

平素情绪波动，肝气易郁，疏泄失常，气机郁滞，日久则有化热之势，继而发为消瘅或脾瘅，故治疗重在疏肝理气解郁。《伤寒大白》注：“柴胡、白芍药疏通肝胆，伸阳气外达……又以枳实、甘草疏通阳明里气，伸胃阳外布。”四药疏通肝胆胃肠之气，解郁流通，故可用于郁证阶段肝郁气滞者。临床常用柴胡 9～15g，白芍 15～30g，枳实 9～15g。

3. 加减应用

有化热之象者可加黄连；大便不干者，可减去元明粉；血行郁滞不畅，舌底络脉轻微郁滞者，可少加辛香疏络或辛润通络之品，如红花、桃仁；水湿潴留明显，偏于虚胖者，重在健脾祛湿，重用茯苓，酌加薏苡仁，甘淡健脾，利水祛湿。

（二）热的阶段

土壅木郁，日久化热，形成肝胃郁热，或食郁、血郁、痰郁、湿郁等郁久化热，见肺热、肠热、痰热、湿热等；故热的阶段病机是以“壮火”为主，治疗当以“清火”为主，兼以泻热、化痰、利湿等。

1. 肝胃郁热证治之以大柴胡汤

肝胃郁热证的主要临床表现为肥胖，肚腹胀大，面色红赤，胸胁脘腹胀满，或易饥多食，口干苦，心烦易怒，便秘，舌红，苔黄，脉弦数等。患者胰岛素抵抗明显。其中，面色红赤，肚腹胀大，口干苦，心烦易怒，舌红，脉弦数是关键辨证点。

治当清泻肝胃郁热，主方为大柴胡汤，药用柴胡、黄芩、黄连、干姜、白芍、生山楂、枳实、大黄、清夏等。大柴胡汤源自《伤寒论》“太阳病，过经十余日，反二三下之，后四五日，柴胡证仍在者，先与小柴胡汤，呕不止，心下急，郁郁微烦者，为未解也，与大柴胡汤下之则愈。”方中既含小柴胡之意，以柴胡、黄芩疏泻少阳肝胆郁热；又合承气之功，以大黄、枳实清泻胃肠实热，通腑降气，主治少阳阳明合病，清泻肝胆胃肠郁热。同时合入半夏泻心之旨，以黄芩、黄连、干姜、清夏辛开苦降、

斡旋气机，专为土壅木郁、中焦大气不转而设。方中黄芩、黄连、白芍，乃苦酸制甜之意，配干姜防芩、连苦寒伤胃。加入楂、曲，是取其降脂、软化之用，可针对合并的高脂血症。综观全方，具有清泻肝胃郁热、燮理中焦、恢复大气运转之功。临床中常用柴胡 9～15g，黄连 9～30g，黄芩 9～30g，干姜 6～9g，清夏 9～15g，白芍 15g。

2. 痰热互结治之以小陷胸汤

痰热互结的主要临床表现为形体肥胖，腹部肥大，胸闷脘痞，心烦口苦，口干渴喜冷饮，大便干结，小便黄，舌红，苔黄腻，脉滑数等。实验室检查示除血糖升高外，常伴有血脂升高、脂肪肝等代谢紊乱。其中，形体肥胖，腹部肥大，胸闷脘痞，心烦口苦，苔黄腻，脉滑数是关键辨证点。

痰热胶结，在体则形体肥胖，肚腹肥大，入血则化膏成浊，故痰热是肥、脂、膏、浊的病理基础，唯痰热去，方能使肥脂消，膏浊清。治当清热化痰开结，主方为小陷胸汤，瓜蒌仁、清夏、黄连、生大黄、生山楂、干姜等。小陷胸汤出自《伤寒论》“小结胸病，正在心下，按之则痛，脉浮滑者，小陷胸汤主之。又治心下结痛，气喘闷者。”黄连苦寒，解心下之热，同时苦以制甜；清夏清化痰热，降逆下气，合黄连、干姜辛开苦降、斡旋气机；瓜蒌仁清热化痰散结，且其延蔓似络，性寒凉而实下行，导心下脉络之结热从下而降也；大黄，导痰热下行，疏通血络；生山楂，其酸为甜之中和，能软化，能解脂。临床常用剂量为黄连 9～30g，清夏 9～15g，瓜蒌仁 15～30g，干姜 6～9g，生山楂 15～30g。

3. 肠道湿热治之以葛根芩连汤

湿热盛，则大便臭秽，黏滞不爽，此为肠道湿热证的关键辨证点。《伤寒论》曰：“太阳病，桂枝证，医反下之，利遂不止。脉促者，表未解也。喘而汗出者，葛根芩连汤主之。”方中葛根，从里以达于表，从下以腾于上，辅之以芩、连之苦，苦以坚之，坚毛窍而止汗，坚肠胃以止泻。辅以甘草之甘，辅中土而调脉道，从而湿热泄利可止，大便调畅。《伤寒药性赋》称主药葛根“阳明之的药，脾渴可解而胃热能消”，张元素认为“脾胃作渴者，非此不除”，《神农本草经》明载其“主消渴”，诸如此类记载，表明葛根是古代治疗消渴之要药。而《本经疏证》首次提出葛根“能发土气以达木气”，恰中肥胖 2 型糖尿病土壅木郁之病机。临床常用葛根 15～45g，黄连 9～30g，黄芩 9～30g。年老者或实热兼阴津耗伤者，则以增液承气汤加减，方中麦冬用量宜大一般 30～60g，玄参 15～30g。

4. 加减应用

兼痰火扰心，不寐或寐少而恶梦纷扰者，重用黄连，加云苓、竹茹、陈皮、夜交藤等，含黄连温胆汤之意，清火化痰，安神定志；兼痰阻气滞者，重用清夏，加化橘红、云苓以行气消痰；热毒盛者，可见口舌生疮，心胸烦热，大便秘结，或见吐血，鼻出血，可以黄连解毒汤泻三焦火毒。《医方集解》言：“此手足阳明、手少阳药也。三焦积热，邪火妄行，故用黄芩泻肺火于上焦，黄连泻脾火于中焦，黄柏泻肾火于下焦，栀子泻三焦之火从膀胱出。盖阳盛则阴衰，火盛则水衰，故用大苦大寒之药，抑阳而扶阴，泻其亢甚之火，而救其欲绝之水也，然非实热不可轻投。”热毒较重，出现痈疽疮疖等，可加金银花、蒲公英、紫花地丁等清热解毒之品。若肝胃郁热、痰热互结、肺胃热盛、胃肠实热等同时并见，可多方合用，根据主症侧重不同，配伍君臣佐使，加减用量。

临证用药，需因性别、年龄、体质而异。年盛体壮者，药量宜大，年老者，药量可酌减；男性患者可比同龄女性应用的剂量大。

（三）虚的阶段

前一阶段火热未除，脏腑功能持续亢进，耗散脏腑元气，渐致一身之气耗损，即“壮火食气”。脏腑经络等组织器官功能活动推动无力，气血津液生成及代谢障碍，加之火热灼津，燥热伤阴，故气阴两伤为始，进而阴损及阳，同时痰浊瘀血等病理产物积聚内生。此阶段以各种不足为主，虚实夹杂，可夹瘀、夹热、夹湿等。肺胃肝肾阴虚多与肺燥胃热俱现，因此“虚”的同时伴有热象。治疗或虚实并治或寒热并治。

1. 脾虚胃滞主之半夏泻心汤

脾虚胃滞的主要临床表现为心下痞满，呕恶纳呆，水谷不消，便溏，或肠鸣下利，干呕呃逆，舌淡胖苔腻，舌下络瘀，脉弦滑无力。其中，心下痞满，水谷不消，便溏，舌下络瘀，舌淡胖苔腻是关键辨证点。

治当辛开苦降，斡旋气机，运脾理滞。主方为半夏泻心汤，药用半夏、黄连、黄芩、干姜、党参、云苓、枳实、炒白术、大黄、水蛭粉等。半夏泻心汤出自《伤寒论》“伤寒五六日，呕而发热者，柴胡汤证具，而以他药下之，柴胡证仍在者，复与柴胡汤。此虽已下之，不为逆，必蒸蒸而振，却发热汗出而解。若心下满而硬痛者，此为结胸也，大陷胸汤主之；但满而不痛者，此为痞，柴胡不中与之，宜半夏泻心汤。”芩、连大苦以泄其满，姜、夏之辛能散其结，芩、连、姜、夏辛开苦降，使天气降地气升，转痞而为泰；党参、炒白术健益脾气，且术合枳实为枳术汤，理胃滞，促进胃肠蠕动；云苓者，甘淡运脾利水，仲景常以苓制术，防术呆补碍脾滞胃；加大黄、水蛭活血通络，为舌下络瘀之早期瘀血征象而设。临床中常用半夏 9～15g，黄连 6～15g，黄芩 9～15g，干姜 6～9g，党参 15～30g，炒白术 15～30g，云苓 15～60g。

加减治疗：偏寒者，加重干姜，合入肉桂温下焦之寒，或桂枝温中上焦之寒；偏热者，重用芩、连；偏于脾虚者，重用党参、炒白术；偏于胃气壅滞，中焦痞满者，重用枳实，加陈皮；胃脘及腹部振水声者，重用茯苓 60～90g，甚者 120g；兼痰饮阻中者，重用半夏，加化橘红。

2. 壮火食气主之白虎加人参汤、干姜黄连黄芩人参汤

壮火食气的主要临床表现为烘热汗出，口干口渴，心烦口苦，气短乏力，舌红，舌下络脉瘀滞，脉洪大无力。其中，烘热汗出，气短乏力，舌下络脉瘀滞，脉洪大无力是关键辨证点。

治当清热益气生津，主方为白虎加人参汤，药用生石膏、知母、党参、生大黄、水蛭粉、炙甘草等。此方出自《金匮要略·消渴小便不利淋病脉证并治》“渴欲饮水，口舌干燥者，白虎加人参汤主之。”石膏甘寒，寒胜热，甘入脾，备土中生金之体，具金能生水之用；知母气寒主降，苦以泻火，辛以润燥；甘草为中宫舟楫，能土中泻火，寒药得之缓其寒；人参，补中益气生津止渴；生大黄、水蛭，活血通络，为舌下络瘀而设。此方偏适于中上二焦热盛，火灼阴伤气耗者，重在清泻火热，兼以益气生津，活血通络。临床中常用石膏 30～60g，知母 30～45g，党参或太子参 15～30g。

若热伤气阴较重，可见寒热夹杂之象，则以干姜黄连黄芩人参汤加减清热益气养阴，虚实并治。此方出自《伤寒论》“伤寒，本自寒下，医复吐下之，寒格，更逆吐下，若食入口即吐者，干姜黄连黄芩人参汤主之。”故以芩、连苦寒直清壅滞之邪热，以姜、参益气温补，临床多以较平和之红参代人参，性温而补益之力更佳，若热象明显，则以性凉之西洋参或性平之太子参代之以益气养阴。临床常用干姜 6～15g，黄连 9～15g，黄芩 9～15g，红参 6～15g，或西洋参 15～30g，或太子参 15～30g。

加减治疗：肺热甚，重用石膏，加桑白皮、黄芩；兼喘者加杏仁降气平喘；兼胃热者，加黄连清

胃火；兼肠燥津伤，便秘著者，大黄加量，酌加麦冬、生地。

3. 肺胃热盛，津液亏伤主之瓜蒌牡蛎散

肺胃热者，口渴甚，大渴引饮，饮不解渴，小便量多或正常，舌红苔黄或少苔，脉滑数。口渴引饮是关键辨证点。瓜蒌牡蛎散出自《金匮要略·百合狐惑阴阳毒病脉证治》："百合病，渴不差者，瓜蒌牡蛎散主之。"陈元犀按："洗后渴不差，是内之阴气未复。阴气未复，由于阳气之亢，故以牡蛎以潜其阳，瓜蒌根以生其津，津生阳降而渴愈矣。"《本经疏注》称牡蛎"主召阳以归阴"，引热下行，使热不致上炎而消灼津液，瓜蒌根清解肺胃之热，生津止渴，二者配合，生津液，清虚热，消口渴，故可用于糖尿病因于肺胃热盛所致大渴引饮，饮不解渴者。临床常用生牡蛎30g，天花粉30g。

加减治疗：汗出较多，加当归、黄柏、生地、黄芪，乃当归六黄汤之意；心烦失眠者，加炒枣仁、夜交藤、肉桂，清心除烦，养心安神；兼阴分热甚者，加地骨皮、丹皮、玄参等。

4. 上热下寒主之乌梅丸

上热下寒的主要临床表现为心烦口苦，胃脘灼热，或呕吐，下利，手足及下肢冷甚，舌下络脉瘀闭。其中，心烦，胃脘灼热，下肢冷是关键辨证点。治疗重在寒热并治，交通阴阳。乌梅丸见于《伤寒论》厥阴病篇，上热下寒，阴阳不相交通，多是厥阴风木之病，故柯韵伯言"君乌梅之大酸，是伏其所主也；配黄连泻心而除疼，佐黄柏滋肾以除渴，先其所因也；肾者，肝之母，椒、附以温肾，则火有所归，而肝得所养，是固其本；肝欲散，细辛、干姜辛以散之；肝藏血，桂枝、当归引血归经也"。临床常用乌梅9～15g，黄连15～30g，黄柏15～30g，蜀椒9～15g，干姜6～9g，肉桂3～6g等。此方也是苦酸制甜之代表方。

加减治疗：下寒甚加肉桂15g；上热甚，重用芩、连；虚象著，重用党参，加黄芪15g，当归15g，或血虚明显者，党参易为红参；瘀血征象明显者，加桃仁15g。此基础方还可合其他方研粉长期服用，适用于血糖趋于稳定期，一般疗程为3个月。

（四）损的阶段

或因虚极而脏腑受损，或因久病入络，络瘀脉损而成，此期根本在于络损（微血管）和脉损（大血管），以此为基础致脏腑器官的损伤。此期火热之势已渐消退，虚损之象进一步加重，多以气血精津亏损，脏腑功能衰败立论。此期多见阴阳两虚及因脉损和络损所致的变证蜂起。此时治疗重点在于活血化瘀通络的同时注重温补命门，以期微微生火，少火生气，并针对各种并发症随证治之。

1. 阴阳两虚治之以金匮肾气丸

阴阳两虚的主要临床表现为小便频数，夜尿频多，甚则饮一溲一，尿浑浊如脂膏，五心烦热，口干咽燥，神疲，耳轮干枯，面色黧黑；腰膝酸软无力，畏寒肢冷，四肢欠温，阳痿，或下肢浮肿，甚则全身肿，舌淡苔白而干，舌下络脉瘀闭，脉沉而无力。其中，小便频数，夜尿频多，五心烦热，口干咽燥，腰膝酸软无力，畏寒肢冷是关键辨证点。

治当以活血化瘀，温补命火为主，主方为金匮肾气丸，药用淡附片、肉桂、山萸肉、丹皮、泽兰、泽泻、知母、山药、大黄、水蛭粉等。金匮肾气丸出自《金匮要略·消渴小便不利淋病脉证并治》"男子消渴，小便反多，以饮一斗，小便一斗，肾气丸主之。"山萸肉、知母"壮水之主以制阳光"；肉桂、

淡附片“益火之源以消阴翳”；山药平补脾肾气阴；丹皮、泽兰、泽泻活血利水，泄肝肾之浊；大黄、水蛭活血化瘀通络。方中肉桂、山萸肉、山药经现代药理证实均具降糖之功，可谓一药多用。

2. 脾肾阳虚主以附子理中丸

脾肾阳虚的主要临床表现为腰膝酸冷，夜尿频，畏寒身冷，小便清长或小便不利，大便稀溏，或见浮肿，舌淡胖大，脉沉细。其中畏寒，夜尿频，舌淡胖大，脉沉细是关键辨证点。

治疗应温补脾肾，培补命火，主方为附子理中丸。本方在理中丸基础上惟陡进纯阳之药，迅扫浊阴，以回复脾肾之阳，乃得收功再造。方中以附子、干姜辛热追阳为君，臣以参、术培中益气，佐以炙草和药，妙在干姜温太阴之阴，即以生姜宣阳明之阳，使参、附、术、姜收功愈速，共奏温补脾肾之功。临床常用附子9～30g，干姜9～15g，红参6～15g，肉桂3～15g。

加减治疗：偏于肾阳虚者，倍用肉桂；偏于肾阴虚者，重用知母，加生地；兼肾虚火旺者，加黄柏清下焦虚火；肾阳虚水肿甚者，加云苓、益母草利水消肿；兼肝阳上亢者，加天麻、钩藤平肝潜阳。因此阶段变证百出，故临证时还应兼顾不同并发症随证施治，有的放矢。

3. 抵当汤及大黄䗪虫丸的应用

脉损和络损是糖尿病的最终结局，治疗重在活血化瘀通络。抵当汤见于《伤寒论》“太阳病……热在下焦……少腹当硬满……下血乃愈。所以然者，以太阳随经，瘀热在里故也。抵当汤主之。”张令韶曰：“虻虫、水蛭，一飞一潜，吮血之物也。在上之热随经而入，飞者抵之；在下之血为热所瘀，潜者当之。配桃核之仁，将军之威，一鼓而下，抵拒大敌。四物当之，故曰抵当。”大黄䗪虫丸出自《金匮要略·血痹虚劳病脉证并治》“五劳虚极羸瘦，腹满不能饮食，食伤、忧伤、饮伤、房事伤、饥伤、劳伤、经络荣卫气伤，内有干血，肌肤甲错，两目黯黑，缓中补虚，大黄䗪虫丸主之。”虫蚁之类，无血者走气，有血者走血，飞者升，走者降，灵动迅速，使血凝著，气可宣通，从而根松透邪，追拔沉混气血之邪。君以大黄，从胃络中宣瘀润燥，佐以黄芩清肺卫，杏仁润心营，桃仁补肝虚，生地滋肾燥，芍、甘扶脾胃解药毒。然抵当汤活血破瘀之力较强，多用于瘀血较重，络瘀、络闭者；大黄䗪虫丸，润以濡其干，虫以动其瘀，通以去其闭，而仍以地、芍、草和养其虚，攻血而不专主瘀血，乃缓中补虚之良剂，多用于后期络损较重，正虚瘀实者。抵当汤、大黄䗪虫丸的应用并不局限于损的阶段，热的阶段、虚的阶段都可从两方中化裁，独取方中一两味药，功专活血化瘀通络，宗早期治络、全程通络之旨。

二、经方在糖尿病并发症中的应用

糖尿病并发症包括脉损即心、脑、下肢等大血管病变和络损即眼、肾、神经等微血管病变。络脉损伤是其病理基础与核心，并且不论肝胃郁热、气阴两伤还是阴阳俱损都可伴发血行不畅，血液瘀滞，故活血化瘀通络应贯穿整个治疗过程。可以抵当汤、大黄䗪虫丸加减作为该病的基础方。

（一）糖尿病肾病

1. 肾络瘀阻主以抵当汤、丸

肾病早期，可无临床症状，但实验室检查肾小球滤过率及内生肌酐清除率增高。此时已有肾络瘀滞的病理改变，故以抵当汤、丸化瘀通络。抵当丸见于《伤寒论》“伤寒有热，少腹满，应小便不利，今反利者，为有血也，当下之，不可余药，宜抵当丸。”尤怡论抵当丸“必有不可以攻，而又有不可峻攻之势”，方中水蛭为主药，以粉剂冲服入药，可用至 3～9g，《医学衷中参西录》称其“破瘀血而不伤新血，纯系水之精华生成，于气分丝毫无损，而瘀血默消于无形”之良药，并赞水蛭“在破血药中功列第一”，《本草经百种录》亦称“其性又迟缓善入，迟缓则生血不伤，善入则坚积易破，借其力以攻积久之滞，自有利于无害也”。因此，对于以瘀的病变为核心的糖尿病肾病，水蛭可长期应用而无毒副作用，合生大黄或酒大黄共奏疏通肾络之功。

2. 肾虚血瘀水停者，当归芍药散主之

肾脏病变持续发展，瘀象渐著，肾虚之象也逐渐显现，同时因血不利则为水，故此阶段往往血水同病。治当补肾化瘀，活血利水。以当归芍药散合抵当丸为主方，药用当归、白芍、白术、云苓、泽泻、大黄、桃仁、水蛭粉等。当归芍药散见于《金匮要略·妇人妊娠病脉证并治》“妇人怀娠，腹中疠痛，当归芍药散主之。”陈元犀释方曰：“怀妊腹痛，多属血虚，而血生于中气。中者，土也。土过燥不生物，故以归、芎、芍药滋之，土过湿亦不生物，故以苓、术、泽泻渗之。燥湿得宜，则中气治而血自生，其痛自止。”用于糖尿病肾病，是取芎、归、芍益血之虚，苓、术、泽除水之气，养血补虚，血水同治之功。合抵当丸则增强活血化瘀之力。临床可见腰膝酸软或空痛，小便清长，或夜尿多，下肢或眼睑微肿，舌淡嫩苔白，脉虚细尺部弱。腰膝酸软或空痛，眼睑或下肢微肿是关键辨证点。

3. 阳虚水泛，真武汤主之

阳虚水肿者，眼睑、颜面及下肢浮肿较甚，形寒怕冷，四肢清冷，小便清长，面色㿠白，舌淡胖大，苔薄白，脉沉细弱，尺部甚。浮肿、形寒、面色㿠白是关键辨证点。治以温阳利水，活血通络，以真武汤为主方。方见《伤寒论》：“太阳病发汗，汗出不解，其人仍发热，心下悸，头眩，身瞤动，振振欲擗地者，真武汤主之。”《医宗金鉴》注曰：“夫人一身制水者脾也，主水者肾也……用附子之辛热，壮肾之元阳，而水有所主矣；白术之苦燥，建立中土，而水有所制矣；生姜之辛散，佐附子以补阳，温中有散水之意；茯苓之淡渗，佐白术以健土，制水之中有利水之道焉。而尤妙在芍药酸敛，加于制水、主水药中，一以泻水，使子盗母虚，得免妄行之患；一以敛阳，使归根于阴，更无飞越之虞。”临床常用附子 9～30g，云苓 30～60g，白芍 15～30g，白术 15～30g。

4. 阴虚水热互结猪苓汤合抵当丸主之

阴虚水肿者，眼睑、颜面甚则全身浮肿，舌红少苔，口渴少尿，脉细数无力。口渴、舌红少苔、浮肿是关键辨证点。治以滋阴利水，活血通络。猪苓汤见于《伤寒论》“脉浮发热，渴欲饮水，小便不利者，猪苓汤主之。”猪、茯之甘以行小便，泽泻之咸以泻伏水，滑石之滑以利水道，阿胶从利水之中育阴，是滋无形以行有形也。《本经疏注》称其“濬血之源，洁血之流”，故此方适用于阴虚水热互结者，利水而不伤阴，育阴而不碍水。

5. 气虚水肿防己黄芪汤合抵当丸主之

气虚水肿者，全身浮肿，气短乏力，少气不足以息，动则尤甚，自汗怕风，或易感冒，舌淡胖嫩，苔薄白，脉虚细弱。浮肿、气短乏力、易汗是主要辨证点。治以益气利水，活血通络，以防己黄芪汤

合抵当汤为主方，药用防己、黄芪、白术、炙甘草、大黄、水蛭、生姜、大枣等。防己黄芪汤出自《金匮要略·痉湿暍病脉证》“风湿，脉浮，身重，汗出恶风者，防己黄芪汤主之。”黄芪走表塞空，枣、草、术补土胜湿，生姜辛以祛风，温以行水，重用防己30g走而不守，领诸药环转于周身，使上行下出，外通内达，扫而无余。可少加红参6g，增强补益之力。

6. 瘀浊毒邪内蕴，主以大黄附子汤

糖尿病肾病后期进入尿毒症阶段，可见恶心，呕吐，面色晦滞或黧黑，形寒怕冷，小便少或无，大便秘结，重者昏迷，舌胖边齿痕，脉沉细弱。恶心，呕吐，形寒怕冷，小便少是关键辨证点。进入尿毒症阶段，当以透析等西医治疗为主，配合中医辅助疗法。可以大黄附子汤为基础方，口服或采用灌肠疗法，主药为大黄（生用或酒制）和淡附片。大黄附子汤出自《金匮要略·腹满寒疝宿食病脉证治》“胁下偏痛，发热，其脉紧弦，此寒也，以温药下之，宜大黄附子汤。”大黄苦寒，走而不守，得附子之大热，则寒性散而走泄之性存。此处大黄附子汤并非针对阴寒结聚之邪，而是借其温下之功，给邪以出路，使痰、浊、瘀、毒等由下排出，清除体内蓄积之邪。若虑其体虚不能承受生大黄之攻下，可以酒军缓下代之。此方用于灌肠治疗时，常加煅龙骨、煅牡蛎[10]，以吸附毒素，以进一步清除瘀毒。

（二）糖尿病视网膜病变

眼络病变也是糖尿病的特异性病变，与肾络病变类似，将经历络滞、络瘀、络损等病理过程，因此活血化瘀通络亦是治疗眼络病变的基本法则，抵当汤仍是治疗眼络病变的基本方。需注意，眼络病变至络瘀、络损阶段，因瘀阻血络，络损血溢，易于发生出血，对于眼底出血者，应慎用水蛭、桃仁等活血化瘀通络之品，以防加重出血，而出血严重者应禁用。此外，因肥胖型糖尿病和消瘦型糖尿病病理基础不同，肥胖型糖尿病合并视网膜病变多是痰、瘀、湿等交互为患，因此活血化瘀通络的同时应注重化痰利湿、消膏降浊等；消瘦型糖尿病合并视网膜病变多是热伤血络所致，故应注重清热凉血通络。临床除用生大黄、水蛭粉外，三七、血竭粉、生蒲黄、赤芍、丹皮等也是治疗视网膜病变的常用药。

（三）冠心病

1. 痰瘀痹阻之胸痹、心痛治以瓜蒌薤白半夏汤合抵当汤加减

痰瘀痹阻，症见心胸刺痛、闷痛，呕恶痰多，口唇紫绀，舌淡胖，边有齿痕，或舌边瘀点，苔白腻，脉弦涩。心胸痛，痰多，唇绀是关键辨证点。治以开胸涤痰，通阳宣痹。以瓜蒌薤白半夏汤合抵当汤为主方，药用全瓜蒌、薤白、半夏、生大黄、水蛭等。瓜蒌薤白半夏汤出自《金匮要略·胸痹心痛短气病脉证治》“胸痹不得卧，心痛彻背者，瓜蒌薤白半夏汤主之。”瓜蒌薤白半夏汤开胸涤痰，通阳散结，合抵当汤痰瘀并治，通阳宣痹。临床常用瓜蒌仁15～30g，薤白15～30g，半夏9～15g。若寒甚，见胸痛剧烈，得温则减，手足寒者，加蜀椒、干姜等辛热之品，以白酒煎汤；胸闷著者，加陈皮、枳实、厚朴等理气之品。

2. 心动悸脉结代，气阴两虚兼瘀者主以炙甘草汤

气阴两虚兼瘀者，症见心悸，气短乏力，动则尤甚，胸闷，甚或胸痛，或心烦，舌红少苔，舌尖

边瘀点，舌底络瘀，脉结代或虚细数。心悸、气短，舌红少苔，舌底瘀，脉结代是主要辨证点。治以益气养阴，活血化瘀通络。以炙甘草汤为主方，药用党参、生地、阿胶、麦冬、麻仁、炙甘草、丹参、桃仁、降香等。炙甘草汤见于《伤寒论》“伤寒，脉结代，心动悸，炙甘草汤主之。”参、地、胶、麦皆柔润之品以养阴，得桂枝、生姜之辛温以行阳气，炙甘草主持胃气以资脉之本原，又名复脉汤，盖诸药合用益气滋阴，补养心脉，脉自来复。常加丹参、降香、桃仁等，辛香活血通络。临床常用党参15～30g，炙甘草15～30g，麦冬30g，生地15～30g，丹参15～30g，降香9～15g。

（四）中风早期主以桃核承气汤合抵当汤

中风早期以痰瘀闭阻，热结腑实为主要病机。急当通腑泻热，化瘀涤痰开窍。主以桃核承气汤合抵当汤，药用桃核、生大黄、元明粉、水蛭粉、甘草、全瓜蒌、胆南星、石菖蒲等，重者送服安宫牛黄丸。桃核承气汤见于《伤寒论》“太阳病不解，热结膀胱，其人如狂，血自下，下者愈。其外不解者，尚未可攻。当先解其外；外解已，但少腹急结者，乃可攻之，宜桃核承气汤。”大黄之苦寒，推陈致新，荡实除热为君；芒硝咸寒，入血软坚为臣，逐其左宜右有之势，加菖蒲、胆星等以涤痰开窍。痰热瘀结腑实藉其通腑泻热，泻下瘀结之功，由内达外，合抵当汤则增强活血祛瘀之力，此为急则祛邪治标之治。若病重，见神志昏迷，牙关紧闭，两手握固等痰瘀闭窍等危象，恐桃核承气合抵当汤之力不足，有病重药轻之嫌，宜送服安宫牛黄丸，急以开窍祛邪。

（五）下肢血管闭塞治以黄芪桂枝五物汤合抵当汤

肢冷、间歇性跛行是下肢血管闭塞的主要表现，“冷”非因寒得之，而是因瘀致塞，血行不畅，肢体经脉失却温阳，故根本原因在于瘀。常因病程日久，正气耗伤，因虚致瘀，正虚血行无力而瘀阻脉道。治以益气温阳，活血通络，以黄芪桂枝五物汤合抵当汤为主方，药用黄芪、川桂枝、白芍、鸡血藤、生大黄、水蛭粉等。黄芪桂枝五物汤见于《金匮要略·血痹虚劳病脉证并治》“血痹阴阳俱微，寸口关上微，尺中小紧，外证身体不仁，如风痹状，黄芪桂枝五物汤主之。”血痹得之于体虚受邪，阳气运行不畅，而致肌肤血行阻滞，必以阳气通而后出，宜针引阳气。然经言：“阴阳形气俱不足者，勿刺以针而调以甘药也。”故以黄芪桂枝五物汤和荣之滞，助卫之行，以药代针。此方即桂枝汤去甘草之缓，加黄芪于气分中调其血，倍生姜以宣发其气，气行则血不滞而痹除，加鸡血藤合抵当汤均是增强活血化瘀通络之力。

（六）腓肠肌痉挛主以芍药甘草汤

阴津亏损，肌肤筋脉失养而致拘急痉挛。当以缓解痉挛为急。芍药甘草汤出自《伤寒论》第29条：“伤寒脉浮，自汗出，小便数，心烦，微恶寒，脚挛急，反与桂枝汤欲攻其表，此误也。得之便厥，咽中干，烦躁吐逆者，作甘草干姜汤与之，以复其阳。若厥愈足温者，更作芍药甘草汤与之，其脚即伸。”芍药味苦，甘草味甘，苦甘合用，有人参之气味，所以大补阴血，血得补则筋有所养而舒。现代临床应用芍药甘草汤治疗膈肌痉挛、胃脘痉挛及肌肉痉挛性疾病等[11-12]，屡获效验。

（七）糖尿病皮肤病变主以大黄䗪虫丸

对于肌肤甲错，缺血性溃疡及营养不良性溃疡等因虚致瘀者，长期服用大黄䗪虫丸效果很好。伴皮肤瘙痒者，以苦参汤或蛇床子散外洗。苦参汤出自《金匮要略·百合狐惑阴阳毒病脉证治》“蚀于下部则咽干，苦参汤洗之。”蛇床子散见于《金匮要略·妇人杂病脉证并治》“蛇床子散方，温阴中坐药。”苦参，燥湿杀虫止痒，《本草正义》云：“苦参之苦愈甚，其燥由烈，故能杀湿所生之虫。”《本草衍义》将苦参配皂角煎汁为丸，治通身风疹，痒痛不可忍。蛇床子，《神农本草经》谓其“主妇人阴中肿痛，男子阴痿湿痒”，《本草疏经》称其“能于湿中行风化”。故苦参、蛇床子外洗用于皮肤瘙痒者每每获效，即使阴虚体质也可应用，是去其性味取其功用。

（八）糖尿病周围神经病变主以黄芪桂枝五物汤合乌头汤

糖尿病周围神经病变的主要表现是四肢或手指、足趾麻木或疼痛，多伴有肢体麻木发凉。治以行气活血，温经补虚通络，气血并治。以黄芪桂枝五物汤合乌头汤为主方。可配合麻黄汤去杏仁，芎归胶艾汤去阿胶、生地外洗。麻黄、桂枝发汗透表，增强局部循环；川芎、当归行气活血；芍药缓急止痛；艾叶散寒除湿止痛，循环通畅，寒湿散去，则麻木疼痛可止。

（九）糖尿病胃肠功能紊乱主以泻心汤类方

糖尿病胃肠功能紊乱是糖尿病常见的自主神经病变，主要表现为恶心呕吐，脘腹胀满，便秘，腹泻或二者交替，多是脾胃升降失常，中焦大气不转，气机逆乱所致。治当辛开苦降，斡旋气机，燮理中焦。以泻心汤类方为主，半夏、黄连、黄芩、干姜、党参、云苓、枳实、炒白术、生姜等。脾虚胃滞者，主以半夏泻心汤；呕吐、嗳气等胃中不和，胃气上逆症状较著者，主以生姜泻心汤，见《伤寒论》“伤寒汗出解之后，胃中不和，心下痞硬，干噫食臭，胁下有水气，腹中雷鸣下利者，生姜泻心汤主之。”为半夏泻心汤减干姜二两，加生姜四两，意在和胃，合半夏为小半夏汤，降逆止呕。腹泻，下利日十余行，乃中虚甚，主以甘草泻心汤，见《伤寒论》“伤寒中风，医反下之，其人下利日数十行，谷不化，腹中雷鸣，心下痞硬而满，干呕心烦不得安。医见心下痞，复下之，其痞益甚。此非结热，但以胃中虚，客气上逆，故使硬也。甘草泻心汤主之。”乃半夏泻心汤重用甘草，以补虚安中止利。

加减治疗：便秘甚，属燥实热结，体质较实者，主以承气汤类；肠枯便秘，见大便干结如羊粪状，艰涩难行，属虚者，以麻子仁丸主之。麻子仁丸见《伤寒论》247 条“趺阳脉浮而涩，浮则胃气强，涩则小便数，浮涩相搏，大便则硬，其脾为约，麻子仁丸主之。”经曰：“脾欲缓，急食甘以缓之。”麻、杏之甘，缓脾而润燥；津液不足，以酸收之，芍药之酸，以敛津液；肠燥胃强，以苦泄之，枳实、大黄、厚朴之苦，下燥结而泄胃强，故可用于脾弱胃强，肠枯便秘者。腹泻甚，大便黏滞不爽，或矢气多，属湿热，主以葛根芩连汤，方中葛根、黄芩、黄连用量宜大，多用至 15～30g，以冀清热利湿止泻兼顾降糖。

（十）糖尿病神经源性膀胱阴阳两虚主以金匮肾气丸

阴阳两虚者，症见小便少或无，排尿困难，排尿无力，或尿失禁，形寒畏冷，腰膝痠痛，手足清冷，或心烦，口渴欲饮，饮水不止，舌淡胖，苔白，脉弱。排尿困难、形寒畏冷、口渴欲饮是主要辨证点。治以温补肾气，育阴润燥。以金匮肾气丸为主方，药用肉桂、淡附片、山萸肉、茯苓、泽泻、五倍子、琥珀粉等。金匮肾气丸亦见于《金匮要略·妇人杂病脉证并治》“问曰：‘妇人病，饮食如故，烦热不得卧，而反倚息者，何也？’师曰：‘此名转胞，不得溺也。以胞系了戾，故致此病，但利小便则愈，宜肾气丸主之。’”妇人转胞，与神经源性膀胱表现相同，皆是肾气不充，升举无权，开阖失司所致。肾气丸以地、萸、芍固肾脏之阴，桂、附暖肾脏之阳，茯苓行水道，陈元犀称泽泻“妙在泽泻形圆善转，俾肾气旺则能充于胞而系自正，系正则小便不利者而可利矣”。诸药合用，补益真阴，蒸动水气，使阴平阳秘而开阖之枢自如。神经源性膀胱多是膀胱胞络的病变，故临床常加三七粉、琥珀粉活血化瘀利尿，加橘核、荔枝核、山楂核行气活血，疏通胞络，此三者形似男子外生殖器，根据取类比象原则，选用这类药治疗生殖及泌尿系统疾病，常常药到病除。常用肉桂 6～15g，淡附片 9～15g，山萸肉 9～15g，茯苓 30g，琥珀粉 3g，三七粉 3～6g，橘核 15g，山楂核 15g，荔枝核 15g 等。

三、经方在糖尿病杂病中的应用

（一）反复低血糖主以黄芪建中汤

反复低血糖多是中气亏虚，升举无力，精微下陷，不能正常输布所致，治疗应健脾益肾，益气升提。以黄芪建中汤为主方，药用黄芪、枳实、炒白术、白芍、云苓、肉桂、山萸肉等。黄芪建中汤见《金匮要略·血痹虚劳病脉证并治》“虚劳里急，诸不足，黄芪建中汤主之。”以小建中汤为基础扶持中气，中气立则升提有力，精微布散，加黄芪补虚塞空，贯腠通络，走肌肉实胃气，使补虚建中之力倍增。方中黄芪、枳实、炒白术又有补中益气汤之意，称“小补中”，三者升降相因，有先降后升之妙，升提下陷之中气。临床常用黄芪 15～60g，枳实 9～15g，炒白术 15～30g，山萸肉 9～15g，肉桂 3～6g，白芍 15～30g。

（二）反复感染

1. 反复上呼吸道感染主以薯蓣丸

反复上呼吸道感染症见反复感冒，咽痛，扁桃体肿大，色淡红，怕风易汗，形体瘦弱，面色淡白无华，舌体瘦小，苔淡白，脉沉细弱。多是阴阳气血亏虚致机体免疫力低下，卫外不足，御邪不能。治当补虚实卫，祛风御邪。薯蓣丸见于《金匮要略·血痹虚劳病脉证并治》“虚劳诸不足，风气百疾，薯蓣丸主之。”方以四君、四物养其气血，麦冬、阿胶、干姜、大枣补其肺胃，桔梗、杏仁开提肺气，桂枝行阳，防风运脾，白蔹化入荣之风。山药为主，专理脾胃，上损下虚，至此可以支撑，故正气运而风气自去，从而补虚祛邪，固表实卫，临床常合玉屏风散御风实表，增强抗御外邪之力。

2. 反复泌尿系感染主以当归贝母苦参丸

糖尿病因阴血亏虚，易致外邪侵袭，若湿热秽浊之邪从下焦侵入，则下焦湿热，或水湿不归正化，湿流于下，蕴久化热，而成湿热，致泌尿系感染。阴血不足兼湿热者，见小便频而短少，淋漓不尽，排尿困难，尿道涩痛，或带下色黄臭秽，大便黏滞不爽，五心烦热，口干口渴，尿黄，舌红少苔，或根部黄腻苔，脉滑数或细数。治以滋阴养血，清利湿热。以当归贝母苦参丸合文蛤散为主方，药用当归、浙贝、苦参、黄柏、生地、五倍子等。当归贝母苦参丸出自《金匮要略·妇人妊娠病脉证并治》“妊娠，小便难，饮食如故，当归贝母苦参丸主之。”病在下焦，当归养血润燥，苦参入阴利窍除伏热。肺气郁，不行于膀胱，则水道不通，故以浙贝疗郁结，郁解则热散，结通则水行。

（三）阴虚火旺之失眠主以黄连阿胶汤

临证时可以不必拘于舌脉，即使舌不甚红，苔不甚少，脉不甚细数，只要抓住烦躁、失眠之主症，痰湿、痰热体质也可应用黄连阿胶汤，此时阴虚火旺症状仅局限于脑部而非见于整体，故称为脑部阴虚火旺。主药为黄连、阿胶、鸡子黄、肉桂、夜交藤等。黄连阿胶汤出自《伤寒论》“少阴病，得之二三日以上，心中烦，不得卧，黄连阿胶汤主之。”水阴之气不能上交于心火则心中烦，君火之气不能下入于水阴则不得卧，此属心肾不交。故用黄连、黄芩之苦寒以折之，芍药之苦平以降之，又以鸡子黄补离中之气，阿胶补坎中之精，俾气血有情之物，交通水火。临床应用时，鸡子黄不可或缺，不仅补益气血，兼可护胃益中，防苦寒之芩、连伤胃。《长沙药解》言其“温润淳浓，滋脾胃之精液，泽中脘之枯槁，降浊阴而止呕吐，升清阳而断泄利，补中之良药也”。同时应嘱患者每晚睡前分两次服用，避免昼间服药后精神困顿，影响正常工作。形态肥胖，属痰热体质者，合小陷胸汤；痰湿内盛者，合小半夏加茯苓汤或二陈汤化痰祛湿。

（四）情绪波动

1. 肝气郁结主以四逆散

肝气郁结，症见精神抑郁，遇事悲伤，思虑过多，或手足冷，或纳呆，或失眠，舌淡苔薄白，脉弦。精神抑郁，脉弦是主要辨证点。治以疏肝行气解郁，以四逆散为主方，药用柴胡、枳实、白芍、当归、薄荷、炙草等。四逆散出自《伤寒论》“少阴病，四逆，其人或咳，或悸，或小便不利，或腹中痛，或泄利下重者，四逆散主之。”白芍疏泄经络之血脉；枳实乃胃家之宣品，宣通胃络；柴胡、薄荷疏肝解郁；当归养肝血，补肝体助肝用，诸药合用可使郁结之气条达，可酌加香附、广郁金等增强疏肝行气之力。

2. 肝郁化热主以大柴胡汤

肝郁化热者，情绪急躁，遇事易怒，心烦，面赤，或便秘，小便黄，舌红苔薄黄，脉弦滑数。心烦、急躁易怒是关键辨证点。治以清热疏肝，以大柴胡汤为主方，药用柴胡、黄芩、白芍、枳实、清夏、丹皮、栀子、广郁金、薄荷、黄连等。大柴胡汤以芍、芩、枳等苦泄之品解在内之烦急，以柴、夏启一阴一阳之气，丹、栀等清泻肝经郁火。诸药合用共奏疏肝行气，清泻郁热之功。

3. 热郁胸膈主以栀子豉汤

热郁胸膈，症见心中懊恼而烦，甚则辗转反侧，夜卧不安，难以入睡，舌红苔黄，脉细数。心中懊恼而烦是关键辨证点。栀子豉汤见《伤寒论》“发汗吐下后，虚烦不得眠，若剧者，必反复颠倒，心中懊侬，栀子豉汤主之。”栀子性寒导火热下行，豆豉轻浮引水液上升，二味相合能彻散胸中邪气，为除烦止燥之良剂。

（五）夜尿多主以金匮肾气丸合抵当汤

糖尿病肾病中后期，因肾络损伤，肾气衰惫，开阖失司，致缩泉无能而见夜尿多，故当斡旋肾中颓废之气，补其生气以摄水精。以金匮肾气丸主之，俾肾气充则开阖有权，合抵当汤化瘀通络，补虚化瘀并举，同时加芡实、金樱子等益肾缩泉，秘涩精气。临床常用淡附片9～30g，肉桂6～15g，生大黄3～6g，水蛭粉3～9g，金樱子15～30g，芡实15～30g，五倍子15g。

（六）过劳主以小建中汤或薯蓣丸

二方尽管药味不同，但制方之旨相类，均藉建立中气使诸虚得补，劳伤可除。小建中汤偏于甘温，多用于中虚较甚者；薯蓣丸则扶正祛邪兼顾，多用于内外皆不足者。

（七）月经不调

1. 冲任不摄主以胶艾汤

因冲任不摄，经水过多致血虚者，见月经量多，色淡清稀，或点滴不尽延续十余日，面色萎黄，腹胀空痛，头晕，舌淡苔白，脉虚。治以补血理血调经。以胶艾汤为主方，药用阿胶、当归、艾叶、白芍、生地、川芎等。胶艾汤见《金匮要略·妇人妊娠病脉证并治》“妇人有漏下者，有半产后因续下血都不绝者，有妊娠下血者，假令妊娠腹中痛，为胞阻，胶艾汤主之。”阿胶滋血海，兼以止血；艾叶隔阴化阳，暖胞宫；芍、归补血之药；川芎于血中行气；然血不自生，生于阳明水谷，故以甘草补之。合之为厥阴、少阴、阳明及冲任兼治之剂，有调补冲任、固经养血之效。

2. 宫寒血瘀治以温经汤

宫寒血瘀，见月经愆期而量少，血色暗淡伴血块，少腹满而冷痛，入暮则热，舌紫脉涩。月经后期，色暗，舌紫脉涩是关键辨证点。治以温补冲任，养血行瘀。以温经汤为主方，药用当归、阿胶、川芎、白芍、吴茱萸、丹皮、桂枝、麦冬、党参、干姜、炙甘草等。温经汤见《金匮要略·妇人杂病脉证并治》“问曰：‘妇人年五十，所病下利数十日不止，暮即发热，少腹里急，腹满，手掌烦热，唇口干燥，何也？’师曰：‘此病属带下，何以故？曾经半产，瘀血在少腹不去。何以知之？其证唇口干燥，故知之。当以温经汤主之。’”吴茱萸、丹皮、桂枝入血散寒而行其瘀，川芎、当归、白芍、麦冬、阿胶生新血，党参、干姜、炙甘草正脾气，为瘀久者荣必衰而立。

3. 胞中癥病治以桂枝茯苓丸

瘀血致癥，见经水漏下不止，血色紫黑晦暗，或经行不定期，或一月再至，或经水当行不行，少腹痞块，按之坚硬有物，或拒按，舌紫或边有紫斑，脉沉或涩。应缓消癥块，以桂枝茯苓丸为主方，药用桂枝、茯苓、丹皮、白芍、桃仁等。若癥瘕过大，非药物所能力任，应及早手术治疗，以防贻误病情。

4. 血瘀腹痛主以下瘀血汤

由于瘀血内阻，脉络不通，症见经前或经期少腹胀满或刺痛，入夜尤甚，固定不移，拒按，或恶漏不尽，时有血块，色紫黑，或经水不利而痛，舌青紫，边有瘀点或瘀斑，脉沉涩。少腹刺痛，痛处固定，入夜尤甚是关键辨证点。下瘀血汤见于《金匮要略·妇人产后病脉证治》“产后腹痛，法当以枳实芍药散，假令不愈者，此为腹中有干血着脐下，宜下瘀血汤主之。亦主经水不利。”大黄推陈致新；䗪虫生于尘秽之中，善于攻窜而又不伤新血；桃仁，得三月春和之气，味苦又能开泄，直入血中而和之散之，逐旧而不伤新。三药合用，攻坚破积除癥结。

（八）更年期阴虚内热者主以百合地黄汤或百合知母汤

更年期女性，因天癸竭，血海亏，致阴虚而生内热，故治应滋阴清热。百合地黄汤、百合知母汤均出自《金匮要略·百合狐惑阴阳毒病证治》，百合是用治百合病之主药，《本草经疏》言：“百合，主邪气腹胀。所谓邪气者，即邪热也。邪热在腹故腹胀，清其邪热则胀消矣。解利心家之邪热，则心痛自瘳。肾主二便，肾与大肠二经有热邪则不通利，清二经之邪热，则大小便自利。甘能补中，热清则气生，故补中益气。”可见，百合主要功用在于清泻邪热，合地黄、知母等滋阴之品，恰合百合病阴虚内热之基本病机。而更年期女性往往表现复杂症情，类似百合病，加之病机与百合病基本一致，故可将两方用于更年期阴虚内热者。

（九）高血压

1. 阴虚火旺主以黄连阿胶汤

阴虚火旺型多见于老年人，脉差较大，脉沉细弦数。治以滋阴降火，镇肝潜阳，以黄连阿胶汤为主方，药用黄连、黄芩、鸡子黄、天麻、钩藤、生姜等。黄连阿胶汤交通心肾，使水火既济，虚火潜降，加天麻、钩藤平肝潜阳，增强降压之力。偏于下焦火旺者加黄柏、知母；若肝阳偏亢，有化风之势，则加白芍、代赭石、菊花等镇肝熄风，平肝潜阳。

2. 水湿潴留主以猪苓汤

水湿潴留型多见于年轻人，肥胖者居多，脉差较大，脉象洪大有力，治应利水为主。因肝肾阴虚是血压升高的病理基础，故利水应兼顾滋阴，以猪苓汤利水育阴，利水而不伤正。

3. 络脉瘀阻主以抵当汤

瘀血阻络，血行不利，化而为水，血瘀水停，愈加阻塞络脉，人身血脉如同河流，支流阻滞不畅，必然返而汇入主干，故瘀血水湿压迫脉络，致血压升高。瘀血阻络为病之根本，故以活血化瘀通络为治，以抵当汤为主方。

（十）脂肪肝以小陷胸汤主之

脂肪肝多是膏、浊、痰、瘀等蓄积肝脏，与热胶结所致，故治应清化痰热，消膏降浊，解脂降酶。以小陷胸汤清化痰热，加生山楂、藏红花、红曲、虎杖、五味子等消膏化浊，降酶解脂。生山楂、藏红花是治疗脂肪肝之经验药对，一般应用三个月左右，转氨酶可明显下降。

（十一）高尿酸血症主以防己黄芪汤

高尿酸血症多是下焦湿热瘀毒所致，治当清利湿热，祛瘀通络泄浊，使湿热瘀毒由下排出。以汉防己为主药，利水祛风；生大黄通腑活血排毒；威灵仙、秦皮除湿祛风，可配合大叶金钱草、海金砂等增强清热通淋之功。

结　语

经方的应用涉及糖尿病本病郁热虚损之全程及多种并发症、血糖难控因素等杂病，尽管未能涵盖全部，但其应用之广泛已可见一斑，运用经方不应拘泥于经方，而应根据临证具体情况灵活加减，方能效如桴鼓。

第二节　药对在糖尿病中的应用

1. 黄连、干姜

【来源】《伤寒论》干姜黄芩黄连人参汤。

【应用】黄连苦寒，清热燥湿、泻火解毒；干姜大辛大热，辛温散寒、温中回阳。干姜可制黄连苦寒伤胃，二药合用，共奏辛开苦降、寒热并调之功。此配伍，取“辛开苦降”之意，为降血糖之经验药对。

【心得】该药对应用关键在于黄连、干姜配伍比例：若胃热重，黄连干姜之比为 6∶1；若胃热不甚，可调整为 3∶1；若胃寒明显，二者剂量可为 1∶1；若中焦气机瘀滞较重，血糖控制尚可，治疗时以开郁为主、降糖为辅，黄连、干姜之比可为 1∶3。临床应用时，干姜偏于温中，生姜功善止呕，常用于治疗糖尿病合并胃轻瘫见呕吐的患者。临床上大剂量应用黄连（9～30g），确有良好的降糖作用。即使虚寒体质，为取其降糖作用，仍可用 15～30g 黄连，防止伤胃的关键在于配伍干姜（6～9g），辛热之干姜可佐制黄连之苦寒。

【其他】研究表明，黄连素通过激活 AMPK 等多途径发挥改善胰岛素抵抗、改善糖脂代谢等作用[13-14]。

2. 黄连、乌梅

【来源】《伤寒论》乌梅丸、《温病条辨》连梅汤。

【应用】黄连苦寒清热，乌梅生津止渴、酸涩敛阴。二药合用，取“苦酸制甜”之意，是具有较好疗效的降糖药对。

【心得】苦是甜的对立，在治疗糖尿病时，苦味药确有显著的降糖效果。此配伍多用于热盛津伤的糖尿病患者，且配合使用甘味药，如人参、甘草，有酸甘化阴之意，共奏清热、生津、降糖之效。

3. 大黄、黄连

【来源】《伤寒论》大黄黄连泻心汤。

【应用】大黄有泻热通肠，凉血解毒，逐瘀通经之功；黄连功擅清热燥湿，泻火解毒。二药同为苦寒之品，相须为用，清泻胃肠实热之力增强，是清泄中焦壅滞，消膏泻浊之基础方。

【心得】大黄黄连泻心汤中大黄清肠热，黄连清胃热，应用时配黄芩，以清肝肺之热。由于黄连有止泻之功，故大黄黄连泻心汤的泻下作用不明显，临床应用注意大黄和黄连的比例，若以通腑为主，可加大大黄的剂量。

4. 知母、黄柏

【来源】《景岳全书》知柏地黄丸。

【应用】黄柏苦寒，清热燥湿、泻火解毒，善泻肾火，清下焦湿热；知母甘寒，滋肾润燥，上润肺燥、泻肺火，中清胃火、除烦渴，下滋肾阴、润肾燥而退骨蒸。二者相须为用，为清泻肾火之良剂，有降糖之功效。

【心得】该药对可视为知柏地黄丸之浓缩方，治疗有下焦阴虚火旺者，疗效显著。若下焦湿热明显，可加用苦参。

【其他】《本草正》言："古书言知母佐黄柏滋阴降火，有金水相生之义。盖谓黄柏能制膀胱、命门阴中之火，知母能消肺金、制肾水化源之火，去火可以保阴，即是所谓滋阴也。故洁古、东垣、丹溪皆以为滋阴降火之要药。"

5. 黄柏、苍术

【来源】《丹溪心法》二妙散。

【应用】苍术辛烈温燥，可升可降，功擅祛风胜湿、健脾止泻；黄柏苦寒沉降，善清下焦湿热。二药参合，一温一寒，相互制约，并走于下，清热燥湿之力增强。

【心得】尤适用于湿热并重、舌苔厚腻者，可大剂量使用苍术（15～30g），既可清热燥湿，又有降糖之功效[15]。临床若以湿为重，热不显者，应以祛湿为主；若化湿则用佩兰、荷叶、藿香，渗湿当用云苓、薏苡仁，利水即用车前草、竹叶。

6. 石膏、知母

【来源】《伤寒论》白虎汤。

【应用】石膏甘辛而淡、体重而降、气浮又升，性大寒，善清肺胃之热，又偏走气分，以清气分实热。知母甘苦寒、质润多液，既升又降，上清肺热，中清胃热，下泻相火。二药配伍，增强清泻气分大热之效。

【心得】此药对，知母有降糖作用，配伍石膏，治疗阳明经热盛，或温热病气分热盛，燥热津伤的糖尿病患者。临床应用白虎汤，治疗热盛始伤阴液的患者，用浮小麦代替粳米，取浮小麦安神、止汗之功效；且遵《伤寒论》之旨，煎煮时不先煎石膏。若兼壮火食气伤津，用白虎加人参汤，配石斛、天花粉以生津。

7. 海藻、昆布

【来源】《证治准绳》二海丸。

【应用】海藻软坚散结，消痰，利水；昆布消痰软坚，利水退肿。二药同为咸寒之品，相须为用，消痰软坚之功增强。

【心得】治疗痰瘀互结之糖尿病合并动脉硬化伴斑块形成，配合使用三棱、莪术等药物。

【其他】现代研究显示[16]：昆布亦有降脂、降糖作用。

8. 柴胡、黄芩

【来源】《伤寒论》大柴胡汤、小柴胡汤、柴胡桂枝汤、柴胡桂枝龙骨牡蛎汤。

【应用】柴胡气味轻清，善宣透，能疏解少阳郁滞，助少阳之气外达；黄芩苦寒，能清胸腹蕴热，使少阳之火清于里。二者相伍，一开一阖，一升一降，促少阳之枢运转，共奏开郁清胃之功。

【心得】二药伍用，清肝热，治疗肝郁胃热型的肥胖型糖尿病患者。若肝热重，以柴胡为主药，大剂量应用；若肝火亢盛，则可加用夏枯草、龙胆草，增强降火清热之效。

9. 黄连、肉桂

【来源】《韩氏医通》交泰丸。

【应用】黄连苦寒，善于清心热，泻心火；肉桂温热，长于和心血，补命火。二药合用，寒热并用，相辅相成，有泻南补北、交通心肾之妙。

【心得】治疗心火独亢，舌体不瘦、舌不少津、不少苔、然舌质红的失眠患者。失眠乃血糖难控的常见因素之一，此药对可明显改善患者睡眠质量，达到控制血糖的目的。二药均有降糖之效，应用时注意黄连和肉桂的比例（6∶1），若患者血糖较高，可用黄连30g配伍肉桂6g，增强降糖之效。

10. 黄连、阿胶

【来源】《伤寒论》黄连阿胶汤。

【应用】黄连清热燥湿，泻火解毒；阿胶补血止血，育阴润燥。黄连苦寒，以泻为主；阿胶甘平，以补为要。二药相合为用，一清泻一补益，养阴清热，奏安眠之效。《伤寒论》即用其治疗心中烦，不得卧者。

【心得】治疗阴分不足，舌体瘦、苔少或无苔、舌质干；或过度用脑致局部阴虚火旺之失眠患者。可配合应用鸡子黄，取其育阴、安眠、保护胃黏膜之效。处方时可用阿胶珠，不用烊化，便于煎煮。

11. 炒枣仁、五味子

【来源】经验药对。

【应用】炒枣仁酸平，内补营血安神志，外敛营阴止虚汗，为宁心安神，固敛虚汗之要药；五味子敛肺涩肾，敛汗止汗，生津止渴，涩精止泻。二药伍用，内收外敛，除烦安神。二者合用，取“苦酸制甜”之意，为降糖、改善睡眠之经验用药。

【心得】该药对在于取酸味药之收敛作用，酸味药有敛阴、敛气、敛汗、敛神之效。若欲降火、通便，可换用生枣仁。

12. 远志、夜交藤

【来源】经验药对。

【应用】“远志，功专心肾，故可镇心止惊，辟邪安梦，壮阳益精，强志助力”（《本草正》）；夜交藤养血安神，祛风通络。二药相配，共达养血安神，通经活络之功。

【心得】失眠、疼痛均为血糖难控因素，此药对不仅能改善糖尿病患者的睡眠质量，且藤类药物有通络之效，故能减轻因糖尿病周围神经病变所致的四肢疼痛、发凉等症状，尤适用于女性患者。

13. 锁阳、肉苁蓉

【来源】经验药对。

【应用】锁阳甘，温，补肾阳，益精血，润肠通便；肉苁蓉甘、咸，性温，补肾阳，益精血，润肠道。二药伍用，有补益肝肾，增强温阳通便之功，适用于阳虚便秘的老年糖尿病患者。

【心得】便秘为血糖难控的常见因素之一，保持大便通畅利于控制血糖。治疗便秘之“冷秘”时，用大黄附子汤配此药对，取“温下”之意，二药均可大剂量使用（锁阳 15～30g，肉苁蓉 15～60g）。

14. 当归、生首乌

【来源】经验药对。

【应用】当归味甘、辛、苦，性温，补血活血，调经止痛，润燥滑肠；生首乌味苦、甘、涩，性微温，解毒消痈，润肠通便。二药相须为用，甘温养血，有润肠通便之效。

【心得】治疗血虚便秘的女性更年期糖尿病患者，常用剂量当归 15～30g，生首乌 15～30g。

15. 玄参、生地

【来源】《温病条辨》增液汤。

【应用】玄参甘、苦、咸，微寒，凉血滋阴，泻火解毒；生地甘，寒，功擅清热凉血，养阴生津。二药合用，共奏清热凉血，滋阴润肠之功。

【心得】运用增液承气汤，配合润肠通便的仁类药物，如火麻仁、郁李仁等，治疗因肠燥津枯所致便秘的糖尿病患者，有良好的滋阴润肠通便之效。

16. 大黄、元明粉

【来源】《伤寒论》承气汤。

【应用】大黄苦寒，通腑活血；元明粉咸寒，润肠泻热，二者合用，共奏活血润肠泻热通便之功。

【心得】其为治疗实热便秘，尤其体型肥胖者的常用药对，常用大黄 6～30g，元明粉 9～15g。

17. 怀牛膝、地龙

【来源】经验药对。

【应用】怀牛膝补肝肾、强筋骨、逐瘀通经，有引热、引气下行之功；地龙清热止痉，平肝息风，通经活络。二药合用，补益肝肾，通经活络之力增强。

【心得】气有余便是火，气降即火降，怀牛膝有较好地引热、引气下行之功，与地龙配伍，能增强清热止痉、平肝息风之力。用于治疗糖尿病合并高血压患者，大剂量使用时降压效果尤其明显。

【其他】现代药理学研究表明[17-18]，怀牛膝有降糖、降脂、降压的作用，地龙亦有降压作用。

18. 茺蔚子、泽泻

【来源】经验药对。

【应用】茺蔚子活血利水，《本草经疏》言其：“益肝行血……其气纯阳，辛走而不守，故除水气。……清肝散热和血，则头痛心烦俱解。”泽泻，长于行水，《本草汇言》曰“有固肾治水之功……能宣通内脏之湿，利水之主药”，二者合用，功专活血利水，常用于治疗糖尿病合并高血压属水湿潴留，络脉瘀阻者。

【心得】 治疗水湿潴留，络脉瘀阻型高血压，茺蔚子、泽泻常各用 30g。

【其他】 现代药理学研究[19-20]，泽泻、茺蔚子均有降压作用。

19. 天麻、钩藤

【来源】《杂病证治新义》天麻钩藤饮。

【应用】 天麻柔润，平肝熄风，通络止痛，祛风止痒；钩藤甘寒，清热平肝。二药配伍，平肝熄风潜阳。常用于治疗糖尿病合并高血压属肝阳上亢者。

【心得】 治疗肝阳上亢型高血压，主要表现为眩晕、脉弦。煎煮时钩藤后下。常用剂量：天麻 15g，钩藤 30g。

【其他】 现代药理学研究证实[21-22]，二者均有降压作用。

20. 黄芩、夏枯草

【来源】 经验药对。

【应用】 夏枯草清泻肝火，《本草求真》言：“一切热郁肝经等证，得此治无不效。”黄芩清热泻火，《珍珠囊》云：“除阳有余，凉心去热。”二药合用，清肝热，泻肝火，治疗糖尿病合并高血压属肝火旺盛者。

【心得】 治疗肝火旺盛型高血压，黄芩、夏枯草需用大剂量，黄芩常用 15～30g，夏枯草常用 30～45g。肝火偏盛者，夏枯草可用至 60g。

【其他】 现代药理学证实[23-24]，二者均有明显的降压作用。

21. 炒杜仲、桑寄生

【来源】 经验药对。

【应用】 炒杜仲补益肝肾，《本草求真》载“入肝而补肾，子能令母实”，王好古则称其“肝经气分药，润肝燥，补肝虚”，桑寄生，功用与炒杜仲类似，益肾强腰，《医林纂要》言其“坚肾泻火”。二者合用，治疗肝肾阴虚不足型高血压。

【心得】 治疗糖尿病合并高血压属肝肾不足者，炒杜仲常用 15～30g，桑寄生常用 15～30g。

【其他】 现代药理学研究证实[25-26]，二者均有降压作用。

22. 桑枝、桑叶

【来源】 经验药对。

【应用】 桑叶质轻气寒，轻清发散，长于疏表邪、散风热、凉血润燥、清肝明目；桑枝长于通络道、行津液、利关节、祛风除痹止痛。桑叶以散为主，桑枝以通为要。二药伍用，疏散风热，通利关节，相得益彰。

【心得】 此药对温通经络作用较弱，但有良好的降糖作用。

【其他】 现代药理学研究[27]，证实桑叶有降糖，降压作用。

23. 生山楂、红曲

【来源】经验药对。

【应用】生山楂消膏解脂；红曲甘温入脾胃经，健脾消食，活血化瘀。二药配伍，相辅相成，健脾消食化瘀，取“消膏降浊”之意。

【心得】用于治疗血脂紊乱的糖尿病患者；可配合使用藏红花、虎杖，治疗脂肪肝。

【其他】研究证实[28-29]，红曲主要成分为洛伐他汀，能减少胆固醇吸收，利于降低血脂、血压和血糖。

24. 茵陈、田基黄

【来源】经验药对。

【应用】茵陈，《本草新编》“入足太阳、少阳之经。专治瘴证发黄”，《伤寒论》“茵陈蒿汤”以茵陈为君治疗湿热黄疸。田基黄，清热解毒，利湿退黄，消肿散瘀，二者配伍，清热利湿，保肝解毒，用于糖尿病合并肝功能异常者。

【心得】对于病毒性肝炎、自身免疫性肝炎等多种原因导致的肝损害、黄疸等，该药对可使转氨酶、胆红素等指标明显下降。临证常用茵陈30～60g，田基黄15～30g。

【其他】药理学研究证实[30-31]，二者均有较强保肝、利胆、抗病毒作用。田基黄对急性黄疸型和非黄疸型肝炎、迁延性和慢性肝炎等疾患，均有较显著疗效。

25. 金樱子、芡实

【来源】《洪氏集验方》水陆二仙丹。

【应用】金樱子酸涩收敛，功专涩精，止小便遗泄；芡实生于水中，健脾利湿之力功著，又擅益肾固精止带之功。二药伍用，益肾固精，补脾止泻，缩小便之力增强。

【心得】用于改善糖尿病患者的尿频症状及糖尿病肾病蛋白尿。女性更年期阴伤较重、津液不足者，可用金樱子、女贞子，小便量多者可用桑螵蛸、白果加强收涩之功。配伍怀山药有降糖之效。

26. 黄芪、山萸肉

【来源】经验药对。

【应用】黄芪味甘，性温，功擅益气升阳、固表止汗，可用于一切气虚血亏之证；山萸肉性味酸，微温，具有补肝肾、涩精气、固虚脱功效。二药伍用，气阴双补，益气固涩之功增强。

【心得】治疗肝肾亏虚所致小便量多，以及糖尿病肾病蛋白尿的患者。

【其他】现代研究证明[32-33]，黄芪能在一定程度上保护和修复损伤的肾小球足细胞，从而减少蛋白尿；并通过阻断氧化糖基化过程、改善肾间质纤维化、抗氧自由基等，对糖尿病肾病、肾病综合征、IgA肾病等多种慢性肾脏病具有较好的治疗效果。

27. 生大黄、水蛭

【来源】《伤寒论》抵当汤。

【应用】生大黄活血祛瘀，《汤液本草》曰：“大黄，阴中之阴药，泄满，推陈致新，去陈垢而安五脏，谓如戡定祸乱以致太平无异，所以有将军之名。”水蛭活血通络，《汤液本草》言：“水蛭，苦走血，咸胜血，仲景抵当汤用虻虫、水蛭，咸苦以泄畜血，故《经》云有故无殒也。”二者合用，活血通络，用治糖尿病络脉病变。

【心得】生大黄、水蛭是早期治络，全程通络的体现，尤其常用于糖尿病肾病的治疗，可减轻损害，保护肾脏，早期应用还可逆转肾脏病变。

【其他】现代药理学研究表明[34-36]，大黄能减少肠道对氨基酸的吸收，抑制尿素氮合成，抑制肾成纤维细胞增殖等，延缓慢性肾衰竭进展。水蛭能改善肾脏血液循环，减轻肾脏组织学损伤等，临床上广泛用于治疗急慢性肾衰竭、难治性肾病综合征等。

28. 大黄、附子

【来源】《金匮要略》大黄附子汤。

【应用】大黄通腑排毒，去陈垢而安五脏；附子温补脾肾，二药合用排泄浊毒，温润泻下，用于治疗糖尿病肾病后期浊毒内蕴者。

【心得】大黄、附子温下排毒，适于糖尿病肾病晚期体质虚弱而浊毒潴留者，大黄可用酒军代替，防止泻下过度，一般酒军用量3～15g，附子9～30g。

29. 山萸肉、肉桂

【来源】经验药对。

【应用】山萸肉补益肝肾之阴，肉桂温补下焦虚寒，二药配伍，阴阳双补，用于治疗阴阳失调诸症。

【心得】山萸肉、肉桂阴阳双补，可称为“地黄丸浓缩方”，临床可用于糖尿病肾病，糖尿病合并更年期综合征等阴阳失调病症，常用山萸肉9～15g，肉桂6～15g。

30. 红参、山萸肉

【来源】经验药对。

【应用】红参大补元气，复脉固脱，益气摄血；山萸肉收敛固脱，《医学衷中参西录》言其“大能收敛元气，振作精神，固涩滑脱。收涩之中兼具条畅之性……敛正气而不敛邪气”，二者配伍，补敛固脱，用于治疗糖尿病合并心力衰竭，神气涣散，元气欲脱者。

【心得】红参、山萸肉用于急救，大剂量应用方可拯人于危，一般红参60～90g，山萸肉60～120g，急煎频服，一日内可服数剂，不必拘泥，直至病情缓解。

31. 红参、附子

【来源】《重订严氏济生方》参附汤。

【应用】红参甘温，大补元气；附子大辛大热，温壮元阳，二药相配，共奏回阳固脱之功。《删补名医方论》言：“补后天之气，无如人参；补先天之气，无如附子，此参附汤之所由立也……二药相须，用之得当，则能瞬息化气于乌有之乡，顷刻生阳于命门之内。”用于治疗糖尿病后期心肾阳衰欲脱者。

【心得】红参、附子用于救治心肾阳衰欲脱者，剂量宜大，一般红参60～90g，附子30～120g，一日服用数剂。

【其他】药理学研究证实[37]，附子具有较强的强心和升压作用。

32. 丹参、降香

【来源】经验药对。

【应用】丹参，入心包络而破瘀，《本草别录》言其“养血，去心腹痼疾结气”；降香，《本经逢原》曰：“降真香色赤，入血分而下降，故内服能行血破滞。”二者合用，辛香疏络，活血通络，治疗糖尿病心血管病变心脉瘀滞不畅或合并冠心病者。

【心得】心脉瘀滞不畅临床常表现为胸闷，甚或胸痛，丹参、降香为辛香疏络，开胸顺气之治，常用丹参15～30g，降香15g。

33. 白芍、甘草

【来源】《伤寒论》芍药甘草汤。

【应用】白芍养血敛阴，柔肝止痛，平抑肝阳；甘草补中益气，泻火解毒，缓急止痛，缓和药性。白芍味酸，得木之气最纯；甘草味甘，得土之气最厚。二药配伍，有酸甘化阴之妙，共奏敛阴养血、缓急止痛之效。

【心得】广泛用于治疗各种拘挛，疼痛，疗效显著，尤其对糖尿病引起的腿脚拘挛，肩背肌肉僵硬有良效。芍药甘草汤可用于治疗胃痛、胃痉挛[12]。

34. 葛根、松节

【来源】经验药对（抗骨质增生丸）。

【应用】葛根甘、辛，凉，解肌退热，生津，升阳止泻；松节苦温，祛风除湿，活络止痛，治历节风痛，转筋挛急。二药配伍，有祛风除湿，柔筋止痛之功。

【心得】其为治疗颈椎病伴有颈项拘急的经验药对。

【其他】研究表明[38]，葛根具有抗骨质疏松、扩张冠状血管、抑制动脉硬化等作用，葛根及其复方制剂广泛用于治疗颈椎病的治疗。

35. 桑枝、桂枝

【来源】经验药对。

【应用】桑枝祛风湿，利关节；桂枝发汗解肌，温通经脉，助阳化气，平冲降气。二药伍用，温阳通络之功增强。

【心得】治疗糖尿病周围神经病变四肢发凉者。

36. 乳香、没药

【来源】经验药对。

【应用】乳香辛温香润，能于血中行气，舒筋活络，消肿止痛；没药苦泻力强，功擅活血散瘀，消肿止痛。乳香以行气活血为主，没药以活血散瘀为要。二药合参，气血兼顾，共奏活血祛瘀、通经活络、消肿止痛之功。

【心得】治疗糖尿病并发周围神经病变四肢疼痛者，因容易引起胃部不适，故一般建议患者饭后服用汤药，每种药剂量不超过9g。

37. 鸡血藤、首乌藤

【来源】经验药对。

【应用】鸡血藤有养血活血，通经活络之功；首乌藤功擅养心安神，祛风通络；二药配伍，共达养血活血，通经活络之功。

【心得】治疗糖尿病并发周围神经病变四肢疼痛者。

38. 水蛭、地龙

【应用】水蛭味咸、苦，性平，有毒，功擅破血逐瘀；地龙味咸，性寒，清热止痉，平肝熄风，通经活络。二药配伍，增强活血破瘀之功。

【心得】治疗糖尿病并发周围神经病变四肢麻木、疼痛者。常用剂量：水蛭粉 3～6g 冲服。

39. 煅龙牡、浮小麦

【来源】经验药对。

【应用】煅龙牡甘、咸，寒，平肝潜阳，收敛固涩，镇静安神；浮小麦甘能益气，凉可除热，有止汗之效。二药配伍，相互促进，奏固表、收敛止汗之效。

【心得】治疗糖尿病自主神经病变出汗较多的更年期患者，汗出多还可加用麻黄根、五倍子等。

参考文献

[1] 柯雪帆，赵章忠，张玉萍，等.《伤寒论》和《金匮要略》中的药物剂量问题［J］. 上海中医药杂志，1983，12：36-38.

[2] 傅延龄，宋文杰，范佳佳. 张仲景方药服量控制方面［J］. 北京中医药，2017，36（6）：486-489.

[3] 许月本. 五味子的药理作用和临床应用研究进展［J］. 中医药导报，2015，21（17）：104-106.

[4] 李艳，苗明三. 肉桂的化学、药理及应用特点［J］. 中医学报，2015，30（9）：1335-1337.

[5] 何国云，李钢，耿红云. 旋覆花的研究进展［J］. 中国医学创新，2012，9（27）：161-163.

[6] 谢玲，薛瑞，翟若男，等. 中医药防治糖尿病肾病的研究进展［J］. 黑龙江医学，2017，41（10）：1021-1023.

[7] 刘璇，高美风，孔毅. 水蛭化学成分及药理作用的研究进展［J］. 药物生物技术，2017，24（1）：76-80.

[8] 杨新博，董正华. 柴胡桂枝汤临证应用与实验研究［J］. 山西中医学院学报，2009，10（1）：77-78.

[9] 李冀，孙新雨，毕珺辉. 黄芪桂枝五物汤的临证应用及实验研究进展［J］. 中医药学报，2014，42（5）：108-111.

[10] 马明福，马淑梅. 中药灌肠方治疗糖尿病肾病慢性肾功能不全 84 例临床观察［J］. 新中医，2010，42（4）：62-63.

[11] 朱广伟，张贵军，汪萌，等. 中药芍药甘草汤基原及药效组分和药理作用研究概况［J］. 中华中医药杂志，2015，30（8）：2865-2869.

[12] 张保国，刘庆芳. 芍药甘草汤临床研究与新用［J］. 中成药，2012，24（9）：1774-1777.

[13] Pirillo A，Catapano AL. Berberine，a plant alkaloid with lipid-and glucose-lowering properties：from in vitro evidence to clinical studies［J］. Atherosclerosis，2015，243（2）：449-61.

[14] Jin Y，Liu S，Ma Q，et al. Berberine enhances the AMPK activation and autophagy and mitigates high glucose-induced apoptosis of mouse podocytes［J］. Eur J Pharmacol，2017，794：106-114.

[15] 邓爱平，李颖，吴志涛，等. 苍术化学成分和药理的研究进展［J］. 中国中药杂志，2016，41（21）：3904-3913.

[16] 孙立靖，王彦，台杰. 昆布药理作用研究概述［J］. 中国药业，2009，18（2）：59-60.

[17] 李静. 怀牛膝的研究进展［J］. 中国医药指南，2013，11（10）：462-463.
[18] 郭立忠. 中药地龙的活性成分及药理作用分析［J］. 中国卫生标准管理，2015，6（28）：145-146.
[19] 陈利娟，李卿. 泽泻的研究进展［J］. 中国药业，2016，25（21）：1-3.
[20] 张莲珠，王会弟. 茺蔚子研究进展［J］. 长春中医药大学学报，2012，28（5）：920-921.
[21] 孙楠楠，杨传华，郭金昊，等. 天麻及其有效成分治疗心血管疾病研究进展［J］. 山西中医，2017，33（5）：57-58.
[22] 高晓宇，丁茹，王道平，等. 钩藤化学成分及药理作用研究进展［J］. 天津医科大学学报，2017，23（4）：380-382.
[23] 贾朝旭，金东明，耿玉，等. 黄芩治疗高血压的最新进展及评析［J］. 中国中医药现代远程教育，2016，14（12）：143-145.
[24] 崔体圣，苗明三. 夏枯草的化学、药理及临床应用探讨［J］. 中医学报，2014，29（3）：386-388.
[25] 叶小彤，张百霞，王慧慧，等. 基于“中药作用机理辅助解析系统”的杜仲抗高血压作用机制研究［J］. 中国中药杂志，2015，40（19）：3718-3722.
[26] 管俊，崔瑛. 桑寄生药理作用及临床应用研究进展［J］. 河北中医，2017，39（3）：460-463.
[27] 张欧，谭志平，李颜屏. 中药桑叶的药理作用及其临床应用分析［J］. 中国医药指南，2013，11（6）：265-266.
[28] 殷梦梅，叶晖，张学智. 红曲单药及复方制剂治疗高脂血症的研究进展［J］. 医学综述，2017，23（2）：344-347.
[29] 陈珊，张乐，黄艳玲. 红曲生理活性物质以及应用［J］. 科技视界，2015，(9)：151.
[30] 曹锦花. 茵陈的化学成分和药理作用研究进展［J］. 沈阳药科大学学报，2013，30（6）：489-494.
[31] 欧淑芬，谭沛，徐冰，等. 田基黄成分及药理应用研究进展［J］. 药学研究，2015，34（5）：296-299.
[32] 徐蕾，任现志. 黄芪对足细胞损伤修复作用的研究进展［J］. 江苏中医药，2017，49（3）：82-85.
[33] 李静，王利，彭文，等. 黄芪治疗肾脏疾病的研究进展［J］. 中南药学，2017，15（1）：85-87.
[34] 常玉萍，刘春莹，任艳芸. 大黄治疗慢性肾功能衰竭的机制探讨［J］. 临床医药文献杂志，2017，4（60）：11876-11878.
[35] 刘惠娟，舒惠荃，张骁. 水蛭治疗慢性肾脏病的应用［J］. 吉林中医药，2012，32（9）：924-925.
[36] 潘雪，马端鑫，李燕，等. 水蛭药理作用的研究进展［J］. 中国民族民间医药，2015，24（14）：24-25.
[37] 周炜炜，王朋倩，戴丽，等. 辛热药附子调节心血管作用和机制研究进展［J］. 中南药学，2017，15（5）：615-619.
[38] 李天星，李新民. 中药葛根的研究进展［J］. 湖南中医杂志，2013，29（8）：151-153.

下　篇

糖尿病研究思路

第八章　现代医学背景下重构中医诊疗体系初探

现代科学和技术的发展使得现代医学日新月异，慢病时代的到来，为中医发展创造了历史的机遇。为确切提高中医疗效，使之可重复可推广，面对临床患者明确诊断疾病、改善客观指标的需求，必须在现代医学背景下，重新构建中医诊疗体系，这既是中西医结合的必由之路，亦是中医临床的迫切需求。改变传统中医对疾病认识的短板（知），重新梳理临床诊疗策略（行），根植传统中医的沃土，插上现代科学技术的翅膀，由临床各科的专家学者共同参与构建新中医大厦（图 8-1）。

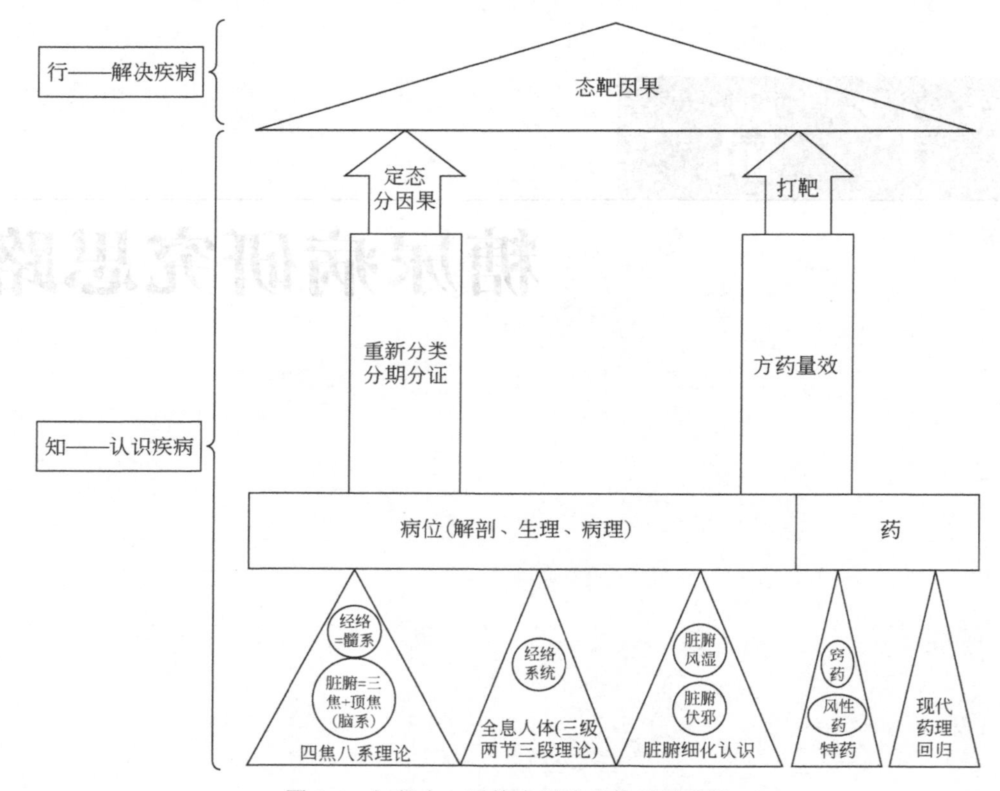

图 8-1　知行合一重构中医诊疗体系模式图

一、高屋建瓴——态靶因果辨治模式

21 世纪，面对多因、疑难、复杂疾病，中医在整体观指导下的“调态”治疗，将为这些疾病的治疗提供重要思路并注入极大的活力。随着系统生物学的发展，中西医的融合，提高临床疗效的“态靶因果”临床辨治模式[1]是重构中医诊疗大厦的屋顶。

1. 态

态相当于候，比证更加宏观，如气候、物候、水候等，态是对疾病阶段的划分。每一个阶段里，可能会有若干个常见的证。“态”与传统所称“证”有所区别：“证”即是根据患者刻下症状表现归纳的具体证型，即“辨证论治”的“证”；“态”的范围更加宽泛，是在疾病不同阶段的发展态势，“态”是对疾病整体认识过程中的概念，在一个“态”下可细分为若干具体的证型，而对“态”的把握也是对疾病不同阶段核心病机的思考和归纳，是一个连续的、动态的过程。

2. 靶

靶就是突出的客观指标，包括症靶和标靶。症靶之药，就是对症之药，可以充分借鉴古今文献和已有的经验，但标靶不同，古代文献可参考者少，主要是利用现代中药药理研究的成果，把有效改善客观指标的药，按中药属性归类，回归中医理论中运用，使之变成标靶之药[2]。

3. 本态之前是因，之后就是果

态即状态、生态、动态、态势，每一位患者的“态”是个性化的，这是中医区别于现代医学的优势和特色。通过调“态”，使体内之“大药”（自治系统）有效地发挥作用。

“态靶因果”中的“因”广义上涵盖了疾病发生的原因，可与西医对疾病发生的病因学相结合，如感染的病因是病毒、细菌等各种微生物；而在更细的中医“治未病”截断先机防止传变上，疾病进展的每个阶段都有不同的原因促进疾病的转化，如在糖尿病中，便秘、抑郁、失眠、饮食的不节制等都会成为血糖的难控因素，而这些也构成了具体辨治过程中的阶段性“因”。

例如，糖尿病患者，表现为大便黏臭（抓主症，症靶），属肠道湿热证（求证，本态处在郁—热—虚—损的热态阶段），血糖高（标靶），就选择靶方葛根芩连汤。再审热态的因——郁态还是否持续存在，有就兼顾开郁；继看热态后面的果——虚态是否需要预防，需要就兼顾补虚。总之，态靶因果处方策略，实现了对疾病时间和空间的点、线、面结合治疗[3]。

“态靶因果”辨治模式中，态，是中医的特色，把体质、性别、年龄、疾病、心理、性格等整合后的状态，抽象出某种证或候或态，以平衡为目标进行干预，使失衡得以纠正。靶，是客观指标或主症，关键症状或指标抓准了，可能“牵一发而动全身”。因，是根本，因一除，态靶自然解除。果，是预防给药，预测未来，同时也是判断疗效。在未来的疾病谱里，更多的是复合因、不明因。所以，调态和打靶就尤其显得重要，通过“调态”，如热态、寒态、湿态、燥态、虚态、实态等，调整内环境，给机体自身的修复能力的发挥，扫除障碍；通过“打靶”达到“治病”的目的。“态靶因果”是结合现代疾病诊断的模式，是已经得到实践证明的有效实用的辨治模式。

二、两根廊柱：如何认识疾病

以往中医擅长于“行”（治疗疾病），而在“知”（认识疾病）的层面关注度不够。中医的个性化治疗其实暗含了两个层次，一是面对不同患者的“个性化”辨证施治，这是中医的优势所在；二是不同的医生对“症”的个性化认识，基本上是基于医生个人的中医理论水平和临床经验，做出的个体化理解和判断，往往会出现十人十病十方，这导致了中医疗效难以稳定、无法固化，经验难以传承。

1. 对疾病重新分类分期分证

当中医面对现代医学诊断的疾病时，从思维上错误地把传统中医的病名或证名，简单地与西医的病名相对接，导致错失了依据临床实际重新对疾病分类、分期、分证的良机[4]。到目前为止，能够用中医思维审视现代疾病的病种寥寥。

（1）辨证论治缺乏对疾病的针对性：临床辨证从整体出发，以症状和体征为要素，运用八纲辨证、脏腑辨证等方法，明确病位、病性，然后概括为完整的证候。此种方式能较精确地把握病机的寒热虚实等性质，却忽略了疾病的特异性。如慢病后期多耗气伤阴，糖尿病晚期及肿瘤病常见气阴两虚证，然而糖尿病与肿瘤自然病程大相径庭，其预后也不尽相同。两者病机同为因实致虚，但实邪不同，所致之脏腑虚损亦有所不同，若以气阴两虚证统御之，则忽视了糖尿病与肿瘤的差异性，虽对改善当下症状有益，但对截断疾病发展之势有失精准。过去中医不谈共性是没有条件来明确诊断认识疾病，现在有现代医学和科技助力明确诊断，仍用老旧思维来面对疾病时力有不逮，必须基于新的诊断，来摸索规律，调整思维模式，抓住疾病的规律性，做到分类分期分证。

（2）辨证立足于横断面而忽视疾病全过程：由于古代缺乏检测手段，医者主要通过四诊手段收集信息进行辨证。症状与体征，是辨证论治的核心要素。如消渴病，古人观察到此类患者出现多食、多饮、多尿、消瘦症状，因此命名为消渴。消渴病是对患者处于“三多一少”症状这一横断面的概括。而糖尿病的诊断以血糖水平为标准，诊疗手段的进步使现代糖尿病的发现较古代消渴大大提前。典型的三多症状在中等程度以上的糖尿病患者中才出现，患者被诊断为糖尿病时往往尚未出现三多一少症状。因此不应只关注即刻的患者整体状况（强调刻下症），还应该包括时间上的整体，以及整个疾病发生、发展的全过程。只孤立地对刻下症进行辨证论治，没有一个连贯的时间轴概念，可能会造成整个治疗方向的错误，这在很大程度上导致了中医疗效的不确定。所以必须依据现代医学提供的确切的疾病病理过程，重新对疾病进行分期。

2. 中医思维模式革新

中医的辨证论治，不是辨症状论治。辨症状，是直观的（体征）、主观的（医生）、客观的（主诉），无须抽提。而辨证需要对一组的临床表现（包括症状和体征），进行抽象，如瘀热证、水热互结证、厥脱证等。这种抽提出来的证（知）和针对证的处方（行），是一个闭环的有共性的中医思维模式，这是中医提高固化疗效的根本。从经典出发，张仲景对疾病认识的思维模式分两种：

（1）《伤寒论》中的“竹式”思维模式（竹自下而上，一贯而耸入天）——对于伤寒，张仲景分期分证，形成了“六经辨证求证论治”的诊疗模式。

（2）《金匮要略》中的“土豆式”思维模式（拔出土豆秧带出一串土豆）——对于慢性病，从主症往下找病因，类似西医鉴别诊断学。比如说水肿分肺水、肾水、心水等，黄疸分谷疸、女劳疸、酒疸等。

3. 疾病重新分类分期分证的范式

现代医学诊断，为中医群体化研究的同质性提供了基本保障；中医必须深化对疾病的认识，对现代医学诊断的疾病重新命名（按中医思维），分类分期分证。我们在多年实践中创造了两个模板：急性病——SARS-肺毒疫；慢性病——糖尿病-糖络病。

命名SARS为“肺毒疫”[4]，病理病机一望便知：病位在肺，病机是毒，病性是“疫”（传染病），又分类分期分证为潜伏期、发热期、咳喘期、喘脱期、恢复期五期，各期再根据中西医核心病机分证，共诊治了248例SARS患者。对11例没有经过西医治疗的新发病例，应用纯中药治疗，不仅全部治愈，且未出现股骨头坏死等严重后遗症，被写入2004年世界卫生组织《中西医结合治疗严重急性呼吸综合征临床试验》报告。

在第八届全国中医糖尿病学术会议上首次将“糖尿病”命名为“糖络病”[5]，明确该病的核心是“糖”（控制血糖为要），“络”提示此病发展和结局是血管病变，引导早期治络，全程治络，控制好并发症。从临床出发，通过流行病学调查发现糖尿病患者以肥胖居多，以《内经》脾瘅、消瘅作为理论原点，将糖尿病分为胖型（脾瘅）和瘦型（消瘅）两类，将前期、早期、中期和并发症期总结为“郁、热、虚、损”四期，再分别总结各期核心病机辨证施治[6]。为糖尿病的全程构建出了一套完整的中医理论体系。从横向（疾病全程）和纵向（刻下证候）把握全局，实现对疾病的全面认识。

三、现代药理回归、方药量效、经方新用

1. 现代药理回归[7]

现代中药药理研究成果应用于临床，不仅可提高临床疗效，同时也是成果验证的最佳途径，通过对有效成分、组分所属的原药材进行临床回归，有利于筛选靶方靶药，针对疾病，靶点明确。可将辨病、辨证、现代药理、传统药性整合于现代中医临床诊治思维中，进而提高治病疗效。比如，夏枯草、黄芩、杜仲等均有降压作用，但是，根据中药的属性功效区分，夏枯草、黄芩是清肝热降压；杜仲、桑寄生是补肾降压，在临床应用中，不仅要打靶治病，更要符合中医的证，选方用药，首先不能悖离病态的寒热虚实证候属性，只有既不离中医的“中”（中医理论），又不违西医的“理”（药理），才是真正地结合在一起。

2. 方药量效

揭示经方剂量之谜，构建方药剂量理论框架，确定方药的安全有效用量策略及规范[8]。

中医不传之秘在于用量，古代江南医门世家秘传伤寒论，传方不传量，可见药量差别与疗效干系匪浅，《伤寒论》为代表的历代用方用量，其剂量研究长期以来处于“误、乱、惑、缺”状态。对比了经方、名老中医、一般医院药方发现，前两者用药与后者相比，古方药少而精，药专力宏。今方大多整方味数多，剂量小[9]。本人自 1983 年起即系统考证《伤寒论》本源剂量[10]，并按此剂量尝试治疗出血热、慢性肾衰竭等疑难重症。通过文献分析、药物实测分析、重量比例分析、煎煮提取分析、有效性分析、临床安全性分析等，确证了经方本源剂量一两约为 13.8g，而不是后世传承的“古之一两今之一钱”，相当于 3g 这个剂量，比张仲景的本源剂量小了将近五倍。在急危重难疾病上按着张仲景的本源剂量去治疗收效显著[11]。

当然，我们也并非主张应用经方本源剂量治疗所有的疾病。方药剂量理论的著作《方药量效学》[12]推荐张仲景的经方剂量，在治疗急危重难疾病，一两用 9g 来折算；治疗一般性疾病，一两用 6g 折算；而治疗病情较轻的疾病，或者慢性疾病需要长期调理治疗者，按经方一两等于 3g 来折算。随症施量、因病施量，使经方在不同的疾病，不同的病情下能够发挥更好的作用[13]。

3. 经方新用

自汉代至今，人类疾病谱较古代发生了很大变化，仲景时代的疾病谱远不如今日之广泛。加之现代人饮食习惯、生活方式、居住环境的改变，以及现代医学诊疗手段的进步使许多疾病被提前干预，阻断了疾病的自然进程；同时由于东西方医学差异，其对疾病的命名方式不同等多方面原因，导致诸多现代疾病很难与经方原文一一对应。精辨病机是古方新用的关键，需要打破《伤寒论》条文的原本框架，依据病机及组方特点将经方重新排列组合，从而将经方应用于病程的不同发展阶段。我们治疗 2 型糖尿病就是将《伤寒论》打乱顺序，将经方重新组合，从而挖掘出了针对糖尿病郁热虚损各个阶段的有效方剂。

四、中医新大厦的理论基石

（1）四焦八系理论[14]：结合现代解剖学，人体分四腔，即颅腔、胸腔、腹腔、盆腔，故将人体划分为四焦，即顶焦、上焦、中焦、下焦，每一部分包含相应脏腑体系：顶焦包含神系、髓系，上焦包含心系、肺系，中焦包含肝系、胃系，下焦包含溲系、衍系。在三焦基础上补充了脑和其支配的神经系统及生殖系统的内容，弥补了古代解剖学的不足，更加符合现代临床的认识，同时也为未来的中西医融合做好铺垫，为统一中医辨证奠定了解剖和生理病理学基础。

（2）思考疾病定位（解剖）：主要分为两部分：脏腑——三焦+顶焦；经络——髓系+经络系统，参考人体的经络结构、人体全息结构、人体“三段论”学说综合为全息人体（三级两节三段理论）并建议中医外治法取穴可据此考虑。

（3）在思考疾病变化（病生）时，细化脏腑病机传变，重视“脏腑风湿”[15]（外邪）——由外而内，源自五体痹、五脏痹理论，总治则为“给邪以出路”。脏腑伏邪[16]——由内而外，有表证无表邪，治则为“先定震源、直捣巢穴”。

（4）关注特殊药物：如“窍药”[17]“平性药”[18]“风药”此类在临床运用中屡建奇功的药物，需要匡正模糊错误概念，使之切实服务于临床。

历史的机遇是最大的机遇，中医学的复兴已经初见曙光，要牢牢地抓住历史机遇，使中医重新回到世界医学舞台，能与多学科最新成果对话的舞台，插上科学与技术的翅膀。敞开胸怀，迎接新时代的八面来风；打开疆界，汲取现代医学最新成果。在继承优秀传统医学基础上，构建新的医学体系，中西医走向大同，这是时代赋予我们的使命。

参考文献

[1] 仝小林，何莉莎，赵林华. 论“态靶因果”中医临床辨治方略［J］. 中医杂志，2015，56（17）：1441-1444.

[2] 车慧，刘文科，姬航宇，等. 指标选药临床思路及用药原则［J］. 辽宁中医杂志，2012，39（4）：593-595.

[3] 何莉莎，王涵，顾成娟，等. 基于现代疾病诊断的中医诊疗思路及处方策略［J］. 北京中医药，2016，（6）：599-602.

[4] 仝小林. 中医肺毒疫辨识［J］. 中医杂志，2003，（12）：885-887.

[5] 仝小林，胡洁，李洪皎，等. 糖尿病中医新论［J］. 中华中医药杂志，2006，（6）：349-352.

[6] 仝小林，刘文科，王佳，等. 糖尿病郁热虚损不同阶段辨治要点及实践应用［J］. 吉林中医药，2012，32（5）：442-444.

[7] 仝小林，李洪皎，于波. 试论现代中药药理研究成果的临床回归［J］. 江苏中医药，2008，（3）：16-17.

[8] 仝小林，周强，刘文科. 经方新用的思索［J］. 中医杂志，2011，52（11）：901-903.

[9] 姬航宇，仝小林，冀博文，等. 中国医用度量衡发展概况［J］. 医学与哲学（人文社会医学版），2011，32（10）：75-76，78.

[10] 韩佳瑞，于淼，余秋平，等. 中药临床合理剂量科学方法体系的构建［J］. 中医杂志，2011，52（20）：1739-1740.

[11] 仝小林，焦拥政，连凤梅，等. 方药量效关系研究的关键问题与思考［J］. 环球中医药，2012，5（6）：401-404.

[12] 仝小林. 方药量效学［M］. 北京：科学出版社. 2013.

[13] 连凤梅，仝小林.“随症施量”关键要素研究［D］. 北京：北京中医药大学. 2011.

[14] 仝小林. 论四焦八系理论体系及其临床价值［J］. 中国中医基础医学杂志，2012，18（4）：357-359.

[15] 何莉莎. 论脏腑风湿理论在临床中的应用［J］. 中华中医药杂志，2017，32（5）：2087-2089.

[16] 仝小林，刘文科，姬航宇. 从“伏气温病”论治慢性炎症疾病的急性发作［J］. 中国中医基础医学杂志，2011，17（3）：290-291.

[17] 仝小林，刘文科，赵天宇. 窍药分类及功效概述［J］. 上海中医药杂志，2015，49（3）：3-6.

[18] 穆兰澄，顾成娟，徐立鹏，等. 平性药药性及应用特点［J］. 中医杂志，2017，58（1）：23-26.

第九章　“态靶因果”中医临床辨治方略探析

时代进步和现代医学的发展为中医带来了巨大的机遇和挑战。传统的辨证论治是中医的特点及优势之一，但对疾病完整性的认识仍有不足。近年来提出的病证结合模式表明中医已经开始关注中西医在临床中的结合。我们基于临床实践，提出“态靶因果”的临床辨治方略，即借鉴现代医学对疾病的诊断，按照中医思维，审视疾病全过程，厘清疾病发展各阶段，归纳核心病机，以确定理法方药量，并大力寻找治病的靶方靶药，观注疾病之前的“因态”和疾病预后的“果态”，实现对疾病的全方位掌握。

一、以“病”为纬，以“态”为经

1. 中医通过调“态”治疗疾病

病者，失衡之态也，证为其表。人体疾病的外在状态就是中医所谓的证候。《黄帝内经》曰“阴平阳秘，精神乃治”，当机体的平衡被打破，就会呈现出各种病“态”（如热态、寒态、湿态、燥态、虚态、实态等），机体的病态导致正常的功能和作用无法发挥。中医从宏观入手，利用药物的偏性调整疾病时的偏态，使体内的自调节、自修复、自平衡的能力得以最大效能发挥是中医治疗的基本思维。西医针对局部的“祛邪”和中医针对环境的“调态”，都是有效的治疗手段。西医擅长调“微态”，中医的特色和长处在于调“宏态”。

识“态”、辨“态”和调“态”是中医认识疾病和治疗疾病的独特思维。

2. 以“病”为纬，窥病之全貌，探病之机要

辨病论治是中医重要的诊疗方法，但受时代诊疗水平的限制，古代中医对疾病的认识比较模糊和笼统，很多疾病仅仅是根据症状或体征命名，例如，《伤寒论》提出“六经病”概念；《金匮要略》根据症状提出“黄疸病”“历节病”“狐惑病”等病名。现代医学利用先进的诊疗技术，在解剖、病因、病理、生理等层面对疾病的认识更为完整。诊断的进步使多数疾病的发现时间提前，使我们得以窥见疾病的全貌。早期治疗的介入使疾病的进程延缓，很多古代无法诊断和治疗的疾病已逐渐归为慢性病的行列，加之时代的变迁，人类疾病谱也发生了改变。

基于此，我们认为中医所辨之病应采用现代医学诊断的病名。例如，现代医学对高血压、冠心病、糖尿病的认识已经较为完善，而中医传统的病名往往无法很好地对应。比如中医学传统“消渴”强调的是糖尿病有三多一少典型症状的那一部分患者，不是糖尿病的全部患者，也不是全过程，所以“三消”理论应用在今天的糖尿病治疗中有其局

限性。因此，首要任务是参照西医的疾病框架，按照中医的思维，重新审视疾病的全过程，对疾病进行分期，抓住每个时期的“态”的核心病机，重新确立主要证候、治法、处方，包括靶方靶药。

3. *以“态”为经，厘清“态”之层次*

中医对待疾病善于纵向观察，强调当下整体“态”。得益于现代诊疗技术的发展，人们对现代疾病的病因、发展和预后转归有了更完整的认识。中医应当充分借鉴现代医疗条件下对疾病全貌认知的成果，丰富中医的整体观，实现对疾病的全方位、动态、连续的认识。中医目前的任务就是要按照中医思维，重新审视疾病全过程中不同阶段的“态”，找出每一个阶段“态”的核心病机，确立主要证型和治法方药。借鉴现代医学对疾病的认识、分期，丰富中医的辨治理论，实现对疾病的全方位掌握。例如，病毒性肝炎→肝硬化→肝癌的三个发展时期，可能存在着“毒→瘀→虚”的不同态的阶段；重症急性呼吸综合征从潜伏期到疾病的早、中、晚期存在着“卫分有热→气分热盛→气营两燔→痰热瘀结→喘脱”的不同态的阶段；糖尿病可以参照糖尿病前期、糖尿病期、并发症期分为“郁→热→虚→损”四个阶段，在糖尿病“郁”的阶段又细分为中土壅滞、肝郁气滞等具体的态，在“热”的阶段分为肝胃郁热、肺胃热盛等态势，在“虚”的阶段分为热盛伤津、阴虚火旺等态势，在“损”的阶段细分为肝肾阴虚证、阴阳两虚证、脾肾阳虚证。这种以“病”为纬，在疾病横向认识上按病分期；以“态”为经，在疾病纵向认识上层层剥离的分析，对疾病的整体认识更加完善，使治疗有的放矢，能极大提高治疗的针对性，有的放矢，态靶同调，提高临床疗效。

二、微观定靶，增强治病的精准性

传统的中医是依靠宏观表征的定性、定向，现代医学是依靠微观表征的定量、定靶，而现代中医应该是二者的结合，提高治疗的“靶向性”。这种靶向性有三个层面的含义：一是对疾病层面，即在准确诊断的前提下，通过靶方以达到治疗疾病本身的目的；二是对症状层面，通过靶药迅速改善患者主要症状；三是对临床指标层面，即通过寻找特效的指标药，使之恢复正常，也使中医疗效的评价有据可循。在现代医疗环境下，中医治病必须与时俱进，有的放矢，态靶同调，提高临床疗效。

1. *探索针对疾病的靶方靶药*

对某种疾病具有特殊疗效的处方或药物，称之为“靶方”。证是共性的，而病是特异的，辨病能够明确治疗的靶向，提高治疗的针对性。《兰台轨范·序》中提出：“欲治病者，必先识病之名，能识病之名，而后求其病之所由生，知其所由生，又当辨其生之因各有不同，而症状所由异，然后考虑其治之法，一病必有主方，一方必有主药。”临床中靶方的应用是提高疗效的关键环节，例如，葛根芩连汤现为糖尿病肠道湿热证的靶方，并有循证医学证据证明其有很好的降糖效应[1]；朱良春教授所创痛风方，重用威灵仙、萆薢和土茯苓，有很好的临床疗效[2]；孙桂芝善用的小胃方（蒲黄、蜂房、白芷、血余炭）则是治疗胃癌的靶方[3]。此外，像青蒿素抗疟等均是在中医理论指导下对疾病针对性很强的靶方。

2. 探索改善症状的靶方靶药

“有诸内必形诸外”，“症”是疾病最直观的外在表现[4]。在所有症状中，主症是最突出的临床表现，反映了疾病的主要矛盾。当症状突出，病势紧急，对症治疗往往能够迅速缓解紧急之势，此属“急则治标”之治，例如，便秘、呃逆、烧心等症状，或者亚健康状态下的乏力、失眠等症状。患者通常各项指标正常，无病可辨。中医治病首先是从缓解症状入手，历代本草学对药物功效的认识很大部分也基于此，所以中药对缓解症状有着不可比拟的优势，如大黄、麻仁通便，赭石、旋覆花降逆，瓦楞子、左金丸抑酸均有特异性疗效。

3. 探索调控临床指标的靶方靶药

临床指标是现代诊断和判断病情的重要依据，很多患者是因为指标异常而就诊，却无明显的症状，临床常无证可辨。所以现代的中医必须重视理化指标的调控，把理化指标的改善作为临床疗效判定的重要标准之一[5]。得益于现代药理学研究，很多中药改善指标的效应已经从细胞、分子等层面得到科学证实，例如，红曲降血脂，黄连降血糖，威灵仙降尿酸，雷公藤、穿山龙调节自身免疫反应。由此与现代疾病治疗联系起来，使我们在药物的选择上更加具有针对性和科学性。

4. 寻找态靶同调药，并非中药西化

靶方靶药的寻找过程并不是简单地把中药当西药使用，而是以西医病名为基础，在现代病理生理研究成果的基础上，重新思考疾病的核心病机，寻找“态靶结合”药物。寻找到的方药既改变了疾病的“态”，又兼顾疾病的“靶”，在辨证前提下合理选择药物。例如，基于辨证前提下，降压中药又可分为利水降压、活血利水降压、清肝降压、通络降压、镇肝降压、平肝降压等，既有中医理论指导，又充分借鉴现代中药药理成果，使宏观调态与微观定靶有机结合，实现药理研究的现代回归[6]，临床必将事半功倍。

三、察“因态”，切断病之源头

察“因态”，指对疾病的认识前移，重视病因。病因是疾病的源头，病因不除，源头不断，疾病难愈，故审因论治是中医辨证思维中的重要部分[7]。陈无择《三因极一病证方论》言：“凡治病，先须识因；不知其因，病源无目。”现代医学的病因学主要是指客观病因，包括原始病因（如病原菌、病毒等）及病理产物。利用现代药理研究成果和仪器，研究新的审因效法，十分必要。我们曾根据现代药理研究结果，将对绿脓杆菌（即铜绿假单胞菌）高度敏感的中药（白头翁、夏枯草、玄参、大黄）制成雾化剂，共治疗 7 例绿脓杆菌性肺炎患者（2 种以上抗生素治疗而无效者），6 例治愈，1 例无效[8]。对病因的准确截断，可有效防止疾病发展。

四、重“果态”，先安未受邪之脏

重视“果态”，是“既病防变”的“治未病”思想在治疗中的体现，是对疾病的发展预后的动态把握，在慢性病的调摄中尤为重要。《灵枢·顺逆》曰：“上工治未病，不治已病。”在临床中，要求将预防理念贯穿治疗全程，提前干预。如糖尿病并发症未出现之时，适当使用三七、丹参等活血之品预防微血管病变；适当选用黄芪、水蛭防止和延缓糖尿病肾病的发生发展。在洞悉疾病发展过程的基础上，针对疾病欲发之兆，“先安未受邪之脏”，阻断传变。

五、态靶结合，中医学与系统生物学的深度融合

中医可以借鉴解剖、生理、病理、药理等现代医学技术丰富辨治理论，使中西医从技术到理论上有更深的融合。系统生物学的发展将为揭示“态”本质和“调态”的机制提供便利。系统生物学简言之是研究生物体系（系统）中各种元素（基因、蛋白、代谢物等）之间的相互关系[9]。西药单一化学成分的研究是“点-点”的模式；中医药既往研究可描述为“多点-多点”的模式，即多个化合物对多个靶点、多个途径、多个环节的作用模式；现有的系统生物学则是把生物体作为和基因、蛋白质、代谢物等相关的整个系统，把药物作为单一扰动因素，研究的是单一因素对生物系统的应答，即“点-系统”的模式，如网络药理学。中医药研究如照搬现有的系统生物学体系，则无法构筑重要复杂干预系统与生物应答系统之间的交互作用。因此，根据中医药自身特点，将中药复方分为三个“化学层次”（复方、有效部分或组分、有效成分群）并提升为化学物质组学，产生化学物质组（中药复方）与生物体系的动态应答（系统-系统）的关系模式，进而系统地揭示中医药的科学性。

中医学通过调态影响疾病向愈，西医学治病是针对靶器官、靶组织。“系统-系统”的研究模式则提供了中药物质基础的表征和临床疗效评价的新思路、新方法。现代科学技术体系与中医药理论体系的深度融合孕育出“态靶结合医学”必将推动中医学的大发展。

六、“态靶因果”辨治方略的临证思维

“态靶因果”方略是一种对疾病发展态势宏观把握的临证思维，要求对疾病横向和纵向的态势有全面的认识，对疾病的全貌做到心中有数，准确把握疾病不同阶段的核心病机，提高治疗的靶向性和精准性。

“态靶因果”辨治方略的临证思维过程又可概括为“经纬网格理论”，即以病为纬，以态为经，处方中实现对疾病的全方位关照。图 9-1 示，“纬线”代表病的全程，左边表示病因，右边表示预后。“经线”代表疾病的不同时期，证态与疾病交汇点表示靶标。处方时，关注当下（疾病的不同时期）：先定态（证候，包括主症）方，再加靶药；环顾左右：左为疾病之病因能否消除，右为未来发展预后能否预防，并据此酌加药物。例如，糖

尿病10年患者，其态为湿热内蕴兼有气虚，予半夏泻心汤加黄芪；靶标为血糖升高，加黄连、知母、赤芍；预后关注微血管病变，加三七粉；病因尚缺乏明确药物，空缺。

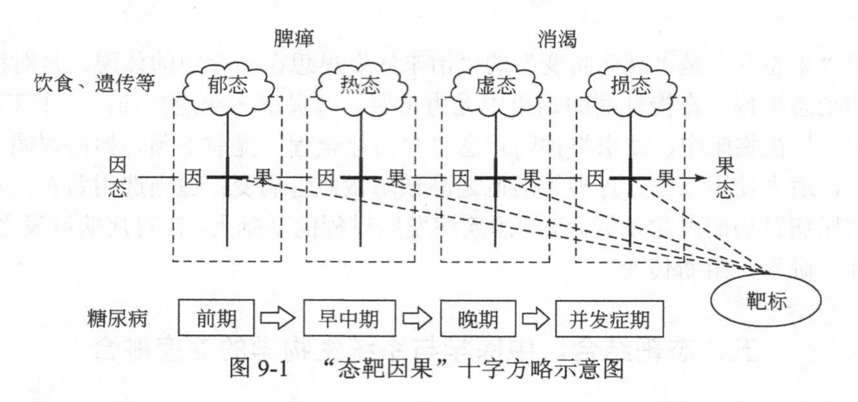

图9-1 “态靶因果”十字方略示意图

“态靶因果”中医辨治方略在临床应用的关键是注重经纬交汇点；我们要努力寻找和发现的，就是态靶结合、态靶因结合、态靶因果结合的药；经纬网格选药理论，就是“十字”处方方略的内涵。

七、小　结

在以老年病、慢性病、多代谢病、心源性疾病、药源性疾病、突发性传染病（瘟疫）为时代疾病特点的今天，中医在整体观指导下的“调态”治疗，必将为解决这些多因、疑难、复杂疾病提供重要思路和注入极大的活力。系统生物学的发展，为中医“态靶医学”机制的揭示提供助力；“态靶因果”的中医辨治方略，不仅能有效地提高临床思维水平，也推动了中西医的互补和结合。

参考文献

[1] Xu J，Lian F，Zhao L，et al. Structural modulation of gut microbiota during alleviation of type 2 diabetes with a Chinese herbal formula［J］. ISME J，2015，9（3）：552-562.

[2] 姚祖培，陈建新. 朱良春治疗痛风经验［J］. 中医杂志，1989，30（3）：15.

[3] 顾恪波，王逊，何立丽，等. 孙桂芝教授治疗胃癌经验［J］. 辽宁中医药大学学报，2012，14（10）：173-175.

[4] 仝小林，刘文科.《金匮要略》临床诊疗思维探析［J］. 上海中医药杂志，2012，46（4）：7-9.

[5] 仝小林. 论症、证、病结合辨治模式在临床中的应用［J］. 中医杂志，2010，51（4）：300-303.

[6] 仝小林，洪皎，于波. 试论现代中药药理研究成果的临床回归［J］. 江苏中医药，2008，40（3）：16-17.

[7] 毕京峰，段俊国，孙巍巍. 试论辨因论治［J］. 江苏中医药，2008，40（12）：105-107.

[8] 仝小林，许杼，王红，等. 中药超声雾化治疗难治性绿脓杆菌性肺炎［J］. 中医杂志，1996，37（2）：103.

[9] 罗国安，王义明，梁琼麟，等. 中医药系统生物学［M］. 北京：科学出版社，2011：Ⅷ.

第十章　论症、证、病结合辨治模式在临床中的应用

自《伤寒论》开创辨证论治先河后，历经几千年发展，辨证论治已成为中医诊断和治疗疾病的主要手段和基本特点之一。但由此也让许多人产生一种误解，认为中医只讲“辨证”，不讲“辨病”与“辨症”，这实际上不符合中医学发展的客观情况。并且，随着时代的发展，现代临床较过去已产生巨大变化。传统的辨证论治体系在现代临床应用中越来越暴露出其局限性，成为中医临床疗效难以提高的重要原因之一。若一味囿于辨证论治，势必影响中医学的进一步发展。因此，完善中医临床辨治模式已是势在必行。笔者经多年临证探索，认为辨症-辨证-辨病三者结合的辨治模式可能更适应现代临床要求。

一、传统辨证论治的局限性

1. 针对性相对较弱

由于人们对于“头痛医头，脚痛医脚”的对症治疗存在偏见，因此，辨证论治更强调证候的改善，冀通过治疗证候而改善症状。但证候的改善往往相对缓慢，且通过调节整体以改善局部的治疗针对性较弱，有时无法满足患者希望迅速解除其最痛苦症状的要求，常常出现其他不适症状消除，主要症状反无缓解的尴尬情况。

2. 无法解决“无证可辨”

现代医学检测手段的迅速进步，使许多疾病在早期隐匿阶段即被发现，此时往往无任何临床症状和体征，如无症状高血压，无症状糖尿病，无症状慢性肾炎等。传统四诊手段无法为辨证论治收集有效信息，从而导致“无证可辨”，影响了疾病的早期治疗。

3. 缺少病种特异性

在辨证论治的发展过程中，后世医家将张仲景的汤证辨证思路逐渐演化为证候辨证，所辨之“证”往往是从多种疾病相同证的证候表现中抽提出的共性，证的同一性往往容易掩盖病的差异性。因此，在某些情况下，虽有证可辨，但由于缺乏对疾病基本矛盾或本质的了解，一般对证之方常常是打外围，能够较准确地把握寒热虚实的基本性质，但对病的针对性治疗较弱。例如，气阴两虚证可见于肺结核、肺癌、糖尿病、慢性肾炎等疾病，若只针对气阴两虚证立法处方，对于肺癌、肺结核的治疗针对性不强。因此，单纯强调辨证论治无法兼顾病的特异性，对现代临床中病的治疗贡献较小。

4. 症状改善与病理变化有时缺乏统一性

理论上讲，辨证论治在一定程度上应是有益于症状的改善。然而，按照现代生物医学模式衡量，临床症状的改善并不完全意味着疾病的痊愈或好转。例如，慢性肝炎“肝郁脾虚证”，临床表现为胁痛、腹泻等，经中医治疗胁痛减轻、腹泻亦止，虽然肝郁脾虚证消失或好转，但若患者的肝功能或肝脏组织病理学检查无变化甚则加重，就不能说明是疾病的痊愈或好转。再如某些 IgA 肾病患者的临床症状表现为“气阴两虚”，经过中医治疗以后，腰酸、乏力、口干、手足心热等症减轻，虽然证候好转，但若患者尿中有红细胞、蛋白、肾脏病理无改变甚至加重，同样也不能认为是好转或痊愈[1]。辨证论治的结果不能完全满足现代医学疗效评价的要求，这也是中医发展面临的困惑之一。

二、病证结合治疗模式的优势和局限

近年来提倡的病证结合的理念以现代医学的疾病为纲，促进了中医现代临床研究的开展，但临床实践中以此指导慢性复杂性疾病的中医处方仍存在一些问题。近年来，逐渐被越来越多中医、中西医结合学者认同的病证结合的临床诊疗和临床研究模式是较为成熟的中西医结合模式[2]。病证结合是现代医学的“病”和中医辨证论治的“证”相结合，并且以前者为纲，后者为目的结合模式。

临床研究中，尤其是临床疗效评价中，对于研究问题的提炼和研究实施过程控制等均需要确定疾病的概念，而中医病名和辨证论治的过程中，以目前的科研水平和方法难以取得共识性较强的定性定量化描述，因此临床疗效评价中人群、对照、结局指标的选取与确定存在一定困难；而针对西医的病理生理指标定性定量较好、概念明确的特点，采取以西医病名为纲，以中医辨证论治为目，则较容易开展疗效评价等科研工作。同时，以西医的病名为纲有利于安全性评价，中医的疾病、辨证预后与现代医学相比较而言，现代医学基础理论的确证性提供了显示疾病不同程度和预后的可循指标，而研究中根据这些指标变化提供的信息可以充分保障研究对象的利益。如果不联系现代疾病，单纯考虑中医的疾病和辨证很难进行一些安全性指标的评价。因此，以病为纲，以证为目的病证结合模型有利于目前中医药的科学研究，尤其对于中药新药的研发有重要意义。在临床实践中，对于某些简单疾病或单一疾病的诊疗，如感冒、肺炎、不合并其他疾病的单纯性高血压、单纯性糖尿病等，病证结合模式也具有较强的实践性，根据一种疾病统领几种常见证候的思路，可以迅速确定某种疾病的证候、治法、处方，提高临床诊疗的效率，相比单纯的辨证论治有很大优势。

然而对于一些慢性复杂性疾病，由于多种疾病同时存在，甚至可能相互影响，从而导致证候表现错综复杂，寒热虚实难以厘清，此时若以病证结合的理念指导临床，按照一病一证的思路，往往会辨出几种不同的证候，究竟选择什么处方常常令人困惑。近年来一些临床病历的书写以某某病某某证形式为主，复杂一些的疾病要罗列五六个疾病和证型的现象屡见不鲜，处方繁杂。因此，这种病证结合的模式对于复杂性疾病的临床诊疗缺乏实际可操作性，难以应对复杂多变的现代临床。

三、症、证、病结合的意义及思路探讨

无论传统的辨证论治，或现代的病证结合模式，在指导临床实践过程中往往把疾病的诊疗当作一个层面，缺乏对疾病的全方位、多层面、立体性剖析。然而，对于多种疾病交错存在的复杂情况，这种对疾病的空间性、整体性认识尤为重要。不难发现，上述辨治思维，都忽略了对症状的治疗，而对证和病的治疗实际上也是剥离的，因为古老的中医方剂针对的是古代的证或病，而非现代的疾病，例如，半夏白术天麻汤可以化痰而止眩晕，但是现代疾病中的高血压、梅尼埃病、脑卒中等都属于古代眩晕的范畴，这些疾病统领下的痰浊中阻证应用半夏白术天麻汤不一定能收获佳效。因此，对疾病的诊疗要做到点与面，面与空间，空间与点的多层次、全方位综合，而症、证、病结合模式可能是实现这种综合诊疗的较好的途径。

1. 辨症治疗针对性强，应用广泛

在古代医学水平不发达，对疾病认识尚肤浅之时，中医治疗疾病首先是治疗症状。纵观历代本草学著作，对药物的功效多描述为对症治疗，如乌头止痛，半夏止呕，瓦楞子制酸等。在古代医学落后的情况下，古人寻找各种草药的初衷仅仅是为了缓解自身的痛苦症状，随着医学的进步，才逐渐形成药物的性味归经等。故对症治疗的最大特点是直接针对患者最痛苦症状，针对性较强。

由于辨症治疗主要是针对主症论治，因此，常常可直接扭转病势，收立竿见影之效。许多急、重证及怪病，病见多端，因机复杂，一时难以明辨，此时辨主症成为一条可行之路，通常主症一平，则病入坦途，病情随之明了。因主症往往是疾病病机的主要外在反应，故对于截断病势，缩短病程，提高疗效有重要意义。《伤寒论》中很多条文其实也是对症治疗，如《伤寒论》101条“但见一证便是，不必悉具”中“证”实指症状，即强调了辨主症的重要性。322条“少阴病，六七日，腹胀不大便者，急下之，宜大承气汤”是少阴三急下之一，病入少阴，往往病机复杂，病情较重，用药亦须谨慎，但此时“腹胀不大便”是主要矛盾，标实之象凸显，若不及时通腑祛实，恐造成危急变证，故以大承气汤急则治标，截断病势，待标实缓解，再求本施治。类似条文比比皆是，仲景这种对症治疗，急则治标的思想实际上与现代急症治疗学思想是完全一致的。后人在研读仲景著作过程中更注重追求辨证论治，忽视了其中的辨症治疗，从而导致很多人误解《伤寒论》只讲辨证论治，不讲对症治疗。即使《伤寒论》中体现的辨证论治思想也是汤证辨证，即根据几个症状确定某一汤剂，这个汤剂一般是唯一的，完全不同于现代普遍盛行的证候辨证。足以见张仲景对于辨症状的重视程度。

而辨症治疗不仅可以简化临床思辨过程，对于指导临床配伍组方也有重要意义。首先，依主症立法处方，君臣易定位，佐使好安排。君药针对主症；臣药辅助君药治疗主症或针对主要兼症；佐药则是针对病性之寒热虚实而设，为治证之药；使药引经或调和诸药。当然，君臣药物也尽可能选择与辨证药性相符合的药。以麻杏石甘汤为例，“喘”是主症，故以擅于平喘之麻黄为君，以宣降肺气之杏仁为臣，助麻黄平喘，以辛凉宣泄

之石膏（对证）为佐，且其用量倍于麻黄，针对病性之实热，甘草为使，调和诸药。其次，由于疾病基本病机及证的本质往往变化较慢，在辨证论治运用方剂加减变化时，很大程度上是针对症状加减，故所加减之药多是针对某些新现症状或重要兼证。如《伤寒论》21条和22条："太阳病，下之后，脉促胸满者，桂枝去芍药汤主之。""若微寒者，桂枝去芍药加附子汤主之。"因出现胸满，故去酸涩收敛之芍药，复因见微寒，故加温阳之附子。再如33条："太阳与阳明合病，不下利但呕者，葛根加半夏汤主之。"所加之半夏即是针对呕吐症状。因此，对症治疗可以大大简化临床随症加减过程，易于掌握，对于初学者尤益。

在现代临床中，对症治疗也是临床不可或缺的重要内容。时至今日，各种理化检测手段在临床中的广泛应用，使许多疾病的潜证或隐证被提早发现，这些潜证或隐证只表现出胃镜、X线、血糖等实验室检测的异常，而无任何临床症状或体征，因而造成了临床常见的"无证可辨"现象。实际上，这些客观存在的理化检查异常也是一种"症状"，是"症"在现代临床中的延伸，是"症"的微观和客观的表现形式。近年来，一些学者提倡微观辨证实际上主要是针对理化检查异常的辨证论证。将"症"的概念扩大，把理化检查结果也看作是一种症状表现，对症治疗，便可解决临床"无证可辨"问题。如对于生化检查发现血脂升高而无任何不适症状的患者，可针对血脂异常首先选用生山楂、红曲、五谷虫等具有降脂作用的中药对症治疗，再根据患者体质择用合宜方药。这种对症治疗的辨治思维可以大大拓展中医治疗范围。

2. *辨病论治特异性强，提高疗效*

中医学自古就重视辨病论治。《内经》涉及的病名就有300多个，从治疗学角度言，整个《内经》是以辨病论治为主，如鸡矢醴治疗鼓胀，生落铁饮治狂证。长沙马王堆出土的《五十二病方》针对临床各科52类疾病100多个病种而设200多个药方。《神农本草经》所载常山截疟，海藻治瘿，硫黄治疥，黄连、鸦胆子治痢等，是以专方专药治专病的最早记载。《金匮要略》也记载了诸多辨病论治内容，如疟母用鳖甲煎丸、历节病用乌头汤、奔豚气病用奔豚汤、宿食用瓜蒂散。后世温病学派也是首先注重辨病，如《温病条辨》首先辨明9种温病，风温、春温、暑温、秋燥等。徐灵胎在《兰台轨范·序》中指出："欲治病者，必先识病之名，能识病之名，而后求其病之所由生，知其所由生，又当辨其生之因各不同，而症状所由异，然后考虑其治之法，一病必有主方，一方必有主药。"近代著名医家岳美中亦指出："有是病即用是药，故一病有一病之专方……不能辨病，焉能识证，不能用方，焉能施治。"均强调了辨病论治的重要性。

现代医学对疾病的定义为：疾病是机体在一定病因的损害性作用下，因自稳调节紊乱而发生的异常生命活动过程[3]。从这个概念可以看出疾病的几个基本特征：①每种疾病都有相关的病因；②疾病是一个有规律的发展过程，在其发展的不同阶段，有不同的变化；③疾病是完整机体的反映。这就决定了疾病的发病过程、病理改变及演变规律等具有自身的特异性，只有有目的地针对这些区别于其他疾病的自身特异性才能提高临床疗效。同时，由于现代临床对"病"的认识逐渐清晰与深入，人们已不再仅仅满足于症状的改善，而是越来越重视对"病"的治疗，更加关注疾病相关指标的变化，血糖、血压、血脂等已逐渐成为患者关注的重点，并且，许多现代疾病，如高血压、糖尿病、高尿酸血症等主要是根据关键疾病指标而命名的，辨病治疗相当于直接抓住了这些疾病的基本矛盾，在无症可辨时，病的指标就可以当作“症”来辨治。所以，中医在治“症”“证”的同时必须关注治“病”。在对症、辨证论治的基础上，结合疾病的特点，选择针对疾病病理特点或疾病特异指标的药物，实现疾病的靶点治疗。如糖尿病胃肠湿热证，选用葛根芩连汤，既针对胃肠湿热证，同时方中葛根、黄连、黄芩又均具有确切的降糖作用，直接针对糖尿病血糖升高，在改善证候的同时也治疗了疾病，从而大大提高了临床疗效。

3. 辨证论治体现整体观，具有一定的高度

辨证论治是中医的特色，关于辨证论治的研究已无需赘述，然而辨证论治不应当仅仅是辨别证候，还应当包括辨体质、年龄、遗传因素等，是应当在辨症、辨病的基础上对疾病的整体性把握，这样的辨证论治才是站在一定的高度上体现中医整体观的辨治思维，从这个层面讲，辨证论治是高出于辨症、辨病的一种辨治思路；尤其对于多种疾病同时存在的复杂情况，应当首先辨证，在辨证明确后再针对各种疾病进行靶点治疗。如对于同时存在糖尿病、心力衰竭、高血压的患者，应根据患者的整体表现首先确定汤证，再针对糖尿病、心力衰竭等疾病的特点在汤剂中加减药物以治疗疾病，而不是首先想到疾病，再想到证候，按照病—证—方的思维往往会令治疗陷入困境。而对于一些疾病诊断不明确，或实验室检查指标无异常的疾病，综合其体质、遗传等因素，辨证论治更是可以发挥其独特优势。因此，辨症、辨病基础上的辨证论治是一种对疾病的立体性辨识，相对既往的辨证论治具有更强的实用性和有效性。

4. 症、证、病结合的思路探讨

对症治疗、辨证论治、辨病论治三者结合是相对完善的辨治思维，更适应现代临床的需求。实现三者结合，需要强调以下几点：

（1）注重辨主症，既辨显症，也辨隐症：辨治主症可以迅速缓解患者之所苦，急则治标，截断病势，对于提高临床疗效的重要意义已无需赘述。需要注意，主症不仅包括医者通过四诊收集到的症状和体征等显症，还应当包括血常规、尿常规、生化、X 线、胃肠镜等实验室检测结果，相对于显证，这些检测结果属于隐症，是症的概念的延伸和扩展。辨隐症极大拓展了中医治疗的临床范畴，对疾病的早期预防及治疗具有重要意义。

（2）辨病应辨西医之病：近年来，不少学者就辨病论治问题进行了详细论述，但辨病究竟是辨中医之病，还是辨西医之病，却莫衷一是。笔者以为辨病应是辨西医之病。古代中医对病的认识比较模糊和笼统，很多疾病仅仅是根据外在症状或体征命名，无法像现代医学对疾病的命名那样准确地反映疾病的基本病理特点，如肝硬化、冠状动脉粥样硬化性心脏病、肺间质纤维化等，而伴随时代出现的许多现代疾病在古代甚至没有任何相关记载，如艾滋病、非典型肺炎等。这种模糊和笼统的认识与现代临床的偏差越来越大，许多中医临床医生也逐渐体会到不考虑西医之病，单从中医疾病论治往往收效不佳。而广泛应用的实验室检测也针对的是现代疾病，非古代疾病。辨现代医学之病直接

提示了治疗的主要方向，提高临床治疗的特异性，如对于肺间质纤维化，基本治疗原则是活血通络，对于糖尿病基本治疗原则是降糖，所以，在辨证同为气阴两虚的情况下，针对肺纤维化就要以活血通络为主兼以益气养阴，而对于糖尿病则以降低血糖为根本兼益气养阴。因此，辨西医之病才可能针对疾病的病理特点实现靶点治疗，提高疾病治疗的临床疗效，实现与现代临床的逐渐接轨。

（3）注重审因论治：即针对疾病的病因论治。从现代医学对疾病的定义及对疾病的治疗可以看出，针对病因治疗是临床中的重要内容，尤其对于一些感染性疾病，明确引发疾病的直接原因——病原菌或病毒直接决定治疗方向。其实，古代中医也比较重视病因学治疗，如《素问·征四失论》言："治病不问其始……何病能中"；《素问·至真要大论》曰"必伏其所主而先其所因"；《备急千金要方·诊候第四》亦曰"夫欲理病，先察其源"；著名三因论创始人陈无择在《三因极一病证方论》中言"凡治病，先须识因；不知其因，病源无目"；均强调了病因辨证的重要性。只是随着对辨证论治的强化，审因论治逐渐被淡化。病因包括两层含义，一是直接病因，即导致疾病发生的最直接因素。二是审证所求之因，包括疾病的原因、性质、体质特点等，是辨证的结果，含有疾病发生的客观规律或特定趋势。因，是导致疾病的根源；证可变，而因不会变。审因论治可从根源截断疾病的发生发展，病因辨证可据临床某一现象，辨其病因病机，确立治则、治法，制定方药，可使论治用药明晰了然，更加便利。审因论治也应当作为重要内容在临床中广泛应用。

（4）完成现代药理成果的临床回归：现代药理学研究取得了很大进展，明确了许多中药对现代疾病的治疗作用，如牛膝降压、五味子降酶、威灵仙降尿酸等。这些成果对于对症治疗中的指标治疗、辨病治疗中的疾病靶点治疗而言，无疑是最有力的武器，将这些研究成果应用于临床中，是实现症、证、病结合的关键之一，同时也实现了从理论到临床的回归。

（5）继续发挥辨证论治优势：强调辨症、辨病治疗，并不是否认辨证论治，实际上辨证论治仍然是中医区别于西医的优势和特色。西医注重对症、对病的治疗，但在强调个体化治疗的辨证论治方面却显不足。如腹泻，西医常规治疗是补液、应用抗生素等以止泻，中医则在止泻基础上辨寒热虚实，结合年龄、体质、季节等立法处方，可以说，中医的辨证论治更体现个体化治疗。因此，在强调辨症、辨病治疗的同时，还应当继续发挥辨证论治的优势，以最大限度地提高临床疗效。

四、结　语

时代的进步及现代医学的发展对中医提出了巨大挑战，传统的辨证论治模式已无法满足现代临床的需求，证候改善仅仅是临床治疗的一部分，疾病的治愈或好转才是治疗的最终目的，这也是中医为现代医学所接受和认可的必然发展之路。而辨症、辨证、辨病三者结合既治疗了症状、证候，又解决了疾病的治疗问题。以症为靶，以证为基，以病为参，点、面、体结合的整体综合辨治模式是新时代下中医发展的内在规律，相信中医自身的内在规律性会逐渐完善、明晰。适应时代需求，继承基础上的发展和创新是中医长盛不衰的关键所在。

参 考 文 献

[1] 包自阳. 论辨病论治在肾脏病治疗中的重要地位［J］. 江苏中医药，2009，7（41）：9-10.

[2] 陈可冀，宋军. 病证结合的临床研究是中西医结合研究的重要模式［J］. 世界科学技术：中医药现代化，2006，8（2）：1-5.

[3] 陈国强，冉丕鑫. 基础病理生理学［M］. 上海：上海科学技术出版社. 2004：1.

第十一章　现代药理研究成果在临床中的应用

一、现代药理成果回归临床的意义

近年来，随着医学技术的发展和进步，人们对疾病的认识较以往更加清晰和深入，普通民众就诊时已不再仅仅满足于临床症状的改善，而是更加关注对疾病本身的治疗，尤其关注对疾病相关特异性指标、相关病理改变等直观可见的指标的治疗，这些客观、明晰的理化检查描述已成为患者判断疾病治疗效果的重要依据。特别是只有理化指标异常，而无症状可辨的患者，更是给以望、闻、问、切四诊资料为主的辨证论治带来了严峻考验。中医要在现代临床中发挥作用就不能再回避现代医学的理化指标[1-2]。

现代药理学研究成果为中医治疗疾病提供了可能。中药药理学主要针对现代疾病的病理生理特点，研究单味中药及其活性成分的治疗作用，将传统中药与现代疾病结合起来，为中药治疗现代疾病提供了客观依据。如栀子降血糖、牛膝降血压、五味子降转氨酶等，均明确了中药对现代疾病病理指标的治疗作用[3]。因此，将中药药理学研究成果回归于临床应用是实现对疾病针对性治疗，提高中医辨治现代疾病临床疗效的重要途径。

另外，现代药理研究也为对症选药提供了理论支持。如柴胡，古籍及医话中言其性平、味苦，入肝、胆经；主要功效为解表、退热、疏肝、解郁、升阳；主治发热、寒热往来、胸胁胀痛、焦虑抑郁等。现代药理研究表明其主要成分为柴胡皂苷、甾醇、挥发油和多糖等，具有解热、抗炎、利胆、促进免疫功能、镇静、安定、镇痛、镇咳等广泛的中枢抑制作用。从药理学的角度支持了文献中记载的功效与主治，临床上对于发热、肝胆疾病所致胸胁胀痛、以抑郁焦虑为主要表现的精神疾病等，可以针对性地使用柴胡[4]。

二、实现现代药理学成果回归临床的思路

实现药理学成果的临床回归是将实验室研究成果转化为临床应用的关键。近年来，不少临床医生开始关注中药药理学研究取得的新进展，并有意识地将其运用于临床中。然而，我们经常可以发现一些临床处方显然是由具有明确药理作用的中药堆砌而成，组方配伍毫无章法，完全脱离了中医背景。这种脱离了中医辨症、辨证论治和中药药性理论的回归并非真正意义上的临床回归，对于提高中医临床疗效恐无多益。

笔者认为，实现药理学成果的临床回归首先不能背离中医理论，应当是在辨症、辨证治疗基础上，结合病机及药性特点有针对性地选择对疾病的客观指标、病理改变等有明确治疗作用的中药，应用于处方中，方能实现对疾病的症状、证候、客观指标等多个

方面的综合性、特异性、针对性治疗，从而提高临床疗效。如栀子、肉桂经药理学研究证实均有降低血糖作用，但栀子性苦寒，功专清火，肉桂温热，长于温补，因此，在临床应用中，栀子常常用于糖尿病早期火热炽盛阶段，肉桂常常应用于糖尿病中晚期肾阳亏虚阶段。再如旋覆花同样具有降糖作用，但因长于降气止呕故多用治糖尿病胃轻瘫表现呕吐、呃逆等胃气上逆症状者。具有相同药理作用的不同中药，因其性味、功用不同，所针对的病机有别，因而于临床应用时当有所区别。同时，需要注意，现代药理学中针对中药主要活性成分进行的研究，其成果和临床实际应用仍有一定的差距，脱离了原药材的药物活性成分由于纯度、作用环境等的改变，其有效治疗剂量与原药材的起效剂量并不等同，甚至活性成分的性味可能改变，如山茱萸味酸，而其有效降糖成分山茱萸总萜则为苦味。并且，一种原药材可能具有不止一种有效活性成分，这些不同活性成分的有效剂量、性味等也有差别，如果按照有效成分辨证应用，势必无章法可循，无法实现药理成果在临床中的回归应用。并且在临床实际中，处方用药也往往是原药材之间的相互配伍组合，并非其各自不同活性成分之间的配伍组合。因此，对中药活性成分的辨证仍应归属于对整药的辨证，而对其有效剂量的研究结果也不能直接应用于临床，仅能为临床提供参考。究竟用至怎样的剂量方可收效，最大剂量可用至多少等，这些密切关乎疗效的剂量应用问题是需要在长期的临床实践中不断探索的。

笔者研究糖尿病数年，在辨症、辨证治疗基础上，将现代药理学研究成果针对性地应用于糖尿病治疗的不同阶段，取得了较好的临床疗效。

三、现代药理学研究成果在糖尿病临床治疗中的应用

糖尿病的病程发展可分为郁、热、虚、损四个阶段，各阶段主要病机不同，治疗各有侧重，所应用的主要汤药也相应不同。尽管现代药理学研究证实很多中药具有降糖作用，如黄连、黄芩、知母、黄柏、生石膏、栀子、山萸肉、肉桂、五味子、酸枣仁、苦瓜、龙胆草、苍术、石斛、黄芪、人参、天花粉等[5-9]，但是每味药的性味和功用不同，因而其主要适用的病程阶段也不同，并非不加区分地盲目应用。

1. 郁、热阶段

糖尿病的发生多与饮食不节、禀赋不足、情志刺激等因素密切相关。因长期过食肥甘厚味，脾胃辎重太过，运化不及，饮食水谷壅聚中焦，日久则化热；或因禀赋不足，机体调节能力较弱，气机易郁，稍遇刺激则郁滞难解，久而化热化火。故糖尿病早期多处于郁、热阶段，此时火热炽盛是其主要病机，表现为肝热、胃热、肠热、肺热、心火等一派内火燔灼之象。治疗当以清泻火热为主，临床常用大柴胡汤清泻肝胃郁热，白虎汤清泻肺胃火热，三黄汤清泻三焦火热，小陷胸汤清化痰热，清营汤清泻血分伏热，承气汤清泻胃肠火热，葛根芩连汤清利胃肠湿热，龙胆泻肝汤清泻肝胆火热等，这些方剂中的核心药物如黄连、生石膏、黄芩、黄柏、丹皮、葛根、生大黄、栀子、龙胆草等，不仅具有清热泻火作用，也同时具有确切的降低血糖作用。其他能够清泻火热，同时经药理学研究证实其降糖作用的中药也常应用于此阶段，如夏枯草、苦参、苦瓜等。郁、

热阶段，火热内盛，有耗伤气阴之虞，故此阶段常常少佐酸敛气阴之品，以防止气阴耗伤。而所选酸敛之药也同时具有收敛和降糖两重功用，如乌梅、五味子、酸枣仁等。对于过食肥甘所致糖尿病，饮食蓄积常常化生膏、脂、浊、痰等病理产物，这些病理产物的存在可导致肥胖、高血脂、高血压等，影响血糖的控制，故临床治疗时需要兼顾这些影响因素，选用药理学证实具有减肥、降脂、降压作用的中药，如决明子、生山楂、红曲、五谷虫、夏枯草等，消除影响血糖控制的不利因素。

2. 虚的阶段

随着病程进展，火热持续，消灼气阴，耗散脏腑元气，病机由实逐渐转虚。火热灼津，燥热伤阴，加之脏腑经络等组织器官功能活动无力，气血津液生成及代谢障碍，水谷精微不归正化，注于脉中成痰成浊；由脾运不健渐致脾气亏虚，水饮失运，聚而生湿；血行不利则生瘀，瘀可贯穿始终。痰热湿瘀既是病理产物，也是促使糖尿病进一步发展的重要原因。故气阴两伤为始，进而阴损及阳，阴阳两虚，同时痰浊瘀血等病理产物积聚内生。此阶段火热内盛与正气亏虚并见，虽以各种虚象为主，但因火热燥热未清，因此“虚”的同时伴有热象，虚实错杂，同时常夹瘀、夹热、夹湿等。此时治疗应清热泻火与补虚扶正兼顾，必要时兼以利湿、降浊、化瘀等。临床常用知柏地黄丸滋阴降火，干姜黄连黄芩人参汤清胃温脾，白虎加人参汤清火益气，瓜蒌牡蛎散清热生津，当归六黄汤清火固表，生脉饮益气养阴，乌梅丸清上温下等，方中的核心药物知母、生地、黄柏、人参（多用红参、党参或西洋参代替）、黄芪、麦冬、五味子、乌梅、黄连、黄芩、桑叶、石斛、天花粉、枸杞子等具有益气、养阴、生津、清热等功效和明确的降血糖作用。而对于膏脂痰浊蓄积引起的肥胖、高血脂、高血压等，加用生山楂、红曲、五味子等控制肥胖、血脂、血压等影响降糖的因素。

3. 损的阶段

损的阶段一般见于糖尿病后期，诸虚渐重，或因虚极而脏腑受损，或因久病入络，络瘀脉损而成，此期根本在于络损（微血管）和脉损（大血管），以此为基础导致脏腑器官的损伤。此期虚损之象进一步加重，多以气血精津亏损，脏腑功能衰败立论，多累及肾本，致阴阳两虚，各种并发症相继而生。治疗以补益阴阳为基础，针对不同并发症治疗各有侧重。临床常以金匮肾气丸为基础方，方中核心药物山萸肉和肉桂，一补肾阴，一温肾阳，二者又均有较强的降糖作用，对于糖尿病后期，治本的同时可以兼顾治疗高血糖之标。若见周围神经病变，常以黄芪桂枝五物汤养血活血通络，方中黄芪兼顾降血糖；肾脏病变，常以抵当汤、大黄附子汤疏通肾络，排泄浊毒，方中大黄兼顾降糖，同时大黄能减少肠道对氨基酸的吸收，抑制尿素氮合成，抑制肾成纤维细胞增殖等，延缓慢性肾衰竭进展[10]；水肿，以猪苓汤或五苓散利水消肿，方中茯苓、白术兼顾降糖；视网膜病变，以杞菊地黄丸滋阴明目，方中枸杞子、山药、山萸肉兼以降糖；糖尿病胃轻瘫，以旋覆代赭汤降逆补虚，方中旋覆花、人参兼顾降糖；失眠，以黄连阿胶汤或酸枣仁汤养心安神，方中黄连、黄芩、酸枣仁等兼顾降糖；皮肤瘙痒病变，以黄柏、苦参、地肤子等燥湿止痒，兼顾降糖，等等。总之，损的阶段以并发症治疗为主，兼顾控制血糖，常常在着重治疗症状、证候的基础上，选择一两味具有降糖功效，同时又切合损的阶段脏腑虚损病机特点的中药实现对糖尿病高血糖的靶点治疗。

四、小　结

围绕现代疾病病理生理学展开的中药药理学研究丰富了中药学的内涵，将传统中药与现代疾病联系起来，从而为中医治疗现代疾病，提高中医临床疗效提供了有力武器。对于可以成为治病利器的现代药理学成果，我们不能故步自封，对其完全弃之不用，但也不能不加思考，拿来就用。药理成果回归临床仍然不能脱离中医的辨治体系，应是在对症治疗、辨证论治基础上，针对疾病的指标、病理改变等进行的靶点治疗，是结合了疾病某一阶段的病机特点及中药本身的性味功用，有的放矢地选择适合疾病不同阶段，对疾病有明确治疗作用的药物。只有在不背离中医辨证论治，不违背组方配伍原则的前提下，将现代药理学成果应用于临床，才能有效地提高中医辨治现代疾病的临床疗效。

参考文献

[1] 仝小林. 论症、证、病结合辨治模式在临床中的应用［J］. 中医杂志，2010，51（4）：300-303.

[2] 车慧，姬航宇，刘文科. 中药改善理化指标在临床中的应用［J］. 中医杂志，2011，52（12）：1010-1012.

[3] 仝小林，李洪皎，于波. 试论现代中药药理研究成果的临床回归［J］. 江苏中医药，2008，40（3）：16-17.

[4] 陈欣燕，刘文科，姬航宇. 论对症选药治疗思路［J］. 中医杂志，2011，52（12）：162-164.

[5] 周文，王晖，杨元生，等. 中药有效成分治疗糖尿病的研究进展［J］. 广东药学院学报，2013，29（2）：219-222.

[6] 金汀龙，陈霞波. 临床常用中药降糖作用研究进展［J］. 浙江中西医结合杂志，2015，25（5）：526-528.

[7] 洪金妮，杨金霞，王学美. 清热解毒中药降糖作用及机制研究进展［J］. 中草药，2015，46（17）：2656-2661.

[8] 陈颖，刘德承. 降糖中药作用机制研究进展［J］. 临床合理用药，2017，10（7C）：159-161.

[9] 柯仲成，侯雪峰，贾晓斌. 基于活性成分的降血糖中药应用思路及方法探讨［J］. 中草药，2016，47（10）：1797-1805.

[10] 常玉萍，刘春莹，任艳芸. 大黄治疗慢性肾功能衰竭的机制探讨［J］. 临床医药文献杂志，2017，4（60）：11876-11878.

第十二章　方药量效关系研究思路探讨

中医药学是我国传统医学的瑰宝，其优势在于临床疗效，而其进一步发展所面临的突出问题仍然是疗效问题。影响中医疗效的关键因素除辨证论治、方剂配伍、中药药性及药材质量以外，与药物的用量有着密切的关系。“中医不传之秘在于药量”，因此，科学地阐释方药量效关系及其影响因素，系统地研究、总结和提炼方药剂量理论，对于指导临床有效、安全、合理的剂量选择具有重要的意义。

一、化学药量效关系研究进展

化学药药效成分清楚，结构明确。对于单成分指标量效关系的概念、原理、方法和应用已形成较为完善的体系。在一定的剂量范围内，药物用量与效应成正比关系称为量效关系[1]。其中量为药物的剂量或血药浓度，效为药物作用所产生的效应。量效之间呈一定的曲线关系称为量效曲线，根据所观察指标的不同，分为量反应曲线和质反应曲线。随着现代仪器分析检测手段的发展，化学药“量”基本上可以用浓度表示，如采用微透析法检测效应组织部位的血药浓度；而随着药物作用机制的研究深入，化学药“效”已有从整体、器官、组织、细胞及分子水平的效应研究方法。量效关系研究的目的是阐明药物作用的规律，为新药研发、剂型评价、临床用药提供重要依据。从量效关系中可以得到阈剂量（最小有效量）和治疗窗（产生治疗效应的药物浓度范围）等重要参数。但对于效应成分不清晰的中医方药，其量效关系研究还是一个崭新的课题。

二、中药量效关系研究现状

（一）经方剂量传承认识不一，临床剂量应用差别较大

《伤寒杂病论》为东汉张仲景所著，其中大多数方剂至今仍被广泛应用，以其理、法、方、药缜密，药少而精，药专力宏，被后世尊称为“方书之祖”。然而由于历代度量衡之演变，张仲景经方之药物剂量成了一宗悬案。今人对经方剂量的考证研究有若干种说法，如一两为今 1.6g、3g、6.96g、13.92g、15.625g 等[2-6]，莫衷一是。

由于经方本源剂量及剂量的演变和沿革规律的不明确，导致经方在目前普遍理解的剂量下使用，疗效不理想的现象普遍存在。一些医生通过增加相似功效的中药来达到提高疗效的目的，于是处方越来越大，药味越来越多。我们调查《伤寒论》经方平均单剂药味数为 4.18 味，药味分布在 1～14 味，由 4～8 味药组成的方剂最为常见；中国中医科学院广安门医院 100 首汤剂处方的平均单剂药味数为 18.28 味，药味分布于 16～22

味，方剂多由 12～20 味中药组成。药味越多，品种越杂，越易互相牵制，影响疗效的发挥。有些具有明显疗效，有些疗效平平，甚至还有一部分没有确切疗效。可见“分两减而药味渐多”并不是提高疗效的最佳途径，而引起分歧的主要问题就出在剂量上。所以要想寻求突破，提高疗效的关键也应从深入研究剂量着手。

（二）方药剂量理论散在分布于古今文献之中，尚未形成理论体系

古今医药学家在长期的临床实践及科学研究中，对方药量效关系获得了不少具有一定深度的认识，这些认识散在于诸家论著之中。此外，还有不少认识并未形诸文字，仍停留在临床医家师徒授受之中，因而临床上缺乏系统的剂量理论的指导。古今临床医家对方药量效关系的论述概括起来有如下两个方面。

1. 关于药量变化的效应改变

中药的作用是多方面的。一般来讲，方中药物不变，增减药量可改变方剂药力大小。有一些中药，当其用量变化时，可能会表现为药效的双向性。如半夏常规剂量降逆止呕，大剂量安神催眠；黄连小剂量健胃助消化，大剂量则清热泻火；大黄小剂量味苦健胃，大剂量通腑泻下[7]；这些都说明了药物用量对效应的影响。不仅单味药物如此，同一类别的中药，用量不同时，其效果在性质上也可能出现一定的规律性变化。如行气药适量使用能产生较好的行气效果，而过量使用则会耗气、破气。

2. 随证调整用量配比以改变药物作用方向

钱乙的六味地黄丸原为治疗小儿先天不足证，后世医家将其扩大用于临床各科之肾阴虚证。方中熟地黄用量独重，以体现该方滋补肾阴的立意。具体运用时，宜根据患者临床表现的侧重不同，调整方中药物用量。汪昂在《医方集解·补养之剂》中指出：“血虚阴衰，熟地为君；精滑头昏，山茱为君；小便或多或少，或赤或白，茯苓为君；小便淋沥，泽泻为君；心虚火盛及有瘀血，丹皮为君；脾胃虚弱，皮肤干涩，山药为君。”有些中药在不同配伍背景下可能会出现特殊用量问题，如逍遥散关于柴胡、薄荷的剂量。该方集疏、养、柔三法于一方，具调肝治郁之妙，却无辛散耗血之弊，其道理正如《医贯》所说：“方中唯柴胡、薄荷二味最妙……木之所喜。”但柴胡、薄荷用量宜小不宜大，因柴胡重用发散表邪，轻用则疏肝解郁；薄荷重用解表发汗，轻用则清肝达郁。

（三）研究模式尚不成熟，技术方法有待集成

随着现代科学技术的发展，许多先进的技术手段逐渐被引入量效关系的研究中，方剂学研究者从临床研究、文献研究、数据挖掘、数理统计研究、药物化学及药理研究等各个角度分别对量效关系进行阐释，然而由于这些研究手段各自存在许多不尽完善的地方，研究的系统性和综合性不强，方剂的剂量和效应关系的研究始终缺乏一个国际公认并适合中医药自身特点的研究模式和技术方法体系。

中药复方的量效关系是前人经过临床实践获得的经验积累，集中体现在中医的临床用药规律中。通过整理分析相关文献，总结名医用药经验，推导方剂剂量与功效之间的

关系，有利于丰富中医药文献资源。例如，吴文刚对张仲景方剂药量比例变化规律进行剖析，举例探讨了张仲景方用药剂量比例与功效的变化规律[8]。李文林等采用层次聚类法对周仲瑛哮喘病案方药量效关系进行研究，从量效关系角度探讨周仲瑛治疗哮喘的用药特色[9]。但是仅对个别医家经验的总结，难以全面地阐明方药剂量与疗效间的关系[10]。而国内新药临床试验常忽略量效关系研究，申报的临床试验中，药物的剂量往往在试验之前就已确定，在2期和3期临床试验期间，通常只设置1个固定剂量或两三个剂量组，剂量探索的过程流于形式，使得剂量的确定缺乏足够依据[11]。

方药量效的药学研究很多，据统计，已有600余首方剂从化学、药理、药效等方面进行过不同层次的研究。在方剂化学成分分析的基础上，现代研究进一步通过作用的体内过程实现量效关系规律的探索。但这些研究多采用的是化学药研究模式，中药方剂因其自身特点使它的量效关系有异于化学药，完全借用化学药的量效关系研究方法使其得出的量效关系结论不能全面系统地展示方剂量效关系，从而难以指导中医临床用药，提高临床疗效。综上所述，中医方药量效关系研究缺乏成熟模式，目前化学药研究模式和现有的单纯文献、临床研究模式不能完全满足临床需要，亟须探索适合中医药特点的研究模式。

三、以糖尿病为例探讨方药量效研究思路

研究方药量效，首先要确定的即是“方”与“效”。因中药方剂具有疗效范围广的特点，如葛根芩连汤除可用于治疗胃肠道疾病外，还可用于治疗糖尿病，因此量效关系研究应该固定在同一种“效”上，不同“效”的量效关系很可能不同。本团队围绕葛根芩连汤治疗糖尿病做了相关的量效关系研究，故以此为例探讨方药量效的研究思路。

（一）影响方药量效的因素

确定了“方”后，影响“方”的因素主要在于“药”和“量”。葛根芩连汤出自张仲景《伤寒论》：“太阳病，桂枝证，医反下之，利遂不止，脉促者，表未解也。喘而汗出者，葛根黄芩黄连汤主之。葛根黄芩黄连汤方：葛根半斤，甘草二两，炙，黄芩三两，黄连三两。”对于“药”的组成，葛根芩连汤是明确的，但在“量”上，则有不同观点。如有研究者以现代衡量标准将“葛根半斤”换算为“葛根五两”，以葛根、黄芩、黄连、甘草配比为5∶3∶3∶2进行研究[12-14]。而据吴承洛《中国度量衡史》[15]可知：“汉唐以来，至民国时期，斤和两的换算一直都是1斤等于16两。”以此换算，则葛根、黄芩、黄连、甘草的比例应为8∶3∶3∶2。同时，仲景时期的1两相当于现代的几克，这个问题也影响着总处方量。目前主要有以下3种观点[16]：①1两等于13.8g；②1两等于15.6g；③1两等于3g。很明显，①、②与③差别悬殊，以此研究所得出的量效关系也必然不同。此外，煎煮工艺的不同也会影响量效关系。《伤寒论》中葛根芩连汤的煎煮法为：“右四味，以水八升，先煮葛根，减二升，内诸药，煮取二升，去渣，分温再服。”而现代常规煎煮方法为采用诸药同煎，煎煮2次。有研究[17]对比不同量值下葛根芩连汤本原煎煮法与现代常规煎煮法，发现：在量值为1两等于13.8g时，本原法

煎煮的有效成分提取率低于常规法。葛根先煎时，葛根素及大豆苷的提取率不及葛根与其余药味同煎的提取率。而当取量值为 1 两等于 3g 时则相反。同时，加水量、煎煮时间、煎煮次数、煎煮火候等也是影响量效关系的因素[18]。

（二）单味药成分的量效关系研究

研究方药量效关系，方的基础是药，药的基础是其有效成分。只有清楚地掌握有效成分的量效关系，才能综合评价药物的量效关系，进而研究整个方药的量效关系。黄连素（即盐酸小檗碱）是黄连的主要有效成分，以此为例我们研究了其对细胞模型及动物降糖的量效关系。在细胞模型方面，许多研究发现盐酸小檗碱对于肝细胞、脂肪组织细胞、肌肉细胞、胰岛细胞、肠道细胞具有剂量相关性的降糖作用[19-34]。在动物实验方面，有研究表明盐酸小檗碱对 1 型糖尿病[35-37]与 2 型糖尿病[22，38]动物模型有剂量依赖性的降糖作用，但对胰岛素基因敲除的小鼠则无降糖作用[39]。此外，对于正常动物，部分研究发现盐酸小檗碱能降低空腹血糖[40，41]，但也有研究表明其对血糖无影响[35]。

（三）复方中各成分的药代动力学及相互作用研究

中药复方具有多成分、多靶点的特点，各有效成分通过相同或不同的作用机制，或协同或拮抗最终产生疗效。以葛根芩连汤为例，如何系统评价葛根芩连汤多效应成分在体内的药动学行为，建立符合中药复方多成分、多靶点整体药效作用特征的复方药代动力学方法对量效关系的研究具有重要意义。葛根芩连汤中化学成分众多，主要生物活性成分为黄酮类和生物碱类成分，基于 $AUC_{0\sim\infty}$分类整合药动学研究结果显示，黄酮类和生物碱类分类整合浓度药时曲线都符合灌胃给药后，机体对药物的处置规律，可用统计学模型进行整合药代动力学计算。并且得到的分类整合药动学参数能充分兼顾同类别化合物中不同有效成分的药动学参数，反映同类化合物整体在生物体内的存留特性和体内药动学过程，为中药复方量效关系研究中的药物成分量的变化规律提供了一种研究方法[42]。

各成分相互作用方面，体外联合用药研究可发现新的多靶点作用机制。可通过活性组分的配伍筛选发现潜在的协同作用，进而加速临床前和临床试验进程[43]。我们对葛根芩连汤主要活性成分小檗碱和黄芩苷进行了体外联合用药研究，结果表明，在 3T3-L1 脂肪细胞和 HepG2 肝细胞胰岛素抵抗模型中，小檗碱、小檗碱+黄芩苷可显著增加 3T3-L1 脂肪细胞和 HepG2 肝细胞葡萄糖消耗量，而黄芩苷则无统计学意义。在黄芩苷对小檗碱量效关系的影响实验中，小檗碱、小檗碱+10μmol/L 黄芩苷和小檗碱+100μmol/L 黄芩苷可剂量依赖地增加 3T3-L1 脂肪细胞葡萄糖消耗量。表明黄芩苷对小檗碱效应影响可能是相加、协同或拮抗作用，在低剂量可能有相加或协同作用，但在高剂量则为拮抗作用。这符合部分激动剂的作用特点[44，45]，也就是说黄芩苷可能是一种部分激动剂，需要用受体理论进一步研究黄芩苷的作用特点[46]。

（四）复方的临床量效研究

医学是通过科学或技术的手段处理人体的各种疾病或病变的学科。因此，无论何种研究，最终仍需要落实到人体上。我们以葛根芩连汤为例，分别以 1 两为今 3g、9g、15g

进行换算，分为3组，观察不同剂量组的葛根芩连汤治疗门诊2型糖尿病（湿热困脾证）患者的疗效（为避免黄芩、黄连苦寒伤胃，每组加固定比例的干姜佐制其苦寒之性）。因高、中、低剂量组空腹血糖、餐后2小时血糖、糖化血红蛋白基线不均衡，故采取趋势性χ^2检验和以初始值作为协变量的协方差分析的方法，去除因基线不一致所导致的血糖、糖化血红蛋白降低幅度的差异因素。结果表明葛根芩连汤各个剂量组均有不同程度的控制血糖作用，从总体血糖控制水平角度分析，高剂量组可较好地控制血糖，中剂量组次之，低剂量组有效率较低，三个剂量组具有明显的量效关系。本方对糖化血红蛋白和空腹血糖作用量效关系趋势较明显。

四、方药量效关系研究的趋势和展望

（一）建立以临床疗效评价为中心、实验研究和文献研究相结合的多学科方药量效关系研究模式

中医治病讲求的是通过理、法、方、药、量、护等环节落实到临床，如果量效关系研究脱离临床，缺乏症、证、病的对应性，则中药量效关系研究就成了空话。临床研究直接反映了在实际应用中方剂的量效关系，是评价中药用量制定合理性的最佳和最终方法，然而临床疗效评价由于周期长、费用高及伦理学等问题，很难设立更多的剂量组，全面系统地展现方药量效关系，故应建立以临床疗效评价为中心，结合药理、药效学研究作为依据，探索最佳剂量范围，阐释“量”和“效”的科学内涵，以文献研究为基础，总结分析历代中医临床用药经验，凝练、完善中医方药剂量理论，以指导临床和实验研究。

以临床研究作为桥梁，结合现代的化学药理研究和文献研究，引入现代数学技术方法、计算机技术及数据挖掘技术，以期全面系统地展现方剂量效关联，建立能够有效沟通“量”与“效”的研究方法将是方药量效关系研究的趋势和必然。

（二）中医方药剂量理论的系统研究与总结是方药量效关系研究的必然趋势

方药剂量是辨证遣方后的重要步骤，是疗效实现的重要影响因素。由于目前中医方药剂量理论缺乏系统、内涵模糊，其对临床实践的指导非常局限，也制约了方药的开发及其产业化。因此，科学地阐释方药量效关系及其影响因素，系统地研究、总结和提炼方药剂量理论对于提高中医方药的临床疗效，指导临床合理选择剂量，安全有效地用药具有重要的意义。

方药剂量理论体系应包含两方面内容，“以药为本体”的剂量理论，反映的是药物与机体作用的客观结果。即阐释方药剂量与病证效应变化关系及其影响因素的作用规律，当证、方确定后，其方药的“量”是决定“效”的关键因素，并有其最佳的剂量范围，可表述为“剂量阈”。“以人为本体”的剂量理论，反映的是医生的主观能动作用。即以医生追求最佳疗效为目的，视病情而调整用量的规律及策略，可概括为“随证施量”。综合集成现有科学技术手段和成果，以有效经方为载体，验证“随证施量”规律的有效

性及安全性，为实验研究和理论研究提供支撑；在科学内涵层面，以临床疗效评价为中心，采用现代科学技术，临床与实验相结合，对中医方药量效理论进行系统深入的研究，阐释中药方剂“治疗窗”“剂量阈”的科学内涵，形成“以药为本体”的方药剂量理论。在理论研究层面，用数据抽提及挖掘等方法，对古人及现代医者的方药剂量经验进行系统梳理，总结方药“随证施量”规律，形成“以人为本体”的经方剂量理论；在综合集成实验研究和理论研究成果的基础上，构建方药剂量理论体系，为临床合理选择剂量、安全有效地用药提供科学支撑和理论依据。这不但能促进方剂理论的进一步完善，而且对于整个中医药基础理论的全面发展，对于中医药现代化，带动中药相关产业的发展，促进中医药走向国际市场，都具有积极的推动作用。

参考文献

[1] 江明性. 药理学［M］. 4版. 北京：人民卫生出版社，1996：35-36.

[2] 王伊明. 为古方权量正本清源［J］. 北京中医学院学报，1986，9（2）：10.

[3] 李时珍. 本草纲目（上册）［M］. 北京：华夏出版社，2002：41.

[4] 熊曼琪. 伤寒学［M］. 北京：中国中医药出版社，2003：439-441.

[5] 朱晟. 古今汤方剂量异同［J］. 中医杂志，1956，（10）：531.

[6] 柯雪帆，赵章忠，张玉萍，等.《伤寒论》和《金匮要略》中的药物剂量问题［J］. 上海中医药杂志，1983，（12）：36.

[7] 李邦明，李勇. 15种中药剂量与疗效关系简述［J］. 时珍国医国药，2000，11（1）：87-88.

[8] 吴文刚，孙丽华. 论仲景方剂药量比例变化规律及其临床意义［J］. 中医函授通讯，1994，（6）：8.

[9] 李文林，郭立中，吴勉华，等. 层次聚类法对周仲瑛哮喘病案方药量效关系的研究［J］. 南京中医药大学学报，2009，25（1）：17-20.

[10] 宋姚屏，李昆，吴孟旭，等. 方剂量效关联的现代研究方法概述［J］. 辽宁中医杂志，2006，33（10）：1256-1257.

[11] 张春茂，夏结来，王素珍，等. 新药临床试验量效关系研究的设计与分析方法评价［J］. 中国新药杂志，2009，18（20）：1930-1934.

[12] 罗佳波，谭晓梅，余林中，等. 葛根芩连汤配伍规律的研究［J］. 中草药，2005，（4）：512-518.

[13] 谭晓梅，戴开金，罗佳波，等. 葛根芩连汤不同配伍对黄芩苷含量的影响［J］. 中草药，2003，（7）：25-27.

[14] 戴开金，罗佳波，谭晓梅，等. 葛根芩连汤不同配伍对葛根素含量的影响［J］. 中草药，2003，（6）：29-31.

[15] 吴承洛. 中国度量衡史. 上海：上海书店，1984：72.

[16] 刘宇政，章军，王跃生，等. 葛根芩连汤剂量相关问题探讨［J］. 中国实验方剂学杂志，2010，16（16）：216-218.

[17] 文谨，刘起华，章军，等. 不同量值和煎煮法对葛根芩连汤质量的影响［J］. 中国实验方剂学杂志，2013，19（23）：58-61.

[18] 张家成，章军，刘峰，等. 加水量与煎煮时间对葛根芩连汤主要成分溶出量的影响［J］. 中国实验方剂学杂志，2013，19（1）：13-17.

[19] 殷峻，胡仁明，陈名道，等. 小檗碱、齐墩果酸和大蒜新素对糖代谢作用的体外研究［J］. 北京中医药大学学报，2003，（2）：36-38.

[20] 殷峻，胡仁明，陈名道，等. 二甲双胍、曲格列酮和小檗碱对HepG2细胞耗糖作用比较［J］. 中华内分泌代谢杂志，2002，（6）：70-71.

[21] 常伟，周岐新，杨俊霞. Ber对肝HepG2细胞Insig-2和VDR基因表达的影响［J］. 中成药，2008，（7）：965-968.

[22] Ge Y，Zhang Y，Li R，et al. Berberine regulated Gck，G6pc，Pck1 and Srebp-1c expression and activated AMP-activated protein kinase in primary rat hepatocytes [J]. Int J Biol Sci，2011，7（5）：673-684.

[23] 周丽斌，杨颖，唐金凤，等. 小檗碱对脂肪细胞糖代谢的影响 [J]. 上海第二医科大学学报，2002，（5）：412-414.

[24] Zhou L，Yang Y，Wang X，et al. Berberine stimulates glucose transport through a mechanism distinct from insulin [J]. Metabolism，2007，56（3）：405-412.

[25] 郭晓农. 小檗碱对 3T3-L1 脂肪细胞增殖及糖代谢的影响 [J]. 中药材，2011，34（4）：602-604.

[26] Chen Y，Li Y，Wang Y，et al. Berberine improves free-fatty-acid-induced insulin resistance in L6 myotubes through inhibiting peroxisome proliferator-activated receptor gamma and fatty acid thansferase expressions [J]. Metabolism，2009，58（12）：1694-1702.

[27] Ma X，Egawa T，Kimura H，et al. Berberine-induced activation of 5'-adenosine monophosphate-activated protein kinase and glucose transport in rat skeletal muscles [J]. Metabolism，2010，59（11）：1619-1627.

[28] Turner N，Li J，Gosby A，et al. Berberine and its more biologically available derivative，dihydroberberine，inhibit mitochondrial respiratory complex i：a mechanism for the action of berberine to activate AMP-activated protein kinase and improve insulin action [J]. Diabetes，2008，57（5）：1414-1418.

[29] 李素迎，姚运纬，伍忍. 盐酸小檗碱对链脲霉素致大鼠离体胰岛 B 细胞损伤的影响 [J]. 中国现代医学杂志，2002，（18）：6-7，10.

[30] Wang Z Q，Lu F E，Leng S H，et al. Facilitating effects of berberine on rat pancreatic islets through modulating hepatic nuclear factor 4 alpha expression and glucokinase activity [J]. World J Gastroenterol，2008，14（39）：6004-6011.

[31] 潘国宇，王广基，孙建国，等. 小檗碱对葡萄糖吸收的抑制作用 [J]. 药学学报，2003，（12）：911-914.

[32] 董苏. 小檗碱及其结构修饰物的在体肠吸收特性及对小肠糖分吸收影响的研究 [D]. 武汉：华中科技大学，2009.

[33] Reimer R A，Darimont C，Gremlich S，et al. A human cellular model for studying the regulation of glucagon-like peptide-1 secretion [J]. Endocrinology，2001，142（10）：4522-4528.

[34] Yu Y，Liu L，Wang X，et al. Modulation of glucagon-like peptide-1 release by berberine：in vivo and invitro studies [J]. Biochem Pharmacol，2010，79（7）：1000-1006.

[35] 李应霞，成小蔓，何海霞. 黄连小檗碱对大鼠糖尿病模型中血糖的影响 [J]. 医学研究杂志，2007，（11）：70-71.

[36] 陈远航，邓诗清，黄小玲. 黄连素的降血糖药效学试验与临床观察 [J]. 中国实用医药，2006（1）：23-25.

[37] Chueh W H，Lin J Y. Berberine，an isoquinoline alkaloid in herbal plants，protects pancreatic islets and serum lipids in nonobese diabetic mice [J]. J Agric Food Chem，2009，58（1）：109-119.

[38] Wang Y，Campbell T，Song D Q，et al. Hypoglycemic and insulin-sensitizing effect of berberine in high-fat diet-and streptozotocin-induced diabetic rats [J]. Metabolism，2011，60（2）：298-305.

[39] Kong W J，Zhang H，Song D Q，et al. Berberine reduces insulin resistance through protein kinase C-dependent up-regulation of insulin receptor expression [J]. Metabolism，2009，58（1）：109-119.

[40] 陈其明，谢明智. 黄连及小蘖碱降血糖作用的研究 [J]. 药学学报，1986，（6）：401-406.

[41] 张彦，陈靖，王超凡. 小檗碱降血糖作用的实验研究 [J]. 中国民族民间医药，2008，17（12）：24-26.

[42] 张启云，徐良辉，李冰涛，等. 复方葛根芩连汤多效应成分分类整合药代动力学研究 [J]. 中国临床药理学与治疗学，2011，16（1）：51-56.

[43] 徐炎，李学军. 多靶点药物治疗及药物发现 [J]. 药学学报，2009，44（3）：226-230.

[44] MacNab M W，Tallarida R J，Joseph R. An evaluation of tamoxifen as a partial agonist by classical receptor theory-an

explanation of the dual action oftamoxifen［J］. Eur J Pharmacol，1984，103：321-326.

［45］Dubuc I，Remande S，Costentin J. The partial agonist properties of levocabastine in neurotensin-induced analgesia. Eur J Pharmacol，1999，381：9-12.

［46］Zhang C H，Yu R Y，Liu Y H，et al. Interaction of Baicalin with Berberine for glucose uptake in 3T3-L1 adipocytes and HepG2 hepatocytes［J］. Journal of Ethnopharmacology，2014，151（2）：864-872.

附篇 临床及基础研究

附一 葛根芩连汤通过调节肠道菌群结构治疗 2 型糖尿病的临床基础研究

肠道菌群可能在肥胖的发展中起到重要作用[1-4]。例如，将肠道中的机会性致病菌（如大肠埃希菌）产生的内毒素以纯化的形式皮下注射到小鼠中时会诱导肥胖和胰岛素抵抗[5]。与健康人群对照相比，在糖尿病患者肠道中发现更多丰富度的机会性致病菌，如 Betaproteobacteria[6]。一项对 171 名糖尿病患者和 174 名健康对照者的粪便样本的比较基因组分析显示，糖尿病患者的样本具有较少丰富度的产丁酸细菌，如 *Faecalibacterium* prausnitzii，但是有更多的机会性致病菌，包括梭状芽胞杆菌（*Clostridium* bolteae）和脱硫弧菌（*Desulfovibrio* sp.）[7]。另一项研究发现，高脂饮食诱导的 2 型糖尿病的早期发病特征是从肠道向组织的细菌转移增加[8]。一种机会性致病菌，阴沟肠杆菌 B29 从病态肥胖和糖尿病患者的肠道分离，诱导了无菌小鼠的肥胖和胰岛素抵抗[9]。总之，这些研究表明，肠道菌群结构紊乱可能导致肥胖和糖尿病发展，因此可能成为控制疾病的潜在新靶点。

为了治疗肥胖症、2 型糖尿病和其他代谢疾病，研究者们已经进行了几次针对肠道菌群的治疗尝试[10-12]。最初用于治疗细菌性腹泻的中药黄连[13-15]，其主要药理成分黄连素在多中心、随机、双盲和安慰剂对照治疗糖尿病的临床试验中显示出了明确的降糖疗效[16]。草本植物黄连在中医药用于治疗腹泻已近 2000 年。我们的研究表明，黄连素可预防高脂饮食诱导的 Wistar 大鼠肥胖和胰岛素抵抗发生，增加产生短链脂肪酸的细菌，减少机会性致病菌的数量和减轻炎症[17]。

治疗细菌性腹泻的药物，如黄连素，可能对 2 型糖尿病治疗有用，因为两种疾病有共同的肠道菌群。葛根芩连汤自东汉以来一直是治疗伤寒论腹泻的药物，据报道葛根芩连汤在动物试验及一些临床观察中对糖尿病的治疗具有潜在的有益效果。例如，葛根芩连汤显著降低链脲佐菌素（STZ）和高脂饮食诱导的糖尿病 SD 大鼠的空腹血糖（FBG）和糖化血红蛋白（HbA1c），并且用葛根芩连汤含药血清可增强 3T3-L1 脂肪细胞的葡萄糖消耗[18]。用高剂量的葛根芩连汤加减方治疗 2 型糖尿病患者 3 个月 HbA1c 降低了 1.79%，降低 HbA1c 程度显著优于低剂量葛根芩连汤[19]。然而，这些研究或者是动物试验，或者是开放的、非安慰剂对照的小样本临床研究。此外，葛根芩连汤对血糖功效影响的机制尚未阐明。基于磁共振的血浆代谢组学研究显示，葛根芩连汤通过将胆碱降解为甲胺调节肠道菌群，同时降低 FBG 和促进糖尿病大鼠胰岛细胞增殖[20]。这一发现表明，肠道菌群可能在葛根芩连汤治疗糖尿病中起着重要作用。我们进行了一项随机、双盲、安慰剂对照的临床试验来评估葛根芩连汤治疗 2 型糖尿病的有效性和安全性。此外，我们还研究了葛根芩连汤对 2 型糖尿病肠道菌群结构改变的影响。

一、材料和方法

1.研究设计

这是一项为期 12 周的随机双盲安慰剂对照临床试验，洗脱期 2 周。经中国中医科学院广安门医院伦理委员会批准，参加者自 2010 年 8 月至 2011 年 5 月由广安门医院、北京中医药大学附属东直门医院、中日友好医院、北京积水潭医院招募。所有参加者在开始研究前签署知情同意书。研究根据赫尔辛基宣言的原则进行。

患者的纳入和排除标准在补充材料和方法中。使用初始筛查（包括 FBG 试验和 75g 口服葡萄糖耐量试验），将 629 名最近确诊的未曾接受糖尿病药物治疗的 2 型糖尿病患者纳入研究。经过 2 周的洗脱期和一系列检查的审查，403 例患者因不符合纳入标准而被排除，2 例因其他原因被排除。其余的 224 例患者被随机分配到四组，每组 56 例患者。每组接受以下治疗之一：高剂量（HD），中剂量（MD）、低剂量（LD）葛根芩连汤或安慰剂，持续 12 周。随机化是集中进行的，通过使用 SAS 软件（SAS Institute Inc.，Cary，NC，USA）的 PROC PLAN 程序以八块为单位进行了隐蔽和分层，共有 187 名患者被列入最后分析。

2. 药物管理

研究药物为葛根芩连汤汤剂，由葛根、黄芩、黄连和甘草四种中药组成。北京双桥燕京中草药生产厂家提供的药材均达到质量控制标准。中药和安慰剂为煎剂，由北京九龙制药厂按照标准生产工艺制备。每剂葛根芩连汤配方或安慰剂制成 300ml 的汤剂。每位患者每次口服 150ml，每日两次，共 12 周。在整个试验过程中，所有的药物和煎剂都有质量控制，安慰剂煎剂通过相同的标准过程制备。

3. 研究评价和结果

主要使用以下疗效评价指标：HbA1c，FBG 和 2 小时餐后血糖（2h PG）水平。次要疗效评价指标包括血清胰岛素，血脂水平和体重指数。评估在 0，4，8 和 12 周进行。在 0、4、8、12 周时测量 FBG，2h PG，体重指数，腰围和臀围。在第 0 周和第 12 周进行血清 HbA1c，胰岛素，总胆固醇，三酰甘油，高密度脂蛋白胆固醇和低密度脂蛋白胆固醇检测。每 4 周收集一次粪便样品，直到试验结束时进行肠道菌群分析。

4. 临床和生化检测

由中国中医科学院广安门医院进行血糖，血脂，HbA1c 和胰岛素的统一生化检测。通过酶法（Olympus AU2700；Olympus Co.Ltd，Tokyo，Japan）测量葡萄糖，血清总胆固醇，三酰甘油，高密度脂蛋白胆固醇和低密度脂蛋白胆固醇。通过使用变体血红蛋白 HbA1c 测定（ADAMS A1c HA-8160；Arkray Inc.，Kyoto，Japan）的高效液相色谱法测量 HbA1c。使用双抗体 RIA（ADVIA Centaur；Bayer

Diagnostics，Leverkusen，德国）测量血清胰岛素（美国密苏里州圣查尔斯市的 Assaypro 公司），脂联素（R&D System，Minneapolis，MN，USA），肿瘤坏死因子-α（R&D System）和血清淀粉样蛋白A蛋白水平（Invitrogen，Carlsbad，CA，USA）。

5. 粪便DNA提取和DNA测序

每个粪便样品的基因组DNA通过InviMag Stool DNA试剂盒（Invitek，Berlin，德国）应用珠打法[17]来提取。以提取的基因组DNA为模板扩增16S rRNA基因V3区。PCR反应，PCR扩增子的DNA测序和原始数据的质量控制参见相关资料[21-22]。

6. 生物信息学和多元统计

使用NAST进行高质量的序列比对。通过CD-hit和DOTUR划定的序列进行聚类分析[18]。使用相对丰富的操作分类单元（OTU）的代表序列来计算QIIME的稀疏分析和Shannon多样性指数[23]。此外，将代表性序列插入ARB中全长16S的rRNA基因序列，预先建立的系统发生树[24]。然后，应用系统发生树和OTU代表序列的相对丰度表对UniFrac进行主坐标分析（PCoA）[25]。不同组之间的统计学差异性通过MATLAB 2010b（The MathWorks Inc.，Natick，MA，USA）中的多变量方差分析来评估，使用CANOCO for Windows 4.5（Microcomputer Power，Ithaca，NY，USA）进行冗余分析。统计学差异在全模型下由MCPP以499个随机排列序列进行评估。使用核糖体数据库项目分类器通过所有序列的分类分配来评估不同属的数量。

7. 实时定量PCR检测F.prausnitzii

应用实时定量PCR（q-PCR）检测16S rRNA基因来确定总细菌和F.prausnitzii数量。如前所示，使用一组通用引物来扩增所有细菌中的保守16S rDNA序列[22]。使用一组特异性引物扩增F.prausnitzii中的保守16S rDNA序列和q-PCR反应体系[26]。使用EZNA Plasmid Mini试剂盒Ⅰ（OMEGA，Doraville，GA，USA）制备[27] F.prausnitzii全长16S rDNA的质粒，并从1×10^3稀释至1×10^9（copies μl^{-1}）以构建用于检测F.prausnitzii的标准曲线。我们选择的反应效率范围从0.90到1.05，作进一步分析。标准和定量样品一式三份进行。使用iC SYBR Green SuperMix（Bio-Rad，Richmond，CA，USA）在MasterCycler ep Realplex 4s（Eppendorf，Hamburg，Germany）上进行PCR反应。

Spearman相关系数（R）和P值用于比较q-PCR和焦磷酸测序法测得的F.prausnitzii的量。这个系数也被用来评估F.prausnitzii和临床参数之间的关系。

二、结　　果

1. 葛根芩连汤的主要成分

葛根芩连汤煎剂中有四大类化合物。其中包括黄酮类（黄芩苷，葛根素，汉黄芩苷，大豆苷，甘草苷，黄芩素和汉黄芩素），生物碱（黄连素，黄连碱，巴马汀和药根碱）（附表1-1）。还检测到碳水化合物（淀粉，蔗糖，还原糖和可溶性膳食纤维）。葛根芩连汤汤剂中检测不到不溶性膳食纤维。

附表 1-1 葛根芩连汤 12 种化学成分

成分(mg/ml)	安慰剂	LD	MD	HD
黄酮类				
黄芩苷	0.33±0.29	2.65±0.63	7.62±1.86	12.74±1.37
葛根素	0.21±0.18	1.55±0.34	4.38±0.89	7.66±0.86
汉黄芩苷	0.07±0.06	0.51±0.12	1.44±0.33	2.51±0.33
大豆苷	0.04±0.03	0.31±0.08	0.88±0.21	1.55±0.23
甘草苷	0.01±0.01	0.05±0.01	0.15±0.03	0.26±0.04
黄芩素	0.00±0.00	0.01±0.01	0.06±0.04	0.14±0.05
汉黄芩素	0.00±0.00	0.02±0.01	0.07±0.03	0.11±0.02
生物碱				
黄连素	0.10±0.09	0.81±0.23	2.35±0.63	3.68±0.57
黄连碱	0.02±0.02	0.20±0.05	0.58±0.15	0.96±0.15
巴马汀	0.02±0.02	0.17±0.04	0.48±0.12	0.83±0.13
药根碱	0.01±0.00	0.04±0.01	0.12±0.03	0.20±0.03
三萜皂苷				
甘草酸苷	0.01±0.01	0.10±0.03	0.28±0.07	0.50±0.06

数据以均数±标准差（n=17）表示

2. 葛根芩连汤显著改善了 2 型糖尿病患者的血糖水平

在为期 12 周的随机双盲安慰剂对照临床试验（附图 1-1）中，对 187 名参与者的临床数据进行了

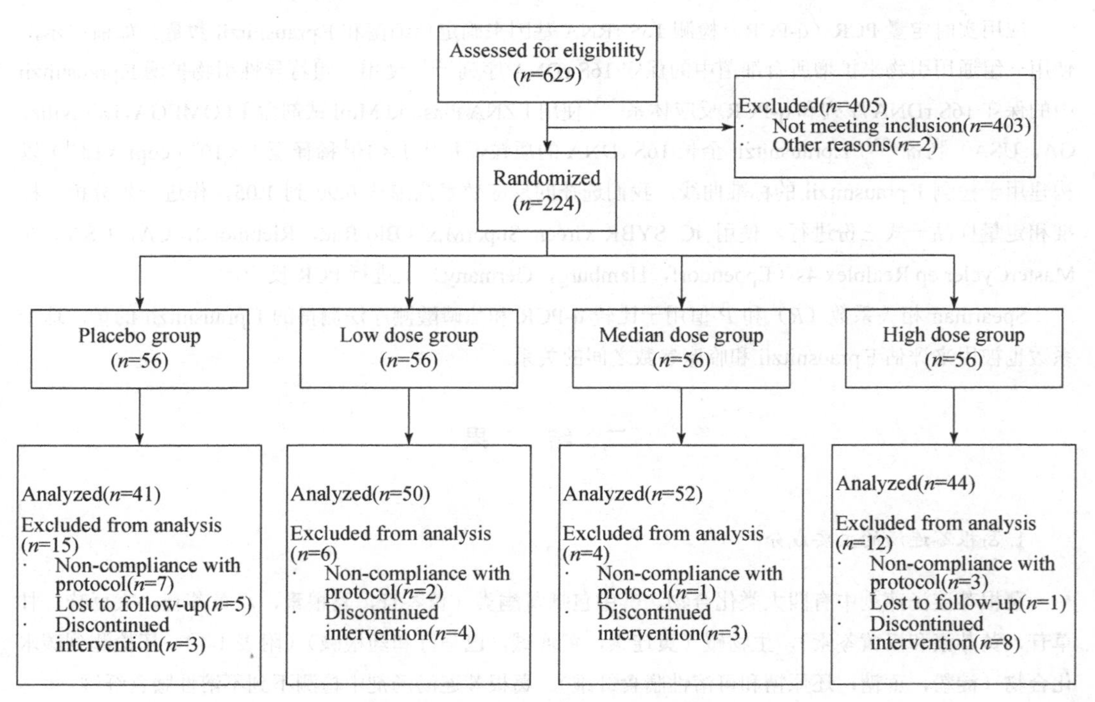

附图 1-1 患者入组收治流程图

分析，如附表 1-2 所示。基线变量在四组间没有显著差异。治疗 12 周后，葛根芩连汤显著改善了 2 型糖尿病患者的血糖水平。与安慰剂组和 LD 组相比，HD 组和 MD 组 FBG 水平较基线显著降低［分别为（−1.46±0.23）mmol/L 和（−1.09±0.21）mmol/L，（−0.16±0.22）mmol/L 和（−0.24±0.24）mmol/L；HD vs LD 和安慰剂，$P<0.001$；MD vs LD 和安慰剂，$P<0.01$］。同样地，HD 和 MD 组糖化血红蛋白显著降低（−0.88%±0.14%，−0.75%±0.13% vs −0.35%±0.13%，−0.36%±0.15%；HD vs LD，$P<0.01$；HD vs 安慰剂，$P<0.05$；MD vs LD 和安慰剂，$P<0.05$）（附图 1-2a 和 b）。治疗组中也观察到 2h PG 较基线水平下降，尽管没有达到显著水平。此外，ANCOVA 分析显示，与安慰剂组和 LD 组相比，HD 组 HOMA-β显著改善（附图 1-2c）。

附表 1-2　临床研究的人口学特征、研究基线及研究终点特征

	安慰剂	LD	MD	HD
n（男/女）	41（26/15）	50（27/23）	52（32/20）	44（30/14）
年龄（年）	54.23±8.56	55.06±7.49	53.18±8.89	51.24±9.10
民族（n）				
汉	42	47	50	40
其他	2	5	0	1
体重				
0 周	72.78±12.15	71.78±12.66	73.71±10.77	74.10±10.52
12 周	72.23±12.65	70.52±12.43	72.49±10.38	72.47±10.08
BMI（kg/m^2）				
0 周	26.47±3.77	26.20±3.11	26.32±2.99	26.98±2.93
12 周	26.19±3.93	25.74±3.10	25.91±3.13	26.40±2.87
腰臀比				
0 周	0.90±0.06	0.90±0.06	0.92±0.06	0.90±0.05
12 周	0.89±0.05	0.90±0.05	0.91±0.06	0.89±0.05
HbA1c（%）				
0 周	8.00±0.87	7.92±0.99	8.24±1.24	8.31±1.13
12 周	7.69±1.16	7.64±1.25	7.45±1.24	7.36±0.79
FBG（mmol/L）				
0 周	9.02±1.81	8.55±1.72	9.07±1.98	9.07±2.07
12 周	8.75±2.06	8.53±2.31	7.93±1.90	7.56±1.34
2h PG（mmol/L）				
0 周	16.92±3.28	16.15±3.46	17.00±3.31	17.22±3.74
12 周	2.19±3.81	1.95±4.31	3.12±3.32	3.79±4.36
FINS（pmol/L）				
0 周	79.49±54.08	83.18±52.35	82.34±62.87	104.18±119.86
12 周	68.44±48.48	64.64±33.34	77.16±68.21	107.46±116.30

续表

	安慰剂	LD	MD	HD
INAUC				
0 周	513.59±376.37	589.91±353.74	543.20±359.38	613.80±470.41
12 周	372.82±254.80	386.80±245.89	409.65±298.10	472.98±319.19
HOMA-IR				
0 周	4.46±2.96	4.57±3.25	4.77±3.93	6.52±10.37
12 周	3.80±2.75	3.43±1.74	3.84±3.32	4.98±4.90
HOMA-β				
0 周	49.51±49.39	51.65±34.65	46.58±34.43	56.84±49.01
12 周	42.88±37.67	45.76±34.28	59.15±61.89	90.88±113.85
CHO（mmol/L）				
0 周	5.82±1.13	5.51±1.11	5.44±1.07	5.26±1.08
12 周	5.83±1.21	5.46±1.14	5.39±1.02	5.43±0.96
TG（mmol/L）				
0 周	1.92±1.18	2.26±1.68	2.64±3.13	2.02±1.55
12 周	1.74±1.52	2.01±1.27	2.40±3.41	2.02±0.79
HDL-C（mmol/L）				
0 周	1.45±0.28	1.36±0.32	1.34±0.34	1.27±0.26
12 周	1.45±0.32	1.43±0.35	1.39±0.34	1.31±0.22
LDL-C（mmol/L）				
0 周	3.72±0.84	3.48±0.76	3.37±0.76	3.35±0.74
12 周	3.77±0.88	3.38±0.74	3.39±0.80	3.51±0.75
α-1 酸性糖蛋白（mg/ml）				
0 周	0.92±0.19	0.97±0.21	0.97±0.27	0.93±0.21
12 周	0.93±0.24	0.98±0.33	0.93±0.26	0.85±0.23
脂联素（μg/ml）				
0 周	5.87±3.87	5.66±4.83	6.09±4.66	6.90±5.05
12 周	6.08±4.17	5.68±4.16	6.67±5.00	7.31±5.58
肿瘤坏死因子-α（pg/ml）				
0 周	4.07±6.88	3.98±7.21	4.54±6.02	6.85±10.31
12 周	3.80±6.97	4.24±7.49	2.91±3.52	4.94±10.05
血清淀粉样蛋白 A（μg/ml）				
0 周	12.15±13.85	15.79±11.50	19.86±14.01	14.73±15.45
12 周	14.96±16.68	15.06±12.90	17.06±16.03	13.28±15.24

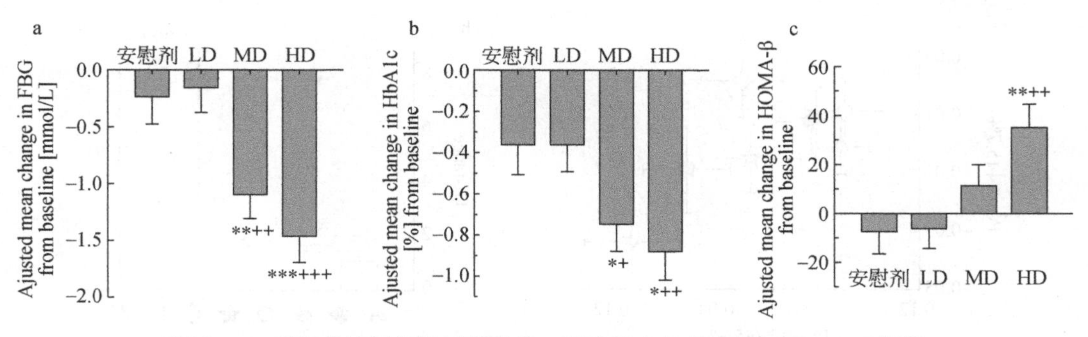

附图 1-2 葛根芩连汤能够显著改善 2 型糖尿病患者血糖和 HOMA-β指数

a. 为 FBG 变化；b. 为 HbA1c 变化；c. 为 HOMA-β变化。安慰剂（*n*=41），LD（*n*=50），MD（*n*=52），HD（*n*=44）。数据以均数±标准误表示。$^{*}P<0.05$，$^{**}P<0.01$，$^{***}P<0.001$ vs 安慰剂（ANCOVA）；$^{+}P<0.05$，$^{++}P<0.01$，$^{+++}P<0.001$ vs LD（ANCOVA）

HD 组葛根芩连汤治疗显著降低了血浆α-1 酸性糖蛋白（*P*=0.023）（附图 1-3），与 LD 组相比，HD 组血浆α-1 酸性糖蛋白平均数量较基线状态显著降低（*P*=0.034）（附图 1-3）。血浆脂联素，肿瘤坏死因子-α或血清淀粉样蛋白 A 在四组之间没有显著差异。本研究没有发现与药物相关的严重不良事件。

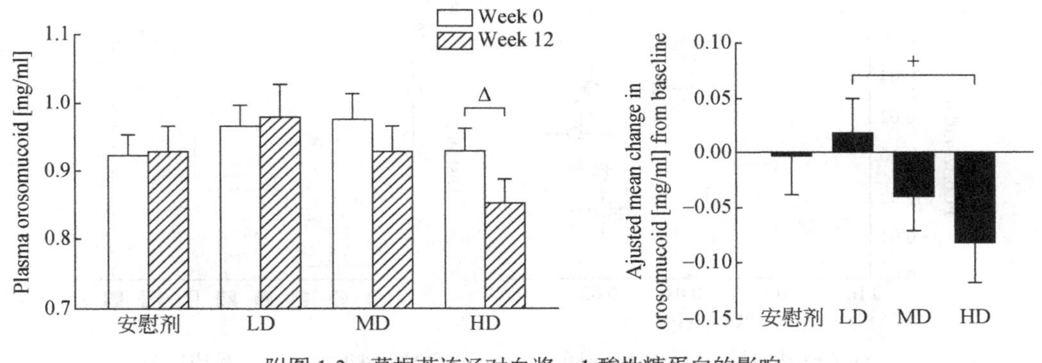

附图 1-3 葛根芩连汤对血浆 α-1 酸性糖蛋白的影响

安慰剂（*n*=40），LD（*n*=47），MD（*n*=50），HD（*n*=41）. 数据以均数±标准误表示. $^{\triangle}P<0.05$ vs 治疗前（Wilcoxon 秩检验）；$^{+}P<0.05$ vs. LD（ANCOVA 检验）

3. 葛根芩连汤治疗后肠道菌群总体结构改变

首先，我们使用条形码焦磷酸测序法分析了四组葛根芩连汤治疗前后肠道菌群的结构变化。从 235 个样品中共获得 483 304 个可用的原始序列（34 753 个独特序列）和 3222 个 OTU，平均每个样品（2057±396）个。遗传多样性曲线和 Shannon 多样性曲线表明，虽然目前的测序并没有达到平衡，但大部分多样性已经被捕获。加权和未加权的 UniFrac PCoA 分析显示，治疗组的肠道菌群结构与基线结构的差异呈剂量依赖性，在多变量方差检验分析中 HD 组达到显著水平（附图 1-4a 和 b、附图 1-5a 和 b）。

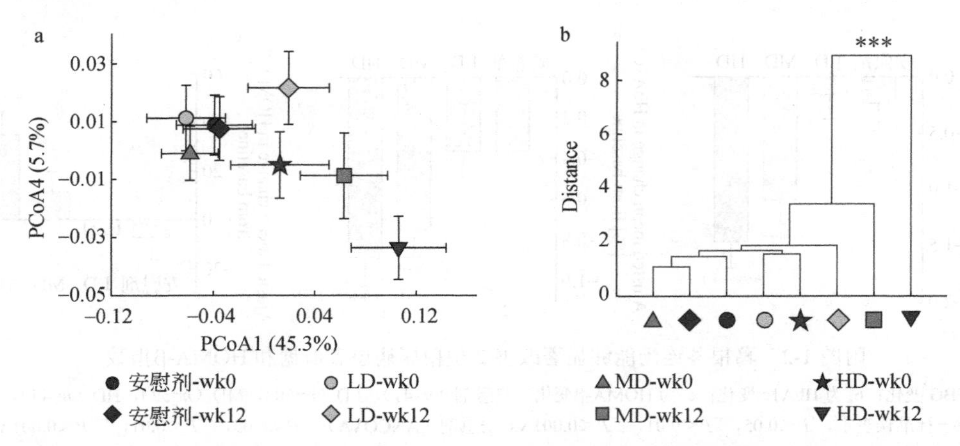

附图 1-4 不同剂量葛根芩连汤治疗 12 周后，2 型糖尿病患者的肠道菌群改变呈剂量依赖性

a. 基于第一次焦磷酸测序运行的 OUT 数据的肠道菌群加权 PCoA；b. 基于用多元方差分析计算的马氏距离肠道菌群聚类分析。每个点代表一组患者在同一时间点的平均主坐标（PC）评分，误差线代表标准误。0 周时的样本数分别为：安慰剂（n=30），LD（n=28），MD（n=32），HD（n=28）。12 周时的样本数分别为：安慰剂（n=30），LD（n=28），MD（n=32），HD（n=28）。$^{***}P<0.000\,1$

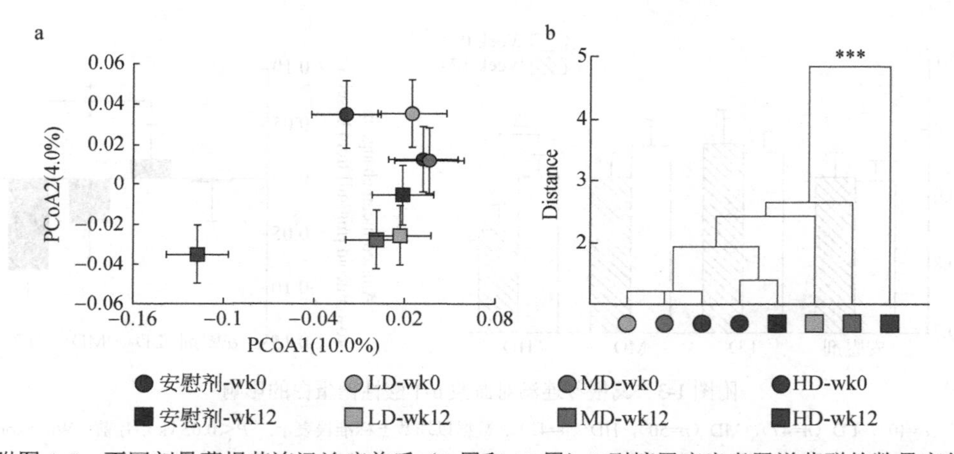

附图 1-5 不同剂量葛根芩连汤治疗前后（0 周和 12 周）2 型糖尿病患者肠道菌群的数量变化

a. 基于第一次焦磷酸测序运行的 OUT 数据的肠道菌群，未加权的 Unifrac PcoA 分析；b. 基于马氏距离的肠道菌群聚类 MANOVA 分析。每个点代表一个时间点组中所有患者的平均主坐标（PC）分数，误差线代表标准误。$^{***}P<0.000\,1$

为了监测葛根芩连汤治疗期间肠道菌群的动态变化，我们分析了第 0、4、8、12 周在 HD 和安慰剂组中收集的粪便样品，进行第二次焦磷酸测序。总共从 288 个样品中产生了 680 774 个可用的原始序列（37 498 个独特的序列）和 4251 个 OTU，平均每个样品（2364±443）个（后面的分析中排除了一个样品，因为只获得了 81 个读数）。遗传和 Shannon 多样性曲线显示，大部分多样性已被捕获（附图 1-6a）。UniFrac PCoA 和 PCA 显示，治疗 4 周后，HD 组的肠道菌群结构已经明显不同于其基线和安慰剂组的结构（附图 1-6b）。在第 4 周，2h PG 显著降低，但 FBG 变化在治疗组中没有达到显著水平。随着治疗的进展，肠道菌群没有发生额外的改变，但 FBG 和 2h PG 持续改善，直到研究结束。

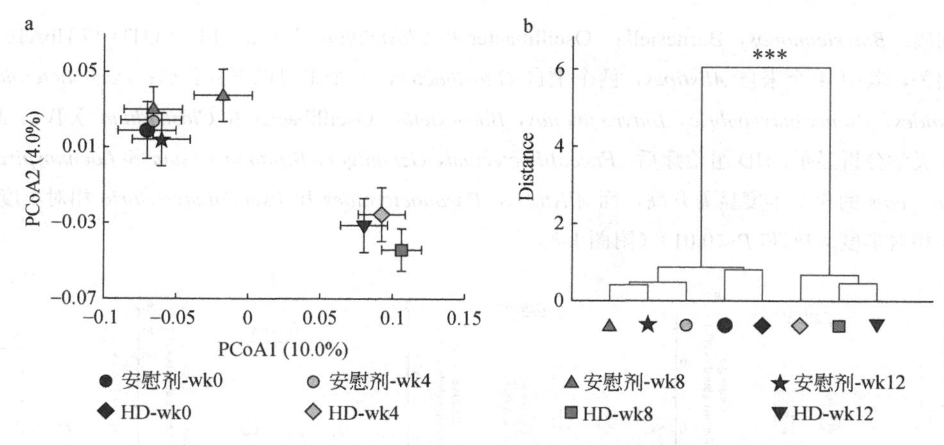

附图 1-6　0、4、8、12 周时 HD 组和安慰剂组肠道微生物轨迹

a. 基于第二次焦磷酸测序运行的 OUT 数据的肠道菌群未加权 PCoA；b. 基于用多元方差分析计算的马氏距离肠道菌群聚类分析。每个点代表一组患者在同一时间点的平均主坐标（PC）评分，误差线代表标准误。安慰剂（n=36），HD（n=36），$^{***}P<0.0001$

4. 2 型糖尿病患者中影响葛根芩连汤疗效的关键系统型

通过使用冗余分析，我们确定了影响葛根芩连汤疗效的 146 个关键变量（附图 1-7）。葛根芩连汤增加了 47 个 OTU，减少了 99 个。在葛根芩连汤新增的 47 个 OTU 中，17 个 OTU 与 FBG 呈显著负相关；OTUs 属于 *Faecalibacterium*（n=4），*Gemmiger*（n=4），双歧杆菌（n=3），Lachnospiracea_incertae_sedis（n=2）和埃希菌属（n=1）。9 个 OTU 与 HbA1c 呈显著负相关；其中两个来自 *Faecalibacterium*，两个来自 *Gemmiger*，一种来自双歧杆菌，一种来自 Parasutterella，一种来自埃希菌。在葛根芩连汤治疗后减少的 99 个 OTU 中，22 个 OTU 与 FBG 呈显著正相关：OTU 属于 *Alistipes*（n=6），*Odoribacter*（n=2），*Parabacteroides*（n=2），*Bacteroides*（n=2），*Pseudobutyrivibrio*（n=2）和一个 OTU，分别属于

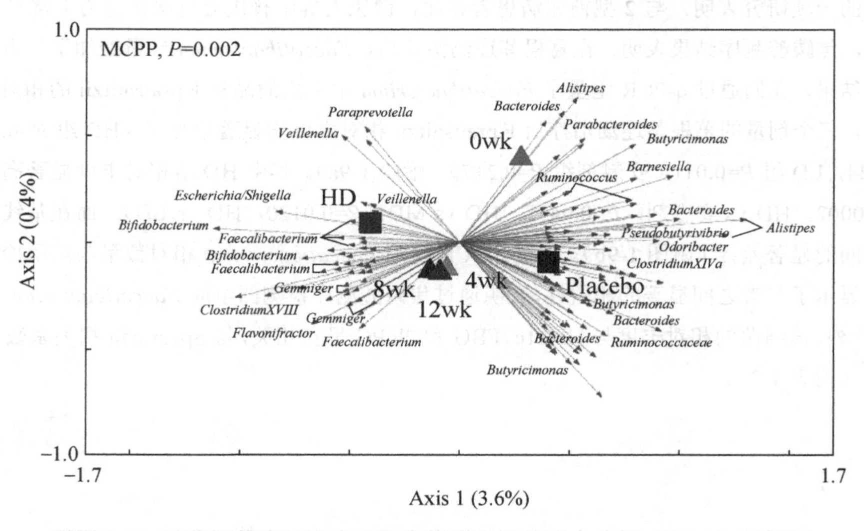

附图 1-7　对葛根芩连汤治疗后微生物群组成的冗余分析（RDA）双标图

治疗手段和时间作为环境变量。OTU 反应解释了样品变异性达 4%以上，用箭头表示。左上角显示的 P 通过 Monte Carlo 置换程序（MCPP）获得

以下列属：*Butyricimonas*，Barnesiella，Oscillibacter 和 *Clostridium* XⅣa。14 个 OTU 与 HbA1c 呈显著正相关，其中 4 个来自 *Alistipes*，两个来自 *Odoribacter*，一个来自以下列各属：*Parabacteroides*，*Bacteroides*，*Pseudobutyrivibrio*，*Butyricimonas*，*Barnesiella*，Oscillibacter 和 *Clostridium* XⅣa。此外，基于分类学分析显示，HD 组治疗后，*Faecalibacterium*，*Gemmiger*，*Bifidobacterium* 和 *Lachnospiracea_incertae_sedis* 的相对丰度显著升高，而 *Alistipes*，*Parabacteroides* 和 *Pseudobutyrivibrio* 相对丰度显著降低（相对丰度＞1%和 $P<0.01$）（附图 1-8）。

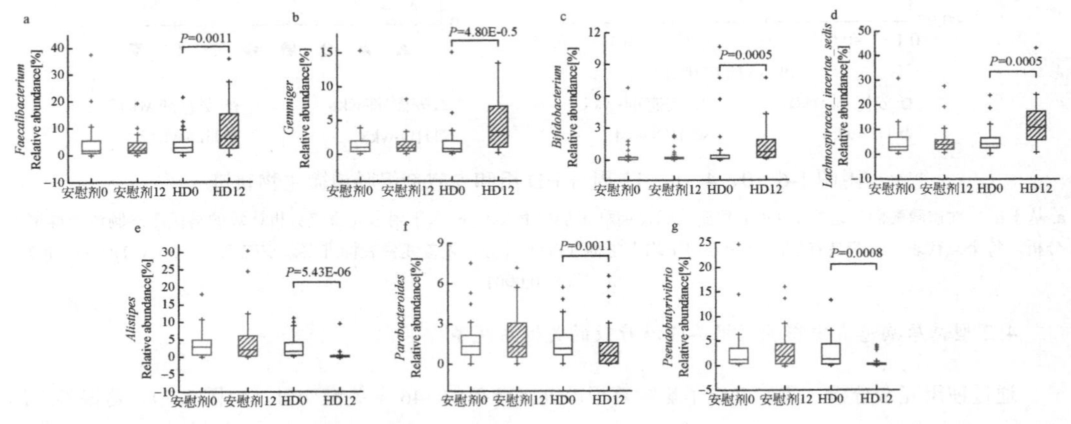

附图 1-8　基于分类分析显示 HD 组治疗后菌群种属的显著变化（$P<0.01$）

相对丰度超过 1%的种属被列出。a～d. 为 HD 组治疗后数量显著丰富的种属；e～g. 为 HD 组治疗后显著减少的种属。框内的线代表中位数，框内的平方是平均值，框代表四分位数范围，方框上方和下方的误差线表示 25%和 75%四分位数的 1.5 四分位数范围，超出的样本被视为异常值，显示为菱形。差异通过 Wilcoxon 秩检验进行评估

5. F.prausnitzii 的量化及与血糖参数的关系

之前的一项研究表明，与 2 型糖尿病患者相比，健康人群中普氏立克次体更为丰富[7]。在我们的研究中，焦磷酸测序结果表明，在葛根芩连汤治疗后，*Faecalibacterium* 数量增加了。为了确认焦磷酸测序结果，我们通过 q-PCR 定量了 *Faecalibacterium* 中突出的品种 F.prausnitzii 的相对丰度。与基线相比，三个剂量的葛根芩连汤治疗后 F.prausnitzii 相对丰度均显著增加了（HD 组 P=0.004，MD 组 P=0.024，LD 组 P=0.011，安慰剂组 P=0.217）（附图 1-9a）。其中 HD 组相对丰度显著高于其他三组（P=0.0002，HD vs 安慰剂；P=0.0435，HD vs MD；P=0.0120，HD vs LD），而在基线时没有观察到各组间的显著差异（附图 1-9b）。通过 q-PCR 检测 *Faecalibacterium* 相对数量与焦磷酸测序显示的丰富度显示了二者之间显著的相关性，表明通过焦磷酸测序检测四组间 *Faecalibacterium* 的区别是可靠的。此外，该细菌的相对丰度与 HbA1c、FBG 和 2h PG 呈负相关，与 Spearman 相关系数 HOMA-β 呈正相关（附表 1-3）。

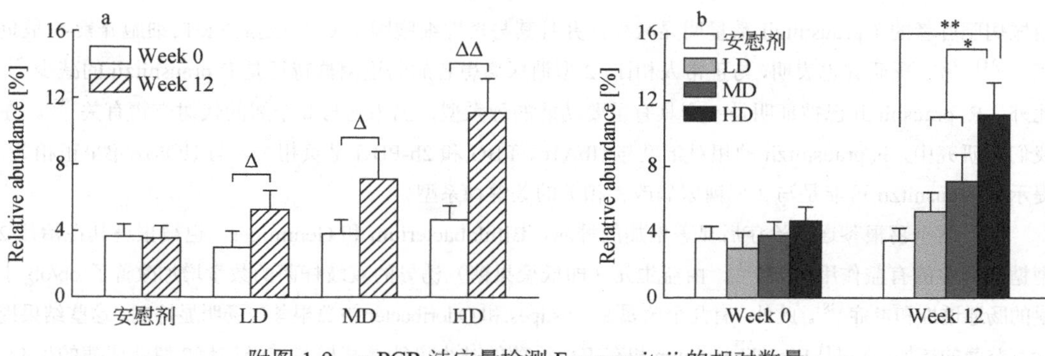

附图 1-9　q-PCR 法定量检测 F. prausnitzii 的相对数量

a. 不同干预方法治疗前后对 F. prausnitzii 相对数量的影响。每组的样本数：安慰剂=21，LD=19，MD=19，HD=20；b. 12 周时四组之间 F. prausnitzii 的差别。每组 0 周时的样本数：安慰剂=31，LD=23，MD=26，HD=29。每组 12 周时的样本数：安慰剂=26，LD=25，MD=24，HD=28。$^{\Delta}P<0.05$，$^{\Delta\Delta}P<0.05$vs 治疗前（Wilcoxon's 秩检验）。$^{*}P<0.05$，$^{**}P<0.01$，安慰剂、LD、MD vs HD（曼-怀氏检验）。所有数据以均数±标准误表示

附表 1-3　q-PCR 法检测 *Feacalibacterium* 菌数相对数量与临床指标参数之间的 Spearman 相关系数分析

	HbA1c	FBG	2h PG	FINS	HOMA-IR	HOMA-β
P	0.0002	0.0014	0.0131	0.3485	0.9702	0.0199
R	−0.2574	−0.2175	−0.1702	0.0647	−0.0026	0.1598

三、讨　论

这项研究是第一个评估中药煎剂的剂量效应和安全性的随机、双盲和安慰剂对照临床试验。与安慰剂相比，葛根芩连汤在降低 FBG 和 HbA1c 方面具有临床意义，并呈现剂量依赖性。HD 葛根芩连汤还显著改善了 HOMA-β指数。与已发表的临床试验中应用黄连素治疗的 2 型糖尿病患者相似，我们研究中 HD 组同样显示了 FBG 和 HbA1c 的降低；在另一项研究中黄连素显著改善了血脂异常[16]，然而，我们的研究没有观察到血脂异常的改善。此外，我们发现葛根芩连汤能轻度缓解炎症，HD 组血浆黏蛋白减少，这一发现与之前基于磁共振的血浆代谢组学研究结果是一致的。这些数据表明，中药复方葛根芩连汤对血糖控制有效，使其成为糖尿病管理的有望选择。

伴随着血糖的改善，我们观察到由葛根芩连汤诱导的微生物构成改变。在其他研究中，饮食治疗[11, 28-29]，药物[17, 30]，益生元[10, 31]和益生菌[12]已经被用于调节代谢性疾病的肠道菌群，例如，二甲双胍在改善高脂饮食诱导的肥胖小鼠血糖的同时，Akkermansia spp.数量相应增加[30]；黄连素能增加短链脂肪酸生产并预防肥胖和胰岛素抵抗[17]。黄连也是葛根芩连汤的主要组成部分。然而黄连素或中草药对肠道菌群结构的调整作用尚未见报道。这项研究是中药复方调节肠道菌群结构的第一个直接证据。

葛根芩连汤对肠道菌群的调整作用也呈剂量依赖性，提示了肠道菌群结构的改变与 2 型糖尿病的缓解之间有很强的相关性。此外，肠道菌群改变发生在 2 型糖尿病症状显著改善之前，这支持了葛根芩连汤诱导的肠道菌群变化可能有助于改善 2 型糖尿病患者血糖的假设，而不是症状缓解后的结果。

我们使用冗余分析法鉴定了葛根芩连汤治疗后产生的几个被认为是有益属的菌属（包括 Faecalibacterium，双歧杆菌和 Gemmiger）。其中，显著增加的产丁酸菌细菌群 Faecalibacterium[32]通过降低结肠细胞因子合成和增加抗炎细胞因子分泌而发挥抗炎作用[33]。与非糖尿病的肥胖患者相比，

糖尿病肥胖者的 F.prausnitzii 数量明显减少，并且其与炎性细胞因子 C-反应蛋白和白细胞介素-6 呈负相关[34]。另一项研究也表明，与正常人相比，2 型糖尿病患者的肠道菌群特征是 F. prausnitzii 的减少[7]。此外，F. prausnitzii 已被证明是一个具有重要功能的种系型，因为它与 8 个尿的代谢产物有关[35]。在我们的研究中，F. prausnitzii 的相对丰度与 HbA1c、FBG 和 2h-PBG 呈负相关，与 HOMA-β呈正相关，提示 F. prausnitzii 可能是与 2 型糖尿病改善相关的关键种系型。

另外两个葛根芩连汤治疗后显著增加的种属，Bifidobacterium 和 Gemmiger，也被报道其在治疗 2 型糖尿病中的有益作用[33, 36-37]。由益生元（即低聚果糖）诱导的双歧杆菌的数量增加改善了 ob/ob 小鼠的肠通透性和炎症[38]。此外，有几个菌属如 Alistipes 和 Odoribacter 被葛根芩连汤明显抑制。这些结果提示有益菌的增加，特别是 Faecalibacterium 和有害病原菌的减少可能是葛根芩连汤治疗 2 型糖尿病的机制。

综上所述，葛根芩连汤治疗糖尿病的作用与其诱导的肠道菌群结构改变有关。特别是增加了如 Faecalibacterium spp.等肠道有益菌的数量。虽然目前还不清楚葛根芩连汤改变肠道菌群是否直接有助于血糖的改善，但我们的临床研究提供了肠道菌群可能参与其中的间接证据。

参考文献

[1] Backhed F，Ding H，Wang T，et al. The gut microbiota as an environmental factor that regulates fat storage［J］. Proc Natl Acad Sci USA，2004，101：15718-15723.

[2] Collins SM，Kassam Z，Bercik P. The adoptive transfer of behavioral phenotype via the intestinal microbiota：experimental evidence and clinical implications［J］. Curr Opin Microbiol，2013，16：240-245.

[3] Le Chatelier E，Nielsen T，Qin J，et al. Richness of human gut microbiome correlates with metabolic markers［J］. Nature，2013，500：541-546.

[4] Zhao L. The gut microbiota and obesity：from correlation to causality［J］. Nat Rev Microbiol，2013，11：639-647.

[5] Cani P D，Amar J，Iglesias M A，et al. Metabolic endotoxemia initiates obesity and insulin resistance［J］. Diabetes，2007，56：1761-1772.

[6] Larsen N，Vogensen F K，van den Berg F W J，et al. Gut microbiota in human adults with type 2 diabetes differs from non-diabetic adults［J］. PLoS One，2010，5：e9085.

[7] Qin J，Li Y，Cai Z，et al. A metagenome-wide association study of gut microbiota in type 2 diabetes［J］. Nature，2012，490：55-60.

[8] Amar J，Chabo C，Waget A，et al. Intestinal mucosal adherence and translocation of commensal bacteria at the early onset of type 2 diabetes：molecular mechanisms and probiotic treatment［J］. EMBO Mol Med，2011，3：559-572.

[9] Fei N，Zhao L. An opportunistic pathogen isolated from the gut of an obese human causes obesity in germfree mice［J］. ISME J，2013，7：880-884.

[10] Cani P D，Neyrinck A M，Fava F，et al. Selective increases of bifidobacteria in gut microflora improve high-fatdiet-induced diabetes in mice through a mechanism associated with endotoxaemia［J］. Diabetologia，2007，50：2374-2383.

[11] Cani P D，Bibiloni R，Knauf C，et al. Changes in gut microbiota control metabolic endotoxemia-induced inflammation in high-fat diet-induced obesity and diabetes in mice［J］. Diabetes，2008，57：1470-1481.

[12] Park D Y，Ahn Y T，Park S H，et al. Supplementation of Lactobacillus curvatus HY7601 and Lactobacillus plantarum KY1032 in diet-induced obese mice is associated with gut microbial changes and reduction in obesity［J］. PLoS One，2013，8：e59470.

[13] Khin M U，Myo K，Nyunt N W，et al. Clinical trial of berberine in acute watery diarrhoea［J］. BMJ（Clin Res Ed），1985，

291：1601-1605.

[14] Rabbani G H，Butler T，Knight J，et al. Randomized controlled trial of berberine sulfate therapy for diarrhea due to enterotoxigenic Escherichia coli and Vibrio cholerae [J]. J Infect Dis，1987，155：979-984.

[15] Tang J，Feng Y，Tsao S，et al. Berberine and Coptidis rhizoma as novel antineoplastic agents：a review of traditional use and biomedical investigations [J]. J Ethnopharmacol，2009，126：5-17.

[16] Zhang Y，Li X，Zou D，et al. Treatment of type 2 diabetes and dyslipidemia with the natural plant alkaloid berberine [J]. J Clin Endocrinol Metab，2008，93：2559-2565.

[17] Zhang X，Zhao Y，Zhang M，et al. Structural changes of gut microbiota during berberine-mediated prevention of obesity and insulin resistance in high-fat diet-fed rats [J]. PLoS One，2012，7：e42529.

[18] Zhang C H，Xu G L，Liu Y H，et al. Anti-diabetic activities of Gegen Qinlian Decoction in high-fat diet combined with streptozotocininduced diabetic rats and in 3T3-L1 adipocytes [J]. Phytomedicine，2013，20：221-229.

[19] Tong X L，Zhao H L，Lian F M，et al. Clinical observations on the dose-effect relationship of Gegen Qin Lian Decoction on 54 out-patients with type 2 diabetes [J]. J Traditional Chinese Med，2011，31：56-59.

[20] Tian N，Wang J，Wang P，et al. NMR-based metabonomic study of Chinese medicine Gegen Qinlian Decoction as an effective treatment for type 2 diabetes in rats [J]. Metabolomics，2013，9：1228-1242.

[21] Zhang C，Zhang M，Wang S，et al. Interactions between gut microbiota，host genetics and diet relevant to development of metabolic syndromes in mice [J]. ISME J，2009，4：232-241.

[22] Wang T，Cai G，Qiu Y，et al. Structural segregation of gut microbiota between colorectal cancer patients and healthy volunteers [J]. ISME J，2011，6：320-329.

[23] Caporaso J G，Kuczynski J，Stombaugh J，et al. QIIME allows analysis of high-throughput community sequencing data [J]. Nat Methods，2010，7：335-336.

[24] Ludwig W，Strunk O，Westram R，et al. ARB：a software environment for sequence data [J]. Nucleic Acids Res，2004，32：1363-1371.

[25] Lozupone C，Knight R. UniFrac：a new phylogenetic method for comparing microbial communities [J]. Appl Environ Microbiol，2004，71：8228-8235.

[26] Balamurugan R，Janardhan HP，George S，et al. Bacterial succession in the colon during childhood and adolescence：molecular studies in a southern Indian village [J]. Am J Clin Nutr，2008，88：1643-1647.

[27] Shen J，Zhang B，Wei G，et al. Molecular profiling of the Clostridium leptum subgroup in human fecal microflora by PCR-denaturing gradient gel electrophoresis and clone library analysis [J]. Appl Environ Microbiol，2006，72：5232-5238.

[28] Cani P D，Bibiloni R，Knauf C，et al. Diet-induced obesity is linked to marked but reversible alterations in the mouse distal gut microbiome [J]. Cell Host Microbe，2008，3：213-223.

[29] Xiao S，Fei N，Pang X，et al. A gut microbiota-targeted dietary intervention for amelioration of chronic inflammation underlying metabolic syndrome [J]. FEMS Microbiol Ecol，2013，87：357-367.

[30] Shin N R，Lee J C，Lee H Y，et al. An increase in the Akkermansia spp. population induced by metformin treatment improves glucose homeostasis in diet-induced obese mice [J]. Gut，2013，63：727-735.

[31] Cani P D，Possemiers S，Van de Wiele T，et al. Changes in gut microbiota control inflammation in obese mice through a mechanism involving GLP-2-driven improvement of gut permeability [J]. Gut，2009，58：1091-1103.

[32] Duncan S H，Hold G L，Harmsen H J，et al. Growth requirements and fermentation products of Fusobacterium prausnitzii，

and a proposal to reclassify it as Faecalibacterium prausnitzii gen. nov. ，comb. nov［J］. Int J Syst Evol Microbiol，2002，52：2141-2146.

［33］Sokol H，Pigneur B，Watterlot L，et al. From the cover：Faecalibacterium prausnitzii is an anti-inflammatory commensal bacterium identified by gut microbiota analysis of Crohn disease patients［J］. Proc Natl Acad Sci USA，2008，105：16731-16736.

［34］Furet J P，Kong L C，Tap J，et al. Differential adaptation of human gut microbiota to bariatric surgery-induced weight loss：links with metabolic and low-grade inflammation markers［J］. Diabetes，2010，59：3049-3057.

［35］Li M，Wang B，Zhang M，et al. Symbiotic gut microbes modulate human metabolic phenotypes［J］. Proc Natl Acad Sci USA，2008，105：2117-2122.

［36］Gossling J，Moore W E C. Gemmiger formicilis，n. gen. ，n. sp. ，an anaerobic budding bacterium from intestines［J］. Int J Syst Bacteriol，1975，25：202-207.

［37］Fukuda S，Toh H，Hase K，et al. Bifidobacteria can protect from enteropathogenic infection through production of acetate［J］. Nature，2011，469：543-547.

［38］Cani P D，Possemiers S，Van de Wiele T，et al. Changes in gut microbiota control inflammation in obese mice through a mechanism involving GLP-2-driven improvement of gut permeability［J］. Gut，2009，58：1091-1103.

附二 天芪胶囊延缓糖耐量异常到糖尿病进展的临床研究

糖尿病前期，包括糖耐量异常和空腹血糖调节受损，是一种血糖高于正常水平但未达到糖尿病诊断标准的状态[1-2]。糖耐量异常（IGT）指口服75g无水葡萄糖2小时后血浆血糖在7.8～11.1mmol/L，空腹血糖受损（FPG）指空腹血糖大于7.0mmol/L，是2型糖尿病的主要危险因素。中国糖尿病前期发病率15.5%（男性16.1%，女性14.9%），其中，糖耐量异常是空腹血糖受损的2.5倍[3]。

临床研究表明生活方式干预能有效防止糖耐量异常进展为糖尿病。研究数据也显示，一定程度上，胰岛素增敏剂、α-糖苷酶抑制剂和二甲双胍能延缓糖尿病的进展。然而，迄今已发表的研究尚未明确中医药在这方面的作用。

天芪胶囊是中国自主研制的治疗2型糖尿病的中药[5-6]，由黑龙江宝泉制药有限公司生产，共含黄芪、黄连、天花粉、女贞子、石斛、地骨皮、墨旱莲、人参、五倍子和山茱萸等10味中药，且药品质量符合《中国药典》规定。已有研究显示，黄芪苷是黄芪的主要成分，具有与二甲双胍类似的降糖作用[7-8]；黄连中的黄连素能改善糖化血红蛋白和空腹血糖[9-11]；人参所含的人参皂苷具有抗高血糖作用[12-14]；山茱萸的环烯醚萜苷能预防糖尿病血管并发症[15]；另一中药复方糖敏灵丸已被证实能安全有效地治疗2型糖尿病[16]。

在一项早期研究中300名2型糖尿病患者经天芪胶囊治疗8周，糖化血红蛋白下降了1.15%±1.58%，同时餐前和餐后2小时血糖也相应降低[5]。另外，对天芪胶囊的安全性观察已证实了其安全性。中药常被用于防治各种疾病，然而，关于天芪胶囊防治糖尿病前期向2型糖尿病进展的疗效尚缺乏大样本的临床对照试验。在这项研究中，我们进行了随机双盲，安慰剂平行对照，多中心临床试验，以评价天芪胶囊对防止糖耐量异常进展为2型糖尿病和促进糖耐量异常恢复至正常血糖水平的作用。

一、资料和方法

研究方案经当地医学伦理委员会审核通过，于2008年8月18日至2010年5月5日在11个研究中心招募受试者。

1. 受试者

受试者具体详情参见附图2-1。

2. 纳入标准（受试者需符合下列标准方可参与本次研究）

①糖耐量异常：口服75g葡萄糖耐量试验（OGTT）中2小时血浆葡萄糖为7.8～11.1mmol/l，并且空腹血糖＞7.0mmol/L（WHO 1999年诊断标准）；②年龄：25～70岁；③无药物治疗糖耐量异常史；④参与本研究前3个月内未参与其他临床研究；⑤签署知情同意书。

3. 排除标准

受试者如符合下列条件之一则不能参与本次研究：①6个月以内发生急性心脑血管疾病或心肌梗死者；②处于巨大精神压力或继发性高血糖状态；③不能严格控制饮食或依从性差；④精神类疾病已被明确诊断者；⑤女性处于妊娠期，哺乳期，计划妊娠和有性行为但未采取避孕措施者；⑥对天芪胶囊过敏者；⑦具有其他内分泌失调或严重原发病；⑧收缩压＞160mmHg；舒张压＞100mmHg；⑨血清总胆固醇＞6.22mmol/L（240mg/dl）或低密度脂蛋白（LDL）＞4.14mmol/L（160mg/dl）。

804名受试者参与初期筛选，经口服75g葡萄糖耐量试验，480名符合纳入标准，并签署知情同意书。

文献资料显示，经生活方式干预，糖耐量异常恢复为正常血糖的转化率为30%[17-19]。在生活方式宣教基础上，我们应用试验药物进行平行观察，前期一项研究报告显示[20]中药干预的转化率约为46%。因此，本次试验每组至少入组155名受试者，确保治疗组较对照组的转化率更高的结论具有80%的可信度。考虑脱落等因素，每组入组210名受试者（附图2-1）。

4. 试验阶段

480名受试者接受1个月生活方式教育，再重新测试口服75g葡萄糖耐量试验，以确定其处于糖耐量异常的状态。生活方式教育不会影响受试者的日常生活。经再次筛选后，共纳入420名合格受试者，其将随机分配至天芪组或安慰剂组（附图2-1）。

5. 生活方式指导

饮食教育，建议受试者平衡合理饮食，并邀请专业营养师进行面对面讨论。日均摄入热量依照个人身高体重和运动量计算确定。日常饮食的选择基于中国食物成分表和食物等值交换表。受试者在试验过程中还需保持日常的体育运动和正常的生活方式。另外，讨论会分别将于研究的第3、6、9个月举行，以确定受试者遵循营养师指导的生活方式，否则，将被排除出试验。

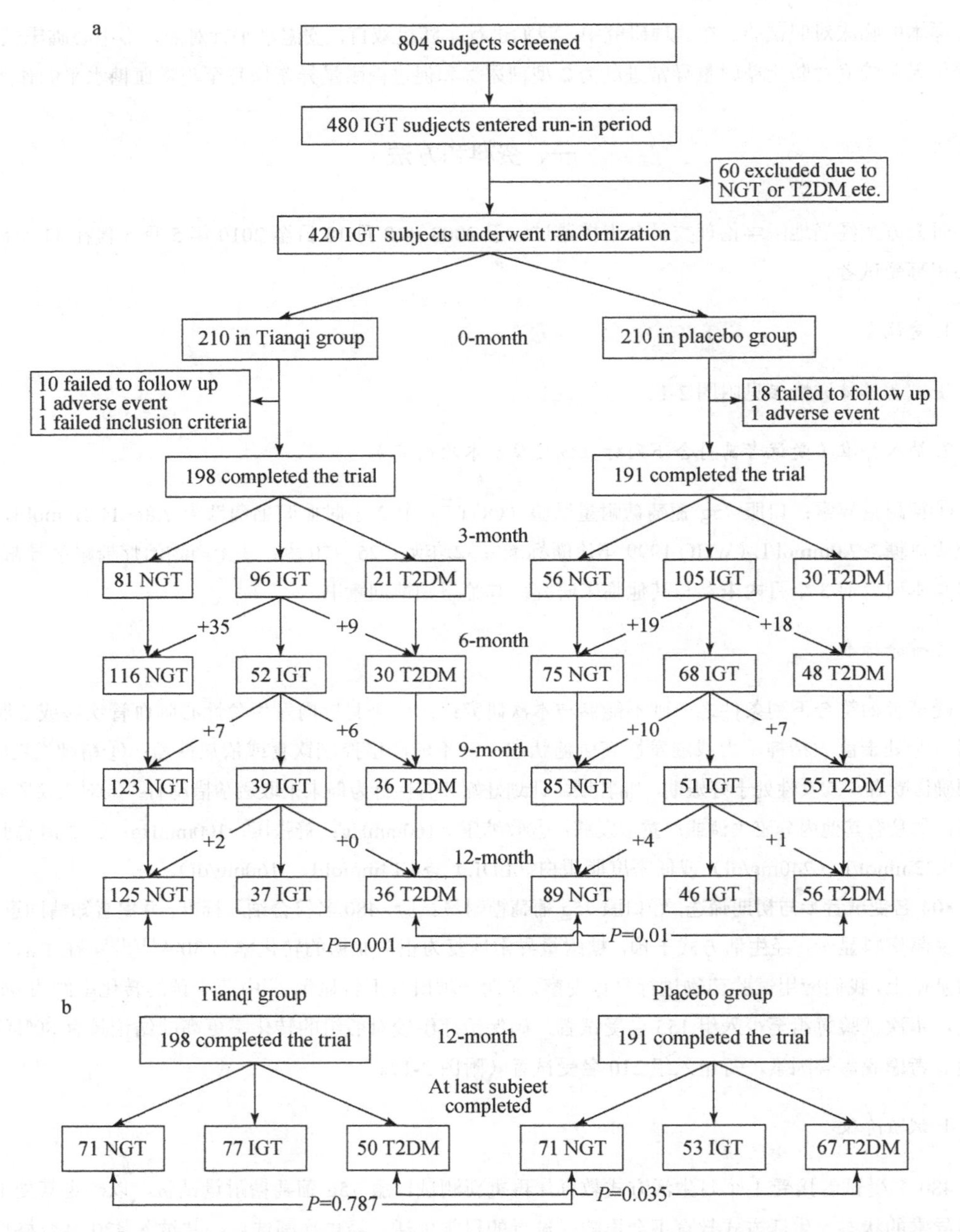

附图 2-1 天芪组和安慰剂组糖耐量异常的进程（a），当最后一名受试者完成研究时（b）

6. 试验药物

天芪胶囊，由黑龙江宝泉制药有限公司生产。安慰剂，含无糖淀粉和医学黄色氧化铁，由相同公司生产。安慰剂胶囊和天芪胶囊的颜色，口味，形状及包装完全相同。试验药物由生产人员免费提供给受试者，但生产人员不参与试验的设计和分析。

7. 天芪胶囊的化学分析

采用超高效液相色谱（UPLC）/质谱法分析天芪胶囊的化学成分。UPLC 系统是 Waters ACQUITY 仪器，具有 Waters Synapt 高定义质谱系统和 MassLynx 4.1 版软件，用于峰值识别和积分。分离在 Waters HSS T3 柱（内径 1.8μ，100mm×2.1mm）上进行。对于 UPLC 分析，将 5μl 测试样品注入柱中，并在 45℃以恒定流速 0.5ml/min 洗脱。使用含有 0.1%甲酸的水（溶剂 A）和含有 0.1%甲酸的乙腈（溶剂 B）。梯度洗脱从 99%溶剂 A 和 1%溶剂 B 开始，变为 90%A 1min，然后至 75%A 3min，至 73%A 2min，至 20%A 9min，至 10 %A 3.5min，1%A 0.5min，检测波长为 202nm。

将化学标准品和天芪胶囊粉末溶于甲醇中。所有溶液在使用前都通过 Millex0.22μm 尼龙膜注射器过滤器过滤。采用电喷雾电离（ESI）正离子模式测定木兰碱和小檗碱，而采用 ESI 负离子模式测定五倍子酸，黄芪甲苷Ⅳ，棕榈酸，人参皂苷 Re、Rc 和 Rd。这些化合物被用作天芪胶囊中的质量监控标志物。使用相应标准的标准曲线计算胶囊中八种化合物的含量。标准品和测试药物的代表色谱图和标志化合物的化学结构如附图 2-2 所示。天芪胶囊中的标志化合物含量如下：木兰碱（0.04±0.01）mg/g，小檗碱（2.14±0.07）mg/g，五倍子酸（21.39±0.12）mg/g，黄芪甲苷Ⅳ（0.07±0.01）mg/g，棕榈酸（3.55±0.08）mg/g，人参皂苷 Rc（0.31±0.01）mg/g、Rd（0.60±0.02）mg/g 和 Re（0.25±0.01）mg/g。

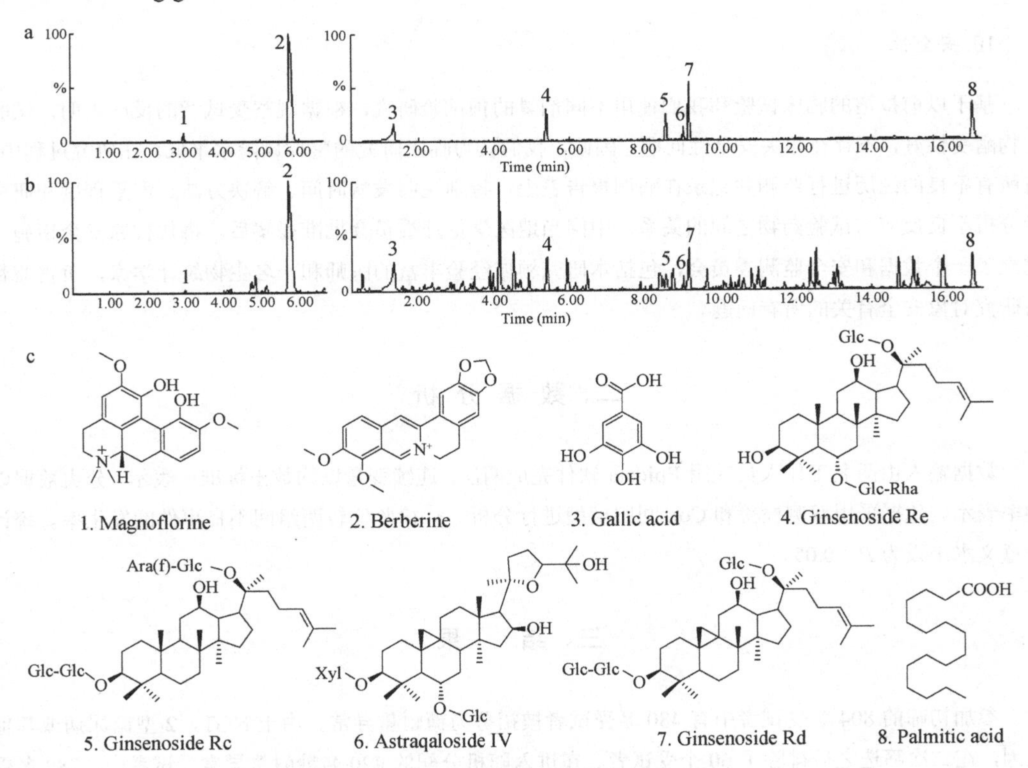

附图 2-2　天芪胶囊的 UPLC 质谱分析

具有代表性的八种标准品（a）和天芪胶囊（b）的总离子电流（TIC）色谱图。化合物峰包括以下：1.木兰花碱；2.黄连素；3.五倍子酸；4.人参皂苷 Re；5.人参皂苷 Rc；6.黄芪苷Ⅳ；7.人参皂苷 Rd；8.棕榈酸。化合物 1 和 2 的检测应用 ESI 正离子模式，化合物 3～8 的监测应用 ESI 负离子模式。c 为天芪胶囊中系列化合物中的化学结构

8. 干预措施和安全评价

受试者被随机分配接受天芪或塑封的安慰剂治疗12个月。天芪组和安慰剂组的受试者每日三次餐前口服5粒胶囊（1.6g）。天芪胶囊或安慰剂治疗持续12个月，在这12个月期间，受试者每3个月进行一次标准的75g葡萄糖耐量试验评估。主要终点是根据FPG变化和2小时葡萄糖耐量试验结果评价12个月内糖耐量异常至2型糖尿病的进展情况。同时还监测了体重和体重指数（BMI）。在干预前后，检查肝肾功能、血常规和尿液检查及心电图作为安全性指标。如果受试者在任何3个月的间隔内确诊糖尿病（需在1周内重复葡萄糖耐量试验），则该受试者将被指导应用相应的降糖药物。相反，如果受试者在任何随访期恢复为NGT或仍保持为糖耐量异常则受试者将继续应用他们的研究药物。

9.随机和盲法

研究中心采用分层随机化方法，将研究药物按照随机编码的形式进行包装和编号，不透明信封被随机分配到每个研究点，直到试验结束，收集这些信封和病例报告表。研究药物根据分配的数字提供，这是根据访问顺序和研究药物序列确定的，在整个试验期间保持不变。并由独立统计人员进行数据分析（北京大学医学部卫生科学中心和中日友好医院）。

10. 安全性

基于以前报道的临床试验和我们使用不同剂量的预试验研究，根据观察受试者的反应表明，试验药物耐受性好，不存在相关安全性问题。因此，我们认为临床研究的整体风险水平低。在研究过程中，将所有不良的经历进行监测并记录在病例报告表上，特别说明发病时间、解决方法、严重程度和研究者分析不良反应与试验药物之间的关系。中国当地医学伦理委员会批准提案后，将代替原安全措施。成立了一个数据和安全监测委员会，包括本研究领域经验丰富的医师和一名生物统计学家，负责监督与研究对象安全有关的所有问题。

二、数 据 分 析

数据输入由两名工作人员使用Epidata软件完成两次。连续变量以均数±标准差表示，分类数据以频率表示。数据采用双侧检验和Cox回归模型进行分析。χ^2检验比较两组间不良事件的发生率。统计学意义水平设为$P<0.05$。

三、结 果

参加初筛的804名受试者中有480名受试者被招募为糖耐量异常。由于NGT，2型糖尿病或其他原因，在二次筛选之后排除了60个受试者。在进入随机分配的420名糖耐量异常受试者中，389名受试者完成了研究，其中天芪组为198人，安慰剂组为191人。其余31名受试者（安慰剂组19名，天芪组12名）退出研究，主要是由于缺乏随访。每组均有1名受试者有轻度不良反应。附表2-1显示了受试者的基线临床特征。天芪组和安慰剂组的BMI平均为25kg/m^2。超过一半的受试者检测了三酰甘油、总胆固醇和低密度脂蛋白，他们的血压均在正常范围内。两组患者在年龄，性别，FPG，2 小时血糖，血脂，血压，心率，BMI，腰围等指标上均无显著性差异。

附表 2-1　受试者基线特征

	天芪胶囊组 n=210	安慰剂组 n=210	P
年龄	52.95±10.06	51.86±10.16	0.38
性别，男/女	98/112	106/104	0.44
FPG（mmol/L）	6.11±0.59	6.10±0.56	0.93
2h PG（mmol/L）	9.07±0.96	9.24±0.98	0.07
TG（mmol/L）	1.86±1.40	1.95±1.17	0.44
CHO（mmol/L）	4.89±0.92	5.04±0.99	0.08
HDL（mmol/L）	1.29±0.38	1.32±0.35	0.61
LDL（mmol/L）	2.84±0.73	2.95±0.84	0.14
SBP（mmHg）	123.79±12.80	123.63±11.51	0.77
DBP（mmHg）	77.40±8.11	77.67±7.60	0.73
HR（次/分）	73.63±7.07	72.62±7.19	0.12
BMI（kg/m^2）	25.15±3.07	25.50±2.66	0.25
WC（cm）	87.85±9.43	88.73±8.57	0.29

缩略语：FPG，空腹血糖；2h PG，糖负荷后 2 小时血浆葡萄糖；TG，三酰甘油；CHO，总胆固醇；HDL，高密度脂蛋白胆固醇；LDL，低密度脂蛋白胆固醇；SBP，收缩压；DBP，舒张压；HR，心率；BMI，体重指数；WC，腰围

在 12 个月疗程完成后，评价天芪胶囊对于每个受试者糖耐量状态的影响。此外，还在最后一个受试者完成研究的时间点评估了其效果。在 12 个月的试验结束时，天芪组 36 例（18.18%）和安慰剂组 56 例（29.32%）发展为糖尿病（P=0.01）。研究结束时，天芪组和安慰剂组的正常糖耐量者例数有显著性差异（分别为 n=125，63.13%；n=89，46.60%；P<0.001）。天芪组的年发病率为 283.68/1000 人，安慰剂组为 424.72/1000 人。Cox 比例风险模型分析显示，校正年龄和性别后，与安慰剂相比，天芪胶囊降低了糖尿病发生风险 32.1%（风险比 0.679；95%置信区间 0.471～0.979）（附图 2-3）。

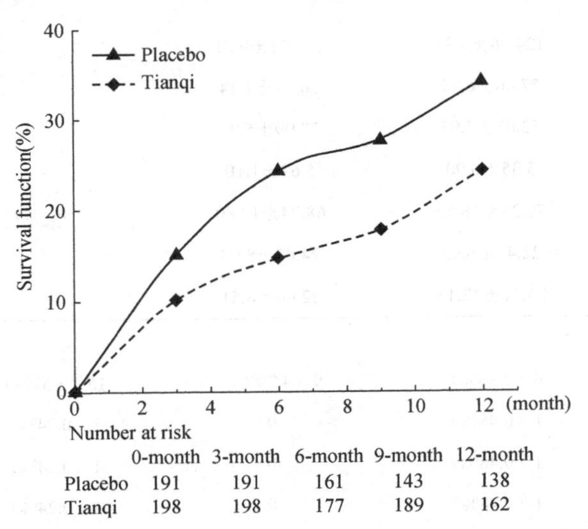

附图 2-3　天芪组和安慰剂组 12 个月后，由 IGT 进展为 2 型糖尿病的受试者百分比

从 11 个研究点获得的数据一般分布在不同的站点上。在 12 个月的临床试验结束时，天芪组和安慰剂组发生糖尿病的人数范围分别为 13.79%～25.00%（18.18%）和 26.67%～35.71%（29.32%）。此外，天芪组与安慰组在研究结束时，转化 NGT 的受试者人数分别为 56.25%～68.97%（63.13%）和 42.80%～50.00%（46.60%）。

在最后一名受试者完成试验后，天芪组 50 名受试者（25.25%）和安慰剂组 67 名受试者（35.08%）仍然为糖尿病（P=0.035）。天芪组 71 名受试者（35.68%）和安慰剂组 71 名受试者（37.17%）仍然为 NGT（P=0.7878）。

1. 天芪对体重和 BMI 的疗效

天芪组（n=198）和安慰剂组（n=191）的体重在 0、6、12 个月时分别为（67.86±9.94）kg、（67.69±10.2）kg、（67.6±10.18）kg 和（69.26±10.31）kg、（69.04±9.85）kg、（69.1±9.78）kg。天芪组（n=198）和安慰剂组（n=191）的 BMI 在 0、6、12 个月时分别为（25.13±3.02）kg/m^2、（25.04±3.00）kg/m^2、（25.01±2.96）kg/m^2 和（25.52±2.64）kg/m^2、（25.45±2.72）kg/m^2、（25.5±2.70）kg/m^2。两组的体重和 BMI 在任何时间点都没有显著差异。

2. 安全性和不良事件

附表 2-2 显示安全性指标。该表显示共有 26 名受试者（天芪组 15 名，安慰剂组 11 名）发生不良反应，均为轻度不良反应（1～2 级）。消化道反应，如恶心、胀气、便秘和腹泻是最常见的。这些胃肠道事件发生在 15 名受试者中（天芪组 6 名，安慰剂组 9 名）。另外，在天芪组中，有一名受试者出现皮疹，另一名受试者出现耳鸣。在安慰剂组中，一名受试者出现生殖器肿胀，另一名受试者出现尿蛋白升高（附表 2-2）。在试验中没有严重的不良事件发生。

附表 2-2 天芪组和安慰剂组安全性指标和不良事件

	天芪组（n=210）	安慰剂（n=210）	总例数（n=420）	P
安全性指标				
SBP（mmHg）	124.06±9.81	123.31±9.81		0.45
DBP（mmHg）	77.46±6.72	76.97±7.24		0.49
HR（次/分）	72.63±5.93	72.99±5.97		0.55
BUN（mmol/L）	5.35±0.90	5.69±1.10		0.15
CR（μmol/L）	70.28±18.55	68.74±17.80		0.69
ALT（mmol/L）	22.47±6.62	24.87±8.98		0.19
AST（mmol/L）	23.71±12.18	22.66±8.51		0.66
不良事件				
胃肠道反应	6（2.85%）	9（4.28%）	15（3.57%）	
皮疹	1（0.48%）	0	1（0.24%）	
乏力	1（0.48%）	0	1（0.24%）	
体重减轻	1（0.48%）	0	1（0.24%）	
尿频	1（0.48%）	0	1（0.24%）	

续表

	天芪组（*n*=210）	安慰剂（*n*=210）	总例数（*n*=420）	*P*
不良事件				
耳鸣	1（0.48%）	0	1（0.24%）	
外阴肿胀	0	1（0.48%）	1（0.24%）	
血白细胞升高	1（0.48%）	0	1（0.24%）	
血红蛋白下降	1（0.48%）	0	1（0.24%）	
尿红细胞增加	2（0.95%）	0	2（0.48%）	
尿蛋白增加	0	1（0.48%）	1（0.24%）	
总事件	15（7.14%）	11（5.24%）	26（6.19%）	

缩略语：ALT，谷丙转氨酶；AST，谷草转氨酶；BUN，血清尿素氮；CR，血清肌酐。

四、讨　论

与非糖尿病的人相比，糖尿病患者的并发症发病率高，死亡率高。若没有干预，糖耐量异常患者可以进展为2型糖尿病。中国糖尿病患病率在年龄超过20岁的人群中达到了9.7%，共9200万人，中国有1亿多人患有糖耐量异常[3-4]。一些大规模的研究表明，改善不健康的生活方式或使用一些抗糖尿病药物可以有效预防糖耐量异常进展为糖尿病。据报道，通过改变饮食习惯和增加体育锻炼来降低BMI可降低糖耐量异常患者发生糖尿病的风险约50%。一项跟踪中国大庆居民20年的研究观察到，持续超过6年的基础生活方式干预可以预防或延缓糖尿病发病最长达14年[4, 21]。值得注意的是，接受干预的受试者比那些没有接受生活方式干预的受试者患糖尿病时间平均减少了3.6年。显然，糖耐量异常患者需要有效的生活方式干预。

糖耐量异常的药物治疗主要包括抗糖尿病药和抗肥胖药，几项大型临床研究证实这些药物可以预防或延缓糖耐量异常向2型糖尿病进展，包括研究预防非胰岛素依赖性糖尿病和糖尿病预防计划等。中药治疗糖尿病在中国尤其是农村颇受欢迎。临床试验表明，一些传统的中药可以控制血糖水平，并对糖尿病患者有全身益处[22-26]。然而，尚未进行临床对照试验以评估中药用于预防糖尿病的有效性。

在目前的对照试验中，我们使用中药来预防从糖尿病前期到糖尿病的转变，这是第一个研究中药对糖耐量异常患者疗效的临床对照试验。我们观察到中药配方天芪胶囊有效地延缓了从糖耐量异常到糖尿病的进展。12个月以上总体降低糖尿病风险32.1%，低于雷米普利联合罗格列酮降低糖尿病风险的药物评估研究结果（62%）[24, 27]和吡格列酮研究结果（72%）[28]，但与阿卡波糖（25%）[29]和二甲双胍（31%）[17, 30-31]达到的结果相似。我们的数据还显示，在天芪胶囊治疗停止一段时间后，对预防2型糖尿病进展的作用仍然显著。

由于药物的不良反应，在糖耐量异常受试者中没有广泛应用药物治疗来预防2型糖尿病。事实上，长期服用阿卡波糖或二甲双胍常常引起胃肠道不良反应。天芪胶囊在本研究中总体安全性好且耐受性良好。本研究中使用的天芪胶囊剂量比临床前期急性毒性研究显示的毒性剂量低500倍以上。Wistar大鼠长期毒性实验也显示，连续喂食高剂量天芪胶囊6个月对体重、全血细胞计数或肝肾功能无明显影响。在目前的研究中，与天芪胶囊有关的不良反应与安慰剂相似，没有发生严重的不良反应，提示该药物可安全使用。虽然目前的研究结果需要在未来更大规模的临床试验中得到证实，但天芪胶囊作为预防 2 型糖尿病的有效和实用的手段，特别是在中药文化被接受和广泛使用的地方，具有很大的潜力。

本研究也有一定局限，比如 12 个月的疗程相对较短。由于可用研究基金的限制，血浆胰岛素和糖化血红蛋白未被监测。我们的研究数据也需要大样本，长疗程和随访的研究进一步核实。

综上所述，天芪胶囊有效地降低了中国糖尿病前期糖耐量异常患者的糖尿病发病率。这种中成药可能有助于防止 2 型糖尿病高危人群发生糖尿病。

参 考 文 献

［1］International Diabetes Federation. Diabetes atlas. http：//www. idf. org/diabetesatlas/. August 15，2013.

［2］Unwin N，Shaw J，Zimmet P，et al. Impaired glucose tolerance and impaired fasting glycaemia：the current status on definition and intervention［J］. Diabet Med，2002，19：708-723.

［3］Yang W，Lu J，Weng J，et al. Prevalence of diabetes among men and women in China［J］. N Engl J Med，2010，362：1090-1101.

［4］Li G，Zhang P，Wang J，et al. The long-term effect of lifestyle interventions to preventdiabetes in the China Da Qing Diabetes prevention study：a 20-year follow-up study［J］. Lancet，2008，371：1783-1789.

［5］Zhao Q，Guo B，Yang W. Tianqi capsule to treat type 2 diabetes：a trial of 300 cases［J］. J Shandong Univ Tradit Chin Med，2003，27：191-192.

［6］Cai H Q，Ge H Q，Zhang X J. Tianqi capsule to treat type 2 diabetes：a trial of 60 cases［J］. J Jilin Univ，2003，29：669-671.

［7］Wu Y，Ou-Yang J P，Wu K，et al. Hypoglycemic effect of Astragalus polysaccharide and its effect on PTP1B［J］. Acta Pharmacol Sin，2005，26：345-352.

［8］Zou F，Mao X Q，Wang N，et al. Astragalus polysaccharides alleviates glu-cose toxicity and restores glucose homeostasis in diabetic states via activation of AMPK［J］. Acta Pharmacol Sin，2009，30：1607-1615.

［9］Tang L Q，Wei W，Chen L M，et al. Effects of berberine on diabetes induced by allox-an and a high-fat/high-cholesterol diet in rats［J］. J Ethnopharmacol，2006，108：109-115.

［10］Wang C，Li J，Lv X，et al. Ameliorative effect of berberine on endothelial dysfunction in diabetic rats induced by high-fat diet and streptozotocin. Eur J Pharmacol［J］. 2009，620：131-137.

［11］Yin J，Xing H，Ye J. Efficacy of berberine in patients with type 2 diabetes mellitus［J］. Metabolism，2008，57：712-717.

［12］Attele A S，Zhou Y P，Xie J T，et al. Antidiabetic effects of Panax ginseng berry extract and the identification of an effective component［J］. Diabetes，2002，51：1851-1858.

［13］Cho W C，Chung W S，Lee S K，et al. Ginsenoside Re of Panax ginseng possesses significant antioxidant and antihyperlipidemic efficacies in streptozotocin-induced diabetic rats［J］. Eur J Pharmacol，2006，550：173-179.

［14］Cho W C，Yip T T，Chung W S，et al. Altered expression of serum protein in ginsenoside Re-treated diabetic rats detected by SELDITOF MS［J］. J Ethnopharmacol，2006，108：272-279.

［15］Sakai K，Matsumoto K，Nishikawa T，et al. Mitochondrial reactive oxygen species reduce insulin secretion by pancreatic β-cells［J］. Biochem Biophys Res Commun，2003，300：216-222.

［16］Tong X L，Wu S T，Lian F M，et al. The safety and effectiveness of TM81，a Chinese herbal medicine，in the treatment of type 2 diabetes：a randomized double-blind placebo-controlled trial［J］. Diabetes Obes Metab，2013，15：448-454.

［17］Knowler W C，Barrett-Connor E，Fowler S E，et al. Reduction in the incidence of type 2 diabetes with lifestyle intervention or metformin [J]. N Engl J Med. 2002; 346: 393-403.

[18] Edeoga C, Dagogo-Jack S. Understanding and identifying pre-diabetes-can we halt the diabetes epidemic [J] ?Eur Endocrinol, 2008, 4: 16-18.

[19] DeFronzo R A, Abdul-Ghani M. Type 2 diabetes can be prevented with early pharmacological intervention [J]. Diabetes Care, 2011, 34 (suppl 2): S202-S209.

[20] Li Y R, Yang X N, Yang Y S, et al. Observation of clinical therapeutic effects on 64 cases of impaired glucose tolerance in traditional medicine intervention [J]. Chin J Exp Tradit Med Formul, 2010, 16: 215-217.

[21] Kanat M, Mari A, Norton L, et al. Distinct β-cell defects in impaired fasting glucoseand impaired glucose tolerance [J]. Diabetes, 2012, 61: 447-453.

[22] Pan X R, Li G W, Hu Y H, et al. Effects of diet and exercise in preventing NIDDM inpeople with impaired glucose tolerance [J]. The Da Qing IGT and Diabetes Study [J]. Diabetes Care, 1997, 20: 537-544.

[23] Li G, Hu Y, Yang W, et al. Effects of insulin resistance and insulin secretion on the efficacy of interventions to retard development of type 2 diabetes mellitus: the DA Qing IGT and Diabetes Study [J]. Diabetes Res Clin Pract, 2002, 58: 193-200.

[24] Kuriyan R, Rajendran R, Bantwal G, et al. Effect of supplementation of Coccinia cordifolia extract on newly detected diabetic patients [J]. Diabetes Care, 2008, 31: 216-220.

[25] Tong X L, Dong L, Chen L, et al. Treatment of diabetes using traditional Chinese medicine: past, present and future [J]. Am J Chin Med, 2012, 40: 877-886.

[26] Huang W, Yu J, Jia X, et al. Zhenqing recipe improves glucose metabolism and insulin sensitivity by repressing hepatic FOXO1 in type 2 diabetic rats [J]. Am J Chin Med, 2012, 40: 721-733.

[27] Gerstein H C, Yusuf S, Bosch J, et al. Effect of rosiglitazone on the frequency of diabetes in patients with impaired glucose tolerance or impaired fasting glucose: a randomised controlled trial [J]. Lancet, 2006, 368: 1096-1105.

[28] DeFronzo R A, Tripathy D, Schwenke D C, et al. Pioglitazone for diabetes prevention in impaired glucose tolerance [J]. N Engl J Med, 2011, 364: 1104-1115.

[29] Chiasson J L, Josse R G, Gomis R, et al. Acarbose for prevention of type 2 diabetes mellitus: the STOP-NIDDM randomised trial [J]. Lancet, 2002, 359: 2072-2077.

[30] Tuomilehto J, Lindstrom J, Hellmich M, et al. Development and validation of a risk-score model for subjects with impaired glucose tolerance for the assessment of the risk of type 2 diabetes mellitus-The STOP-NIDDM risk-score [J]. Diabetes Res Clin Pract, 2010, 87: 267-274.

[31] Ratner R, Goldberg R, Haffner S, et al. Impact of intensive lifestyle and metformin therapy on cardiovascular disease risk factors in the diabetes prevention program [J]. Diabetes Care, 2005, 28: 888-894.

附三　复方丹参滴丸治疗糖尿病视网膜病变的有效性和安全性研究

糖尿病性视网膜病变（DR）是一种严重的糖尿病微血管并发症[1]，是成人失明的主要原因。中国

60岁以上人群DR的患病率约为16%，人群千人发病率为8.38/1000每年[2]。DR的治疗包括控制血糖、血压和血脂，眼部管理和辅助药物治疗[3-5]。然而，这些用于DR管理的措施具有局限性，包括侵入性治疗和药物治疗的副作用等[3-4, 6]。迄今为止，尚没有能够有效控制DR发展的治疗措施。因此，在DR治疗中探索替代策略，包括使用中药，有很重要的意义。

丹参是一种常用的中药。复方丹参滴丸（CDDP）是一种用于治疗心血管疾病的中药产品。它含有丹参，三七和冰片。这三种中药临床应用已有上千年的历史。CDDP具有促进血液循环和缓解疼痛的作用[7]。根据中医理论，DR的发病机制是由于血行瘀滞导致眼内侧支血管受损[8]。许多已发表的多种动物模型的动物实验和DR患者的临床试验均已经证明CDDP可以改善DR的症状[9-12]。此外，CDDP已经在多个不同身体系统的研究中证实了安全性[13-14]。然而，迄今为止还没有临床对照试验来评估CDDP对DR的作用。

本研究是一项随机，双盲，安慰剂对照，不同剂量范围的多中心临床试验。我们招募了血糖控制良好的非增殖期糖尿病视网膜病变（NPDR）患者。受试者被随机分为四组，并接受安慰剂或三种不同剂量的CDDP治疗，以探索最佳剂量。主要终点指标是CDDP治疗24周后眼底血管荧光造影（FFA）和眼底检查参数。此外，还评估了受试者的校正视力，眼内压，HbA1c和FPG。还收集了CDDP在受试者中的安全性指标。

一、材料和方法

1. 研究对象

该研究方案经中国当地医学伦理委员会批准，并按照赫尔辛基宣言的规定执行。纳入标准为：①受试者年龄为30～70岁。②受试者被诊断患有NPDR（美国眼科协会，2006）。③受试者进行稳定的口服降血糖治疗至少3个月。④受试者签署书面知情同意书。

排除标准为：①受试者HbA1c＞8%。②受试者已做过视网膜光凝术或适用于单眼或双眼增生性糖尿病视网膜病变的激光光凝术。③受试者服用其他治疗DR药物。④受试者患有其他影响眼底镜检查的眼病，包括青光眼、白内障等。⑤受试者在入组前3个月内接受过白内障手术。⑥受试者患有非糖尿病视网膜病变，如葡萄膜炎，视网膜脱离，视神经疾病或高度近视。⑦受试者患有心血管疾病，肝脏疾病，肾脏疾病或造血系统疾病，精神疾病和其他严重疾病。⑧受试者患有糖尿病肾病已至肾衰竭期。⑨受试者计划怀孕或已怀孕或正在哺乳期。⑩受试者对中药过敏。⑪受试者在入组前一个月曾参与其他临床试验。

2. 药物材料

研究药物CDDP是由天津天士力医药集团有限公司提供。CDDP含有丹参、三七和冰片的提取物。

3. 研究方案

经过初筛后，从10个临床研究中心招募了223名患有NPDR并血糖控制稳定的患者。所有受试者接受基础治疗，没有任何饮食干预。采用分层、区组随机方法，由生物统计学家进行随机分组，参试者被分为安慰剂（n=56），低剂量CDDP（n=56），中剂量CDDP（n=56）和高剂量CDDP（n=55）

（附图 3-1）四组。

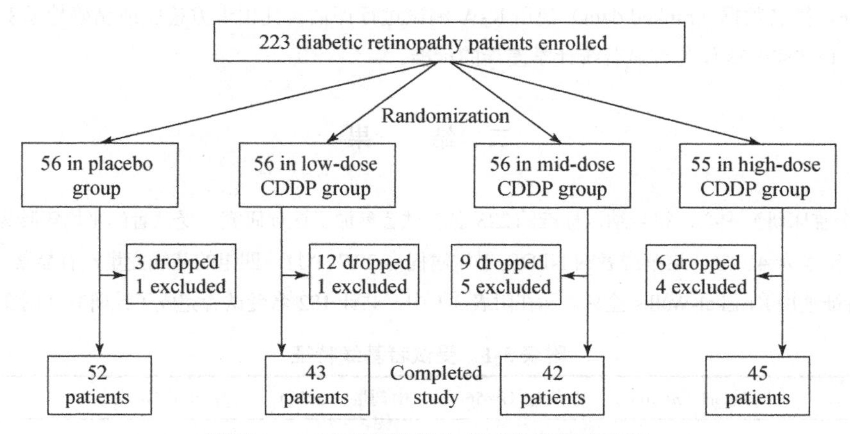

附图 3-1　受试者随机化和试验过程流程图

参试者每天服药 3 次，每颗 CDDP 药丸含有 27mg 药物。每次给药，安慰剂组中的受试者服药 30 粒安慰剂药丸，低剂量 CDDP 组中的受试者服用 10 粒 CDDP 药丸加上 20 粒安慰剂药丸（270mg 中药），中剂量 CDDP 组中的受试者服用 20 粒 CDDP 药丸加 10 粒安慰剂药（540mg 中药），高剂量 CDDP 组中的受试者服用 30 粒 CDDP 药丸（810mg 中药）。安慰剂药丸具有与 CDDP 药丸相同的外观，成分为淀粉和焦糖，并且由同一制造商制造。疗程为 24 周。

4. 有效性评估

本研究的主要终点指标为 CDDP 治疗 24 周后荧光眼底血管造影（FFA）和眼底检查参数的变化。分别于 0 周、12 周和 24 周进行以下临床评估：FFA，眼底检查，HbA1c 和 FPG。在 0 周和 24 周时进行视网膜病变严重程度评估。在治疗前阶段和药物干预后每 4 周进行视力和眼压检查。每次访视后记录结果。

FFA 数据基于视网膜血液循环时间，视网膜毛细血管非灌注区域和血管渗漏程度。“显效”表示总视网膜血液循环时间，视网膜毛细血管非灌注区域和血管渗漏程度改善超过 20%，而其他指标没有恶化。“有效”表示总视网膜循环时间，视网膜毛细血管非灌注区域和血管渗漏程度改善了 10%～20%，而其他指标没有恶化。“恶化”表示总视网膜循环时间，视网膜毛细血管非灌注区域和血管渗漏恶化程度超过 10%。“稳定”表示除“显效”，“有效”和“恶化”以外的其他情况。

眼底检查数据基于视网膜微血管病变和黄斑水肿的程度。“显效”表示视网膜微血管病变和黄斑水肿缓解。“有效”表示视网膜微血管病变减轻，而黄斑水肿并未恶化。“恶化”表示视网膜微血管病变或黄斑水肿恶化或伴有新血管的形成。“稳定”表示除“显效”，“有效”和“恶化”以外的其他情况。

5. 安全性监测和不良事件观察

在治疗前、治疗 12 周和 24 周测量血、尿和便常规，心电图，肝功能，肌酸激酶和肾功能测定。每次访视时测量生命体征，收集临床体征和症状，评估不良事件，并记录结果。

6. 统计学分析

数据用均数±标准差表示，用统计软件 SAS 8.0 进行数据分析，在意向性治疗（ITT）人群中采用全分析集（FAS）进行分析。对不同组的数据呈现、组间比较采用方差检验或 Kruskal-Wallis（K-W）检验。此外，排名数据（ranked data）使用 K-W 测试进行评估。使用卡方检验或精确检验对不良事件进行分析。以 $P<0.05$ 作为有显著统计学差异的标准。

二、结　果

在 10 个临床研究中心，符合纳入标准的 223 名受试者参加了这项研究。受试者的平均年龄为 59.3 岁，其中男性受试者为 41.7%。这些患者的 NPDR 平均病程为 29.7 个月。四组的基线变量没有显著差异。受试者的基线特征使用 Kruskal-Wallis 检验显示在附表 3-1 中。共计 182 名受试者完成了该研究（附图 3-1）。

附表 3-1　受试者基线特征

	安慰剂（n=56）	低剂量（n=56）	中剂量（n=56）	高剂量（n=55）	P
年龄（年）	58.9±7.6	59.9±6.0	58.9±8.1	59.9±8.7	0.86
性别（男/女）	27/29	18/38	25/31	23/32	0.35
身高（m）	1.6±0.1	1.6±0.1	1.7±0.1	1.6±0.1	0.30
体重（kg）	64.0±10.0	62.7±11.4	66.5±11.2	65.9±12.4	0.19
心率（次/分）	72.7±9.4	73.9±10.7	74.3±8.9	74.8±10.9	0.85
呼吸（次/分）	18.5±1.4	18.6±1.3	18.8±1.4	18.8±2.0	0.71
收缩压（mmHg）	127.0±12.4	127.4±13.7	128.5±11.2	129.1±11.3	0.65
舒张压（mmHg）	77.7±8.6	77.9±9.0	79.9±7.3	78.3±8.6	0.75
糖尿病病程（月）	119.0±61.7	129.3±65.0	117.5±67.4	131.4±71.3	0.65
DR 病程（月）	27.1±27.9	37.1±36.1	24.0±25.1	36.0±38.1	0.51
矫正视力	4.8±0.2	4.8±0.2	4.9±0.2	4.8±0.2	0.5
眼内压（mmHg）	15.4±2.4	15.4±2.5	15.4±2.6	15.3±2.5	0.96
总视网膜循环时间（s）	8.5±4.1	8.1±2.5	9.36±3.6	8.9±3.2	0.33
视网膜毛细血管灌注（PD）	0.2±0.6	0.2±0.5	0.3±0.9	0.6±2.8	0.47
血管渗漏（PD）	0.2±0.7	0.7±1.7	0.1±0.3	0.5±1.8	0.2
眼底变化					
毛细血管瘤	9.0±7.9	9.0±6.6	12.5±9.6	13.4±10.2	0.17
硬渗出液	0.5±0.8	0.7±1.6	1.4±2.3	1.1±2.4	0.06
棉絮斑	0.1±0.6	0.1±0.5	0.1±0.5	0.1±0.83	0.75
出血	0.9±2.1	1.3±2.7	1.1±3.4	1.4±2.3	0.17
微血管异常（%）	2（3.6）	6（10.7）	4（7.1）	3（5.6）	0.54
静脉珠（%）	0（0.0）	1（1.8）	3（5.4）	0（0.0）	0.2
黄斑水肿（%）	4（7.4）	7（12.5）	5（9.1）	7（13.8）	0.7
新生血管（%）	1（1.8）	0（0.0）	2（3.6）	0（0.0）	0.52

数值以均数±标准差的形式表示。

（一）FFA 检测

与安慰剂相比，接受中剂量和高剂量 CDDP 的受试者在 12 周和 24 周时的 FFA 结果显著改善（附图 3-2）。在 24 周时，安慰剂组、低剂量组、中剂量组和高剂量组的 FFA“显效”受试者的人数分别为 4 人、6 人、21 人和 20 人。这四组中“有效”的人数分别为 9 人、9 人、12 人和 12 人。这四组中“恶化”受试者的人数分别为 15 人、13 人、1 人和 4 人。如附图 3-2b 所示，高剂量、中剂量和低剂量组中“显效”和“有效”的百分比分别为 74.42%、76.75%和 37.50%，显著高于安慰剂组的 28.27%（$P<0.001$）。

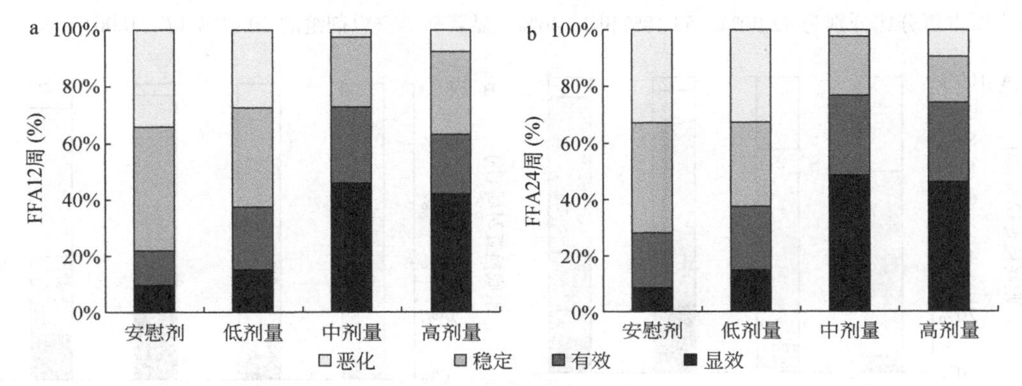

附图 3-2　安慰剂组、低剂量 CDDP 组、中剂量 CDDP 组、高剂量 CDDP 组受试者 FFA 后“显效”、“有效”、“稳定”、“恶化”的分布情况

A. 12 周荧光造影结果。B. 24 周荧光造影结果。24 周时，中、高剂量 CDDP 组“显效”和“有效”的百分比显著高于安慰剂组（$P<0.001$）。

24 周的检测结果示，CDDP 对 FFA 的影响在中剂量组和高剂量组显著优于安慰剂组（$P<0.001$），同时也显著优于低剂量组（$P<0.01$）。低剂量组和安慰剂组之间没有显著差异（$P=0.444$）。中剂量组和高剂量组之间无统计学差异（$P=0.557$）。

附表 3-2 显示了 FFA 的检查数据。低剂量、中剂量和高剂量 CDDP 组在 24 周时的视网膜循环时间短于安慰剂组。与安慰剂组相比，中剂量组（$P<0.001$）和高剂量组（$P<0.001$）的时间缩短显著，但低剂量组和安慰剂组的循环时间差异无统计学意义（$P=0.569$）。然而，在 CDDP 治疗组和安慰剂组中，毛细血管非灌注区域没有统计学意义上的差异，上述分析采用了 Kruskal-Wallis 检验。

附表 3-2　眼底荧光造影检查数据

	安慰剂组	低剂量组	中剂量组	高剂量组	P
视网膜总循环时间（s）					
12 周时的改变	0.62（3.02）	−0.29（1.81）	−1.60（2.23）	−1.32（2.15）	<0.001
24 周时的改变	0.22（2.27）	−0.10（2.08）	−1.71（2.37）	−1.39（1.97）	<0.001
毛细血管非灌注区（PD）					
12 周时的改变	0.02（0.14）	0.13（0.61）	−0.00（0.02）	0.03（0.15）	0.158
24 周时的改变	0.04（0.19）	0.13（0.55）	−0.02（0.14）	0.03（0.19）	0.071
血管渗漏（PD）					
12 周时的改变	0.05（0.20）	0.10（0.55）	−0.01（0.05）	−0.01（0.07）	<0.05
24 周时的改变	0.05（0.20）	0.12（0.63）	−0.01（0.05）	0.00（0.00）	<0.05

数值代表的是较基线情况的变化，以均数±标准差的形式表示。

（二）眼底检查

与安慰剂组的受试者相比，接受中剂量和高剂量 CDDP 的受试者在 12 周和 24 周时的眼底检查结果显著改善（附图 3-3）。在 24 周时，一些使用中剂量和高剂量 CDDP 治疗的受试者的眼底检查参数显著改善。在安慰剂组、低剂量组、中剂量组和高剂量组中，检查“显效”的人数分别为 1 人、1 人、14 人和 8 人；“有效”的人数分别为 5 人、6 人、15 人和 13 人；“恶化”的人数分别为 23 人、13 人、2 人和 4 人。如附图 3-3B 所示，“显效”和“有效”人数总和在高剂量组、中剂量组和低剂量 CDDP 组中所占百分比分别为 42.00%、59.18%和 13.46%，显著高于安慰剂组的 10.91%（$P<0.001$）。

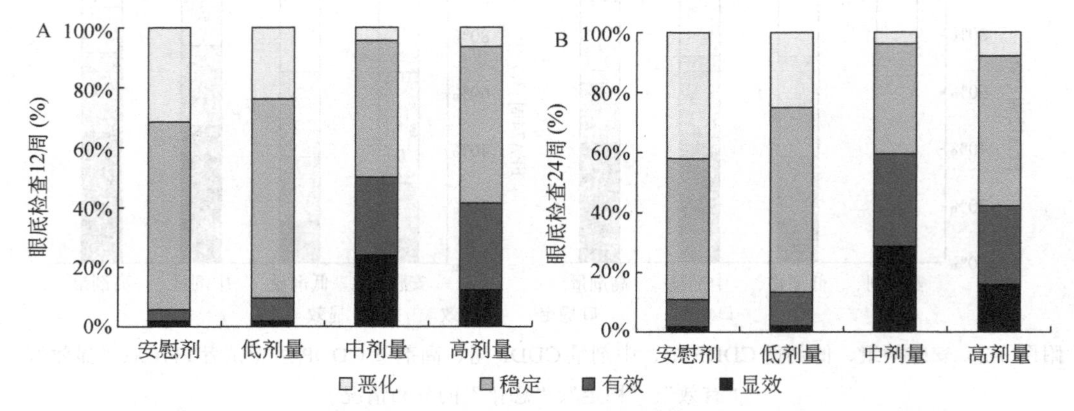

附图 3-3 安慰剂组、低剂量 CDDP 组、中剂量 CDDP 组、高剂量 CDDP 组受试者眼底检查后“显效”、“有效”、“稳定”、“恶化”的分布情况

A. 12 周眼底检查结果。B. 24 周眼底检查结果。24 周时，中、高剂量 CDDP 组“显效”和“有效”的百分比显著高于安慰剂组（$P<0.001$）。

在 24 周时，中剂量组（$P<001$）和高剂量组（$P<0.001$）对眼底检查参数的效果显著好于安慰剂组。低剂量组和安慰剂组在统计学上没有显著差异（P=0.140）。中剂量组和高剂量组的改善显著大于低剂量组（均为 $P<0.01$）。中剂量组和高剂量组的改善无统计学差异（P=0.311）。

附表 3-3 列出了镜检数据。在 24 周时，CDDP 治疗组的受试者毛细血管瘤明显少于安慰剂组（$P<0.001$）。此外，CDDP 治疗组的受试者在 24 周时的硬性渗出物显著减少，中剂量组和高剂量组的硬性渗出物少于安慰剂组（$P<0.01$）。低剂量组和安慰剂组硬性渗出物差异无统计学意义（P=0.741）。另外，CDDP 治疗组的受试者在 24 周时视网膜出血情况显著减少，中剂量组和高剂量组受试者的视网膜出血明显少于安慰剂组（均为 $P<0.001$）。然而，在 CDDP 治疗组和安慰剂组中，棉絮斑，微血管异常，视网膜静脉珠，新生血运形成和黄斑水肿的症状比较没有显著的统计学差异。

附表 3-3 眼底镜检查数据

	安慰剂组	低剂量组	中剂量组	高剂量组	*P*
毛细血管瘤					
12 周时的改变	2.09（6.27）	−0.89（4.64）	−4.25（6.41）	−4.41（5.78）	<0.001
24 周时的改变	3.40（11.33）	−1.55（4.79）	−4.89（6.94）	−4.89（6.94）	<0.001

续表

	安慰剂组	低剂量组	中剂量组	高剂量组	*P*
硬性渗出物					
12 周时的改变	0.04（0.45）	0.02（0.53）	-0.33（0.78）	-0.13（1.30）	＜0.01
24 周时的改变	0.08（0.48）	-0.04（0.97）	-0.31（0.91）	-0.08（12.5）	＜0.01
视网膜出血					
12 周时的改变	0.12（0.52）	-0.15（0.83）	-0.49（0.96）	-0.30（0.97）	＜0.001
24 周时的改变	0.22（1.03）	-0.12（1.08）	-0.56（0.99）	-0.24（1.18）	＜0.001
棉絮斑					
12 周时的改变	0.02（0.14）	0.02（0.41）	-0.08（0.33）	-0.10（0.46）	0.093
24 周时的改变	0.02（0.14）	-0.07（0.51）	-0.06（0.33）	-0.12（0.59）	0.265
微血管异常					
12 周时的改变	3（5.36）	7（12.50）	4（7.14）	2（3.64）	0.375
24 周时的改变	3（5.36）	7（12.50）	3（5.36）	3（5.45）	0.393
视网膜静脉珠					
12 周时的改变	0（0.00）	1（1.79）	3（5.36）	0（0.00）	0.197
24 周时的改变	0（0.00）	1（1.79）	3（5.36）	0（0.00）	0.197
新生血运形成					
12 周时的改变	1（1.79）	2（3.57）	2（3.57）	0（0.00）	0.759
24 周时的改变	2（3.57）	2（3.57）	2（3.57）	0（0.00）	0.609
黄斑水肿					
12 周时的改变	5（8.93）	7（12.50）	5（9.09）	7（13.73）	0.810
24 周时的改变	5（8.93）	8（14.29）	6（10.91）	7（13.73）	0.803

数值代表的是较基线情况的变化，以均数±标准差的形式表示。

此外，三个 CDDP 治疗组和安慰剂组之间在视网膜病变严重程度分级方面没有显著的统计学差异（*P*=0.671）。三个 CDDP 治疗组和安慰剂组之间在矫正视力和眼压方面没有显著差异（分别为 *P*=0.677 和 *P*=0.602），分析方法采用的 Kruskal-Wallis 检验。

（三）对 HbA1c 和 FPG 的影响

使用 Kruskal-Wallis 法检验评估 12 周和 24 周时 HbA1c 和 FPG 水平。安慰剂组和 CDDP 治疗组之间差异没有统计学意义（24 周，HbA1c 为 *P*=0.068，FPG 为 *P*=0.411）。

（四）不良事件

不良事件采用卡方检验，在研究期间，所有组均没有观察到有临床意义的不良事件。据统计，安慰剂组、高剂量组、中剂量组和低剂量 CDDP 组的轻微不良反应事件分别为 2 例、3 例、1 例和 4 例。组间相比，不良反应事件频率的差异无统计学意义（*P*=0.622）。

三、讨 论

糖尿病是一种代谢障碍性疾病，严重危害人类的健康，DR是糖尿病常见并发症之一。随着DR的发展，视网膜易破碎和劣质新血管的生成及黄斑水肿最终可导致严重的视力丧失或失明，视网膜损伤是非老年人失明的最主要原因。西医在控制糖尿病及其并发症方面存在局限性，寻找替代策略，包括使用中药治疗具有很重要的意义[8, 15, 6, 16]。

DR是由微血管病变和毛细血管闭塞引起的[17]，其导致血-视网膜屏障破裂，伴随视网膜出血，渗出物和水肿形成，以及黄斑水肿，毛细血管闭塞引起棉絮斑点，动静脉分流和新生血运形成[18]。NPDR已通过药物控制血糖水平和血压进行治疗[19, 4]。CDDP由三种中药丹参、三七和冰片组成。前两种是治疗心血管疾病常用中药[20, 13]。动物实验证明CDDP增加了视网膜血流量，降低了搏动指数、阻力指数和血浆黏度，并改善了血液灌注[9]，同时也具有清除氧自由基，防止脂质过氧化和减少内皮细胞增殖等作用[21-22]。

既往临床研究证明，CDDP可有效减轻DR的症状。但是，这些研究大多存在缺陷。在本次研究中，我们评估了来自10个临床研究中心的223名NPDR患者，他们连续使用CDDP治疗24周，最终获得了显著的疗效。在安慰剂组、低剂量组、中剂量组和高剂量组中，FFA评估的“显效”和“有效”总受试者百分比分别为28%、38%、77%和74%。在安慰剂组、低剂量组、中剂量组和高剂量组中，通过眼底检查评估的“显效”和“有效”总受试者的百分比分别为11%、13%、59%和42%。高剂量和中剂量CDDP组患者多种参数显著改善，包括毛细血管瘤，硬性渗出物和视网膜出血。由于我们纳入的受试者均处于DR早期，所有研究组在视力、眼内张力及黄斑水肿量方面没有显著改变。

在高剂量和中剂量CDDP治疗组中FFA的改善率在12周分别为63%和73%，24周分别为74%和77%，均有显著的改善。眼底镜检查结果在高剂量和中剂量CDDP组中，12周改善率分别为42%和50%，24周时分别为42%和59%，也获得显著的改善。这一研究结果提示了CDDP对NPDR患者的潜在疗效及对疾病进展的预防作用。

在已报道的与NPDR相关的大规模临床研究中，阿司匹林与双嘧达莫联合治疗可减少黄斑区域微血管瘤的数量，并能延缓早期DR的进展[23-25]。CDDP在改善血液循环方面有着类似的作用，我们的实验结果支持了这一结论。

在中药治疗糖尿病及其并发症的探索中，中药的量-效关系十分重要[26-27]。在本研究中，我们使用了三种CDDP剂量评估其在DR治疗中的有效性。我们的数据显示了CDDP对NDPR的作用呈剂量相关性，高剂量和中剂量治疗组的效果明显优于低剂量组。而高剂量组和中剂量组之间的疗效没有显著差异，这表明CDDP用于NPDR的临床治疗剂量应该介于高剂量和中剂量之间。此外，与以前的CDDP安全性资料一致，本次实验没有严重不良事件。

本研究存在着一定的局限性。我们研究中的临床观察时间对于DR等慢性疾病相对较短。虽然我们实验表明CDDP的中剂量与高剂量同样有效，但在更长的治疗时间段内CDDP是否仍维持这种剂量相关效应尚不清楚。为了进一步研究CDDP的临床有效性，需要进行大规模对照试验，观察时间超过24周。另外，血管内皮生长因子（VEGF）是眼内血管生成的重要的中间介质[28]，今后的研究希望能评估CDDP对VEGF表达的影响。

总之，通过FFA和眼底检查，我们本次随机、双盲、安慰剂对照、不同剂量范围的多中心试验中观察到 CDDP 对 NPDR 的显著疗效。数据表明，CDDP 这种中成药产品在治疗 NPDR 和延缓 NPDR 进展成为增生性糖尿病视网膜病变方面具有作用。

参 考 文 献

[1] Congdon N G，Friedman D S，Lietman T. Important causes of visual impairment in the world today［J］. Journal of American Medical Association，2003，290：2057-2060.

[2] Li X，Wang Z. Prevalence and incidence of retinopathy in elderly diabetic patients receiving early diagnosis and treatment［J］. Experimental and Therapeutic Medicine，2013，5：1393-1396.

[3] Schwartz S G，Flynn H W. Pharmacotherapies for diabetic retinopathy：present and future［J］. Experimental Diabetes Research，2007：52487.

[4] Simó R，Hernández C. Advances in themedical treatment of diabetic retinopathy［J］. Diabetes Care，2009，32：1556-1562.

[5] ACCORD Study Group. ACCORD Eye Study Group. Effects of medical therapies on retinopathy progression in type 2 diabetes［J］. New England Journal of Medicine，2010，363：233-244.

[6] Feng L，Liu W K，Deng L，et al. Clinicalefficacy of aconitum-containing traditional Chinese medicine for diabetic peripheral neuropathic pain［J］. American Journal of Chinese Medicine，2014，42：109-117.

[7] Chu Y，Zhang L，Wang X Y，et al. The effect of compound dripping pills，a Chinese herb medicine，on the pharmacokinetics and pharmacodynamics of warfarininrats［J］. Journal of Ethnopharmacology，2011，137：1457-1461.

[8] Duan J G，Jin M，Jie C H，et al. Standard of TCM diagnosis and treatment of diabetic retinallesions［J］. World Journal of Integrated Traditional and Western Medicine，2011，6：632-637.

[9] Zhou S P，Guo Z X，Tong X L，et al. Effect of compound danshen dripping pills on rats with diabetic retinopathy［J］. World Journal of Integrated Traditional and Western Medicine，2002，22：174-178.

[10] Zhou S P，Tong X L，Pan L，et al. Apoptosis effects of Luotong on retinal capillary in different course of diabetic rats［J］. China Journal of Traditional Chinese Medicine and Pharmacy，2006，21：273-275.

[11] Qi Z X，Tan X H，Li Q G，Wang X L. The clinical research of compound danshen dripping pills in the treatment of diabetic retinopathy［J］. Journal of Chinese Medicinal Materials，2007，30：375-377.

[12] Yang P J，Li S M，Lv Y P，et al. Effect of compound danshen dripping pills on vascular endothelial function in early diabetic retinopathy patients［J］. Chinese Journal of Experimental Traditional Medical Formulae，2013，19：340-343.

[13] Xu Y，Lin L，Tang L，et al. Notoginsenoside R1 attenuates hypoxia and hypercapnia-induced vasoconstriction in isolated rat pulmonary arterial rings by reducing the expression of ERK［J］. American Journal of Chinese Medicine，2014，42：799-816.

[14] Yang R，Chang L，Guo B Y，et al. Compound danshen dripping pill pretreatment to prevent contrast-induced nephropathy in patients with acute coronary syndrome undergoing percutaneous coronary intervention［J］. Evidence Based Complementary and Alternative Medicine，2014：256268.

[15] Gao Y，Zhou H，Zhao H，et al. Clinical research of traditional Chinese medical intervention on impaired glucose tolerance［J］. American Journal of Chinese Medicine，2013，41：21-32.

[16] Wang C Y，Bai X Y，Wang C H. Traditional Chinese medicine：a treasured natural resource fanticancer drug research and development［J］. American Journal of Chinese Medicine，2014，42：543-559.

[17] Brownlee M. The pathobiology of diabetic complications：a unifying mechanism［J］. Diabetes，2005，54：1615-1625.

[18] Shah C P，Chen C. Review of the rapeutic advances in diabetic retinopathy［J］. The rapeutic Advances in Endocrinology and

Metabolism，2011，2：39-53.
[19] Singh R，Ramasamy K，Abraham C，et al. Diabetic retino-pathy：an update [J]. Indian Journal of Ophthalmology，2008，56：178-188.
[20] Park C H，Kim D H，Park M H，et al. Chinese prescription Kangen-karyu and Salviae miltiorrhizae radix improve age-related oxidative stress and inflammatory response through thePI3K/Aktor MAPK pathways [J]. American Journal of Chinese Medicine，2014，42：987-1005.
[21] Li J，Lin J，Li Z，et al. Research of compounddanshen dripping pills in the changes in hemorheology in experimental hyperlipidemia rats [J]. Journal of Traditional Chinese Medicine，2002，20：496-497.
[22] Zhao Q P. Study on the establishment and compound danshen dripping pills of blood stasis in rat model of acute blood stasis [J]. Journal of Ning xia Medical University，2011，33：849-852.
[23] The DAMAD Study Group. Effect of aspirin alone and aspirin plus dipyridamole in early diabetic retinopathy. A multicenter randomized controlled clinical trial [J]. Diabetes，1989，38：491-498.
[24] Early Treatment Diabetic Retinopathy Study Research Group. Effects of aspirin treatment on diabetic retinopathy [J]. Ophthalmology，1991，98：757-765.
[25] Chew E Y，Klein M L，Murphy R P，et al. Effects of aspirin on vitreous/preretinal hemorrhage in patients with diabetes mellitus [J]. Archives of Ophthalmology，1995，113：52-55.
[26] Tong X L，Wang Y S，Fu Y L，et al. Discussion on relationship between dose and effect [J]. Journal of Traditional Chinese Medicine，2010，51：965-967.
[27] Tong X L，Zhao L H，Lian F M，et al. Clinical observations on the dose-effect relationship of Gegenqinlian decoction on 54 out-patients with type 2 diabetes [J]. Journal of Traditional Chinese Medicine，2011，31：56-59.
[28] Nguyen Q D，Tatlipinar S，Shah S M，et al. Vascular endothelial growth factor is acritical stimulus for diabetic macularedema [J]. American Journal of Ophthalmology，2006，142：961-969.

附四　“症-证-病”结合治疗难治性糖尿病胃轻瘫临床回顾性研究

胃轻瘫是指在非机械性梗阻情况下以胃排空延缓为特征的慢性胃动力失调，主要症状包括餐后饱腹感（早饱感），恶心，呕吐和腹胀感[1]。糖尿病是胃轻瘫的主要发病因素[2]，且常伴体重减轻，营养不良和血糖控制不佳。常见治疗药物包括红霉素、甲氧氯普胺、多潘立酮和西沙必利等[3]。一些临床症状严重的患者，因营养不良而经常入院或需要重症监护治疗，传统常规疗法对其无效[4]。其中，恶心呕吐是最令患者难受的症状[5]，会导致电解质紊乱，脱水发生，并增加医疗费用[6]。糖尿病胃轻瘫伴严重恶心呕吐者，常出现血糖控制不佳和营养状况不良[7-9]。

目前，治疗严重症状的胃轻瘫的主要方法包括外科手术和胃电刺激（GES），但存在需入院治疗、医疗费用高昂和感染风险高等问题。因此，发现新的治疗方法以缓解严重的恶心呕吐症状是十分必要的。

在我国，中医药广泛应用于糖尿病的治疗。“症-证-病”结合治疗糖尿病胃轻瘫伴严重恶心呕吐疗效显著。本研究旨在通过分析其门诊电子病历以评价此法的疗效性，为临床提供新的治疗思路。

一、资料和方法

1. 研究对象

本研究基于仝小林教授临床电子病历数据库，根据纳入标准筛选2006年1月1日～2012年10月1日就诊患者。纳入标准如下：①明确诊断糖尿病性胃轻瘫（DGP）＞1年；②常规药物治疗如止吐药和促动力药难以治疗；③胃轻瘫主要症状指数（GCSI）恶心/呕吐评分表评分≥3.5[1]。排除标准如下：初诊后再未复诊的患者；无法电话回访的患者；经其他干预治疗（如胃电刺激，新的药物）的患者；原发性进食或吞咽障碍的患者，包括反刍综合征，心源性呕吐和周期性呕吐综合征或活动性恶性肿瘤等。

2. 研究方法

从临床电子病历中回顾整理患者的一般资料（姓名，性别和年龄），通过电子病历和电话回访补充收集患者初诊（基线）和疗后症状。分别在治疗1、2、4、8、12周后复诊时，进行患者评分。胃轻瘫主要症状指数（GCSI），共分为0到56个等级，用以评估胃轻瘫的症状。其中，9个症状的严重程度单独进行评分，根据三个分量表（恶心/呕吐，餐后饱腹感/早饱感和腹胀感）进行分组，并统计GCSI总分。胃轻瘫症状的严重程度是评价中医药疗效的主要指标。

3. 难治性糖尿病胃轻瘫的中医疗法

以“症-证-病”结合制定处方。具体如下：首先，依症选药，DGP患者主要症状包括呕吐和腹胀，因此，以小半夏汤（半夏和生姜）和苏叶黄连汤（苏叶和黄连）对症止呕，枳术丸（枳实和白术）缓解腹胀；其次，依证选药，在中医理论中，证是症状的根本原因，是根据症状的类型确定的。“脾胃实热证”（症状表现为口苦和大便干）用大黄黄连泻心汤（大黄和黄连）；“上热下寒证”（症状表现为突发呕吐和胃部冷痛）用泻心汤（半夏，生姜，黄连，黄芩，干姜，人参，甘草）；“脾肾虚寒证”（症状表现为痰多，腹泻，肢冷和脉沉）用附子理中汤（人参，白术，附子，干姜）；最后，依病选药，患者血糖水平是监测糖尿病的重要指标，用黄连、知母和天花粉控制血糖。

伴有严重呕吐或腹胀的患者7天后复诊。呕吐发作时患者可多次小口服用药物。严重症状缓解后，根据症状的严重度和对治疗的敏感度，复诊间期将随之改变为2、4、8、12周，直到症状缓解后，患者一日两次服药，规律复诊。

4. 统计分析

患者筛选、数据核对和录入都由两名临床医师执行，第三名医师核对录入的错误数据。所有数据用SPSS17.0统计软件分析。通过配对 t 检验对比分析治疗前和治疗1、2、4、8、12周后患者的症状和血糖变化。所有的数据以平均值±标准差表示，$P<0.05$ 表示差异有统计学意义。

二、结 果

1. *研究人群*

研究共筛选出 45 名患者，女性 32 名（71.1%），男性 13 名（28.9%），平均年龄（43.7±15.3）岁（26～83 岁）。其中 1 型糖尿病患者 24 名（54.3%），2 型糖尿病患者 21 名（45.7%）。糖尿病平均病程 11 年（1～36 年），胃轻瘫平均病程（30.6±43.3）个月（0.5～240 个月）。10 名患者具有慢性胃炎病史，8 名患者有反流性食管炎病史，2 名患者有不完全性肠梗阻。另外，1 名患者经胆囊切除术，1 名患者患胆囊息肉。45 名患者恶心/呕吐分量表评分（4.21±0.67）分，餐后饱腹感/早饱感分量表评分（2.7±0.97）分，腹胀分量表评分（1.38±0.82）分，GCSI 总分（2.77±0.63）分。

2. *症状严重度的变化*

评价治疗前，治疗 1、2、4、8、12 周后症状的严重程度（附表 4-1 至附表 4-3）。本研究是基于临床实践数据进行的回顾性分析，因此，患者的随访时间根据其症状的严重程度而不同。另外，严重的症状得以缓解后，患者的随访时间可变为 2、4、8、12 周或者更长，限制了随访次数。由于 1 到 2 次治疗后症状的巨大改善，在 12 周内，许多患者并没有再次随访，因此，其中大多数 12 周之后才再次进行随访。本研究中的大部分患者，随时间的推移，就诊次数的减少，并没有完整的五个随访时间点的治疗记录。45 名患者中，7 名患者每次都随访，5 名患者在 1、2、4、8 周随访，4 名患者在 1、2、4 周随访，5 名患者在 1、2 周随访，5 名在 1 周后随访。

（1）恶心/呕吐分量表评分变化：附表 4-1 显示了恶心/呕吐症状分量表评分变化。与治疗前相比较，治疗 1、2、4、8、12 周后，恶心/呕吐症状分量表评分有明显改善（$P<0.05$）。随着时间的推移，患者恶心呕吐症状的严重度也有所改善。研究结果显示，45 名患者中，在治疗 12 周后，25 名患者的呕吐症状完全缓解。平均缓解时间为（37.9±27.3）天（7～90 天）。

附表 4-1 恶心/呕吐症状变化分量表评分变化

评分随访（周）	例数	治疗前（分）	治疗后（分）	评分变化	*P*
1	33	4.18±0.71	3.02±1.04	1.16±0.86	0.000
2	30	4.16±0.73	2.32±1.25	1.83±1.33	0.000
4	27	4.12±0.73	2.12±1.26	2.00±1.27	0.000
8	22	4.24±0.77	1.79±1.09	2.45±1.06	0.000
12	12	4.25±0.70	0.69±0.92	3.56±1.22	0.000

（2）餐后饱腹感/早饱感和腹胀症状分量表评分变化：餐后饱腹感/早饱感和腹胀分量表评分在治疗前后有类似的改善（附表 4-2）。随着时间的推移，患者餐后饱腹感/早饱感和腹胀症状的严重度也有所改善。

附表 4-2 餐后饱腹感/早饱和腹胀症状分量表评分变化

评分随访（周）	例数	症状	治疗前（分）	治疗后（分）	评分变化	*P*
1	33	饱腹感/早饱	2.53±1.00	2.08±1.00	0.45±0.60	0.000
		腹胀	1.23±0.89	1.25±0.80	−0.02±0.59	0.882
2	30	饱腹感/早饱	2.48±0.98	1.62±0.95	0.86±0.82	0.000
		腹胀	1.30±0.89	1.03±0.78	0.27±0.77	0.069
4	27	饱腹感/早饱	2.64±0.95	1.70±1.18	2.00±1.27	0.000
		腹胀	1.44±0.84	1.06±0.76	0.39±0.66	0.005
8	22	饱腹感/早饱	2.82±0.97	1.57±1.09	1.25±0.67	0.000
		腹胀	1.57±0.81	0.91±0.78	0.66±0.66	0.000
12	12	饱腹感/早饱	2.81±0.72	0.90±0.77	1.92±1.16	0.000
		腹胀	1.25±0.92	0.33±0.49	0.92±0.76	0.002

（3）全部症状的变化：附表 4-3 显示了在所有随访时间点，GCSI 总分有明显改善，有效性也越来越好。之后，对患者的整体健康状态进行评价，包括睡眠状态、体能状态和心理状态，43 名患者表示“治疗后感觉更好”，从治疗开始到整体健康状态好转的平均时间为（19.6±11.7）天（2～56 天）。

附表 4-3 胃轻瘫 GCSI 总评分变化

随访（周）	例数	治疗前（分）	治疗后（分）	治疗前减去治疗后	*P*
1	33	2.66±0.65	2.13±0.74	0.52±0.48	0.000
2	30	2.64±0.64	1.66±0.76	0.99±0.72	0.000
4	27	2.74±0.65	1.63±0.87	1.11±0.69	0.000
8	22	2.88±0.63	1.42±0.81	1.45±0.50	0.000
12	12	2.77±0.51	0.64±0.61	2.13±0.74	0.000

3. 血糖变化

糖尿病胃轻瘫伴严重恶心呕吐患者主要集中改善症状，而忽略血糖的检测。患者空腹血糖（附表 4-4）显示，随着治疗，血糖趋于平稳。

附表 4-4 空腹血糖水平的变化

随访（周）	例数	治疗前（mmol/L）	治疗后（mmol/L）	血糖变化	*P*
1	4	11.03±3.94	6.85±1.51	4.18±2.53	0.046
2	4	9.30±3.81	9.00±2.63	0.30±1.98	0.781
4	13	8.84±3.81	6.67±1.58	2.17±4.19	0.087
8	7	7.33±1.77	7.30±2.73	0.03±3.63	0.984
12	7	7.17±2.38	7.80±1.88	0.63±2.69	0.560

三、讨　论

糖尿病胃轻瘫伴顽固性恶心呕吐，是临床的疑难病症。目前，由于其病因尚未明确，治疗方法有限[10]。中医药历史悠久，作为一种补充和替代医学，常被应用于治疗疑难杂症，如难治性糖尿病胃轻瘫。然而，关于其临床疗效却鲜少评价报道。本研究基于近6年的临床实践数据展开。纳入患者中，1型糖尿病患者24名（54.3%），2型糖尿病患者21名（45.7%），其比例反映出糖尿病类型和糖尿病胃轻瘫的发生无明显关系。女性32名（71.1%），男性13名（28.9%），男女比例表示难治性糖尿病胃轻瘫女性发病率更高，此结论与之前的研究一致，这可能与女性的雌激素水平有关[11-13]。

糖尿病胃轻瘫的发病机制尚不明确，暂无对其的评价标准。由于胃轻瘫被定义为胃排空延长，因此，大部分研究以胃排空时间作为评价指标。测定胃排空的金标准为摄食被放射性元素标记食物后每间隔15min进行放射性核素，共扫描4h[9]，但是，这项检测价格高，伴有辐射，且在不同医疗中心尚未规范化应用[14]。另外，对伴严重恶心呕吐的糖尿病胃轻瘫患者很难进行完整的胃排空检测。许多研究也表明胃轻瘫症状的改善和胃排空检测相关性较差[15-16]。因此，以症状的严重程度和生活质量作为评价标准能够更好地评价疗效[17-20]。

患者报告的症状严重程度对于评价这种疾病非常重要，而且是直接反映每个患者症状严重程度、功能和健康状况的唯一指标。在临床实践中，临床医师主要依靠患者对其症状的报告治疗糖尿病胃轻瘫并观测其疗效。GCSI被广泛应用于评价胃轻瘫[21-23]，此量表基于对医学文献、临床医师访谈和患者集中小组的评论而不断完善，并且已经在胃轻瘫患者中得到验证[1, 24]。GCSI总分是诊断胃轻瘫的标准[25]，本研究采用其作为评价糖尿病胃轻瘫伴顽固性恶心呕吐患者的主要指标。血糖控制也是管理糖尿病胃轻瘫的重要环节[26]，因此，在治疗过程中，我们同时监测血糖水平。中医药能很好地缓解恶心/呕吐分量表评分，餐后饱腹感/早饱感分量表评分，腹胀分量表评分和GCSI总分。治疗后，血糖水平趋于平稳。

目前，难治性糖尿病胃轻瘫的治疗方法有限。最广泛应用的治疗方法是胃电刺激，虽然胃电刺激是有效的[27-28]，但其存在价格昂贵，感染风险高，磁场意外失活，电引线可导致胃穿孔等问题[29-30]。另外，还可通过内镜在幽门处注射肉毒杆菌治疗难治性胃轻瘫[31-32]，但是此疗法对于伴呕吐的患者暂无可预测结果[31]。因此，中医治疗价格便宜且无侵入性损害。

中医依据患者症状选择不同处方，呕吐是最困扰患者的症状，因此，小半夏汤和苏叶黄连汤用以缓解呕吐，小半夏汤能抑制NK1受体活性，拮抗胃动素活性，释放肠血清素而有效缓解呕吐[33-35]，苏叶黄连汤也被用以治疗难治性呕吐[36-38]。研究观察发现这两种中药处方能快速改善呕吐。腹胀是糖尿病胃轻瘫的另一典型症状，一些研究显示，腹胀和饱腹感可能与糖尿病胃轻瘫相关[39-40]。枳术丸通过加强胃肠动力而用以改善腹胀[41-42]。根据证型再添加其他中药。联合治疗可以解释持续治疗能改善症状和随着时间推移可增加有效性。现代医学发现也被用于中医治疗。中药已被证实可降低血糖，包括黄连[43-44]和知母[45-47]能改善患者的血糖水平。

中医被视作补充和替代医学的组成部分，虽然因成分复杂而难以明确鉴定其药理组成，但中医的临床疗效不容忽视。本研究旨在评价中医治疗糖尿病胃轻瘫伴顽固性恶心呕吐的疗效，以期为临床医师提供新的治疗方法。

本研究是关于难治性糖尿病胃轻瘫的大型临床研究，包括回顾性资料和临床电子病历，并通过详细的电话回访鉴别患者的症状进行补充，但依然存在较大限制。参与研究的患者在治疗期间未行胃排空试验，难以确定缓解症状和改善胃排空之间的相关性。依据患者的症状确定随访时间，因此，随访时间不一致，导致每次随访时间点的患者数量不等。

尽管存在以上限制，我们认为本项研究为糖尿病胃轻瘫伴顽固性恶心呕吐患者提供了有效的治疗选择。需要前瞻性研究进一步对这种中医形式进行评价。

参 考 文 献

[1] Revicki D A，Rentz A M，Dubois D，et al. Development and validation of a patient-assessed gastroparesis symptom severity measure：the Gastroparesis Cardinal Symptom Index［J］. Aliment Pharmacol Ther，2003，18：141-150.

[2] Horowitz M，O'Donovan D，Jones K L，et al. Gastric emptying in diabetes：clinical significance and treatment［J］. Diabet Med，2002，19：177-194.

[3] Syed A A，Rattansingh A，Furtado S D. Current perspectives on the management of gastroparesis［J］. J Postgrad Med，2005，51：54-60.

[4] Abell T L，Bernstein R K，Cutts T，et al. Treatment of gastroparesis：a multidisciplinary clinical review［J］. Neurogastroenterol Motil，2006，18：263-283.

[5] Bielefeldt K，Raza N，Zickmund S L. Different faces of gastroparesis［J］. World J Gastroenterol，2009，15：6052-6060.

[6] Hyett B，Martinez F J，Gill B M，et al. Delayed radionucleotide gastric emptying studies predict morbidity in diabetics with symptoms of gastroparesis［J］. Gastroenterology，2009，137：445-452.

[7] Kuo P，Rayner C K，Jones K L，et al. Pathophysiology and management of diabetic gastropathy：a guide for endocrinologists［J］. Drugs，2007，67：1671-1687.

[8] Ma J，Rayner C K，Jones K L，et al. Diabetic gastroparesis：diagnosis and management［J］. Drugs，2009；69：971-986.

[9] Shaughnessy L，Charlton P，Kosutic G，et al. Randomised clinical trial：ghrelin agonist TZP-101 relieves gastroparesis associated with severe nausea and vomiting-randomised clinical study subset data［J］. Aliment Pharmacol Ther，2011，33：679-688.

[10] Gatopoulou A，Papanas N，Maltezos E. Diabetic gastrointestinal autonomic neuropathy：current status and new achievements for everyday clinical practice［J］. Eur J Intern Med. 2012，23：499-505.

[11] Dickman R，Kislov J，Boaz M，et al. Prevalence of symptoms suggestive of gastroparesis in a cohort of patients with diabetes mellitus［J］. J Diabetes Complications，2013，27：376-379.

[12] DA，Baxter K L，Zinsmeister A R，et al. Effect of female sex hormone supplementation and withdrawal on gastrointestinal and colonic transit in postmenopausal women［J］. Neurogastroenterol Motil，2006，18：911-918.

[13] Showkat Ali M，Tiscareno-Grejada I，Locovei S，et al. Gender and estradiol asmajor factors in the expression and dimerization of nNOSα in rats with experimental diabetic gastroparesis［J］. Dig Dis Sci，2012，57：2814-2825.

[14] Kashyap P，Farrugia G. Diabetic gastroparesis：what we have learned and had to unlearn in the past 5 years［J］. Gut，2010，59：1716-1726.

[15] Abell TL，Van Cutsem E，Abrahamsson H，et al. Gastric electrical stimulation in intractable symptomatic gastroparesis［J］. Digestion，2002，66：204-212.

[16] Ejskjaer N，Wo J M，Esfandyari T，et al. A phase 2a，randomized，double-blind 28-day study of TZP-102 a ghrelin receptor agonist for diabetic gastroparesis［J］. Neurogastroenterol Motil，2013，25：e140-e150.

[17] Leidy NK, Farup C, Rentz A M, et al. Patient-based assessment in dyspepsia: development and validation of Dyspepsia Symptom Severity Index (DSSI) [J]. Dig Dis Sci, 2000, 45: 1172-1179.
[18] Moyer CA, Fendrick A M. Measuring health-related quality of life in patients with upper gastrointestinal disease [J]. Dig Dis, 1998, 16: 315-324.
[19] Rabeneck L, Cook K F, Wristers K, et al. SODA (severity of dyspepsia assessment): a new effective outcome measure for dyspepsia-related health [J]. J Clin Epidemiol, 2001, 54: 755-765.
[20] Rentz A M, Battista C, Trudeau E, et al. Symptom and health-related quality-of-life measures for use in selected gastrointestinal disease studies: a review and synthesis of the literature [J]. Pharmacoeconomics, 2001, 19: 349-363.
[21] Shin A, Camilleri M, Busciglio I, et al. The ghrelin agonist RM-131 accelerates gastric emptying of solids and reduces symptoms in patients with type 1 diabetes mellitus [J]. Clin Gastroenterol Hepatol, 2013, 11: 1453-1459.
[22] Shin A, Camilleri M, Busciglio I, et al. Randomized controlled phase Ib study of ghrelin agonist, RM-131, in type 2 diabetic women with delayed gastric emptying: pharmacokinetics and pharmacodynamics [J]. DiabetesCare, 2013, 36: 41-48.
[23] O'Loughlin P M, Gilliam A D, Shaban F, et al. Pre-operative gastric emptying time correlates with clinical response to gastric electrical stimulation in the treatment of gastroparesis [J]. Surgeon, 2013, 11: 134-140.
[24] Revicki D A, Camilleri M, Kuo B, et al. Evaluating symptom outcomes in gastroparesis clinical trials: validity and responsiveness of the Gastroparesis Cardinal Symptom Index-Daily Diary (GCSI-DD) [J]. Neurogastroenterol Motil, 2012, 24: 456-63, e215-6.
[25] Kofod-Andersen K, Tarnow L. Prevalence of gastroparesisrelated symptoms in an unselected cohort of patients with Type 1 diabetes [J]. J Diabetes Complications, 2012, 26: 89-93.
[26] Ajumobi A B, Griffin R A. Diabetic gastroparesis: evaluation and management [J]. Hosp Physician, 2008, 44: 27-35.
[27] Abell T, McCallum R, Hocking M, et al. Gastric electrical stimulation for medically refractory gastroparesis [J]. Gastroenterology, 2003, 125: 421-428.
[28] Lin Z, Sarosiek I, Forster J, et al. Two-channel gastric pacing in patients with diabetic gastroparesis [J]. Neurogastroenterol Motil, 2011, 23: 912-e396.
[29] Abrahamsson H. Severe gastroparesis: new treatment alternatives [J]. Best Pract Res Clin Gastroenterol, 2007, 21: 645-655.
[30] Guerci B, Bourgeois C, Bresler L, et al. Gastric electrical stimulation for the treatment of diabetic gastroparesis [J]. Diabetes Metab, 2012, 38: 393-402.
[31] Bromer M Q, Friedenberg F, Miller L S, et al. Endoscopic pyloric injection of botulinum toxin A for the treatment of refractory gastroparesis [J]. Gastrointest Endosc, 2005, 61: 833-839.
[32] Arts J, Holvoet L, Caenepeel P, et al. Clinical trial: a randomized-controlled crossover study of intrapyloric injection of botulinum toxin in gastroparesis [J]. Aliment Pharmacol Ther, 2007, 26: 1251-1258.
[33] Qian Q, Chen W, Yue W, et al. Antiemetic effect of Xiao-Ban-Xia-Tang, a Chinese medicinal herb recipe, on cisplatin-induced acute and delayed emesis in minks [J]. J Ethnopharmacol, 2010, 128: 590-593.
[34] Xu X Y, Lian J W. The impact of Xiao-Banxia-Tang on motilin in mice [J]. Guo yi Lun tan, 2002, 17: 45-46.
[35] Nie K, Ma S Q. The therapeutic effect of Xiao-Banxia-Tang on chemotherapy allotriophagia in mice [J]. Zhong yao Yao li Yu Lin chuang, 2007, 23: 32-33.
[36] Shi Z S, Li X H. Application of Suye-Huanglian-Tang in kidney disease [J]. Liaoning Zhong yi Za zhi, 1983, 6: 33.
[37] Zhang C Y. 80 cases of vomiting of pregnancy treated by Jia Wei Su Ye Huang Lian Tang [J]. Zhong yi Xue bao, 2004, 4: 60.

[38] Zhang J F. Application of Suye-Huanglian-Tang in the serious gastrointestinal adverse reactions caused by interferon [J]. Shaanxi Zhongyi Xuebao，2007，2：33.

[39] Jones K L，Russo A，Stevens J E，et al. Predictors of delayed gastric emptying in diabetes [J]. Diabetes Care，2001，24：1264-1269.

[40] Tack J，Lee K J. Pathophysiology and treatment of functional dyspepsia [J]. J Clin Gastroenterol，2005，39：S211-S216.

[41] Liu Y，Zhao X R，Wang R，et al. The impact of Zhizhu Pill on the serum gastrointestinal hormones of type 2 diabetes functional constipation [J]. Zhongguo Zhongyao Zazhi，2008，33：2966-2968.

[42] Ma X H，Shang Y Z. Experimental study on the effect of Zhizhu pill and Zhizhu Decoction on gastrointestinal movement [J]. Lishizhen Guoyi Guoyao，2005，7：599.

[43] Li Z Q，Zuo D Y，Qie X D，et al. Berberine acutely inhibits the digestion of maltose in the intestine [J]. J Ethnopharmacol，2012，142：474-480.

[44] Li J，Meng X，Fan X，et al. Pharmacodyamic material basis of rhizoma coptidis on insulin resistance [J]. Zhongguo Zhong Yao Zazhi，2010，35：1855-1858.

[45] Miura T，Ichiki H，Iwamoto N，et al. Antidiabetic activity of the rhizoma of Anemarrhena asphodeloides and active components，mangiferin and its glucoside [J]. Biol Pharm Bull，2001，24：1009-1011.

[46] Miura T，Ichiki H，Hashimoto I，et al. Antidiabetic activity of a xanthone compound，mangiferin [J]. Phytomedicine，2001，8：85-87.

[47] Ichiki H，Miura T，Kubo M，et al. New antidiabetic compounds，mangiferin and its glucoside [J]. Biol Pharm Bull，1998，21：1389-1390.

